全国中医药高等院校规划教材

中医师承系列教材

内科名家与学派荟萃

（供中医学、针灸推拿学、中西医临床医学等专业用）

主　编　谢春光　黄贵华

中国中医药出版社

·北　京·

图书在版编目（CIP）数据

内科名家与学派荟萃 / 谢春光，黄贵华主编 . -- 北京：
中国中医药出版社 , 2024.11
中医师承系列教材
ISBN 978-7-5132-8794-4

Ⅰ . ①内… Ⅱ . ①谢… ②黄… Ⅲ . ①中医内科学—
中医流派—教材 Ⅳ . ① R25

中国国家版本馆 CIP 数据核字 (2024) 第 101906 号

中国中医药出版社出版

北京经济技术开发区科创十三街 31 号院二区 8 号楼

邮政编码　100176

传真　010-64405721

北京盛通印刷股份有限公司印刷

各地新华书店经销

开本 889×1194　1/16　印张 26.25　字数 725 千字

2024 年 11 月第 1 版　　2024 年 11 月第 1 次印刷

书号　ISBN 978 - 7 - 5132 - 8794 - 4

定价　108.00 元

网址　www.cptcm.com

服 务 热 线　010-64405510

购 书 热 线　010-89535836

维 权 打 假　010-64405753

微信服务号　zgzyycbs

微商城网址　https://kdt.im/LIdUGr

官 方 微 博　http://e.weibo.com/cptcm

天猫旗舰店网址　https://zgzyycbs.tmall.com

如有印装质量问题请与本社出版部联系（010-64405510）

前 言

中医药学源远流长，其独特的认知思维方式、经典的医学理论、丰富的诊疗手段等绵延至今，其术传千载而不衰，道历百世而益辉。传承有序、流派纷呈、脉络清晰、学验兼重，是中医药学绵延赓续的显著特色。

党和政府历来高度重视中医药工作，1956年在北京、上海、广州、成都建立了独立设置的中医学院，将中医药教育正式纳入了现代高等教育体系。党的十八大以来，以习近平同志为核心的党中央把中医药工作摆在更加突出的位置，中医药进入全面发展新时代。2019年10月25日，中华人民共和国成立以来第一次以国务院名义召开中医药会议，以中共中央和国务院名义发布了《关于促进中医药传承创新发展的意见》，为新时代传承创新发展中医药事业指明了方向，开启了新时代中医药振兴发展的新篇章。中医药高等教育在人才培养、科学研究、社会服务、文化传承、国际交流等方面取得了丰硕成果，成为我国高等教育体系中独具特色的重要生力军，为推进卫生与健康事业发展、提升人民健康水平发挥了重要作用。但是，我们也应当认识到，以院校教育为主体的中医药高等教育存在着传统特色优势衰减、专业结构层次有待优化、人才培养方式及评价机制有待健全等不足。

为贯彻落实习近平总书记关于中医药工作的重要指示和全国中医药大会精神，遵循中医药人才成长规律，推动院校教育和师承教育融合发展，成都中医药大学和中国中医药出版社组织、联合全国各中医药院校启动"中医师承系列教材"的编写工作，旨在挖掘和传承中医药宝库中的精华精髓，加强中国传统文化熏陶与中医学术流派传承发展，强化中医经典理论应用，加快推进名老中医学术经验活态传承，为培养中医理论基础扎实、临床技能精湛、中医思维牢固的传统特色中医药人才奠定基础。

本套教材由全国各学科有代表性和影响力的专家共同编写完成，包括中医文化与人文素养、中医经典传承、中医基础技能、名中医学术思想与特色学派四大类，具有实用性、系统性、权威性和典范性。本套教材不仅可作为高等院校中医传承型人才培养的指导用书，而且对毕业后教育、继续教育也具有重要的参考价值。相信本套教材的推广使用，能够进一步引领中医学术传承研究，促进中医学术繁荣和可持续发展。

余曙光　宋春生

2022年8月

编写说明

为了更好地贯彻落实全国中医药大会精神，强化中医经典和思维培养，改革中医药院校教育，融入师承教育精髓，真正落实"学经典，悟经典，用经典"，中国中医药出版社启动了全国中医药高等院校规划教材"中医师承系列教材"的编写工作。《内科名家与学派荟萃》是该系列教材之一，由成都中医药大学、广西中医药大学等全国数十所高等医学院校联合编写，供中医学、针灸推拿学、中西医临床医学等专业及中医师承教育学习人员使用。

自20世纪50年代以来，中医高等教育不断走向规范统一，《中医内科学》各版教材对内科疾病的病因病机、辨证论治和预防调护都作了条理清晰的表述，大大完善了中医内科学的教学规范。然而，规范统一的高校教育模式逐渐使传统中医师承模式淡化。师承教育是中医药人才培养过程中必不可少的临床教学模式，也是符合中医药人才成长规律的特色教育模式。中医药师承教育模式能推进传统院校教育模式下经典理论与临床实践相融合，促进毕业后教育水平的提升，提高继续教育质量，进而发挥中医药特色优势，加强中医药人才队伍建设，提升中医药临床服务能力。为培养名医后备传承人，推广流派的独特技术，国家中医药管理局在1991年开始启动全国老中医药专家学术经验继承工作，并在2012年遴选了第一批中医学术流派传承工作室。本教材立足于"传承精华、守正创新"的核心思想，致力于中医内科学师承人员中医思维培养和能力提升，使中医师承教育与院校教育有机结合，厚植中华文化根基，体现中医原创思维、特色、流派，符合中医师承实践。本教材所介绍的中医内科学派和古今中医内科名家的思想旨在深化学生对疾病的理解，希望学生在吸收各学派学说、经验及临床特色的基础上，更深入地进行学术挖掘与创新，使学术流派得以传承、名医经验得以发扬。

本教材共分为四章。第一章绪论主要介绍中医内科学的形成与发展、中医内科学术流派的形成与划分及中医内科学的传承与创新；第二章中医内科主要学术流派介绍学界普遍认可的七个学派：伤寒学派、河间学派、易水学派、攻邪学派、丹溪学派、温补学派、温病学派，各学派主要包括学派概说、学派创立、主要学术思想、特色临证经验、贡献与影响；第三章为中医内科名家学术思想与临证经验，分为古代中医内科名家、近代与现代中医内科名家两节，选择了学界公认且有代表著作及学术影响的古代内科名家和在全国及行业内具有重大影响、在群众中享有很高声誉的近现代中医内科名家，主要介绍其突出的学术观点、理论渊源及思想内涵，展示其对于临床疾病的独到辨治思路、处方用药和特殊技术；第四章为中医内科疾病诊治特色荟萃，以中医内科疾病为纲，共介绍了38种中医内科常见病证，各病证分为概述、理论经纬、临证指要、医案举隅四部分，分别介绍了代表性医家对同一疾病的辨治思路及用药特色，横向比较了不同医家的学术观点和诊疗经验。

本教材绪论部分由谢春光编写。中医内科主要学术流派中温病学派由谢春光编写，伤寒学派由黄贵华编写，丹溪学派由邹旭编写，易水学派由李成年编写，温补学派由周海哲编写，河间学派由谢毅强编写，攻邪学派由汲泓编写。中医内科名家学术思想与临证经验中张从正、郭子光、蒲辅周、李斯炽由谢春光编写，张机、刘六桥、林沛湘、秦伯未由黄贵华编写，朱震亨、邓铁涛、刘茂才、甄梦初由邹旭编写，李杲、李培生、张梦侬、董建华由李成年编写，张介宾、杨震、张学文、程门雪由周海哲编写，刘完素、孔伯华、汪逢春、章次公由谢毅强编写，王肯堂、陆广莘、李玉奇、曹颖甫由汲泓编写，王清任、王玉川、李辅仁、施今墨由孔令博编写，叶天士、张镜人、裘沛然、颜德馨由尚力编写，罗天益、杨春波、盛国荣、俞长荣由骆云丰编写，王好古、段富津、张琪由王海强编写，赵献可、任继学、陈玉峰、张继有由张景洲编写，吴瑭、王国三、张锡纯由侯仙明编写，薛己、李振华、熊继柏由郭璇编写，唐宗海、刘尚义、戴永生由唐东昕编写，孙思邈、戴丽三、何炎燊由杨卫东编写，秦景明、何任、叶熙春、杨继荪由鲁科达编写，孙一奎、王仲奇、李济仁、徐经世由李姿慧编写，喻昌、张磊由莫雪妮编写，郑寿全、方药中、任应秋、冉雪峰由富晓旭编写，黄元御、刘惠民、丁书文由张珊珊编写，李中梓、路志正、吕景山由崔轶凡编写，绮石、阮士怡、张伯礼、张大宁由王斌编写，张石顽、王永炎、颜正华由潘艳伶编写，吴有性、方和谦由黄华编写，陈修园、萧龙友由白雪编写，王履、丁甘仁、洪广祥由叶菁编写，徐灵胎、徐景藩、周仲瑛、朱良春由曹晶编写。中医内科疾病诊治特色荟萃中感冒、哮喘由李成年编写，咳嗽由黄华编写，肺胀由孔令博编写，肺痨由曹晶编写，胸痹、心悸由邹旭编写，不寐由杨卫东编写，头痛、痫病由周海哲编写，眩晕、癫病由白雪编写，中风、痴呆由莫雪妮编写，胃痛、泄泻由黄贵华编写，噎膈由李姿慧编写，腹痛由骆云丰编写，痢疾由王海强编写，便秘、淋证由叶菁编写，胁痛由张景洲编写，黄疸由侯仙明编写，积聚由崔轶凡编写，鼓胀由郭璇编写，水肿由鲁科达编写，癃闭由潘艳伶编写，关格由王斌编写，阳痿由尚力编写，郁证、虚劳由谢毅强编写，血证由张珊珊编写，消渴、内伤发热由谢春光编写，汗证由富晓旭编写，癌病由唐东昕编写，痹症、痿证由汲泓编写。

全书由主编单位成都中医药大学、广西中医药大学负责统稿审修，由富晓旭、莫雪妮担任学术秘书。在此感谢在本教材筹划、编写、审定、统稿过程中做了大量工作的所有专家教授。

由于编者水平有限，名家经验与学派精髓难以全面体现，本教材恐有疏漏不足之处，恳请各中医药院校师生及广大同道提出宝贵意见，以便再版时修订完善。

《内科名家与学派荟萃》编委会
2024 年 4 月

目 录

第四章　中医内科疾病诊治特色荟萃

第一章

绪 论

第一节　中医内科学的形成与发展

中医内科学是中医学宝库中的重要组成部分，它是人类在长期的医疗实践中不断积累、逐渐形成的。中医内科学的起源可以追溯到原始社会，随着医药活动的增加，中医内科学开始萌芽。早在殷商的甲骨文中，已有关于疾病的记载，人们开始认识"疾首""疾腹""疾言""风疾""疟疾"等内科疾病，并采用按摩和药物等治疗方法。而作为治疗疾病方法之一的"汤液"，传说由商代的伊尹创制。西周时期则有"食医""疾医""疡医""兽医"的分科，其中"疾医"可谓最早的内科医师。

一、奠基时期

殷周之际出现的阴阳五行学说是朴素的唯物主义学说，至春秋战国时期，则被广泛用于阐述和解释一切自然现象，并被中医学所采纳，以此探讨和认识人体生理病理现象，从而促进了医学的发展，为中医学奠定了比较坚实的理论基础。因此，自战国至秦汉这一时期，为中医学理论体系的奠基时期。

春秋战国时期，出现了《五十二病方》《治百病方》《足臂十一脉灸经》《阴阳十一脉灸经》等医学著作，医学体系逐步形成。始于战国而成书于西汉的《黄帝内经》是一部划时代的古典医学巨著，包括《素问》《灵枢》两部分，共18卷，各81篇。它全面地总结了秦汉以前的医学成就，其最显著的特点是体现了整体观念和辨证论治，其中记载了200多种内科病证，从病因、病机、治则、转归、传变及预后等方面加以论述。对内科疾病分别从脏腑、经络、气血津液等生理系统，风、寒、暑、湿、燥、火等病因，以及疾病的临床表现特点来加以认识，为后世内科疾病的分类与命名打下了基础，对后世医学的发展产生了深远的影响。

东汉张机（字仲景）勤求古训，博采众方，总结前人的经验并结合自己的临床体会，著成《伤寒杂病论》，以六经论伤寒，以脏腑言杂病，提出了包括理、法、方、药于一体的辨证施治原则，创造性地发展了《黄帝内经》的医学理论，使中医学的基础理论与临床实践密切结合起来。《伤寒论》以六经论伤寒，分别讨论各经病证的特点和相应的治法，此外还阐述了各经病证的传变关系，以及合病、并病或失治、误治引起的变证、坏证的辨证与治疗方法。通过六经辨证，又可以认识证候变化方面的表里之分、寒热之异、虚实之别，再以阴阳加以总概括，从而为后世的八纲辨证打下了基础。《金匮要略》以脏腑论杂病，以病证设专题、专篇加以论述，如肺痈、肺痿、痰饮、黄疸、痢疾、水肿等病证的辨证与治疗。张仲景开创辨证论治的先河，临证时因证立法，以法系方，按方遣药，而且注重剂型对治疗效果的影响。书中共制 375 首方剂，有不少功效卓著的名方，一直沿用至今，仍有很好的疗效。因此，《伤寒杂病论》在中医学术及中医内科学的发展中占有重要的位置，为中医内科学的形成奠定了基础。

二、继承发展时期

由晋至金元，这一时期中医内科理论体系不断得到完善，临床治疗水平不断提高，是中医内科学的继承发展阶段。

晋代王叔和著《脉经》十卷，把临床常见脉象归纳为 24 种，使脉学理论与方法系统化，对内科疾病诊断的发展起了很大的作用。葛洪所著的《肘后备急方》中记载了许多简便有效的方药，如用海藻、昆布治疗瘿病，用槟榔驱寸白虫，用青蒿治疗疟疾，对肺痨、天花、麻风等病亦有较深的认识。隋代巢元方编著的《诸病源候论》是我国现存最早的病因病理学及证候学专著，其中记载内科病 27 卷，内科症状 784 条，对每一个病证的病因、病理、证候分类都进行了深入的探讨和总结。

唐代孙思邈撰《备急千金要方》，王焘撰《外台秘要》，所载内科病证的治疗方法丰富多彩。孙思邈在《备急千金要方》中肯定了《神农本草经》中用常山、蜀漆治疗疟疾，继《金匮要略》之后提出用苦参治疗痢疾、用谷皮汤煮粥治疗脚气病等，而温脾汤、苇茎汤、犀角散则是治疗内科疾病常用的名方良剂。

宋代的《太平圣惠方》和《圣济总录》是国家颁行的大型方书，收载了大量的内科方药。南宋陈言的《三因极一病证方论》将疾病在病因上分为内因、外因、不内外因三类，在病因学上作了进一步的阐发。

金元时期是中医学术发展史上成绩卓著、影响深远的一个时代，其中最突出的医学家代表是刘完素、张从正、李杲、朱震亨，被后世称为"金元四大家"。刘完素倡火热学说，对寒凉药的应用有独到见解；张从正治病力主攻邪，善用汗、吐、下三法；李杲善于温补脾土，首创脾胃内伤学说；朱震亨创"阳常有余，阴常不足"之说，善用滋阴降火之剂。他们在医学理论的某个领域都有独到的阐发和精深的认识，创制了诸多行之有效的方剂，为中医内科学提供了丰富的理论和实践经验。至此，中医内科学体系已初步形成。

三、系统完善时期

明清以来，中医内科学日益充实、发展。如明代薛己所著的《内科摘要》，是首先用"内科"命名的医书。王纶明确指出"外感法仲景，内伤法东垣，热病用河间，杂病用丹溪"，这是对当时内科学术思想的总结。王肯堂的《证治准绳》、张介宾的《景岳全书》、秦昌遇的《症因脉治》、李中梓的《医宗必读》等著作，对内科的许多病证都有深刻的认识。

清代对丛书的编著，更是琳琅满目，有《古今图书集成·医部全录》《医宗金鉴》《张氏医通》《沈氏尊生书》等。此外，简洁实用的《证治汇补》《医学心悟》《医林改错》《血证论》等，对中医内科学的发展起了很大作用。如王清任著《医林改错》，论述了血证和其他有关杂症，创用血府逐瘀汤、补阳还五汤等补气活血的方剂，这些理论和方药，至今仍有很大的实用价值。

明清时期，温病学说的形成和发展是中医内科学的一个巨大成就，它使中医内科学之外感病的理论与实践进入更高、更完善的境界。吴有性的《温疫论》，是我国传染病学中较早的专著。吴有性认为，瘟疫以感染"戾气"和机体功能状况不良为发病主因，并指出"戾气"的传染途径是自口鼻而入，无论老少强弱，触之皆病。叶桂的《温热论》为温病学的发展提供了理论与辨证的基础，其贡献在于首先提出了"温邪上受，首先犯肺，逆传心包"之说，并根据温病的发病过程，将其分为卫、气、营、血四个阶段，表示病变由浅入深的四个层次，作为辨证施治的纲领。吴瑭在叶桂学说的基础上著成《温病条辨》，以三焦为纲、病名为目，论述风温、温热、瘟疫等九种温病的证治，并提出清络、清营、育阴等各种治法，使温病学说更趋系统和完整，建立了温病辨证论治体系。其后，薛雪著《湿热病篇》，对湿温病进行了深入研讨；王士雄著《温热经纬》，将温病分为新感与伏气两大类进行辨证施治，也都对温病学说作了发挥和补充，促进了温病学说的发展。这些学说的形成标志着温病学已具备完整的理论体系。

四、新发展时期

1949 年以后，继承发扬中医学的工作不断取得新进展。中医药院校和中医医院的建立，使中医内科学同其他各学科一样，取得了日新月异的发展。国家组织了中医理论整理研究工作，对历代古典医籍和中医内科文献进行了整理、研究，出版了大批有价值的医学典籍。同时注重总结古今中医内科学的理论和实践，编写出版了《实用中医内科学》等一批中医内科学专著。诸多中医名家著书立说，如秦伯未的《谦斋医学讲稿》、蒲辅周的《蒲辅周医案》和《蒲辅周医话》、任应秋的《任应秋论医集》等都有一定的见解和发挥，有力地促进了中医内科学学术理论的继承和发展。

在保持中医特色、发挥中医优势这一思想的指导下，积极开展中医内科学学科的研究工作。临床研究以现代难治病为重点，通过对胸痛、心痛、疟疾、肾病、肝病、脾胃病、肿瘤等疾病的研究，深化了对病因病机的认识，在诊断、辨证规范化和防治方法等方面也有较大的发展，提高了临床疗效。对中医内科急症如高热、中风、厥脱、血证等疾病的研究，在治疗方法和剂型改革方面成绩显著，确定了通里攻下、活血化瘀、清热解毒、扶正祛邪等治疗方法对急症救治的疗效，研制出一批高效、速效、低毒、安全的急救中成药。近来，运用现代科学理论和技术对中医内科学理论的研究，已从细胞水平向更微观的分子水平和宏观的系统论、控制论两个方向发展，如对肾本质、脾胃、气血阴阳及证的研究等，都取得了一定的进展，为实现中医药现代化进行了有益的探索。综上所述，中医内科学随着历史进程和医学实践的发展而逐步形成和完善。

第二节　中医内科学术流派的形成与划分

一、中医内科学术流派的形成

中医学在漫长的发展历程中，不仅形成了系统的学术理论，亦出现了众多著名医家，因医家的学术主张或学术观点不同、研究的角度与方法各异，以及研究者的哲学观念、所处地域环境的差异而形成了各种学派。在学术流派的传承与争鸣过程中，不断积累经验、凝炼学说，成为中医学理论与学术创新与发展的源泉。在中医学发展史上曾出现过众多的学术流派，有力地推动了中医学术的发展与进步，使中医理论体系得以不断完善，临床疗效不断提高。

关于中医学术流派的产生年代，目前有三种观点：一是形成于战国时期；二是形成于汉代；三是形成于宋金元时期。汉代中医学体系初步确立，经过两晋南北朝、唐朝等时期的不断发展，至宋金元时期基本完善，学术争鸣，学派纷呈，此时出现了伤寒学派、河间学派、易水学派等学术流派，许多人认为"儒之门户分于宋，医之门户分于金元"。明清时期，随着思想文化、社会背景的变化，一些医家如吴有性、叶桂、吴瑭等，在治疗外感疾病方面有新的体会，病因上从热立论，进行了理论上的创新，发展形成了温病学派，补充了伤寒学派之不足。随着西医学大量传入中国并对中医学造成冲击，一批中医学家如王宏翰、朱沛文、唐宗海、张锡纯等，主张中西医学汇聚而沟通之，汇通学派随之形成。另外，临床各科在发展过程中形成了众多流派，各个不同的地区也形成了地域性学派。

二、中医内科学术流派的划分

关于学派的划分，历史上有不同的认识和方法。清代纪昀认为刘完素、张从正、李杲、朱震亨各成一派。谢观《中国医学源流论》提出刘河间学派、李东垣学派、张景岳学派、薛立斋学派、赵献可学派、李士材学派、伤寒学学派等。在 20 世纪 50 年代，我国开设中医学院，设置了"中医各家学说及医案选"课程并组织编写教材，第二版教材介绍了河间、易水、伤寒和温热四大学派，介绍了 39 位医家。1980 年任应秋教授主编《中医各家学说》，他系统、全面地梳理了中医学术流派的发展脉络，提出医经学派、经方学派、河间学派、易水学派、伤寒学派、温热学派和汇通学派七大学派。

以往划分中医学派的方法大致有四类：其一，注重师徒传承关系，比如以刘完素及其几代弟子为代表的河间学派，以张元素及其几代弟子为代表的易水学派。其二，以诊疗特色为划分的标准，如以李杲为创始人，在治疗上重视调理脾胃功能的补土派；以朱震亨为创始人，在治疗上重视滋阴清火的滋阴派。其三，以一大类疾病为划分的范畴，将研究同类疾病者归入同一学派，如伤寒学派、温病学派。其四，以地区作为划分的界线，总结这一区域内医师群体不同于或突出于其他地区的特色，如新安学派、孟河学派、燕京学派。实际上，任何一种单一的划分方法都存在不足，很难较为全面地体现中医学派学术创新与理论传承的关系。鉴于中医学派涉及的关键词是中医学、学说观点、师承与分支或团体。所以，中医学派之所以可以被称为学派，应该有以下三个条件。

第一，必须有原创性的学术观点及临床特色，而且同一学派的医者具有共同的学术观点。一个中医学派之所以能成为"学派"，必有其独特的学术观点及与之相应的临床特色，这种学说与特色要有创新、有说服力。

第二，这种学说观点必须有师承传授带来的发展，学生势必沿着老师的思路加以深化。值得注意的是，这种师承关系也可能是穿越时空的私淑。中医学派师承关系往往可以持续几代人，甚至延续几个历史时期。

第三，要有相应的影响与研究团队，学派的活动由信奉支持相同学说观点的医家群体通过发挥其临床特色，或著书立说而体现出来。一种学说，若只在一个家庭中父子相传，无法形成一个团体或分支，那只能称为世医，称不上是中医学派。

如果以同时满足如上三个条件作为划分中医学派的标准，师承学派中创新与传承的脉络则可能比较清晰。

第三节 中医内科学的传承与创新

从 19 世纪末到 20 世纪初，中医药院校教育开始出现。1885 年浙江开设利济医院学堂，并创办《利济学堂报》；1917 年丁甘仁、谢利恒等开办上海中医专门学校；1918 年粤港中药商行联合开办广东中医专门学校；1930 年京城名医萧龙友、孔伯华、施今墨等开办北平国医学院。当时的中医院校规模不大，由名医任教，仍保留着部分中医学派的特质。

20 世纪 50 年代，政府主导的中医院校成为中医教育的主体，开始统编教材、统一课程，中医教育走向规范、统一的模式。近 30 年来，一方面，中医教育的层次提升、规模扩大。但是，在中西医结合的裹挟下，亦出现日趋严重的中医"西化"现象，中医药高等教育质量备受质疑。另一方面，在院校教育的体制下，中医师承淡化，"原味中医"失落，更使得许多中医专家忧心忡忡。当规范化的中医院校教育走过了 30 多年，老一辈的中医名家已步入暮年，中医后继乏人、后继乏术的呼声日盛，国家中医药管理局在 1991 年开始启动全国老中医药专家学术经验继承工作。作为新时代的师承教育，既着眼于保存与发扬一代名中医的学术思想与临证经验，亦通过学经典、跟名医，个体化地培养中医后继人才。迄今已培养 5 批学术继承人。在传承名医经验的基础上，中医学术流派的研究也得到了业界与主管部门的重视。2012 年国家中医药管理局遴选了第一批中医学术流派传承工作室，启动政府主导的中医学术流派传承与研究。要求对各个地域、专科学术流派的学术思想、临证经验进行梳理和系统研究，培养后备传承人，推广流派的独特技术，研发新药，探索新形势下中医流派发展的新模式。这是中医流派研究的重要举措，亦体现了政府主管部门对中医学术流派的重视。

中医流派与中医师承教育模式是中医独特的文化与学术现象，这是中医学在漫长的历史过程中形成的生存与发展方式，是中医学术创新的平台、人才培养的土壤。现代的中医院校教育、研究生教育并不能完全取代中医流派传承与师承教育。中医学派争鸣能够促进中医理论的发展，这正是中医学派在学科发展中所起的重要作用。之所以能起到这样的作用，关键在于学派的创建与发展，很好地解决了创新与传承的关系问题，提示了一种值得学习的中医发展模式。因此，研究中医学派，不仅仅在于对其学说、经验及临床特色的发掘与使用，更重要的是，研究学派创新、传承与发展的经验及条件，可以启示甚至指导医者如何面对在坚持本学科特色的基础上进行理论创新的问题，培养新一代的中医理论家、临床家与教育家。同时，这种研究对于今天名老中医经验的传承与发展也富有重要的意义。应该根据中医学的发展规律与人才成长特点，保护其生存环境，拓展其发展空间，把中医流派研究和师承教育作为院校教育的补充，纳入学科建设、专科建设的范畴，培养真正具有中医学特质与能力的后继人才。

参考文献

1. 任应秋 . 中医各家学说［M］. 上海：上海科学技术出版社，1980.

2. 严世芸 . 中医各家学说［M］. 北京：中国中医药出版社，2003.

3. 罗颂平 . 中医学术流派与师承教育是中医生存与发展的重要模式［J］. 中华中医药杂志，2014，29（11）：3361-3363.

4. 王永炎，张志斌，张志强，等 . 关于加强中医学派研究的建议［J］. 中医杂志，2011，52（14）：1171-1172.

第二章

中医内科主要学术流派

第一节　伤寒学派

伤寒学派是研究、阐释、发挥张机《伤寒论》的著名医学家的学术观点及其著作所形成的医学流派，对中医学的发展有着深远的影响，是中医学历史上最大、最主要的流派之一。

【学派的创立】

张机的《伤寒论》成书于东汉末年（200—219）。该书理法方药完备，开中医辨证论治之先河，被历代医家崇奉为"医门之规矩""治病之宗本""方书之祖"。然而，这部巨著的问世正值社会动乱，历遭兵燹，致使原书散失不全，未得到广泛的流传与应用。后世医家对这部著作搜集、整理、研究的过程，也就是伤寒学派的形成、发展与兴盛的过程，大致可分三个发展阶段。

1. 晋唐时期——整理阶段

整理阶段主要是对《伤寒论》原著进行搜集、整理的阶段。此期以晋太医令王叔和为代表，对已经散失的伤寒条文、方证进行广泛的搜集，从脉、证、方、治入手，按照张机辨证论治的旨意进行整理和编次。从全书体例来看，开篇即为辨脉（《辨脉法》与《平脉法》），随即为六经辨证，最后八篇为治疗可与不可。皇甫谧对其作出肯定的评价："近代太医令王叔和撰次仲景选论甚精，指事施用。"

唐代孙思邈采用"方证同条，比类相附"的整理研究方法，将《伤寒论》条文分别按方证比附归类，开后世以方类证研究《伤寒论》之先河。孙思邈特别重视桂枝、麻黄、青龙三法的运用，他认为："夫寻方之大意，不过三种：一则桂枝，二则麻黄，三则青龙，此之三方，凡疗伤寒，不出之也。"明代方有执、喻昌将其发挥为"三纲鼎立"之说。

2. 宋金时期——兴盛阶段

兴盛阶段主要是对《伤寒论》原著进行注释、阐发的阶段。此时期以成无己为代表，通过以经释论、经论结合的方法，阐明伤寒学理，并对其中50个主证进行了归纳、对比、分析。韩祗和著《伤寒微旨论》，从脉证分辨，以脉为先。庞安时著《伤寒总病论》，着重病因、发病方面的阐发，强调寒毒、异气之说。朱肱著《南阳活人书》，提出三阴三阳的实质问题，倡经络之说。许叔微著《伤寒九十论》《伤寒发微论》《伤寒百证歌》，从理论与临证两个方面深入探讨。郭雍著《伤寒补亡论》，搜采世说补入其中，丰富伤寒内容。他们各有独到、各有特长，使伤寒学派的发展日益兴盛起来。

3. 明清时期——成熟阶段

成熟阶段各医家主要围绕《伤寒论》的错简重订、三纲鼎立、研究方法等问题，展开了学术争鸣，在伤寒学派内部形成了不同的派系。派系争鸣实发端于明代伤寒家方有执，他认为王叔和编次的《伤寒论》"颠倒错乱殊甚"，便采取了削《伤寒例》、改订《太阳篇》、调整移置有关篇章等办法，加以重订，并着重发挥了"卫中风""营伤寒""营卫俱中伤风寒"之论，著成《伤寒论条辨》。后来，喻昌著《尚论篇》，对方氏的考订非常赞赏，激烈批评王叔和、成无己等人，并在方有执改订《太阳篇》的基础上，又大加发挥，正式倡言"风伤卫，寒伤营，风寒两伤营卫"的"三纲鼎立"之说。后世的伤寒家又围绕着方、喻的"三纲鼎立"说展开了激烈的争鸣，形成错简重订派，代表医家有张璐、吴仪洛、程郊倩、章虚谷、周扬俊、黄玉璐等。其中，日本山田正珍著《伤寒论集成》，常责王叔和之非，赞方有执之是，可称错简重订派的代表。但部分医家反对上述观点，他们贬斥方、喻，维护王叔和、成无己旧本《伤寒论》的权威，提倡宗古编次，形成维护旧论派，如张遂辰、张志聪、张锡驹等。介于这二派之间，另有一派学者，并不过分追究《伤寒论》的错简与真伪，而着重于研究《伤寒论》辨证论治的规律，形成了辨证论治派。如按方类证者，以柯琴的《伤寒来苏集》为代表；按法类证者，以尤怡的《伤寒贯珠集》为代表；按症类证者，以沈金鳌的《伤寒论纲目》为代表；按因类证者，以钱璜的《伤寒溯源集》为代表；分经审证者，以包诚的《伤寒审证表》为代表。错简重订派、维护旧论派和辨证论治派之间的学术争鸣，使伤寒学派的发展进入成熟阶段，尤其是辨证论治派的产生，开创了新局面，其影响巨大且深远。直至近现代，许多伤寒名家，仍深深打上了明清伤寒家各派的烙印。

4. 近现代——繁荣阶段

近现代伤寒学派不乏名家。江阴曹颖甫著《伤寒发微》光大仲景之学，西安黄竹斋《伤寒论集注》贯古今之真诠，二书具有"尊王赞成"倾向，兼采众家之长，可称近代维护旧论派之代表。广东黎庇留著《伤寒论崇正编》，删去原书中具有推断假设成分的内容，并旁涉百家，引经据典，阐释对条文的观点与见解，可称错简派重订的代表。四川左季云著《伤寒论类方汇参》，述仲景之心法，以方名编次，且旁征博引，为辨证施治之准绳，可以说是辨证论治派的代表。中华人民共和国成立后，伤寒学说进入了一个大发展时期，各种伤寒著作和专题论文大量涌现。同时，还对《伤寒论》的方药进行了大量的临床观察与实验研究，探索其卓有成效的原理。正是这些探讨与研究，使伤寒学说彰显出坚实的可靠性、广泛的适应性和强大的生命力。

【学派主要学术思想】

伤寒学派主要围绕着《伤寒论》一书进行搜集、整理并且对原著进行阐述、注解、重订等。学派学术思想主要围绕《伤寒论》之学术思想，随着时间的推移不断深入探讨。《伤寒论》一书主要学术思想如下。

1. 创立六经辨证体系

张机勤求古训，博采众方，在继承《黄帝内经》《难经》《神农本草经》等著作的基础上，著成《伤寒论》，从而使六经辨证体系问世，辨证论治成为临床治疗外感病之准则。六经辨证辨析了外邪侵犯人体后所致疾病的不同阶段的不同特征，精确分析病情变化，明确病位及病性，细析邪正关系以确定治法方药。

2. 创立多种治则，开创治病九法

张机将中医学的基本治则归纳为：治病求本，本与阴阳；调和阴阳，以平为期；祛邪扶正，分清主次；明确标本，分清缓急；观其脉证，随证治之；注重扶阳，保胃气，存津液。治法方面，创立汗、吐、下、和、温、清、消、补、涩九法。另外，还开创以药物口服配合针灸治疗的多种治疗方法综合应用治疗疾病之先河。

3. 方剂经典，用药如神

《伤寒论》组方严谨，用药精当，配伍优化，药量恰当，疗效可靠，成为中医方剂学之基础。在剂型方面，除传统汤剂外，另有含咽剂、散剂、丸剂、塞肛剂、灌肠剂等，为中医药剂技术的重要基础。药物方面，共用 76 味中药材，详细记载了每味药物的炮制方法及选用要求。

【特色临证经验】

《伤寒论》将外感疾病分六个阶段治疗，各个阶段治疗各有特色。

太阳病分太阳中风证、太阳伤寒证、表郁轻证、太阳腑证。太阳中风病机为风邪袭表，营卫不和，以解肌祛风、调和营卫为主要治法，代表方剂为桂枝汤。太阳伤寒病机为寒邪袭表，卫闭营郁，治以发汗散寒、宣肺平喘，代表方剂为麻黄汤。太阳表郁轻证病机为外有小邪不解，营卫稍有不和或里有轻度郁热，治以微汗解表、调和营卫或兼清郁热，代表方剂为桂枝二麻黄一汤或桂枝二越婢一汤。太阳腑病分气分证和血分证。太阳腑病气分证为太阳膀胱气化不利，水邪内蓄，以五苓散外疏内利、表里双解。太阳病血分证为表邪循经入里化热，热与血结于下焦而致血热内蓄，治以破血化瘀泄热，代表方为桃核承气汤、抵当汤。

阳明病为外感病阳证的热极阶段，可分为阳明经表证、阳明热证、阳明实证。阳明经表证可根据具体情况选择葛根汤、麻桂剂等治疗。阳明热证热在上焦，邪热内扰胸膈，治以清宣郁热，方以栀子豉汤。热在中焦，胃热弥漫或兼津气两伤，治以辛寒折热或兼益气生津，方选白虎汤、白虎加人参汤。热在下焦，阴伤水热互结，治以育阴利水清热，代表方为猪苓汤。阳明实证中，阳明腑实证为燥屎内结，治以下法，泄热通便，临床根据具体情况方以承气辈治疗。脾约证因胃强而脾弱，脾不能为胃行其津液，大便内结，小便频数，治以滋津通便润下，方选麻子仁丸。津枯便结，大便不下，以猪胆汁灌肠。阳明蓄血证，以逐瘀泄热法，方选抵当汤。另，阳明胃腑虚寒气逆者，以吴茱萸汤温中降逆。

少阳病通常以经腑证并见，亦有少阳兼证。少阳经证或者经腑同病，未兼胆腑实热者，治以内清胆热、和解少阳，方选小柴胡汤。少阳病可兼太阳表证、阳明里实证、太阴脾虚证、心胆不宁等，治法方面，以和解少阳为主，兼汗、下、温等，方选柴胡桂枝汤、大柴胡汤、柴胡加龙骨牡蛎汤。

太阴病以脾脏阳气亏虚为主，治疗方面以温补脾阳为主，方剂以理中汤为主。太阴经气血不和证，治以疏通经脉、调和气血，方选桂枝加芍药汤或桂枝加大黄汤。太阴经表证，以桂枝汤治之。

少阴病分为少阴寒化证和少阴热化证及少阴阳郁证。少阴寒化，阴盛格阳证，治以破阴回阳，方以通脉四逆汤。戴阳证以白通汤交通上下。阳虚水泛证治以温阳利水，方选真武汤。阳虚身痛，治以温阳散寒、通经祛湿，方以附子汤。少阴下利，滑脱不止，以桃花汤温中固脱。寒逆呕吐，以吴茱萸汤温中降逆止呕。少阴热化证，见心肾不交，阴虚火旺，治以滋阴泻火、交通心肾，方以黄连阿胶鸡子黄汤。阴虚水热互结，治以育阴利水，方选猪苓汤。少阴阳郁证，以四逆散疏理气机。

厥阴病，分厥阴寒证、寒邪郁遏厥阴相火证。厥阴病篇主方为乌梅丸，可治疗蛔厥证。其他代表性证候主要有厥阴寒凝证，以当归四逆汤温经散寒养血。厥阴脏寒以吴茱萸汤暖肝胃、降浊阴，经脏两寒以吴茱萸加生姜汤治疗。

外感邪气，在治疗过程中常见变证、坏病，总治则为"观其脉证，知犯何逆，随证治之"。

【学派的贡献与影响】

伤寒学派在指导临床实践过程中，又可以分为通俗伤寒派、经典伤寒派和辨证伤寒派。通俗伤寒派以朱肱、张璐、章虚谷等为代表，该派主张在《伤寒论》的基础上吸收历代各家临床经验，构筑外感热病的辨证论治体系。经典伤寒派以陆九芝、徐大椿、恽铁樵、祝味菊等为代表，主张今不如古，应坚持《伤寒论》经典。辨证伤寒派以按方类证的柯琴、按法类证的钱璜和尤怡、分经审证的陈念祖和包诚等为代表，主要以研究《伤寒论》辨证论治原则为重心。伤寒学派对中医临床的发展有极大的促进作用。

朱肱，字翼中，号无求子，世称"朱奉议"，晚年更号大隐翁，著《南阳活人书》等。朱肱对《伤寒论》原文体裁发挥己见，补充新知。用经络学说阐发伤寒六经辨证，把《灵枢·经脉》理论与《伤寒论》六经分证直接联系起来，确立了温病病名，并与伤寒作鉴别，为后世温病学的创立打下基础。

张璐，字路玉，号石顽老人，著有《伤寒缵论》《伤寒绪论》《张氏医通》等。张璐在学术上重视经典理论，认同"三纲鼎立"学说，论治伤寒，重视虚实不离"阴阳传中"，对伤寒的进一步研究更加结合临床实际，所提出的论点至今仍指导着现代临床治疗。

徐大椿，又名大业，字灵胎，晚号洄溪老人，著有《难经经释》《伤寒论类方》《兰台轨范》《医贯砭》《医学源流论》等。徐大椿一生尊张机之言，对前人用考订、错简、尊经诸种方法研究《伤寒论》都不赞同，而是着眼于对张机处方用药的探讨，将《伤寒论》113方归纳为桂枝汤类、麻黄汤类、葛根汤类、柴胡汤类、栀子汤类、承气汤类、泻心汤类、白虎汤类、五苓散类、四逆汤类、理中汤类、杂方类12类，既对伤寒论诸方作了归类，又对同类诸方随症加减变化作了更深刻的研究。

柯琴，字韵伯，号似峰，主要著作有《伤寒论注》《伤寒论翼》《伤寒附翼》，三书合称《伤寒来苏集》。柯琴对《伤寒论》的研究，采用按方类证，方不拘经，汇集诸论，各以类从之的编次方法，切合临床实际。他提出张机六经为百病立法，创六经地面说，尤其是六经地面的定位和三阴病存在合病、并病等学说，为前人所未发，其在伤寒方面有自己独到的见解，对临床有指导意义。

钱璜，一名虚白，字天来，著有《伤寒溯源集》。钱璜不仅重视六经病证的立法施治，还主张方有执、喻昌的"三纲鼎立"之说。

尤怡，字在泾，一作在京，号拙吾，晚号饲鹤山人。著有《伤寒贯珠集》《金匮要略心典》《金匮翼》等。尤怡其治《伤寒论》不落方喻窠臼，立正治、权变、斡旋、救逆、类病、明辨、杂治诸法，以法类证，逐条分析，分类对比，揭示了伤寒六经证治规律。

陈念祖，字修园，号慎修，著有《伤寒论浅注》《金匮要略浅注》《伤寒医诀串解》《伤寒真方歌括》《重订柯注伤寒论读》《新订喻嘉言医案》等。陈念祖不独是维护旧论派之中坚，也是六经分经审证之典型。他立足于六经气化理论，以标本中气、开阖枢理论阐释六经病变的机制，创分经审证之法，充分体现出方证的联系及其传变、转归的机制，揭示了《伤寒论》六经辨证之精神，并提出《伤寒论》的精要就在于"存津液"。

纵观伤寒学派之古今，发端于晋唐，形成于宋金，兴盛于明清，由于历代医家通过整理、编次、校刊、注释的形式，将自己的临床经验与认识融会于其中，而使伤寒学说的内容不断丰富、应用范围不断扩大、学术水平不断提高。伤寒学派内部不同派别的争鸣，以及注家们对《伤寒论》条文的不同校刊与注释，大都是由于不同的实践经验产生了不同认识，不存在孰是孰非的问题。相反，他们的论争在客观上恰恰成为伤寒学说不断发展的推动力。

参考文献

1. 任应秋.中医各家学说［M］.上海：上海科学技术出版社，1980.
2. 张仲景.伤寒论［M］.北京：中医古籍出版社，2018.
3. 陈大舜.中医临床医学流派［M］.北京：中医古籍出版社，1999.
4. 石岩，杨宇峰.中医内科学术流派及各家学说［M］.沈阳：辽宁科学技术出版社，2015.
5. 胡建鹏.历代中医医家医著对中医理论的贡献［M］.合肥：中国科学技术大学出版社，2018.
6. 郝万山.郝万山伤寒论讲稿［M］.北京：人民卫生出版社，2008.

第二节　河间学派

河间学派是以阐发火热病机、治疗火热病证为主的一大医学流派，以宋金时期河北河间县著名医家刘完素为开山。刘完素提出六气皆能化火之说，侧重外感火热病的研究。完素之学三传于朱震亨，朱震亨提出阳有余而阴不足之说，力主抑制相火，保护阴精，对于内伤火热病的研究颇有成就。略早于朱震亨而私淑完素之学的张从正，虽谓"风从火化，湿与燥兼"，临床也多采用刘完素之方，但不专主其说，独以"病由邪生，攻邪已病"立论。可见河间学派诸家于火热之说，各有发明，各尽其妙用，均足资取法。

【学派的创立】

河间学派的发展可分为两个阶段：第一阶段为河间学派的崛起，刘完素开辟了论治外感热性病的新途径；第二阶段为刘完素之学经由其弟子的研究和发挥，形成了完整的河间学说，推动了中医学的发展。

1. 河间学派的崛起

宋金时期，金兵入侵，赵宋南渡，形成北金南宋的南北对峙局面。此时战乱纷争，人民流离失所，生活环境极为恶劣，导致热性病不断流行，但原有的医学理论和治疗经验远远不能应对现有的疾病，给人们的生命带来极大的威胁。此外，这一时期的医学作风逐渐僵化，开始出现医政腐败，医者不问病理、按症索药之流弊。在此等背景下，河间学派应运而生。学派开创者为金代医家刘完素，他深入研究《黄帝内经》，补充完善运气理论，推崇《伤寒论》，结合北方的自然地理环境和人体特质，因时因地制宜，提出革新的医学理论，即进一步扩大推行火热病机，加深了对火热病证的认识，总结出火热病辛凉解表、清热攻里、养阴退阳的治疗原则与方法，形成了"火热论"的学术思想体系。这不仅开辟了论治外感热性病的新途径，而且还引导了后世的医学争鸣，河间学派思想由此展开。

2. 河间学派的主要师承与学术演变

刘完素首创"火热论"后，服膺者甚众，亲炙门人众多。刘完素的第一代弟子有穆大黄、董系、马宗素、荆山浮屠等人，荆山浮屠再传于罗知悌，三传于朱震亨。朱震亨在刘完素亲传弟子中占据核心地位，他不仅使河间之学从北方传到了南方，还将研究重点从外感火热病渐转为内伤火热病，着力阐发相火为病、易耗阴精的观点，倡"阳有余阴不足论"，论治疾病多以补阴降火为主，后世每以"滋阴派"誉之。张从正是其私淑弟子中最有成就的一位，他以刘完素的医学理论为基础，将自己的行医实践与完素之学相互融合，以"病由邪生，攻邪已病"立论，治疗以攻除邪气为先，创造性地提出"攻邪论"。至此，河间学派诸家建立了一个新的医学研究领域。

【学派主要学术思想】

刘完素创立"火热论"。他在阐发《黄帝内经》理论的基础上，将"病机十九条"的火热病机加以扩充。原属于火热的病机只有九条，病证共17种。刘完素扩大了火热的病机范围，论述的火热病证多达56种，特别是将运气学说与病机十九条结合起来，发展了《黄帝内经》对火热病证的认识。他还提出了"六气皆能化火"说，认为六气病理关系非常密切，是可以相互转化的，即火、热在一定条件下可以转化为风、湿、燥、寒，反之亦然，风、湿、燥、寒为病，大多能化热或与火热相兼同化。针对内伤火热病机，刘完素提出"五志过极皆为热甚"，认为"五脏之志者，怒、喜、悲、思、恐也。若志过度则劳，劳则伤本脏，凡五志所伤皆热也"。同时他认为五志化火生热的关键在于心，即五志所发，皆从心造。刘完素还特别提出了火热病发生发展过程中的一个中间环节——阳气怫郁。他认为阳气郁结，气机阻滞，则玄府闭塞，就会产生多种火热病变。对于火热病的治疗，或解表，或攻里，或泄热，或养阴，总以寒凉药物为主。其"火热论"，独创一家之言，引导了金元时期医家的学术争鸣，同时为明清时期温热病的研究开辟了新途径。

【特色临证经验】

刘完素首创"火热论"，在治疗法则上，强调以寒凉为主，但是并不专主寒凉，对火热病证主要从表证和里证两个方面论治。外感初起，多是怫热郁结，当用辛凉或甘寒以解表，"以甘草、滑石、葱、豉寒药发散甚妙"；邪热郁遏于表，当用石膏、滑石、甘草、葱、豆豉等寒药开发郁结，"以其本热，故得寒则散也"；表证兼有内热之证，通常采用表里双解之法，如防风通圣散、双解散，或用天水一凉膈半散，或用天水凉膈各半散，以"散风，开结滞，而使气血宣通，怫热除而愈矣"。里证即为热邪在里，刘完素认为不论风、寒、暑、湿、内外诸邪所伤，有汗无汗，只要有可下之证，就应使用下法，表证已解，这时可宣通郁结在里的热邪，宜用大承气汤、三一承气汤、黄连解毒汤等。

【学派的贡献与影响】

河间学派在发展过程中，刘完素着重研究六淫病机，将火热放在突出的位置，首创"火热论"的学说。完素门人弟子甚众，既有亲炙门人，又有私淑弟子，其中张从正作为完素最有成就的私淑弟子提出"攻邪论"，朱震亨作为完素三传弟子提出"阳有余阴不足论"，这两种医学理论都是对完素火热学说的补充和完善，将火热论提高到一个新的阶段，对中医学的发展有着极其深远的影响。

河间学派的医学思想直接影响着中国许多医学流派的形成和发展。金元时期，河间思想渗透到许多医家的理论中，如易水学派的张元素，在治疗外感病时亦主张辛凉解表；李杲补土升阳的脾胃学说，也得之于完素"火郁发之"，升脾阳降胃阴之旨。至明清时期，吴有性、叶桂、薛雪等著名医家均受到火热理论的启发，同时吸收易水学派护养脾胃的基本观点，发展成为辛凉解表、甘寒护阴的温病学说。张从正的攻邪论在明清时期也颇受推崇，王士雄对从正之学推崇备至，他说"亘古以来，善治病者，莫如张戴人，不仅以汗吐下三法见长也"。朱震亨的学术思想对后世影响深远，后世医家在养阴、治火、治痰、解郁等方面的成就，与他的启发是分不开的。明代诸医家，如赵道震、赵良仁、王履、戴思恭诸人，均师承其学，另有虞抟、王纶、汪机、徐彦纯等亦接受其学术思想。其学术思想甚至远传海外，为日本医学家所推崇。

参考文献

1. 秦玉龙. 中医各家学说 [M]. 北京：中国中医药出版社，2012.
2. 樊金. 河间学派述论 [D]. 保定：河北大学，2015.
3. 刘完素. 黄帝素问宣明论方 [M]. 北京：中国中医药出版社，2007.
4. 刘完素. 素问玄机原病式 [M]. 北京：中国中医药出版社，2007.

第三节　易水学派

易水学派是指以宋金时代易州著名医家张元素为代表的、以研究脏腑病机和辨治理论体系为中心内容的一大医学流派。在学术传承中逐步演化为对特定脏腑进行研究，先后出现了补土学派和温补学派，各抒创见。

张元素（12—13 世纪），字洁古，金代易州人。其自幼天资聪颖，8 岁应童子试，27 岁考进士，因犯庙讳下第而业精医术，历二十余年虽记诵博书，却终无名，后因治愈刘完素的伤寒病而名声大噪，与刘完素齐名。张元素精研《黄帝内经》《难经》《伤寒杂病论》之理，兼取华佗、孙思邈、钱乙的学术之长，结合自己丰富的临床经验，不断总结积累，著成了《医学启源》《脏腑标本寒热虚实用药式》《珍珠囊》等，创立了较为系统的、以寒热虚实为纲的脏腑辨证体系及遣药制方论，成为易水学派的开山。该学派代表医家还有李杲、王好古、罗天益等，通过后世的传承、补充与创新，逐步完善了脏腑辨治理论体系，对中医学发展有着重大的贡献。

【学派的创立】

宋金时期，战乱频繁，人民饱受饥困劳役、惊恐忧伤，内伤虚损病发生较多。但当时有关脏腑病变辨证论治的理论略有不足，不能满足临证需要：华佗在《中藏经》中的描述较为简捷，有论无方，失之于略；孙思邈在《备急千金要方》中的记述较为全面，但散在于各个篇章，失之于泛；钱乙在《小儿药证直诀》中专论小儿脏腑辨治，缺乏对成人脏腑辨治理论的探讨。在此流弊之下，张元素博采众家之长，结合自己丰富的临证经验，深入探讨五脏与六腑、经脉、五运六气的相互关系，借助五行学说构建以五脏为中心的脏腑辨证体系，阐发脏腑生理特点、病机、病证、治则、方药，并确立"脏腑标本寒热虚实用药式"，指导临证，成为易水学派的开山。

李杲受学于张元素，在其师脏腑辨证说的启示下，重点探讨脾胃内伤病的病因、病机、证候及治疗等方面的理论，总结出"内伤脾胃，百病由生"的观点，制定益气升阳、甘温除热之大法，创制了补中益气汤、升阳益胃汤等名方，并详辨了内伤与外感之异同，被后世称为补土学派的代表，为易水学派的中坚。王好古亦师事张元素，复学于李杲，在张元素、李杲学术思想的影响下，强调内因在病变中的作用，重视脏腑内伤阳气虚损的一面，提出"阴证论"。罗天益为张元素再传弟子，学于李杲，其继承补充李杲的脾胃学说，重视三焦分治、气机调理，进一步发展了易水学派。

明代薛己、张介宾、李中梓诸家私淑于李杲，在继承李杲脾胃学说的基础上，进而探讨肾和命门的病机，强调脾胃和肾命阳气对生命的主宰作用，善用甘温之品，建立了以温养补虚为特色的临床辨治学术体系，后世称为温补学派，其是由易水学派派生出来的，亦是易水学派的发展。

【学派主要学术思想】

1. 张元素——总结脏腑辨证理论

脏腑辨证理论自《黄帝内经》直至汉唐以来，从不同角度加以论述者，代不乏人，但尚未成系统，或失于略，或流于泛，或专论小儿，各有偏颇。张元素深研《黄帝内经》的脏腑辨证思想，旁采《伤寒杂病论》《中藏经》《备急千金要方》《小儿药证直诀》等诸家关于脏腑辨证的阐发，条析脏腑病机，补诸家之未备，从脏腑寒热虚实标本着手，对脏腑辨证理论进行了一次系统性的总结。究其脏腑辨证的具体内容，主要包括脏腑的生理、虚实寒热脉证、演变与预后、常用方药四个方面。张元素的脏腑病机理论是一个以五脏六腑为主体，以虚实寒热为纲，以脉证判断疾病情况、论述当中的病理变化、生死逆顺的一个理法方药齐备的脏腑病机辨证论治体系。并且张元素进一步将六腑、经脉从属于五脏，构成一个以五脏为中心的脏腑病机理论。在标本问题上，张元素指出本病是指脏腑之病，标病是指经络之病，所谓治病求本即是辨别出疾病归属于哪一脏腑。其受刘完素影响，亦运用五运六气探讨总结脏腑病机。张元素所建构的独特的脏腑脉证方药体系为易水学派学术思想的产生奠定了基石。在张元素广泛研究脏腑病机的影响下，易水学派医家逐步转向对特定脏腑进行专题研究，并各有创见。

2. 李杲——脾胃学说

张元素注重扶养脾胃的思想深深地影响了李杲，因而李杲在其论述的基础上，独重对脾胃理论的研究。生理方面，李杲强调脾胃为元气之本、气机升降的枢纽，其中尤重脾气的生长和升发；病机方面，其提出"内伤脾胃，百病由生"的观点，并重点阐发了气火失调之内伤热中证；治疗上，其提出补益脾胃、升发元气、潜降阴火等治法，针对内伤热中证还创立了"甘温除大热"的治法，并创制"补中益气汤"等名方。

【特色临证经验】

张元素在《素问·阴阳应象大论》的气味厚薄、寒热升降理论及《素问·脏气法时论》《素问·至真要大论》的五味、五脏苦欲补泻理论的基础上，创药物归经与引经报使，制定药类法象，强调脏腑辨证用药，形成了一套遣药制方理论，并在临证时灵活运用该理论进行选药组方配伍。如归经理论的运用，张元素泻心火选用黄连，泻肺火选用黄芩，泻肝火选用白芍，泻肾火选用知母，泻小肠火选用木通，泻胃火选用石膏；柴胡泻三焦火须用黄芩佐之，柴胡泻肝火须用黄连佐之，胆经亦然；黄柏泻膀胱火等。又如引经报使之说的运用，太阳小肠与膀胱经病，在上用羌活，在下则用黄柏；阳明胃与大肠经病，在上用升麻、白芷，在下用石膏；少阳胆和三焦经病，在上用柴胡，在下则用青皮；太阴脾和肺经病，用白芍；少阴心和肾经病，用知母；厥阴肝和心包络病，在上用青皮，在下则用柴胡。张元素以"天人相应"理论为基础，根据中药气味厚薄之性、阴阳升降补泻特点，融合生长化收藏之理，并将五运六气应用其中，将100余味中药分为风升生、热浮长、湿化成、燥降收及寒沉藏五类，创立药类法象，临床上多有应用。其制方重视气味配伍，以五味生克制化关系立方治病，结合病机，提出风制法、暑制法、湿制法、燥制法、寒制法五种制法原则，如"风制法：肝，木，酸，春生之道也，失常则病矣。风淫于内，治以辛凉，佐以苦辛，以甘缓之，以辛散之"。此外，张元素在"养正积自除"思想的指导下，临证重视扶养脾胃。如老幼虚弱，脾胃不足，饮食不消之证，他通过增加白术用量灵活地将张机的枳术汤变为枳术丸来补养脾胃，即"先补其虚，而后化其所伤"。

李杲受其影响，临证中亦重视药物升降浮沉的配合，讲究君臣佐使，因时、因地、因脏腑经络所伤之不同随症加减，并特别重视健脾和胃药物的使用，如党参、白术、茯苓、陈皮等。此外，李杲极力强调脾胃的生长和升发功能，尤喜用升麻、柴胡、羌活、防风、葛根等风药配伍补气药物益气升举脾阳，并创制补中益气汤、升阳益胃汤等。

【学派的贡献与影响】

易水学派的脏腑辨证理论发展和完善了中医的辨证理论体系，整体而言，对后世影响较大的主要有三个方面，即脾胃学说、肾命学说及三焦辨证，为脾阴、胃阴学说的发展、温补学派的成立、三焦辨证体系的建成等奠定了基础。李杲对脾胃病的论述与王好古对阴证病因病机和辨证治疗的论述对朱震亨影响颇大，最后又形成了后世著名的滋阴学派，又称丹溪学派。

张元素，字洁古，著《医学启源》《脏腑标本寒热虚实用药式》等，构建以五脏为中心的脏腑辨证体系，结合脏腑、经络学说发明药物归经说和引经报使说，阐发遣药制方理论，为易水学派的开山。

李杲，字明之，著《脾胃论》《内外伤辨惑论》等，承其师脾胃理论，创立脾胃学说，为易水学派的中坚，又被后世称为补土学派的代表，其治疗大法约有两大端，即甘温除热和升阳散火，其代表方药为补中益气汤、升阳散火汤等。

王好古，字进之，著《阴证略例》等，提出"阴证论"，主张温补脾肾，对明清温补学派医家影响颇深。

罗天益，字谦甫，著《卫生宝鉴》等，继承发展李杲脾胃学说，并重视三焦分治、调理气机，为后世三焦辨证奠定了基础；主张以甘辛温补为法，慎用寒凉，反对滥用下法。

参考文献

1. 李成文.中医各家学说［M］.上海：上海科学技术出版社，2014.

2. 严世芸.中医各家学说［M］.北京：中国中医药出版社，2003.

3. 廖汉祺.金元时期易水学派的脏腑病机理论研究［D］.广州：广州中医药大学，2013.

4. 邢志峰.张元素学术思想与贡献的研究［D］.石家庄：河北医科大学，2014.

5. 高雅，安宏，孙晨耀，等.张元素运用天人相应理论用药法象［J］.环球中医药，2016，9（8）：984-986.

6. 张铁甲.王好古的学术思想——阴证学说探讨［J］.江西中医药，2009，40（5）：8-9.

第四节 攻邪学派

攻邪学派是以攻击病邪为治病首要任务，强调"邪留则正伤，邪去则正安"之理，善于运用汗、吐、下三法的一大医学流派。学派代表人物为张从正，其学术思想源流兼采百家之长，可上溯至《黄帝内经》《难经》《伤寒论》等，融会《备急千金要方》《千金翼方》《普济本事方》等，近绍刘完素火热论，提出病由邪生的发病观，主张治病以祛邪为先，善用汗、吐、下三法祛病邪，形成了攻邪治病的独特风格，在中国医学发展史上占有重要的地位，被列为金元四大医家之一，其代表著作为《儒门事亲》。攻邪学说充实和发展了中医学辨证论治体系，对后世医学的发展及学派的创立（如温病学派）有一定的影响。

【学派的创立】

张从正出身医学世家，年少时便随其父学医，贯通《素问》《灵枢》《难经》《伤寒论》《金匮要略》等中医典籍，后私淑刘完素，尽得其传，二十余岁开始独立行医。金时战乱频繁，民不聊生，更有瘟疫与饥荒接踵而来，死伤无数。加之当时医界滥用辛燥温补，易资火伤阴，戕伐阳气，为矫正时弊，其师刘完素在临床经验中总结出以应用寒凉药物为主的治病思想。张从正刚开始独立应诊时，法宗刘完素，用药多为寒凉。在远游行医的过程中，随着诊治各类疑难杂症病例的增多，张从正在细细体味刘完素的用药方略、重新品悟《素问》《伤寒论》诊治疾病纲要的基础上，逐渐总结出"治病重在驱邪，邪去则正安，不可畏攻而养病"，并通过临证使用灸、熏、蒸、洗、烙、针刺、砭射等治疗方法发汗，借助鸡羽探吐、鼻内用药促进开口吐涎等方法催吐，灵活使用催生、下乳、磨积、逐水、破经、泄气等诸法祛除邪气，使之从下而行，得出"汗、吐、下三法该尽治病"的经验，创立了攻邪学说，成为攻邪学派的创始人、代表人物。

传张从正之学者有麻九畴、常德、李子范等，在相关著作中有所记载。如麻九畴、栾企等整理润色《儒门事亲》，常德整理编撰了《张子和心境别集》。

【学派主要学术思想】

张从正创立"攻邪学说"。张从正的攻邪理论以《黄帝内经》为理论依据，认为邪气侵袭是影响机体气血流通的根本原因，提出"病由邪生，攻邪已病"的观点。"病由邪生"即疾病是由于邪气而引发的，"夫病之一物，非人身素有之也，或自外而入，或由内而生，皆邪气也"。病邪留于体内不去，是一切病证之所由。他认为邪气由来甚广，"天之六气，风、暑、火、湿、燥、寒；地之六气，雾、露、雨、雹、冰、泥；人之六味，酸、苦、甘、辛、咸、淡。故天邪发病，多在乎上；地邪发病，多在乎下；人邪发病，多在乎中。为发病之三也"。法宗刘完素理论，病机以火热论为主，把疾病原因分为外来客邪所伤和五志所伤。据此提出"攻邪已病"，即邪气侵犯机体时宜先攻邪，反对滥用温补之时弊，并根据邪气侵犯部位在上、在中、在下之不同，分别采用汗、吐、下三法，形成了一套完整的攻邪理论体系。

【特色临证经验】

1. 汗吐下祛邪三法

（1）汗法　张从正认为凡是具有疏散外邪作用的方法都属于汗法。"所谓发表者，出汗是也"。除内服药物之外，还有物理疗法如灸、蒸、洗、熨、烙、针刺、砭射、导引、按摩等。汗法的适用范围为邪气侵犯肌表，尚未深入之证。选用的方药范围很广，如寒邪郁闭肌表者用麻黄汤，寒袭表虚者用桂枝汤，辛温解表用葛根汤，辛凉解表用防风通圣散、双解散等。把荆芥、陈皮、白芷等40余味药按性味归入辛温、辛热、辛凉及辛甘等审证选用。张从正应用汗法时提出应注意汗出程度，"凡发汗欲周身漐漐然，不欲如水淋漓，欲令手足俱周遍，汗出一二时为佳，若汗暴出，邪气多不出，则当重发汗，则使人亡阳"，用药应"中病则止，不必尽剂"，同时注重因人、因地、因时制宜。

（2）吐法　张从正认为吐法应以"吐之令其条达"为目的，不拘于具体吐法形式。其所用方多来源于《伤寒杂病论》《备急千金要方》《千金翼方》《外台秘要》诸方，并对引吐散的性能作了详细分析，如"凡吐伤寒者，应用瓜蒂散；吐杂病者，用一物瓜蒂散，或葱根汤；吐痰食者，用茶调散；吐两胁病者，用茶调散加全蝎；火郁者以盐之咸寒引吐；痰证用常山吐之"。

（3）下法　张从正把能通达气血、祛除邪气，使之从下而行的多种治法均列为下法，如"催生、下乳、磨积、逐水、破经、泄气，凡下行者，皆下法也"，扩大了下法的应用范围。张从正的下法并非简单的"下"，是有质、有止、有先、有后、有缓、有急之分的系统而完整的下法，会根据病情特点，或缓攻，或急下，或单方，或复方，或配合其他方药，或配合食疗，或配合汗、吐之法，施以不同的下法。其根据病机的不同，将下法分为寒下、凉下、热下、峻下、缓下等，其中寒下占多数，常选承气汤、导水丸、八正散、五苓散、禹功散等。应用的剂型上有散、丸、汤之异，以丸、散为多。

2. 五志七情，病从心发

张从正重视情志对人体的影响，在《儒门事亲》中记载情志疾病 60 余种，善于灵活运用情志疗法治疗疾病。其以《素问·举痛论》九气为病为依据，在刘完素"五志过极皆为热甚"的火热理论基础上，对情志疾病提出自己独特的见解，认为情志疾病皆与"心"有关，治疗当从"心"着眼。

3. 补法的应用

张从正强调邪气致病，但并非忽略人体之虚，临证时亦重视扶正，但反对滥用补法。对于虚证与养生，张从正在《儒门事亲》中列"补论"专篇论述，提出"养生当论食补，治病当论药攻"，主张先用饮食调补，食养补虚，反对邪未去而言补。张从正应用补法，重视培补后天之气，但并非以温补药为首选，而是多以攻药居其先，寓补于通之中，攻补兼施。

【学派的贡献与影响】

张从正创立攻邪学说，系统总结了汗、吐、下三法的运用规律，强调中医治病始终应该注意给邪以出路，自成攻邪学派。其攻邪学说对治疗危急重症、疑难杂症有着重要的指导意义，对后世医学发展有着深远的影响——在中医内科范畴形成"攻邪已病论"，为温病学说的成熟提供了理论依据与实践经验，为中医外治学说之先导，且促进了民间医药发展，并远播外域。张从正对补法理论亦有重大贡献，主要体现在辨证邪与正的关系方面，主张邪未去而不可言补，攻邪居先，寓补于攻，提倡食疗补虚，注重顾护胃气、安谷生精等。其补法理论与实践，亦是值得后人弘扬和效法的。

参考文献

1. 裘沛然，严世芸. 中医历代各家学说［M］. 上海：上海科学技术出版社，1984.

2. 任应秋. 中医各家学说讲稿［M］. 北京：人民卫生出版社，2008.

3. 徐江雁，许振国. 张子和医学全书［M］. 北京：中国中医药出版社，2006.

4. 秦玉龙，尚力. 中医各家学说［M］. 北京：中国中医药出版社，2016.

5. 高春媛. 张从正攻邪学说对医学发展的影响［J］. 中国医药学报，1998，13（5）：16-18.

6. 戴铭. 张从正论补思想探讨［J］. 四川中医，2002，4（7）：3-4.

第五节　丹溪学派

丹溪学派是以"阳常有余，阴常不足"论为其主要学术思想，主张治疗以养阴为宗旨，侧重阐述阴虚火旺之证的一大中医学术流派。元代朱震亨为学派之倡导者，其学术理论以《黄帝内经》为渊源，又融会刘完素、张从正等各家经验，在临床上亦长于气、血、痰、郁等杂病的治疗，故后人又有"杂病宗丹溪"之说。丹溪之学传于赵道震、戴思恭、王履等人，明代其学盛行，虞抟、王纶、汪机诸人无不景从震亨，使得丹溪学派影响日增。

【学派的创立】

丹溪之学的形成，应归结于四个要素的影响：一是援理入医的哲学思想；二是与《太平惠民和剂局方》的流弊之辩；三是地理环境对学说产生的影响；四是金元时期医界百家争鸣的学术背景。

1. 援理入医的哲学思想

朱震亨师承朱熹四传弟子理学家许谦，具有很深的理学造诣。他将医学与儒家的学问相融合，将大量的理学内容引入医学领域中，是金元医家中援理入医的第一人。朱震亨的相火论即是在师承河间学派刘完素火热论的基础上，又参以"太极"之理，进一步加以阐发和补充而发展起来的。

2. 与《太平惠民和剂局方》的流弊之辩

《太平惠民和剂局方》是由朝廷官方颁布的成药专书，流传甚广，但其处方偏于香燥，造成后世用药温燥伤阴、阴虚阳亢之流弊。为此，朱震亨著《局方发挥》批评《太平惠民和剂局方》不注重辨证论治、立法简便却未能变通等缺点，为其进一步阐述"阳有余阴不足"论、提出滋阴降火的治法打下基础。

3. 地区方域对丹溪学说的影响

朱震亨生活在浙江，为我国东南沿海一带，地处卑湿，气候温热，又多阴雨，因此湿热致病甚多。故而朱震亨提出"六气之中，湿热为患，十之八九"及治病重视祛除湿热的学术观点。朱震亨通过对《黄帝内经》的解读与发挥，又承袭刘完素、张从正、李杲等人对于湿热病证的发明，确立"湿热"的病名概念，提出"湿热相火"论，扩大了湿热为病的证治范畴，论述了诸多湿热病证相关的理法方药，使得湿热的论治体系更为完善，对湿热理论的传播发挥了极其重要的作用。

4. 金元时期医界百家争鸣的学术背景

从年代上看，金元时期社会动荡，而学术理论层出不穷。与刘完素"河间学派"、张从正"攻下学派"和李杲"补土学派"相比，丹溪学派诞生最晚，却也因此有机会广纳前人所长。譬如火热证治一门，刘完素着重探讨外感火热病证，张从正善用下法清泻实火，李杲提出"阴火"概念，朱震亨吸取了前代刘、张、李三位医家之长，致力于对内伤火热证候及治疗的探讨。朱震亨将火证分为实火、虚火与郁火，并提出火证的三大治则：实火可泻、虚火可补、火郁当发。在继承前贤学术思想和诊治经验的基础上，他结合自己的实践经验，提出了新理论和新方法，形成了独特的"养阴学派"，与上述三个学派齐名，本人也被后世誉称为"金元四大家"之一。

【学派主要学术思想】

1. 阳有余阴不足论

朱震亨在其代表作《格致余论》中明确提出了这一名论，是后世称其为"养阴学派"代表人物的主要依据。他首先从"天人相应"的整体观念出发，将月亮的阴晴圆缺与人体阴气的消长关联在一起，论证了"阳有余阴不足"的理论依据："人身之阴气，其消长视月之盈缺，故人之生也，男子十六岁而精通，女子十四岁而经行。是有形之后，犹有待于乳哺水谷以养，阴气始成，而可与阳气为配，以能成人，而为人之父母……又曰：男子六十四岁而精绝，女子四十九岁而经断。夫以阴气之成，止供给得三十年之视听言动，已先亏矣。人之情欲无涯，此难成易亏之阴气，若之何而可以供给也？"说明人体的生理特点就是阴精难成而易亏，再加上情欲无涯，以致相火妄动，更易损耗阴精，从而导致阴阳偏颇而发生病变。因此，朱震亨的"阳有余阴不足论"，既说明了人体的生理状况，又涉及病理变化，以此为佐证，使其立论更加确切而有力。

2. 相火论

"相火论"是丹溪学派的主旨性学术观点之一，其与"阳有余阴不足论"是紧密相连、互为补充的，其思想基础都来自宋代理学"太极动而生阳，静而生阴"。在朱震亨代表著作《格致余论》中专列"相火论"一节，对相火的内涵、寄藏部位、生理功能和相火为病的广泛性及调治方法等作了原则性的论述。首先，朱震亨认为"相火"的含义有二：一是指正常的阳气之动，即生理性相火，所谓"天主生物，故恒于动，人有此生，亦恒于动，其所以恒于动，皆相火之为也"，指出人体生生不息的功能活动均源于生理性相火。二是指异常的阳气之动，即病理性相火。他认为："相火易起，五性厥阳之火相煽，则妄动矣。火起于妄，变化莫测，无时不有，煎熬真阴，阴虚则病，阴绝则死。"此类妄动之相火，可以耗伤真阴，故曰"元气之贼"。而相火所寄之脏，朱震亨认为"肝肾之阴，悉具相火"，而且"胆者，肝之腑；膀胱者，肾之腑；心胞络者，肾之配；三焦以焦言，而下焦司肝肾之分，皆阴而下者也"。由此可见，相火寄于肝肾，为肝肾二脏所专司，且与胆、膀胱、三焦紧密相关，是与所寄于心的君火相对而言的。

相火致病的治疗，朱震亨从理学出发，十分重视精神方面的摄养，主张静以制动，认为精神平静、克制欲念是抑制相火妄动的重要举措；心主神明，为君火所寄，故心正则主明下安，"相火唯有禀命守位而已"，有助于摄生。从用药来看，其在《丹溪治法心要·火》中以"相火论"为主导，提出"凡气有余便是火"，又云"有补阴则火自降者，炒黄柏、地黄之类"。在治疗上他提倡滋阴降火并用，真阴复则自能制约相火。

3. 气血痰郁四伤学说

《丹溪心法·六郁》中明确提出："气血冲和，万病不生，一有怫郁，诸病生焉。故人身诸病，多生于郁。"朱震亨认为"气、血、痰、郁"论是一个有机的整体。凡气血怫郁，气不行则津液停滞成痰，而痰一生又阻滞气机的运行，使气机更加郁滞。由痰致瘀，不外为痰阻经络，血脉不得畅通，血行不利则血滞成瘀；或由痰浊阻滞气机，血行不利成瘀。瘀能致痰，瘀血停积，阻滞脉络，阻碍了津液入脉化血之路，聚为痰浊，从而表现为"痰阻血瘀"或"血瘀痰滞"的共同征象。故不治"痰郁"则"气血"无以调和；而调和"气血"，又往往是为了治"痰郁"。郁，即蕴结而不畅达，气机阻滞不畅乃郁证发生的关键。条达机体内气机升降开阖之枢机，调整各脏腑的功能活动，祛除各种外邪或体内病理产物的郁滞，调整气血阴阳平衡，使阴阳偏盛偏衰归于平复便成为郁证的治疗大法。

【特色临证经验】

1. 火证论治

朱震亨所论火证，系自内作，主要分为实火与虚火两大类，因而在治疗上他提出了实火可泻、虚火可补、火郁当发的原则。他治疗实火之证，立有正治与反治之法，同时还立有"火郁当发"的治则；而对虚火之证的治疗，则分别列出补阴降火、甘温除热及引火归原的方法，不仅补充了前人之所不及，而且至今在临床上仍有实用价值。

朱震亨虽被后世认为是"滋阴派"的鼻祖，但从实际所载的医案来看，他其实很少直接应用养阴药物，而是通过补脾胃来实现养阴的目的。朱震亨深受李杲脾胃学说的影响，重视顾护脾胃，其专著《格致余论·病邪虽实胃气伤者勿使攻击论》言："夫胃气者，清纯冲和之气也，惟与谷肉菜果相宜。盖药石皆是偏胜之气，虽参芪辈为性亦偏，况攻击之药乎！"其临证强调胃气的重要性，不论病情虚实如何，医者应当时时以胃气为中心，反对滥用攻击之法。朱震亨还认为，在补益先后天时，应荣养胃气，然后借用胃气来弥补先天阴气。所以他尤其注重脾胃的运化，即使是真阴匮乏的情况下亦如此，如用补阴丸，也有"冬加干姜，夏加砂仁"等举措防止苦寒滋腻而碍胃。

2. 杂病论治

朱震亨对杂病的论治，具有独特的见解和丰富的临床经验。明代医家王纶曾指出："丹溪先生治病，不离气、血、痰、郁四法，气用四君子汤，血用四物汤，痰用二陈汤，久病属郁，立治郁之方，曰越鞠丸。对气、血、痰、郁、火病证的论治，发挥甚多。"

朱震亨治疗杂病重视气机的升降调和。他在《金匮钩玄·六郁》中云："气血中和，万病不生，一有怫郁，诸病生焉。"他认为气郁为六郁之先，常由气郁而导致其他诸郁，故其治郁常以调气机为主，并创立了治郁名方越鞠丸，以五药而治六郁。他认为郁病多在中焦，脾胃为气机升降之枢纽，中焦不调则升降失常。其治重在调中焦而升降气机，譬如越鞠方中苍术、川芎主升；香附、山栀子主降；神曲和中。临床中，凡治气机者，皆应注意升降相配，使上下得以贯通。该方在使用时可针对不同病情，灵活化裁分而治之，也体现了朱震亨治疗圆机活法的特点。

【学派的贡献与影响】

丹溪之学流传甚广，门徒众多。考其源流，嫡传的丹溪学派如戴思恭、王履、刘纯等，不仅完整地继承了丹溪医学思想，又成为其学术经验的传人；私淑的丹溪学派在明代为鼎盛期，众多私淑者与丹溪学术经验互相发明，对中医学的发展起到重要作用。

戴思恭，字原礼，著《证治要诀》等，较完整地继承了朱震亨的学术思想，一生著述颇丰，主要着力阐发和订正朱震亨医论，对阳常有余、阴常不足之说进行阐发，提出"气属阳，动作火"思想，以及"血属阴，难成而易亏"论，对丹溪学说多有发挥。

王履，字安道，著《医经溯洄集》等，其人重视实践辨证，源于经而不囿于经，对于《黄帝内经》"亢害承制"的认识有所创建，认为"盖造化之常，不能以无亢，亦不能无制焉耳"。其理论具有辩证法观点。王履主张外感伤寒宗张机之法，而湿热病则以清里热为主，为后世温病学派和温病学理论的先驱人物之一。

刘纯，字宗厚，著《医经小学》等，书中记载朱震亨答门人问，为后人研究朱震亨的医学思想提供了重要的资料。刘纯所著的《玉机微义》，因其集明代以前诸家之大成，又能在众家之论下有所发展，故其影响很大，远传海外，深受日本医家推崇。

汪机，字省之，著《医学原理》等，论治病证均师朱震亨之法，涉及各科临证治法均列有"丹溪活套"作为临证指导。汪机不仅能深究朱震亨理论，还多有阐发，认为其相火论的"阳有余"是指卫气有余，而所谓"阴不足"是指营气不足，故他所倡的补气是指补营气。

王纶，字汝言，著《明医杂著》等，其传丹溪之学，强调补阴，尤对朱震亨论治杂病的心法，体会深刻。王纶强调"气、血、痰三病，多有兼郁者，有郁久而生病，或久病而生郁，或误药杂乱而成郁"。

综上所述，丹溪学派在我国医学史影响卓著，历经元、明、清至近现代，追随者甚众，时至今日依然熠熠生辉。其医学思想独树一帜，以滋阴彪炳于世，于气、血、痰、郁等杂症的治疗亦多发挥。"虚火可补"治则是朱震亨"相火论"指导临床实践取得的重大成果，它使河间学派众多医家长期以来对外感火热的探讨为之一变，转为对内伤火热的研究；也使治疗火热证由过于偏重清热泻火治法转而重视滋阴降火治法，奠定了滋阴降火学说的基础，并促进了明清温热学说的形成和发展，这是对中医学的一大贡献。

参考文献

1. 严世芸. 中医各家学说［M］. 北京：中国中医药出版社，2003.

2. 朱震亨. 格致余论［M］. 北京：人民卫生出版社，2007.

3. 朱震亨. 丹溪治法心要［M］. 北京：人民卫生出版社，2005.

4. 朱震亨. 丹溪心法［M］. 北京：人民卫生出版社，2007.

5. 朱震亨. 金匮钩玄［M］. 北京：人民卫生出版社，2007.

第六节　温补学派

温补学派是以探讨脏腑虚损的病机与辨证治疗为主的一大医学流派，发源于秦汉时期，在明清时期达到鼎盛。以薛己、孙一奎、赵献可、张介宾、李中梓为代表的数位医家建立了温补学派体系，其立足于先后天，强调脾胃和肾与命门阳气对生命的主宰作用，从阴阳水火不足的角度探讨脏腑虚损的病机，并建立以温养补虚为临床特色的辨证治疗虚损病证的系列方法，对整个中医理论体系的丰富和完善作出了重要贡献。

【学派的创立】

金元后流派纷起，河间、丹溪、攻邪之学广为流传，明代部分医者用药偏于苦寒，常致损人脾胃，克伐真阳，形成时弊。以明代医家薛己、孙一奎、赵献可、张介宾、李中梓等为代表的医家为纠正时弊，纷纷倡言脾胃和肾与命门阳气对生命的重要意义，深入研究命门理论，或重脾阳，或重肾阳，善用甘温之味，形成以温养补虚为特色的温补学派。温补学派虽形成于明代，但对其理论的探索可上溯至《黄帝内经》，并历经汉代张机临证示范、唐代王冰的进一步诠释、金元易水学派的推动，最终在明代形成并于明清时期得到发展。温补学派对中医学脾肾关系、命门学说及温阳补虚治法等理论的补充与创新有重大贡献，有效地推动了中医学理论的发展和临床实践的进步。

1. 先秦、汉代

《黄帝内经》中强调阳气的重要性，如《素问·生气通天论》言"阳气者若天与日，失其所则折寿而不彰，故天运当以日光明"，奠定了温补学派形成的理论基础。此外，《黄帝内经》明确提出"治病求本"的思想，并指出了温补的治疗原则，如《素问·阴阳应象大论》提到"形不足者，温之以气""精不足者，补之以味"，《素问·至真要大论》提到衰者补之、下者举之、不足补之、劳者温之、损者温之、散者收之等。汉代张机《伤寒杂病论》立法处方注重祛邪不忘扶正，强调扶阳气存津液为扶正之根本。《金匮要略·血痹虚劳病脉证并治》所列小建中汤、黄芪建中汤、薯蓣丸、八味肾气丸等甘温扶阳之剂成为温补学派临证常用方药。

2. 唐代

唐代王冰在《重广补注黄帝内经素问》中注释《素问·至真要大论》"诸寒之而热者取之阴，诸热之而寒者取之阳，所谓求其属也"时提出"益火之源，以消阴翳"，即阳虚阴盛之虚寒证以扶阳益火之法治之，简洁明确地揭示了《黄帝内经》对阴阳虚损证的治疗大法，使之成为温补学者们制方用药的理论依据，并出现在明清诸多学者的著述中。该理论实为后世"引火归原"法的滥觞，在临床颇有指导意义。

3. 宋金元时期

该时期是易水学派推动温补学派形成、发展的奠基时期。易水学派是以阐发脏腑病机及辨证论治理论为主要内容的学术流派，是温补学派之前身。其始祖张元素从寒热虚实标本系统总结脏腑辨证理论，形成了以脏腑议病说为中心的学术理论体系，被认为是温补学派的奠基者之一。李杲创立脾胃学说，强调脾胃为元气之本，提出"内伤脾胃，百病由生"的观点，为温补学派先后天论奠定了坚实的基础，且其内伤热中之"阴火论"对温补学派的命门学说具有重要的启发意义。王好古独阐阴证之辨证治疗，提出内伤三阴证发病原因是"内已伏阴"，阐明温养脾肾的重要性，对后世研究阴证有重大的启发作用。

4. 明清时期

该时期是温补学派形成和发展的重要时期。诸多医家认为，脾胃为后天之本，肾与命门之真阳是生命之至宝，故而力主温补，成为温补学派的主要思想。薛己发挥李杲"内伤脾胃，百病由生"的理论，强调脾胃内伤与虚证的关系，在治疗上主要用李杲补中益气汤，出入于四君、六君之间，又主张若补脾不应，即求之于肾与命门之水火阴阳不足，施以六味地黄丸、八味地黄丸，崇尚温补，力戒苦寒，为温补学派之先驱。赵献可继承薛己之学，重视先天之水火，治病以补火为主，习用六味地黄丸及八味地黄丸以补肾水命火。张介宾提出"阳非有余，阴本不足"论，主张补真阴元阳，创左归丸和右归丸益火壮水。孙一奎提出肾间动气命门说，重视下焦元气，以壮元汤温补下焦元气为主，配以补中益气汤提补上中二焦元气。李中梓临证兼顾脾肾，谓先天之本在肾，后天之本在脾，治疗上主张补气在补血之先，养阳在滋阴之上。清代高鼓峰、张璐等不同程度地继承和发展了温补学派的医学思想，丰富了中医学温养补虚治疗脾胃和肾与命门疾病的临床经验。

【学派主要学术思想】

1. 重视脾肾，创立先后天根本论

温补学派宗《黄帝内经》"治病必求于本"之旨，在理论上高度强调和概括了脾肾两脏在生命活动中的重要作用。温补学派认为人身五脏之根本即脾胃，对内伤杂病用滋养化源以求其本源，同时注重肾与命门。如李中梓认为，人身之本在脾肾，而本又有先后天之辨，指出"未有此身，先有两肾，故肾为脏腑之本，十二脉之根，呼吸之本，三焦之源，而人资之以为始者也，故曰先天之本在肾"。"婴儿既生……一有此身，必资谷气，谷入于胃，洒陈于六腑而气至，和调于五脏而血生，而人资之以为生者也。故曰后天之本在脾"。明确提出"先天之本在肾，后天之本在脾"的论点。至此后世始将脾肾提到人体生命本源的重要地位。

2. 深入研究命门水火理论

温补学派基于《难经》对命门的论述，对肾命进行了深入的探讨。薛己遥承了王冰、钱乙的肾命水火学说，强调脾胃与肾命并重的学术理论。孙一奎认为命门应在两肾之间，有位而无形；命门为肾间动气，是生命的原动力；命门动气为生生不息之根。赵献可亦阐发了命门有位无形，为人身"真君真主"；命门乃人身之至宝，为生命之门；养生治病必调补命门。张介宾认为命门为先后天立命之门户，命门水火为十二脏之化源，对五脏六腑的功能都起着推动作用。温补学派诸家对命门的部位、功用等作了进一步发挥和整合，认为：人体存在命门，且独立于五脏六腑之外，命门与肾二者必须区分；命门位于两肾之间，为无形的先天之脏，元阴元阳（元精元气）等皆藏于命门，与人身阴阳、水火、精气及生死的关系极其密切。这使命门理论的研究趋向深入。

3. 完善阴阳理论

在《黄帝内经》关于阴阳对立制约、消长平衡、相互转化等论述的基础上，温补学派强调阴阳一体论，对阴阳互根互用的理论内涵进行了深入阐发，认为"阴阳原同一气""阴阳之理，原自互根，彼此相须，缺一不可，无阳则阴无以生，无阴则阳无以化"（《景岳全书·本神论》），并将其拓展到人体的精气，以精气之理说明阴阳之理，认为"精之与气，本自互生"（《类经·摄生类》），所以"以精气分阴阳则阴阳不可离"（《景岳全书·新方八阵·补阵》），并针对朱震亨的"阳常有余，阴常不足"论，提出"阳非有余，阴常不足"的观点，从阴阳互根角度强调阳气匮乏与真阴不足的因果关系，进一步深化了人们对阴阳互根的认识。

【特色临证经验】

温补学派主张对诸多虚损性疾病及一些虚实夹杂疾病通过补益脾胃和（或）肾与命门来达到治疗目的，形成了甘温养阳、慎用寒凉的用药特色。具体的特色临证治法介绍如下。

1. 脾肾同治

温补学派对虚损性疾病的治疗既重脾胃，又重肾与命门，常将补脾与补肾相结合，强调益脾肾、滋化源、补虚固本。脾虚者，多用补中益气汤、四君子汤、六君子汤、八珍汤、十全大补汤等，其中补中益气汤应用较为频繁；肾虚者，可用六味地黄丸、八味地黄丸、左归丸、右归丸等；脾肾两虚者，常用四神丸等，或朝补脾夕益肾，或补火生土，或安脾益肾等，形成脾肾双补、滋养化源的临证思想体系。

2. 阴阳相济

温补学派提出"善补阳者，必于阴中求阳，则阳得阴助而生化无穷；善补阴者，必于阳中求阴，则阴得阳生而泉源不竭""善补精者，能于精中生气；善补气者，能于气中生精"。即补阳之时酌情加入滋阴药物，可使阳气得到阴精的资助生生不息；滋阴之时酌情加入温阳药物，可使阴精在阳气鼓动、气化之下源源不竭。如命门之阴衰阳盛者常以左归饮壮水，命门之阳衰阴盛者常以右归饮益火。

3. 纳气归元

温补学派认为疾病产生的原因多为下元不足，下元内含真元，真元在命门，命门属阳，所以偏重于使用温补法以培补元气。其善将温阳药与益气药同用，如将附子、肉桂与人参、黄芪合方，代表方为《赤水玄珠》的壮元汤。壮元汤由人参、白术、茯苓、补骨脂、肉桂、附子、干姜、砂仁、陈皮组成，治疗下焦虚寒，中满肿胀，下水不利，上气喘急，阴囊两腿皆肿，或面有浮气等病证。对于"下元不足，无气升腾于上，故渴而多饮"的下消，也常用熟地黄、鹿角霜、山茱萸、桑螵蛸、鹿角胶等温补下焦之品治疗。

【学派的贡献与影响】

温补学派以薛己、孙一奎、赵献可、张介宾、李中梓为代表，其立足于先后天，重视脾肾，发展命门学说，临证善用温补，强调扶助命门之火，调补元气，重视温阳也不忘"滋阴"，对纠正时弊及丰富中医学虚损病证论治内容作出了突出的贡献。

薛己，字新甫，号立斋，著《内科摘要》等。他既重视脾胃，又重视肾与命门学说，治病求本、务滋化源，重温补而不尚苦寒和辛烈刚燥。对后世的赵献可、张介宾、李中梓等医家均有较深的影响，为明代温补学派的先驱。

孙一奎，字文垣，号东宿，著《赤水玄珠》《医旨绪余》等。他深入阐发了命门动气及三焦相火的理论，创立"命门－太极说"，认为火为生生不息之机。对命门学说的深入研究具有重要的贡献。

赵献可，字养葵，自号医巫闾子，著《医贯》等。他认为先天之火乃人生立命之本，养生治疗莫不以此理"一以贯之"，并提出命门为人一身之主。使医家对脏腑病机及辨治理论的研究重心由后天脾胃转向先天肾与命门。

张介宾，字会卿，号景岳，著《景岳全书》《类经》等。其立足于阴阳互根，提出"阳非有余，阴常不足"的观点，丰富了阴阳理论；立足先天水火论命门，发展了命门学说。并擅长以温补滋阴法治疗虚损诸证，成为温补学派的巨匠，对后世影响巨大。

李中梓，字士材，号念莪，著《内经知要》《医宗必读》等。他阐发"先后天根本论"，揭示脾肾二脏在人体生理活动中的重要作用，重视脾肾的调治，尤其强调重视阳气，提出"血气俱要，而补气在补血之先；阴阳并需，而养阳在滋阴之上"（《医宗必读·水火阴阳论》）。促进了温补理论的发展。

参考文献

1. 刘桂荣. 中医各家学说［M］. 北京：人民卫生出版社，2016.

2. 石岩，杨宇峰. 中医内科学术流派及各家学说［M］. 沈阳：辽宁科学技术出版社，2015.

3. 王冰. 重广补注黄帝内经素问［M］. 北京：科学技术文献出版社，2011.

4. 李中梓. 医宗必读［M］. 北京：中国医药科技出版社，2011.

5. 张介宾. 景岳全书［M］. 北京：人民卫生出版社，2007.

6. 李林，李玉玲. 首创温补的薛己［M］. 北京：中国科学技术出版社，1990.

7. 项祺. 崇尚温补的赵献可［M］. 北京：中国科学技术出版社，1989.

8. 储全根. 论温补学派对中医理论体系的贡献［J］. 中华中医药杂志，2016，31（10）：3948-3951.

第七节　温病学派

温病学派是以研究外感温热病为主的一大医学流派，发源于秦汉时期，在明清时期达到鼎盛。以叶桂、薛雪、吴瑭、王士雄为代表的数十位医家建立了温病学辨治体系，明辨温热病的发生发展规律、病因病机及辨证论治，使外感热性病的认识和治疗脱离《伤寒论》的束缚，丰富了中医药诊治外感温热病的内容，对后世影响极其深远。

【学派的创立】

明清之际，温疫流行猖獗，尤以江浙一带最为严重，且该地区气候溽暑，热病盛行，促使诸家对温病进行研究，由此逐渐形成学派。温病学派虽然形成于明末清初，但对温病理论的探索可上溯至《黄帝内经》。其发展可分为三个阶段：第一阶段从中医理论形成至汉末张机时代；第二阶段为宋金元时期；第三阶段为明清时期，形成了完整的温病学派，全面推动了中医学发展。

1.《黄帝内经》、仲景时代

《黄帝内经》中《热论》《刺热》《评热病论》等篇均有外感热病的病因、病机、传变等记载，如《素问·生气通天论》载"冬伤于寒，春必病温"，《素问·热论》载"凡病伤寒而成温者，先夏至日者为病温，后夏至日者为病暑"。《难经》载"伤寒有五，有中风、有伤寒、有湿温、有热病、有温病"，提出广义伤寒之说。张机著《伤寒论》，奠定广义伤寒的辨证论治体系。不论《黄帝内经》还是《伤寒论》都是寒温并重的，并没有混淆寒温，但《黄帝内经》只有理法，缺乏方药，《伤寒论》详论于寒而略于温，治疗温热病仍遵循张机六经辨证框架。

2. 宋金元时期

在此时期，六经辨证体系已不能满足临床治疗温热类疾病的需要，形成了伤寒与温病非属一类的认识。刘完素据《素问·热论》倡"热病只能作热治，不能作寒医"，提出"六气皆从火化"病机，善用辛凉甘寒之品，标志着外感温热病的治疗已经形成了较为成熟的体系，温热学说开始初具规模。

3. 明清时期

该时期是温病学派发展的鼎盛时期，温病诸家从理法方药各层次继承发扬了《伤寒论》的学术理念，使之更适应于温热类疾病的辨治。其中叶桂、薛雪、吴瑭、王士雄对温病学的形成和发展作出了巨大贡献，被后世誉称为"温病学派四大家"。叶桂创立卫气营血辨证体系，吴瑭创立三焦辨证体系，以吴有性为代表的温疫学派，形成了一套拥有完整认识的温疫学说。至此，温病学派诸家促使外感热性病脱离《伤寒论》，建立了一个新的医学研究领域。

【学派主要学术思想】

1. 叶桂创立卫气营血辨证纲领

叶桂，字天士，号香岩，江苏吴县（今苏州）人，在《伤寒论》的基础上，结合热性病的流行特点，阐明了温病的传变规律和治疗原则，提出"大凡看法，卫之后方言气，营之后方言血"，创立以卫气营血为纲的证治体系，并承前启后地阐释了温病与伤寒的区别。温病发生是温热之邪由口鼻而入，肺卫首当其冲，并有顺传和逆传之不同。卫分受病乃发病早期，其病机特点是病势轻浅，寒轻热重。气分受病的病机特点是里热炽盛，邪气亢盛，正气未衰，病位深入。营行脉中，荣养五脏六腑，润泽筋肉皮骨。营分受病的病机特点是邪热内陷，热极夜甚，营阴被灼，正气耗伤，病情较重。血分受病的病机特点是热甚迫血、瘀热互结，多见于温病的极期、后期。叶桂丰富了察舌、验齿、辨斑疹、辨白㾦的诊断方法。治疗方面，其提出"在卫汗之可也，到气方可清气，入营犹可透热转气……入血就恐耗血动血，直须凉血散血"。并重视保护阴液，将养阴方剂分为甘寒和咸寒两大类，开创温病治疗学的新局面。

2. 吴瑭创立三焦辨证体系

吴瑭，字配珩，号鞠通，江苏淮阴人。吴瑭集温病学之大成，沿用《黄帝内经》《难经》三焦之名，把温病发病过程概括为上、中、下三种证候和由上及下的传变规律。他在《温病条辨》中指出："温病自口鼻而入，鼻气通于肺，口气通于胃。肺病逆传则为心包；上焦病不治，则传中焦胃与脾也；中焦病不治，则传下焦肝与肾也。始上焦，终下焦。"三焦辨证与卫气营血辨证有着密切联系，上焦病证与温邪袭卫相合，中焦与气分诸证、下焦与营血诸证相类。三焦辨证充实了《伤寒论》的六经辨证，又扩展了卫气营血辨证，进一步完善了外感热病的辨证论治体系。

【特色临证经验】

温病学派认为，温邪袭卫，先见肺系病证，如发热、微恶寒、咳嗽、口渴、苔薄、脉浮等，治用辛凉轻剂。温邪不在卫分外解，渐次传入气分，出现壮热、汗出、烦躁、渴饮、脉大、苔黄等症状，治疗当以清热攻下之法，如用凉膈散、泻心汤、小承气汤之类。若营分受热，则血液受劫，致斑疹隐现，热扰神明，易夹痰昏厥，阴液耗伤，舌色红绛。治疗方面，若初传营分，气分之邪未尽，则可清气透营，如用犀角、生地黄、玄参、连翘、金银花等。温邪深陷血分，邪热炎灼，迫血妄行而致动血耗血诸证，若阴液枯竭而肝风骤起，则致谵妄。治疗总以凉血散血为主，如生地黄、牡丹皮、阿胶、赤芍等。

养阴清热为治疗外感热病的基本大法。遵循《黄帝内经》"风淫于内，治以辛凉，佐以甘苦；热淫于内，治以咸寒，佐以甘苦"。吴瑭指出上焦主以辛凉、中焦主以甘寒、下焦主以咸寒，从而制定出清表热三法、清里热三法、养阴三法。同时，他还提出根据三焦不同位置的组方用药原则，即"治上焦如羽，非轻不举；治中焦如衡，非平不安；治下焦如权，非重不沉"。

吴瑭治疗上焦温病常用辛凉平剂银翘散、辛凉轻剂桑菊饮、辛凉重剂白虎汤。治疗中焦温病，他善用甘寒、甘凉诸方滋养肺胃，如沙参麦冬汤、玉竹麦门冬汤、益胃汤等。治疗下焦温病，则以咸寒为主，以育阴救阴为急务，常用复脉汤、加减复脉汤、大定风珠等。对于里热，他又总结了清络、清营、清宫三法。若暑温余邪不解，留于肺络，当选用辛凉芳香之品，组成清络饮；热邪入营，则用清营汤，透邪外出，使入营之热透出气分而解；若邪陷心包，则用清宫汤清心凉营、辟秽解毒，并配合安宫牛黄丸、紫雪丹、至宝丹等化痰开窍，以治神昏谵语诸症。

【学派的贡献与影响】

温病学派在发展过程中，又可分为两种派系，一为温疫学派，一为温热学派。温疫学派以吴有性、戴天章、余师愚等为代表，为温疫学说的创立作出了巨大的贡献；温热学派以叶桂、薛雪、吴瑭、王士雄等为代表，创立卫气营血辨证、三焦辨证，促使外感热病与伤寒明确区分，对中医学的发展起到了极其深远的影响。

吴有性，字又可，代表著作为《温疫论》，对温疫病的致病因素、感受途径、侵犯部位、传变方式、临床表现、治疗方法等详加探究，提出"戾气"致病学说，首创疏利膜原、分消疫毒的治疗原则，提出达原饮、三消饮等治疗方剂，对后世温病学的发展产生了很大影响。

叶桂，字天士，代表著作为《温热论》《临证指南医案》，首创卫气营血辨治大纲，是温病学派的奠基人之一，提高了河间学派对温热病的认识水平，使温病形成了更为独立完整的体系，开创温病学说的新纪元。

薛雪，字生白，代表著作为《湿热条辨》，专论湿热类疾病，条分缕析，总结了湿热病的病因病机、发病特点、传变规律、临床证型、遣方用药，弥补了叶桂对湿热病论述之不足。

吴瑭，字鞠通，代表著作为《温病条辨》，提出分辨阴阳、别水火之理论，对伤寒与温病作进一步鉴别和区分；创立三焦辨证体系，以此指导治疗温热、湿热与温疫，完善了温热病的清热养阴大法及其方剂，丰富外感热性病的治疗大法。治法上注重清络、清营、清宫三法，组银翘散、桑菊饮等方，为后世所用，影响深远。

王士雄，字孟英，代表著作为《温热经纬》，以轩岐、张机之说为经，以叶桂、薛雪、陈平伯、余师愚诸家之说为纬，对温病诸家的理论进行了梳理，可谓温病学说之集大成者，对温病学说的发展起到承上启下的作用。此外，还对暑邪、伏气温病、顺传逆传及霍乱病作了深入的阐发，纠正了前人的谬误，补充了前人之未及。

在中国历史上，中医药曾多次抗御烈性传染病。而在西医作为主流医学的当代社会，温疫学派的辨治体系仍在临床中发挥着重要作用。如 2003 年的严重急性呼吸综合征（SARS）、2020 年的新型冠状病毒感染（COVID-19），在防控救疫工作中，以温疫学派为代表的中医药治疗取得了令人惊叹的疗效。国医大师邓铁涛将 SARS 归为春温病（伏湿），在中医为主、西医为辅的诊疗方案下取得"零转院""零死亡""零感染"的成绩。新型冠状病毒感染出现以来，国家卫生健康委员会要求积极发挥中医药作用，建立中西医联合会诊制度。中医药在社区防控、轻症诊疗和重症救治中也不负众望，取得了令人瞩目的成绩，体现了中医温病理论在突发公共卫生事件中的重要价值。

参考文献

1. 严世芸. 中医各家学说［M］. 北京：中国中医药出版社，2003.

2. 叶桂. 温热论［M］. 北京：人民卫生出版社，2007.

3. 吴瑭. 温病条辨［M］. 北京：人民卫生出版社，2005.

4. 薛雪. 湿热论［M］. 北京：人民卫生出版社，2007.

5. 吴有性. 温疫论［M］. 北京：人民卫生出版社，2007.

6. 叶天士. 临证指南医案［M］. 北京：中国中医药出版社，2016.

7. 王孟英. 温热经纬［M］. 北京：人民卫生出版社，2005.

第三章

中医内科名家学术思想与临证经验

第一节 古代中医内科名家

一、张机

【名家简介】

张机（150～219），字仲景，东汉末年南阳涅阳县（今河南南阳邓州市）人。东汉末年，动乱频繁，疫病流行，张机因"宗族素多，向余二百，建安纪年以来，犹未十稔，其死亡者，三分有二，伤寒十居其七"而弃官行医，少时随同郡张伯祖行岐黄技，医术精湛。张机在"勤求古训，博采众方"的基础上，著成《伤寒杂病论》。该著作是中医史上第一部理、法、方、药俱备的经典，开辨证论治之先河，张机亦被后世誉为"万世医宗""医圣"。因原书散佚，后世医家整理为《伤寒论》和《金匮要略》。

【学术思想与临证经验】

张机的学术思想主要体现在创立辨证论治体系上，包括《伤寒论》中的六经辨证论治体系和《金匮要略》中的杂病辨证论治体系。

1. 六经辨证论治体系

在《伤寒论》中，张机根据外感病演变过程中的各种脉证特点，结合人体脏腑经络生理病理变化，将疾病归纳为太阳病、阳明病、少阳病、太阴病、少阴病和厥阴病六类，统称为六经病。其中太阳病、阳明病和少阳病称三阳病，多为实证、热证；太阴病、少阴病和厥阴病称三阴病，多为虚证、寒证。六经病的论治当循"六经四法"，即太阳当发、阳明当攻、少阳当和、三阴当温。对六经病传变出现的各种变证，提出"观其脉证，知犯何逆，随证治之"的原则，扩大了六经辨证论治范围，故后世有"六经钤百病"之谓。《伤寒论》方被广泛运用于临床，如太阳中风证之桂枝汤、太阳伤寒兼内有郁热证之大青龙汤、阳明气分证之白虎汤、阳明腑实证之大承气汤、少阳病之小柴胡汤、太阴寒化证之理中汤和少阴寒化证之四逆汤等，这些经方配伍严谨、疗效显著。

2. 杂病辨证论治体系

在《金匮要略》中，张机建立了以病为纲、病证结合的杂病辨证论治体系。杂病辨证，一是强调以病为纲，不同疾病有不同的病因、病机、临床表现、发展规律和治疗方法；二是重视整体，以五行生克乘侮阐述脏腑传变规律，以脏腑经络生理病理认识疾病的寒热虚实；三是重视病证结合，灵活处理辨病施治与辨证施治的关系。《金匮要略》内容包含汗、吐、下、和、温、清、补等大法，内载经方配伍严谨、疗效显著，如治疗胸痛的瓜蒌薤白白酒汤、治疗肺痈的葶苈大枣泻肺汤、治疗脾约证的麻子仁丸、治疗胃反的大半夏汤，以及治疗风湿历节的桂枝芍药知母汤等，均沿用至今。

3. 理论与临证特色

其理论与临证特色主要体现在疾病演变中，提出"见肝之病，知肝传脾，当先实脾"等脏腑疾病传变理论，强调治未病思想；在疾病诊断中，注重脉诊，脉证合参作为辨病辨证主要依据；在疾病治疗中，注重因势利导，按病邪所在部位，因其势而就近导出；在药物煎服法中，注重方药煎煮法度，确保经方的有效性和安全性。

参考文献

1. 张永文，蔡辉，沈思钰. 张仲景生平事迹及《伤寒杂病论》方源考［J］. 河北中医，2010，32（2）：270–272.

2. 许二平. 河南古代医家经验辑［M］. 太原：山西科学技术出版社，2016.

3. 钱超尘，温长路. 张仲景研究集成［M］. 北京：中医古籍出版社，2004.

4. 刘世恩. 张仲景全书［M］. 北京：中医古籍出版社，2007.

二、孙思邈

【名家简介】

孙思邈（581～682），隋唐京兆华原（今陕西铜川市耀州区）人。孙思邈博览群书，精通诸子百家，尤善言老庄，兼好学佛典。隋、唐两代皇帝曾征召授官，皆固辞不受，而隐居山林，行医民间。其重视医德规范，以德养性、以德养身，乃后世医者尊崇的典范，世称"真人""药王"。孙思邈一生著述丰富，主要有《备急千金要方》与《千金翼方》传世，另有《千金髓方》已佚。

【学术思想与临证经验】

1. 大医精诚论

孙思邈在《备急千金要方》中首列《大医精诚》，把医为仁术的精神具体化，较全面地论述了医者必须恪守的道德规范。"精"即医技要精湛，"诚"即品德要高尚，并从"心""体""法"三个方面对医生提出要求，即立志"普救含灵之苦"，诊治"纤毫勿失"，不得"炫己毁人""经略财物"，对后世医者产生重大影响。

2. 养生论

孙思邈寿享百余岁，非常重视养生之道，他吸取《黄帝内经》、扁鹊、华佗等的养生思想，在《备急千金要方》和《千金翼方》中，列《养性》《养老》《食治》等专篇，从精神、饮食、运动、房事、服用药饵等方面系统论述了养生理论及养生方法，内容涉及预防医学、心身医学和老年医学等，形成了较全面的养生学说。

3. 脏腑虚实寒热辨证

继《中藏经》《脉经》之后，孙思邈将多种内伤杂病分属五脏六腑进行论治。他认为五脏六腑"将息得理，则百脉安和。役用非宜，即为五劳七伤六极之患。有方可救，虽病无他。无法可凭，奄然永往"。建立了以五脏六腑为纲、以虚实寒热为目的脏腑辨证论治体系。经过这种"论阴阳，察虚实，知病源，用补泻"的调整，使得脏腑辨证体系更为全面系统，而且更切合临床实际，推动了中医治疗内伤杂病的发展。

4. 对伤寒的研究

孙思邈对伤寒研究的成就在于整理传播张机《伤寒论》和论治广义伤寒病。孙思邈晚年重新整理《伤寒论》所有条文，分别按六经病状，以法统方，以方系证，进行比附归类整理论述，即所谓"方证同条，比类相附"法。此使《伤寒论》纲目分明，条理清晰，自成系统，便于学者检索研习。如其提出："寻方之大意，不过三种。一则桂枝，二则麻黄，三则青龙。此之三方，凡疗伤寒不出之也。其柴胡等诸方，皆是吐下发汗后不解之事，非是正对之法。"

孙思邈具体化讨论广义伤寒，认为其是外感热病的总称（包括急性烈性传染病），并指出只要方证符合，《伤寒论》亦可以广泛运用于各种伤寒病。对广义伤寒的治疗，孙思邈学宗张机，又博采精选汉魏晋唐伤寒家，如陈延之、华佗、王叔和、陈廪丘、张湛、张苗、崔文行等的丰富经验，以汗、吐、下三法为祛邪大法；针对温热毒邪所致的温病，创除热解毒法，开后世"温病学派"之先河。

5. 临证经验

（1）中风论治　孙思邈《备急千金要方》所论之中风，既包括外风，也包括内风，既有中经络，也有中脏腑。因受外来之风而致病者，治疗以祛散风邪为主，方选大续命汤、小续命汤，并提出续命剂是治疗中风之通剂。内风多见热证，治疗初期以清热涤痰为先，重在治标，后期则重在平肝息风、清热养阴。

（2）虚损治疗　孙思邈认为凡正气虚亏，邪气留恋者都归于虚损范畴，根据正邪关系的不同，创立了补以兼泻、欲补先泻、以泻为补、补泻互参的治疗方法，尤其重视劳则补其子，即母脏虚劳，可补益子脏之气，以期子脏之气得充，母脏之气得复。

参考文献

1. 孙思邈. 备急千金要方 千金翼方［M］. 天津：天津古籍出版社，2010.
2. 黄兆鋆. 孙思邈《千金方》的治虚特点［J］. 浙江中医学院学报，2001，25（3）：24-25.
3. 刘桂荣. 中医各家学说［M］. 北京：人民卫生出版社，2016.
4. 张建伟. 《千金方》治疗中风思路探讨［J］. 陕西中医药大学学报，2019，02（1）：47-49.

三、刘完素

【名家简介】

刘完素（1110～1200），字守真，号通玄处士，宋金时期河间（今河北河间市）人，后人因此称其为刘河间。其因母病而立志学医，尊崇先贤经典之作，在《黄帝内经》及《伤寒论》的基础上，结合北方外感热病猖獗及运气变化特点，创造性地提出"六气皆能化火""五志过极皆为热甚"等学术观点，并认为阳气怫郁是产生多种火热病变的关键，总结火热病与杂病的治疗经验，形成"火热论"的学术思想体系，是火热论、寒凉派的开山。刘完素一生著述颇多，主要有《素问玄机原病式》《黄帝素问宣明论方》《素问病机气宜保命集》《三消论》《素问要旨论》等。

【学术思想与临证经验】

1. 亢害承制论

亢害承制理论是中医运气学说的重要内容，始见于《素问·六微旨大论》所记载的"亢则害，承乃制，制则生化，外列盛衰，害则败乱，生化大病"。刘完素在此基础上进行论述、发挥和创新，使之内涵逐渐深化，成为中医学认识人体生理、病理及指导治疗用药的重要理论体系。一方面，刘完素用亢害承制理论解释自然六气变化之现象，认为自然界通过"过极则胜己者反来制之"的五行之理使自然气候无太过、无不及，以维持自然界各种事物正常运转，实现生生化化、盛衰不已。另一方面，刘完素在"天人合一"的整体观念指导下，将自然之理引入医学领域以解释脏器之间的相互关系，如心火过胜时可以影响肺金，而作为肺金之子的肾水，又能制约火的偏胜以资助肺金，这样互相依存、互相承制，才能维持脏腑之间的协调统一。如果这种关系遭到破坏，一气偏亢而他气不能制约，就将发生病变。此外，刘完素还开创性地将亢害承制理论引入中医病因病机学，用以解释人体病证本质与现象之真假，如湿气过甚而见筋脉强直，此乃"湿极反兼风化制之"的现象，切不可以假为真。

2. 火热论

刘完素首创"火热论"的学说，其在《素问·至真要大论》病机十九条的基础上，扩大了火热的病机范围，论述的火热病证多达56种。其提出"六气皆能化火"之说，强调风、湿、燥、寒诸气在病理变化过程中，皆能化热生火；其认为"五志过极皆为热甚"，指出五志化火，各伤本脏，各有主病，并强调五志化火更易影响心，而心火热甚，又与肾水虚衰有关。刘完素还特别提出火热病发生发展过程中的一个中间环节——阳气怫郁，认为阳气郁结，气机阻滞，则玄府闭塞，就会产生多种火热病变。

对于火热病的治疗，刘完素强调以寒凉为主，但是并不专主寒凉，而以表里为纲进行辨治。表证者，外感初起，多是怫热郁结，当用辛凉或甘寒解表、宣散郁结；表证兼有内热之证，采用表里双解之法，创立防风通圣散解表清里；热邪在半表半里者，当用小柴胡汤和解；里证者，常用承气辈攻下里热，或黄连解毒汤清热解毒，或养阴退阳。

3. 玄府气液说

"玄府"一词最早见于《素问·水热穴论》所记载的"所谓玄府者，汗空也"。刘完素在此基础上，开创了玄府气液说，将玄府的意义进行延伸，提出了广义玄府的概念："玄府者，无物不有，人之脏腑、皮毛、肌肉、筋膜、骨髓、爪牙，至于世之万物，尽皆有之，乃气出入升降之道路门户也。"刘完素将人体一身组织腠理皆称为玄府，只要玄府通畅，人体脏腑组织经络等皆得滋养而维持其正常生理功能。倘若玄府不得宣通，便可致玄府郁闭。刘完素认为，产生玄府闭塞的原因是火热怫郁，治疗上主张辛开发郁、宣通气液，重在通利，使血随气运、气血宣行。

参考文献

1. 刘完素. 素问玄机原病式［M］. 北京：中国中医药出版社，2007.

2. 秦玉龙. 中医各家学说［M］. 北京：中国中医药出版社，2012.

3. 李永乐，翟双庆. 《黄帝内经》"亢害承制"理论演进研究［J］. 中国中医基础医学杂志，2016，22（5）：585-586，589.

4. 欧阳利民，王丽. 刘完素"亢害承制论"的临床意义［J］. 四川中医，2010，28（5）：56-57.

5. 刘帆，魏凤琴. 刘完素火热论学术思想的形成与发展研究［J］. 北京中医药大学学报，2020，43（1）：27-31.

6.姚晓岚，陈淼，梁伟云，等.刘完素"玄府气液说"初探［J］.上海中医药大学学报，2009，23（1）：17-19.

四、张从正

【名家简介】

张从正（1156～1228），字子和，号戴人，金代睢州考城（今河南兰考县）人。出身世医之家，幼年开始研习医术，一生勤求博采，贯通《黄帝内经》《难经》《伤寒杂病论》之学，融会《备急千金要方》《千金翼方》《普济本事方》之论，远绍扁鹊之思想，近受刘完素火热论影响。他主张治病以祛邪为先，善用汗、吐、下三法祛病邪，形成了攻邪治病的独特风格，为"攻下派"的代表，被后世誉为"金元四大家"之一。张从正一生著述颇多，至今仅有《儒门事亲》及《心镜别集》可见。

【学术思想与临证经验】

1."病由邪生"发病观

张从正受当时社会滥用补药的影响，深感"若论攻其邪，邪去而正气自复"的重要性，从而形成独具一格的学术理论体系。他提出"病由邪生"的发病观，认为疾病产生的原因与病邪有关，将外感六淫、内生七情、素有病理产物等都统称为"邪"，邪留于体内而不去，故病所以生。天、地、人之气是人体赖以生存的必需条件，是正常的生理之气，一旦六气、六味太过即变为邪气，而邪气是人体发生疾病的原因。张从正按邪气的发病途径，分为天、地、人三类，即"三邪理论"——"天邪、地邪、人邪"。

2.汗、吐、下三法

张从正把致病邪气分为"天邪""人邪""地邪"，使用汗、吐、下法分而攻之。早在《伤寒论》中，汗、吐、下三法就已有记载，张从正在此基础上进行了引申和发展。凡有解表作用的，皆为汗法，包括灸、蒸、熏、渫、洗、熨、烙、针刺、砭射、导引、按摩等；凡有上行作用的，皆为吐法，包括引涎、漉涎、嚏气、追泪等；凡有下行作用的，皆为下法，包括催生、下乳、磨积、逐水、破经、泄气等。三法的适应证极为广泛。

用药上，张从正将药物性味与汗、吐、下三法结合起来。他在《儒门事亲·汗下吐三法该尽治病诠》中指出："辛甘淡三味为阳，酸苦咸三味为阴。辛甘发散，淡渗泄，酸苦咸涌泄。发散者归于汗，涌者归于吐，泄者归于下，渗为解表，归于汗，泄为利小溲，归于下。"

3.心理疗法

张从正关于中医心理学的创见颇多，涉及病因学、病机学、诊断学、心身调摄、心理治疗等方面，丰富了中医学中的心身医学、医学社会学等方面的内容。他提出不仅人的先天禀赋、人格体质、内伤七情等因素会导致疾病发生，社会、经济因素在一定条件下也会成为情志类疾病的诱因。张从正注重心神与形体的调摄，认为情志中和与节制在心身调摄和疾病预后中具有重要意义，并提出了一系列具体的养护方法。

此外，张从正还提倡"药邪致病"学说，重视"养生当论食补"，善用情志治疗、食疗、外治法、导引、针灸等非药物方法。其中外治法又分为梳法、撩痰法、旋转取吐法、洗法、淋法、蒸法、熏法等，其皆为汗、吐、下三法的变治法。值得注意的是，虽然张从正力倡攻邪，但并不绝对，也未废弃补法，而是在补法盛行的历史时期尽力呼吁慎重补益。

参考文献

1. 张子和 . 儒门事亲［M］. 上海：上海卫生出版社，1958.

2. 张淼，杨卫彬，王彤 . 具有创新精神的张从正学术思想探析［J］. 中国中医基础医学杂志，2012，18（1）：23-25.

3. 任应秋 . 中医各家学说［M］. 上海：上海科学技术出版社，1986.

4. 黄健，郭丽娃 . 浅析张从正的中医心身医学思想［J］. 中华中医药杂志，2005，20（2）：76.

5. 宋春生，刘艳骄，胡晓峰 . 古代中医药名家学术思想与认识论［M］. 北京：科学出版社，2011.

五、李杲

【名家简介】

李杲（1180～1251），字明之，晚号东垣老人，宋金时真定（今河北正定县）人。李杲生于富豪之家，幼学儒亦爱好医药，因其母病死于庸医之手而立志学医，遂拜易州（今河北易县）名医张元素为师，后尽得其传而多有发挥。李杲所处时代正值金元混战，民众饥困劳役，惊恐忧伤，加之当时医界滥用苦寒重损胃气，致脾胃病患者甚多。在《黄帝内经》和张元素学术思想的影响下，李杲深入探讨脾胃内伤病的病因病机、治法方药，提出"内伤脾胃，百病由生"的学术见解，创立脾胃学说，为"补土派"之开山，并有"外感法仲景，内伤法东垣"之说，被誉为"金元四大家"之一。其代表著作有《脾胃论》《内外伤辨惑论》《兰室秘藏》等。

【学术思想与临证经验】

1. 脾胃生理功能——脾胃为元气之本、升降之枢纽

李杲认为元气与脾胃密切相关。元气禀受于先天，依靠后天脾胃之气滋养。谷气、清气、荣气、卫气等皆出自元气，而养于胃气。元气之充足，皆由脾胃之气无伤，而后能滋养元气；反之，脾胃之气损伤，则元气亦不能充，而诸病之所由生。这就是脾胃学说的基本论点——"内伤脾胃，百病由生"，即脾胃为元气之本，元气是健康之本，脾胃伤则元气衰，元气衰则百病由生。再者，升降浮沉是一切自然事物的基本运动形式。李杲认为人与自然相应，脾胃属土，居中央而畅四方，所谓太阴脾主升运，使清阳之气上输于肺；阳明胃主降纳，使浊阴之气下流于肾，脾胃为人体升降之枢纽。其中，李杲尤为重视脾气的升发。

2. 脾胃内伤病因病机

李杲将脾胃内伤的病因主要概括为饮食不节、劳役过度和七情所伤，强调脾胃内伤病常由以上三个因素综合作用而成，其中精神因素在发病中可具先导作用。如《脾胃论·阴病治阳阳病治阴》云："皆先由喜怒悲忧恐，为五贼所伤，而后胃气不行，劳役饮食不节继之，则元气乃伤。"此外，外感时邪、滥用苦寒亦能伤及脾胃。

李杲认为脾胃内伤病机可归纳为气火失调和升降失常。气火失调系元气与阴火关系失衡而出现的内伤热中证，多出现于脾胃内伤的早中期阶段。升降失常系脾胃升清降浊功能失常，不能维持"清阳出上窍，浊阴出下窍；清阳发腠理，浊阴走五脏；清阳实四肢，浊阴归六腑"的正常生理活动，从而导致五脏六腑、四肢九窍发生种种病证。

3. 脾胃内伤治疗

李杲依据升降浮沉之理，针对脾胃内伤之脾胃气虚、清阳下陷、阴火上冲三个环节，提出补

益脾胃、升发元气、潜降阴火等治法，创制了升阳补气汤、升阳散火汤、升阳除湿汤、升阳益胃汤等名方。针对内伤热中证，李杲创立"甘温除大热"之法，创制补中益气汤。李杲注重脾胃升降功能，强调脾阳之升发，认为升发脾阳之气和潜降阴火缺一不可，两者相辅相成，临证治疗善用柴胡、升麻之品，以顺脾气升发之性。

参考文献

1. 李成文. 中医各家学说［M］. 上海：上海科学技术出版社，2014.

2. 李东垣. 脾胃论·中医临床必读丛书［M］. 北京：人民卫生出版社，2005.

六、王好古

【名家简介】

王好古（1200～1264），字进之，晚号海藏老人，金元时期赵州（今河北省赵县）人。家世不详，但传其性明敏、通经史、好医方，以进士官本州教授，兼提举管内医学。少时曾与李杲同受业于张元素，但年辈较晚，后复从学于李杲。其精研《黄帝内经》《伤寒论》等诸家医书，并深受其师张元素脏腑议病及李杲脾胃内伤论之影响，创立阴证论，为易水学派又一名家。王好古一生勤于著述，著作颇丰，现存主要著作有《阴证略例》《汤液本草》《医垒元戎》《此事难知》《癍论萃英》。据《阴证略例》麻信之序，王好古门人有皇甫儆、张沌、宋廷圭、张可、弋毂英等。

【学术思想与临证经验】

1. 阴证论

王好古创立阴证学说，一是源于《素问·调经论》中阳虚则外寒、阴盛则内寒等有关阴证的经典理论；二是源于师承影响，他认为张元素既提出三阴可下之法，必有三阴可补之法，而李杲着重阐发"饮食失节、劳倦伤脾"所引起的阴火炽盛的病变，对内伤冷物致阴证的病变论述不够全面；三是研究《伤寒论》者，多详于三阳而略于三阴，但临床上阴证危害甚大，且较阳证更难辨治；四是当时医界受"火热论"影响，用药力主寒凉，苦寒克伐，阳气之病甚多。故王好古提出阴证学说，提倡温补而治阴。

王好古之阴证是指伤寒内感三阴证，既包含风寒侵袭肌表而致的阴寒病证，又包括饮食冷物、误服凉药及口鼻吸入雾湿之气而造成的内感阴证，还有房事纵欲，竭其阳气而致的阴证。其认为，阴证的关键在于"本气虚"和"内已伏阴"，病机为元阳中脱，病位在肝脾肾，又以脾肾阳虚为重点。王好古主要从色脉两个方面来辨别三阴证，并提出三阴证的不同方药，以方类证，若面青或黑，或青黑俱见，脉浮沉不一，弦而弱者，伤在厥阴肝之经也，方用当归四逆汤加减；若面红或赤，或红赤俱见，脉浮沉不一，细而微者，伤在少阴肾之经也，方用通脉四逆汤加减；若面黄或洁，或黄洁俱见，脉浮沉不一，缓而迟者，伤在太阴脾之经也，方用理中丸加减。对于阴证的治疗，王好古偏重温补，在继承张机以附子、干姜温阳散寒的学术思想下，又独创神术汤、白术汤、黄芪汤、调中丸四方运用于临床。

王好古亦十分讲究服药方法，主张治阴证应在后半夜服用，使药得自然界阳气之助而发挥更大效用。并强调注意服药反应，不要被服药后所出现的假象所迷惑，如"阴证阳从内消，服温热药，烦躁极甚，发渴欲饮，是将汗出"。

2. 弘扬张机学术思想

王好古在《此事难知》中以问答形式阐述对张机学术的学习心得，认为《伤寒论》与《金匮要略》互相贯通，其中方剂既可治疗伤寒，又可治疗杂病；探讨伤寒之源，认为"内伤（人本气虚）"是伤寒发病的关键所在；补充《伤寒论》六经证治，突出伤寒禁忌"不可汗、不可吐、不可下"，补充"三忌（时忌、药忌、病忌）"，时忌即"春夏不宜桂枝，秋冬不宜麻黄"，药忌即"已汗者不得再发，已利者不得再泄"，病忌即"虚人不宜用凉，实人不宜用热"。

3. 发展药性理论

王好古将药物功效与性味、形色、质地和脏腑经络及四时等相互联系起来，形成了更为完善的药性理论。他总结用药法则，阐述药物的五味特征对人体五脏产生的不同补泻作用。在继承其师张元素的药物归经、引经理论基础上，结合自己临证经验，阐明药效新义，如其著作《汤液本草》中对附子的阐述："入手少阳三焦、命门之剂，浮中沉无所不至。附子味辛大热，为阳中之阳，故行而不止，非若干姜，止而不行也。非身表凉而四肢厥者，不可僭用；如用之者，以其治四逆也。"对临床实践用药具有重要指导作用。另外，王好古亦注重饮食调养，强调要依靠谷果肉菜等气味平正的饮食来补益精气。

参考文献

1. 严世芸. 中医各家学说［M］. 北京：中国中医药出版社，2003.

2. 盛增秀. 唐宋金元名医全书大成·王好古医学全书［M］. 北京：中国中医药出版社，2004.

3. 郭彦麟. 基于易水学派的王好古学术思想研究［D］. 北京：北京中医药大学，2018.

4. 韩云鹏，张颖，邓国兴，等. 王好古阴证四方探析［J］. 湖南中医杂志，2020，36（12）：113-114，118.

七、罗天益

【名家简介】

罗天益（1220～1290），字谦甫，元代真定藁城（今河北正定县）人。罗天益幼承家训，饱读经史，成年时适逢乱世，遂转而习医。其学术思想受张元素、李杲影响，是易水学派理论形成和发展过程中承前启后的一位重要医家。罗天益一生中著作颇丰，如《内经类编》《东垣试效方》《药象图》《经验方》《医经辨惑》等，但均佚，其学术思想主要反映在《卫生宝鉴》一书中。

【学术思想与临证经验】

1. 继承发展李杲脾胃学说

罗天益在全面系统地继承李杲脾胃学说的基础上有所发挥。病因方面，明确指出饮食伤须分饮伤与食伤，劳倦伤当辨虚中有寒、虚中有热，在《卫生宝鉴》中列有专篇讨论。病机方面，罗天益以脾胃为中心分析病机，重视脾胃与其余脏腑的相互影响。治疗方面，罗天益灵活遣用甘辛温补脾胃之剂，扩大使用历代医家名方，并善于化裁古方、创制新方。此外，根据当时"无病服药""用药无据""滥用苦寒"的现状，罗天益提倡药为疾病而设，无疾则无需服药，以免误伤脾胃，主张慎用寒凉，反对滥用下法。病愈防复方面，强调顾护脾胃以防病发，补益脾胃以防病复。

2. 分辨三焦气血寒热

罗天益继承张元素、李杲之说，在脏腑辨证的启示下，创三焦气血寒热辨证。罗天益认为三焦是元气布散之所，三焦气机调畅，是五脏六腑安和的必要条件；又强调"中焦独治在中"，为气机升降之枢纽，三焦调畅则人即安和，若饮食不节，脾胃受伤，可导致三焦气机失调而致病；并认为临证中无论寒热，均应区别三焦、分辨气血。其在《卫生宝鉴》的"泻热门"和"除寒门"两篇中论述了三焦热病有"上焦热""中焦热""下焦热""气分热""血分热"之分，三焦寒病有"上焦寒""中焦寒""下焦寒""气分寒""血分寒"之别，并明确细化论述各部寒热之证的表现。治疗上，主张治热则重视滋阴，以甘为主，反对苦寒滥泻；治寒则重视温阳，反对纯用刚燥之品，常配以温润顾及气分之品。罗天益首倡三焦辨证的纲领，为后世温病学派三焦辨证及卫气营血辨证奠定了基础。

3. 倡导因时制宜，针药并用

罗天益倡导因时制宜，在用药方面有因时选方、因时加减、因时服药之异。其认为治宜"顺时论证，整体论治"，用药应顺应天地阳气的升降，但观其医案，不乏违时用药、舍时从证之例，可见罗天益辨证论治仍是以人体阴阳失衡为主，天地四时仅是参考的其中一方面。除此之外，罗天益精通《黄帝内经》，在医理方药及针灸方面亦颇有造诣，其善用针灸进行补泻，以针泄热，用灸补益，提倡针灸与药物同时应用，提高疗效。其在应用针灸时亦有因时针刺、因时施灸的不同，因四时不同，人体阳气有深浅之异，针灸随气候而施用更有利于奏效愈疾。

参考文献

1. 严世芸. 中医各家学说［M］. 北京：中国中医药出版社，2003.

2. 孙钰，王雨，张钰欣，等. 罗天益对东垣脾胃内伤理论的创新与临证应用［J］. 陕西中医，2019，40（6）：784-786.

3. 程志文. 论罗天益脾胃病辨治特点［J］. 浙江中医杂志，2014，49（10）：708-710.

4. 杨景锋，任艳芸，文颖娟. 罗天益学术思想探析［J］. 中国中医基础医学杂志，2014，20（6）：719-721.

5. 李付平. 浅析罗天益"因时制宜"的学术思想［J］. 时珍国医国药，2013，24（9）：2290-2291.

6. 杨景锋，任艳芸. 罗天益学术思想研究文献评价［J］. 陕西中医学院学报，2012，35（6）：7-9.

7. 罗天益. 卫生宝鉴［M］. 北京：中国中医药出版社，2007.

八、朱震亨

【名家简介】

朱震亨（1281～1358），字彦修，元代婺州义乌（今浙江义乌市）赤岸人。因世居丹溪，故被尊称为丹溪翁。早年从师名儒许谦，学习理学，40岁方专业从医，学于刘完素的再传弟子罗知悌。朱震亨以理学为宗，援理入医，取法《黄帝内经》《伤寒论》等经典，融会刘完素、张从正、李杲等名家经验，结合当时《太平惠民和剂局方》盛行所致滥用辛热燥烈药物而伤阴劫液之流弊，学术上重视人之阴精，倡导"阳有余阴不足论"与"相火论"，阐发阴虚火旺的病因病机及治法方药，被后世称为"滋阴学派"的创始人，名列"金元四大家"之一。其亦善探讨杂病论治的特点与规律，故又有"杂病用丹溪"之说。代表著作有《格致余论》《局方发挥》《丹溪心法》《金匮钩玄》《伤寒论辨》等。

【学术思想与临证经验】

1. 阳有余阴不足论

"阳有余阴不足论"是朱震亨阐述人体阴阳关系的基本观点。他通过观察天地日月阴阳发现

"阳有余阴不足"是自然界普遍现象，运用天人相应理论，推论出人体阴阳的生理特点与病理状况。朱震亨认为人之阴阳动静，动多而静少，人之生长衰老，阴精难成易亏，即多处于阳有余而阴不足、气有余而血不足的状态，阴精易被损耗难以充足。病理方面，其秉承理学的观点，认为人之情欲无涯，容易引起相火妄动，损耗人体阴精。因此，保持阴精充足，勿使相火妄动，即养阴抑阳，是人体养生、防病的关键，朱震亨对此也制定了一系列养生防病原则，其弟子将这一理论加以延伸扩展，形成养生护阴的医学思想。

2. 相火论

"相火论"与"阳有余阴不足论"互为补充。朱震亨认为人身之火有二，一为君火，一为相火。君火藏于心；相火寄于肝肾，以肝肾精血为基础，与膀胱、三焦、心包络、胆密切相关。相火最"恒于动"，动而中节，对维持生命活动意义重大，"人非此火，不能有生"。若情志过极、色欲无度、嗜食厚味等，则相火妄动不已，炎势燎原，煎熬真阴，耗伤元气，疾病丛生。相火致病，朱震亨常以苦寒清，以甘润补，善用地黄、龟甲、知母、猪脊髓等滋阴降火之品。此外，朱震亨重视心理调节，认为精神平静、克制欲念是抑制相火妄动的重要举措，有助于养生。

3. 气血痰郁四证学说

朱震亨认为气、血、痰、郁为一个有机的整体，治疗以调理气机为要。如其言人以气为主，一息不运则机缄穷，一毫不续则穹壤判。阴阳之所以升降者，气也；血脉之所以流行者，亦气也；营卫之所以运转者，此气也；五脏六腑之所以相养相生者，亦此气也。盛则盈，衰则虚，顺则平，逆则病，是故人体气机升降如常，则血脉通行，痰郁不生。在此理论基础上，创越鞠丸调畅气机而通治诸郁。

由上可见，朱震亨虽以滋阴立名，然而其学说并不拘泥于养阴一法，对于杂病论治亦颇有心得，对后世中医学的发展产生了深刻的影响，具有极高的临床价值。

参考文献

1. 朱震亨. 格致余论［M］. 北京：人民卫生出版社，2007.
2. 朱震亨. 丹溪心法［M］. 北京：人民卫生出版社，2005.
3. 北京中医学院. 中医各家学说［M］. 上海：上海科学技术出版社，1964.

九、王履

【名家简介】

王履（约生于 1332 年，卒年不详，1383 年尚在），字安道，号畸叟，又号抱独老人，元末江苏昆山人。少年学医于朱震亨，尽得其学。明初曾为秦王府良医正。王履临证遵循经典而不拘泥于古人窠臼，博百家之长而又独树一帜，对《黄帝内经》《难经》《伤寒论》等经典医理及宋以后著名医家的论点有独到的阐述与发挥，如认为温病和伤寒并非等同，而不宜一概效仿《伤寒论》之法，发挥"亢则害承乃制论"，首创"真中类中说""四气所伤论"等突出论述。著有《医经溯洄集》《百病钩玄》《医韵统》等，现唯有《医经溯洄集》刊行于世。

【学术思想与临证经验】

1. 明确提出"温病不得混称伤寒"

古时将温病归属于伤寒，以治伤寒之方通治伤寒与温暑之病。王履在《医经溯洄集》中明确提出"温病不得混称伤寒",伤寒方可用以治温病,但绝非温病通治之法。其认为伤寒与温病的共同点是因冬感于寒而病,但二者概念、病机、症状特点、治疗均不同。伤寒是寒在表而闭其腠理,肺气不宣,表现为恶寒、无汗、咳嗽、鼻塞、苔白滑、脉浮紧,治当辛温解表散其寒,予麻桂之剂;而温病是热伏于内而郁闭腠理,表现为微恶寒或恶风、有汗、发热、咽痛、舌红苔白干或黄、脉浮数,治当辛凉以清里热,予千金汤、大黄汤、防风通圣散等方。温病、热病有先见表证而后传里者,当以治里热为主,而解表兼之,亦有治里而表自解者。王履既继承经典伤寒之道,又开创今时之新法,对后世温病学发展有重大影响。

2. 亢害承制论

亢害承制理论源于《黄帝内经》,历代医家论述亢害承制理论多从自然五行出发。王履认为亢害承制不仅存在于自然,也能说明人体五脏之生理病理关系。亢害承制是反映人体正常协调统一的生理现象:"唯其无往而不然,故求之于人,则五脏更相平也。一脏不平,所不胜平之,五脏更相平,非不亢而防之乎?姑以心火而言,其不亢,则肾水虽心火之所畏,亦不过防之而已。"其进一步将该理论延伸到人体内在的五脏病机中,认为若"亢而不能自制",扰乱了人体的正常规律,则为害,发而为病。同时,王履也提出了治疗方法,即用汤液、针石、导引之法以助之,制其亢,除其害,以期恢复正常的平衡,使病得瘥。

3. 真中、类中说

在中风病因上,唐宋以前以"外风"立论,提出"内虚邪中",唐宋之后以"内风"立论,其中刘完素力主"心火暴甚",李杲认为"正气自虚",朱震亨主张"湿痰生热"。王履总结朱震亨对中风的论述,在其"中风论"的基础上,提出"真中风"和"类中风":"殊不知因于风者,真中风也;因于火,因于气,因于湿者,类中风而非中风也。"王履对前人理论进行总结开创真中、类中说,使中风理论更为完备,亦对明代"中风非风"说起奠基作用。

4. 四气所伤论

风寒暑湿四气为病之说源于《黄帝内经》,如《素问·生气通天论》有言:"春伤于风,邪气留连,乃为洞泄;夏伤于暑,秋为痎疟;秋伤于湿,上逆而咳,发为痿厥;冬伤于寒,春必温病,四时之气,更伤五脏。"历代医家多从病因推论其病理变化,王履则提倡依临床表现探求病因。他认为邪气入侵是人体发病的条件,正气虚弱是发病的决定因素,人体被四气所伤不一定会发病,即使发病,由于体质强弱、正气虚实的不同,时令有太过不及之异,病情亦有差异,以病因推症状难以掌握所推之度,推之太过和不及都可导致误诊。这体现了其因病知原、审证求因的辨证观点。

参考文献

1. 丁光迪.探讨王履的学术思想及其成就[J].中医杂志,1986(3):50-52.

2. 赵晓瑶,王兴伊.王履师事丹溪考[J].中医文献杂志,2020,38(3):70-72,76.

3. 王尔亮,程磐基.王履外感热病学术思想初探[J].上海中医药杂志,2010,44(12):13.

十、薛己

【名家简介】

薛己(1487～1559),字新甫,号立斋,明代吴县(今江苏苏州市)人。出身医学世家,其父薛铠曾为太医院医士。薛己自幼继承家训,精研医术,曾任南京太医院院判,兼通内、外、妇、儿各科。学术上熔李杲脾胃之说及王冰、钱乙肾命水火之说于一炉，结合当时医界承元代遗风恣用寒凉克伐生气之流弊，临证重视脾胃和肾与命门，用药倡导温补，对后世温补学派的产生与形成影响巨大。代表著作有《内科摘要》《外科发挥》《外科枢要》《外科心法》《外科经验方》《疠疡机要》《女科撮要》《保婴金镜录》《口齿类要》《正体类要》《本草约言》等，并对其父薛铠的《保婴撮要》、钱乙的《小儿药证直诀》、王纶的《明医杂著》、陈文中的《小儿痘疹方论》等加以评注或校注。

【学术思想与临证经验】

1. 治病求本，务滋化源

薛己临证重视治病求本，主要包括两个方面：一是以辨证施治为原则，薛己认为诊疗疾病须抓住疾病本质，无论内伤、外感之证，都必须掌握疾病发生之本源；二是强调调治脾肾为治病的关键，薛己认为脾胃是五脏之本源，人身之根蒂，脾胃一虚则诸症蜂起，治病强调"人以胃气为本"，而肾阴肾阳为脏腑阴阳的根本，五脏久病则波及肾，故肾脏也是治疗疾病的根本之脏。

在此基础上，薛己提出了"滋化源"的学术观点。此亦包含两个方面：一是补脾土，所谓化源即人体后天生化之源，当属脾胃元气，因土为万物之母，非土不能生万物，人体虚损之证，皆可通过补脾胃使气血生化之源不绝，补足虚损之脏；二是补肾与命门的真阴真阳，薛己滋化源的适用范围不局限于脾胃，常扩充至肾和命门，并提出"治脾无效，则求之于肾"的观点。

2. 重视脾胃

薛己重视脾胃的学术思想源于《黄帝内经》，遥承李杲脾胃学说。生理方面，薛己言人有胃气则生，四时皆以胃气为本，胃为五脏本源、人身之根蒂，指出脾胃为气血之本，脾为统血行气之脏。病理方面，其强调脾胃之衰，脾胃气实，则肺得所养，肺气既盛，水自生焉，水升则火降，水火既济而天地交泰，若脾胃一虚，则其他四脏俱无生气，人之胃气受伤，则虚证蜂起，指出内证之因，属脾胃虚弱。治疗上，强调治病求本，重视脾胃盛衰，擅长应用补中益气汤、六君子汤、香砂六君子汤、附子理中汤等温补中焦的方剂及炮姜、附子、吴茱萸、肉桂等温里药，反对滥施二陈汤及黄芩、黄连、黄柏等化痰、清热、利气方药，以防攻伐脾胃生生之气。

3. 阐述命门

薛己对命门的认识并未脱离《难经》"左肾、右命门"之说，但其已明确"两尺各有阴阳，水火互相生化"，治疗上提出若左尺脉虚弱而细数者，是左肾之真阴不足也，用六味地黄丸；右尺脉迟软或沉细而数欲绝者，是命门之相火不足也，用八味地黄丸。常以六味地黄丸、八味地黄丸调和肾命的阴阳生化。

薛己极善温阳补虚之法，还提出了朝夕互补法、急病骤补法、偏虚纯补法等温补方法，对后世影响巨大。此外，其还在疮疡、伤科、妇科等方面多有建树。

参考文献

1. 严世芸. 中医各家学说［M］. 北京：中国中医药出版社，2003.

2. 康玉华，屈杰，王宝家. 薛己《内科摘要》脾胃病思想探析［J］. 亚太传统医药，2015，11（17）：70-71.

3. 蔡泳源，李奕祺. 薛己《内科摘要》学术思想探析［J］. 福建中医药，2019，50（6）：43-45.

4. 姚文轩，刘桂荣. 薛己运用八味丸温补命门考辨［J］. 四川中医，2012，30（7）：26-27.

十一、孙一奎

【名家简介】

孙一奎（1522～1619），字文垣，号东宿，其注重元气之生生不息，故又自号生生子，明代新安休宁（今安徽休宁县）人。少时习儒，因体弱多病，后师从黄古潭专研医学，为汪机再传弟子。曾游历湘、赣、江、浙等地，拜师访友，博采众长，医术远近闻名。孙一奎在汪机固本培元的理论基础上，重视命门元气，首创"命门动气"说，强调命门为肾间动气，有名无形，命门动气为生生不息的生命之根，临证治疗重视温补命门、三焦元气。一生著述较多，存世的有《赤水玄珠》《医旨绪余》《孙文垣医案》等。

【学术思想与临证经验】

1. 尊儒理兼收释道

孙一奎是明初医家汪机的再传弟子，而汪机曾私淑朱震亨，因而朱震亨的学术思想对孙一奎有着较大影响。孙一奎承袭朱震亨"人身必有一太极"的思想，将理学中的"太极"理论融入医学之中，并博采周敦颐、邵雍、朱熹等理学大师的论点，灵活运用太极理论来追溯生命本源，如提出"命门动气"即为人身之太极的理论，是系统阐述命门学说的代表人物之一。除崇尚儒理思想外，孙一奎亦兼采释道之说来充实医学理论，如引入道教内丹术中有关命门的认识以阐发命门学说等。

2. 命门学说

孙一奎命门学说源于《难经》，受《易经》哲学思想影响，认为命门应在两肾之间，即《铜人图》所绘命门穴在两肾俞中间，然而却是有位无形的。孙一奎认为命门对人体生长发育有着重要的生理作用，表现形式为肾间动气，即人体生命肇始的一种原动力，"夫二五之精，妙而合凝，男女未判，而先生此二肾，如豆子果实，出土时两瓣分开，而中间所生之根蒂，内含一点真气，以为生生不息之机，命曰动气，又曰原气……此原气者，即太极之本体也"。"命门乃两肾中间的动气，非火，非水，乃造化之枢纽，阴阳之根蒂，即先天之太极，五行由此而生，脏腑以继而成"。其认为命门乃人身之太极，阴阳之根蒂，造化之枢纽，生命之原动力，通过原动力阴变阳合的作用，五脏六腑、四肢百骸的生理功能相继而生，构成了完整的人体生命系统。此外，孙一奎还通过论述原气、宗气及呼吸的关系来佐证命门动气为生生不息之根的观点。

3. 重视命门、三焦元气的温补

孙一奎认为人身阳气与阴精同样重要，不可一味重视滋阴降火，否则可导致人体阳气损伤，后天化源不足。临证重视温补肾阳，强调顾护阳气，常用人参、黄芪、茯苓、白术等补养正气之品及附子、肉桂、补骨脂等温里补阳之品。《赤水玄珠》所载壮元方、壮元散是温补命门元气之代表方，有温下元、补精气、祛寒湿之功。孙一奎也强调上、中、下三焦元气相互为用，常以补中益气汤合壮元方治疗三焦元气不足之证。

参考文献

1. 韩学杰，张印生. 孙一奎医学全书［M］. 北京：中国中医药出版社，1999.

2. 黄辉. 新安医学研究集成［M］. 合肥：安徽科学技术出版社，2018.

3. 何松，李甜甜，黄靖. 新安医家汪机、孙一奎治疗学术思想探析［J］. 江苏中医药，2020，52（12）：14-16.

4.成西,郭雨晴,周文婷.从《孙文垣医案》浅析孙一奎临证诊疗特色[J].中国中医基础医学杂志,2020,26(7):882-884.

5.方莉,李达,童佳兵,等.孙一奎命门动气学说浅析[J].中医药临床杂志,2012,24(12):1223-1224.

十二、王肯堂

【名家简介】

王肯堂(1549~1613),字宇泰,一字损仲,又一字损庵,号念西居士,又号郁冈斋主,明代江苏金坛(今江苏常州市)人。王肯堂生于官宦之家,自幼遵父命攻举子业,后因其母之病经他医百治乏效,遂转习医道,以期济世活人。其博览群籍,博采众家,治学严谨,尤其在《伤寒论》的研究和应用方面有突出贡献,钻研内、外、妇、儿及五官各科且均有所建树,医术精湛,善于著书立说,深造有得。代表著作为《证治准绳》(又作《六科证治准绳》),包括《杂病证治准绳》《杂病证治类方》《伤寒证治准绳》《疡医证治准绳》《幼科证治准绳》《女科证治准绳》六部,另有《古今医统正脉全书》《郁冈斋笔麈》《医镜》《医辨》《医论》《灵兰要览》《医学穷源集》等。

【学术思想与临证经验】

1. 破门户之偏仄,着折衷之先鞭

中医学的发展在明代已深深陷入门户之学的弊病,不少医学名家沿袭金元诸子之故辙,或尚温补,或崇寒凉,或尊一家之言,或矫枉过正,意气偏激,形成了寒温水火纷争的格局。出于论争之需,有医家引阴阳、太极、卦交之类为据,使医学科学的发展几乎离开了实践经验的积累和升华的这条根本途径,有演变为当时理学附庸的趋向,各医家的临床辨证也成为一种任意性很明显的主观意识。在此时弊之下,王肯堂清醒地认识到门户之偏给医学发展所带来的危害,遂致力于医学研究,倡导折衷医风,治学主张探求本源,兼采历代名家学术思想与临证经验,贯通调和,无所偏倚,并历时十余年撰成集明以前医学大成之作的《证治准绳》。《证治准绳》涉及病种广泛,囊括内、妇、儿、外及五官各科,先引《黄帝内经》《伤寒论》等经典为要,再述唐宋元明历代医家的治疗经验,后抒以己论,诊断精准,治疗方法详细,通俗易懂,遣方用药实用,受到后世医家推崇。《四库全书提要》评:"其书采披繁富,而参验脉证,辨别异同,条理分明,具有源委,故博而不杂,详而有要,于寒温攻补,无所偏主。"其中,《杂病证治准绳》是王肯堂编纂内科杂病证治的代表作,内含其对于中风、头痛、虚劳、痰饮等内科病证的证治阐析,颇具临床实用性。《伤寒证治准绳》是王肯堂注疏《伤寒论》的重要著作。

王肯堂的这种治学观点,具有纠偏颇、振坠绪、拯世溺的积极作用,成为折衷风气之先导,其著作的学术风貌与内涵受到世医的广泛重视。

2. 中风辨治经验

王肯堂对中风的病因、病机及治疗有独到的见解。病因上,他强调正虚邪中、真气不周;病机上,其重视心、胃、肾与冲任的功用,认为心藏神、心主血脉的功能失常是中风的病机之一,胃气的作用与中风发病有关,肾虚及肾络与冲任的经络联系参与中风发病。王肯堂还将中风分为中脏、中腑、中经络及中血脉四类,尤其突出中经络。治疗上讲求解表、攻里、行中道,即中脏可下之、中腑可汗之、中经可补血养筋、中血脉可养血以通气,同时常配合调气顺气、攻痰清热、培补真气等方法。具体而言,其临床多用发汗祛风、通腑泻下、调血顺气、攻痰清热、培正

补虚等治法。王肯堂论治中风病的思想与方法，对当今中风病的中医临床治疗仍具有很重要的参考意义。

参考文献

1.陈梦赉.中国历代名医传［M］.北京：科学普及出版社，1987.

2.潘华信.纠偏颇，振坠绪，拯世溺——评王肯堂的学术成就与贡献［J］.上海中医药杂志，1994（10）：1-4.

3.周祖贻，谭达全，刘锐.明代医家王肯堂医学成就研究［J］.湖南中医药大学学报，2010，30（9）：134-139.

4.余瀛鳌.明代临床各科名著《证治准绳》［J］.北京中医药，2010，29（3）：182-185.

5.赵瑜.浅谈《杂病证治准绳》的辨证论治特点［J］.贵阳中医学院学报，2007，29（2）：11-12.

6.陈亮，马岱朝，唐勇，等.王肯堂论治中风病思想探略［J］.环球中医药，2020，13（8）：1379-1383.

十三、张介宾

【名家简介】

张介宾（1563～1640），字会卿，号景岳，别号通一子，明末山阴（今浙江绍兴市）人。其天资聪颖，博览群书，自幼随父学医，壮年从戎，但数年戎马生涯无所成就，遂解甲归隐，潜心于医道。张介宾提出"阳非有余""真阴不足""人体虚多实少"等重要论点，临证常用温补方剂，主张补益真阴元阳，慎用寒凉和攻伐方药，是温补学派代表医家之一。其代表著作有《类经》《类经图翼》《类经附翼》《景岳全书》《质疑录》等。

【学术思想与临证经验】

1.阴阳互根一体论，相引互济精气生

张介宾尤为重视阴阳，认为"命之所系，唯阴与阳"，阳乃"人生之大宝"，并提出"阳非有余，阴常不足"的观点，这是他重阳主补医学思想的重要体现。治疗上，张介宾以人参、熟地黄、大黄、附子为药中四维，更推人参、熟地黄为良相，大黄、附子为良将；在八味丸基础上创右归丸，除去渗泄之牡丹皮、泽泻，纯用温补之法，体现了其温补思想。张介宾认为人体真阳只有不足而不会有余，强调生理之常，与朱震亨所言阴虚妄动之相火"阳有余"的病理之变并不相抵。且在"阴阳互根"思想的指导下，其明确提出"阴以阳为主，阳以阴为根"的观点。其认为人体的生命活动即是阴阳交感、精气互生互用的过程，如果阴阳互根、精气互生的机制遭到破坏，人体就会产生病变。

2.命门位居两肾中，藏精化气水火性

张介宾命门学说是阴阳、五行、精气和命门理论的有机结合。其认为命门位置"居两肾之中而不偏于右"，为先后天"立命之门户"。将命门比作人身的太极，认为命门的元阴、元阳是"先天无形之阴阳"，而其所化生的"后天有形之阴阳"，则包括气血、津液、脏腑等内容。张介宾认为真阴是人体生命最基础的物质，命门为"真阴之脏"，所藏元精为"阴中之水"，元精所化的元气为"阴中之火"，故命门藏精化气，兼具水火特性。

3.二纲六变论辨证，善用温补治虚损

张介宾在《景岳全书》中提出二纲六变辨证体系，即阴阳为纲，表里、虚实、寒热为变的辨证方法，后世进一步发展为八纲辨证。张介宾擅长温补，治疗虚损病证颇为独到。他以阴阳互济法为治疗阴阳精气诸不足的重要法则，如为求汗于血、生气于精，创制右归丸、右归饮，以从阳引阴；为引火归原、纳气归肾，创制左归丸、左归饮等，以从阴引阳。此外，对于阴精不足或阳气虚耗者，可填补真阴、滋养精血，以补益形体为主。善用补益精血之熟地黄、当归、枸杞子等，又以实精血形质中第一品之熟地黄为先，重于补阴，为其治病另一特点。此外，张介宾主张温补，凉寒攻泻绝不轻投。所创左归丸、右归丸、济川煎、玉女煎、两仪膏等新方，至今为临床广泛应用。

参考文献

1. 张景岳. 质疑录 [M]. 南京：江苏科学技术出版社，1981.

2. 王玉生. 类经图翼·类经附翼评注 [M]. 西安：陕西科学技术出版社，1996.

3. 任应秋. 中医各家学说 [M]. 上海：上海科学技术出版社，1986.

4. 谢文英，李素香. 张介宾的阴阳论探析 [J]. 中国实验方剂学杂志，2006，12（6）：71-73.

5. 颜新，李明. 张介宾《景岳全书》藏象辨证论治特色探析 [J]. 上海中医药杂志，2005（6）：43-44.

十四、赵献可

【名家简介】

赵献可（1573～1664），字养葵，号医巫闾子，明代浙江鄞县（今浙江宁波市）人。曾游学于秦、晋、幽州等地，精通《易》理与医学，有赵养葵、逸士、游仙之称，是温补学派的代表医家之一。赵献可博览《黄帝内经》《难经》《伤寒论》及前辈医家著作，并执笔著书，泽被后世，著有《医贯》《内经钞》《素问钞》《经络考》《正脉论》《二体一例》《邯郸遗稿》等，其中以《医贯》流传最广。书中所阐述的理论系统完备，对后世李中梓、吕留良、冯楚瞻等医家影响深远。赵献可对《易》理、太极、儒释道等思想造诣颇深，这为其发展命门学说、创立肾水命火理论奠定了深厚的基础。

【学术思想与临证经验】

1. 命门学说的学术思想

"命门"一词最早见于《黄帝内经》，系指眼睛。《难经》将命门作为内脏，并赋予其"生命之门"的含义。赵献可以《易》寓医，认为"但一边属阴一边属阳，越人谓左为肾，右为命门，非也，命门即在两肾各一寸五分之间，当一身之中，《易》所谓一阳陷于二阴之中"。创造性地提出："命门即在两肾各一寸五分之间……是为真君主，乃一身之太极，无形可见。两肾之中，是其安宅也……命门为十二经之主……盖此一主者，气血之根，生死之关，十二经之纲维。"他认为命门位于两肾之间，在形态上无形，在功能上先身而生，是一身之主宰，主持各脏腑的功能活动。功能上，其提出"命门为十二经之主"，认为命门是人体生命之本、生化之源、脏腑生机之所主，故疾病发生多由命门功能失常所致，尤以命火不足为主要原因。在养生和治疗疾病方面，赵献可强调调补命门的重要性，并认为命门可补而不可泻。他认为命门为生机所系，告诫后人养身治病应以命门为君而尤重"火"字。

2. 善用六味丸、八味丸调补命门水火

赵献可临证极为重视命门先天水火，认为火之有余，缘真水之不足也，毫不敢去火，只补水以配火，壮水之主，以制阳光；火之不足，因见水之有余也，亦不必泻水，就于水中补火，益火之源，以消阴翳，并对六味丸、八味丸推崇备至。六味丸一名地黄丸，赵献可认为其是"壮水之

主，以制阳光"的主剂，凡肾虚而不足以制火者，可予此方填精、滋肾、制火以济水。其认为八味丸是"益火之源，以消阴翳"的主剂，全方阴中求阳，微微生火，补而不滞，可用于治疗肾阳不足证，并可于"水中补土"，用于治疗脾胃虚寒所致痰饮、水肿等证，能达到"益脾胃而培万物之母"的作用。从赵献可对六味丸与八味丸的辨证运用中可见，无论命门说，还是补肾治法，此两方的真正意义在于固肾求本。

3. 创言先后天，善培补根本

在李杲、朱震亨、薛己的内伤虚损杂病证治思想基础上，赵献可融会《易》学先后天概念，阐发脾肾关系，以完善李杲提出的内伤益损病机，提出命门水火是人体生命活动中的原动力，调治命门水火是治疗内伤虚损之根本。此理论后被李中梓等医家继承，立"肾为先天本，脾为后天本"论（《医宗必读》），"先后天之本说"受到后世医家的推崇。

参考文献

1. 钱旭武，姜雨辰，谢文兴，等. 赵献可肾水命火理论思想源流考及对后世治疗咳嗽的影响［J］. 中国医药导报，2020，17（25）：149-152.

2. 缪顺莉，周涛，王鹏. 从《医贯》探析赵献可辨治咳嗽特色［J］. 山东中医药大学学报，2019，43（4）：347-349.

3. 刘玉玮. 赵献可《医贯》医学理论特色辨析［J］. 中医文献杂志，2001（1）：6-8.

4. 曹东义. 医易汇通大家赵献可［J］. 国医论坛，1992（3）：9-12.

十五、秦昌遇

【名家简介】

秦昌遇（1576～1640），字景明，号广野山道人，又号乾乾子，明代江苏华亭县（今上海市松江区）人。因悬壶于杭嘉湖一带而闻名，是文学家秦裕伯的裔孙。少时体弱多病，因而学医，无所师承，精通方脉，尤善儿科。在治学上主张"据症、据因、据脉、用治"，在临证中提出"从脉"和"从症"的治疗原则。代表著作有《症因脉治》《医验大成》《幼科折衷》《幼科金针》《痘疹折衷》《脉法颔珠》等。

【学术思想与临证经验】

1. 辨别症因，重视脉症

秦昌遇认为凭脉寻因，寻症施治，暗室摸索，后人苦无下手，若以症为首，然后寻因之所起，脉之何象，治之何宜，则病无遁情，而药亦不至于误用也，临床辨证当先辨明症状，后明病因，再查脉象，之后确定治法，提出"据症、据因、据脉、用治"的观点，如此症、因、脉、治四科具备，使疾病的诊治简洁明了，可让初学者一目了然。临证中，秦昌遇提出"从脉""从症"的治疗原则，即有脉症相应，依脉用方，而为正治者；亦有症象分明，脉象模糊，难于依脉立方，而必随症施治者。其于治法中立此两条，则从症从脉，强调在诊治疾病时要重视症状，脉症合参。

2. 分门别类，辨外感、内伤

秦昌遇发现诸多先贤论作中外感、内伤不分条例一起论述，常导致后世医家"以治虚之法，施之实症之人，内伤之方，用之外感之症"，故提出"余今于每症中，必以外感内伤，各著一端，有余不足，各分治法，临症庶无多歧之惑"，主张临证需先辨外感或内伤，再根据症、因、脉、治的诊治规律遣方用药。同时，他强调治疗需辨别轻重缓急和治疗主次，根据其主次的不同，用药侧重亦有不同。他根据《伤寒论》治疗伤寒之表证、里证、表里兼证的特点，提出"然亦有外感而兼内伤者，则以外感方中加内伤药一二味；有内伤而兼外感者，则于内伤方中加外感药一二味；若二症并见者，则以二症并治"。如此分门别类，灵活加减。

3. 尤善儿科，寒温补泻，折衷其间

随着对疾病认识不断加深，儿科疾病的诊治出现了主寒和主温之争、主补与主泻之议，如钱乙在治疗小儿麻痘疾病时多投抱龙丸、百祥丸等寒凉之品，而陈文中则认为小儿脾胃娇弱，恐妄用寒凉伤及脾胃，故对于阴盛阳虚所致的痘疹多用桂、附等温热之剂。针对当时儿科疾病寒温补泻的争论，秦昌遇提出幼科诸书，非偏寒偏热之误，便为喜补喜泻之殊，故憯而折衷之，认为选方用药当抓住疾病的病因，不可大补、不可峻下、不可温燥太过，须折衷其间。他还认为脾胃为后天之本，小儿需从小顾护中焦脾胃之气，善用平胃散。

参考文献

1. 张一群. 秦昌遇生卒年考［J］. 中华医史杂志，2010（1）：37.

2. 秦景明. 症因脉治［M］. 北京：人民卫生出版社，2006.

3. 汤晶晶，韩新民. 秦昌遇《幼科折衷》学术思想浅析［J］. 上海中医药杂志，2013，47（1）：24-25.

十六、吴有性

【名家简介】

吴有性（1582～1652），字又可，号淡斋，明末姑苏洞庭（今江苏苏州市）人。吴有性所处之年代地区瘟疫横行，诸医家以伤寒法治之均无果。吴有性深入疫区，辨析疫病的致病因素、侵入途径、邪伏部位、传变方式、临床表现及治疗方法与伤寒的区别，著成我国医学史上第一部温疫学专著《温疫论》。该书全面阐发了温疫病的发生、发展、演变规律及辨证论治的原则和方法，标志着温疫学说的形成，对后世温病及传染病学的发展作出了重要贡献。吴有性是我国温病学派的先驱之一，被誉为"治温证千古一人"。

【学术思想与临证经验】

1. 创"疠气"致病学说

吴有性在《温疫论》中明确提出温疫的病因与六淫及非时之气无关，为天地间的一种特别的"杂气"，创立"疠气"致病学说，提出"戾气""疠气""疫气"等概念，气虽不同，患病各异，但均具有传染性。强调该气从口鼻而入，传播途径有空气传播和接触传播。他提出人类的疫病与动物及不同动物之间的疫病由不同的戾气引起，而某些病可只传染某种动物而不传染人，传染人的疫病也不一定传染动物。此独到见解对后世温病学派的理论形成产生了较大影响。

2. 提出温疫病位在"膜原"

吴有性言："邪自口鼻而入，则其所客，内不在脏腑，外不在经络，舍于夹脊之内，去表不远，附近于胃，乃表里之分界，是为半表半里，即《针经》所谓横连膜原是也。"他认为温疫侵犯机体，首先盘踞于半表半里之"膜原"，临床表现有寒热往来、脉不浮不沉而数的特点。此处"营卫所不关，药石所不及"，临证以达原饮直达膜原，可使邪气溃散。

3. 提出温疫病程有气分与血分之分

吴有性提出"邪气盘错于膜原，内外隔绝"，认为邪气溃发，可向表传，亦可向里传，向外淫于经，向内侵于腑，外淫于经在气分，内侵于腑为血分，并提出"邪在气分则易疏透，邪在血分恒多胶滞"。

4. 总结九传治法

针对温疫病的共性特征，吴有性总结了九传治法，并提出透达膜原、表里分消、下不厌早、疫后养阴的治疗法则。其从多个方面鉴别伤寒与温疫病，治法上，认为伤寒初起以发表为主，先表后里，先汗后下，下不嫌迟；温疫初起则以疏利为主，先里后表，下不嫌早，里通则表和。在遣方用药上，主张"一药治一病"，如温疫初起用清法，创达原饮；若感之重者，舌上苔如积粉，布满无隙，服汤液不从汗解，而从内陷者，选用三消饮；"若脉长洪而数，大汗多渴，此邪气适离膜原，欲表未表，此白虎汤证"。他还强调"伤寒时疫皆能传胃"，主张用承气汤等一类方剂攻下祛邪。

参考文献

1. 刘一，刘维政. 吴有性学术思想浅析［J］. 卫生职业教育，2011，29（15）：39-41.

2. 刘琼，李成年.《温疫论》中体现的学术致思方向［J］. 吉林中医药，2011，31（12）：1141-1142.

3. 夏心昊.《温疫论》学术思想及应用研究［D］. 南京：南京中医药大学，2020.

十七、喻昌

【名家简介】

喻昌（1585～1664），字嘉言，号西昌老人，明末清初江西新建（今江西南昌市）人。年少时治举子业，明崇祯三年（1630）以副榜贡生入都，无所就，后清兵入关，遂隐于禅，后出禅攻医，游于江南。晚年潜心著述，开堂讲授医学，精研医理，尤精《伤寒论》。平生妙治甚多，治病多奇中，名震大江南北，与张璐、吴谦并称为清初三大名医。喻昌生平著述甚多，流传后世且影响深远的有喻氏三书《尚论篇》《寓意草》《医门法律》，另有《伤寒抉疑》附于《尚论后篇·答问篇》。

【学术思想与临证经验】

1. 伤寒"三纲鼎立"学说

喻昌在方有执《伤寒论条辨》的基础上，将《伤寒论》按照三纲鼎立、以法统纲的原则进行重新编次，形成《尚论篇》。喻昌认为《伤寒论》有纲有目，"三纲鼎立"之说指四时外感以冬月伤寒为大纲，伤寒六经以太阳经为大纲，太阳经以风伤卫、寒伤营、风寒两伤营卫为大纲，将桂枝汤、麻黄汤、青龙汤作为鼎足三纲的三大治法，并认为《伤寒论》300余条证治均服从此三法。喻昌把伤寒六经分别为篇，每一经之前，都论述了证治的意义，再以法为目，法下分列条文并给予注释，并将合病、并病、坏病、痰病四类附于三阳经之后，将过经不解及瘥后劳复阴阳易病等附于三阴经之后，使得条文条理清晰，求理法方药于一统。

2. 温病"三纲说"

喻昌通过研究伤寒，对温病也有不少阐发。他根据《黄帝内经》之旨，将温病分成三类：一为冬伤于寒，春必病温，即寒邪郁于肌肤，感春月之温气，从阳明化热，外达太阳，邪气盘踞于太阳阳明二经，治当解肌清热。二为冬不藏精，春必病温，即肾阴本虚，寒邪内侵骨髓，稽留郁而化热，随春月风木上升，吸引肾邪内动而发，此类邪气深入，病情较重，治疗复杂。三为既冬伤于寒，又冬不藏精，至春月同时发病者，又名两感温证，是太阳、少阴互为标本的病变，症状亦是太少互见，治疗上应先里后表或先表后里。此即温病三纲说，主要阐明伏气温病，并强调"邪退而阴气犹存一线者方可得生"，对后世温病学发展有很大促进作用。

3. 秋燥论

喻昌辨正《黄帝内经》"秋伤于湿"之误，提出"秋伤于燥"，并进一步阐述了燥气致病的病机。他以燥为大凉之甚，认为"燥气先伤上焦华盖"，燥邪入里，火热灼肺，耗气伤阴，肺失宣降，燥热伤肺。其将内伤之燥与外感之燥鉴别论述，确立治燥五律，主张燥病当分肝、肺论治，强调忌用辛香行气之品，主张治燥宜甘柔滋润，以防伤津助燥，并创名方清燥救肺汤。

4. 大气论

喻昌根据天人相应理论创立"大气论"，认为诸气都必须在胸中大气的统摄下才能发挥其功能，形成全身统一的活动。胸中大气是生死第一关，胸中大气主持统摄营卫、脏腑、经络而令充周无间，环流不息。调畅大气的方法有通阳散寒、降肺气、和胃气、补肾气、顾胸中之气等。

参考文献

1. 严世芸. 中医各家学说［M］. 北京：中国中医药出版社，2003.

2. 龙奉玺.《喻昌医学三书》学术思想研究［D］. 北京：北京中医药大学，2009.

3. 刘更生. 喻昌治肺痈案评析［J］. 江西中医药，1999（3）：2-3.

十八、绮石

【名家简介】

绮石，一称汪绮石，世称绮石先生，明末医家，生卒年月及生平履贯无从考证。以善治虚劳病证而闻名于世，在李杲、朱震亨及薛己等历代诸家学术思想的基础之上，对虚劳的病因、病机、辨证、治疗、预后及预防等进行系统阐述，著有虚劳辨治专著《理虚元鉴》。

【学术思想与临证经验】

1. 辨虚之法，首重脉诊

在辨治虚劳时，绮石尤为重视脉诊，概括性地提出了虚劳脉法，认为凡虚证，脉来皆缓软微弱，气血两虚者，脉弦而中虚，细而微小，血脱者脉芤，气脱者脉沉小迟，虚热者脉微而数，虚痰者脉微而缓滑。分类脉法中共列举了16种虚劳的脉象及机制，即使同属虚证，由于病因病机不同，脉象亦有差异，如梦泄遗精一证，属心肾不交者，脉尺寸迟而涩；属恣情纵欲，阴虚火旺者，脉两尺细。并对一些之前未明确脉证的疾病加以补充，使后人有证可循，将前人的理论和临床实践紧密联系在一起。

2. 提出"虚劳六因"学说

绮石创造性地提出了"虚劳六因"学说，认为虚劳的病因主要有六种，即先天之因、后天之因、痘疹及病后失理之因、外感之因、境遇之因和医药之因，并强调先天不足是导致虚证的主要内在因素。

3. 虚劳病机，从"火"立论

绮石从火论治虚劳，认为虚劳主要责之于虚火、伏火。虚火指动于气而未着于形之火，即浮越于外的虚阳，属于阳虚病变，多由少火衰微、元阳不足所致，治疗可用温润补肾之剂，收其浮越。伏火指先动于气，久而渐着于形之火，即阳亢，属于阴虚病变，多由阴虚火动、火盛生风所致，治以清金保肺、金行清化。绮石还结合脏腑特点，强调他脏有虚火则补火，肺有伏火不可补火。

4. 首创"三本二统论"

绮石在《理虚元鉴》中提出"治虚有三本，肺脾肾是也"，认为治疗虚劳时应从肺脾肾三脏入手，主张三部平调。治肺要清金保肺，无犯中州之土；治脾要培土调中，不损至高之气；治肾要"金行清化，不觉水自流长"，金水才能归于一致。

在清金保肺法中，他强调清润疏降，以恢复肺之清肃，创清金桔梗汤、百部清金汤等清润之剂；在补脾调中法中，其善用甘温之品，创归养心脾汤、养心固本汤等甘温益气之剂。

当时众多医家认为阴虚统之于肾水，阳虚统之于命火，但绮石认为"阴虚之证统于肺""阳虚三夺统于脾""治虚二统，统之于肺、脾而已"，创新性地把补肾之法巧妙寄于肺脾之中，减少了苦寒与辛热药物在临床中的运用，克服了当时辛热、苦寒补益肾与命门的弊端。欲补肾阴，可补肺以滋其源，源头涌旺则肾水不竭；欲补肾阳，可补脾以建其中，气血旺盛则命火不衰。

5. 重视虚劳的预防调护

绮石对于虚劳的预防观源于《黄帝内经》，结合虚劳病的特点有所创新，总体从未病先防、既病防变两个方面来预防虚劳。其提出了六项预防措施：六节、八防、二护、三候、二守、三禁。六节是指防情志、思虑、劳伤等因素致病；八防是指一年五季防外感六淫之邪，春防风、防寒，夏防暑热又防因暑取凉，长夏防湿，秋防燥，冬防寒、防风；二护是指护足和护肩，避免风寒之邪侵入；三候是指二十四候中最与虚劳相逆的春初、仲夏、夏秋之交三候；二守是指坚持服药和调摄并用，强调坚持长期治疗；三禁是指虚劳用药禁忌，即"一禁燥烈，二禁苦寒，三禁伐气是也"。

参考文献

1. 蔡林，廖伯年，雷长国.《理虚元鉴》学术价值探析［J］.中国中医基础医学杂志，2016，22（8）：1016-1017.

2. 梁琳，于江，李浩.汪绮石《理虚元鉴》学术思想与代表方［J］.吉林中医药，2013，33（8）：759-760，782.

3. 吴承艳.《理虚元鉴》的版本及学术思想［J］.南京中医药大学学报（社会科学版），2008，9（4）：205-207.

4. 萧熙.从《理虚元鉴》探讨绮石的学术思想［J］.福建中医药，1986（3）：2-5.

5. 汪绮石.理虚元鉴［M］.北京：中国医药科技出版社，2018.

十九、李中梓

【名家简介】

李中梓（1588～1655），字士材，号念莪，明末华亭（今上海市松江区）人。生于仕宦之家，早年习举子业，后因其体弱多病，父母、妻兄、两子皆因庸医药误而亡，转而潜心于岐黄之道。李中梓精研《黄帝内经》《伤寒论》等历代医学典籍，兼采众家之长，不偏不倚，自究医理，提出脾肾先后天理论、水火阴阳论、化源论等学术思想，并归纳泄泻、癃闭等杂病治疗经验，对后世学者颇有裨益。其在中医教育、医学普及方面亦有较大的贡献，门人众多，有沈朗仲、马俶等 35 人，马俶又将其学传于尤怡。代表著作为《内经知要》《医宗必读》《伤寒括要》《删补颐生微论》《诊家正眼》《病机沙篆》《本草通玄》《药性解》《李中梓医案》等，后人将《诊家正眼》《病机沙篆》《本草通玄》合编为《士材三书》。

【学术思想与临证经验】

1. 先后天根本论

李中梓根据《黄帝内经》治病求本之说，综合各家之长，明确提出脾肾先后天理论，认为人身之本有先天、后天之辨，先天之本在肾，后天之本在脾，脾肾相互为用，高度概括了脾肾在人体生命活动中的重要作用。治疗上，李中梓在继承张元素、李杲理脾及薛己、赵献可补肾之法的基础上，形成了自己的治疗特点，认为治疗有先后天分治、脾肾同治之分；理脾不拘于辛燥升提，治肾不泥于滋腻呆滞；既反对时医滥施苦寒，又不赞成滥用桂附；强调补肾与理脾兼行。

2. 水火阴阳论

李中梓认为人身之阴阳、水火、气血三位一体，异名而同理，提出"气血俱要，而补气在补血之先，阴阳并需，而养阳在滋阴之上"的观点，对后世临证施治具有指导意义。

3. 辨证治疗经验

在临证治疗方面，李中梓提出七种辨证方法："病不辨则无以治，治不辨则无以痊，辨之之法，阴阳、寒热、脏腑、气血、表里、标本先后、虚实缓急七者而已。"其在处方用药时反对胶执不变，主张须切合病机，因时因人因地制宜，不以定方应无穷之变。此外，李中梓对多种疾病的治疗亦有深刻见解，如泄泻，李中梓认为"无湿则不泄""脾土强者，自能胜湿"，强调泄泻以湿为主因，脾为主脏，在此认识基础上，总结治泄泻九法：淡渗（利小便而实大便）、升提（下者举之）、清凉（热者清之）、疏利（通因通用）、甘缓（急者缓之）、酸收（散者收之）、燥脾（燥湿培土）、温肾（寒则温之）、固涩（滑者涩之）。再如癃闭一证，虽属太阳膀胱，可由多种原因导致，李中梓独辟蹊径，总结出治癃闭七法：清金润肺、燥脾健胃、滋肾涤热、淡渗分利、梳理气机、苦寒清热、温补脾肾。除内治法外，创洗方、葱熨法等外治法，皆为后世医者提供了行之有效的指导。

参考文献

1. 严世芸. 中医各家学说 [M]. 北京：中国中医药出版社，2003.

2. 李成文. 中医各家学说 [M]. 上海：上海科学技术出版社，2014.

3. 李中梓. 医宗必读 [M]. 北京：中国医药科技出版社，2011.

4. 施荣伟. 论李中梓治癃闭 7 法 [J]. 吉林中医药，2011，31（2）：99-100.

二十、张璐

【名家简介】

张璐（1617～1699），字路玉，晚号石顽老人，清代江南长州（今江苏苏州市）人。出身于仕宦之家，少而颖悟，习儒而兼攻医，本欲攻举子业，然明末朝纲混乱，遂弃儒业医，隐居洞庭山十余年，苦读医书，精研医道，行医著书，后赋归故园，专事医业。张璐重视伤寒与杂病的研究，临床经验丰富而名声卓著，被誉为"国手"，与喻昌、吴谦并称为清初三大名医，代表著作是《张氏医通》，另有《伤寒绪论》《伤寒缵论》《诊宗三昧》《本经逢原》《千金方衍义》等。张璐重视培养中医人才，门人众多。

【学术思想与临证经验】

1. 继承和丰富伤寒学术思想

张璐研究伤寒 30 余年，发现伤寒病学诸家之多歧而不一，于是博采众长，不泥于一家之言，贯以己意而注释之、创见之。他在王熙编纂《伤寒论》体系的基础上进行重新编排，使整个伤寒体系更加明了；发挥伤寒学重视舌象诊断的特点，形成舌诊理论体系，为研究伤寒辨舌及后世温病辨舌提供了丰富的理论和系统的方法。此外，张璐在方有执、喻昌"三纲鼎立"的基础上，将太阳病分为八个类型进一步阐述，即风伤卫、寒伤营、营卫俱伤、风伤卫犯本、寒伤营犯本、风伤卫坏证、寒伤营坏证、营卫俱伤坏证。这种分法虽未必全面，但与"三纲"之说相比又进了一层。

2. 外感病证治特色

张璐论治外感热病首重虚实辨证，力辟"伤寒以攻邪为务"之偏见。宗先师张机之经旨，理诸家之纷纭，明确提出论治伤寒必须首明"阴、阳、传、中"（即三阴、三阳、传经、直中），治疗上不仅善用经方以温阳法救外感之阳虚，还擅长以凉隔散等寒凉方剂治外感之实热，同时注重扶助脾胃元气、敛护阴液以扶正达邪，方药运用善变通而不拘成法。

3. 杂病临证经验

张璐善从气血关系、阴阳盛衰辨析血证病因病机，重视通过观察血色以辨清虚实。他认为不同脏腑功能失常引起的出血亦各有特征，临证时当辨明出血部位在上在下、出血属何脏腑，并主张根据脉象判断预后。治疗上，他强调血证"须按心脾肝三经用药"，善用归脾汤进行血证后期调理。

张璐纠正了凡痢尽皆属热，恣用苦寒疏利的偏见，力主治痢应当进行寒热虚实辨证，强调尚有温理气化一法。而对腹胀等证，张璐提出阴血亏耗而病胀满者亦为多见，补充了前人之不足，为临床治疗提供了新思路。

此外，张璐在《诊宗三昧·逆顺》中指出"诊切之要，逆顺为宝，若逆顺不明，阴阳虚实死生不别也"，体现了他尤重脉法顺逆的学术思想。

参考文献

1. 郭子光 . 中医各家学说［M］. 贵阳：贵州人民出版社，1988.

2. 沈敏南 . 张璐父子的伤寒学术思想［J］. 云南中医学院学报，1987，10（1）：8-11.

3. 茅晓 . 石顽老人外感病证治特色初探［J］. 安徽中医学院学报，1985（4）：15-17.

4. 张璐 . 张氏医通［M］. 上海：上海科学技术出版社，1963.

5. 韩一龙，李京玉 . 浅谈张石顽论血证［J］. 陕西中医，2006，27（3）：381.

6. 张璐 . 诊宗三昧［M］. 天津：天津科学技术出版社，1999.

二十一、叶桂

【名家简介】

叶桂（1667～1746），字天士，号香岩，清代江苏吴县（今苏州）人。出生于医学世家，少时习儒学医，先后师从周扬俊、马俶等名医。他博采众长，师古而不泥古，创造性地提出了卫气营血理论治疗外感热病，被后世誉称为"温病四大家"之一；并创胃阴辨治之说，提出久病入络说、肝风内动说。代表著作为其门人整理的《温热论》和《临证指南医案》，另有《叶氏医案存真》《幼科要略》《未刻本叶氏医案》。

【学术思想与临证经验】

1. 创立卫气营血理论

叶桂在《伤寒论》的基础上，提出了以卫气营血为纲的温病证治体系。温邪入卫，首先犯肺，治以辛凉清剂，若夹风加薄荷、牛蒡之属，夹湿加芦根、滑石之流，邪可顺传气分或逆传心包。温邪入气，宜攻热清下，施以石膏、知母、玄参之类；若热未伤津，可清热透表，施以豆豉、金银花、连翘之类；若邪流连于气分则可冀其战汗透邪，法宜益胃；若邪在三焦，宜分消上下，施以温胆汤或杏仁、厚朴、茯苓之类。温邪入营，宜清营透热转气兼护养阴液，施以犀角、羚羊角、玄参、生地黄、麦冬、天花粉之类。温邪入血，宜凉血散血，施以生地黄、牡丹皮、赤芍、阿胶之类。

此外，叶桂还通过察舌、验齿、辨斑疹白㾦等预测温病的津液存亡、病情轻重、预后转归等情况，对温病理论发展和临床辨治具有重大价值。

2. 述脾胃分治之理，创胃阴辨治之说

叶桂辨治内伤杂病深受李杲影响，不仅继承其补脾升阳学说，还创立了胃阴学说。叶桂认为脾胃虽同居中焦，但阴阳之性有别。脏宜藏，腑宜通，脏腑之体用各殊，脾主运化，胃主受纳，脾气升则健，胃气降则和，故提出脾胃分治的观点。门人华岫云将这一学术思想总结为"脾喜刚燥，胃喜柔润"。叶桂本麦门冬汤之意化裁，喜用沙参、麦冬、石斛、扁豆、山药、粳米、甘草等甘平或甘凉濡润之品，以养胃阴，使津液来复，胃气通降。这种治法在叶桂著述中应用广泛，常见于温病、咳嗽、肺痿、血证、泄泻、呕吐、虚损、不食、便秘、失音等多种病证的治疗中。

3. 久病入络论治

针对一些慢性疾病，叶桂提出了"久病入络"的病机认识，认为邪气初则湿热在经，久则瘀血入络，其初在经在气，其久入络入血。叶桂认为络病之病位非表亦非里，故治疗络病不可用解表攻里之法，宜以通为要。药物以辛润通络为基础，药用新绛、旋覆花、青葱、当归、桃仁、柏子仁等；或辛温通络，药用延胡索、肉桂、薤白、桂枝等；若络病日久，则须使用辛咸通络药物，如水蛭、虻虫、鳖甲、牡蛎等剔瘀软坚之品，或地龙、全蝎、蜈蚣、穿山甲等搜风止痛之品，取其"每取虫蚁迅速飞走诸灵，俾飞者升，走者降，血无凝着，气可宣通，与攻积除坚，徒入脏腑者有间"之意。

4. 阳化内风说

叶桂以阳化内风说认识中风，认为中风乃身中阳气之变动所致，而非外来之邪。其认为肾水不涵、心血失濡、脾土失培、肺金失平皆可导致肝阴不足，而肝为风木之脏，内寄相火，体阴而用阳，全赖肾水以涵之、心血以濡之、中宫敦阜之土气以培之、肺金清肃下降之令以平之。叶桂创造性地提出了滋阴息风、镇阳息风、和阳息风、缓肝息风、养血息风、介类潜阳等治法。至于阳明脉衰而厥阴风动者，又当用甘温益气法培补人之正气，再用潜阳、镇阳、和阳之品以调和阳气之变动，从而达到息风的目的，体现了他治病求本的观点。

参考文献

1. 严世芸. 中医各家学说［M］. 北京：中国中医药出版社，2007.

2.叶天士.临证指南医案［M］.北京：人民卫生出版社，2006.

3.叶天士.温热论［M］.上海：上海第二军医大学出版社，2012.

4.李永亮.叶天士脾胃学术思想探讨［J］.四川中医，2013，31（9）：28-29.

5.马晓北.叶天士创新学术思想的研究［J］.江苏中医药，2011，43（1）：1.

二十二、徐大椿

【名家简介】

徐大椿（1693～1771），又名大业，字灵胎，晚年筑室七子山，隐于洄溪，号洄溪老人，清代江苏吴江（今江苏苏州市）人。始习举子业，后改治医，为清代医学大家。其医学著作有《难经经释》《神农本草经百种录》《医贯砭》《医学源流论》《伤寒类方》《兰台轨范》《慎疾刍言》《洄溪医案》等。此外还对《外科正宗》《临证指南医案》等书加以评注，见识独到，别具一格。

【学术思想与临证经验】

1. 元气学说

徐大椿继承和发展明清时期命门学说，提出极具特色的命门元气论，丰富了中医元气学说的内涵。徐大椿认为元气禀于先天，根于命门，是人体生长发育的原动力，脏腑功能活动赖元气充养得以发挥正常生理功能；元气化生人体气血阴精，又以其为载体；元气是正气之蓄的结果，元气的盛衰决定着疾病的发生和发展。徐大椿重视通过脉诊诊察元气盛衰，并把察神气、察五脏之气、察亡阴亡阳作为诊察元气的方法。临证治疗上，其重视养护元气，强调元阳宜固不宜散越，元阴宜润不宜耗竭，提倡平补平攻，渐消渐耗，以不伤元气为度。选药与叶桂合参，认为温燥之药应该谨慎使用。徐大椿元气学说的提出对改善当时江南地区滥用温补的状况有一定的积极意义。

2. 类分伤寒，以方类证

徐大椿反对用考订、错简、尊经诸种方法辨析《伤寒论》，着重于探讨张机辨证论治和制方法度，著有《伤寒类方》。徐大椿将《伤寒论》113方归纳为桂枝汤、麻黄汤、葛根汤、柴胡汤、栀子汤、承气汤、泻心汤、白虎汤、五苓散、四逆汤、理中汤、杂方12类，除杂方外，以上11类主方之下，均列述有关证治条文，并附罗列同类诸方，以方类证。这样既类分伤寒经方，又对同类诸方加减变化作了更深入的研究，具有临床意义。徐大椿还总结了《伤寒论》六经脉证的本证，指出了伤寒的别证与变证。

3. 药性论

徐大椿重视药性研究，主要观点包括以下5个方面。

（1）基础论　徐大椿认为辨识药性必赖其基础，包括药物的气、味、色、形、质、性情、所生之时、所成之地、所偏胜等，整个药性论都以此为基础。

（2）专长论　徐大椿于《备急千金要方》和《外台秘要》等书中悟出药性专长之论，认为药之专长并不显于形质气味，不用四气五味解释，是深藏于性中，乃是得天地一偏之气所成，并认为通过实践掌握药性专长，才能更好地发挥药物功效。

（3）异同论　主张推求药物之间的同中之异，于细微处悉心体察。

（4）利弊论　主张利用药物偏性调整人体阴阳失衡与脏腑功能失调。此外，由于药物具有偏性，因此必然存在利弊，故徐大椿要求医者需用心研究药性利弊，趋利远害。

（5）变迁论　认为若医者辨证准确，立法用药合度，但未达到预期疗效，可能由药性变迁所致，并总结了影响药性的四个因素——地气之殊、种类之异、天生与人力之异和名实之讹。

此外，徐大椿弘扬"人品端方，心术纯正"的医德思想，指出要慎用三种药物，一是恶毒之药，二是不常用之药，三是耳闻之药。

参考文献

1. 严世芸.中医各家学说［M］.北京：中国中医药出版社，2003.
2. 丁晶.徐灵胎元气学说学术源流探究［J］.甘肃中医学院学报，2014，32（4）：18-21.
3. 王子川.徐灵胎学术思想与临床经验研究［D］.北京：中国中医科学院中医基础理论研究所，2013.

二十三、黄玉璐

【名家简介】

黄玉璐（1705～1758），字元御，一字坤载，号研农，别号玉楸子，清代昌邑市黄家辛戈村（今山东昌邑市）人。出身世代簪缨的书香世家，本欲走仕途之路，然因中年时不慎为庸医误治，左眼失明，遂弃仕投医，立志愿为良医济人。后得刘太吉认真传授，勤奋苦学，悬壶济世。黄玉璐受儒家经义影响，发黄帝、岐伯、扁鹊、张机四圣之微旨，提出"一气周流"学说，对后世医家影响颇深。代表著作有《四圣心源》《素灵微蕴》《长沙药解》《玉楸药解》《伤寒说意》《伤寒悬解》《金匮悬解》《四圣悬枢》，习称"黄氏医书八种"。此外，江南等地还流传有《素问悬解》《灵枢悬解》《难经悬解》等医著。其医学思想被后世称为"自越人、仲景而后，罕有其伦"，是尊经派的代表医家之一。

【学术思想与临证经验】

1."中气升降"理论体系

黄玉璐详述"中气升降"理论体系，认为"清浊之间，是谓中气"，中土乃阴阳升降之枢纽，提出脾为己土而主升，以升为顺；胃为戊土而主降，以降为和；胃主受纳，脾主消磨，中气旺则胃降而善纳，脾升而善磨，水谷腐熟，精气滋生，故无病，提出人之衰老病死皆因于中气，若中气升降反作，清阳下陷，浊阴上逆，则生四维之病，临证治疗应以恢复中气升降为首。

2."土枢四象，一气周流"思想

黄玉璐秉承《黄帝内经》"天人合一"思想，以阴阳五行为基础，将中气、阴阳、五行的相互变化与人体脏腑功能结合，提出左路木火升发、右路金水敛降、中焦土气斡旋的"一气周流"学术思想。黄玉璐言脾主升清，中气则从左路宣发畅升为肝木，肝木则渐为心火；胃主降浊，中气从右路萧肃敛降为肺金，肺金渐为肾水。中气斡旋升降，得以一气周流，则生脏腑气血，阴平阳秘，精神交泰，故为生命之本也。若中气虚衰，升降斡旋失常，则脏腑功能失调，诸病丛生。临证治疗时，其重中土、崇脾阳，认为中焦脾土是中气滋生的源泉，脾土固则中气生生不息，升降周流而脏腑精气等得生得养，并在辨治时善用脏腑互生关系。

基于"一气周流"学说，黄玉璐进一步深化了对中药性能的认识，指出了药物对脏腑之气的升降调节作用，例如他在《长沙药解》和《玉楸药解》中对药物左升右降之性的论述，如桂枝左升肝气、半夏右转降胃气、杏仁降肺平逆冲、干姜温中土而运轮毂等。

参考文献

1. 周聪，谭艳，肖凡. 从"一气周流"论治血痹［J］. 中医药信息，2020，37（6）：30-32.

2. 陈顺合，杨震. 黄元御"一气周流"学说探微［J］. 现代中医药，2020，40（5）：5-8.

3. 陈采玉，张民. 基于黄元御"中气升降"理论论治慢性阻塞性肺疾病［J］. 中国民间疗法，2020，28（23）：23-25.

4. 刘兵，杨芳. 黄元御气化理论研究［J］. 辽宁中医药大学学报，2018，20（10）：158-160.

5. 黄元御. 黄元御医学全书［M］. 北京：中国中医药出版社，1996.

二十四、陈念祖

【名家简介】

陈念祖（1753～1823），字修园，又字良有，号慎修，清代福建吴航（今福建福州市）人。出身医学世家，幼年师从祖父陈居廊，后受业于孟超然，又随泉州名医蔡宗玉深造。他是尊经崇古派的代表医家之一，尤其尊崇张机之学，认为"医门之仲景，即儒门之孔子也"，善以温补脾肾法治疗内伤杂病。陈念祖善以浅显易晓的文字阐释古奥艰深的中医理论，其著作被刊为《南雅堂医书全集》（即《陈修园医书十六种》），包括《灵素节要浅注》《金匮要略浅注》《金匮方歌括》《伤寒论浅注》等。

【学术思想与临证经验】

1. 尊崇经典，厚古不泥古

晚清时西学东渐，众多中医同道以西医疗效为导向拟定治法方药，对中医经典著作和基础理论研究已不甚重视。陈念祖鉴于"医道之不明也，皆由于讲方而不穷经之故"，认为谙熟经典才能返博为约、深入浅出，强调经典医籍和基础理论是中医的基石。如其论治眩晕病，总结病机为厥阴气逆化火、木旺克土生痰、邪聚之处偏虚、相火上冲等，病性属本虚标实，病理因素包括风、火、痰、虚，主要涉及肝、脾、肾三脏，与《黄帝内经》所载及张机、刘完素、朱震亨等医家思想不谋而合，体现其尊经崇古的思想。

陈念祖虽维护旧论，但非泥古，如其深入研究《伤寒论》，在六经辨证基础上提出分经审证，认为小柴胡为太阳病转枢方，阳明及阴经当借枢转而出者亦可用之。少阳主枢，谓为少阳之方，无有不可，若谓为少阳之专方，则断断乎其不可也。从其记载于《时方妙用》《时方歌括》中的唐宋古方分析，其在临证化裁上均有其独到见解，如治疟疾用小柴胡汤加常山等。

2. 分经审证，修治伤寒

陈念祖尤其推崇仲景学说，认为"《伤寒论》《金匮要略》为万古不易之准绳"。六经辨证是《伤寒论》的核心思想，也是中医辨证论治的理论基础，陈念祖在此基础上，结合五运六气学说，认为六气中的阴阳匹配与伤寒六经相合，提出分经审证。如太阳病，将其分为太阳经证、太阳腑证和太阳变证三大类，体现疾病演变规律和严重程度的变化。如少阴病，有邪从水化而为寒和邪从火化而为热两个方面，寒化以脉微细、但欲寐、背恶寒、腹痛下利清谷、小便白为主要症状，宜用回阳法；热化以脉沉细数、内烦外躁、口中热、下利清水、小便赤为主要症状，宜用救阴法。

陈念祖修读仲景学说的过程中，以衬注方式阐释《伤寒论》条文，著有《伤寒论浅注》，使之同原文相辅相成，提高了可读性；同时，根据辨证施治原则，将《伤寒论》方剂与主治编纂为歌诀，使之浅显顺口，为众多医者学习与使用提供便利。

3. 重视医学普及教育

陈念祖在其修读古籍的过程中意识到，经典医书文字古奥，义理深邃意存文外，医学初学者往往望卷兴叹，畏难不前。因此，中医教学对遵循科学但浅显易懂的中医著作的需求尤为迫切。陈念祖本着"语语为中人所共晓"的精神，以通俗易懂、由浅入深、从简及繁、便于记诵的文字风格，撰写《医学三字经》《时方歌括》《时方妙用》等著作，便于初学者记诵。《陈修园医书十六种》更是将经典与其自身理论和经验相互灌溉，广泛用于中医教育启蒙，其也以此为读本，先后在吴航书院、泉州清源书院和福州嵩山井上草堂等地讲席，培育了大批中医人才。

参考文献

1. 陈修园. 陈修园医学全书［M］. 北京：中国中医药出版社，1999.

2. 王巍，阮时宝. 浅析陈修园学术思想［J］. 中医临床研究，2012，4（3）：72-73.

3. 林慧光. 试析陈修园"维护旧论"学术思想的多面性［J］. 中国医药学报，2001（6）：13-15，78.

二十五、吴瑭

【名家简介】

吴瑭（1758～1836），字配珩，号鞠通，清代江苏淮阴（今江苏淮安市）人。著有《温病条辨》《吴鞠通医案》《医医病书》等医书。自幼攻读儒书，19岁时，因其父久病不愈逝世，慨然弃举子业，始读医书，立志学医。23岁时，其侄因温病误治而亡，故开始研究温病。后被选副贡入京，参与《四库全书》检校，历数年寒暑研习《黄帝内经》《伤寒杂病论》《温疫论》《临证指南医案》等经典著作，医学知识大进，尤得治温之法。结合其在京师温疫流行时的实践经验，经数年努力，数易其稿，著成《温病条辨》，创立温病学的三焦辨证理论体系。

【学术思想与临证经验】

1. 创温病三焦辨证体系

吴瑭遵循《黄帝内经》以三焦概括脏腑部位的认识，在刘完素三焦分证基础上，提出了温病三焦辨证论治体系，将温病的动态发展过程与脏腑密切联系。三焦辨证体系将温病的传变过程由浅入深分为三个层次：上焦（心肺），中焦（脾胃），下焦（肝肾）。其提出："温病由口鼻而入，鼻气通于肺，口气通于胃。肺病逆传则为心包，上焦病不治，则传中焦，胃与脾也，中焦病不治，即传下焦，肝与肾也。始上焦，终下焦。"即上焦发病为温病初期，病势相对轻浅，不治可顺传中焦，逆传可入心包；中焦发病为温病中期，是正邪相争的极期，不治可传下焦；下焦发病为温病后期，正气已虚，邪气流连。并提出温病三焦分证的治疗大法，即"治上焦如羽（非轻不举），治中焦如衡（非平不安），治下焦如权（非重不沉）"。

2. 立温病保津护阴诸法

吴瑭在《温病条辨》中，针对温热之邪最易化燥伤阴的病机，主张温热为病，法在存阴，留一分津液，便有一分生机。他在温病的全程治疗中，通过祛邪护阴、慎攻防伤阴及药物养阴等方法保护人体阴液，促进病体康复。温病初期，病在上焦，邪实正盛，以清热祛邪为主，养阴护阴为辅；若邪盛正衰同时存在，攻补兼施，清热养阴并重；温病后期，病在下焦，正虚邪恋，治以扶正固本，重在养阴增液，辅以清热。此外，吴瑭分别三焦，列生津、增液、填精之法，创制多首传世之方。

3. 治温不忘护阳

一方面，吴瑭认为温邪伤阴，宜用辛凉甘寒之法护其阴，慎用苦寒之品。另一方面，吴瑭也强调温邪有伤阳之患，故治疗过程中重视顾护阳气，对于湿邪阻滞气机而致"湿盛阳微"者，采用甘淡渗湿之品以通阳；过用寒凉而伤阳者，采用辛温之品建其中气以复阳；误用汗法而亡阳者，轻者用复脉法，重者则回阳救逆。

此外，吴瑭在温病治疗中，还注意区分温热、湿热之别，用药分刚燥柔润。吴瑭不仅精于温病，还博通诸科，尤其对痉病的辨治颇具心得。根据病因不同将痉病分为九种，随证变法，治痉务求其本。吴瑭治学有方，怀济世救人之心，用格致诚正之功，博学深思，为后人树立了典范。

参考文献

1. 李刘坤. 吴鞠通医学全书［M］. 北京：中国中医药出版社，1999.

2. 许家松. 吴鞠通学术思想探讨［J］. 江西中医药，1987（3）：1-3.

3. 郑贵良，陈文慧，孙艳红，等. 浅谈吴瑭清热养阴法［J］. 云南中医中药杂志，2010，31（5）：11-12.

二十六、王清任

【名家简介】

王清任（1768～1831），一名全任，字勋臣，清代直隶玉田（今河北玉田县）人。王清任在长期的医疗实践中，认识到人体解剖学对医学的重要意义，治学主张"业医诊病，当先明脏腑"；大胆实践，勇于创新，提出"灵机记性在脑"论；治病求本，重视气血，总结气虚血瘀学说、瘀血理论，创立活血化瘀新方，为中医气虚血瘀学说、瘀血理论的完善作出了不可磨灭的贡献。代表著作为《医林改错》。

【学术思想与临证经验】

1. 业医诊病，先明脏腑

王清任在长期的临床实践中，认识到医学要迅速、深入地发展，需了解人体脏腑解剖及其生理功能，指出"业医诊病，当先明脏腑"，强调脏腑解剖学在医学中的重要意义。经过四十余年的艰辛探索，完成了中医学史上系统描绘脏腑解剖及其生理病理学的解剖专著，补充并更正既往医籍对组织器官的认识。论述间虽有一些错误，但比前人描述更进了一步，将古代解剖学向前推进，对医学发展作出了巨大贡献。后世学者认为王清任的学说是中医由阴阳思辨向实体解剖转变的里程碑。

2. "灵机记性在脑"论

王清任通过解剖和临床实践，创新性地提出"脑髓说"，认为"灵机记性不在心在脑"，脑为髓海，可以主管人的精神、意识、思维活动，对脑的功能、脑与五官的联系作了明确结论。这一学说是对《黄帝内经》"心主神明说"和"肾脑、髓海说"的发展，也是对明代医家李时珍"脑为元神之府"说的完善，比俄国生理学家谢切诺夫1863年发表的《脑的反射》一文提出的"脑为思维器官"的观点还早33年，在世界范围内都是领先的思想。此外，王清任还有很多其他有价值的立论，如在对癫狂、癫痫病机的认识上，提出脑气与脏腑之气不接，至今仍对中医临床有重要的指导意义。

3. 治病求本，重视气血

王清任重视气血，指出"治病之要诀，在明白气血。无论外感内伤，要知初病伤人何物，不能伤脏腑，不能伤筋骨，不能伤皮肉，所伤者无非气血"。临证治疗强调调理气血的重要性，认为"能使周身之气通而不滞，血活而不瘀，气通血活，何患疾病不除"。王清任纲领性地认为气虚与血瘀为致病之源，以气虚血瘀证和瘀血证为重点，治疗上承"扶正祛邪""祛邪安正"两种思想，主张对元气亏虚导致的气虚血瘀证采取补气活血法，对血瘀证采取活血化瘀法，形成一套系统完整的瘀血理论。在古方的基础上，创立了以活血化瘀为主的方剂33首，可治疗各类瘀血证候50余种，治法中包含了行气化瘀、补气活血、温阳化瘀、养阴化瘀、通下逐瘀、解毒活血、通窍活血、蠲痹逐瘀8种治法。王清任以方统证，创立了分部治疗血瘀证的方法，50种血瘀之证，以三方治之，立通窍活血汤治头面、四肢、周身血管血瘀之证，立血府逐瘀汤治胸中血府血瘀之证，立膈下逐瘀汤治肚腹血瘀之证。

4. 中风论治

王清任自述生平所治疾病中属半身不遂者居多，其强调张介宾的"非风论"，认为半身不遂，皆由元气一亏，风、火、痰必然内扰，经脉空虚，血循不能归经，以致半身偏废。创补阳还五汤，认为"药味要紧，分量更要紧"，重用黄芪补其元阳之气，兼以活血治之。

参考文献

1. 王玉玺. 王清任和《医林改错》[J]. 中医药学报，1980（4）：42-44.

2. 章真如. 王清任与《医林改错》[J]. 新中医，1982（4）：52-54.

3. 邓春雷，殷克敬. 王清任对医学的贡献 [J]. 陕西中医函授，1985（6）：48-53.

4. 长青. 王清任 [J]. 山西中医，1990（1）：34.

5. 陈海燕，金杰，张荣欣，等. 王清任对中风病的贡献 [J]. 陕西中医函授，1997（5）：9-11.

6. 温长路. 王清任对《黄帝内经》的继承和发挥 [J]. 河南中医，2002（1）：3-7.

7. 董汉良. 王清任对脏腑学说的研究 [J]. 陕西中医，1984（5）：27-29.

8. 祝谌予. 王清任对活血化瘀的贡献 [J]. 山西医药杂志，1985（2）：109-110.

二十七、郑寿全

【名家简介】

郑寿全（1824～1911），字钦安，原籍安徽，其祖游宦四川，遂寓居邛崃，清末邛州（今四川邛崃市）人。早年师从刘止唐习医，业成悬壶于蓉城。其学术上溯《周易》《黄帝内经》，中得《伤寒论》心法，下览历代医家著作，医理医术造诣俱臻上乘，是清末与曹颖甫、恽铁樵等齐名的伤寒学家。临证医术精湛，因善用干姜、肉桂、附子等大辛大热药味，被尊称为"火神"。著有《医理真传》《医法圆通》《伤寒恒论》三书传世。

【学术思想与临证经验】

1. 以阴阳为辨证总纲，强调阳主阴从

郑寿全熟读《周易》《黄帝内经》《难经》《伤寒论》等经典，在此基础上悟出"天地一阴阳耳，分之为亿万阴阳，合之为一阴阳，于是以病参究，一病有一病之虚实，一病有一病之阴阳"

的道理，认为"万病一阴阳耳""发病损伤各有不同，总以阴阳二字为主""按定阴阳虚实，外感内伤治之，发无不中"，强调了阴阳辨证的重要地位和作用，主张辨病识证、解方论药应以阴阳为准则。

郑寿全重视真气和元阳，强调阳主阴从，将真气视为人体生命活动的动力，是人立命之根、生化之源、万物活动之根，认为人身一团血肉之躯，阴也，全赖一团真气运于其中而立命。真气生化不息有赖元阳蒸腾。郑寿全深明此理，故复指出"阳者，阴之主也，阳气流通，阴气无滞……阳气不足，百病丛生"。其认为阳气无伤，百病不作，阳气若伤，群阴即起，临证治疗注重固护真阳。

2. 法尊伤寒六经

郑寿全精研《伤寒论》立法垂方之奥并验之于临床，对伤寒与六经辨证颇有创见。郑寿全认为六经辨证非独为伤寒所设，实为万病立法，万病不离伤寒。故辨证以阴阳为纲，又不离六经。其六经辨证之特色在于一气充周、阴阳为纲和三阴贵温论。郑寿全承清代陈念祖之六经"气化说"并有所发挥，提出气化乃为仲景《伤寒论》之真机。真元一气循序周流于六经，即为六气，布护躯体；六经为病，乃客气逐层入侵人体，正邪交争为病，由于各经本标中气不同，而表里经腑证所异，气化不同，故病证有别。治病应恢复人体气化功能：三阳病在外，应汗、吐、清、下，因势利导，祛邪以扶阳；三阴病在里，应温补救阳，助阳以祛邪。郑寿全亦是先别阴阳，万病以阴阳为纲，六经亦以阴阳为纲。

郑寿全对三阴病证治多有发挥，提出凡三阴证，以温补为要，是阴盛阳必衰，故救阳为急，并认为虚火即是真阳不足、阴寒内盛所致之虚阳外越，以及浊阴上腾、浊阴下趋等证，又称阴火，致病有元气不纳、孤阳上浮、气不归元、虚火上冲等。

3. 治疗以扶阳为主

郑寿全在阳主阴从前提下，以元阳为根，辨证以阴阳为纲，又不离六经，善识证之真假，善用并重用姜附治疗阴寒证和危急病，形成鲜明的"火神"辨证用药风格。临证善于以温热药补阳扶阳，然同为补阳，又有上、中、下之别：上焦心肺阳衰者，常用姜桂汤、桂枝甘草汤、甘草干姜汤轻清以扶阳；中焦脾胃阳虚，常用理中汤、砂仁、肉豆蔻等方药温养中焦以扶阳；下焦肝肾阳衰，常用四逆汤、白通汤、吴茱萸汤等辛热、辛温之剂温下以扶阳。郑寿全尤其重视温扶元阳，或扶阳救逆，或扶阳抑阴，或扶阳化阴，或引火归原，认为治之但扶真阳，则内外两邪皆能灭，是不治邪而实治邪也。其对干姜、桂（肉桂、桂枝）、附子的应用有独特的认识与经验，认为桂、附、干姜，纯是一团烈火，火旺则阴自消，如日烈而片云无。"况桂、附二物，力能补坎离中之阳，其性刚烈至极，足以消尽僭上之阴气，阴气消尽，太空为之廓廓，自然上下奠安，无偏盛也，岂真引火归原哉！"郑寿全虽以善用热药著称，但绝非一味追求温热，其治病用药均是建立在准确的辨证之上的。

参考文献

1. 郑寿全. 医理真传［M］. 北京：中国中医药出版社，2008.

2. 郑寿全. 医法圆通［M］. 北京：中国中医药出版社，2009.

3. 张广麟，李继贵. 郑钦安学术思想初探［J］. 云南中医学院学报，1984，7（4）：1-5.

4. 张文平，刘亮，谢克庆. 郑钦安学术思想探析［J］. 四川中医，2004，22（1）：3-4.

5. 张志刚. 郑钦安学术思想特色撷要［J］. 陕西中医学院学报，2013，36（3）：97-99.

6. 张林落，陈贵喜，汤芝荃，等. 探讨郑钦安学术思想之一二［J］. 辽宁中医杂志，2017，44（12）：2500-2502.

二十八、唐宗海

【名家简介】

唐宗海（1846～1897），字容川，清代四川彭县（今四川彭州市）人。因其父体羸多病，即习方书。后因其父妻罹患血疾，遂专攻血证。唐宗海总结前人理论与经验，结合自身临床实践，著《血证论》阐发治血精微奥义。其治学主张博采众家，通读古今典籍，倡导中西医汇通，著《中西汇通医经精义》，成为中西医汇通学派的代表医家之一。代表著作为《中西汇通医书五种》（含《中西汇通医经精义》《血证论》《伤寒论浅注补正》《金匮要略浅注补正》《本草问答》），另有《医易通说》《医学见能》等。

【学术思想与临证经验】

1. 水火气血论

唐宗海以阴阳学说为基础，认为人体生理变化是阴阳二气不断运动的结果，阴阳即为水火，水火乃化生气血之源，即"人之一身，不外阴阳，而阴阳二字，即是水火，水火二字，即是气血。水即化气，火即化血"。唐宗海以此为纲，从水火气血相互关系认识血证机制。

（1）血与火　唐宗海在《黄帝内经》"中焦受气取汁，变化而赤，是为血""心生血"理论的基础上认为血生于心火，指出火与血原是一家，火可化生阴血，也需要阴血涵养。而病理之火可造成血病，即所谓"火化太过，反是其化""火化不及，而血不能生"，故治火即治血。

（2）血与气　唐宗海从气血关系研究血证，认为血与气相互依存，相互为用，血的运行依赖于气的统帅，气的宁谧温煦又依靠血的濡润，即血与气"一阴一阳，互相维系"。反之，气结则血凝，血病则累气。

（3）血与水　唐宗海提出在下焦则血海、膀胱同居一地；在上焦则肺主水道，心主血脉，又并城而居；在躯壳外则汗出皮毛，血循经脉，亦相倚而行。其认为血与水属性上同归一类，但亦具对立统一关系，一阴一阳，相互维系，水病则累血，血病则兼水。

唐宗海还提出"人之即育，以后天生先天，故水火两脏，全赖于脾"的高论，强调了脾在气血水火之中的重要性，认为治血证者，必以治脾为主，形成了独特的学术理论体系。

2. 论血证病机

唐宗海所论血证包括上部出血、下部出血、血外渗、血中有瘀及失血兼证等，病因病机十分复杂，他应用气血辨证将病机归纳为气机阻逆、血随上逆；脾失统摄、血无归附；火热炽盛、迫血妄行；瘀血阻络、血行失常等。并提倡临证时气血辨证应当与脏腑辨证相结合，如吐血主病在胃、呕血主病在肝、咯血主病在肾、唾血主病在脾、咳血主病在肺等。

3. 通治血证四法

唐宗海根据吐血的病因病机总结出"止血、消瘀、宁血、补血"四法，虽是针对吐血而设，但也可作为通治血证之大纲，被后世奉为血证治疗之准绳。

（1）止血　唐宗海视止血为治疗血证第一法，提出"存得一分血，便保得一分命"。初吐时多属实证，当以治冲脉为要。冲为血海，其脉隶于阳明，治阳明即治冲脉，故首推釜底抽薪、降气止逆之法。虚证者，分脱证与寒证，分别予益气固脱及温运脾阳之法。

（2）消瘀　血止后，其脉中已动之血不能复还其道，是为瘀血。唐宗海观察女子月信去旧生新，知瘀血不去，新血不生，故治血证当知去瘀生新之法。

（3）宁血　血止瘀消后，需根据病因对证治疗，采用祛邪、调气、凉血、泻火、润燥、清肝等法，防止出血再发。

（4）补血　出血既多，益增其虚，故以补血为收功之法。对于血证所致虚者，唐宗海认为当审证求因，因肺为华盖，肺虚则津液枯竭，补虚时当以补肺胃为要。冲、任、带三脉为肝所主，总司精血传输，故补血者以补肝为要。此外，亦强调补肾，从阴化阳，补火济水。

参考文献

1. 李成文. 中医各家学说［M］. 上海：上海科学技术出版社，2014.

2. 唐容川. 血证论［M］. 北京：中国中医药出版社，2005.

3. 傅沛藩.《血证论·阴阳水火气血论》浅析［J］. 中医杂志，1988（8）：12-13.

4. 蔡林，张蜀，廖伯年，等. 唐宗海《血证论》治血四法初探［J］. 河南中医，2011，31（12）：1376-1377.

5. 艾智科. 晚清的中西医汇通思想及其走向［J］. 历史档案，2010（2）：120-125.

第二节　近代与现代中医内科名家

一、张锡纯

【名家简介】

张锡纯（1860～1933），字寿甫，河北盐山县人，是近代倡导中西医汇通的代表医家，是清末民初医学史上最具影响力的医家之一，与张生甫、张山雷并称"名医三张"。张锡纯少时广涉经史子集，读书之暇随父习医，后受时代思潮的影响，萌发了衷中参西的思想，遂潜心于医学。曾担任中国第一家中医院立达医院的院长，开办国医函授学校，设立中西医汇通医社。

其代表著作是《医学衷中参西录》，该书结合中西医学理论和作者的医疗经验阐发医理，颇有独到见解，在近现代中医史上具有里程碑式的意义。

【学术思想与临证经验】

1. 衷中参西，灵活变通

张锡纯认为欲求医学登峰造极，诚非沟通中西医不可，主张以中医为主体，取西医之长，补中医之短。衷中参西、汇通中西医的思想使张锡纯找到全新的治学观点和方法。第一，抛弃崇古泥古、故步自封的观点，敢于创新，不全于故纸中求学问。第二，反对空谈观点，崇尚实验方法。张锡纯的实验精神突出表现在两方面，一是对药物的切实研究，二是对临床的细致观察及详细可靠的病历记录。如其在临床中，于诸病治法，注重实际，勇于探索，并独创了许多新的治疗方剂，体验了若干中药的性能。诸如山茱萸救脱、参芪利尿、白矾化痰热、三七消疮肿、生硫黄内服治虚寒下痢及蜈蚣、蝎子定风消毒等，充分发扬了古说，扩大了药用主治。

2. 继承经典，守正创新

张锡纯继承经典，守正创新，力主中西贯通，以中为本，以西为用。

（1）中药之理，释西药性　如释阿司匹林，"其性凉而能散，善退外感之热，初得外感风热，服之出凉汗即愈，兼能退内伤之热，肺结核者，借之以消除其热，诚有奇效"。

（2）中西合璧，自创新方　如创治温病周身壮热的石膏阿司匹林汤。张锡纯称石膏之性，又最宜与西药阿司匹林并用。盖石膏清热之力虽大，而发表之力稍轻。阿司匹林味酸性凉，最善达表，使内郁之热由表解散，与石膏相助为理，实有相得益彰之妙。张锡纯除用本方治疗外感邪热入阳明胃腑，症见头痛苔白者外，还常用此治疗斑疹之毒，郁而未发，其人表里俱热、大便不滑泻者等。

（3）中西合用，提高疗效 如治热结膀胱无蓄血者，用鲜白茅根、滑石煎汤送服阿司匹林，使周身得汗，小便通利，表里双解。

（4）中西合用，补偏救弊 如阿司匹林虽为治结核良药，但发散太过，常兼用玄参、沙参增效救偏；山药久服可壅滞脾胃，佐以百布圣（胃蛋白酶）运化可救其偏。

3. 继承经典，自成一家

（1）寒温统一 张锡纯认为《伤寒论》一书，原以中风、伤寒、温病平分三项，特于太阳首篇详悉言之，以示人入手之正道，而温病传经已深，清燥热之白虎汤、白虎加人参汤，通腑之大小承气汤，开胸结之大小陷胸汤，治下利之白头翁汤、黄芩汤，治发黄之茵陈蒿汤、栀子柏皮汤及一切凉润、清火、育阴、安神之剂，皆可使用。借以强调张机六经辨证不仅为伤寒而设，温病治法方药也涵盖在其中，伤寒、温病治法始异而终同。

（2）力补中土 张锡纯在《医学衷中参西录》开篇即提到"《易》有之'至哉坤元，万物资生'，言土德能生万物也。人之脾胃属土，即一身之坤也，故亦能资生一身"。又据《灵枢·五味》"五脏六腑皆禀气于胃"指出脾胃属土，其气化之敷布，涉及金木水火诸脏腑，崇建中土是其主要治疗思想之一。全书自创方剂166首，用山药者达58首之多，足可见其对后天的重视。

（3）重视大气 张锡纯通过研习《黄帝内经》明确了大气即宗气。大气的首要作用是鼓动心肺，为其动力之源，为后天诸气的纲领。此气一虚，就会出现呼吸不利、肢体疲懒、精神昏聩、脑力心思顿减等心肺功能异常及气虚的表现。不论外感内伤，凡引起大气虚损进一步加重者，则可导致大气下陷。张锡纯通过28例大气下陷证医案，详尽论述了大气下陷的临床特征，并对大气下陷证的脉象进行了详细描述，指出其特征为沉迟微弱，关前尤甚。

（4）倡冲气致病论 张锡纯在《难经》论述的基础上，根据其自身临证体会提出冲气致病论，对后世影响深远。张锡纯认为除了冲脉自身可以导致冲气上冲之外，肾虚、肝气恣横也是引起冲气上冲的主要因素。冲气上冲之时常常影响胃气、肺气的正常升降，从而出现胸膈满闷、喘逆、呕吐、吐血、膈食等病证。张锡纯根据引起冲气上逆病因的不同，提出标本兼顾、分虚实寒热而灵活用药。如对于单纯因冲脉功能失常而致的冲气上逆等症状，主要以镇冲、平冲为主；若是冲气上逆系胃或肝、肾等引起的，张锡纯在镇冲、平冲同时，注重对症治疗，体现了中医学"急则治其标，缓则治其本"的特点。从张锡纯所记载的医案看，冲脉单独为病的很少，往往是与肾、肝、胃等脏腑相互影响而致病，这也体现了其对冲脉与脏腑关系的重视。

4. 明于药性，用药独到

（1）味少量大 张锡纯重视药证相对，认为对证之药，重用一味，能挽回急重之病。常以单味之药立起沉疴，其善用石膏即为明例，正如其所言"愚临证四十余年，重用生石膏治愈之证当以数千计。有一证用数斤者，有一证而用至十余斤者，其人病愈之后，饮食有加，毫无寒胃之弊"。

（2）善用生药 张锡纯在应用生药方面独具特色。代表性认识颇多，如石膏生用为金丹，煅用为鸩毒；代赭石煅之伤肺；乳香、没药炒用后流通之力顿减；山药炒用服之无效；麦芽生用能升肝气。

（3）发扬古义 张锡纯对药物功效的认识，常在前人的基础上从药类法象角度提出新的见解。如其认为"鸡内金性甚和平……善消有形郁积"，故将其用于治疗闭经，即是取象于鸡内金消磨谷石之能，而推其有破郁积的能力，验之临床效果良好。这也充分说明了古代从法象角度认识药性药理的实用性。此外，经过其多年的临证，积累了大量用药心得，如三棱、莪术与参芪并用能开胃进食，牛蒡子与玄参并用能止咳定喘，山药因其性润滑诚为滋补药中无上之品，山茱萸虽药性酸敛，但具开痹之功等，均是在已有认识基础上的创新与发挥。

参考文献

1. 严世芸. 中医各家学说［M］. 北京：中国中医药出版社，2009.
2. 王德明. 张锡纯学术思想探讨［J］. 山西中医，1996，12（3）：7-8.
3. 朱燕玲，欧阳坤根. 张锡纯学术思想探究［J］. 镇江医学院学报，1995，5（2）：149-150.
4. 朱广仁. 张锡纯学术思想探讨［J］. 北京中医，1987（2）：47-51.

二、丁甘仁

【名家简介】

丁甘仁（1866～1926），字泽周，江苏武进通江乡孟河镇人，近代著名中医临床家、教育家，与费伯雄、马培之、巢崇山并称"孟河四大医家"。丁甘仁家族世代行医，其先后求学于丁松溪、马仲清、马培之、巢崇山等知名医家，精通内、外、喉等多科杂病的诊治。他重视中医教育，1917年创办上海中医专门学校（现上海中医药大学）并任校长，两年后创办女子中医专门学校，后又进一步在沪南、沪北设立两所广益中医院。他重视中医学术交流研究，1920年创办上海国医学会，后又发行《国医杂志》，成立"江苏省中医联合会"，并担任首任会长。

在临证上，丁甘仁推崇张机《伤寒杂病论》，辨治以六经为纲，提倡寒温统一。其精于临床内、外、妇、儿、喉科及疑难杂症，在医治外感热病方面更卓有成效。其论治外科疾病颇有特色，内重托补、顾护正气，并提出了"益气、托毒、和胃、化湿"的辨治原则。其主要论著有《药性辑要》《脉学辑要》《喉痧症治概要》《丁甘仁医案》等。

【学术思想与临证经验】

1. 六经为纲，寒温统一

丁甘仁认为伤寒、温病虽有不同，但二者皆为感于寒邪，属于外感病，且热可转寒，寒可转热，故二者不应截然分开，主张临证运用时，将伤寒六经辨证和温病卫气营血辨证相结合，经方与时方并用，各取所长，开创寒温统一辨证新风。这一特点在治疗外感热病时尤为明显，以六经为纲，合以卫气营血三焦辨证，辨别其兼夹症，施以适当治法。一般情况下，邪在卫分、气分，则按三阳经辨治，并以阳明经辨治者为多；邪入厥阴，则按热入营血或逆传心包辨治。湿温病若湿胜阳微，则按三阴经辨治。此体现出丁甘仁既遵循伤寒、温病之理，又将其融会贯通开创新法。如太阳表实寒证用麻黄汤，太阳表虚证用桂枝汤，风温症见高热者予以白虎汤、神昏谵语者予以紫雪丹，湿温证用葛根芩连汤，暑温证予黄连香薷饮，湿阻中焦证予藿香正气散等。以暑温病为例，《丁甘仁医案》中论述暑温病的特点是暑必夹湿，伤津耗气，高热神昏，从六经辨证的角度出发认为多是阳明经、厥阴经病变。因秋凉引动伏暑，夹湿滞内阻，证属太阳、阳明为病，治当表里兼顾，疏透伏邪而化湿滞，用疏透之剂，加化湿之品。暑湿蕴蒸阳明，虑其逆传厥阴，治当清暑除湿、清心开窍。热可转寒，当阳气暴脱，症见四肢厥冷、神昏谵语等时，辛凉清里非其所宜，回阳救逆固脱为其治法。

2. 湿温病辨治方法

湿为阴邪，易伤阳气，中焦脾阳易受损。湿性重浊黏滞，加之温邪，从阳化热，胶着难解，此时若用辛凉清里之法，湿不得去，热亦难退，故丁甘仁创制宣化淡渗之法以除湿温之邪。此外，丁甘仁辨治湿温病有三大特点：其一，不只限于阳明、太阴二经，而是将其扩大到六经范畴，先辨病位，再定方药，善用合方。其二，重视少阳、厥阴经的枢机作用，善用柴胡运转枢机。其三，经方和时方并用，以经方为主，加用芳化、苦燥、淡渗、疏达之品以助化湿。

湿温病的病位常被认为在太阴、阳明经，对应脏腑则为脾胃。因为脾喜燥恶湿，湿邪易侵袭太阴脾经；阳明胃经为多气多血之经，气盛则身以前皆热，故阳明胃易化热。但丁甘仁并不只拘泥于此二经。例如，湿温初起，表未解郁于卫阳而胸闷泛恶、苔白脉濡，应注意宣散太阳表邪，用麻桂之类；如邪留膜原，寒热往来、苔腻脉濡滑，用柴葛解肌汤等方以治少阳枢机不利；当邪在卫、气分时，遵三阳经治法；或热迫于下，身热便泄，用葛根芩连汤法。

3. 外科疾病辨治思想

丁甘仁外科疾病辨治思想可总结为"益气、托毒、和胃、化湿"八个字。外科疾病脓腐易溃烂，不易愈合，且久病正虚，正虚不能托毒外出，故临证重视托补，固护正气。脾胃为后天之本、气血生化之源，故临证重视益气和胃，气血充足，则痈疡易于消散愈合。湿邪重浊黏滞，湿热胶着难解，蕴而成痰，痰气易于化毒化火而致疮疡肿毒，故临证注重化湿。丁甘仁治外科病用药轻灵平淡，轻灵则不壅滞，气为血之帅，血为气之母，气行则血行，气行则邪毒随之而出，血行则瘀血自散。平淡则不伤正，正气充足方可托毒而出。

参考文献

1. 朱毓梅，杨金萍，王振国，等. 丁甘仁对张仲景六经辨证思想的发挥 [J]. 中医杂志，2013，54（5）：389-391.

2. 丁甘仁. 丁甘仁医案 [M]. 北京：人民卫生出版社，2007.

3. 马明越，于文明. 丁甘仁运用六经辨治湿温经验探析 [J]. 中医杂志，2013，54（4）：352-354.

4. 连侃. 丁甘仁外科病辨治经验探析 [J]. 辽宁中医药大学学报，2010，12（3）：162-163.

三、曹颖甫

【名家简介】

曹颖甫（1866～1938），名家达，字颖甫，一字尹孚，号鹏南，晚署拙巢老人，江苏江阴市人，民国期间沪上名医。

曹颖甫出身书香门第，其养父深通中医，他从小耳濡目染，少年时就喜读医书。曹颖甫12岁时读张志聪的《伤寒论集注》，13岁时习张机的《伤寒论》阳明病篇，已有心得与感悟，并开始用伤寒经方为邻居和家人诊治疾病，每能取效，因而增加了其学医行医的信心。曹颖甫在研习经学与医学途中，主要受到两个人的影响，一是当时的嘉定秦芍舫，二是著名的汉学大师、南菁书院的创建人黄以周，他们两人既精通汉学，又深明医理。曹颖甫和他们一样，在治经学的同时不断钻研医学，间或为人治病。除了医学方面的造诣，曹颖甫在文学艺术上也颇具修养，他擅长辞章，于研求经训之外，致力于诗文，作诗绝有奇气，别树一帜，被称为"诗文大家"，并有医界"诗、文、画三绝"之誉。孟河医派的代表人物丁甘仁十分欣赏曹颖甫的学识与医术，于1917年邀请曹颖甫前往其创办的上海中医专门学校任教，主要讲授《伤寒论》和《金匮要略》，培养了一批优秀人才，如近代名医秦伯未、章次公、王一仁、沈石顽等均为其入门弟子。曹颖甫临床所开处方用药精到，并且常常是一二剂后患者即"覆杯而愈"，因此被时人赞誉为"曹一帖"。曹颖甫注重临床实践，常借临床医案阐明疾病的病因病机，并以此进一步验证张机经方的临床疗效，著有《伤寒发微》《金匮发微》《经方实验录》《曹颖甫医案》等，理论透彻周详而又贴合临床。

【学术思想与临证经验】

1. 注重临床实践

曹颖甫注重临床实践，将理论与临床相结合，以此阐发病证变化机制，并进一步佐证张机经方的临床实用价值，为经方在现代的运用起了很好的示范作用。《伤寒发微》和《金匮发微》是曹颖甫结合多年研读心得所著，全书考据精详，凡无字错字之处必反复探讨、多处查证、一再解释；书中无具体方解者，必仔细核对考量，提出方治，以启示后人。这两本著作最大的特色，就是书中附录大量个人临床治验，突显其"考验实用"之性能，于诸家注释之外独树一帜。曹颖甫在使用经方时从不僵化，擅长变通应用，常几个经方一起使用；或在同一患者同一病证的治疗过程中，前后使用不同的经方；或即使病证相同，但根据自己的经验使用不同的经方。

2. 医专宗张机，善用经方

曹颖甫一生治医专宗张机，以善用经方而闻名。曹颖甫用经方的特点，一是抓方证，方证是用经方的指征和证据，按此证用此方，必定有效。所以经方的方证，"并非如一般中医误解之所谓证，更非西医所谓对症疗法之症"，而是有特有的定义。二是少加减，从曹颖甫的医案可见，对疾病辨证准确即可投经方，如需加减也须参照张机用药规律，不可随意加减。如治疗肺痈一病，遵循张机之说，先开泄肺气，清其郁热，再决痈除脓，三则破除痰结，最后即扶养肺阴，则能药到病除。三是重视剂量，曹颖甫医案每案都标明药物剂量。疗效与药物用量的关系是密不可分的，但过去的医案常常有方而无量，或有法而无方，忽略用量读者多有揣测之苦。四是胆大心细，善用峻剂。曹颖甫善用下法，认为危重症的治疗都是刻不容缓的，如果畏峻猛而不敢用，就会失去治病的最佳时期。但曹颖甫在教导弟子使用大剂量的大黄等峻下药物时，一定从小剂量开始逐渐增加。五是重视验证，他说自己记录临床验案"以考验实用为主要"。曹颖甫潜心于张机之学，一生善用经方，倡导经方。但他也不反对时方，曾说："治危急之证，原有经方所不备，而借力于后贤之发明者，故治病贵具通识也。"

3. 用时灵活，随病证变通

曹颖甫在临床上并不拘泥于《伤寒杂病论》的思维，尊崇张机"观其脉证，知犯何逆，随证治之"的观点，病证适宜即可用是方。曹颖甫于少时便熟读《伤寒论》阳明篇，后于临证时善用大承气汤，有"曹承气"之雅号。大承气汤除可治阳明腑实外，积滞下利、头痛、太阳中风等属阳明证者用本方治疗效果亦佳。如阳明头痛者，不论其有无阳明腑实证，若其病位在头，病源于阳明，因胃通于脑，脑神经受邪热熏蒸发为疼痛，所谓上病取下，常采取釜底抽薪之法，以除阳明悍热之气，则头痛等症自愈。

参考文献

1. 曹颖甫. 经方实验录［M］. 北京：人民军医出版社，2015.

2. 刘松林. 曹颖甫经典医案赏析［M］. 北京：中国医药科技出版社，2015.

3. 陈仁寿. 卷耳药香·浅尝［M］. 北京：中国医药科技出版社，2019.

4. 张浩良，卜开初，汤杏林 . 医苑轶闻趣谈［M］. 北京：中国中医药出版社，2012.

5. 王致谱 . 民国名医著作精华·经方实验录［M］. 福州：福建科学技术出版社，2015.

6. 卢祥之 . 医坛百影：名中医医论阐挥（一）［M］. 北京：人民军医出版社，2013.

7. 陈仁寿 . 经方大家曹颖甫运用经方探微［N］. 中国医药报，2021-01-05（003）.

8. 关忠影，王军 . 曹颖甫运用大承气汤治验分析［J］. 江苏中医药，2020，52（5）：67-68.

四、萧龙友

【名家简介】

萧龙友（1870～1960），名方骏，字龙友，号息翁，四川三台县人，与施今墨、汪逢春、孔伯华并称"北京四大名医"。历任中医研究院（现中国中医科学院）学术委员、名誉院长、中央文史馆馆员、中国科学院学部委员（院士）等。

萧龙友重视中医教育，1930年参与创办了北平国医学院，培养了大批高级中医人才，1954年在第一届全国人民代表大会上提出设立中医学院、培养中医人才的建议，国家采纳了他的提案，于1956年成立了北京、上海、广州、成都四所中医学院。萧龙友毕生钻研医学，重视临床，融会西医，因其多忙于诊疗，留著甚少，现仅存《整理中医学意见书》《中医药学意见书》《现代医案选》等。

【学术思想与临证经验】

1. 四诊合参，尤重问诊

萧龙友在诊治中重视四诊合参，尤重临证问诊。他认为眼如何望、耳鼻如何闻、指如何切，依据病情结合理性、感性而作判断。患者皮肉之色、声音、气味、舌脉，是相对客观的表现；而患者的主证、兼证、局部变化及全身情况，乃至患者禀赋强弱、习惯性情、籍贯嗜好等，是患者主观的感受或表现。需要医者详细询问，洞察患者新旧浅深隐显变化，再结合望、闻、切诊，才能作出正确全面判断。

2. 主张老少分病论治

萧龙友对于老少患者的诊治曾有如下阐述："三春草旱，得雨即荣；残腊枯枝，虽灌而弗泽。故对象不同即须作不同之措施，然又须顾及同中有异，异中有同。"他提出对于同种病证，需结合患者年龄、自身体质谨慎选择理法方药。以肝木偏亢之胁痛为例，如为老年患者，则不加攻伐，避免汗吐下，而以调理清养，遣方多以黄芪、人参顾护中焦脾胃为主；而对于年轻患者，虽为肝木阳亢之象，若素体既虚，则不可一味攻邪，否则必损伤机体，应以养阴固本为纲；若患者体力强壮，又患实证，不加攻伐，邪郁发盛，亦为大忌。

3. 治虚宜育阴培本

萧龙友主张内科老年患者之虚证应以补虚、养阴作为基本治疗纲要，推崇使用平性或寒性的补虚药、清热养阴药，如党参、生地黄、栀子、郁金等，且常用天冬－麦冬、生地黄－菊花、生地黄－枸杞子、生地黄－川芎、知母－川贝母等对药。并在其论著中提到欲投育阴培本之剂，必先观其条件如何，设病宜投而有一二征象不便投，又必须先除其障碍，或为其创造条件，若果时不我与，则于育阴培本之中，酌加香化运中之药，如陈皮、郁金、枳壳、沉香、焦曲、鸡内金之类。可见其治病推崇灵活运用育阴培本之法。

萧龙友认为临证论治，不应过分拘泥于"宿垢"尽去，而应以调理清养为要，以防过中不治。其用药特点也体现出"平淡轻灵以治虚"的学术思想。萧龙友曾以衣料作比喻,旧衣物如同人之老年,不可猛烈揉搓(攻法),认为若仔细周密,以清水小掇轻浣,宿垢虽不必尽去,但晒干之后,能使人有出新之感。由此可更使其寿命增长,其质地非唯无损,且益加坚。

4. 注重情志疗法

《素问·玉机真脏论》云:"忧恐悲喜怒,令不得以其次,故令人有大病矣。"萧龙友深以为然且贯彻于其临证及养生思想中,认为人贵在气血中正,情志是气血在外的一种表现,情志不合则气血不和,阴阳失调,不利于疾病好转。因此在临证治疗时,注重形神一体。如治疗慢性病迁延不愈者,常用合欢皮、橘络等开忧解郁;忧思过度者,则给予香附、木香;善恐易惊者,则投茯神、磁石等。通过数据挖掘萧龙友用药规律,亦发现其常用首乌藤-合欢花、首乌藤-柏子仁、首乌藤-白芷等安神药配伍治疗不寐、月经病等与情志密切相关的疾病。

5. 治月经病以调气血为纲,重视治火热、血瘀

月经病是妇科临床最常见的病证,历代论述颇多。《素问·阴阳别论》中就已提出闭经的发病责之于心脾失调。至明代张介宾总结月经病的治疗原则为"当察脏气,审阴阳,详参形证脉色,辨而治之",认为"调经之要,贵在补脾胃以资血之源,养肾气以安血之室"。基于既往医家的认识并结合自身体会,萧龙友治疗月经不调常以补血补气为先,以四物汤、四君子汤化裁为代表,多用党参、当归、白芍等调补气血,熟地黄、桑寄生、牛膝等培补肝肾,体现了"女子以血为本"的中医法则。除补虚外,萧龙友认为女性月经病中,肝气不疏,继而气郁是另一重要病机,气郁生火,血虚生热,气郁则血瘀,血虚易血瘀,因此重视清热凉血及活血化瘀药的运用,常用生地黄、栀子、牡丹皮、赤芍及川芎、郁金、乳香、没药等,根据不同病证中火热和瘀血的程度、部位选择不同的清热与活血化瘀药物。

6. 论治时疫的见解

萧龙友在治疗时疫病方面也有独到的见解。据记载,光绪年间四川地区霍乱流行,萧龙友基于中医古籍中对于霍乱的认识,并结合当地气候、饮食等多种条件,与其师友共同拟定多个治霍良方。例如,以炼雄丹投之入井,起到防疫之效;对于感染疫病神昏者,以速效丹取嚏以开闭急救;取嚏醒神后,以甘露消毒丹利湿清热,两相兼顾,用于湿热疫毒者;肢冷、无秽浊之气者,则予以霹雳散。上述方药在当时的疫情防控中发挥了重要的作用。

7. 推崇使用鲜药

萧友龙对鲜药的使用较为推崇,常根据季节或证候的不同多加鲜品,如治疗老年病,多加鲜茅根、鲜荷梗、生梨皮等,旨在用甘润之汁以顾护津液、增水行舟,同时亦贯彻其"平淡轻灵"的用药特点。如治疗月经病时,常根据不同的证候予以生梨皮、鲜荷叶、鲜荷梗、鲜藿香、鲜茅根、鲜石斛等,取其生发之气,同时清热养阴生津,临证使用收效甚好。

参考文献

1. 张绍,李云,鲍晓东.北平四大名医医案选集 [M].北京:中国中医药出版社,2010.

2. 陈腾飞,王晓鹏,董兴鲁,等.基于数据挖掘方法研究萧龙友内科临证用药配伍经验 [J].环球中医药,2019,12(4):521-526.

3. 陈腾飞,王帅,丁雪霏,等.浅述燕京名医萧龙友使用时令鲜药经验 [J].环球中医药,2017,10(5):583-585.

4. 张绍重.萧龙友先生的学术思想及其临床经验(二)[J].新中医,1981(2):14-17.

5. 宋佳,赵艳.基于文献的萧龙友治疗月经不调用药特色研究 [J].中医杂志,2020,61(13):1184-1187.

五、刘六桥

【名家简介】

刘六桥（1874～1951），名汉龙，号潜初，广西容县人，我国近代桂派名医。他提倡甘温除大热大冷论，重视嗣育，提出寡欲养精、少生优生的观点，善治广西地方常见病，并极为重视民间医药的运用，为后世留下了宝贵的财富。

刘六桥一生治学严谨，编著有《六桥医话》《伤寒学讲义》《妇科讲义》《眼科讲义》等著作，大多为当时任教的地方医药研究所教材。并培养出首届国医大师班秀文、全国名老中医黄荣活及广西名医黄英儒、黄道存、张本等一批中医人才。

【学术思想与临证经验】

1. 重视经典，见解独特

刘六桥精心钻研中医经典著作，并有其独特的见解。刘六桥曾详论伤寒六经之含义，认为三阳三阴为六脏六腑、十二经络，禀六气而生、感六气而病之代名词，先分阴阳，故有三阴三阳。阴阳之中又分老幼，故有太阳、少阳、太阴、少阴。又因阳善而阴恶，阳当观其昌明之时，阴则当防其止尽之地，故有阳明、厥阴。刘六桥认为六气伤人，以寒气伤人为最，且能按经循序而传；风气则迅疾，常不按次第相传，而能直中；暑、燥、火三者皆属于热，传变虽急但伤人却常不甚剧；湿气行缓，故少见传变。因六气之中寒为极阴之气，属死气，伤人最烈，而伤风次之，故在伤寒中常连带论及伤风。

2. 诊法多样，尤善脉诊

刘六桥善于灵活运用多种诊法，有着极具特色的诊睾囊、诊舌等方法，注重四诊合参，尤重脉诊。刘六桥提出，脉诊当以《黄帝内经》为准，寸关尺多指脏腑及形身之部位，尺脉居下，可候人身之下，尺外以候肾，尺里以候腹，内有大小肠膀胱，故言腹以概之也；关脉居人身之中部，内有肝有膈有脾胃，左关候膈，右关候胃；寸脉心肺居上，右寸候肺胸，左寸候心及膻中。

刘六桥认为外症不明之病，唯有凭精微的脉诊才能确定其病性。如其曾遇一例醒后不能言语，四肢不能动持，身无热，六脉和平之怪病者，刘六桥细审脉象后，知其脉象于和平之中微带弦象，是为痰饮留滞，遂用甘遂半夏汤，继用十枣汤而愈。

3. 提出甘温除大热大冷论

"甘温除热"法是指以性味甘温的药物为主药，治疗因中气不足或气血亏虚而致的内伤热证及虚人外感发热的一种方法。而刘六桥认为甘温既可以除大热，又可以除大冷，提出了"甘温除大热大冷论"。刘六桥以治疗疟疾为例诠释了"甘温除大热大冷"，指出疟疾多次发作之后，出现身大热的症状，且脉洪而虚，是因为血虚不能维阳，当重用当归身，达到热自退的效果，而若只用地骨皮、牡丹皮一类药物，则临床疗效不佳；疟疾出现大冷久冷的症状，重用白术无效，则应加附子、当归。附子、当归本不是治疗疟疾常用之药，但患者大冷属血虚阳虚，使用甘温之药进行调和，以达到阴阳平而病自除的目的。

4. 临证圆活多变，师古而不泥古

刘六桥临证圆活多变，师古而不泥古。如治疗风寒喘促，用猪牙皂一味，煮水擦身。刘六桥认为，风寒喘促多由毛窍闭塞，痰气上逆所致。《伤寒论》以麻黄汤开窍平喘，而猪牙皂辛温，开窍祛痰，煮水擦身，打开毛窍，效麻黄汤之意。治疗脾肺阴虚之久咳，温凉补泻，俱无明显之

效，而唯有以桑叶、沙参、玉竹、北杏仁、金钗石斛、茯神、白扁豆等平淡无毒、药食两用之物久服则久咳自愈。治疗食瘟牛肉中毒，诸医投药均无效，刘六桥用苦瓜藤一味，煮水内服，一剂而愈。国医大师班秀文教授赞叹曰："单方一味，气死名医。"

刘六桥在治疗传染病方面，循张机之理，又灵活变通。如 1938 年南宁霍乱流行，刘六桥认为该病为寒邪直中厥阴肝经所致，多主以当归四逆汤加吴茱萸、生姜治之。如有呕吐者，加姜半夏三钱、淡干姜一钱；若口渴舌黄者，加姜川黄连五分；若腹中绞痛者，加酒炒木瓜三钱；若手足冷过肘膝者，加熟附子三钱；对于目上视、脉绝者，应当急用艾灸关元穴。

5. 善用单方验方，善治地方常见病

八桂地区中药资源极其丰富，刘六桥在临床中总结出诸多民间中草药的妙用。如以广西当地草药凤尾草通络清热治疗痢疾、以灯盏菜加白糖治疗湿热交郁之疫证、以豉油膏交通心肾治虚劳心烦失眠、以蛤蚧蒸猪肉治疗肺痨咳嗽、以地牯牛治疗砂淋等，这些对民间药的运用都极具当地特色。

刘六桥对广西地方常见病的诊治有着诸多见解，对蛊症、脚气、疟疾、霍乱等均有详细的论述。如蛊症多因湿邪入络所致，若用消滞利水之药，则会伤人体正气，不能奏效，可用新绛、蜣螂虫、延胡索、丝瓜络、淡木瓜、川通草、生薏苡仁、郁金、远志等，在诸药基础上进行出入加减，即可奏效；对于治疗脚气，该病多因寒湿之邪客于胞室，见之于脚，因此得病，应先治大肠，然后祛寒逐湿，拟先以温脾汤重用厚朴，再用鸡鸣散加薏苡仁。

参考文献

1. 刘六桥，刘祖昂 . 六桥医话［M］. 自印本，1997.

2. 杨亚龙，戴铭，张璐砾，等 . 民国广西名医刘六桥学术思想探析［J］. 中国中医基础医学杂志，2019，25（7）：878-879，903.

3. 杨亚龙 . 民国广西医家刘六桥学术经验整理研究［D］. 南宁：广西中医药大学，2019.

4. 梁尧，黄贵华，梁钢 . 桂派名医刘六桥治疗脾胃病经验［J］. 四川中医，2011，29（10）：46-47.

六、冉雪峰

【名家简介】

冉雪峰（1879～1963），原名敬典，字剑虹，号雪峰，别号恨生，重庆巫山县人，近代著名医家，与张锡纯共有"南冉北张"之称。其生于医药世家，12 岁起随父采药，同时习医。17 岁开诊于故里，38 岁悬壶于湖北武昌。1919 年，当选为湖北省中西医会第一届正会长，并创办《湖北省中医杂志》，兼任编辑。1955 年奉调至中医研究院工作，曾任中华医学会常务理事、卫生部中医研究院学术委员会副主任委员兼高级干部等职。

冉雪峰在实践中形成了个人独特的"一融三合"学术思想。一融，即伤寒与温病相融会；三合，即哲学与科学、中医与西医、理论与实践相结合。他一生勤奋笔耕，著述颇丰，著有《冉雪峰医案》《八法效方举隅》《冉注伤寒论》等。现有后人为其整理的《冉雪峰医著全集》传世。冉雪峰重视中医教育，培养出中国科学院院士陈可冀，北京名老中医郭士魁，著名中医宦世安、熊济川、龚去非等一批中医人才。

【学术思想与临证经验】

1. 推崇经典，会通温病与伤寒

冉雪峰推崇经典，在临床治疗上既宗《黄帝内经》原理，又融伤寒温病学于一体，提出"伤寒原理可用于温病，温病治疗可通于伤寒"之见解。冉雪峰在深研《黄帝内经》的基础上，指出气化失常乃致"温"之基，气化则邪化，邪化则病亦化，温病各种变证可随之而解。温邪既由外入内，未有不涉及三阳三阴者，故寒温大法虽异，而六经原理可借鉴。因而冉雪峰在诊治外感证时，常常伤寒、温病之法合参，运用《黄帝内经》理论，融伤寒温病学为一体，辨证准确，用药精当。

2. 深谙升降理论，合于气血

冉雪峰重视并灵活运用中医升降理论。《医源》云："天地之道，阴阳而已矣；阴阳之理，升降而已矣。"冉雪峰重视中医心肾水火的升降，水升火降，坎离相交，即为既济；水不制火，坎离不交，水下火上，则成未济，是心系病证的重要原因。冉雪峰在治法升降、用药升降方面有颇多经验，常用降气引血之药，气降则火降，又益滋水填精之药，诸症可解。

冉雪峰主张升降理论和气血理论结合而并调之。《素问·生气通天论》云："骨正筋柔，气血以流。"人身气血营周保持平衡，若气血严重失衡，则身之气机突然变化，或可上冲脑部，表现为中风等征象，故常将升降和气血理论结合而并调之。七情内伤，气机紊乱，脏腑气血阴阳失调，则心神不宁。故冉雪峰在心系病证治疗中又尤其重视调神，或重镇，或滋养，或敛浮；针对病理因素，或活血，或行气，尤善从气血来调理。

3. 善治急危重症，祛邪扶正并举

冉雪峰临床经验丰富，擅长用中医药治疗各种急危重症。在中华人民共和国成立前就出版了鼠疫、霍乱、痧证、麻证、伤科等急症的相关专著，创立了"疗伤寒坏证方""太素清燥救肺汤""急救通窍活血汤"等急危重症经验方。对于热性危重症的治疗，冉雪峰特别重视患者大便的通畅，以及热病后的养阴，时时护阴，擅长以泻代清、釜底抽薪、急下存阴的治法。冉雪峰尤其喜欢重用生地黄捣汁，认为鲜生地黄味甘液多，质虽重而气清，为生血、凉血、补血要药。

冉雪峰在危证虚实夹杂，邪实偏重，正虚为次之时，强调应祛邪扶正并举，尤其注重以祛邪为要，强调除邪务尽。冉雪峰在疾病初期邪盛时，重在祛邪解毒，邪稍退则养阴生津扶正，甚至在邪基本退尽时亦扶正而稍佐祛邪，尤防灰中余火。"有胃气则生，无胃气则死"，冉雪峰治疗危重症不仅重视脾胃的健运，同时重视脾胃气机枢纽的舒畅。对于危重症后期调养，冉雪峰特别重视脾胃的气血康复，需缓调时，常采用膏方等剂型。

4. 善治脑、心系病证，见解独到

冉雪峰认为"中风一门，十错八九，不可为法"，遂"集各家大成，旁采西说生理病理，一会其通"，而成冉雪峰中风方论。后世以冉雪峰之论为准绳，临床收效甚多。冉雪峰力主中风不是风病，而是脑病。认为中风征象与《黄帝内经》所论大厥、薄厥等暗合。对于急性中风，冉雪峰尤其善用"六石二鳞介"。中风之肝阳上亢、肝风内动证，冉雪峰均基于重镇降逆气血的学术思想论治，其次就是疏利导引气血下行，使用最多的药物是白薇，冉雪峰认为，白薇味苦咸，入血沉静，平上逆气血，为治疗中风的要药。

冉雪峰认为心绞痛属"卒心痛"范畴，为本虚标实之证，辨证多为"痰热内阻，夹有瘀血"，主张先通后补，先治标定痛为上，后治本顾虚。常用张机医方小陷胸汤合活血通脉剂，如以全瓜蒌、京半夏、黄连、枳实、制没药、当归、郁金、石菖蒲、琥珀等为方治疗，好转后，再加用当

归、丹参以养血活血，并加重药量，分阶段论治，确有疗效。

5. 古今合参，经方新方灵活变通

冉雪峰所著《冉氏内经举要》，将"中西贯通"思想展现得淋漓尽致。该书共八章，阐明"理气"即生理别名，"形身"即解剖别名，"病机"即病理别名等。同时认为经方为群方之祖，临证常灵活变通运用经方治疗，如虚劳一证，冉雪峰提出"仲景《金匮》虚劳与血痹合篇，虚劳缘于血痹，血痹重者用大黄䗪虫丸，血痹轻者用小建中汤温润温宣，盖润沃枯朽而氤氲以鼓汤之也"。此外，冉雪峰运用育阴清热法治疗燥气较盛的"下消"，仿《备急千金要方》"黄连丸"治渴方进退用药，清养、清疏、清敛、清补等兼施，取得很好疗效；又如"肝阳上越"的高血压，以许叔微《普济本事方》白薇汤加减，亦效如神。冉雪峰既善用经方，又善用古方、时方，临证治病，能取得良好疗效，为患者所赞许。

参考文献

1. 冉雪峰著. 冉小峰，冉先德整理. 冉雪峰医著全集：临证［M］. 北京：京华出版社，2004.

2. 俞慎初. 冉雪峰的学术经验［J］. 福建中医药，1989，20（6）：17-18.

3. 肖长国，刘志梅. 冉雪峰辨证中风学术经验述要［J］. 中华中医药学刊，2008，26（1）：31-33.

4. 李勇华. 冉雪峰治疗心系病证的用药规律［J］. 中国中医基础医学杂志，2014，20（4）：492-493，495.

七、叶熙春

【名家简介】

叶熙春（1881～1968），名其蓁，又字倚春，别署问苍山房主人，祖籍浙江慈溪市，生于杭州，江南名医。幼年受业于名医莫尚古，又从太夫子姚梦兰侍诊，尽得两师之长，不数年即独立行医于余杭，后在杭州、上海应诊，屡起沉疴，声誉鹊起。1948年从沪返杭，集资创办广兴中医院（现杭州市中医院），并积极参与国家医疗机构的工作。

叶熙春重视中医教育，培养出全国名老中医李学铭，上海市名中医徐蔚霖，浙江省名中医史奎均、徐素仙等一批中医人才。其因诊务纷繁，著述较少，1965年方有《叶熙春医案》出版发行。

【学术思想与临证经验】

1. 精研医典，博采众家，各取所长

叶熙春学医伊始，精心钻研各类古典医著，打下扎实的医学基础。尤重李杲脾胃论，亦崇尚叶桂、薛雪、吴瑭、王士雄学说，对温热证治深有造诣。

叶熙春认为，古之伤寒与今之温病，皆四时外感之热病，只不过是因地域、气候和人体素质的不同，而有不同的证候表现而已，温热学派是对张机《伤寒论》治疗外感热病的补充与发挥。治外感热病，叶熙春既宗张机，又法叶桂，辨证常以六经和三焦、卫气营血理论相结合。在内科杂病方面，叶熙春遵奉《金匮要略》，又博采众家，在理论与治法上择善而从。同时，叶熙春能以实事求是的科学态度参考西医学的诊断技术和治疗思想，兼收并蓄，自出机杼，使学识经验益臻精湛。

2. 辨证识病，天人合一

叶熙春辨证施治最重整体观念，治病必详审地理、时运及人体禀质等各方面因素作出综合分析,而后给予恰当的治疗。他曾说:"习业中医,不但要熟悉中医的发展史略,认识中医学的发展过程和历代医学巨匠的学术特长,更要重视了解地理的分布、气候的寒温及其对人体的影响。"

在整体思想的指导下,叶熙春对运气学说深有研究。临床常以时令、运气理论指导实践。曾治一支气管扩张咯血患者,每作咯血盈碗,中西医久治乏效,叶熙春检索既往所服处方,于益气养阴止血方中仅加生石膏一味,嘱原方照服,其病豁然而愈。问其故,曰治病不视时运,安得效乎! 由此可见他谙悉经旨,治病因人因时因地制宜。

3. 以胃为本,重视后天

叶熙春临证重视后天之本。如治虚劳,必以鼓动胃气为首务。他认为虚劳之源在于肾,其本在于胃。水谷腐熟不化为精微气血,日久必虚,何况服药必赖脾胃以转输,故若胃气不振,治疗任何虚损证皆无从着手。

叶熙春治温病能得心应手,调护胃气是重要经验之一。如温邪深入阳明,用清上泄下法后,常继以"清养胃阴,以撤余邪"。邪在心营厥少,治后"胃气来复,稍思饮食",系"元神散而复敛",是"大势由逆转顺"的佳象,可以"养阴(胃阴)扶正以清余邪"。叶熙春治湿温尤重治理脾胃,因湿热腻浊之邪,最为脾阳胃阴所恶。湿热之证中,脾胃受碍最为明显,故当湿热蕴郁气分,治用"清热化湿透泄"之后,宜"再以和中健胃,宣化余邪";湿热化燥入营,经清营透热剂后,亦当"再清余邪,佐以养阴"收功。故凡湿热证,"湿热得化而正虚未复",常以"调脾胃善后"。

4. 临证法活机圆,用药在精不在多

叶熙春临证法活机圆,常出奇制胜。如治一肺痨夹感者,病体骨瘦如柴,肌肤甲错,兼以形寒怯冷,高热鸱张。叶熙春处以大剂芳香透表、发汗解肌之品,嘱多加水煎,略滚数沸,趁热倒入面盆,头盖面巾,任凭药气蒸熏,令药性从口鼻毛窍而入。两剂后,患者邪去热退。叶熙春尤善权衡虚实利弊,对正虚表实之人,灵活巧妙地采取表药外用,重剂轻取之法,辄收卓效。

叶熙春认为用药过多,意欲面面俱到,反而主次不分,影响疗效。用药之精,一在药味精简,二在剂量精当。叶熙春承自叶门孟河派,处方投药一般以11味居多,亦有少至七八味时,多至13味以上者比较少见。但对于婴幼儿,时医所处之方往往用量较少,深恐小舟重载,不胜药力。小儿最畏服药,服药过程艰难而常常导致部分汤药浪费,难以达到治疗要求,故小儿药量虽与成人有别,但亦需审情度势,灵活掌握。有时药量虽与成人相仿,而实则入口仅得三分之一。

5. 膏方调理,颇有心得

叶熙春认为膏方禀《金匮要略》治未病思想,可作为体虚者冬令调补之用。但膏滋不专于滋补,尚可调治太过与不及。故应用膏方亦可治疗如虚实夹杂、病后失调之顽症痼疾者,如劳损、痰饮、咯血、胃病、关格、遗滑、痿痹、疮毒及月经不调、不孕、产后崩漏与带下等,在膏方中酌情加入祛病邪、治宿疾之药物,均能于滋补之中寓以调治而获良效。

膏方每方由2~4个成方组成,处方以阴阳平衡,整体统一为基础,详析病机,随机立法,因法遣药,主次分明,并应随证灵活加减,配伍精当,组方严谨。在采用膏方调理的同时应注意摄生,如精神调节、饮食宜忌与劳逸有度等,俾能"药养两到,庶克有济"。

参考文献

1. 李学铭. 中国百年百名中医临床家丛书·叶熙春 [M]. 北京: 中国中医药出版社,2004.

2. 浙江省中医学会,浙江省中医研究所. 现代著名老中医名著重刊丛书(第三辑)·叶熙春专辑 [M]. 北京: 人民卫生出版社,2006.

3. 范军芬. 浙江中医临床名家·叶熙春［M］. 北京：科学出版社，2019.
4. 施仁潮. 叶熙春膏方应用规范［J］. 中国乡村医药，2015，22（13）：26-27.

八、王仲奇

【名家简介】

王仲奇（1881～1945），名金杰，晚年号懒翁，安徽歙县人，民国"江南四大名医"之一。出身中医世家，为新安王氏内科第四代传人，自幼从父学医，博采众长。王仲奇辨证上重视脏腑、经络理论，善治温病和内伤杂病，更精于调治虚劳肺病。其辨证遣方，理据经典，用药则经、时方并用，是近代新安学派医家的杰出代表。后移居上海，曾创办徽宁中医院。王仲奇诊务繁忙，未留有自编著作，现广为流传的著述为后世学者据当时临诊病案整理而成的《王仲奇医案》。

【学术思想与临证经验】

1. 湿温病辨治思想

湿温病是由湿热之邪引起的急性热病。人体表里兼受，漫布三焦。因脾为湿土之脏，胃为水谷之海，故湿温病常以脾胃为病变中心，如清代章楠言"湿土之气同类相召，故湿热之邪始虽外受，终归脾胃"，多从脾胃论治。王仲奇在前人的辨治思想上提出自己的见解，认为湿温病应首辨湿热之偏盛，再辨病变之部位是位于气分还是已入膜原。治疗方面，重视变证，讲究未病先防。治法多用芳香轻清宣化法，使湿热之邪从上、下分泄；或用淡渗之剂运脾分解之法，使湿热邪气从三焦分解；或用清热解肌逐秽法，使湿热邪气从表里分解而去。

2. 圆机活法，配伍精湛

王仲奇临证颇具新安学派处方用药特色，圆机活法，配伍精湛。如《新安医学名医医案精华》记载王仲奇以醒脾化湿、温痰化饮、和胃降逆之法治呕吐。一患者湿阻痰壅，胃气苦浊，清阳失其展舒，上焦不行，下脘不通，表现为胸脘痞闷难受，呕恶吐逆，头脑昏蒙，卧难安稳，五日未进谷食，脉弦滑，病非腑实，所以攻下不见影响。处方以佩兰、白豆蔻芳香化湿，配合使用能化湿行气、温中止呕，治疗湿阻中焦及脾胃气滞证；以法半夏治脏腑之湿痰，如湿痰上犯清阳所致头痛、眩晕，甚则呕吐痰涎者，或有痰饮内盛，胃气失和而夜寐不安者；干姜和黄连一热一寒，一阳一阴，互相制约而取效，黄连偏重于治疗中焦湿热；另有胡黄连偏重于治疗骨蒸劳热、五心烦热；以旋覆花降气化痰行水，常与半夏、生姜、紫苏子、茯苓同用，治疗嗳气、呕逆、咳嗽、痰多；以陈皮、枳壳降胃气，利于脾气的上升。二诊胃气未醒，增加醒胃之药。综观全方，醒脾醒胃，归根结底在健脾气、强脾运，脾的升清功能是其运化功能的具体体现。脾气得健，升清才有保障，运化水谷水液才能正常。《脾胃论·脾胃虚实传变论》中讲到"五脏"之"器"的正常运转，需要五脏的支持，最重要的是靠脾的推动激发作用，并把"器"中之水谷精微运输至五脏，充养五脏。所以，健脾化湿是关键。

3. 明辨病证，重视经络

宋代窦材《扁鹊心书·当明经络》云："学医不知经络，开口动手便错。"王仲奇亦认为脏腑之表里，气血之周流，都由经络沟通；而脏腑之病变，气血之盛衰，也都与经络相关联。王仲奇辨病证，每每以经络为依据，阐释脏腑之病变机制。

如治一妇产后晕厥，产妇便难、心烦、不寐、嗳气、呃逆、头眩并见。王仲奇诊为因热伤营络，胎失所养而产，且患者产后复热兼旬，任脉之阴液耗伤，小溲痛苦，难以名状。任脉起于会阴，隶属于肝，任脉既伤，肝脏自病，肝阴愈耗，肝气愈横。肝为刚脏，恐一厥再厥。王仲奇治以养肝血、疏肝气之法。此案中王仲奇依据经络之理，循流探源，将脏腑、经络、气血相结合，辨病辨证，遣方用药，颇具良效。此外，王仲奇还依据经络辨证治疗诸如耳聋，肝阳、肝风晕厥，辨治中风、黄疸、蓄血、胀满等证，案案精辟。

4. 重视"脑"腑，调补肝肾

《王仲奇医案》中关于脑病的有 95 案，临证结合脏腑理论论述"脑"的生理、病理，探讨脑病的诊断、治疗。王仲奇认为脑为精神之主，人身精血充足，才能"脑为之满"，从而耳目聪明。"思"字由"囟"和"心"组成，说明心和脑有密切关系。他认识到肝脉上颠顶，入脑，而肝藏血、主疏泄关乎脑的精神活动；并认为"肾"主精生脑；脾胃为后天之本，气血生化之源，上输精微至脑，而脑主精神，复又影响脾胃功能；提出脑之于肺，可以影响肺脏抗邪卫外的屏障作用。王仲奇对脑病的治疗多从调补肝肾、督脉入手，如强肾益精法、治脏即治脑等。其重视对中风先兆症状的早期处理，防微杜渐；发病后，则随证而治，强调顾护脾胃后天之气、先天肾气。处方用药平稳精炼，常常取效于平淡之中。

另外，王仲奇重视患者的心理调适，人可以因郁而病，也可以因病而郁。此外，王仲奇临床用药颇具特色，用药经方、时方兼有，不拘一家，博采众长；强调鲜药的使用，如鲜生地黄、鲜石斛、鲜苇茎等鲜药；注重炮炙修治，全书处方均有脚注，或书于药名之前，如炒、炙、蒸、去皮尖、去毛布包、去心、研细冲等，极为详细。

参考文献

王仲奇.中医古籍珍稀抄本精选·王仲奇医案［M］.上海：上海科学技术出版社，2004.

九、施今墨

【名家简介】

施今墨（1881～1969），原名毓黔，字奖生，浙江杭州市萧山人，我国著名的中医学家、中医教育家、改革家，"北京四大名医"之一。自幼承舅父河南安阳名中医李可亭亲授，刻苦攻读，发奋为医，后读于山西、北京法政学堂，接受革命理论，曾追随黄兴参加辛亥革命。1921 年其弃政从医，悬壶北京，专心医业，精研医术，并更名为"今墨"，其义有三：一是纪念他诞生之地"黔"；二是学习墨子，行"兼爱"之道，治病不论贵贱，施爱不分贫富；三是在医术上勇于创新，要成为当代医学绳墨。1930 年国民党政府成立"中央国医馆"，施今墨出任副馆长，主持学术整理委员会工作。1931 年，施今墨参与组建北平国医学院，后创办华北国医学院、学术刊物，并办中医院及中药制药厂，为培养中医学人才、更新国医教育、促进中医事业发展作出巨大贡献。1949 年后，施今墨先后任中华医学会副会长，北京医院中医顾问等职。祝谌予、吕景山等师承其学。

施今墨治学主张一是沟通中西医学，革新中医，强调中医与西医二者应取长补短，相互结合；二是提倡中医现代化、中药工业化，主张从标准化规范化入手，进行中医改革。临证上，其倡导中西医结合辨病辨证方法，重视气血辨证，创立十纲辨证，精于组方配伍，善用施氏对药。施今墨诊务繁忙，无暇著述，其门人整理编辑出版了《祝选施今墨医案》《施今墨临床经验集》《施今墨对药临床经验集》等。

【学术思想与临证经验】

1. 丰富中医经典理论，提出"十纲辨证"

施今墨对中医经典理论造诣颇深，临证灵活运用，往往效若桴鼓。施今墨常结合经验，提出己见，创立新说。施今墨基于传统"八纲辨证"提出：辨证施治是中医学特点之一，八纲辨证为其主要者，历代医家均有发展，以余之体会，气血在辨证中亦属重要。阴阳应是总纲，表、里、虚、实、寒、热、气、血为余临床所用之八纲。这是施今墨对中医基础理论八纲辨证的新发展。如其论治风湿性疾病时，即分为"风湿热（痛痹、著痹均有）、风寒湿（痛痹、著痹均有）、气血实（痛痹多，著痹少，实是指邪实而言）、气血虚（著痹多，痛痹少，虚是指正虚而言）"四种证候论治。施今墨的十纲辨证为中医辨证施治理论作出了重要贡献。

2. 强调辨病与辨证相结合，开创中西医结合病案先河

施今墨博采众长，主张"吾人研究学术，应将畛域之见除去。无论中医西医，其理论正确治疗有效者，皆信任之。反之，摒弃不用可也"。在思想上一直倡导改革创新中医。他打破旧传统，把西医对疾病的命名，引入中医学范畴，主张中西医病名应该统一。同时他重视西医对疾病的认识，临床中把西医的病理和诊断融合到中医的辨证施治之中，治病独具一格。1940年出版的《祝选施今墨医案》，其编写方法将西医辨病与中医辨证处方相结合，创中西医结合病案之先河。此外，施今墨认为运用中医学理论以西医学疾病分类学为纲，总结西医学各种疾病的证候规律和特点，是临床中西医汇通的一条值得探索的途径。这种方法，既可保持和发扬中医特色，又可促进中医的规范化和中西医汇通。沿此方向不断努力，逐步总结出西医学中每一种疾病的证候规律特点，中西医之间的共同语言就会越来越多，编辑中西医通用标准用书的目的才能实现。具体而言，施今墨临证常参考西医的诊断，对于西医诊断的某种病，他则根据这种病临床最常见的症状和体征，运用中医的理论和方法，归纳出主证和主方，在辨病（西医学疾病）的基础上，再针对每个患者的具体情况辨证施治，其主要有三个步骤：①以病分证：以西医学疾病分类学为纲，根据各种疾病的临床表现，运用中医理论，总结出疾病的主证，作为西医学某种病的证候提纲。②循病求方：在以病分证的基础上，根据这种病的主证，拟定出治疗的主方。③病证结合：临床上遇到患有这种疾病的患者要结合每个患者的具体情况进行辨证，对主方进行补充或修正，做到病证结合。

3. 辨治不忘外因重内因，组方精益求精定药比

施今墨临证辨病时尤其注重内因，如其认为外感热性病是"内有蓄热，易感外邪"而发，辨证时应"不论其为外感风寒或温热，不论其为传染性或非传染性，必须外因、内因结合起来看"。治疗上，施今墨特别强调"组方计算比例"，创立"按比例清解表里"之说，寓西医之定量、定性，又寓张锡纯之清热解表，谓之"七清三解""六清四解""五清五解""三清七解"诸法，临床影响深远。

4. 重视配伍善用药，创立"对药"奏奇效

施今墨善于遣药组方，其处方时常双药并用，寓意两药之配伍应用。因"药对"有寒温并用，有表里并用，有一阴一阳，有一气一血，有一脏一腑，有互相配合，有互相制约，可增其疗效，防其偏胜。目前，经其门人、弟子等整理出300余组对药，世称"施氏对药"。如糖尿病，施今墨认为五脏六腑中并无胰腺，而中医理论中却有"脾主运化"之说，"运化者，代谢也"，因此，他把治糖尿病的重点放在治脾上，总结出黄芪配山药、苍术配玄参两组对药。

参考文献

1. 王玉川.国医大师医论医案集（第二辑）·王玉川古方求学笔记［M］.北京：人民卫生出版社，2014.
2. 吕景山.施今墨医案解读［M］.北京：人民军医出版社，2013.
3. 祝谌予.施今墨临床经验集［M］.北京：人民卫生出版社，2006.

十、汪逢春

【名家简介】

汪逢春（1884～1949），名朝甲，号凤椿，江苏吴县（今苏州）人，"北京四大名医"之一。幼习儒学，后从吴中名医艾步蟾学医，博览医籍，壮岁游京，是我国中医近代史上集临床、编辑出版、教育于一身的著名中医大家。汪逢春重视中医人才培养和国医文化宣传，曾先后创办了北平国医学院、北京国药会馆讲习班、北京国医职业公会与《北京医药月刊》。

汪逢春临证倡导中西医汇通，重视脾胃，善治湿令温病、胃肠杂病及妇科病，用药讲究药物炮制和配伍，善用粉剂、成药入汤剂，善用鲜药。

汪逢春重视提携后进，培养后学，先后培养出赵绍琴、李鼎铭、秦淳等知名医家。主要著述有《丸散膏方底簿》《中医病理学》《今冬风湿症之我见》《猩红热与痧疹之分辨》《为本市小儿科专家谨陈刍言》等。其弟子谢陶均等手辑的《泊庐医案》，集中反映了汪逢春的学术思想和医疗经验。

【学术思想与临证经验】

1. 倡导中西医互通，临证重视后天脾胃

汪逢春师从主张中西医学结合的著名御医力钧，深受其"宜兼求并进，不可偏执"的观点影响，主张中西医互参。他将中西医汇通的思想巧妙地融入临证中，裨益颇多。同时其在临证中尤为强调后天脾胃之本的重要性，认为"脾胃为人之主，脾胃和一疾不生，伤则百病生焉""脾胃居中而运化精微，以灌注于四脏，是四脏之所仰望者，全在脾胃之气，倘脾胃一伤，则四脏无所取资，脾胃病而四脏俱病矣"。临床诊疗诸疾，不离脾胃，以恢复脾胃的阴阳平衡为治疗大法，临证善用醒脾开胃消食药、益气健脾药、养胃阴药、曲类药、健脾利湿药、理气药等。尤其是一些时令病或胃肠病，多因劳倦过度，饱饥无时，贪凉饮冷，恣食肥甘，过嗜辛辣，食饮不洁等引起。病势来之虽急，若治疗得当，邪去也速。

2. 熟悟经旨，不泥于古，善治湿温病

汪逢春继承吴瑭、薛雪治湿温之经验，善用三焦辨治，即病在上焦，芳香化湿；病在中焦，苦温燥湿；病在下焦，淡渗利湿。汪逢春主张组方用药时上中下三焦互相配合，出入灵活，用药精良，方能效佳。此外，临证采用清热化湿兼顾之法时，强调斟酌湿热偏重而用药，并强调结合宣透、疏郁、淡渗、缓泻等法来分解病势。尤善以辛香宣达、芳香清解之法取效，而最忌见热清热，因此时不仅热不能清，反使湿愈凝滞，造成缠绵之局势。选方大略为藿朴夏苓汤、甘露消毒丹之属进退。

3. 善治慢性疾病，临证用药灵活多变

汪逢春用药深谙其性，不乏灵活多样、不拘一格的机变，尤其体现在慢病治疗方面。

（1）注重调节气机升降　汪逢春在治疗慢性疾病的处方用药中，非常重视调节人体的气机升

降，即"明乎脏腑阴阳升降之理，凡病皆得其要领"，常用厚朴、苦杏仁、枳壳等药物调畅气机。

（2）善用通络药　汪逢春深谙叶桂久病入络学说，治疗慢性病非常重视活血通络药的运用。其常用药有丝瓜络、桑枝、威灵仙、络石藤、海风藤、橘络、橘核、荔枝核等，且一般多丝瓜络与桑枝合用、络石藤与海风藤合用、橘核与荔枝核同炒。

（3）重视滋养肝血、温补肝肾　汪逢春对于慢性病的治疗，在注重调节中焦脾胃的同时，也重视下焦肝肾的滋养和温补。其滋肝养血常用当归、白芍、生熟地黄等。温补肝肾多用何首乌、杜仲、续断、狗脊、牛膝等。临床应用时，视兼证之不同又有不同的药物用法：如连藤用，则既能滋补肝肾又可安神通络；如用料豆衣炒，则可滋补肝肾、养血平肝；如用威灵仙炒，则滋阴养血、祛风通络。

4. 精通本草，善用鲜药

汪逢春用药颇为严谨精确，尤其是在用药部位和用药产地方面。用药部位精确，如薄荷，发汗用薄荷叶，行气用薄荷梗。用药产地精确，善于使用道地药材以增加药物疗效，如疟疾王左案初诊中使用西秦艽，产后梁右案中使用绵黄芪。

汪逢春善用药物鲜品。相比于干品，鲜品具有显著优点，一些轻宣疏解药物，鲜品芳香之气较大，芳香化浊之力亦较强。鲜品植物其精汁较丰富，汪逢春认为治疗暑温证及温病需要滋阴时尤以鲜品效佳。常用鲜藿香、鲜佩兰、鲜竹叶等。

汪逢春临证用药讲究炮制，几乎每味药都注明炮制方法和加工要求，如杏仁去皮尖、代赭石醋煅等。其处方用药更注意药物间的七情关系，常注明某药与某药同炒，或某药与某药同打烂，如全瓜蒌与薤白头同打等。药物伍用颇有"对药"之意，此"对药"有的取古方、经方配伍之原旨，有的依本人临证经验搭配，有的是意在去性取味，有的意在去味取性，颇具匠心。如淡豆豉与栀子同炒，取栀子豉汤之意，清胸膈之热；厚朴和川黄连同炒，黄连之寒监制厚朴之温，意在宽中行气，苦以燥湿。

5. 临证用药，剂型多变，圆机活法

《丸散膏方底簿》是汪逢春临床拟定丸、散、膏方的底簿，多用于治疗慢性疾病，其中包括内、妇、儿各科杂病。丸、膏方药味较多，但主次分明，君臣佐使配伍巧妙，各司其职，阴阳气血，脏腑经络，扶正祛邪，皆有顾及，体现了整体观念和辨证论治，法于古而不泥于古。

汪逢春善用中成药与汤剂同煎煮，既可以起到协同或佐药的作用，又可以弥补单纯汤剂的某些不足。如用汤剂解决主要矛盾，丸药入煎解决次要矛盾，有主有从，并行不悖。其常用入煎中成药有越鞠保和丸、香砂六君子丸、枳术丸等。

其善用胶囊，将贵细药、易挥发药、不宜入煎药物，装入胶囊，随汤吞服。这样少量吞服的方法，既能节约药材，又能充分发挥药效，简捷、方便、价廉，利民利病，开辟了新的给药途径，可以说粉剂入胶囊具有中药剂型改革的前卫思想。

参考文献

1. 程南方. 杏林撷英——汪逢春 孔伯华［J］. 家庭医学（下半月），2014（3）：44-45.

2. 郭翔如. 汪逢春学术思想与临床经验研究［D］. 北京：北京中医药大学，2005.

3. 李岩. 北京四大名医研究［D］. 北京：北京中医药大学，2004.

4. 汪逢春. 泊庐医案［M］. 北京：学苑出版社，2012.

十一、孔伯华

【名家简介】

孔伯华（1884～1955），名繁棣，字伯华，号不龟手庐主人，山东曲阜市人，现代著名中医学家、中医教育家，"北京四大名医"之一。曾任中国医学科学院学术委员会委员、中华医学会中西医学术交流委员会副主任等职务。家学渊源，幼承庭训，早年攻读文史，祖父善岐黄之术，耳濡目染，仰承先志。14岁遍读家藏善本医书，16岁拜当地著名中医梁纯仁、蔡秋堂为师，尽得其传。1930年与萧龙友共办北平国医学院，担任院长。

孔伯华主张治病必求其本，临证注重湿与热，以善治温病著名，更以善用石膏为医林所景仰，有"孔石膏"之称。孔伯华一生诊务繁忙，无暇专门著述，仅遗有《脏象发挥》《时斋医话》《中风说》《诊断经验》等文章，还有与曹巽轩、陈世珍、陈企董合著的《传染病八种证治晰疑》十卷行世。其学术思想由其弟子们整理汇编成《孔伯华医集》，此书收集了大量孔伯华的医论、医案和医话，有很高的临床参考价值。

【学术思想与临证经验】

1. 衷《黄帝内经》五运六气学说，倡河间之"六气皆从火化"论

孔伯华积累多次防疫经验，强调"必先岁气，毋伐天和"，注重《黄帝内经》五运六气学说，认为疾病虽变化多端，但其变化机制皆可用五运六气加以概括，认为运气有助于识病，特别是疫病。孔伯华从临床中切实感受到今人与古人的体质有异，今人内热者多，推崇刘完素"世态居民有变""六气皆从火化"之论。在"论外感温热病因"中指出："夫外感温热病者，必先赖于体内之郁热伏气而后感之于天地疠气淫邪而成，况乎六淫之风、寒、暑、湿、燥，五气皆可化火，然又皆附于风。"提出因阴虚内热之体或伴有湿热内伏，而形成了"郁热伏气"的体质，一遇温邪，则易引发伏气温病，临证多以寒能胜热、辛凉解表获得良验。

2. 重视湿热致病，提出"肝热脾湿"说

孔伯华认为今人之病多伴有湿热，"数十年来，阅历所见，病人中湿邪兼热致病者，十常八九，此非所谓温病中之湿热证，乃湿热合邪所致之其他疾病也"。其在《湿热何其多》之文中对于湿热之病因病机、症状、治则治法都有详细的论述。并提出"肝热脾湿"说，指出"盖湿热之由来，乃木旺土衰，木气乘于土败而贼之所致者也。是以湿重则热增，湿蒸于中，热淫于内，湿愈重而愈生热，热愈重而湿愈生，湿热蒸腾，则邪为湿固矣"。明确指出"脾湿"和"肝热"是导致人体发生一切疾病的两大主要因素。确立了"热者清之，湿者化之"的治疗基本大法。

3. 衷丹溪思想，发挥"阳常有余、阴常不足"论

孔伯华非常推崇朱震亨"阳常有余、阴常不足"之说，并在此基础上进一步发挥，提出"必须先有阳常有余、阴常不足之人，然后方能发生阳常有余、阴常不足之病"。孔伯华认为，以人体的阴阳消长自然生机而论，如果能顺时自保，何患阳常有余、阴常不足之有哉，而如果不能顺时自保，"与道相失，五脏内伤，故而人多阳常有余、阴常不足之人，病多阳常有余、阴常不足之病"。其机制多责之于肝肾相火妄动，并提出"阳常有余、阴常不足之病"的证治："夫阳常有余，火也；阴常不足，热也；只不过有其虚与实耳，更加之意淫于外、五志之动皆为火，于是形成热火相加之体而生热火相加之病。丹溪有鉴及此，主张保存阴液，投治类皆灵验，足证恰中病情。"

4. 重视人体之本，提出"肾为本中之本"的观点

孔伯华在其"论治病必求其本"的医论中提出了治疗疾病要重视人体之本，认为人身之本有二，一为先天之本肾，一为后天之本脾，而肾为本中之本。对于人体本中之本的肾，孔伯华又提出肾中阴阳水火精气的问题及其在人体中的重要性，对于先天之本的治疗法则，孔伯华认为"治先天之本，则有水火之分，水不足者，养阴滋液，壮水之主以制阳光，火有余者，清凉退热，益火之源以消阴翳"，治疗强调滋阴降火，用药善用知母、黄柏。后天之本以养之，治疗后天之本，则有脾胃之别，脾之劳倦伤者，补脾益气兼化湿；思虑伤脾，实脾养血，勿忘缓结；胃之饮食伤者，消积导滞不伤正；胃之寒热伤者，温寒清热。

5. 两纲六要，不能平列

孔伯华在多年临床中，认为辨证论治，全凭纲要，但传统的"八纲辨证"不适合临床应用，认为阴阳是高于其他六纲的，提出了辨证论治的"两纲六要"。孔伯华认为阴、阳为两纲，表、里、虚、实、寒、热为六要，不同意把阴、阳、表、里、虚、实、寒、热平列为"八纲"的说法。并详细论述了证、脉、药之阴阳。他指出："阴阳者，医道之总纲领也，六要者，病变之关键也，医者既须提纲挈领，又要把握关键，则病无遁情，了如指掌。"

6. 善辨治热病，尤善使用石膏及鲜药，有"孔石膏"之称

孔伯华论治热病重视"郁热"，提出"郁热"乃热病发病重要环节，辨治"郁热"重视从少阳宣郁泄热、调畅气机，郁热夹湿以分消上下之势畅通三焦。孔伯华热病辨治"寒温融合，法效伤寒"，而用药之性，参悟《神农本草经》，善用妙用石膏、喜用芳香之鲜药、兼用中成药以补汤药之不及。

孔伯华善用石膏，认为石膏之味是咸而兼湿，性凉而微寒，常从烦躁、喘、渴、呕吐四处着眼。他总结石膏的功用为其体重能泻胃火，其气轻能解肌表、生津液、除烦渴、退热疗狂、宣散外感温邪之实热，使从毛孔透出；其性之凉并不寒于其他凉药，但其解热之效，远较其他凉药而过之；治伤寒之头痛如裂、壮热如火尤为特效，并能缓脾益气，邪热去，脾得缓而元气回；催通乳汁，阳燥润、乳道滋而涌泉出；又能用于外科，治疗疡之溃烂，化腐生肌；用于口腔而治口舌糜烂；胃热肺热之发斑发疹更属要药。但有一禁忌，即气血虚证不可用。

孔伯华善用鲜药，认为鲜药较干药而言，药力未有损耗，效力更强。孔伯华所治热病发热多为急症，故用鲜品力更优。孔伯华常用鲜药有 10 余种，如鲜芦根、鲜白茅根、鲜石斛、鲜九节菖蒲根、鲜藿香梗、鲜竹茹、鲜生地黄、鲜荷叶、鲜薄荷、鲜藕、鲜佩兰、鸭梨、梨皮、西瓜翠衣等，此类药多为辛香芳化、清热滋阴之品，为治热病常用药。

参考文献

1. 姜秀新 . 孔伯华辨治热病经验研究 [D]. 北京：中国中医科学院，2020.

2. 王卓 . 孔伯华五种常用中成药的运用经验研究 [D]. 北京：中国中医科学院，2020.

3. 孔嗣伯 . 北京市中医学会蒐集整理老中医学术经验孔伯华先生学术经验简介 [J]. 中医杂志，1962(7)：1-5.

4. 孔嗣伯 . 孔伯华先生学术经验简介（续）[J]. 中医杂志，1962（8）：36-40.

5. 李岩 . 北京四大名医研究 [D]. 北京：北京中医药大学，2004.

十二、蒲辅周

【名家简介】

蒲辅周（1888～1975），原名启宇，后改为辅周，取"辅助贫弱、周济病人"之意，四川梓潼县人，现代著名中医学家。其生于世医之家，年少时从其祖父习医，学成后，早岁行医故里，后悬壶成都。临证上，其精于内、妇、外、儿各科，尤以善治急性热病著称于世，在数次传染病的流行中，救治了大量危重患者。1955 年，奉调卫生部中国中医研究院（现中国中医科学院），从事中医临床、教学和科研工作。历任中国中医研究院内科研究所内科主任、中国中医研究院副院长等职。

蒲辅周热心社会公益事业，1931 年倡议成立了梓潼县同济施医药社，后续创办了平民教养厂、施棺会、西河义渡等多项慈善事业，活人济世，受到当地穷困大众的尊敬。

蒲辅周一生诊务繁忙，无暇著书立说，后由其门人整理出版了《蒲辅周医案》《蒲辅周医疗经验》等书。

【学术思想与临证经验】

1. 必先岁气，重视节候

蒲辅周以善治急性热病而著称。在温热病的临床治疗中，蒲辅周非常重视"必先岁气，毋伐天和"的天人相应观，在《外感热病的治疗经验》一文中指出"外感热病，必须掌握季节气候"。所谓"必先岁气"，即治疗外感热病必须掌握季节的特性，获悉四时五运六气为病的一般流行规律，找出属风温、春温、暑温、湿温、秋燥、冬温等之病机，才能进行有针对性的正确治疗。在治疗外感时病时，表证重视透表，里证强调疏通，治法总以透表宣膈、疏通里气而清小肠、不使热邪内陷或郁闭为要点。基于此，蒲辅周推荐灵活运用杨璿《伤寒温疫条辨》中以升降散为主的15 个方剂，来治疗杂气为病的温疫及四时温病中兼秽浊者。

在数次疫病流行的治疗中，蒲辅周辨证论治，独辟蹊径，经方、时方合宜而施。1954 年夏，成都麻疹流行，当地医生大都采用辛凉宣透法而医治无效，蒲辅周认为该年暑期，成都大雨连绵，街巷积水旬日，小儿质弱，不耐暑热雨湿之邪。暑期一过，将近立秋，湿热蒸发，小儿发热，麻疹皮下隐伏不透，此乃湿遏热伏，按湿温治法通阳利湿，俾湿开热越，予以三仁汤加香薷，服药后疹毒豁然而出，热退神清而获愈。

2. 寒温一统，融会百家

蒲辅周在《时病的治疗经验》一文中强调"治疗外感热病，融会贯通'伤寒''温病'和'瘟疫'学说，方能运用自如"，他将《伤寒杂病论》与温病学说两者有机结合起来，扩充了热病的辨证论治内容。以治疗腺病毒肺炎为例，他总结的正治法有轻宣透邪、表里双解、清热养阴、生津固脱等。如寒邪闭表，用三拗汤加前胡、桔梗、僵蚕、葱白；温邪郁表，用桑菊饮加蝉蜕、淡豆豉、葱白；肺热表寒，用麻杏石甘汤加前胡、桑白皮、淡竹叶、芦根；表寒停饮，用射干麻黄汤加厚朴、杏仁；热陷胸膈，用凉膈散加淡豆豉、桔梗、石膏；表里郁闭，三焦不通，急用三黄石膏汤加蝉蜕、僵蚕、淡竹叶、葱白；病至恢复期，多是余热伤阴，大都选用竹叶石膏汤加芦根、白茅根；脉虚汗出欲脱者，用生脉散加味。

在治疗外感热病的过程中，蒲辅周总结出了自己的一套理论体系，认为"治疗热病，必须博采众长，融会贯通，才能得心应手，药到病除"，即"熔寒温于一炉，会百家于一流"。

3. 运用八法，多有发挥

蒲辅周在《八法运用》一文中提出："以法治病，不以方应病。"善用八法者，必须达到"汗而勿伤、下而勿夺、温而勿燥、寒而勿凝、消而勿伐、补而勿滞、和而勿泛、吐而勿损"的境界。蒲辅周重视正气，劝告医者慎用汗下，认为汗之不及固无功，汗之太过亦伤表，大汗必伤阳，过汗亦耗液。汗而有伤，变证蜂起，是为医者失治之过。蒲辅周积数十年临床经验，总结出"气以通为补，血以和为补"的深刻体会。

4. 治病求本，注重胃气

蒲辅周治疗急性外感热病，善从整体出发，处理好正与邪的关系。他认为，疾病之所以发生，正气不足是根本原因，对于疾病的发展转归，正气的盛衰起决定性作用。而凡疾病之发生转归，莫不与胃气相关，故凡治外感病必先顾护胃气，胃为卫气之本，卫气来源于中焦，胃气强者卫气固。蒲辅周调治脾胃，讲究升降润燥权宜而施，取法于李杲而不失保胃阴，效法于叶桂而不忘振脾阳，因此运用补中益气汤、益胃汤往往多有化裁。另外，蒲辅周强调调理脾胃为外感热病恢复期的治疗关键。伤寒后期脾虚气滞，法宜甘温调脾，可选用厚朴生姜半夏甘草人参汤或异功散之类，补脾当先醒胃，可加砂仁、藿香、木香酌情而施；温病后期最易耗伤胃津，法宜甘寒养胃，可选用麦门冬汤、益胃汤等，益胃当先柔肝，可加白芍、石斛、玉竹。蒲辅周进一步强调，"脾胃虚弱之病，药量宜轻，宁可再剂，不可重剂，重则欲速不达，反致虚弱更甚"，在其晚年的医案中，用药多轻灵平和。

参考文献

1. 刘建，蒲志孝. 蒲辅周［M］. 北京：中国中医药出版社，2018.
2. 吴登山. 蒲辅周学术思想及医疗风格的探讨［J］. 陕西中医学院学报，1996（2）：6-8.
3. 蒲辅周. 中医对几种急性传染病的辨证论治［M］. 北京：人民卫生出版社，2006.
4. 中医研究院. 蒲辅周医疗经验［M］. 北京：人民卫生出版社，1976.
5. 张朝卿. 老中医蒲辅周的八法运用经验［J］. 黔南民族医专学报，2006，19（4）：228，237.

十三、李斯炽

【名家简介】

李斯炽（1892～1979），名煐，四川成都人，成都中医学院（现成都中医药大学）教授、第一任院长。早年毕业于成都高等师范学校，从事教育工作，后师从成都老中医董稚庵，毕生矢志振兴中医学事业。从医六十年间，其注重中医理论研究，博极群书，尤其对《黄帝内经》《金匮要略》等经典著作有精深的造诣。曾任四川医学会主席，四川国医学院教务主任、副院长、院长，成都市卫生工作者协会宣教部长等职。1958年，其被任命为成都中医学院（现成都中医药大学）首任院长。

李斯炽重视中医药教材建设，为我国现代中医药高等教育事业的发展作出了重要贡献。他编写的《金匮要略新诠》《内经类要》《中医内科杂病》等教材，善于用现代科学知识诠释中医医理，内容深入浅出。

【学术思想与临证经验】

1. 气机贵在通畅，调气首重疏肝

李斯炽以擅长治疗内科杂病而誉满四川，尤善用疏肝法治疗各种内科杂病，经验丰富，在《李斯炽医案》中记载的18类疾病中有16类疾病的治疗都运用了疏肝法。其认为："人体气机通畅，自然无病，如稍有阻滞则将发生各种疾病。故治疗疾病，除矫正整体气机升降出入外，还当调整气机，使其通畅顺遂，而调气又当以疏通肝气为主。"

肝主疏泄，不仅是指肝脏有疏通肝脏本身及足厥阴肝经所过部位气机的作用，且木能疏土而使脾胃健运不息，气血生化有源。同时人身之气，虽以肺为主，然气的流通亦需赖肝之疏泄作用。气行流畅则瘀血不生，水湿不聚，气不郁则不化火，无湿无火则不生痰。因此肝主疏泄的功能正常，对内伤病中的主要致病因素，如气滞、血瘀、湿聚、火郁、痰积、食停等均具有消散作用。疏肝法的要义即"疏其血气，令其条达"。疏肝法含义包括：五脏六腑之实证的治疗必立足于疏通；即使是虚证，夹郁滞者也十居七八，也当补中寓通，故疏肝法可以在诸多疾病中"一以贯之"。

李斯炽对疏肝药物的临床运用主张：①按肝经通过的病位用药。足厥阴肝经从足直达颠顶，贯通全身，在运用疏肝药时，应有所侧重。病在胸以上者宜用薄荷、川芎；胸下至脐侧者，宜用郁金、佛手；脐侧以下者，宜用青皮、川楝子等。②按病邪、病情的寒热属性用药。即药物药性的温凉要与疾病的寒热阴阳相适应。病偏于寒者，用香附、川芎、吴茱萸、荔枝核等；病偏于热者，用柴胡、郁金、川楝子、牡丹皮、薄荷等。③肝经行气药与活血药相配伍，对刺蒺藜与牡丹皮出神入化的运用：一疏肝气，一行肝血；前者性味辛苦微温，后者性味辛苦微寒；前者适用于病位偏上偏外者，后者适用于病位偏下偏内者。故两者配合，有不寒不热、疏调全身气机的作用。李斯炽常用二药来代替柴胡使用，有疏肝之功而无升阳劫阴之虞。④对阴虚肝郁者，疏肝应兼顾其阴。诸疏肝药中以柴胡疏肝之力较强，又因其能通达三焦，有疏通整个肝经的作用，肝郁者每多用之。但该药有升阳劫阴的弊端，故古方如四逆散、逍遥散中配合白芍以监制之。且阴虚者每多肝郁，对阴虚肝郁者，常用刺蒺藜、牡丹皮代替柴胡。阴虚甚者，再加白芍、女贞子等使肝阴充足，气血并行。⑤对气虚肝郁者，疏肝应兼顾其气。疏肝药久用，多有耗气之弊，且气虚推动无力，也易形成气滞。对气虚肝郁者，在疏肝药中应加入补气药物。古方如小柴胡汤、柴芍六君子汤，即以人参与柴胡同用。李斯炽认为补气不宜过壅，一般用沙参、炒白术、茯苓之类即可，对特殊情况者又当别论。

2. 治阴虚湿热证，用不腻不燥药

阴虚湿热证为四川地区之常见多发病证，散见于各病之中。因补阴则恐湿热胶结难解，清利湿热又恐重伤阴分。李斯炽经过多年摸索，提出了一套较为完整有效的治疗方法。

其治疗本证总的法则：补阴而不腻，除湿热而不燥。在具体选药上，提出以下几点：①补阴药多碍湿，但补阴有滋阴与养阴之别。滋阴如熟地黄、何首乌、阿胶、龟甲胶等药较为滋腻，不利此证康复。养阴则多使用少滋腻且有甘淡微寒之性的百合、玄参、沙参、白芍、石斛、麦冬等，有利于湿热排出。临证中，阴虚多阳亢，而潜阳药大多不滋腻，所以阴虚阳亢湿热者多用潜阳、少育阴，随证可选用龙骨、牡蛎、钩藤、石决明、珍珠母等。②苦寒药物有利于清热除湿，但易伤阴分，辛温药物虽有利于燥湿，但亦有助热伤阴之弊，对此种证型均不宜，最好的办法是选用甘寒甘凉药物以清热，如知母、白薇、栀子、地骨皮、芦根之属；或甘平甘淡以渗湿，如茯苓、薏苡仁、泽泻、车前子、豆蔻之辈，是取其甘以润之兼顾阴分之义。或兼用藿香、荷叶、佩

兰等轻清芳化湿浊之品。③阴虚易致肝郁，湿热更能壅气，故疏肝行气药亦常选用，但应注意疏肝防伤阴，行气勿温燥，用药常选刺蒺藜、牡丹皮、厚朴、郁金等。④阴虚易使筋脉失养，湿热更能流注关节，导致筋脉关节疼痛，此时又当加入桑枝、牛膝、赤芍、防己、秦艽等通络利气而不损阴、碍湿、助热之品。⑤兼感风邪者，每多从热化，若误用辛温则恐重伤阴液，湿热蒸腾而变证百出。最宜选用金银花、淡竹叶等辛凉之品祛风于外，用芦根、茯苓等甘淡之品渗湿于下，使热孤阴存，则其势必缓。其阴亏甚者，不耐辛透，则以开提肺气为先，用桔梗、蝉蜕、僵蚕之类。因肺合皮毛，上开则旁通而风自解；肺为水源，上开则下泄而湿可去。或佐以加减三仁汤法，宣降肺气、健脾行水、渗利膀胱，使三焦通畅，湿热之邪从小便而去，则风无所恋矣。⑥湿热久羁，最易再伤阴分，阴愈虚则热愈炽，火盛则伤络迫血，导致各种出血症状，此时当选墨旱莲、生地黄、牡丹皮等养阴凉血止血而又不滋腻的药物，或选小蓟、白茅根、藕节等清热除湿止血而又不损阴的药物。成方如知柏地黄丸、二至丸加味，对肾阴亏损兼夹湿热之出血颇有良好效果。⑦以上所选各类药物，按照病位有针对性地施用疗效更佳，如心阴虚者，选用丹参、麦冬等；肝阴虚者，用女贞子、白芍等；肺阴虚者，用沙参、玄参等；肾阴虚者，用墨旱莲、生地黄等；胃阴虚者，用石斛、天花粉等。

参考文献

1. 成都中医学院. 李斯炽医案［M］. 成都：四川人民出版社，1978.

2. 李明富. 成都中医药大学中医学家专集［M］. 北京：人民卫生出版社，1999.

3. 李克淦. 李斯炽教授学术思想探要［J］. 中医药学刊，2002，20（5）：564-567.

十四、张梦侬

【名家简介】

张梦侬（1896～1977），原名炳丞，字宏彪，别名正一，湖北汉川市人，湖北近代著名中医临床家。张梦侬自幼立志学医，精研经典，后师从当地名医安林士，学成后先后于汉川、郑州、西安、武汉等地从事中医临床、教学工作。历任郑州国医公会理事、湖北省血吸虫病防治委员会暨研究会委员、湖北中医学院（现湖北中医药大学）副院长等职。

张梦侬在临证上敢于突破经典的束缚，中西合参，辨病与辨证相结合；他熟谙本草，通达药理，随证创制新方，并善于将古代名医经典之方与民间单方、验方合用，以治疗各种疑难病；还擅长针药并用，快速解除患者病痛。其主要著述有《临证会要》《诊断学纲要》《四诊八纲》《儿科辑要》《产后临证医案》等。

【学术思想与临证经验】

1. 博采众长，汇通中西

张梦侬研探学问，主张百家争鸣，摒弃门户之见。他不仅博览群书，博采众长，精究中医，还系统学习了西医理论知识，认为中西医各有所长，应互补其短。临床上，他常运用西医的体格检查诊查疾病，结合实验诊断、超声诊断等各种检查方法所得结果，以参考诊病。其著作《临证会要》中的诊断病名，凡经西医明确诊断者，均用西医病名或中西医名并用。

2. 善治疑难杂症

中医有"怪病多痰"之说，所以众多疑难杂症都归为"痰饮"范畴。张梦侬治"痰饮"病研究尤精。他认为痰饮病有内、外之分，外乃目见有形之痰，多为肺、脾、胃所司，由气管、食道咳出、呕出；内则由津液停聚于脏腑经络、组织器官而成。然究两者病因不外于二：一为气虚，乃阳不化津；二为气滞，因气不行则水不行，故而停于周身上下变生百病。而治痰之要以祛痰为主，但必兼行气或补气之品。此外，张梦侬还认为痰证的临床表现，因其所停的脏腑组织不同，表现亦不一样，主张从脏腑辨证。对于治痰之法，虽有前人"病痰饮者，当以温药和之""善治痰者，不治痰而治气，气顺则一身之津液亦随气而顺矣"的说法，但张梦侬并不拘于古法，他认为温药仅适用于阳气虚衰、寒痰留伏的痰证，行气药多适用于气滞痰凝所致的痰证或作为治疗其他痰饮证的辅佐药，不能作为治疗广义痰证的普遍治则。治痰大法，仍应根据痰之寒、热、燥、火、虚、实、气郁、血瘀等病因之不同，以及痰浊停留的部位、患者体质强弱来立法选方遣药。

此外，张梦侬对肿瘤也有很深的研究。他认为肿瘤的病因以燥热偏多，病机为燥热伤津耗液，灼津为痰，壅塞脉道，气滞血瘀，结为癥瘕痰核。故主张用药忌温燥，而多用甘寒咸寒、滋阴润燥、清热解毒、行气活血、化痰散结之属。

3. 用药特色

（1）复方多法　复方多法、取精用简是张梦侬临证用药的一大特色。多方之中，取其精华，合于一方，以令其适合新的病证。如其为治疗咳嗽而创制的桑杏甘前枳桔汤就是复方多法的典范，由参苏饮、杏苏散、桑杏汤、甘桔汤、枳桔汤等方加减组合而成。又如盗汗属阳气不足，卫虚不固者，综扶阳、益气、固表三法，融桂枝加附子汤、玉屏风散、芪附汤、术附汤、当归补血汤五方于一方，共奏止汗之功。再如脘中痞硬一症，因系湿热郁遏，气滞饮停，更夹食积，聚于脘中而成块，其以宣湿、清热、利气、涤饮、通阳、散结六法治之，合用苓桂术甘汤、二陈汤、小陷胸汤、保和丸四方各治其证，共建其功。

（2）用药峻猛与轻灵并重　张梦侬用药时力主峻猛轻灵相间运用。邪浅病轻及上焦之疾，多仿时方之轻灵；邪重病深及顽症病疾，宜峻悍迅猛之类，直捣巢穴；急重病，多以大剂攻之；慢性病，强调小量守方，或以丸、散之剂缓图。

（3）善用经方名方，重视民间单验方　张梦侬博览众家之长，临床治病善用经方、古方，但师古而不泥。如肾炎重症，张梦侬认为其病机为肺脾肾膀胱三焦俱病，各脏腑功能失调，以致水气不行，泛溢脏腑之间。治若用轻剂则药力不任，非重剂不能拯其危，故以"温肾、宣肺、理脾、通膀胱、利三焦，寒温并行，攻补兼施"立法，仿张机真武汤、陈念祖消水圣愈汤等，并结合病机，每方取其精华，益以治疗兼证之药，综为一剂，共奏温少阴、开太阳、补火健脾、利水消肿之功，使表里之水尽解。

张梦侬不仅善用经方时方，同时重视民间单验方。如治食管癌用生鹅血，治疗慢性肾炎用白扁豆散。又如治疗劳伤咳嗽时，张梦侬认为此病为劳伤气分，气为水之母，气伤则水之化源渐少，津液枯竭，故以甘寒益阴生津为法，单用民间验方鲜白茅根一味（剪去节），每次二两，用瓦罐加水煨至茅根沉于罐底为止，代茶服，每日不断，服一百日，其病自愈。再如用煅皂矾、醋制粟米治疗肝硬化，用生大蒜捣泥敷涌泉穴治疗鼻衄等，都是来自民间的验方。

（4）药食同源，善治未病　张梦侬重视药食同源和中医治未病的理念。他从民间学习到不少药膳疗法，并灵活运用于临床。如他用鲫鱼治疗咯血、用鲜猪肚煮生白术治疗胃下垂、用鲜茅根煮茶饮治疗肺结核等，既做药疗食疗，也蕴含有防病复发、寓防于治的中医治未病思想。另外，他还重视通过食疗保健达到未病先防的中医治未病思想，认为老年人气血渐衰，阴阳渐失平衡，应注意饮食调节，起居有时。强调老年人除气血虚外，还多兼血瘀体征，适当饮保健酒可防病治病，但饮之不可过量。

参考文献

1. 张梦侬.临证会要［M］.北京：人民卫生出版社，2006.

2. 姚昌绶.张梦侬生平轶闻琐言［J］.湖北中医杂志，1986（4）：45-46.

3. 王立.张梦侬学术思想及临证经验整理研究［D］.武汉：湖北中医药大学，2008.

4. 刘秀君.张梦侬制方用药特色析要［J］.四川中医，1999（3）：1-3.

5. 李成年，王彦春，杨云松.荆楚历代名医学术菁华［M］.北京：中国中医药出版社，2018.

十五、刘惠民

【名家简介】

刘惠民（1900～1977），名承恩，山东沂水县人，近代著名中医。祖传三代业医，年少时随其伯祖父学中医，后在张锡纯所创办的立达中医院工作，后又考入上海中西医药专门学校学习。他从事中医诊疗工作近六十年，擅长治疗内科外感疾病、神经系统疾病和妇科疾病等。其先后担任过山东中医学院（现山东中医药大学）院长、山东省中医药研究所所长、山东省卫生厅副厅长、山东省科委中医组组长、山东中医学会理事长等职。

刘惠民一生著述较多，有《刘惠民医案》《与张锡纯先生的通信》《麻疹和肺炎的防治》《中西混合解剖生理学概要》《中西药物学概要》《中西诊断学概要》《战地临时医院组织概要》等。

【学术思想与临证经验】

1. 辨治外感热病方药经验

刘惠民临证善治外感疾病，在辨证、立法、处方、用药等方面提出了诸多独到的见解。

（1）治以太阳经病为主，灵活化裁经方　刘惠民根据《素问·热论》"热病者，皆伤寒之类也"的记载，认为中医所称的伤寒，乃是一切外感发热性疾病的总称，感冒、流感自应属于这一广义伤寒的范畴中。在辨治上，刘惠民秉承张机伤寒六经辨证，尤以治太阳经病为主。在处方上，也多选用《伤寒论》中的方剂。如《刘惠民医案》中共收录12例感冒和流感医案，其中10例医案所用之处方源于张机的麻黄汤、桂枝汤、大青龙汤、小青龙汤、葛根汤、麻黄杏仁甘草石膏汤等。并且刘惠民善用经方而不拘于经方，如他治感冒及流感，常根据临床见症，随症加减，灵活化裁，如恶寒重者，重用麻黄，头痛加白芷，颈项强痛用葛根，身痛用羌活，咽痛用玄参、桔梗、射干，痰饮咳嗽用五味子、干姜等。

（2）强调解表清里，善用重用生石膏　刘惠民认为外感热病早期不仅限于表证，特别是对服药而热不退的患者，多为表邪未解，入里化热，兼有不同程度的里热。若一味解表，则里热难解；而单纯清里，则药过病所而表邪不能散。因此刘惠民强调"清里内热，表散而解"，应解表清里同时并行，以奏表里双解之效。处方用药除用麻黄、桂枝解表外，又往往合用石膏、知母以清里，如习用的大青龙汤、麻黄杏仁甘草石膏汤等。其中，刘惠民尤善用喜用生石膏，因生石膏辛寒而解肌透热、甘寒而清泄里热，可使内蕴之热既从清里而除，又从表散而解。

（3）强调三因制宜　刘惠民重视整体，强调自然变化对发病及治疗的影响，做到因时制宜、因地制宜、因人制宜。如春季喜用葛根、薄荷，夏季多用香薷、滑石，秋季常用麦冬、沙参，冬季则必用桂枝、麻黄。因北方人比南方人腠理充实，所以治南方人感冒常用豆豉、苏叶、荆芥、浮萍，而治北方人感冒，则必用麻黄，且用量多在三钱以上，甚则麻黄、桂枝并用。因小儿系纯阳之体，外感热病易动肝风，故多用钩藤、薄荷等以清热平肝止痉。

（4）强调重视脾胃，时时顾护胃气　刘惠民在治疗外感热病时，主张祛邪为主，用药峻猛，常麻黄、桂枝与大剂生石膏合用，稍有不慎，易致汗过伤津或寒凉败胃。中医学论人有胃气则生，无胃气则死。刘惠民亦特别强调，脾胃为后天之本，实为汗液滋生之源。故其在临证时常通过药物配伍及服药方法来顾护胃气，如在使用麻黄、桂枝、生石膏等解表清里药的同时配伍怀山药，又如用发汗之剂，多嘱患者入晚服药，汗后注意保暖、避风，勿令外出，以免重感或发生其他变证。

2. 善治神经系统疾病

刘惠民根据自己多年的临证经验，从中医学角度对神经系统疾病进行归纳总结，提出疾病按症状和体征的两分法、发病机制以兴奋和抑制分阴阳，治疗上突出调理脏腑、以平为期的见解，为世人深入认识神经系统疾病提供了宝贵经验。刘惠民认为，神经系统疾病不外神经组织结构和生理功能异常，从临床症状、体征上看，本病可以分为两大类，一类主观症状突出，多为神经功能失常性疾病，可归属于中医学的"不寐""健忘""眩晕""头痛""阳痿""癫狂"；另一类是客观体征表现为局部或全身的异常，多为中枢或周围性神经元变性所致，可归属于中医学"痿证""痉证"，或温病范畴。在发病机制方面，刘惠民认为神经系统疾病的病理性质与邪气的性质和机体的虚实状态有关，若阴虚阳盛则表现为兴奋，阳气不足则表现为抑制，并且重视五脏功能，认为五脏功能的失常是发病的关键之一。在治疗方面，刘惠民认为治疗神经系统疾病关键在于一是要分清阴阳虚实、标本缓急，二是要以调理内脏为核心内容，重视滋补肝肾、养心健脾。如起病缓慢，病程长者多属虚或虚实夹杂，宜缓图，配粉剂长期调理，或汤、丸、粉并用，使患者逐步恢复；少数起病急骤，病情危重者多属实，可危及生命，应及时治疗，汤药连续服用，使患者转危为安。阴虚火旺者滋阴降火，见肝阳上亢者育阴潜阳、清肝平肝，多用山药、枸杞子、杜仲、桑寄生、酸枣仁、黄精等药；阳气不足者健脾温肾助阳，常用黄芪、附子、淫羊藿等药，并于补阴药中加用麻黄配合，升发少阴阳气以助药力。

3. 善用药粉方

药粉方的使用是刘惠民临证的一大特点。药粉方是指根据病证的需要，将方中的药物研成极细的粉末让患者服用的一种剂型，药粉方主要目的是助汤药的药力或是补充药物配伍的不足。药粉方通常和汤剂同服，或前后服。在《刘惠民医案》中共有40例医案使用药粉方，涉及51首方剂。尤其对于胃痛的治疗，刘惠民更是喜用药粉方。治疗胃痛时，刘惠民常使用汤剂和药粉方同服的治疗方法，汤药进入人体以后，能够迅速发挥疗效，而药粉方则吸收相对比较慢，能够直接作用到局部，维持长时间的治疗作用，尤其适用于溃疡病等慢性病。长期临证经验证明，此种服药方式有非常好的疗效。

参考文献

1. 顾振东，陆永昌. 刘惠民［J］. 中国医药学报，1988（5）：69.

2. 于鹰，刘更生. 刘惠民学术思想及辨治外感热病方药经验［J］. 山东中医药大学学报，2018，42（1）：1-4.

3. 刘惠民医案整理组. 刘惠民医案集［M］. 济南：山东人民出版社，1976.

4. 金妍，田思胜，王兴臣. 刘惠民治疗神经系统疾病的经验撷拾［J］. 中国中医药现代远程教育，2016，14（21）：61-62.

5. 王欣. 山东中医药大学创校元老方药经验访谈录［M］. 北京：中国医药科技出版社，2018.

十六、戴丽三

【名家简介】

戴丽三（1901～1968），字曦，号徐生，云南昆明人，与吴佩衡、姚贞白、康诚之并称为"云南四大名医"，曾任云南省卫生厅第一任副厅长、云南省中医协会主任等职。他自幼随其父清代名医戴显臣学医，潜心攻研岐黄之道，尤善内科、妇科及儿科，屡起疑难沉疴。创办全省性中医进修班，亲自开展教学及临床带教工作，积极开展学术交流活动，为云南中医药事业的发展竭尽全力。戴丽三继承家传医德医风，待患者如至亲，贫富一视同仁，对有困难者免费治疗，有"慕君国手传三代，惠我遐龄主一方"之赞。

戴丽三平素诊务繁冗，其许多独到见解和创制的验方，由其门徒收编入《中医常用方药手册》。此外，还存世有《中医学辨证原理》《戴丽三医疗经验选》《阴阳互引之研究》《伤寒论的科学性》《诊断篇》等，总结汇集其近五十年的行医实践经验和学术研究成果。

【学术思想与临证经验】

1. 融哲理医理于一体

戴丽三推崇辩证唯物主义，用以指导辨证用药，融哲理医理为一体。他强调要深入探讨中医学的科学性，必须以辩证法作为研究中医的思想方法，才能领会它的实质，找出它的发展规律，揭示中医学的最大特点之所在。他强调临证必须从客观实际出发，处方用药应灵活变通，反对拘守一家一派之见，更反对执一法一方以应万变。"病无常法，医无常方，药无常品，概因病无常形，须唯变所适，灵活变动，毫无偏执"。对于出现复杂证候的患者，他坚持从整体观念入手，审查虚实寒热，矛盾虽多，抓住主要矛盾，无不效若桴鼓。戴丽三注重研究每一疾病发生发展各阶段的规律，善于剖析疾病的本质，如其认为"气化是运动的原理，阴阳是对立的形势，寒热是万病的本质，表里虚实是联系的规律"。

2. 重视阳气，善用温阳药物

戴丽三对"火神派"开山鼻祖郑钦安的扶阳理论颇有研究和心悟，在思想上重视阳气，认为"凡人一身，全赖一团真火"，阳主阴从，阴统于阳，尤以坎中一阳为人身立命之根：阳气旺盛，身体安和；阳气一衰，群阴四起，百病由生。再加上当时急危重症多由中医治疗的特殊历史条件及云南的气候因素，他在治法上强调温扶阳气，临证用药喜用、善用、多用附姜桂等温热药物。据统计，《戴丽三医疗经验选》一书中近三分之一的医案涉及扶阳法，并多次引用郑钦安所著之书的原文来作为按语，常常使用四逆汤、通脉四逆汤、白通汤回阳救逆，理中汤温中扶阳，麻黄附子细辛汤交通阴阳。在阳虚证的辨识上，戴丽三尤为重视舌脉。他认为舌淡或青紫、苔薄白、白腻，伴润、滑者为典型的阳虚舌象，脉紧、弦、沉、细、无力为典型的阳虚脉象。并提出在此基础上再参考患者的全身表现，当脉症相符时，附子用量较大，反之则用量应谨慎。另外，"冰冻三尺，非一日之寒"，对于阴寒至极的疾患，戴丽三用药主张循序渐进，重在持久，他认为"治慢性病，贵在有方有守，既确诊为阳气大虚之阴寒重症，则回阳救逆之法不可轻易改变。一经确诊，则宜持重守方，直至见功为止"。戴丽三的扶阳思想在对阴证的治疗上最能体现。

（1）阴证难疗，善用转阴法 戴丽三认为"阳证易治，阴证难疗"，病势由阳转阴则重，反之则轻。所谓"转阴法"是在治疗阴寒内盛、阳气大虚的疑难重症时，大胆选用大剂温阳药物逼阴邪外出，以使疾病由阴转阳，阴消阳回，使阳热症状外显之后，继而使用清热、凉血、泻下等清解之剂使症状顺势而解。同时，该法也是防止疾病阳证转阴的常用方法，体现了戴丽三诊病时阴阳、缓重的层次思想。

（2）重视体功，体强病自祛 "体功"一词，戴丽三用其代指人体的正气，即机体抵御外邪、祛邪外出的能力。正如"正气存内，邪不可干"所论，戴丽三强调"体功重于病邪"，而在体功中，又认为"阳气重于阴气"，临证中注意增强体功和扶助阳气。对体功不足的调理，往往采用温补元阳及温中阳、健脾胃等治法，阳气得扶，体功增强，再予祛邪治疗而获效。

3. 引邪外达，善用开门法

所谓"开门法"是指开太阳气机之门，使表气通，亦有"开门逐寇"之意。戴丽三"开门法"的思想源于《素问·阴阳离合论》："是故三阳之离合也，太阳为开，阳明为阖，少阳为枢。""开"在生理上是指太阳阳气宣发舒畅；病理上太阳为人体一身之藩篱，是邪气入侵与开解的必经之路；治疗上可使邪气由里达表，进而达到"表气通，里气和"的目的。在具体的用药上，他自拟的小白附子天麻汤为常用的"开门"之剂。该方由禹白附、明天麻、法半夏、茯苓、葳蕤仁、川芎、藁本、独活、白芷、防风、桂枝、白芍、甘草、生姜、大枣组成。方中以禹白附、天麻等方药祛风痰、通经络、逐寒湿，再加桂枝汤及藁本、独活、防风等，使寒湿之邪由太阳而出，对寒湿阻滞经络所致之头痛疗效很好。另外，附子桂枝独寄汤也是戴丽三的自拟方，由附子、桂枝、桑寄生、白芍、法半夏、茯苓、乌药、陈皮、独活、防风、川芎、甘草、生姜、大枣组成，可用于治疗风寒湿痹。该方以祛风湿、补肝肾的独活寄生汤为基础，特别加入桂枝汤，亦是取开太阳之意，使风寒湿邪由表去。源自《伤寒论》的麻黄附子细辛汤、麻黄桂枝各半汤均具有宣通表里、引邪外达的功效。

4. 创制新方，临证用之多验

戴丽三博览众家，熟读经典及各家著作。百家之中尤崇张机，善用经方。在师古承古的基础上，戴丽三还依据自己多年的经验创制了部分经验方，后学临证用之多验。除上述的小白附子天麻汤、附子桂枝独寄汤，他创新性地将郑钦安《医理真传》姜桂汤和《太平惠民和剂局方》二陈汤合方使用，取名姜桂苓半汤（生姜、桂枝、茯苓、法半夏），融二方之长于一体。生姜在上扶心肺之阳，引心火下达，桂枝在下化下焦之寒，启肾水上行，茯苓、半夏在中焦共行化湿利水降浊之功，由此扶阳降浊、交通上下、恢复气机。他认为："本方用药四味，平平无奇，但其理甚深。组合之后，既能扶阳强心温肺，又能宣通表里，交通上下，中医治病，全在掌握气化升降原理。"又如治疗风热咳嗽的桑叶连贝散，由桑叶、连翘、浙贝母、茯苓、陈皮、竹茹、焦山楂、淡豆豉、甘草组成，既能疏风清热，又可健脾化痰，祛邪不伤正、清热不碍脾，从中可以窥见其治疗外感热病时既重视发散解表，又处处顾护脾胃的临床特色。

参考文献

1. 戴丽三. 戴丽三医疗经验选［M］. 北京：人民军医出版社，2011.

2. 孔庆玺.《戴丽三医疗经验选》简介［J］. 云南中医学院学报，1982（2）：47-49.

3. 戴慧芬. 一代名医戴丽三［J］. 云南中医学院学报，1989，12（2）：43-44.

4. 韦姗姗，严继林，李翔宇，等. 戴丽三临证特色与经验撷英［J］. 辽宁中医杂志，2021，48（7）：34-36.

5. 傅文录. 戴丽三及其扶阳思想［J］. 河南中医，2011，31（6）：598-599.

十七、秦伯未

【名家简介】

秦伯未（1901～1970），名之济，号谦斋，上海人。其出身儒医世家，自幼酷爱文学和医学，1919年入上海中医专门学校（现上海中医药大学），在名医丁甘仁门下攻读中医。毕业后，留校任教，并在上海同仁辅元堂应诊，以治内科杂病见长，对虚劳痼疾尤精。曾任上海第十一人民医院中医科主任、北京中医学院顾问、中华医学会副会长等职，是近现代知名的中医大家、中医教育家。

秦伯未一生勤于著述，其著作内容涵盖了中医理论基础研究、中医临床、中医教学、中医普及等多方面，较有影响的有《内经类证》《内经知要浅解》《清代名医医案精华》等。

【学术思想与临证经验】

1. 精研《黄帝内经》，见解独特

秦伯未一生强调研习《黄帝内经》的重要性，素有"秦内经"之美誉，通过采取中西医结合方法剖析《黄帝内经》，形成独到的观点。其著作《秦伯未内经学》即借鉴西医的框架，全书设有生理学、病理学、诊断学、方剂学、治疗学、解剖学和杂病学7个章节将《黄帝内经》重新编排，内容通俗易懂，方便后世研读《黄帝内经》。对《黄帝内经》原文，秦伯未亦有独到见解。如《素问·上古天真论》载："夫上古圣人之教下也，皆谓之虚邪贼风，避之有时，恬淡虚无，真气从之，精神内守，病安从来。"秦伯未认为此段不仅论述养生之道，同时含预防之意，在治疗疾病时应辨析出是外感病还是情志内伤病。

2. 重视辨证论治，提出十四纲辨证

秦伯未认为辨证论治分为病因辨证法则、脏腑辨证法则和复杂法则。同时，秦伯未在三因学说的基础上，把内因、外因和不内外因加以合并和补充，结合临床将各类辨证体系兼收并蓄、融为一体，提出了"风、寒、暑、湿、燥、火、疫、痰、食、虫、精、神、气、血"十四纲辨证法则。这是一套比较完整的病因诊疗体系，也是中医病因学发展史上的一个里程碑，对临床有极其重要的指导作用。

3. 用药强调脏腑辨证

秦伯未认为"无论是外感和内伤、外因和内因，都是通过脏腑后发生变化的"，即"所有病证，包括病因、病机在内，都是脏腑生理、病理变化的反映"，而"药物的功效也是通过脏腑后才起作用"的，可以说"临床上辨证施治归根到底都是从脏腑出发的"，所以必须重视脏腑发病及其用药法则。秦伯未将脏腑发病与药物的气味、效能和归经相结合，强调针对病因、病位和病证得出用药法则。如秦伯未在治疗肝病时，注重肝病的病因、病位，肝血虚选用当归、白芍、熟地黄、何首乌、阿胶，肝火旺选用牡丹皮、黄芩、山栀子、夏枯草、青蒿，肝风动选用龟甲、鳖甲、玳瑁等。同时需针对肝脏的症状用药，如目赤用青葙子、菊花、密蒙花，拘挛用木瓜、牛膝、续断，月经过多用海螵蛸、血余炭等。

4. 提倡寒温统一治疗外感病

秦伯未在深入对比分析《伤寒杂病论》与《温病学》后，认为应寒温统一治疗外感病，将二者结合以建立完整的中医外感病学。秦伯未认为，两者区别在于病因有寒温之异，病机有伤阳、耗阴之别，辨证有六经表里与三焦上下之差，治疗先有温与凉而后有回阳与救阴之不同；然两者

共同点又在于均受于外邪而初起皆现表证且都治用解表之法，而表邪不解传里化热后皆治用清热和通便之法。

此外，伤寒与温病还有诸多交叉点。一在病机上，伤寒中可见伤阴，温病中也可见伤阳。二在辨证上，伤寒六经也分上下，温病三焦也分表里，两者均离不开经络，太阳证即为上焦病，阳明、少阳、太阴证即为中焦病，少阴、厥阴证即为下焦病，内脏的关系也是一致的，两者实为纵横对比之别。三在处方用药上，伤寒表证虽以辛温解表为主，但也有辛凉透表之麻杏石甘汤，可与温病辛凉之剂桑菊饮、银翘散并提；在通便方面，伤寒中有攻下之承气汤和润下之脾约麻子仁丸，温病既用承气汤，又有养阴润下之增液汤，并常合两方为增液承气汤而用之。由此可见，温病实为伤寒的延伸，两者应统一起来运用于临床。

5. 主张膏方补泻同用

秦伯未提出膏方不应纯用补药，应辅以泻法，认为补正同时必兼祛邪，外邪去除后可增强补益之功。另外，适当配合通降等法，也可增强补益的功效，即"以通为补"。秦伯未认为，在膏方组方中也需重视脏腑生克关系，兼顾气血阴阳，顾护胃气，根据个人体质、病证不同，采用平补、温补、清补、涩补方法，用药应升降结合、动静相宜、合理补泻，这样才能使机体阴阳平衡，达到补益、祛病的双重功效。如秦伯未在治疗患者畏寒、中气不振、咳嗽时作、时有眩晕、白腻苔，证属肝肾阴亏，风阳上扰，脾胃虚寒，痰湿内阻之候时，膏方处方以八珍汤为主，加半夏、陈皮、川贝母、款冬花、杏仁等燥湿化痰、宣肺止咳，加刺蒺藜、菊花、白芍等平肝，意在益肾健脾以培本、平肝和胃宣化痰湿以治标，标本同治，疗效较佳。从本案即可看出秦伯未强调用药贵在平补，不宜纯用滋补，使脾胃得健，痰湿运化，气机通畅，则病可除。

6. 擅长治疗多种内科杂病

秦伯未对温热病、水肿病、溃疡病、血液病等疾病的治疗有独特见解。如针对温热病，主张清化的同时佐以宣透、疏郁、缓泻，常用三仁汤、黄芩滑石汤、杏仁滑石散等；针对水肿，提出利尿、逐水、发汗、燥湿、温化、理气六法；针对血液病，秦伯未认为应重视治肝，慎用苦寒、发汗之品，在临证用药中发现补肾阳与补气之品合用可升高白细胞计数指标，而滋肾阴药与补血药合用可升高血红蛋白、血小板计数等指标。溃疡病（胃及十二指肠溃疡），上腹疼痛，发作多在空腹，痛时喜温喜按，平时不能食凉物，或形体消瘦，神疲乏力者，属脾胃虚寒证，其明确提出基本治法是温养中焦，方选建中类方，常佐以生姜、花椒、白附片等药。

参考文献

1. 张士卿. 秦伯未对《内经》的研究 [J]. 甘肃中医学院学报，1995（3）：1-3.

2. 孙其新. 谦斋辨证论治三位一体观——当代名医秦伯未辨证论治精华（1）[J]. 辽宁中医杂志，2002（9）：513-515.

3. 赵非一，陈丽云，燕海霞. 秦伯未临诊运用膏滋方组方特色探析 [J]. 中国中医基础医学杂志，2016，22（5）：639-641，719.

4. 谢海洲. 读《秦伯未医学名著全书》后 [J]. 中华医史杂志，2003（3）：65-66.

5. 王慧如，陈子杰，梁艳，等. 浅析秦伯未治疗水肿六法 [J]. 中医学报，2017，32（6）：964-967.

十八、程门雪

【名家简介】

程门雪（1902～1972），号壶公，江西婺源人，新安学派、海派医学大家，我国著名中医学家、中医教育家。年少时拜成名于上海的歙医汪莲石为师，后入孟河名医丁甘仁门下，毕业于上海中医专门学校（现上海中医药大学），后留校执教。曾任上海中医学院（现上海中医药大学）首任院长，毕生致力于中医临床和教学工作。

程门雪擅长中医内科，对伤寒、温病学说有深邃的理论造诣，博采古今，熔经方、时方于一炉，善用复方多法治疗热病和疑难杂症，早年用药以峻猛见长，晚年用药则以简洁轻灵为主。编著有《金匮篇解》《伤寒论歌诀》《校注未刻本叶氏医案》《程门雪医案》等著作。

【学术思想与临证经验】

1. 综合寒温二说，倡导寒温统一

程门雪对伤寒和温病的学术造诣深湛，并有所发挥和创新。他在外感热病的治疗上融合伤寒与温病，建立伤寒温病融会贯通的思路与方法，打破了寒温分立的格局。他认为温病是以伤寒为基础发展而来，"卫气营血辨证是六经辨证的发展与补充"，如伤寒、温病均用石膏、黄芩、黄连清热，但后者发展出清气热法和凉营清热法。伤寒、温病均用下法，但有轻重、早晚之不同。伤寒谵语多用下，对于温病其创制了清心开窍法，如紫雪丹等方。其总结温病偏重救阴，处处顾其津液，伤寒偏重于回阳，处处顾其阳气的特点。程门雪提出伤寒温病虽有不同，却可以统一运用，认为伤寒热化迟而变化少、温病热化速而变化多，一病之来是伤寒或是温病始终不移，而所用的药物，却是互相错综同用的，见热化快而阴伤的，必须从温病学说考虑伤阴，热化迟或反见虚寒症状的，必须从伤寒学说考虑伤阳。灵活运用，不拘一格，在临床实践上确实如此。如程门雪对外感热病，既选用栀子豉汤、小柴胡汤、葛根芩连汤、泻心汤等伤寒诸方，又配合甘露消毒丹、三仁汤、桑菊饮等温病诸方，同治临证中危重病候。

2. 复方多法常兼顾，法随证变解沉疴

对于复杂的病证，例如患者长期因劳致虚，反复感邪，并兼夹湿、热、瘀、滞，程门雪主张多法复方论治。针对患者虚实寒热错杂的复杂情况，着重阴阳虚实辨证，辨清标本虚实，根据病证的标本主次等具体情况，采用多个名家成方，揉合温散、疏化、宣导、渗利、祛瘀、清里、扶正达邪、祛邪安正等诸般治法，加减变动，攻补兼施、寒热并用，提高疗效。其每处以10味药左右处方，而其中又融合了4～5个古方，含义深刻，选药精湛。如淋浊病案，用泻白散、导赤散、萆薢分清饮、知柏地黄汤，上下同治，虚实兼顾；梅核气病，又寓麦门冬汤、半夏秫米汤、温胆汤、天王补心丹、甘桔汤诸方主药，合养阴、化痰、利湿、和胃、安神、清咽诸法于一方中。在应用经方、古方复方多法治疗时，常师其意而不拘其方，或用其方而减小剂量，总以祛邪而不伤正、扶正而不恋邪为目的。如其临证常灵活运用酸甘化阴、辛苦开泄、温阳略加养阴、疏肝必兼理脾胃、养肝必兼顾心肾、清滋与辛芳相配、苦寒与甘温合用等诸法，处方配伍极妙。

3. 善于轻以去实，用药轻清灵动

程门雪后期临床用药强调"轻以去实"，处方用药简洁精当，但多有奇效。他习用丁甘仁的平淡法，又得叶桂之精华，处方以经方的精炼配合时方的轻灵和平淡为主，用药简洁、轻巧、灵动。如对年迈、体虚、病危、病久一类虚实夹杂、攻补两难的复杂重症，常立轻补、轻清、轻

宣、轻化、轻开、缓下等法，务求轻灵，以防虚不受补、攻伐太过而反使病情加重。若湿热互结，窒塞三焦气机，则以杏仁、白豆蔻、桔梗等清扬或淡渗的方法，透风于热外，或渗湿于热下。用药不呆滞，虽厚味填补，必佐行气之品，令气机通畅，气化则湿化，如治湿困，而用芳香宣化，瘀阻用破血而兼理气，补阴常兼益气等。对于处方分量，程门雪认为当法李杲，宜轻不宜重，药物的作用在于导引、流通，所谓"四两拨千斤"，故据"制小其服"而处方用药分量颇为轻微，强调人体正气的盛衰与疾病的预后有密切关系，正气未伤，虽重病可望来苏，元气耗散，虽轻症亦易恶化，如麻黄只用三分至一钱五分，还需水炙或蜜炙；陈皮、干姜用蜜炙；厚朴用花；豆蔻、砂仁用壳等。

4. 广纳各家之长，知守知变重运用

程门雪博涉群书，对古今名著和历代各家学说均用心研究，继承先贤们诸多论点，但并不一味守旧，且有变通创新，可见其知守也知变。如其继承了丁甘仁"用药轻灵"之学术思想，融合了叶桂"卫气营血辨证""久病入络""通阳利小便"等观点，将张机的"六经辨证"思想贯彻到治疗中，遂自成轻灵一派。他强调中医学习一定要批判继承认识，对古代论著应根据临床实际选择所需而反对生搬硬套。如程门雪极为推崇叶桂，对叶桂"救阴不在血，而在精和汗，通阳不在温，而在利小便"的理论，常付诸实践，但对其"柴胡劫肝阴"等论辞，极不赞同，认为柴胡临床亦有其特殊用途，并不能受"劫肝阴"之说限制。

参考文献

1. 何时希. 程门雪 [J]. 中国医药学报，1987，2（1）：54-55.

2. 程门雪. 金医篇解 [M]. 北京：人民卫生出版社，1986.

3. 安艳丽. 程门雪学术思想研究 [D]. 乌鲁木齐：新疆医科大学，2010.

4. 董胡兴，马继松. 厚土缓中调脾胃 轻灵清淡见奇功 [J]. 河北中医，1990（1）：28-29.

5. 上海中医学院. 程门雪医案 [M]. 上海：上海科学技术出版社，1982.

十九、陈玉峰

【名家简介】

陈玉峰（1903～1988），吉林永吉县人，长春中医学院（现长春中医药大学）教授，吉林省著名中医学家。其少时随其舅父李梦令学医，学习于吉林名医王仙洲诊所，24岁在吉林市创办"仁寿堂"，悬壶行医，后执教于长春中医学院。曾任吉林市中医研究会副会长、吉林省汉医会会长、吉林省中医学会会长等职，对吉林省中医药的发展作出了重大贡献。

【学术思想与临证经验】

1. 攻读经典著作，师古而不泥古

陈玉峰学识渊博，读史通经，不仅精于医学，也兼通诸子，尤其对《周易》研究颇深。常以哲理中的辩证思想指导自己的临床实践，故其临证治病周密精详，遣方用药变化多端。陈玉峰精通中医经典著作，其对《黄帝内经》和《伤寒杂病论》的研究功力尤深。尝谓《黄帝内经》为业医者所必读，而《伤寒论杂病》乃遣方用药所必遵。他主张学医必须溯本而求源，中医之本在《黄帝内经》，方药之本宗张机。

在学习中医的经典著作时，陈玉峰主张"精读、深思、活用"。所谓精读，要做到少而精，例如读《黄帝内经》要选择重点篇章、精辟段落和句子，熟读背诵。深思，就是深入思考。陈玉峰治学严谨，读书从不浅尝辄止。凡《黄帝内经》条文和诸家之注，陈玉峰无不悉心探讨、反复研究，务求解深解透、得其奥旨。活用，就是将书本上的理论知识，用于指导临床实践。陈玉峰常说要师古而不泥古，师古就是要学习，要继承，不泥古就是要活用，要发扬创新。

2. 重视五运六气理论

陈玉峰认为《黄帝内经》中的五运六气理论非常重要，运气理论是为"岐黄理论之本，为医者不可不知"。他认为运气理论产生的年代久远，文辞古奥，文义蕴蓄深幽，令人难以领悟，初学者更觉困难。因此，陈玉峰在讲解运气理论时注意因材施教，对运气理论原文采用浅显通俗的解释，同时列举历代医家的不同理解，进行比较。除此之外，陈玉峰还改造了古人绘制的图表，自己亲自设计了运气教学挂图和可活动的运气挂盘，以提升教学效果，进一步增强学生的学习兴趣，以求其学懂、学会中医运气理论，为吉林省中医五运六气理论发展奠定了基础。

3. 临证强调治病求本

陈玉峰临床经验丰富，善治各科疾病。他遵从《黄帝内经》"治病必求于本"的古训，并在张介宾的治病理念基础上，提出：外部感邪在表，当以祛邪为先；内伤在里，当以扶正为妥；邪在于表，不可投补剂；邪在里，切忌重发汗，当遵调理脾胃的治则，强调"先天不足责于肾，后天不足责脾胃"。例如医者治疗失音常用清热解毒、清咽利膈治法，往往效果不甚理想，陈玉峰治病求本，探求病因。如在治一中年妇女失音时，他经过仔细辨证，认为其为肾水不足所致，选用地黄饮子化裁滋补肾水，服药十余剂，患者痊愈。又如治疗中风后遗症半身不遂时，他强调医者要根据患者症、舌、脉等综合表现，审证求因，辨证论治，不可一见中风半身不遂就滥用补阳还五汤。他认为半身不遂常见有风动经络、肝阳化火、痰热内闭、阳气虚脱、阴盛阳浮、气虚血瘀、肝肾虚亏等证型，只有在患者出现半身不遂、面色苍白、形羸自汗、肌肤不仁、筋脉拘急、上肢屈曲、下肢伸直、舌淡白、脉细弦等气虚血瘀证的临床表现时，精准辨证选用补阳还五汤，才能取得满意的治疗效果。

4. 从肝脾肾论治眩晕

陈玉峰认为眩晕病位虽在清窍，但与肝脾肾密切相关。患病日久，正气已伤而邪留不去，故多虚实错杂、本虚标实。其指出眩晕实证多为肝阳上亢、痰湿中阻、瘀血阻窍等；虚证多为气血两虚、肾精不足等。所以陈玉峰治疗眩晕总以补虚泻实、调理脾肾，而尤以补虚为主。先天不足责之于肾，后天虚损调之于脾，在治疗先天之时陈玉峰特别推崇唐代王冰提出的"益火之源，以消阴翳，壮水之主，以制阳光"理论。但是陈玉峰并不一味用补药，恒用六味、八味之辈，而是予以化裁，常用育阴潜阳之法，以调治之。他习用龟甲、鳖甲、生牡蛎，因深悉诸药滋阴之性，又兼潜阳之用，故重用之。

5. 用药特点——精炼重实效

陈玉峰在长期医疗实践中逐步形成了自己的临证特点：审证精准，用药精专，方小量轻。

例如陈玉峰在治疗高血压时，用牛膝、夏枯草、钩藤等。他认为高血压的发生原因主要以肝阳上亢为多。无论是肝郁化火，还是肝阴耗损或肾阴不足，肝失所养，皆能引发肝阳上亢发为高血压。因此，他多以牛膝、夏枯草、钩藤为主，地龙、草决明、代赭石为辅，组成基础方，随证加减，以此用来治疗高血压，疗效颇佳。牛膝可以补益肝肾、引血下行，为治疗高血压的要药；夏枯草清肝泻火，并能平肝潜阳；钩藤清头目、止头晕，辅助牛膝以平上亢之肝阳。另外，陈玉峰还指出治疗高血压应该忌用川芎。

其次，陈玉峰善用牛膝、防己、木瓜治疗下肢水肿。他认为水肿多因肺脾肾三脏功能障碍，三焦决渎无权而致。肾主水，司开阖，脾主运化，为治水之脏。而下肢水肿，多与脾肾二脏病变有关。故以牛膝引药下行，防己及木瓜利水、除湿、消肿，合用而组成基础方，治疗下肢水肿。陈玉峰指出水肿初起，不可用猪苓、泽泻、车前子来治疗，以防引邪深入。

陈玉峰喜用全蝎，全蝎具有息风止痉、解毒散结的功效，除治疗痉挛抽搐、疮疡肿毒、瘰疬等证，还可以治疗其他多种疾病。如治疗神经性头痛，属于血瘀者，其症见头痛，日久不愈，痛如针刺，痛处不移，夜间尤甚，舌有瘀斑，脉弦涩，陈玉峰于《医林改错》解毒活血汤中加入一味全蝎，治疗头痛效果显著。又如治疗百日咳时，陈玉峰取全蝎解痉的作用，常于处方中加入一味全蝎，止咳效果良好。

参考文献

1. 胡亚男，蔡佳丽，李萍，等.陈玉峰教授学术思想及临床经验［J］.吉林中医药，2019，39（3）：288-290.

2. 郑成林.陈玉峰教授用药经验举隅［J］.吉林中医药，1987（1）：4-5.

3. 高光震.陈玉峰教授遗著选录［J］.吉林中医药，1989（1）：6-7，32.

4. 王治平.陈玉峰治眩晕方疗效确切［J］.吉林中医药，1991（5）：17.

二十、章次公

【名家简介】

章次公（1903～1959），名成之，字次公，号之庵，江苏镇江人，近代著名中医临床家、教育家。他年少时遵父庭训，研习中医经典著作，后求学于上海中医专门学校（现上海中医药大学），师事孟河名医丁甘仁及经方大家曹颖甫，又问学于国学大师章太炎，对文史哲医均有精深的见解。毕业后留校任教，从事中医临床、教育工作。后与陆渊雷、徐衡之合力创办上海国医学院，培养了一大批中医后继人才。1955年应召赴京，任卫生部中医顾问、中国医学科学院院务委员、北京医院中医科主任等职。

章次公是我国中西医结合倡导者之一，临诊主张运用中医之四诊、八纲、辨证论治，兼采现代科学诊断手段，"双重诊断，一重治疗"，提高疗效。其编著有《药物学》四卷、《诊余抄》一集，发前人之未发，补古人之未逮。1999年，其门人朱良春等编辑出版《章次公医术经验集》以弘扬其学术经验。

【学术思想与临证经验】

1. 主张"双重诊断，一重治疗"

"发皇古义，融会新知"是章次公在对中西医学问题的基本看法。章次公认为中西医互有短长，应该互相学习，共同提高，同样不应该有门户之见。章次公主张"双重诊断"，坚持中医的辨证与西医的辨病相结合，"一重治疗"指运用中医药进行治疗，唯有如此，才能使中西医学逐步结合起来，从而更好发扬中医学的长处，提高疗效。章次公特别指出"欲求融合，必求我之卓然自立"，体现其"衷中参西，继承发扬"之观点。

2. 善用单方验方，用药"验""便""廉"

章次公主张除钻研各家方书外，必须留心单方验方，曾言"若铃医有一方之效足录，其位亦与仲景同等"，如其常用马齿苋治赤痢、马鞭草抗疟疾、百草霜治泄泻、脱力草治失血、车前草治浮肿、竹沥涤痰通便等，皆获良效。章次公认为各种丸散膏丹的中成药，品种既多，取用又便，疗效又好，值得推广，同时反对"药贱不好，药少不灵"之错觉，其所用方法多价廉效优，治疗思路别具一格。

3. 临证圆活多变，师古而不泥古

章次公善用虫类药治疗顽固的慢性疾病，如癥瘕、积聚、久痹等。此外，章次公实践中发现不少胃溃疡病患者舌苔光剥，认为此多为气郁化火，灼伤胃阴，或长期使用香燥药所致，宜以清养胃阴为主。章次公临证止痛善于应用含油脂的药物，因其具有缓急镇痛的作用，如以大剂量的杏仁（24～30g）治疗胃痛，即是其独到经验。

章次公治疗急性热性传染病善用附子及六神丸，因临床上由于持续高热而导致的心阴心阳耗竭者颇为多见，盖热病不危于邪盛，而亡于正衰者多矣。20世纪30年代，祝味菊以善用附子著称，虽高热神昏，唇焦舌破，亦喜用大剂量附子，挽救不少患者生命，章次公大为称赞、钦佩，他自己对热病中后期，邪势方衰而心力不支者，常用《冯氏锦囊密录》之全真一气汤（人参、麦冬、五味子、熟地黄、白术、制附子、牛膝、甘草），此方兼参附汤和生脉散之意，阴阳并进，加熟地黄、白术兼顾脾胃。

章次公治疗血证多立足虚实辨证，虚以气血阴阳亏虚为主，实为热邪炽盛，同时不离瘀血。故临床上多以补虚清热、活血止血为主。治疗血证重视运用阿胶、仙鹤草、熟地黄以滋阴养血、益气止血，用药多寒温并用，以寒为主，药味以甘、苦两味为主，常归肝、肾两经，兼顾心、肺、脾、胃。重视对药应用，常以阿胶、仙鹤草、熟地黄为核心，以滋阴止血为主，兼顾益气、补血、助阳、滋阴、清热、活血。如滋阴止血对药：阿胶-藕节、阿胶-小蓟、墨旱莲-仙鹤草、生地黄-仙鹤草；气血同调止血对药：黄芪-熟地黄、仙鹤草-熟地黄；阴阳通调对药：杜仲-熟地黄、续断-熟地黄；滋阴对药：墨旱莲-女贞子；清热对药：桑白皮-知母；活血对药：瞿麦-益母草、川芎-瞿麦。其还以补肺阿胶汤治疗咯血，以胃溃疡出血经验方治疗吐血，以黄土汤、白头翁汤治疗便血，以自拟方益母瞿芎汤治疗月经淋沥不断，以经验方固崩救脱方治疗经血如崩，重视分阶段治疗，尤强调顾护脾胃以善后。

参考文献

1. 朱良春，李树仁，姚守诚，等. 中医学家章次公先生学术思想［J］. 中医药通报，2005，4（1）：5-8.

2. 王玉润. 我的老师章次公先生［J］. 医古文知识，2003（4）：10-11.

3. 王少华. 《章次公医案》中附子的应用（一）［J］. 浙江中医杂志，2004（1）：3-5.

4. 苏苑苑. 基于医案的章次公血证辨治规律研究［D］. 北京：中国中医科学院，2019.

5. 朱良春. 章次公先生生平及其学术思想简介［J］. 新医药学杂志，1978（10）：14-16.

6. 苏苑苑，王忠，王汉，等. 基于数据挖掘的章次公治疗血证用药规律探析［J］. 中国中医药信息杂志，2020，27（10）：110-115.

二十一、林沛湘

【名家简介】

林沛湘（1906～1998），字震瑚，广西贵港人，广西中医学院（现广西中医药大学）教授，首批全国老中医药专家学术经验继承工作指导老师，曾任中华中医药学会理事、广西中医药学会副会长。1956年参加广西中医专科学校（现广西中医药大学）筹建工作，1987年获广西科技成果二等奖。2012年被广西壮族自治区人民政府追授为"桂派中医大师"。

他致力于中医基础理论的研究，尤精通于《黄帝内经》，临证诊疗强调平衡阴阳、调节气机升降出入，主张辨证与辨病相结合、与专效方药运用结合，擅长治疗脾胃病及肝病。编著有《内经讲义》《中医学基础教学参考资料》《林沛湘医案医话选》《绛雪园伤寒方条目评注》《西溪书屋夜话录评释》等教材和学术著作。

【学术思想与临证经验】

1. 精研内经，临证为用

林沛湘形成了以《黄帝内经》基本思想为核心，全面、客观地观察、分析和解决理论与临床问题的学术风格。如针对水肿，《素问·汤液醪醴论》中提出"去宛陈莝""开鬼门，洁净府"的治疗原则，结合该篇前文所说"阳以竭也"，在治疗慢性肾病之水肿时，林沛湘除重视补益肾脾肺与利湿活血解毒相结合外，还不忘利小便与发汗并用，不拘泥于张机"腰以下肿，当利小便；腰以上肿，当发汗乃愈"的分治之说。又如林沛湘推崇中医临证当遵循《黄帝内经》的形神合一和天人相应观。他认为人的形体和精神应看作既相互区别，又相互联系的统一整体。人形体的病变可以影响精神，精神的状况又可以影响形体的病变，同时人体又是与外界环境（自然、社会）紧密相连的，人体需与外界环境取得平衡，按照自然界的变化来调节饮食起居和精神活动。

2. 病证结合，古方新用

林沛湘尤其强调病证结合，根据疾病的核心病机化裁古方、创制新方作为主方，再根据疾病的不同证候进行灵活加减。其创制的新方皆以古方为基础，结合现今病证进行加减化裁，从而拓宽古方的运用范围，或治疗古代中医未曾涉及的现代病证，此即"古方新用"。如治疗痹病时，寒邪偏盛，经络痹阻，以自创的通经行痹汤温经散寒、和营通络。该方选用了经方之桂枝汤，治以温经散寒除痹，随证再加以威灵仙、苏木、独活、牛膝等祛风湿、化瘀血、强筋骨之药物。又如治疗慢性胃病时，其认为脾胃病多是气机升降失司，导致内生湿热、气滞血瘀，以半夏泻心汤、丹参饮、百合汤、芍药甘草汤为底方，合方创制安胃汤，再根据病机的不同进行加减，如脾胃虚弱者合用四君子汤、肝阴失养者合用甘麦大枣汤、胆胃不和者合用小柴胡汤或四逆散等。

3. 从肝论治，体用结合

林沛湘认为，肝在杂病的发生发展过程中扮演重要角色。肝主疏泄，主藏血，体阴而用阳。肝与诸脏均有联系，特别是同胆肾脾胃的关系尤为密切。林沛湘在辨治肝病方面时常采取滋水以涵木、养血以濡肝、清金以平木、培土以荣木、培土以敛火等法，此大都为内伤病治法，而外感病引起内在脏气变化者，亦可通用。此外，在临证中，对于肝硬化、肝癌，其总结出肝虚瘀结的核心病机，提炼了治体、治用、治阳明三法，创制壮肝逐瘀煎以治之。其中灵芝、黄精、枸杞子、当归、党参、黄芪、绞股蓝壮肝以养体，土鳖虫、水蛭、虻虫、虎杖、丹参、三七、鳖甲逐瘀以助用。

肝胆脾胃互相影响，所以治疗上常互相兼顾。林沛湘在治疗脾胃疾病时，认为脾胃受伤，阴血化生乏源，或气郁日久，化热伤阴，导致肝体失充，肝用失司，横逆犯胃，治疗上多以柔肝疏肝、健脾和胃为主，选用小柴胡汤或四逆散加减肝脾同调。

4. 疏导气机，给邪出路

林沛湘治疗疾病，遵循《素问·六微旨大论》"出入废则神机化灭，升降息则气立孤危，故非出入，则无以生长壮老已，非升降，则无以生长化收藏"之论，极为重视疏导气机。其认为不论外感或内伤，都会有不同程度的气机失调，因而治疗时要时时注意疏导气机、给邪出路。如论治脾胃病，林沛湘强调脾胃升降同调，并且注重五脏气机升降的调节。又如论治心悸，林沛湘认为心肺同居上焦，心属火温散，肺属金敛降，心火不得清降则亢上，肺金不得心火温助则无以宣发肃降。心主血脉主藏神，赖于脾胃化生气血、肝疏泄气机和肝脾藏血统血功能的正常运行。若其气机失调，则易导致心神失养，心神不安。心肾相交，下焦肾阴不足，不能上济于心则心火炽盛。故在治疗上，应以上焦心肺为着眼点，五脏同调，三焦分治，疏导气机，善用补气、理气之药为治。

在治疗湿热病证方面，林沛湘认为卫气营血辨证虽然能够体现疾病传变的整体过程，但"在卫汗之可也，到气才可清气"这种严格分界用药的治则治法，临证中难以在全程把握病势、及时阻止疾病之传变。故林沛湘突破传统的温病辨治规律，提出了"给出路，阻去路"的治疗原则。所谓"给出路，阻去路"，一是强调给邪以出路，因势利导；二是先病一步，截其病势，防治传变；三是从疾病所属阶段的更深一层透邪外出，加强祛邪之力。

参考文献

1. 林寿宁. 林沛湘学术经验集［M］. 北京：科学出版社，2012.

2. 林寿宁. 林沛湘治疗肝硬化腹水经验［J］. 辽宁中医杂志，1993（7）：8-10.

3. 林寿宁. 林沛湘教授治疗外感病经验举隅［J］. 广西中医药，1992（3）：16-17.

二十二、张继有

【名家简介】

张继有（1907～1991），辽宁本溪人，中医临床家、教育家。他自幼立志学医，1928年毕业于南满医学堂，有深厚的西医学功底，后学习、研究、从事中医。1945年，任长春市立第一医院院长，后又创办东方医学院并担任院长，培养高级中医人才。1958年，任长春中医学院教务主任，是长春中医学院（现长春中医药大学）早期创办人之一。后任吉林省中医中药研究所（院）名誉所（院）长、吉林省中西医结合学会理事长等职。

张继有曾执笔编写并出版《经方试解》《中药学讲义》《中药方剂学讲义》《中医儿科学讲义》《简明解剖学》《法定传染病提要》等书籍，并赴各地进行授课。此外，他还著有《最新汉医药物学》《东洋新汉医学》《几种常见疾病的中医疗法》等。

【学术思想与临证经验】

1. 提倡中西医合参

张继有西医学功底深厚，后自学中医经典，逐渐认识到中医学理论和治疗方法上的特色及优点，在临床上提倡中西医合参。他认为中医在辨证、治法和方药上都与西医有很大不同。如在治疗阑尾炎时，西医治疗方案中阑尾炎是绝对禁止泻下的，因为容易造成肠道穿孔，从而危及生命。但是中医则会采用《金匮要略》中记载的大黄牡丹汤治疗肠痈，后经临床观察发现、证实大黄牡丹汤在阑尾炎初期时使用，治疗效果良好。故他在《最新汉医药物学》一书中提到："汉医应当去不良之糟粕，存固有之精华并采洋医之长，补汉医之短，使具科学性以流传于永久。"即于临证中应尊重中医理论但又不墨守成规，主张中西医结合，中医也应当取西医之长处补自身之不足。

2. 主张证病同辨

张继有主张临证应辨证与辨病并重。张继有认为，证是古人历经观察分析而对症状进行的有机组合，是对患者当时情况的全面分析，不能辨明何证也就没有正确的立法、处方。因此辨证是必需的。但是，科学在发展，人们对疾病的认识在深化，仅辨识症状的性质，有时亦容易失之于偏。如"咳血"，咳痰带血一症，外感燥咳可见，阴虚久咳可见，肝火犯肺可见，虚劳可见，用现代手段发现的肺癌早期也可见。有些肺癌早期患者，在出现血痰症状时，常常尚无全身的明显变化，但就其发展及预后来说，则远非一般咳血者可比。若是在治疗时不能有一个明确的疾病诊断，则会治疗效果不佳，逐渐恶化。只有将辨证与辨病二者结合起来，才能更准确判断病情，提高治疗效果。

3. 分期辨证论治肺结核

张继有认为西医学的出现对于结核病的治疗起到了很大的作用，对于一些危重患者，西医药物往往能够挽救患者的生命，这是西医学的优势。但对于慢性浸润型肺结核常咯血者，西医治疗效果不佳，而这一方面中药治疗可以收到良好效果。张继有对其进行了深入研究，提出分期辨治的观点。他认为肺结核是感染痨虫导致人体气血津液亏损和肺脾肾等脏腑虚损的病理状态。疾病在强化期时，病菌迅速繁殖，症状明显，痰液细菌培养一般为阳性，病情处于进展阶段，此期病机为结核痨虫犯肺，耗损津液，肺阴亏虚，阴虚火旺，可分为津亏肺燥型和阴虚火旺型，应用滋阴润肺、化痰止咳之法。在巩固期时，病情得到控制，病菌基本被杀灭，症状不显，痰液细菌培养结果转阴，病情处于恢复阶段，此期病机多属气血阴精亏虚，肺脾肾功能失调，可分为肺脾两虚型和肺肾两虚型，治疗上多用补肾益肺、滋阴降火之法。张继有认为中医一贯强调内因，提倡"正气存内，邪不可干"及"邪之所凑，其气必虚"，认为扶正御邪法是中医理论与实践结合的精粹之一，在治疗肺结核时常多用培土生金之法。此外，张继有对肺结核患者出现不同主症的对症治疗也深有研究。对于结核性咳嗽咳痰，常予润肺清金之品，如麦冬、天冬、百合等；对于身体虚弱消瘦者，多用滋养强壮之品，如山药、玄参、黄芪等；对于结核性发热特别是午后潮热之人，则用清虚热之品如地骨皮、青蒿、银柴胡等。

4. 善治疑难之证

张继有善治肺系疑难之证。其对于因火郁气逆而夹痰湿所致的哮喘遵循未发扶正气为主、已发用攻邪为主的治疗原则，常采用降心火、清肺金、降痰下气等的治疗方法，拟泻白散合苏子降气汤加减以泻肺清热、降气化痰。对于痰热壅盛，肺失宣降所致的哮喘重症者，多采用清热泻肺之品，即泻肺以苦寒之剂，非泻肺也，泻肺中之火，实补肺气也。以此祛痰热、降肺气、宁喘促，同时佐以化痰平喘之品，使痰热得除、肺气得降，则喘促自宁。此外，张继有在临证中善用鱼腥草或明矾治疗肺壅热盛、咳吐黄痰之痰喘，每有良效。

张继有对于血小板减少性紫癜的证治也有独特见解。此病患者常表现为全身有散在小出血点，面色微白，稍感疲倦无力，脉沉细，舌苔薄白。张继有认为本病是血分偏虚故脉细，劳伤气阴而不自觉，虚热鼓动，血本虚而妄行，故发斑，其在治疗上以养血益气滋阴为主，辅以清热止血。方用八珍汤加减，按方服用后，出血点可消失。

5. 用药推崇性理合参

张继有深谙药性，洞彻药理，在遣方用药时注重将二者有机结合。例如，对于食管癌邪毒内侵、气血衰竭证，张继有主张以清热解毒、消肿抗癌与补气养血、扶助正气相结合，选用半枝莲、白花蛇舌草、金银花、莪术、瓜蒌、川贝母等以治其邪，佐人参、黄芪、当归、白芍等以顾其本。

张继有组方配伍严谨精练，用药多在10味左右，用量一般不超过15g，但若病情需要，辨证精准亦投以重剂。例如对于气血大虚的患者，常以党参、熟地黄各50g峻补，一二剂后患者即出现体力明显上升、精神好转。他认为，人参虽属大补元气之品，但价格昂贵，且性偏于温，阴虚内热和阳亢的患者均不宜用，而党参性味甘平，润而不燥，补气生津效果卓越，熟地黄滋阴补血，二者合用，非常适用于气血双虚者，但体力衰惫者，若以小剂投之，常常没有效果，必以重剂峻补，方能重现转机。张继有也常将党参与当归合用，认为当归补血活血、安神润燥，滑肠而不伤人，两药合用补益气血、生津润燥，故对于血虚便燥或体弱便秘者每喜用 9 ～ 15g。

参考文献

1. 余永，王姝琛. 吉林名医张继有与《医林》[J]. 中国中医药图书情报杂志，2018，42（1）：59-61.

2. 李想，李磊. 张继有医事经历与学术思想述略[J]. 吉林中医药，2016，36（9）：962-965.

3. 蔡鸿彦，苏瑞君，王晓岩. 张继有老中医临床经验拾萃[J]. 吉林中医药，1993（2）：7-8.

4. 王庆文，邓悦. 张继有研究员治疗癫狂的经验[J]. 吉林中医药，1990（3）：1-2.

5. 高光震，单书健. 吉林省名老中医经验选编[M]. 长春：吉林科学技术出版社，1985.

二十三、甄梦初

【名家简介】

甄梦初（1909 ～ 1990），又名兆熊，号幹达，广东开平人，岭南名医，岭南甄氏杂病流派的开山之祖，是广东省政府授予的第一批名老中医之一。他传承家学，师从岭南温病学大家陈任枚，1929 年起即在广东省、香港、澳门地区开设医馆应诊，后长期在广东省中医院执业，行医六十余年，学验俱丰，擅长治疗岭南温病及诸多疑难杂症，尤其对肺痨、痹证、小儿疳积、妇科疾病、外感高热等有着自己独特的见解，并创立了"铁破汤""穿海汤""鱼白甘汤""玉泉饮"等一系列方剂。

【学术思想与临证经验】

1. 祛邪泄实，攻补同方

岭南地区气候炎热，易耗气伤津，又湿润多雨，易感受外湿。长期湿热的气候环境，易影响脾胃运化，湿邪内蕴，内外湿邪相引，阻碍气机郁而发热，故岭南地区总以湿温病证为多见。如《广东中医药专门学校温病学讲义》中提到："东南濒海之区……人在其间，吸入为病，即成湿热、湿温，又曰暑湿，此即外感温热兼湿之谓也。"岭南名医何梦瑶《医碥》的问世及南方凡病"多火""多湿"之说的确立，为岭南温病学形成之肇端。从致病因素讲，基于此气候环境，岭南六淫应以"湿"为首，甄梦初认为岭南温病多湿多火，治以清透为要且兼以利湿。主张治疗岭南温热时病以透邪泄实法为主，注意顾护阴液、益气扶正，强调不能逢热病必清热利湿而忌温热之药，临证需识清病机。

2. 岭南诸疾，辨湿为要

岭南地区春夏多雨，天热地湿，人处湿气交织中，易感受湿邪。湿性重着黏滞，易阻碍气机，损伤阳气，故其病变常缠绵留着，不易祛除。甄梦初认为治湿应分表里上下，分层祛湿。针对表湿（肌表、肌腠之湿），以宣散祛湿法，喜用藿香、香薷、白芷等。针对肌肉、筋膜、骨骼之湿，采用祛风除湿通络法，喜用穿破石、海风藤、豨莶草等。针对里湿分别采用化湿、燥湿和渗湿法，分上、中、下论治，湿阻上焦，肺不肃降，喜用白豆蔻、法半夏、杏仁等散肺中气滞、调畅气机、透化湿邪；湿阻中焦阳气，脾阳受损，喜用炒白术、苍术、法半夏、高良姜等温中焦脾阳以运化湿邪；湿浊困脾，喜用砂仁、陈皮、布渣叶等芳香醒脾兼以行气化湿；水湿内盛，喜用茯苓、薏苡仁、猪苓等利水渗湿之品；湿热下注，喜用黄柏、泽泻、苍术、海金沙等清下焦湿热；下焦寒湿凝滞，喜用炒白术、炙甘草、淫羊藿、巴戟天等温化下焦寒湿，佐以香附、荔枝核等行气散结。

3. 诸痹痨证，必兼瘀证

甄梦初推崇络病学说的理论，在叶桂"久病入络""久痛入络"等传统理法的基础上，结合自身对"痹""痨"诸证之体会而立"痹痨必瘀，瘀去证消"的观点。

甄梦初认为痹病因瘀与湿久羁络脉反复作祟而不愈，由于邪藏络中，一般之药难以直达病所，或即使直达病所，也不能祛邪而出。因此主张急性发作期应重通络以速祛邪，迁延不愈者，治疗上应标本兼治，重通络，在经络畅通的前提下，佐以调气血，即"和其气血，使之顺调"。同时，应灵活运用分级阶梯疗法，攻中有补，补而不滞，攻不伤正。在具体用药上，针对痹证疼痛日久者，其喜用赤芍配延胡索，二者配伍活血散瘀力强，兼有较强的止痛效果；关节屈伸不利者，喜用威灵仙配鸡骨香，二者伍用通经络、止痹痛。

针对肺痨的治疗，甄梦初认为当审因辨机而后治，可于活血祛瘀之后，再行补肺滋阴，或于养阴清肺之基础上，加以活血祛瘀之药。因瘀血既去，而气阴易复，气顺血调，营卫通利，痨虫自无所稽留。肺热痰多加冬瓜仁，因冬瓜仁功善清肺化痰、利湿排脓；咳而痰中带血或咯血者加茜草、侧柏叶、仙鹤草、阿胶，茜草、侧柏叶有治血热夹瘀之出血证之效，而仙鹤草、阿胶功善补虚止血，尤其适用出血兼见气虚、阴虚、血虚者等。

4. 疑难诸疾，首重肝脾

疑难杂症辨治的难点在于从庞杂的临床表现中认清疾病的主要矛盾。甄梦初对于瘿瘤、瘰疬、癥瘕、积聚、小儿疳积等诸多疑难杂症的诊治，提出"独重肝脾"的理念，认为疑难之疾患，具有病程久、易反复、迁延难愈的特点，肝木升发太过或不及，都会导致脾土运化失常。肝体阴而用阳，重滋养柔肝血为要。治疗上，应以养肝阴、柔肝阳为主，应分平肝、疏肝、柔肝、养肝四步法，如用龙骨、牡蛎等之品平肝，用柴胡、玫瑰花、佛手、生麦芽疏肝，用浮小麦、白芍等柔肝，用女贞子、桑寄生、金樱子等养肝血。脾为后天之本，调后天脾土，切合病机须分醒脾、补脾、健脾、固脾四步法，喜用藿香、佩兰、砂仁、布渣叶等醒脾，党参、黄芪、太子参等补脾，炒白术、炒麦芽等健脾，陈皮、法半夏等固脾。

5. 岭南本草，贵在活用

岭南地区中草药资源丰富，种类繁多，形成独特的"南药"系统。甄梦初在临证中，擅长采用岭南本草以治疗本地区的常见病、多发病及疑难杂症，遣方灵活，用药配伍严谨，药味少，剂量轻，主张用药简便廉验，以减轻患者负担。如针对久咳、顽咳，用化橘红、陈皮等温肺散寒止咳；治疗失眠、夜尿多，喜用巴戟天、何首乌补肝肾；治疗小儿疳积，喜用独脚金健脾消食除疳；治疗脾胃虚寒类疾患，喜用砂仁、陈皮、高良姜等温中散寒、健脾理气。

参考文献

1. 张忠德. 岭南中医药文库医家系列：岭南中医药名家甄梦初［M］. 广州：广东科技出版社，2015.

2. 张忠德. 岭南中医药精华书系：西关甄氏杂病世家［M］. 广州：广东科技出版社，2018.

3. 张瞳，戴洁深，金连顺. 甄梦初运用铁破汤治疗肺结核理法阐析［J］. 广州中医药大学学报，2014，31（3）：466-468.

4. 张忠德. 甄氏流派药量轻配伍巧［N］. 健康报，2015-12-23（005）.

二十四、盛国荣

【名家简介】

盛国荣（1913～2003），号曙光，福建南安人，盛氏中医第九代传人，全国首批老中医药专家学术经验继承工作指导老师，福建中医学院（现福建中医药大学）终身教授。他出生于中医世家，幼承庭训，熟读家藏医典，后求学于上海国医学院，得陆渊雷、章次公等名医指导。从事中医临床、教育工作七十余年，先后担任福建中医学院副院长、厦门大学海外教育学院名誉院长、福建中医学院盛国荣中医药研究所所长、福建中医学会副会长等职，此外还在海内外多地担任名誉院长、学术顾问，为发掘、弘扬中医学作出卓越贡献。

盛国荣著述颇丰，其著作有《内经要略》《温病要义》《伤寒论浅释》《温病条辨简解》《中医学基础》《中医诊断学》《盛国荣医学论文集》等。

【学术思想与临证经验】

1. 重视经典，衷中参西新解

盛国荣精心钻研《黄帝内经》等中医经典著作，并有其独特的见解和阐发。在《黄帝内经》营卫学说的基础上，盛国荣认识到"营、卫"在生理方面互相依赖、互相促进，在病理变化上则互相影响，二者分则为二，合则为一。

盛国荣对阴阳学说的理论也有独特体会。他遵循《素问·阴阳应象大论》"阴阳者，天地之道也，万物之纲纪，变化之父母，生杀之本始，神明之府也"，提出阴阳在机体内是无处不有的，一切物质运动和生命的过程中既矛盾又统一。阴阳互相依存和互相制约是人体生长的客观规律。并将阴阳学说巧妙地应用于西医学领域，以阐释人体的生理病理情况。如其认为阴阳的矛盾统一性与西医神经反射学说中大脑皮层兴奋和抑制的观点相类似。如胃功能受交感神经和迷走神经所支配，这两种神经既互相拮抗又互相统一。胃气虚，交感神经兴奋性增高，则分泌减少、运动缓慢，功能减弱，此为阴；胃气实，迷走神经兴奋性增高，则分泌增多、蠕动亢进，功能增强，此为阳。

2. 首重治气，气调百病皆愈

盛国荣在临证中尤其注重"气"的条达与升降。他认为气化学说在中医学中占有重要的主导地位，在解释生命和精神意识的起源、阐述人体的组成和功能活动、说明人体病理变化及阐明证候和治疗等方面起着重要的作用。盛国荣将"气"分为"外气"和"内气"，前者主要为天地自然之气，后者包括真气、脏腑经络之气等，是维持人体生理活动、抵御外邪的正气，二者均与人的生长壮老死、生理、病理密切相关。人体气之功能（如升降出入、形气转化）失常，则为病理，故治病强调调气，气调则百病愈，常有疏气、理气、泄气、降气、升气、清气、温气、补气等诸法。盛国荣遵循治病首重治气的法则，重视"外气"对人体健康的影响，亦不忽视"内气"，即身之正气对人体的作用。并在长期临床实践中总结出培补中气、补养肺气、温运阳气、疏肝理气、行气化水等20余种治"气"之法，但总以"虚则补，乱则调"为旨。善将调补内气法运用于临床多种疾病的治疗，常获良效。如在临床上运用宣气机、清肺纳肾的方法治疗哮喘；运用理气血治疗冠心病；运用通腑气、调和中气治疗胃痛；运用分清浊、升清降浊治疗头痛；运用调升降、温阳化气治疗眩晕等。

3. 运气辨证，顺应天地阴阳

运气学说蕴含了中医学天人相应的观念，其以天干地支为基础预测和推算，从而辅助诊断和治疗疾病。盛国荣认为运气学说不仅可提供致病依据，亦可用于防治流行性传染疾病。在 1960 年厦门市流行性乙型脑炎盛行之时，盛国荣就将运气学说应用于临床中。他认为 1960 年是庚子年，乃少阴君火司天，阳明燥金在泉。"岁金太过，燥气流行，肝木受邪"。当年流行性乙型脑炎发病最高峰是在处暑前后，主运在金，客气在火，又庚运下，加上在泉的燥金，是天气克运，又是天刑年，在 60 年中只有 1 年，而主运和季节适值燥金。由于是运气所造成的"金"和"火"的矛盾，故而见到临床发病急骤，病情变化较快，患者常出现深度昏迷、抽搐不止、两目上窜、喘急痰鸣、面唇发绀等症状。为此，他根据"清气大来，燥之胜也，风木受邪，肝病生焉"，认为在治疗当时的流行性乙型脑炎之时，应当用白虎汤以清燥金，羚羊角、全蝎、蜈蚣、地龙以平肝风，又考虑到暑热过盛，火能克金，以西洋参之苦甘补土生金，以此治疗流行性乙型脑炎，取得了较好的临床疗效。

参考文献

1. 李灵辉，王尊旺 . 盛国荣教授中医运气学说思想节要［J］. 福建中医药，2019，50（3）：43-44.

2. 盛国荣 . 运气学说临床应用举隅［J］. 中医药通报，2002（5）：8-10.

3. 盛国荣 .《内经》"气"的论述概览［J］. 中医药通报，2002（2）：27-28.

4. 盛国荣 . 盛国荣医学论文集（第一集）［M］. 厦门：厦门大学出版社，1988.

5. 柯联才，盛云鹤 . 盛国荣医学论文集（第二集）［M］. 厦门：厦门大学出版社，1993.

二十五、裘沛然

【名家简介】

裘沛然（1913～2010），原名维龙，浙江慈溪人，海派现代名医，上海中医药大学终身教授，首届国医大师。先后任上海中医学院（现上海中医药大学）教研室主任、上海市中医药研究院专家委员会主任、国家科学技术委员会中医组委员、上海文史馆馆员、中国特大型综合性辞典《大辞海》编委会副主编等职。

其出生于中医世家，叔父裘汝根为针灸大家，少时师事姚江学者施叔范，自学经史百家，后求学于丁甘仁及其长孙丁济万创办的上海中医学院（现上海中医药大学），并经丁济万悉心指导。其从事中医临床七十余年，在中医基础理论、各家学说、经络、伤寒温病、养生诸领域颇有见解，对肿瘤病、肾病、肝病、肺病、心脏病等具有丰富的临床经验。他编写了《针灸学概要》《针灸治疗学》等 6 部针灸学著作，作为中医学高等教育体系的首版教材，后又多次编审全国高等中医院校教材，是现代中医药高等教育的先驱者之一、中国中医药高等教育"南方学派"的杰出代表。此外，他还著有《人学散墨》《壶天散墨》《裘沛然选集》等作。

【学术思想与临证经验】

1. 人学之道，三大絜矩

裘沛然认为医学是为人服务的，医学又称人学，医者需具有"大医精诚"的人文精神，不单要注重对于疾病的治疗，更要关注人类的价值和精神表现，具体表现为对人的尊严、价值的维护、追求和关切。此外，裘沛然倡导培养和教育中医学人才，最重要的是学习为人之道，并根据

《礼记·中庸》"仁者人也"，提出了"以仁为本，以礼为节，以义为衡"的为人三大原则，称为"人道絜矩"。

2. 中医特色，时代气息

裘沛然认为中医学的特色在于继承和弘扬，并且还要努力汲取现代多学科的先进文化和科学理念及技术转为中医学所用，中西医相互借鉴融合，推动中医学的发展，保持中医学的生命活力。如中医治疗晚期癌病历来主张以扶正为主，佐以达邪，裘沛然遵循这一原则，临证主以四君子汤健脾益气，重用黄芪增强补气之功，疗效甚好。现代药理研究也证实，黄芪在恶性肿瘤的治疗中，有提高巨噬细胞吞噬率及 T 淋巴细胞转化率的作用。此外，裘沛然论治癌病常选用生地黄、枸杞子以补益肾阴，加牡蛎软坚散结化痰，半枝莲、白花蛇舌草清热解毒、化湿散瘀，且皆有现代药理研究证实其具有抗肿瘤作用。由此可见，中西医的融合是新时代的必然发展趋势，是中医增添新活力的必然要求。

3. 寒温一体论

裘沛然经过长期研究认为，伤寒温病本为一论，六经和卫气营血之异同，必须循名责实，从其临床具体表现的实质内容进行分析治疗。针对热病的治疗，他认为六经与三焦不可分割，卫气营血不能逾越脏腑，应以六经为纲，结合卫气营血辨证施治。例如裘沛然治疗一常年反复发热患者，结合脉证，施以羌活、独活辛温发表，以桂枝、附子温阳通经解肌，开其玄窍，退太阳表热；另一方面，以葛根、柴胡解肌清热，透阳明表邪，黄芩、石膏、知母泄阳明里热，常山解毒，黄连、黄芩、黄柏泻三焦火毒，生地黄泄血分热，甘草调和诸药。

4. "啬"以养生，三要为纲

裘沛然强调养生要坚持一个"啬"字。他赞同孙思邈以"焚膏用小炷与大炷"的比喻，认为人的精神气血是有限的，不可浪费，必须处处注意摄养，要尽量减少消耗，并认为养生关键是做到"三要"。

一要：养生且莫贪生。养生的内涵是对生命的尊爱而不是贪生，养生体现了人类一种忧患意识，一种未雨绸缪的预防思想。对于生死，应把养生置于治疗之先，是中医学一以贯之的理念。

二要：养生先养神。养神的关键是澄心息虑，即消除担忧，消除杂念。裘沛然认为，澄心息虑，并不是说人不要思维，人不能没有思维，问题在于思一定要"纯"，搞学问要纯真专一，乐而不疲，虽殚精竭虑，但无大碍。裘沛然曾自拟"一花四叶汤"：一花，健康长寿之花；四叶，豁达、潇洒、宽容、厚道，此不失为养神之道。

三要：养生贵在适度。裘沛然认为养生贵在"中节"，养生固然重要，但要把握好"度"。古人所云的"形劳而不倦""欲不可绝，亦不可纵""乐而不淫，哀而不伤"无一不寓中节之意。当今社会生活中有过度检查、过度治疗现象，但亦不乏过度养生者，当以戒之。

5. 临证遣药，不囿常法

裘沛然悬壶七十余载，从临床中深刻体会到治病须"不离成法又不囿成法"。如治疗一反复咯血二十年的患者，其生育后，每于经前均咯血十余口，平日多痰中夹血丝。西医束手，便求诊于裘沛然。其在处方用药中仔细斟酌，用生地黄、百部、麦冬补益肺肾之阴，以桑叶、石决明、黛蛤散、牡丹皮、黄芩平肝泻火，用桃仁、茜草、侧柏叶、蒲黄凉血行血，使血行循经而不外溢，再佐贝母、杏仁、紫菀化痰止咳。此类病例，一般医者不敢用细辛，而裘沛然则重用之，且与黄芩相配，细辛大辛、黄芩大苦，细辛性温、黄芩性寒，寒温结合，共奏开窍宣肺、消气化痰之功。故全方能起到使咳嗽减、脓痰少、咯血止的功效，并且可使女性患者经量转多。裘沛然还认为生地黄一药，近人只作为凉血或滋阴药物应用，实则该药并有活血行血之功，故治疗咳血或吐血，生地黄为一味较为理想之药物。

又如，裘沛然自患感冒咳嗽，连续数天，旋即咳嗽昼夜不停，彻夜不能睡眠，不得已乃处一方，用诃子、黄芩、龙胆草、甘草，又加乌梅、干姜、细辛三药。药后两小时，吐出痰涎及食物残渣，隔半小时又大吐一次，是夜未进晚餐，即卧床安息，事出意料，昼夜不停剧咳，竟得一吐而痊愈。后遇此类病证，他常用酸苦涌泄的吐法，亦每收奇功，可见奇方非偶致，多自教训中得来。

参考文献

1. 裘沛然. 裘沛然选集［M］. 上海：上海辞书出版社，2004.

2. 裘沛然. 壶天散墨［M］. 上海：上海科学技术出版社，2011.

3. 王庆其. 裘沛然先生学术思想鸿爪［J］. 中医药文化，2018，13（3）：76-79.

4. 王庆其，李孝刚，邹纯朴，等. 国医大师裘沛然治案（四）——裘沛然治疗癌症案四则［J］. 中医药通报，2015，14（6）：22-24.

5. 王庆其. 鸿儒大医裘沛然［N］. 中国中医药报，2016-02-18（008）.

二十六、李培生

【名家简介】

李培生（1914～2009），湖北汉阳人，湖北中医药大学教授，全国第一批老中医药专家学术经验继承工作指导老师，当代著名中医学家，伤寒学界泰斗。出生于中医世家，遥承近代名医恽铁樵为师，行医八十余年，善于治疗各种内科疑难杂症，遣方用药简便效廉，在当代中医学界享有盛名。李培生一生治学严谨，博闻通识，其倡导"读书、临证、写作"作为教导后世中医学子的箴言，其中重点强调基本书籍反复读、实用书籍重点读、各类书籍泛泛读。

其研究《伤寒论》数十载，尤其对柯琴所著的《伤寒来苏集》赞赏颇多，反复学习多有心得，编著出版《柯氏伤寒论注疏正》《柯氏伤寒论翼笺正》《柯氏伤寒附翼笺正》，对柯琴偏颇之观点予以匡正，以示后世伤寒学者，为《伤寒杂病论》学术理论留下不可多得的文献资料。其还在精通伤寒温病的基础上，先后发表了《伤寒论六经证治》《论伤寒论中之制方有大小》《浅谈晶痦与枯痦的证治体会》等学术论文。

【学术思想与临证经验】

1. 精通伤寒经纬，详论柯氏伤寒

李培生认为《伤寒论》是中医学理法方药俱全之第一书，诸多注家中，最推崇清代医家柯琴的《伤寒来苏集》。柯琴作为伤寒学术流派中错简重订派的代表，按照"以方类证"的形式重订《伤寒论》，著成《伤寒来苏集》，分为《伤寒论注》《伤寒论翼》《伤寒附翼》，其在《伤寒论》的理论研究中占有重要地位。李培生则根据柯琴的学术特色进行了阐发，分别对其阴阳总纲论、病因病机、临床症状、治疗法则和临证方药进行了肯定和笺正，并分别撰写《柯氏伤寒论注疏正》《柯氏伤寒论翼笺正》《柯氏伤寒附翼笺正》。其论理之充分，论述之详尽，是李培生研究仲景学说的最高成就。具体而言，李培生对柯氏论阴阳总纲及六经进行了补正。柯琴在《伤寒来苏集》中提出"总纲"一词。其具体做法是以阴阳为《伤寒论》全书之总纲，把《伤寒论》第7条"病有发热恶寒者，发于阳也，无热恶寒者，发于阴也"列于《伤寒论注》之第一篇第一条，之后才

详细论述六经病脉证治，即以是否发热定阴阳属性对六经证候逐一剖析。如《柯氏伤寒论注疏正·伤寒总论》所述："阴阳指寒热，无凿分营卫经络……太阳病，或未发热，或已发热。已发热，即是发热恶寒；未发热，即是无热恶寒。斯时头项强痛已见，第阳气闭郁，尚未宣发，其恶寒、体痛、呕逆、脉紧，纯是阴寒为病，故称发于阴，此太阳病发于阴也。又阳明篇云：病得之一日，不发热而恶寒。斯时寒邪凝敛，身热恶热，全然未露，但不头项强痛，是知阳明之病发于阴也。推此则少阳往来寒热，但恶寒而脉弦细者，亦病发于阴。而三阴之反发热者，便是发于阳矣。"李培生首先肯定了柯琴将此条定位全书纲领之做法，而对于柯琴注中发于阳、发于阴之义，也指出其局限之处。《柯氏伤寒论注疏正·伤寒总论》云："阴阳……辨证之纲领，论治之准则，自非仅为太阳表病一证立法。故发于阳者，邪入三阳经而发病也，而太阳表病自在其中，所谓'阳胜则身热也'；发于阴者，邪入三阴经而发病也，自亦统括少阴里病而言，所谓'阴胜则身寒也'……柯氏此解，不仅义太狭隘，且与列诸大论篇首之旨不合，僭为正之。"即柯琴以《伤寒论》第7条为全书之总纲，意在点出张机以阴阳为纲，但失之于以狭括广，有失于张机本义，李培生特为正之。关于六经问题，柯琴认为张机之六经不同于经络之手足三阴三阳。《柯氏伤寒论翼笺正·六经正义》云："夫一人之病，俱受六经范围者，犹《周礼》分六官而百职举，司天分六气而万物成耳。伤寒不过是六经中一症，叔和不知仲景之六经，是经界之经，而非经络之经。"李培生指出，此处柯琴过于偏激，张机之六经与经络之手足三阴三阳不同，但不是完全分开、对立、没有联系的，脱离十二经络，很多条文是无法解释的。此外，李培生还对柯氏伤寒杂病合治思想进行纠偏，如柯琴认为张机之六经为百病立法，而李培生认为外感与杂病不能分裂开来、对立辨治，但伤寒与杂病始终还是有区别的。李培生还对柯氏方证论治思想进行补充，如柯琴认为张机之方因证而设，非因经而设，李培生则指出柯氏的学术思想体系中仍然是六经统方证，并未跳出六经框架。

2. 临床经验颇丰，谨守经方精髓

李培生行医八十余年，其积累了丰富的临床经验，对心系、脾胃、肝胆病证及疑难杂症临证治疗都有其精妙之处，并总结出了独具特色的处方用药思路：在用药量上，要求维持在 $6 \sim 15g$，味少量轻；在药材选择上，非重病不用苦寒、辛燥之品；在用药规律上，常常以轻灵平稳见长；在组方上，以经方为主，传承《伤寒杂病论》辨证论治思想之精华。如李培生灵活结合《金匮要略》中的半夏厚朴汤加减治疗吞咽困难一症，若是因肝郁气滞使痰气阻滞于咽喉部引起的吞咽困难，或是寒痰凝滞之梅核气，常应用原方稍作加减即获良效，但若见咽部红肿、心烦不安、舌红苔黄、脉数的情况，则需重新拟定方药，进行组方加减，遂成清化解郁汤。由此也可知，李培生在临证中并非独守经方而不变通，其在诊治疾病的同时，善于根据患者病情的变化改变组方的原则，灵活运用时方并根据临床经验随证加减自创新方，具有不泥于古的创新意识。

李培生作为伤寒学界泰斗，倾注毕生心血于中医学的传承和发扬工作中，将其主要学术思想集中于笺正《伤寒来苏集》，在论述柯琴思想的同时阐发自身理论特色，极大地推动了伤寒学理论的发展。他不仅总结了学习中医的三类读书法及"四到"要求，更是通过参与编写《伤寒杂病论》相关教材，将《伤寒杂病论》作为中医经典教学书目沿用至今，对中医教育作出重大贡献。在临床实践中，李培生提出用药应以轻灵平稳为主、味少量轻及非重病不用重剂、大剂等的基本原则，并总结了各类疑难杂症的治则治法，为中医临证留下了不少的宝贵经验。

参考文献

1. 李培生，李家庚. 李培生医论医案［M］. 北京：科学出版社，2012.

2. 李成年，王彦春，杨云松. 荆楚历代名医学术菁华［M］. 北京：中国中医药出版社，2018.

3. 罗桂青，李磊. "六经辨证"与"三阴三阳辨证"［J］. 光明中医，2014，29（5）：915-917.

4. 陈秭林，邱明义. 李培生学术思想及临床经验探析［J］. 湖北中医杂志，2013，35（3）：22-23.

二十七、任应秋

【名家简介】

任应秋（1914～1984），字鸿宾，四川江津县（现重庆市江津区）人，四川近代名医。初入江津县国医专修馆攻读经学，问学于经学大师廖季平，后到上海中国医学院学习，问业于沪上名医丁仲英、谢利恒、曹颖甫、蒋文芳、郭柏良、陆渊雷等。从事中医临床、教育、研究五十余年，1957～1984年先后任北京中医学院文献编研组、科研办公室、各家学说教研室、医史教研室主任，中医系主任兼中医基础理论研究社社长。

任应秋一生治学态度严谨，已刊行于世的专著共计37种，计1300余万字，编著有《内经十讲》《中医各家学说》《内经章句索引》等。任应秋精通经史，深入研究张机之学，精研基础理论，在中医古籍整理、中医流派学创立、中医理论体系研究及各家学说学科创立中作出了卓越贡献。

【学术思想与临证经验】

1. 强调经典，见解独到

任应秋重视文献整理，多次提出学习经典的重要性。以对《黄帝内经》的研究为例，任应秋综合唐代王冰之后历代《黄帝内经》研究大家的研究方法及思路，分为校勘、注释、类分研究和专题发挥诸家，归纳《黄帝内经》的学术思想和理论体系。任应秋研究《黄帝内经》数十年所总结的《内经十讲》及组织编写的《黄帝内经章句索引》，已成为现代研究《黄帝内经》的主要参考书。

任应秋认为张机的三阴三阳，既不同于针灸、运气中所言，又要与《素问·热论》的"三阴三阳"区别理解。它的真实意义和作用在于陆渊雷所说的夫病变万端，欲详为辨析，虽上智犹所难周，今约其大纲而分为六经。《素问·热论》的"三阳经证候"指张机的太阳经，"三阴经证候"指张机的阳明承气证，而张机的少阳证和三阴证在《素问·热论》中未提及。任应秋认为张机的"三阴三阳"是把一切疾病（包括伤寒杂病）的证候群分为六类，借用了《素问·热论》太阴、太阳来命名，故而不能把二者混为一谈。

2. 精研脉法，自成体系

任应秋精研脉法，提出熟读《脉诀》、精研《脉经》以打基础。着重分析《伤寒论》和《金匮要略》中诊脉法的运用，对于《伤寒论》中的脉法颇有研究。在《〈伤寒论〉脉证的再探讨》一文中，任应秋将《伤寒论》中脉证并举的条文筛选出来进行分析、归类研究，并在每种脉象后分列条文，解释脉象所主的病因病机。《伤寒论》条文共有398条，其中脉证并举的条文有135条，叙述了58种脉象，包括单种脉象19种，相兼脉象39种，分见于104证候，总结《伤寒论》的脉法学术思想为以阴阳为辨脉总纲，脉与四季对应，因人辨脉，脉、证、治并举。

在临床方面，任应秋善于脉证结合诊断疾病，且能灵活运用经方随脉证治之，疗效卓著。以浮脉为例，浮脉虽为阳脉，但是有阴实而拒阳于外、阴虚而阳越于外的区分。阴实者，寒盛于内，治宜重用温散，或导其水，或攻其食，或行其瘀血凝痰，力开结塞，略加清肃，以助其浮阳的内合，如白通加猪胆汁汤（葱白、干姜、附子、人尿、猪胆汁）之类；阴虚者，阴力薄弱，不能引阳，宜温润填补精血，略佐辛热，从阴中透出阳和，接纳阳气归根，如桂附八味丸之类。

3. 勤于临证，活用经方时方

任应秋不仅中医理论基础深厚，而且勤于临证，在临床上既灵活运用经方，又善于化裁时方、创制新方。对于十二指肠球部溃疡，手术后腹泻不止的患者，任应秋遵"利不止，医以理中与之，利益甚。理中者，理中焦，此利在下焦，赤石脂禹余粮汤主之"。其又以《黄帝内经》"通因通用，热因热用"之法治疗高热后反复尿频尿急患者。以此可知其运用经方之妙，中医理论之纯熟。

中风乃常见难治之证，任应秋根据《金匮要略·中风历节病脉证并治》第65、66、67和68条，结合多年治验，明确地提出中风应从阴阳两方面进行辨别，"阴虚与阳虚，实为中风辨证的两大关键"。他据此理论创制的豨莶至阴汤以治阴虚中风、豨莶至阳汤以治阳虚中风，临床用之甚效。以患者昏仆、牙关紧闭为例，首以醒神开窍为要。先以细辛、苏合香丸通关开窍，则神苏胃开知饥。继以豨莶草合黄芪、附子扶先后天之阳，而肢厥得愈。细辛领胆南星、白附子、防风、僵蚕行气而息风，则口眼正、涎水止；川芎引红花、苏木、牛膝行血则气和血通而偏瘫可解。六经气调血畅，阳和敷布，阴霾散，诸邪除而中风自愈。任应秋善于化裁时方创制新方，临证思路开阔，临床甚效。

参考文献

1. 任应秋. 任应秋论医集［M］. 北京：人民卫生出版社，1984.

2. 赵健，严季澜，李柳骥. 任应秋教授中医医史文献学成就述要［J］. 北京中医药大学学报，2014，37（2）：80-82+85.

3. 彭榕华，陈升惠，段逸山. 任应秋先生治学经历与学术思想述略［J］. 中医药文化，2016，11（3）：35-40.

4. 王勇. 任应秋治《伤寒论》学术思想整理及传承方法研究［D］. 北京：北京中医药大学，2006.

5. 周李倩. 任应秋关于脉法的学术思想整理及其传承方法探讨［D］. 北京：北京中医药大学，2011.

6. 孙燕，刘晓峰，张帆，等. 任应秋研究仲景学术的方法［J］. 辽宁中医杂志，2015，42（1）：42-44.

二十八、杨继荪

【名家简介】

杨继荪（1916～1999），原名希闵，浙江余杭人，国家级名老中医。生于中医世家，自幼学医，师承杨耳山与徐康寿，行医六十余年。曾任杭州市广兴联合中医院院长、浙江中医研究所临床研究组组长、浙江医院中医内科副主任、浙江省中医院院长、浙江中医学院（现浙江中医药大学）副院长等职。

杨继荪一生严谨有序，精勤不倦，主持编撰《叶熙春医案》，编撰《中医对肺心病的认识与证治》等著作。培养出浙江省名中医潘智敏等一批优秀的中医人才。

【学术思想与临证经验】

1. 审明病因，治病求本

杨继荪认为对病因的探索可以明辨疾病的根源所在，强调治病求本。其认为临床中需要辨析病因，追溯造成人体正邪相争、阴阳盛衰的原因，解释由此引发的一系列临床变化；根据疾病的主证进行审因论治，明确疾病背后所隐藏的病机变化，审明因与果之间的联系，达到治病求本的目的。疾病是复杂多变的，杨继荪认为辨证需详辨寒热、虚实，并且要重视体质对疾病的影响。比如其提出的"痰因热成"理论，认为黄痰固然有热，白痰未必有寒，黄和白只是辨证的大纲，黄痰和白痰皆可因热而成。杨继荪还认为并不是所有疾病症状都与病因相符合，因此需鉴别这些真假征象，针对疾病本质辨证论治。临床上，患者所表现的症状往往是真假交错，需针对疾病的一系列症状、变证，重因细审，从细微之处见异同，认识疾病发生的根本，重视体质的强弱对疾病的影响，抓住关键来诊治疾病，如此方能进退适时。

2. 宏观辨证与微观辨证相结合

宏观辨证是通过直观观察和类比归纳的方法认识疾病，强调全面考虑人体内部的协调完整性和人体与外界环境的统一性；微观辨证是以发展的观点认识疾病，借助现代科学将认识深化，使一些暂时尚未反映到体表、没有出现自觉症状的疾病被及时发现。杨继荪认为宏观与微观辨证应相结合，微观辨证可更加直接、深入、精细地认识疾病的变化，使宏观辨证更加完善。整体局部结合，明察秋毫，防微杜渐，从而积极采取预见性的治疗措施。如他曾治疗过一位胃肠蛋白丢失综合征的罕见病例，患者长期低蛋白血症，结合胃镜报告，以往通过每周输注白蛋白和应用法莫地丁及益气养血、滋阴利水中药进行治疗，但病情无明显起色。杨继荪认为舌质红苔少而光的征象是因为较长时间服用抑制腺体分泌类药物所致的，予以去伪存真，并抓住其面色少华、语音低弱、下肢浮肿、大便稀溏等气虚的本质；在微观辨证上，则针对该病的特异致病原因，采纳西医学运用抑制腺体分泌、减少蛋白漏出的治疗机制，强调局部与整体的因果关系，得出局部的蛋白丢失使其整体逐渐呈现出气虚的征象，而气虚日益发展不能摄纳，则进一步致使蛋白丢失更加严重的结论。宏观微观结合，整体局部并重，遂以大补元气、益气敛塞，佐以清化之法，用之颇获良效。

3. 理瘀活血，善治老年病

杨继荪认为久病可致瘀，同时瘀也可致病。他根据自己多年的临床经验，对病邪的性质进行分析，将寒热虚实各种原因导致的瘀血和瘀血所引起的各种病机变化整理为：气滞血瘀、瘀血气壅；血滞为瘀、瘀血化水；血结留瘀、瘀血阻络等。并认为各种瘀血证在临床表现方面具有广泛性和独立性，如气滞所致的瘀血证，若在上焦胸部可致血脉瘀滞发为胸痹心痛；若因情志抑郁，日久可致脉络瘀滞发为胁痛。治疗上根据疾病和瘀血的因果关系施以不同的治疗方法。因病致瘀，治疗的重点在病，根据寒热虚实等病因选用散寒、清热、补虚、泻实等方法并结合散瘀之药；因瘀致病，可选活血、行血、祛瘀、逐瘀的治法，并结合疾病辨证分析。在具体用药的选择上，强调瘀血的部位和所属脏腑之间的关系、脏腑归经对用药的影响，实证多选水蛭、三棱、莪术、桃仁等破血攻逐药，虚证多选丹参、当归、川芎、鸡血藤等药力平和之品。

当代老年人发生疾病的原因多为运动减少、饮食失调导致的血行瘀滞。因此，对于当代社会抗衰老的预防应该与以往医家的补益肝肾等滋补方法相区别，注重调理气血。他认为脏腑功能减退的原因有"不足"和"瘀积"两种，而"瘀"是主要的原因。老年人由于脏腑功能的减退，往往多虚多瘀，这种"瘀"不仅包含舌质紫暗、瘀斑瘀点、刺痛固定不移等有明确症状的瘀证，还包括用现代手段检测出的"隐性"的"瘀"证，如血脂增高、慢性肺源性心脏病等。因此理瘀活血、调理气血在防病和抗衰老方面有着重要的作用。

参考文献

1.潘智敏.杨继荪临证精华［M］.杭州：浙江科学技术出版社，1999.

2. 杨珺. 浙江中医临床名家杨继荪［M］. 北京：科学出版社，2019.

3. 潘智敏. 明因求本究其源宏微辨证综合观——杨继荪主任医师临证辨治经验析［J］. 中国农村医学，1996（7）：55-57.

二十九、邓铁涛

【名家简介】

邓铁涛（1916～2019），广东开平人，广州中医药大学教授，全国名老中医，全国老中医药专家学术经验继承工作指导老师，首批国家级非物质文化遗产传统医药"中医诊法"项目代表性传承人，首届国医大师。其习中医集家传、师承和院校教育于一身，1941～1949 年辗转在广州、香港、武汉等多地行医，1950 年受聘于其母校广东中医药专门学校（现广州中医药大学），之后长期从事中医药的临床、科研和教学工作。

邓铁涛行医八十余载，以"五脏相关学说""痰瘀相关学说""脾胃学说""心主神明学说"等为主要学术思想，注重岭南地域疾病特点，擅长诊治心血管、消化、呼吸、神经、免疫等内科系统疾病。其通过嫡系家传、师徒传承、院校教育等方式，培养了大批中医药人才，如国务院政府特殊津贴专家张敏州、广东省名中医邹旭等。代表著作有《学说探讨与临证》《耕耘集》《邓铁涛医集》《邓铁涛医学文集》等。

【学术思想与临证经验】

1. 内伤诊治，五脏相关

五脏系统相互关联是中医学术思想的基本特征之一，古已有之，如"五脏相通"（《黄帝内经》）、"五脏病论"（汉代张仲景）、"五行互含"（敦煌遗书《辅行诀脏腑用药法要》）、"五脏旁通"（唐代孙思邈）、"五运主病"（金代刘完素）、"五脏穿凿"（明代李梴）、"五行互藏"（明代张介宾）、"五脏互相关涉"（清代何梦瑶）等。邓铁涛在继承历代源流的基础上，结合临床实践提出了五脏相关理论。五脏相关理论是对中医五行、脏腑、病因病机学说的高度概括，指在人体大系统中，心、肝、脾、肺、肾及其连属的腑、体、液、窍、志等组织器官，分别组成五个脏腑系统，在脏腑系统内部、脏腑系统之间、脏腑系统与自然界社会之间，存在着多维联系。五脏相关理论的科学内涵可以用"三个层次"表述：①五脏系统内部的关联，即五脏功能的系统观；②系统之间的关联，即五脏之间的联系观；③系统与外部环境的关联，即天人合一的整体观。五脏相关学说不仅是对中医基础理论的继承与发展，更有效指导了重大疑难疾病如冠心病、心力衰竭、重症肌无力、肺气肿、肝硬化、骨质疏松症、小儿紫癜等的防治，有着巨大的临床意义。

2. 岭南卑湿，痰瘀相关

"痰瘀相关"理论是在中医经典理论基础上经历代医家不断发挥、补充、发展而逐渐形成的一种重要理论，邓铁涛是"痰瘀相关"理论的积极倡导者和实践者，在论治冠心病方面提出气血痰瘀相关的理论认识。对于痰瘀两者之间的关系，他认为气为血帅，血为气母，血在脉中运行，有赖于气之统帅与推动；维持气机的正常功能又要靠血的滋润和濡养。若两者功能失调，则可产生痰瘀。如气虚无力化津，水湿运行阻滞，则结成痰浊；气机郁滞或气虚无力运血，血行受阻，停而为瘀。反之，痰瘀的形成又会阻碍气机的运行，故气血痰瘀之间相互影响、相互联系，并且提出"痰是瘀的早期阶段，瘀是痰的进一步发展"的学术主张。在痰瘀相关理论的基础上，针对南方患者多为气虚痰阻的病理特点，邓铁涛在心血管疾病的治疗上主张益气除痰祛瘀之法，临证喜用温胆汤加参（党参、丹参），即邓氏温胆汤：竹茹，枳壳，化橘红，法半夏或胆南星，云茯苓，甘草，丹参，党参（若口干则改党参为太子参）。方中温胆汤除痰利气、条达气机，邓铁涛喜用橘红易陈皮以加强宽胸之力；轻用竹茹意在除烦宁心、降逆消痞；枳壳代枳实，宽中又不破气伤正；党参（太子参）补气扶正，且用量以 15～18g 为宜，多用反而壅滞，不利豁痰通瘀；丹参活血化瘀。此方用之于临床疗效显著，形成独特的辨治特色。

3. 治病求本，尤重脾胃

邓铁涛十分推崇脾胃学说，他认为脾胃受纳运化水谷精微，达于五脏六腑、四肢百骸，在生理、病理学上占有重要位置，一旦发病，设法恢复脾胃正常功能，使气机调畅、升降得度，是治疗疾病，促进机体康复的关键环节。脾胃乃人体气机升降之枢纽，抓住脾胃轴心，不少奇难杂症多可迎刃而解。

如慢性肝炎的论治，不少医家辨证时多着眼于肝，治疗亦以调肝为主，或清肝热，或清肝利湿，或疏肝解郁，或养肝阴，治疗总不离乎肝脏。但邓铁涛并不囿于此类理论，他认为西医学中肝脏的代谢功能实属于中医学脾胃系统的范畴，通过观察发现临床上慢性肝炎患者大都表现出倦怠乏力、食欲不振、肢体困重、腹胀便溏等一系列脾虚不运之症，再结合五脏相关学说中肝脾之间存在着密切的联系，肝脾两脏的病变可相互影响、相互转化的观点，认为慢性肝炎的病位不单在于肝，更重要在于脾，从脏腑辨证而论，应属肝脾同病而以脾病为主。治疗上，他不只着眼于治肝，而是重视实脾，提出治疗慢性肝炎的总原则为健脾补气、扶土抑木，并自拟了"慢肝六味饮"作为治疗慢性肝炎的基本方。本方由四君子汤加川萆薢、黄皮叶组成。四君子汤健脾补气运脾阳以"实脾"，黄皮叶疏肝解毒行气化浊，川萆薢入肝胃两经升清降浊。若有兼夹证候，则在本方基础上酌加清热祛湿、化瘀软坚、补益肝肾之品，临床运用，疗效甚佳。

此外，邓铁涛在养生方面也颇有建树，提出并倡导"养生重于治病"，其养生理念可概括为"德""静""动""杂""简"，即百行德为先、心静以为养、强身以动为要、饮食以杂为主，日常保健要简便廉效。具体方法：品行端正，方可长寿；研习经典与练习书法以安定心神；恒习八段锦以助气血流动；饮食宜杂，更应有节制；通过冷热水浴、沐足、三步按摩法及综合摇橹法等进行日常保健。同时养生应意志坚定，持之以恒，作息以时，娱乐适宜，如此方可健康长寿。

参考文献

1. 邓铁涛. 中国百年百名中医临床家丛书·邓铁涛［M］. 北京：中国中医药出版社，2011.

2. 邓铁涛. 跟名师学临床系列丛书·邓铁涛［M］. 北京：中国医药科技出版社，2010.

3. 邱仕君. 邓铁涛医案与研究［M］. 北京：人民卫生出版社，2009.

4. 刘小斌，郑洪. 国医大师邓铁涛［M］. 北京：中国医药科技出版社，2011.

5. 邹旭，吴焕林. 活到百岁的智慧——国医大师邓铁涛的养生之道［M］. 北京：人民卫生出版社，2017.

三十、李玉奇

【名家简介】

李玉奇（1917～2011），辽宁铁岭市人，首届国医大师。李玉奇家学深厚，少年时随外公刘振学医，先后师从名医明星垣、丁乙青、姜弼臣。他参与组建辽宁中医药大学、辽宁省中医院，曾任辽宁省卫生厅中医处处长、辽宁中医学院副院长及附属医院院长、辽宁省肿瘤医院常务副院长、辽宁省中医学会会长等职。

其注重中医教育，先后培养出国医大师周学文、辽宁中医药大学附属医院副院长姜树民等多位中医名家。著有《中医验方》《医门心镜》《萎缩性胃炎以痛论治与研究》《脾胃病与胃癌癌前病变研究》等。

【学术思想与临证经验】

1. 善理脾胃，以痛论治

李玉奇认为："胃的里证乃热聚于胃口，故萎缩性胃炎是因脾胃俱病而出现的寒热交错诱发的瘤痛。"在张机取化瘀生新之法选用大黄䗪虫丸治疗"五劳虚极羸瘦之证"的启发下，提出"慢性萎缩性胃炎以痛论治"的学术观点，其核心是清热解毒、扶正补脾、去腐生新之法的运用，并自创药对高良姜－黄连、红豆蔻－白豆蔻、丹参－淡豆豉、黄连－马齿苋、百合－蚕沙等治疗脾胃病，在临床治疗上屡获良效。

2. 观舌识病，堪称一绝

李玉奇独创观舌识病理论体系，以此判断疾病的性质、轻重及预后转归。如他根据"舌体之形，舌质之色，舌苔之变"来判断脾胃病证的病机变化，将舌象分为七种：板状舌体为脾胃虚弱之象，多见于浅表性胃炎和萎缩性胃炎的轻症；香蕉舌体为脾气大伤、胃阴耗损之象，见于中、重度萎缩性胃炎；胖鱼样舌体为水湿蕴积化热，湿热郁蒸所致，多见于十二指肠溃疡活动期、萎缩性胃炎进展期；锯齿舌体为气阴两伤，水火不济之象，多见于中、重度萎缩性胃炎或胃黏膜脱垂；亮带舌为脾阴耗损太过，水火不济之象，见于萎缩性胃炎重度期；猪腰舌为伤阴过甚，病在血分，有瘀血之象，多见于萎缩性胃炎重度进展期或胃癌前期；舌苔云叠，苔厚如晚秋老云，舌体多萎缩，舌尖紫红而无泽，为脾胃之气俱败，阳气欲去，阴亦将竭，多见胃癌前病变，或癌变早期。此等经胃镜与活体组织检测得到病理证实，符合率高达 95%。

3. 以脉测证，判别正邪

李玉奇擅长脉诊，尤其善于运用切脉诊断胃疾。李玉奇认为："久病见虚者，脉反躁，非脉来有神之象，而为阴不内守，孤阳外越之象。"并结合临床经验总结出若萎缩性胃炎凡脉来洪大或弦数，可见三种病象：萎缩性胃炎重度期并伴重度肠上皮化生改变、早期胃癌或体内隐藏着其他肿瘤。此种洪大弦数之脉为强邪胜于正，为病脉，有恶变之征；而沉、伏、缓、弱之脉则为正胜于邪，为平脉，为良性之兆。

4. 用药平和，平剂建功

李玉奇认为大毒性烈力洪之药，在正盛体强邪实之时，方可斟酌使用，若患者正气虚或气虚甚，则既不耐大毒性烈之药所伤，亦不受黄芪、当归、阿胶等峻补之药力，故而主张治疗瘤疾大证需缓图其功，投以平和之药，缓消病势，渐扶其正，以守为攻，以退为进，才能真正达到扶正祛邪的目的。

5. 立法选方，如将遣兵

李玉奇家学深厚，熟读兵法，深谙用兵之道，并将其融入临证选方之中。如在治疗病毒性肝炎时集中炮火，强打猛攻，采取清热祛湿、凉血解毒之法直入肝经，以达攻克城池，阻断肝木克脾之用，"擒贼先擒王"，直接抓住疾病的主证，有效地阻断了病程的进展。又如李玉奇以益气柔肝、软坚疏导之法治疗鼓胀，正是集药力全力防守，以求延缓病情的体现，是"暗度陈仓"之法的灵活使用，避疾病之锋芒，迂回进攻，出奇制胜。用药如用兵，治病如御敌，李玉奇运用兵家思想判断疾病进退，获取新的治法与治疗思路，给予后世深刻启迪。

6. 海纳百川，西术中用

李玉奇在中西医分庭抗礼的时代背景下，主张以舌诊与脉诊作为主要的诊法，但并不反对借鉴现代技术用于辅助诊断。例如他发现脾胃病患者胃镜病理报告常提示胃黏膜充血水肿呈花斑状，甚者还可伴有糜烂、出血、溃疡及胆汁反流等程度不等的病理改变，与其提出的"慢性萎缩性胃炎以痈论治"学说不谋而合。李玉奇认为运用现代诊疗技术弥补了四诊的不足，精确了疾病的诊断，加深了对疾病的认识，提倡衷中参西，不能一味反对西医技术。

参考文献

1. 李海文，潘华峰，袁玉梅，等. 慢性萎缩性胃炎以痈论治探讨［J］. 山西中医，2013，29（2）：1-3.

2. 王晓戎，马继松. 国医大师李玉奇治疗脾胃病临证用药经验探析［J］. 辽宁中医杂志，2011，38（7）：1281-1282.

3. 张会永. 临证如迎战 组方如布阵 用药如遣兵——解读中医泰斗李玉奇教授肝病临床经验［J］. 中华中医药学刊，2007（3）：444-446.

三十一、朱良春

【名家简介】

朱良春（1917～2015），江苏镇江人，南京中医药大学教授、博士生导师，首批全国老中医药专家学术经验继承工作指导老师，首届国医大师。其自幼读私塾，并先后师从马惠卿、章次公。22岁时设立诊所独立行医，并创办南通中医专科学校。曾任南通市中医院首任院长、广州中医药大学第二临床医学院及长春中医药大学客座教授。

朱良春是我国著名的中医临床、教学、科研大家，他治学严谨，师古不泥，勤于实践，锐意创新，学术上多有建树。他丰富了中医望诊诊法，提倡辨证与辨病相结合，并提出急性热病"先发制病"论，慢性杂病从"培补肾阳""从痰从瘀"论治等学术思想。其致力于痹病研究，是公认的痹病研究大家，享有"南朱（良春）北焦（树德）"美誉。他也是我国著名的中药学家，先后研制了"益肾蠲痹丸""复肝丸""痛风冲剂"等中药新药，并善用虫类药，著有国内第一部虫类药专著《虫类药的应用》。其主要学术著作还有《章次公医案》《医学微言》《朱良春用药经验集》《现代中医临床新选》等。

【学术思想与临证经验】

1. 急性热病之"先发制病"论

朱良春针对急性热病的治疗提出了"先发制病"的理论。"先发制病"是从各种热病独特的病性出发，见微知著，发于机先，采用汗、下、清诸法，控制病情发展，从而达到缩短疗程、提高疗效治疗目的的方法。热病起病急骤，变化迅速，其传变大多由表入里，由卫气到营血，治疗在于早期正确辨证，"先发制病"，使邪去病解。

朱良春对通利疗法在温热病中的应用尤有体会。他认为温邪在气不从外解，必致里结阳明，邪热蕴结，最易化燥伤阴，所以及早应用下法，最为合拍。通下岂止是下燥屎、除积滞，更重要的是逐邪热而存阴津。运用下法要根据缓急虚实斟酌适度，不能妄用、滥用，要下得其时、下得其法，才能发挥下法特有的作用。朱良春常将通下疗法用于治疗流行性乙型脑炎，正、副伤寒、肺炎，细菌性痢疾等属温热病者。如他以升降散（生大黄、蝉蜕、僵蚕、姜黄）为法制定的表里和解丹和葛苦三黄丹，用于治疗伤寒、流感等属温热病者，收效显著。

2. 顽痹从肾论治

朱良春认为久治难愈、症情顽缠的痹病，如类风湿关节炎、强直性脊柱炎等，当以《太平惠民和剂局方》之"顽痹"命名。他强调顽痹具有久痛多瘀、久病入络、久痛多虚、久必及肾的特点。此类患者多肾督亏虚，屏障失固，风、寒、湿、热之病邪遂乘虚袭踞经隧，气血为邪所阻，经脉壅滞，留滞于内，湿停为痰，血凝为瘀，痰瘀交阻，凝涩不通，深入骨骱，胶着不去，邪正混淆，如油入面，肿痛以作，关节变形，活动受限，故此颇棘手，不易速效。五体痹久治不愈，累及内脏，又可转为五脏痹。朱良春通过长期实践认识到此证久治不愈者，既有正虚的一面，又有邪实的一面，且其病变在骨，骨为肾所主，治疗非一般祛风、燥湿、散寒、通络之品所能奏效，故确立益肾壮督治其本、蠲痹通络治其标的治则。益肾壮督是治本之道，包括滋养肝肾精血和温壮肾督阳气两个方面。朱良春常选用熟地黄、当归、淫羊藿、肉苁蓉、巴戟天，或用鹿角胶、补骨脂、紫河车、鹿衔草、骨碎补等药温阳通补。此法不仅适用于顽痹的稳定期、恢复期，在起病期、发展期也可适量参用。

3. 痛风之"浊瘀痹"论

西医学认为痛风是一种以发作性关节红肿疼痛为特征的疾患，根源在于嘌呤代谢紊乱，有原发性和继发性之分。中医学亦早在金元时期由朱震亨明确提出过痛风这一病名。朱良春对痛风的研究颇为深入，他认为中医之痛风是广义的痹证，虽病名诊断上中西相同，但概念上二者有异，提出以浊瘀痹为痛风性关节炎的中医命名。

朱良春认为痛风性关节炎多见于中老年人、形体丰腴或有饮酒史、喜进肥甘之人，关节疼痛以突发、红肿、夜晚加剧为特征，且有结节，或溃破溢流脂液。受寒受湿是诱因之一，湿浊瘀滞内阻是其主要病机，且此湿浊之物非受之于外，而生之于内。因为患者多为形体丰腴之痰湿体，难以泻化，与血相结而为浊瘀，闭留于经脉，则见骨节肿痛，结节畸形，甚则破溃，渗溢脂膏。或郁闭化热、聚而成毒，损及脾肾，初则腰痛、尿血，久则壅塞三焦，见恶心呕吐、头昏、心悸、尿少、肤痒等症，甚至"关格"危候，即"痛风性肾病"之肾功能衰竭。凡此种种，皆因浊瘀内阻使然，并非外风所为，故称"浊瘀痹"。朱良春的"浊瘀痹"理论和病名的提出，是对痛风学说的创新，是在继承中的发展，为本病的临床研究提供了依据，指导着痛风性关节炎的治疗。"浊瘀痹"已被中华中医药学会确定为中医痛风病之法定病名，以免与西医所称之痛风混淆。

4. 在虫类药研究方面的贡献

朱良春潜心于虫类药的应用和研究，使之不仅广泛应用于内外各科的常见病、多发病，而且还用于诸多的疑难杂症、沉疴痼疾，大力发展了它的应用范围和经验。他将虫类药的功用主治，根据其配伍不同，概括为 10 个方面：①攻坚破积：机体的脏器发生病理变化，形成坚癥肿块，宜用此法治疗，如大黄䗪虫丸治疗子宫肌瘤等。②活血祛瘀：机体的循环瘀滞或代谢障碍，出现血瘀征象，使用此法可推陈致新。③息风定惊：肝风内动，出现昏倒抽搐等一系列的神经系统症状，常用此法治疗。④宣风泄热：热性病早期邪热郁于肌表，症见发热、疹发不透等，宜用此法清热化毒透邪。⑤搜风解毒：所谓大风历节诸症，即麻风病、类风湿关节炎之类，可用此法治疗。⑥行气和血：气郁血滞出现脘腹胀痛诸症，可用此法治疗。⑦壮阳益肾：肾阳虚衰症见怯冷、阳痿、不举、遗尿、小便失禁等宜用此法治疗。⑧消痈散肿：毒邪壅结导致痈肿、恶疽、顽疮等多用此法治疗。⑨收敛生肌：痈疽溃疡，久而不愈，需用收敛生肌之品。⑩补益培本：适于肺肾两虚之证，如冬虫夏草、海马等。在具体运用上，朱良春善用虫类药蠕动之力和啖血之性治疗顽固性痹证，"以虫治痹"；面对四肢关节痛甚者习用全蝎或蜈蚣搜风定痛，并配以延胡索等；

见背部疼痛剧烈而他处不痛者，习用九香虫温阳理气，并配以葛根、秦艽；关节僵肿变形者用蜂房、僵蚕、蜣螂透节消肿，并配以泽兰、白芥子；病变在腰脊者用蜂房、乌梢蛇、土鳖虫温肾行瘀通督，并配以续断、狗脊等。

参考文献

1. 王国强. 国医大师传承研究精粹［M］. 北京：中国中医药出版社，2010.

2. 朱建华. 朱良春先生学术思想及临床经验简介［J］. 中医药研究，1992，9（4）：6-9.

3. 潘峰，郭建文. 国医大师朱良春对奇经八脉理论的传承和创新［J］. 中华中医药杂志，2017，32（6）：2522-2524.

4. 潘峰，朱建华. 朱良春益肾壮督、蠲痹通络法治疗痹证之奇经学说思想探析［J］. 中医杂志，2016，57（23）：1993-1995.

三十二、阮士怡

【名家简介】

阮士怡（1917～2020），河北丰南县（现唐山市丰南区）人，天津近现代名中医，第二届国医大师。从事中医、中西医工作七十余年，参与创建天津中医药大学第一附属医院，曾任天津市中医研究所副所长兼心血管病研究室主任，是最早在天津运用西医学方法和科学手段研究传统中医药学的医家。

阮士怡研究生毕业于北平大学医学院（现北京大学医学部），后师从陆观虎、赵寄凡等中医大家，学贯中西，治学严谨，以心血管病、老年病为主要研究领域，对冠状动脉粥样硬化性心脏病、风湿性心脏病、心律失常等常见疾病的防治积累了丰富的经验，曾主持和参与编写《中医内科》《临床中医内科学》《中国长寿大典》等专著。同时非常重视中医教育，为中医、中西医结合事业培养了中国工程院院士、国医大师张伯礼，天津市名中医张军平等人才。

【学术思想与临证经验】

1. 尊崇《黄帝内经》养生理念，固护正气，未病先防

阮士怡对于《黄帝内经》尤为推崇，认为其成书不仅为中医理论体系奠基，也标志着中医养生理论的全面形成。他将其"上工治未病"理念作为养生的指导思想，主张"无病早防，有病早治"，指出预防疾病，养重于治。阮士怡还主张养生防病决不能限于老年，老年人五脏六腑俱已退化，此时养生为时已晚。养生之首一定要自孕胎开始，按时期与年龄进行养生，才能保持晚年身体健康。阮士怡根据《黄帝内经》提出的"治病必求于本""正气存内，邪不可干""邪之所凑，其气必虚"等理论，强调预防疾病的关键在于养护正气。此外，他还注重顺应自然变化、保持豁达心态对养生的积极作用。

2. "心脾肾三脏同调"的心血管疾病防治思想

阮士怡认为胸痹之病位在心，病机特点为本虚标实。他治心不拘于心，主张五脏并重，治病求本，尤其认为诸脏腑之中以脾、肾二脏最为重要。脾肾亏虚，日久则心失所养；脾运需肾阳温煦，肾精亦依赖于脾之化生。故在此基础上，他提出心脾肾三脏同调防治心血管疾病，并突出益肾健脾法治疗特色。益肾方面，阮士怡重视阴阳双补，临床习用二仙汤合二至丸化裁。他常以淫羊藿与巴戟天相伍为用，仿二仙汤之意，避免仙茅补肾辛热性猛之弊，温补肾阳；以女贞子与山茱萸相伍为用，仿二至丸之意，滋补肾阴，且山茱萸既补肾阴又扶阳、收敛心气，并能使三焦之气化得常。健脾方面他重视温阳利湿健脾，常用的健脾药有人参（或党参）、白术、茯苓等。

3. 从"脉中积"论治心血管疾病

动脉粥样硬化斑块的形成、进展与心血管疾病的发展密切相关。阮士怡将西医的粥样硬化斑块与中医的"癥积"相结合，提出了从"脉"论治心血管疾病。斑块为有形实邪，与中医的积证类似，为"脉中积"。病理因素为痰浊或瘀血，治疗以化痰散结、祛瘀通络为主。

他将"脉中积"的发展分为三个阶段。第一阶段：由于正气不足，脾失健运，导致痰浊内生，痹阻心阳，"积"以痰浊结聚为主；第二阶段：痰瘀互结，积于脉中，此阶段为久病入络成瘀的阶段，"积"以瘀阻脉络为主；第三阶段：积聚日久化热，火热妄动导致积聚破裂，阻塞脉道，"积"以热毒蕴结为主。对于痰浊结聚阶段阮士怡多用化痰散结之品，如海藻、瓜蒌、浙贝母、绞股蓝等。该阶段兼有本虚者，可配伍党参、茯苓等健脾化痰之品。瘀阻脉络阶段以丹参、桃仁、川芎、当归、赤芍祛瘀活血通络。热毒蕴结阶段采用连翘、夏枯草以清热散结解毒，配以牡丹皮、赤芍以凉血活血。此外，阮士怡认为冠状动脉粥样硬化性心脏病主要病机为脾肾不足、痰结凝滞，提出益肾健脾、涤痰散结治则，并依本法则研制出具有抗动脉粥样硬化作用的系列方药，如补肾抗衰片等。

4. 强调"益气养阴"治疗冠心病

阮士怡承近代名医董晓初治疗冠状动脉粥样硬化性心脏病之经验，结合药理与基础研究，强调以益气养阴法治疗冠心病，益气畅通气血、养阴濡养心脉，通养结合，标本兼顾，并将"生脉散"合"炙甘草汤"加减研制而成通脉养心胶囊广泛应用于临床。

此外，他在益气养阴基础上进一步提出育心之法。育心之法重视顺应"心为阳脏"的生理特性，注重宣通阳气。育心之法是补养心气、宣通心阳、涤荡胸中痰滞的综合疗法。其中补养心气为基础，宣通心阳为根本，涤荡胸中痰滞为宣通心阳之辅助，以达到育心之目的。临床常用党参补益心气、桂枝宣通心阳、瓜蒌涤荡胸中痰滞，三药相辅相成，共奏育心之功。

参考文献

1. 方子寒，张琴，谢盈彧，等. 阮士怡从"脉中积"理论治疗冠心病冠状动脉粥样硬化经验［J］. 中医杂志，2018，59（21）：1812-1814，1823.

2. 王晓景，张军平，李明. 阮士怡心脾肾三脏同调治疗冠心病经验［J］. 中医杂志，2017，58（6）：464-466.

3. 郭晓辰，张军平. 阮士怡教授养生思想探析［J］. 中华中医药杂志，2013，28（5）：1454-1456.

4. 王化良，李艳梅. 阮士怡教授治疗内科病学术思想研究［J］. 天津中医，2002，19（3）：4-6.

5. 任晓晨，张军平，阮士怡. 国医大师阮士怡从心－脉－血论治冠状动脉粥样硬化性心脏病［J］. 中华中医药杂志，2019，34（9）：4076-4078.

6. 程坤，张军平. 国医大师阮士怡治疗胸痹心痛之经验撷要［J］. 江苏中医药，2018，50（5）：14-16.

三十三、董建华

【名家简介】

董建华（1918～2001），上海青浦区人，北京中医药大学教授，中国工程院院士，著名中医内科学专家。董建华出生于中医世家，自幼耳濡目染，后从学于上海名医严二陵，其间受秦伯未、程门雪、陈存仁、徐丽川等诸位名家指导，博采众长，融会贯通。1955年，董建华赴南京中医进修学校深造，并留校任教，担任南京中医学院伤寒教研组组长。1957年，董建华北上执教，1963年，董建华调至北京中医学院附属东直门医院担任内科主任兼内科教研室主任，后担任东直门医院副院长。

董建华多次主持和指导国家部委科研课题，曾获国家"七五"科技攻关重大成果奖1项，原卫生部乙级成果奖1项，北京市科技进步奖3项，并为国家培养博士、硕士20余人。代表著作有《中国现代名中医医案精华》《董建华医学文集》《内科心法》《温热病论治》《董建华论医集》等。董建华专于中医内科，尤其善治脾胃病、温热病，对妇科、儿科也颇有建树。

【学术思想与临证经验】

1. 精通温病理论，善于总结经验

董建华集六十余年的临证治温经验及对伤寒、温病两大学派体系融会贯通，提出了把六经、卫气营血和三焦辨证三种理论有机结合起来，创立了辨治温热病三期分证的新学说。本方法是以八纲辨证为基础，融六经、卫气营血与三焦辨证为一体的综合辨证纲领。根据温热病的病变发展过程和病势轻重浅深，把温热病分为表证期、表里证期和里证期三个阶段。表证期病邪尚浅，居于卫分，病在皮毛，以肺卫症状为主，包括表寒、表热、表湿、肺燥4个证候。表里证期是指邪在半表半里或表里同病，属卫气之间，有半表半里、表寒里热、表里俱热、表里湿热4类证候。里证期是包括了气、营、血等方面的病证，有气分热毒、热结肠道、痰热阻肺、脾胃湿热、肝胆湿热、膀胱湿热、肠道湿热、气营两燔、热入心营、热极生风、阴虚风动、热盛动血、阴竭阳脱13种证候类型。以此三期21证候作为辨治温热病的总纲领，便于掌握，易于理解，应用于临床，从而提高辨治温热病的水平。三期分证辨治方法的创立，既体现了董建华教授精于继承，勇于创新的治学思想，同时亦标志着他对温病学说的理解与发挥又进入了一个新阶段。

此外，董建华认为温热病乃热毒病邪侵入人体，致使气机升降失衡、脏腑活动功能障碍、气血阴阳失调，即气机升降失常是温热病的基本病机。根据叶桂"在卫，汗之可也；到气，方可清气；入营，犹可透热转气；入血，就恐耗血动血，直须凉血散血"的具体论述，董建华认为"汗、清、透、散"四字为治疗核心，总结出宣畅气机是温热病治疗常法之一，下法、清法亦可取得较好疗效，故其治温初期注重祛邪，强调透、清、下三法。同时，热病易伤阴耗气，董建华强调养阴生津、固护胃气的思想应贯穿温病始终。

2. 主张胃热学说

胃脘痛的病机，历来多以脾胃虚寒为主。但董建华认为脾胃虚寒说法固然有重要的临床指导价值，但目前应着力研究胃热学说。现在的胃病患者，多因恣食肥甘，饮酒过度，胃气壅滞，郁而生热，再复寒凉生冷，或外感寒邪，郁闭气机，助热为毒，胃黏膜出现红、肿、热、痛，甚至糜烂、出血。如果再进温补香燥之品，势必加重病情。因此董建华适时提出了胃热学说，临证注意寒热转化。若燥热相结，传导失职，大便干结者，以大黄黄连泻心汤通腑泄热，常用方药：酒大黄5g，黄连5g，黄芩10g，枳壳10g，大腹皮10g，香橼皮10g，佛手10g。若痰热互结，见舌苔黄腻者，可合用小陷胸汤；若大便不结，胃中灼热，去酒大黄，加白虎汤直清胃热。若寒热错杂者，应温清并用，以左金丸加减。

3. 通降乃治胃之大法，重视调和气血、疏调肝木

胃为水谷之腑，六腑者传化物而不藏，以通为用，以降为顺。降则和，不降则滞，反升则逆，通降是胃生理特点的集中体现。肠胃为腑，无物不受，易被邪气侵犯而盘踞其中。邪气犯胃，胃失和降，脾亦从而不运，一旦气机壅滞，则水反而为湿，谷反为滞，形成气滞、血瘀、湿

阻、食积、痰结、火郁等相因为患。因此胃脘痛不论寒热虚实，内有郁滞是共同的。故董建华认为通降乃治胃之大法，其中特别强调一个"降"字，疏其壅塞，消其郁滞，并承胃腑下降之性推陈出新，导引食浊瘀滞下行。并总结出理气通降、化瘀通络、通腑泄热、降胃导滞、滋阴通降、辛甘通阳、升清降浊、辛开苦降、平肝降逆、散寒通阳十种通降治胃病法。

根据《灵枢·五味》中"五脏六腑皆禀气于胃""中焦受气取汁，变化为赤，是谓血"及胃乃多气多血之腑的理论，董建华发现胃的气血充足与否与胃的功能密切相关，故其认为胃病论治需从其根本——调和气血入手。《医学真传》云："通之之法，各有不同，调气以和血，调血以和气，通也；上逆者使之下行，中结者使之旁达，亦通也；虚者助之使通，寒者温之使通，无非通之之法也。"董建华结合临床经验总结出调气以和血、调血以和气、补气以温中、和血以养阴等治法。

"木气动，生气达，则土体疏泄而通也"，"土得木而达"，董建华认为疏调肝木可调畅脾胃气机，气机顺畅则脾胃自安。针对肝郁伤及脾胃患者，董建华根据自身多年的临床实践经验，总结出十条调肝经验，即疏肝解郁和胃、平肝降逆止呕、滋阴疏肝和胃、益气疏肝健脾、抑肝扶脾止痛、培土抑木止泻、疏肝理气化痰、清肝散郁和胃、疏肝除湿散满、化瘀疏肝和络的治法，以此治之可获良效。

4. 重视气机理论

董建华辨证注意分析气机，立法重视调畅气机，用药谨防阻遏气机，从而形成了较为系统的调气思想，以及治病先调气机的治疗风格。他调畅气机的特点有三：一是谙熟脏腑气机特点。如肺之宣发肃降，用药宜轻；肝之升发疏泄，务使条达。二是注重调肝。在生理条件下，气机升降，脾胃为枢；在病理条件下，气机怫郁，肝气为首。如肝郁化火犯肺、扰心，肝郁胆失疏泄，肝气横逆犯胃，脾虚肝木乘之，肝郁膀胱气化不利等，均宜疏肝气、调气机。三是调气不忘和血。气与血，如影随形，气有所阻，血有所郁，故调气不忘和血是董建华的主要学术思想之一。

参考文献

1. 王永炎. 名老中医临证经验撷英［M］. 北京：中国古籍出版社，2009.

2. 韦企平. 中国百年百名中医临床家丛书［M］. 北京：中国中医药出版社，2004.

3. 王长洪. 董建华临床经验［M］. 北京：人民军医出版社，2008.

4. 王长洪，陈光新. 董建华调畅气机的学术思想［J］. 江苏中医，1998（1）：9-10.

5. 唐旭东. 董建华"通降论"学术思想整理［J］. 北京中医药大学学报，1995（2）：45-48.

三十四、俞长荣

【名家简介】

俞长荣（1919～2003），福建永泰县人，中医内科专家，福建中医学院（现福建中医药大学）教授，首批全国老中医药专家学术经验继承工作指导老师。出生于杏林世家，幼承庭训，习传中医，在中医临床、科研、教学、编辑等方面均有不俗的成就。曾担任福建省中医研究所文献研究室主任、《福建中医药》杂志主编等职。

俞长荣著述丰富，撰有《伤寒论汇要分析》《中医辨证论治与唯物辩证法》《俞长荣医案》；编著《福建中医医案医话》《福建中医临床经验汇编》《福建民间常用草药》《中医救治危重疑难病症》等10余本书籍。

【学术思想与临证经验】

1. 拓展治法，提出新说

俞长荣细分中医治疗原则，拓展中医治法，提出新说。中医治疗学内容丰富，治法名目繁多，但归纳起来，不外大法与细法两类。大法指中医学通称的"八法"，即汗、吐、下、和、消、清、温、补八法。而细法是八法的演绎，如汗法有峻汗、轻汗、解肌之分；再如益火生土实际是补法之温阳法。俞长荣认为益火生土法不应局限于益命门之火而生土，尚应包括益脾胃本脏腑之火，无论何种疾病，凡是因脾胃虚寒所致者，均可斟酌应用本法。临床上他常用此法治疗吐、泻、肿、喘四证，尤以泄泻证为多。俞长荣应用益火生土法，脾胃虚寒者常用理中汤，脾肾虚寒者加桂枝、附子，或用理中合四神丸；肾阳虚而有阳损及阴现象者，用金匮肾气丸；脾胃阳虚兼阴液亏损者，常取和胃益脾之品别加炮制，意在"以火益火"，如人参、白术、山药、白扁豆（炒令黄或焦），使诸药存其性而变其气，既能益火，又能助阴。

2. 重调气化，详论"气反"

俞长荣在临证中，着重整体恒动观，治病重视调理气化，提出"气反"理论。他认为疾病的产生，是机体生理功能的统一性被破坏的结果，责之于外因"邪气"侵袭机体与内因"正气"衰弱。不论内外因，气化失调是疾病产生的病变本质，故其十分重视调理气化。人体内部经络、脏腑之气宣通各顺，并与外界之气协调平衡，就能保持正常的生理状态，反之则为病理现象。诸如临证中应用大队养阴、补血药须少佐行气药，淡渗利湿药须酌加辛芳药，即表明阴无气不生，血无气不行，湿无气不化的道理。

俞长荣对"气反"的含义、病变机制及其治法曾作专题探讨，提出"病在上，取之下；病在下，取之上；病在中，旁取之"的具体应用方法。"病在上，取之下"：如内火炽盛迫血上行之鼻衄，用黄土捣盐敷涌泉穴以釜底抽薪；"病在下，取之上"：大便秘结，用上焦宣痹汤开其上焦，上焦畅通，津液得下，气化通调，不用下药而大便自行；"病在中，旁取之"：多应用于针灸方面，如心胸痛针内关、大陵，胃肠病针足三里，这是因经脉贯五脏而络六腑，行于上下左右，故病在中，亦可从四旁取之。他指出，"气反"治法是在整体观念的指导下，根据脏腑经络相互联系及全身气化、血行相互沟通的原理，而采取的一种异乎寻常的治法，其关键在于寻找病变的实质部位而进行治疗。

3. 法循仲景，方取诸家

俞长荣曾提出"伤寒论精华在于诊治大法"的著名论点，制定了"三定一宜"的辨证准则，即定主证、定病位、定病性，疑似宜辨。强调诊必求细致，指出有是病用是方，不必拘泥于伤寒或杂病。常将经方与时方相配合用，如用理中丸合四神丸治脾肾两虚之腹泻，四逆散合痛泻要方治木气乘土之脐腹痛、腹泻，白虎汤合泻白散治肺热咳喘等。

4. 胃痛三治，精思妙悟

对于胃脘久痛，俞长荣常用"三证三方"。三证即脾胃虚寒、肝胃不和、寒热虚实夹杂三种证型。脾胃虚寒由寒凝气滞所致，治宜温中散寒，主方为香砂理中汤，血虚加当归，阳虚加附子。肝胃不和多因肝气郁逆犯胃所致，主方为一贯煎，痛甚加百合、乌药。寒热虚实夹杂，大抵有上热下寒或上寒下热，既有虚象又有实象，主方是半夏泻心汤。以上"三证三方"，脾胃虚寒用理中丸为常法，可是脾虚多湿，又因闽地多湿，结合地域特点，俞长荣合木香、砂仁成香砂理中丸。肝胃不和胃脘痛用一贯煎，系继承《柳州医话》经验而有所发展。此方原主治肝肾阴虚、肝气郁滞的胸胁痛，方中生地黄、麦冬、沙参兼有养胃阴作用，应用于肝胃阴虚肝气郁滞的胃脘痛，大量实践证明有效。

5. 久泻验方，治泻良方

俞长荣认为，久泻病机虽涉多歧，但主要责之于脾肾气虚或气阴两虚，且常兼夹气滞、湿阻，治疗上宜补其虚、调其气、行其湿，自拟久泻验方。久泻验方系由参苓白术散合痛泻要方化裁而来，组方：山药、莲子肉、党参各 15g，白术、白芍各 10g，陈皮 6g，罗布麻叶 15g，甘草5g 等。方中山药健脾益肾，善治脾虚泄泻；莲子肉补脾肾、厚肠胃，长于平补收涩，共为主药。脾土既虚，肝木易乘，故久泻常兼腹痛（多是泻后痛仍不休），故合痛泻要方加减补脾土而柔肝木、理气机以缓泻痛。罗布麻叶，长于清热利湿，主治肠炎、痢疾，与上述诸药配伍寓标本兼施之意。综观全方，补中有消，不寒不燥，性质平和，实为调理脾胃肠之良方。

6. 以哲研医，唯物思辨

俞长荣推崇使用唯物辩证法研究《伤寒杂病论》，求实直言，阐发不少独特见解。如他经过考证认为："'伤寒三百九十七法'之说，概念不清，数据不实，逻辑不合理，不利于临床应用，不宜再传贻误后人。"再如他对厥阴病篇的分析和条文整理的意见，突破了千百年来"疏不破注，注不破经"的陈规。他提出：厥阴病是伤寒末期可能出现的危重综合证候，是少阴病（寒化或热化）的进一步发展。病性属阴、属虚、属寒或热（视少阴寒化热化而定），病位在里，涉及肾、肝、心及心包，其转归有好转与死亡两途。由于它的病情的特殊性和病位、病性的动摇性，故又有阴阳胜复、寒热错杂和变证的出现。正因本病复杂多变，故厥阴病篇提不出纲领性条文。其治法，厥阴寒化仍以回阳救逆为主，用四逆汤类；厥阴热化，论中语焉不详。至于阴阳胜复、寒热错杂和变证，因动摇性大，只能按"知犯何逆，随证治之"大法处理，没有主方。此外，俞长荣还力排"寒温对立"的说法，指出伤寒和温病既有联系又有区别，二者相辅相成。他强调伤寒学者必须兼通温病学，临证才能拓宽思路，温病学者必须兼通《伤寒杂病论》，临证才能游刃自如。

参考文献

1. 俞长荣. 俞长荣论医集［M］. 福州：福建科学技术出版社，1994.

2. 俞长荣. 中医辨证论治精神实质的探讨［J］. 福建中医药，1962（1）：5-9.

3. 俞长荣. 试论"气反"［J］. 中医杂志，1962，（12）：35-37.

4. 俞宜年，许士纳，林文辉. 俞长荣久泻验方探析［J］. 辽宁中医杂志，1994（9）：388.

三十五、李辅仁

【名家简介】

李辅仁（1919～），河北香河县人，中国近代名医、首届国医大师。出身中医世家，是施今墨的嫡传弟子，素有"中医泰斗"之盛誉。从事高干医疗保健和临床工作六十余年。

李辅仁医理通彻，医术精湛，主张中西医结合，师古创新，敢于突破。李辅仁在临证上重视气血辨证，并应用于临床，颇具特色，尤其对老年病的治疗有独到的见解和研究，临床治疗无数急危重症、疑难杂病及顽症痼疾，贡献卓著。代表著作有《李辅仁老年病独特治验》《胃肠病诊断治疗》等。

【学术思想与临证经验】

1. 师古创新，重视气血辨证

李辅仁认为气血运行周身，是人体脏腑经络生理活动的物质基础，为人之神也，气血的盈亏决定着人体质的盛衰，气血不调则百病丛生，临证中重视气血辨证。气血辨证可补充八纲辨证之不足，主张以阴阳为总纲，表、里、寒、热、虚、实、气、血为八要进行辨证。《素问·至真要大论》云："谨守病机，各司其属……必先五胜，疏其血气，令其条达，而致和平。"李辅仁遵此要旨，治疗疾病常用补气养血、补气活血通络、益气养阴（血）、滋阴（血）补肾等法。如对冠心病的治疗提倡益气补血法。血气行血脉之中，因心气虚泛，心血不足，气虚而血流缓慢无力运行，形成气虚血瘀，故临床治则以补虚固本为主，调其气血为要，创"益心汤"以养心通脉、益气温阳。此外，其对脾胃病亦重视从气血调治，但强调理气调血的分寸，过度理气即为破气，易伤及脾气，过度活血即为破血，影响脾胃升降。

2. 立足经典，精研"形能"学说

李辅仁对《黄帝内经》的"形能"学说十分推崇。"形与能"的关系体现在生理、病理两方面。五脏六腑配五运六气，脏腑的生理功能和外部的形体、五官、色脉等都存在有机的联系，这是生理方面的形能；而人体脏腑之间的联系及其功能发生异常变化时，在其形体、五官、色脉上也必然会有所反映，这就是病理方面的形能，或可称为病能。李辅仁将"形能学说"用于指导临床辨证论治，疗效突出，屡用屡效。如对老年肾病的诊疗，表现为肾不纳气之虚喘，其形能在肺而病能在肾，故治拟纳肾气以定喘；再如老年久咳，数月不愈，每至夜半咳甚，两胁作胀，舌红，脉弦细者，其形能在肺而病能却在肝，故拟以柔肝润肺之法。

3. 抓住关键，强调不在大同而在小异

李辅仁提出辨证的关键不在大同而在小异。如其治疗外感热病的特点是诊病必须掌握六个气候和四个季节的变化。又如其重视辨表里、寒热、虚实时结合具体年龄和体质。治疗上，病在表不可只知发汗，还要注意清里，更重要的是需明确清里和解表用药的比例。李辅仁提出，临床上要学会抓住主证、断然处方，对于疑难重症，要有"药到而立起沉疴"的胆识。如热邪在卫分时间很短，极易伤及气分，一旦邪留气分，应速清解，否则病邪入里，耗伤津液正气。

4. 取长补短，注重辨病与辨证结合

李辅仁临床治病时，师古而不泥古，反对门户之见，倡导"古为今用""洋为中用"。他主张中西医精诚团结，取长补短，以期在临床上能缩短疾病疗程，提高疗效。他认为中西医结合之关键在于中医辨证与西医辨病相结合，所以他诊疗疾病除了采用中医传统的方法之外，还参考西医学的各种辅助检查资料，遣方用药还要吸收现代药物学对中药学的研究新成果，常常能出奇制胜，力挽狂澜。

5. 顾护正气，提倡留人而后治病

李辅仁认为人体的衰老是一个必然过程，盛极始衰是无法抗拒的自然规律。因此，老年人的生理特点就是正气渐衰，维持生命活动的各种物质都在全面衰退，五脏功能日益低下，生命状态处于较低水平的、很不稳定的平衡中，并高度强调了正气渐衰和常见老年疾病的密切关系。故治疗老年患者时强调顾护正气，用药平和，补勿过偏，攻勿过猛，即使要攻邪，多采用攻补兼施。其在抢救危重症时，也尤重扶助正气、固本培元。李辅仁较少使用过于苦寒辛热或碍胃、损肝伤肾之品，既使使用也必是中病即止，或同时佐以和胃解毒药物。对于大苦大寒、大辛大热、峻猛攻伐及有毒之品更是几乎不用，恐老年患者难以承受而发生各种严重的不良反应。

6. 标本兼治，围绕先天与后天

李辅仁临证中特别注意固护肾和脾胃。脾肾二脏关系十分密切，肾为先天之本，命门之火乃生命之根，但它需要脾胃运化之精不断供养；脾为后天之本，胃纳脾运，化生精微，滋生气血，以营养人体五脏六腑、四肢百骸，而脾的正常功能又有赖于肾阳的温煦。老年人肾阳虚损，中阳不振，气化无权，运化失职，则肾水不流，脾舍埋塞，故脾肾二脏都须重视。临床上，李辅仁常通过询问患者食欲如何、排便是否正常、有无腰腿酸痛、行动坐卧是否便捷等，以了解肾和脾胃的状况，并适当加入和胃健脾、补肾填精之品。

7. 重视老年人养生保健

李辅仁重视老年人日常生活中的养生保健，强调既要注重体质运动保健，还要注重心理生理保健、饮食药膳保健、老年防癌保健等。他认为孙思邈提出的"性既自善，内外百病皆悉不生"为养生之大经，倡导以心身俱养为上法。他总结出养生中的四条要诀和十条原则，并验之于临床。四条要诀是达观、活动、恬淡、灵活。十条原则：①情志开朗，恬淡虚无；②怡情养性；③起居有常，顺乎自然；④适当活动，掌握恰当；⑤睡眠充足，早睡早起；⑥居室清洁，阳光充足；⑦宽大为怀，宠辱不惊；⑧吐故纳新，空气新鲜；⑨智能用脑，多作贡献；⑩定期检查，防微杜渐。此外，还强调要诀和原则贵在坚持，才有效益。

参考文献

1. 刘毅，李世华. 李辅仁老年病独特治验［M］. 北京：中国中医药出版社，2012.

2. 刘毅. 李辅仁学术特点［J］. 山东中医学院学报，1993（5）：22-24.

3. 张剑. 李辅仁老年保健学术思想介绍［J］. 中华中医药杂志，2009，24（4）：477-479.

三十六、颜德馨

【名家简介】

颜德馨（1920～2017），江苏丹阳市人，海派现代名医，第一批国家级非物质文化遗产项目中医生命与疾病认知方法代表性传承人，首届全国老中医药专家学术经验继承工作指导老师，首届国医大师。出生于中医世家，自幼继承家学，继而又入上海中国医学院学习，兼得家传与院校教育之泽。行医七十载，在临床、科研和文化等诸方面均建树颇多。

颜德馨发表学术论文 200 余篇，著有《餐芝轩医集》《医方囊秘》《气血与长寿》等著作，获得上海市诸多奖项。培养出颜乾麟、颜乾珍等一批中医人才，为中医教育事业作出巨大的贡献。

【学术思想与临证经验】

1. 发展气血学说，首倡"衡法"

颜德馨指出气血以流畅和平衡为贵，若气血失畅，平衡失常，则会引起一系列连锁的脏腑病变，因此提出"气为百病之长，血为百病之胎""久病必有瘀，怪病必有瘀"的理论，治疗上创"八法"之外的"衡法"。"衡法"通过治气疗血来疏通脏腑气血，使血液畅通，气机升降有度，从而病去安和，为治疗疑难杂症提出了一套崭新的理论和行之有效的方法。如常用桃红四物汤加减治疗血小板减少、再生障碍性贫血；以血府逐瘀汤化裁治疗心脑血管和精神疾病；以膈下逐瘀汤加减治疗肝炎、溃疡性结肠炎；以少腹逐瘀汤为主治疗不孕、流产等。

2. 提出气虚血瘀是衰老之因，自创"衡法饮"

颜德馨认为生命的本质在于气血流通，人在一生中会受到各种因素的影响致血运失常，而出现流通受阻，瘀血停滞。"虚"仅是衰老的现象，而"瘀"才是衰老的本质。老年人都有典型的瘀血表现，如色素沉着、皮肤粗糙、老年斑等，而且颜德馨认为高血压、冠状动脉粥样硬化性心脏病、老年性痴呆等都是瘀血深化的表现。他指出，延缓衰老不单只有增补气血之法，还须采用活血化瘀的疗法，消除瘀血、调整气血平衡，可得天年。故自创"衡法饮"，方用黄芪、当归益气补血，青皮破气行气，红花活血，枳壳、桔梗一升一降，平衡体内气机，海藻化痰软坚，全方意在补血活血、调补气机、化痰消瘀，帮助人体形成新平衡，实现气血通畅。

3. 主张"脾统四脏"，善用苍白二术

颜德馨盛赞沈金鳌"脾统四脏"的论述，认为脾病必及四脏，四脏之病必及脾。脾胃是机体的枢纽，脾健四脏健，脾衰四脏衰，五脏之间的生克制化相互影响，故治疗四脏的疾病，必要养脾。如气阴两亏、肠液枯燥之便秘症，当治以通阳健脾、润肠通腑，方用苍白二术补脾健运，升麻、黄芪补助脾气之升，锁阳、肉苁蓉、半夏、硫黄温通腑气，生地黄、火麻仁滋阴润肠，通调脾胃阴阳。

颜德馨临床善用苍白二术燥湿健脾，意在湿去脾自健、脾健湿自化。并强调"胃以喜为补""腑以通为用"，常在选方上虚实兼顾、攻补兼施，喜用枳术丸调理脾胃功能，脾胃功能健运，则疾病易除。

4. 强调阳气为一身之主，临证以温阳为先

颜德馨认为"形为阴，气为阳"，人体的一切功能活动都离不开阳气的支持。在临证治疗中，对于慢性肺源性心脏病、冠状动脉粥样硬化性心脏病、病态窦房结综合征、心力衰竭等危急病证，颜德馨亦常予以附子为主的方剂治疗，注重温阳。如麻黄附子细辛汤治疗慢性肺源性心脏病，此病多属本虚标实之证，由于咳喘日久，肺病及肾，正气不固，屡遭寒袭，形成肺蕴寒饮、肾虚不纳的病理状态，治疗亟当宣肺散寒、补肾温阳。麻黄附子细辛汤原治少阴感寒证，方中麻黄虽治咳喘，但作用在肺，与附子相配，肺肾同治，内外协调，可使风寒散而阳有归，精得藏而阴不扰。细辛归肺、肾两经，功能温肺定喘，用量 4.5 ~ 9g 方能起效，其虽辛散有余，但合以附子，则可泻肺纳肾，攻补兼顾。若与小青龙汤、三子养亲汤、苓桂术甘汤同用，更是相得益彰。又如治疗黄疸一病，以退湿为要。因湿性黏滞，最遏阳气，缠绵时日，必耗伤阳气，从而水湿停聚愈重，逐渐从阳黄变成阴黄。治疗当以温阳化气、利湿退黄为大法，故在临证治疗中加入少量附子，阳气振奋，则阴霾自散。

5. 提出白血病的证治分型

颜德馨等专家总结归纳出白血病的六型证治。阴虚型，约占患者总数的四分之一，治以养阴清热，急者宜投犀角地黄汤，缓者宜投鳖甲饮；阳虚型较少，可见营卫失和、阳气衰竭，治以甘温益火扶阳，不宜用干姜、附子等大辛大热之物；阴阳两虚型，最易转为急性热证，故用凉药不厌早，以防其变，药用党参、太子参、丹参、赤白芍等物滋阴清热；瘀血型大多数属慢性，治以破瘀消癥为主，兼顾扶正，在处方上颜德馨自拟内服龟甲化瘀饮（龟甲、鳖甲、牡蛎、莪术、丹参、红花、三棱、太子参、仙茅），外用消癥粉（水红花子、芒硝、樟脑、桃仁、土鳖虫、生天南星、生半夏、三棱、王不留行、白芥子、生川乌、生草乌、生附子、延胡索、麝香、冰片等）；痰核型，西医上多为淋巴细胞白血病，以化痰软坚、活血消积为法，兼施以小金丹等；湿热型，约占患者总数的五分之一，多为急性白血病或急性发热期，是邪犯营血、内陷心包之证，治疗上以清营凉血、开窍宁心为证治大法，急投人参白虎汤、紫雪丹等凉开药物。

参考文献

1. 颜乾麟. 颜德馨教授的治学方法及学术思想 [J]. 中医药研究，1992（5）：9-10.

2. 颜德馨. 中国百年百名中医临床家丛书 [M]. 北京：中国中医药出版社，2001.

3. 颜德馨. 颜德馨临床经验辑要 [M]. 北京：中国医药科技出版社，2000.

4. 颜德馨. 从"气为百病之长，血为百病之胎"论治心脑病（二）[J]. 天津中医药，2009，26（6）：441-442.

5. 颜乾麟，刑斌，颜新. 颜德馨教授对历代名医学术经验的感悟与临证发挥 [J]. 天津中医药大学学报，2008，27（3）：159-162.

三十七、路志正

【名家简介】

路志正（1920～2023），字子端，号行健，河北藁城市人，第一届至第四届全国老中医药专家学术经验继承工作指导老师、国家非物质文化遗产传统医药项目代表性传承人、首都国医名师、首届国医大师。其幼承家学，入伯父路益修创办的河北中医学校学习，并拜山西盐城名医孟正已、王步举先生为师，毕业后悬壶乡里。1950年入北京中医进修学校学习，后留任中医研究院（现为中国中医科学院）广安门医院内科从事临床、科研工作。历任中华中医药学会内科分会副主任委员、风湿病分会主任委员、内科心病专业委员会副主任委员，《北京中医》《中医杂志》编辑等职，曾任中国中医科学院资深研究员，《中华中医药杂志》《世界中西医结合杂志》主编等。

路志正从医八十余载，在学术上崇尚脾胃学说和温病学说，对中医内科、针灸、妇科、儿科、外科等有很深的造诣，善治消化系统疾病、代谢性疾病、风湿病、心脑血管病、呼吸系统疾病等多种内科疾病。编有《中医内科急症》《中医湿病证治学》《痹病论诒学》《路志正医林集腋》等著作。

【学术思想与临证经验】

1. 调理脾胃法治胸痹

路志正继承李杲"内伤脾胃，百病由生"、叶桂"养胃阴"、吴澄"理脾阴"等学说，结合临床经验，对调理脾胃的学术思想进行了进一步阐发。如病因方面，他指出，现代社会物质文明高度发达，环境污染成为新的外感致病因素；饮食肥甘厚腻、吸烟嗜酒、过食生冷、过度劳心、过度安逸、缺乏运动、生活工作压力大所造成的内在因素等，成为现代社会内伤脾胃的主要原因。路志正认为脾胃居中央，受纳水谷、转化精微以溉诸脏，为气机升降之枢，以辅佐五脏气机升降，脾胃调则周身气机皆调，脾胃健则五脏六腑俱健。故调理脾胃法为治疗各种内伤杂病的核心方法。并创新性提出调理脾胃"持中央，运四旁，怡情志，调升降，顾润燥，纳化常"的学术思想。特别是对于脾胃失调所致的胸痹，将调理脾胃作为其根本治法。因气虚不运所致者，健脾胃、补中气，中气盛则宗气自旺；因血亏不荣所致者，调脾胃助运化，脾运健则营血自丰；因湿蕴所致者，芳香化浊，水湿去则胸阳自展；因痰阻所致者，健脾化痰，痰浊消则血脉自通；因阳虚有寒所致者，温中散寒，寒气散则阳气自运，营血畅行；兼有瘀血者，可于上述各法中，佐以活血通络之品。同时，他还运用此法治疗眩晕、胸痹、中风等，均取得较好的疗效。

2. 百病湿作祟思想

路志正系统地阐述了"百病湿作祟"的思想，完善了湿病证治理论。他认为人体津液停聚则为湿，此湿非真水而无濡养作用，故湿越多则机体正常津液越少而燥生，湿壅日久则生热，湿热复伤阴津而生燥，故湿多兼燥、燥多兼湿。他创新性地提出"湿邪不独南方，北方亦多湿病"的新观点，并将湿邪分天湿、地湿、人之湿。

在湿病的治疗上，路志正注重肺脾二脏，指出应当注意宣通三焦气机以祛湿邪。盖脾居中州，灌溉四旁，既有坤静之德，又有乾健之能，是人身气机升降的枢纽；而肺居上焦，象天主气，具有宣发、肃降，助脾运化水湿的功能，肺脾健则可使心肺之阳降，肝肾之阴升，而成天地交泰之常。而气化则湿化，气机得畅，定收"湿邪"自解之效。故其临证主张"顾护脾肺之气"，常辛润、温润同用，虽药味少但恰中病机，发散湿气、行津润燥，复津液之平衡。

3. 众术共成思想

路志正认为治病方法众多，不同方法的作用形式、起效时间、疗效持续时间等有所不同。临证应据患者体质状态、病情轻重、病程长短、证候表现、生活环境等，灵活综合应用各种治疗方法，方能取得显著疗效。如路志正在临证治疗过程中，常"针药并用"，重视针灸处方（包括穴位配伍、补泻方法、针刺时间等）。喜用"烧山火""透天凉"分别治疗虚寒证和热性疾病。从医数十年来，针药并举，屡屡起沉疴、愈急症。同时，路志正重视饮食与脾胃调理的关系，制定了许多食疗药膳方，发展和丰富了食疗药膳学。

4. 用药轻灵思想

路志正认为医道犹治国之道，用药如用兵，贵在轻灵活泼。用药之道，首先需要对中药材了如指掌，深谙药理、药性、药法，方能用药如用兵。中药有性味、归经、升降浮沉及有毒、无毒之分，药物的四气五味，各有所司。路志正的处方，个个规矩方圆，君臣佐使分明，用药思路清楚，讲究法度，对药物的寒热温凉、升降之性，娴熟于心，开方之后，又须详审全方的寒热搭配，升降相宜，入脏入腑，是补是泻，斟酌虑定，然后方可出方。

所谓轻灵，即药量不在大而在能中病，药味不可多杂而在精，若量大药杂味厚气雄，则难以运化，脾胃不伤于病而伤于药。故路志正临证处方用药一般不超过12味，每味用量一般不超过12g。所谓活泼，即药物要选辛散芳香流动之品，不可壅滞滋腻，若壅滞则涩敛气机，滋腻则有碍脾运，助湿生痰。轻灵之药多为轻清宣肺、芳香流动之品，以为活泼醒脾、调畅气机、推陈致新之用。如其提出"补而勿壅，滋而勿腻，寒而勿凝，疏其气血，令其条达，而致和平"。

此外，路志正治病注重灵活变通。他认为中医临证必须圆机活法，知天时、识地理、合人道，临患者所便，综合考虑患者生活习惯、体质、居处环境、气候变化等因素对疾病的影响，灵活应用中医药。处方遣药必须时刻维护气机运动，不能呆滞气机，宜轻灵活泼，以维护生机。临证常佐辛味之品，辛以发散，行气血而散郁滞，行津液以润燥，佐辛味之品可顺脾胃之性以助脾胃运化、气机升降、疏通气血。

参考文献

1. 刘喜明. 国医大师路志正学术思想初探［J］. 中医学报，2013，28（177）：193-195.

2. 刘绪银，路喜善. 路氏医派学术思想精要［N］. 中国中医药报，2017-11-16（004）.

3. 顾珈裔，魏玮. 路志正调理脾胃学术思想［J］. 辽宁中医杂志，2013，40（7）：1323-1324.

4. 苏凤哲. 中国中医科学院著名中医药专家学术经验传承实录：路志正［M］. 北京：中国医药科技出版社，2014.

三十八、颜正华

【名家简介】

颜正华（1920～），江苏丹阳市人，北京中医药大学教授，全国老中医药专家学术经验继承工作指导老师，首届国医大师。14岁步入岐黄，拜同邑著名儒医戴雨三为师，后师从清末"孟河学派"著名国医马培之的再传弟子杨博良，成为孟河学派第四代传人。从事中医药工作七十余年，是我国高等教育中药学学科的创始人和奠基人之一。

颜正华主持编写了多本《中药学》教材及中药学专著，构建了《中药学》教材的理论框架，拟订了我国中药学专业人才培养的基本模式；在药性理论和应用研究及中药防治疑难病证研究方面，培养了一大批优秀的中医药专家，如高云艳、常章富、张冰等，是当代著名中医临床学家和中医药教育家。

【学术思想与临证经验】

1.知药善用，平中见奇

颜正华医药兼通，熟谙本草，精通药性理论。他认为中药配伍可分为两大类，一类是从药对角度论述药物配伍后性效变化的规律，如七情配伍；一类是从药组角度论述中药配伍规律，如君、臣、佐、使配伍。双元配伍为简单配伍，是组方的低级形式；而多元配伍是简单配伍的进一步发展，是组方的高级形式，二者缺一不可。他深研配伍，巧用多效药，活用对药，重视炮制，综合考量，所用的方剂具有药少而精、药专而宏、配伍精良的特点。

颜正华用药主张不投猛剂，不用大剂，善用平和药。他认为人体是有机整体，具有自我调节及祛邪抗病的本能，而机体染病是由正气虚衰、阴阳失衡、血气逆乱、脏腑失调等所致的，医生用药治病应促进机体生理功能尽快复常，以强盛的正气抗御邪气，绝不能因用药再伤正气，或使机体功能出现新紊乱。倘若用药孟浪，唯以克伐为用，虽调节较快而易致新的紊乱，或攻邪有力而必伤正气。此外，他强调用药以安全为要，慎用毒烈药。对于药力峻猛、效速害大的一类药应慎用，不到万不得已，不得投用。使用时须遵从古法严格炮制以缓其毒；从小剂量开始投用，不效逐加，至效即止，绝不能首量即足；主张间隔使用，穿插扶正，不可连续用药攻伐。

2.调护脾胃，贯穿始终

颜正华在临证中非常注重调护脾胃，并贯穿于诊治疾病的全过程。具体表现在三个方面：一是诊察疾病必问脾胃。即询问与脾胃有关的症状，以及有无胃肠疾病既往史，以便作为辨证立法的参考。二是辨证立法不忘脾胃。他指出无论何病，均要辨析疾病的发生发展是否与脾胃有关，对久病不愈者，更应如此。三是遣药组方考虑脾胃。他认为口服给药历来是中医治病的主要方法，药液入口，与水谷精微在体内代谢一样，先受纳于胃，运化于脾，然后输布于机体的各个组织器官，因此脾胃功能正常与否，直接关系到药物成分的吸收及疗效的好坏。当所兼脾胃之疾较轻，不影响正常治疗主证时，他常于方中稍加药性平和的调理脾胃之药，最多不过三味，用量一般为常量的三分之二；当所兼脾胃之疾较重，如不先予调理就不能进行正常治疗时，则先以调理脾胃为主，兼疗他疾，甚或先以专调脾胃为治。

3.注重腑气通滞

颜正华在临诊时十分重视患者腑气之通滞，并将通腑导滞作为许多病证的辅助治疗方法，常收事半功倍之效。人体排便过程要依赖心气的主宰、肺气的肃降、脾气的升提、肝气的条达、肾气的固摄，只有脏腑功能协调，才能保证糟粕顺利排出体外，因此，大便通滞情况不仅是腑气畅通与否的反映，还是五脏整体功能状态、脏腑阴阳升降平衡的体现，是反映内脏生理病理功能的一种标志。颜正华无论在治疗内科杂病，还是外科之疮、疡、痈、疖等病证时，都在辨病辨证基础上，探察便秘之有无，同时辨审其与主症、兼症之间的相互关系，综合分析，遣药组方，并佐以通腑药物，配合君药发挥疗效。其通腑治法又可分为攻通、养通、润通、理通等，攻通常选用熟大黄、芦荟等；养通常选用当归、生何首乌、肉苁蓉等；润通多选用决明子、全瓜蒌等；理通多选用槟榔、枳实等。

4. 寒热为纲，宣降理肺

颜正华认为，呼吸系统疾病的基本辨证应以寒热为纲。如风寒袭肺可郁闭肺气，使肺之宣发、肃降功能异常，造成气滞于中或气逆于上，并影响水液代谢，对其治疗需升降并顾、宣肃并行、沉浮并用，他最常用的方剂为止嗽散。风热咳嗽大多是患者患病后经西医诊治无效而延诊中医，故多有津液耗伤之现象，临床表现既有热盛之征，又有伤津之象，对此宜辛凉解表与滋阴润燥并施，他常用银翘散加减，同时回避黄芩、黄连等苦寒之品，以免引邪入内，导致病情加重。

5. 思辨独到，自拟验方

颜正华擅长多种内科病证的治疗，经验丰富，临证思辨特点鲜明。例如治疗肝阴不足、肝阳上亢之眩晕，他强调潜降的思想和治法，所谓潜即"潜伏于水下"，降即"沉降而下行"，治当以滋阴潜阳为要。常用药物组成为（生或熟）地黄、白芍、生石决明、生牡蛎、茯苓、丹参、益母草、牛膝、菊花、首乌藤，具体药物剂量视患者病情轻重缓急而定。颜正华认为精血不足、血脉瘀滞是引起衰老的主要原因，所以在论治老年病，特别是老年心血管疾病时，常以"填精化瘀，通补益肾"为主要治法，即补肾精、养心血、化瘀滞、通脉络，通补兼施，使心肾精血充足，血脉流畅，恢复机体阴阳平衡的生理状态。常用自拟的填精补血化瘀方（熟地黄、制何首乌、黄精、枸杞子、当归等药），补精血而无滞邪之弊，行瘀血而无伤正之虞，共达填精化瘀、通补益肾之效。

参考文献

1. 张冰，吴嘉瑞.颜正华治学思想探析［J］.中医杂志，2012，53（7）：550-552.

2. 吴嘉瑞，张冰.国医大师颜教授临床经验实录［M］.北京：中国医药科技出版社，2011.

3. 吴嘉瑞，张冰.国医大师颜正华教授临证思辨特点探析［J］.中国医药指南，2012，10（18）：261-262.

4. 张冰，颜正华."通腑为佐"杂证治验［J］.上海中医药杂志，2005，39（6）：8-9.

5. 张冰，吴嘉瑞.国医大师颜正华临床经验与用药思想探析［J］.中华中医药杂志，2009，24（6）：742-745.

三十九、何任

【名家简介】

何任（1921～2012），字祈令，别署湛园，浙江杭州市人，浙江中医药大学教授，首届国医大师。生于医学世家，毕业于上海新中国医学院，行医七十余载，善用经方，是近现代研究《金匮要略》的一代大家。1947年创办杭州中国医学函授社，1950年后曾任杭州市中医协会主任委员，浙江中医进修学校副校长、校长，浙江中医学院（现浙江中医药大学）副院长、院长等职。

何任一生致力于中医传承事业，著有《金匮要略通俗讲话》《金匮要略归纳表》《金匮要略校注》《湛园医话》等著作，其中《金匮要略校注》被翻译为日文版，成为日本学习中医的教材，也是现代校注《金匮要略》最权威的版本之一。其重视中医教育，培养出国家级名中医何若苹、全国名中医范永升、浙江省名中医陈永灿等一批优秀的中医人才。

【学术思想与临证经验】

1. 宗法《金匮要略》，善用经方

何任崇经典，尊张机学说，在《伤寒论》和《金匮要略》的研究上都有着显著的成果，尤其是对《金匮要略》有所发挥。如他总结出《金匮要略》治病的六大原则：①掌握疾病的轻重先后缓急，确定治则；②早诊断，早治疗；③辨明病邪所在部位，然后确定攻邪之药；④虚者治其虚，实者治其实，即补不足，损有余；⑤祛邪安正，扶正祛邪；⑥随证治之。

何任对经方的学习与应用有着独到的体会，认为首先需从八纲的原则整体认识《伤寒杂病论》中的经方。他把经方按表里、寒热、阴阳、虚实来划分，如表里之主方有桂枝汤、麻黄汤、柴胡汤、越婢汤、泻心汤等，寒热之主方有四逆汤、理中汤、真武汤、白虎汤等，阴阳之主方有芍药甘草汤和桂枝甘草汤等，虚实之主方有五苓散、栀子豉汤等。而阴阳中又有表里、寒热、虚实；虚实中又有阴阳、表里、寒热，诸多变化，均在八纲所属之列。其次需从六经分析各方各证以加深对经方的认识，如太阳表证需桂枝汤、麻黄汤等解表，少阳半表半里证则治宜柴胡剂以和解，以此为基方能在临证中信手拈来，灵活运用。最后，针对某一具体方掌握其方义、明确其中药物的药性及加减应用。如需先明确桂枝汤主太阳中风，再明确其加减应用，若重芍药、生姜加人参可治身疼痛，若去芍药可治胸阳不振导致的脉促胸满，若重芍药则为治太阴腹痛下利，若加桂枝则治奔豚气等。而且在临床应用时需明白《伤寒论》方和《金匮要略》方之异同。此外，临床中何任用药量少而力宏，认为"经方用药，须有严格规律"，用药需遵从以下三点：一是按张机原旨，辨证准确，方证相合；二是对药味、用量不随便增损以免离开原方原旨；三是真正领悟张机用药的药性。如此方能有效运用经方。

2. 参合诸家，博采众长

何任虽宗张机学说，但在治病用药时亦博采众长，参合各家。他认为疾病复杂多变，诊治疾病要望闻问切四诊合参，不能舍脉从症或舍症从脉，如此方能全面认识疾病。在辨证时，他认为八纲辨证执简驭繁，在临床中可应对各种疾病的无穷变化，最有指导意义；但辨证时不能过于精细，以免失去整体，失去中医认识疾病的精髓。在治法方面，何任认为扶正和祛邪两者是相互联系的，一方面扶正可以增强机体抗病能力，从而更好地祛除病邪，另一方面祛邪可促进机体正气的恢复，以达到更好的治疗效果。在用药方面，他认为若用经方必须按原方配伍且要准确把握药味之间的比例，如此方能达到治疗目的，如泻心汤类，用量不同则各有侧重。而在时方的运用方面，他认为这些方药都配伍严谨，要明确方药的特点及结构，运用时需全方使用，才能使效果更明显。

3. 提出肿瘤治疗的十二字法则

在中医药治疗肿瘤疾病方面，何任根据扶正和祛邪的原则，提出了"不断扶正，适时祛邪，随证治之"的12字法则。不断扶正，就是要让补益正气、培本固元的治疗原则贯穿疾病的始终，并提出益气健脾、养阴生津、温阳补肾三种具体治法。适时祛邪，即根据肿瘤发展的不同阶段结合西医的治疗方法"适时"地运用中药以攻邪，结合临床实际，可分为清热解毒、活血化瘀、化痰散结、理气解郁四种方法。随证治之，则是指在"不断扶正""适时祛邪"的指导下针对肿瘤患者出现的症状进行具体的辨证分析。他指出在癌肿治疗过程中，由于症状的轻重、病程的长短，以及年龄、性别等差异，要针对症状而用药。一般随证常用清、解、和、渗及消导、开胃、

条达和营、解热止痛、消肿利尿及安脏气。在具体的临证中要根据患者情况具体分析，总体则需遵从"谨察阴阳所在而调之，以平为期"的原则。

4. 治未病，善养生

在多年临床实践和摸索中，何任形成了自己独特的治未病和养生的方法。何任治未病的方法大致可归纳为：①顺应四时，避外邪；②恬静虚无，养精神；③节饮食，慎起居，避免过度劳累；④适当锻炼，避免急于求成；⑤保持环境卫生；⑥顾护正气，防止疾病传染。在养生方面，何任认为需要从精神、气候、饮食、起居、药物（可适当借助药物进补）等多方面做起，将养生的思想和实践与生活结合才是真正的养生之道。

参考文献

1. 徐光星. 何任教授学术成就研究 [J]. 浙江中医药大学学报, 2006（6）：601-603.

2. 金国梁. 何任研究和运用仲景方一席谈 [J]. 江苏中医, 1994（7）：3-4.

3. 楼绍来. 心系民生 情怀中医——浙江中医药大学老院长何任教授的成才之路 [J]. 中医药文化, 2008（4）：4-7.

4. 徐光星, 何若苹. 浙江中医临床名家——何任 [M]. 北京：科学出版社, 2019.

四十、方药中

【名家简介】

方药中（1921～1995），重庆市人，原名方衡，1940年拜门于"南京四大名医"之一清代著名医家陈修园的后裔陈逊斋学习中医。陈逊斋为其更名为"方药中"，勉励其"要一生沉潜于方药之中"，并取"方药必能中病"之意。行医五十载，先后任中国中医科学院西苑医院副院长、中国中医研究院研究生部主任等职。

方药中善治脾胃病，并涉及内、妇、儿、针各科。全面、系统阐述了中医理论体系的基本内涵，对中医气化学说进行了创新性的研究。同时，对辨证论治规范化提出新设计，提出"定位、定性、必先五胜、治病求本、治未病"的五步法。著有《黄帝内经素问运气七篇讲解》《医学三字经浅说》《辨证论治研究七讲》等。

【学术思想与临证经验】

1. 对中医理论提出开拓性见解

方药中全面阐释与构建了中医理论体系基本框架。他强调中医学有其固有的理论体系，并有效地指导中医的临床。从八个方面对这一体系作了全面论述与构建：①中医学的指导思想——整体恒动观；②中医学的理论基础——气化论；③中医学对人体生理和病理的认识——藏象论；④中医学对疾病病因与发病的认识——正邪论；⑤中医学对疾病病机的认识——求属论；⑥中医学诊断治疗疾病的主要方法与特点——辨证论治；⑦中医理论产生的物质基础——"候之所始，道之所生"；⑧中医学的伦理工具——阴阳五行学说。这是首次从系统的角度，对中医理论体系的构成要素及其作用、地位、相互关系、结构所作的一次全面、系统、明确的表述，突破了长期以来认为中医学理论体系由"整体观"和"辨证论治"两方面组成的简约表述。

方药中还整理发掘中医气化学说的理论内涵。中医气化学说是论述自然气候变化规律与生命活动、人体健康与疾病相应关系的理论，集中见述于《黄帝内经》运气七篇之中。方药中认为气化学说实属于中医学理论基础，并总结了"运气七篇"的理论体系，提出自然气候自身存在着一个自稳调节机制，人与自然相通相应，也存在着自稳调节机制；"人与天地相应"才是气化学说的核心与精华。

2. 规范与创新辨证论治基本模式

辨证论治是中医诊断和治疗疾病的主要方法与特点。在继承前人经验的基础上，方药中以中医学的整体恒动观为指导，以保护和协助恢复人体自稳调节能力为基本点和立足点，探索新的模式以发展辨证论治。他将辨证论治七步简化为五步。第一步，按脏腑经络理论对疾病进行"定位"；第二步，从阴阳、气血、表里、虚实、风、热（火）、湿、燥、寒、毒对疾病进行"定性"；第三步，"必先五胜"，即在上述定位、定性的基础上，辨析出反映疾病本质的主要病理变化，完成"辨证"，提出中医诊断；第四步，"治病求本"，即找出相应的治法和方药；第五步，"治未病"，即根据中医"五脏相关"的整体观，通过调节相关的未病脏腑，协助治疗已病脏腑，进行整体调控以提高疗效。

3. 治疗慢性肾衰的学术思想及经验总结

方药中诊治慢性肾衰是以系统的中医理论全面指导对本病辨证论治的全过程。在辨证方面，以中医的形、神、色、脉、舌、症等作为客观依据，强调"言必有证"，重视病史中的既往史及发病初期表现，以"腰痛、浮肿"作为本病的主要表现，认为发病前素有脾胃症者定位在脾，发病时症以浮肿为主者定位在脾，发病前无明显脾胃病证者定位在肾，发病时症以腰痛为主者定位在肾，浮肿、腰痛同时存在，难分先后者，定位在脾、肾。在病机认识方面，方药中提出本病以脾肾虚衰为本，兼夹证为标，并强调五脏相关，动态变化；在治疗方面，他立足于保护和扶助人体的自稳调节能力，重在补益脾肾；在方药运用方面，确定有效系列方药，临证灵活选用，不主张定型定方。

4. 治疗慢性肝病的学术思想总结

（1）源古出新，拟肝方　方药中创制肝病系列经验方治疗多种肝病，在临床实践中疗效尤为突出。他治疗肝病基本分为三型：肝肾阴虚型、脾胃气虚型、肝肾脾胃气阴两虚型，分别给予加味一贯煎、加味异功散、加味黄精汤。

（2）标本兼顾，平阴阳　方药中认为中医对慢性肝病的治疗原则以祛邪扶正为主，以养肝阴、疏肝体为始终，以恢复肝的生理功能为首要任务。肝的论治，具体而言，采用滋养肝肾之阴恢复肝体、疏肝活血恢复肝用，以加味一贯煎为主方。他还针对慢性肝病虚实错杂的病性特点，针对其"湿热、瘀、郁、毒、虚"的病因病机，强调调补肝脾肾以治其本，同时兼顾清热利湿、解毒、活血化瘀、疏肝解郁以治其标，标本兼顾，平衡疾病之阴阳。

（3）先期治未病　方药中在慢性肝病的诊疗上，充分考虑五脏生化制克的关系，注重五脏相关，尤其是与肝脏密切相关的脏腑——肺和脾（胃）。治疗上常用补肺制肝、滋肾平肝、健脾益肺之法，防止肝疏泄太过。如选择合入竹叶石膏汤清肺胃之热，以防止肝气有余而乘脾、侮肺。

参考文献

1. 当代中医药发展研究中心. 方药中 [M]. 北京：中国中医药出版社，2011.

2. 刘沙. 方药中教授辨治慢性肝病临证经验及学术思想的研究 [D]. 北京：中国中医科学院，2020.

3. 慢性肾功能衰竭临床研究课题组，许家松. 方药中对慢性肾功能衰竭的理论认识和诊治经验 [J]. 中医杂志，1991，（10）：11–14.

4. 刘沙，马晓北. 方药中教授治疗慢性肝病的用药规律 [J]. 河南医学研究，2020，29（11）：1929–1932.

四十一、张琪

【名家简介】

张琪（1922～2019），河北乐亭县人，黑龙江中医药大学教授，博士研究生导师，中国首届国医大师，白求恩奖章获得者。从事中医临床、教学及科研一线工作77年，曾任黑龙江省中医药科学院研究员、内科研究室主任、副所长等职，获省部级科技进步奖10余项。

其年少时即蒙家教，矢志岐黄之术，随祖父习医，后培养博士研究生40名，硕士研究生13名，博士后3名，学术继承人12名。张琪推崇"医乃活人之道，予不自欺亦不欺人也"，先后著有《脉学刍议》《临床经验集》《张琪临证经验荟要》《张琪临床经验辑要》等，在近年来出版的《中国名老中医经验集萃》《名医证治汇萃》等多种著作中也有其著述。

【学术思想与临证经验】

1. 提倡病证结合，重视脉学

张琪对《伤寒论》《金匮要略》造诣颇深，他认为其辨证论治思维是中医的精髓，一个经验丰富、高明的医生要辨证熟练准确，立方遣药方能切中肯綮。正是基于对辩证法思想的准确把握，张琪在临床中常应用散与敛、寒与温、补与泻、刚与柔等看似作用相反的中药配伍来达到治疗目的。张琪认为中医固重视辨证，但重视证的同时也不可忽视疾病本身。"病"并不局限于中医的病，还包括西医的病。西医的病与中医的证相结合，西医病名诊断与中医辨证论治相结合，按西医疾病的发展规律进行证的诊断是病证结合诊断疾病的基本思维模式。例如，糖尿病患者三消症状已消失，只剩下高血糖和高尿糖，那么就按病针对血糖、尿糖施治，张琪认为气阴两伤为其基本病机，拟益气滋阴之剂多能起效。

张琪认为脉诊是辨证论治中的重要组成部分，同样的脉与不同的证结合，主病就会不同。他提出在临床应用中脉象错综复杂，必须要结合症状，潜心分析，才能够抓住疾病的本质。他对脉和阴阳的关系，脉与胃、神、根等问题有独到的见解。如在《脉学刍议》中，他着重讲述了如何把握阴脉中复现阳脉、阳脉中又见阴脉的复杂情况，又指出伏匿的脉象有时候恰恰是疾病本质的真实反映，如阳明腑实证，本属实热内结，而脉见迟结；真热假寒证，本属阳盛格阴，而脉现沉伏。

2. 重视脏腑辨证，提出"调补脾肾"理论

张琪认为，辨证要辨清脏腑，确定病位所在，重视脏腑辨证。在脏腑辨证中，尤其在内科病慢性肾炎、慢性肾衰竭的诊治方面重视脾肾两脏，提出了"调补脾肾"的理论。如张琪认为肾病引发的蛋白尿，其根本病机是脾肾亏虚，水湿及湿邪蕴久化热是肾病蛋白尿的病理产物及其变化，常以培脾固肾为治疗大法，选用升阳益胃汤、利湿解毒饮、参芪地黄汤等治疗各种肾病蛋白尿。另外，张琪在临床上还应用温中散寒法、辛开苦降法、温补脾胃法、温运化饮法、滋脾益胃法、培土疏木法、滋阴补肾法、温补肾阳法、脾肾双补法等调补脾肾之法来治疗诸如消化系统、泌尿系统等全身疾病，并强调调脾重在促使脾气健运，不可过用香燥之品，以免伤津耗液，影响气血运行；补肾有滋补和温补之别，不可过用滋腻碍脾之物，以免造成脾气呆滞。

3. 善用益气养阴法

益气养阴法是张琪在长期医疗实践中总结的方法，是基于对具体疾病病因病机进行辨析之后所形成的治疗方法。张琪认为，肾小球肾炎蛋白尿主要责之脾肾，气阴两虚多见。其多始于水肿迁延不消，本属脾肾阳虚，精关不固，后蛋白精微失守而下泄尿中，蛋白精微丢失，日久可成气

虚阴虚，病情加重，故施以益气养阴、清热利湿。慢性尿路感染属于中医学"劳淋"范畴，张琪认为其反复发作、迁延不愈等复杂病机当责湿热毒邪日久耗气伤阴，或是治不得法，使苦寒伤中致脾气亏虚，拟益气滋阴之方常能显效。益气养阴之方较多，张琪认为以《太平惠民和剂局方》中清新莲子饮加味为佳，常在临床中随证加减，均获良效。

4. 重视气血理论，善用活血化瘀法

张琪临证注重气血理论，认为气与血皆为水谷所化，两者在病理上也相互影响，论治气血，要以条达为要。气病当补气、调气、疏气，血病当补血、行血、止血。张琪临床十分注重瘀血学说，指出瘀血的病因有气虚、气滞、因寒、因热、痰湿、水蓄和风气的不同，临床当随证求治，不可一味使用峻猛之药。张琪还认为瘀血是慢性肾衰竭的重要病机之一，在临床中常用红花、当归、桃仁、赤芍、牡丹皮等活血化瘀药物，辨证应用补脾肾活血化瘀法、活血化瘀解毒法、活血化瘀通腑法等治疗慢性肾衰竭。

5. 圆机灵活，遵古不泥

张琪精研张机的学术思想，掌握了张机治学及临证的奥妙之处，师古却不被古法束缚。如乌梅丸原方为《伤寒论》中治疗蛔厥吐蛔的方剂，张琪用以治疗久泻久痢、顽固性呕吐，用刘完素的地黄饮子治疗脑动脉硬化，并化裁新方"决明子饮"治疗高脂血症，活血解毒饮治疗静脉炎等，均取得了满意的疗效。

在肾病的治疗上，张琪的理论更体现出了古方新用的学术特点。如《医林改错》中解毒活血汤原方治"温毒烧炼，气血凝结，上吐下泻"，而张琪用以治疗肾功能衰竭之恶心呕吐、五心烦热、搅扰不宁、舌紫有瘀斑等，辨证属毒邪壅滞、气血凝结者。张琪认为原方主治虽与此证相异，但病机相同，故能生效。

参考文献

1. 张佩青.国医大师张琪［M］.北京：中国医药科技出版社，2011.

2. 张琪.张琪临证经验荟要［M］.北京：中国中医药出版社，1992.

3. 张琪.脉学刍议［M］.哈尔滨：黑龙江人民出版社，1965.

4. 周雪明，姜德友.国医大师张琪以气血为纲辨治疑难杂病［J］.长春中医药大学学报，2015，31（4）：704-706.

四十二、何炎燊

【名家简介】

何炎燊（1922～2020），广东省东莞市人，广东省名老中医，广州中医药大学兼职教授，东莞市中医院名誉院长。何炎燊12岁起自学中医，从事中医临床、教育七十余年，善用古方治新病，尤善用经方治疗疑难杂症，扩大中医下法在危重病抢救中的应用。其运用育阴潜阳法治疗各种疑难杂症，屡起沉疴，创立肝脾胃并重的脾胃学说思想，为岭南温病学的主要发扬者。

何炎燊改变中医传统授徒方法，开办学徒班，传艺教学，先后培养出中医和中西医结合型人才刘石坚、马凤彬等250多人。何炎燊积极宣传自己的中医经验，在国内外发表学术论文61篇，出版有《常用方歌阐释》《竹头木屑集》《何炎燊医著选集》《何炎燊医案集》等专著。

【学术思想与临证经验】

1. 持论中正，采撷其长

何炎燊博采众家，采撷其长，持论中正，不偏不倚。如对张机名言"勤求古训，博采众方"，何炎燊理解"方"字为治病的方法，而不是单纯一首方子。对刘完素提出的"六气皆从火化""五志过极皆为热盛"理论，何炎燊认为刘完素虽创立了寒凉清解的方法，如防风通圣散，但其亦善运用大温大补之药，如创立治"风痱"的地黄饮子。何炎燊认为初出茅庐者必须善治时病，其中吴瑭的《温病条辨》是治温病必读之书，吴瑭自制的银翘散、桑菊饮、三仁汤、清络饮等都是辛凉解表的名方，此外还有三甲复脉汤，临床均颇为常用。何炎燊指出明末以后的医书最为实用，他常指导学生，对于卷帙浩繁的中医书籍，如唐代的《备急千金要方》《外台秘要》只能浏览，而清代的《医宗金鉴》和近代的《医学衷中参西录》则应细读。

2. 荟萃各家，肝脾胃并重

何炎燊博采众长，运用各家学说论脾胃的精粹，更参以己见，临证常肝脾胃并重，以扶持胃气治疗内妇儿等多种病证，疗显效宏。首先，何炎燊指出补脾阳应不忘理湿，不祛湿则脾的健运受阻，不补脾则湿虽暂去却易复萌，治脾虚之病，不能专事补益，必须细察其有无兼湿，然后权衡虚实、孰为主次而兼治之。其次，补脾阴注意平肝。何炎燊积多年临床经验，体察到脾阴不足之病较脾阳不足之病为难治，一是用药稍温则脾阴更伤，过柔则脾运失健；二是五行生克之中，以肝犯脾为最常见，而脾阴不足之人，肝木更易犯脾，故须兼顾平肝与补脾阴。最后，何炎燊强调养胃阴，须佐降泄。自叶桂在《临证指南医案》中补充甘凉濡润养胃阴之法，治脾胃虚证的方法已近万全。然何炎燊认为叶桂除用甘凉濡润之法外，还注重降泄，以"胃宜降则和"，且胃为阳土，胃阴虚则易生内热，故应在甘寒濡润之中，稍佐微苦清泄之品，以遂其通降之性。

3. 病情危急，妙用下法

何炎燊在临床上运用下法治疗内科急症，常有得心应手之妙。何炎燊认为疾病发生和发展过程的机制虽复杂，但不外乎邪正斗争，阴阳失调，升降乖戾，治疗疾病的目的在于使邪正消长，使阴阳盛衰趋向平衡，使逆乱乖戾的气机循于常度。他指出在内科急症发病过程的某个特点阶段，用下法治疗可使邪热者得挫、阳热亢者得制、气机逆乱者得平。可知在病情危急之际，要迅速遏止病情发展，须用峻猛的下法。这是何炎燊下法学术思想精华的所在，下法作为中医治疗急症的手段之一，有着十分广阔的前景。

4. 发挥前贤，育阴潜阳

《黄帝内经》所说的"阴平阳秘，精神乃治"是何炎燊"育阴潜阳"学术思想的理论基础。现代社会生活既丰富多彩，又复杂繁忙，烦劳操持，暗耗真阴的人日趋增多。何炎燊推崇朱震亨的"阴常不足"，但对"阳常有余"则提出商榷。认为如果人身之阳真是有余，按《黄帝内经》的"去其有余"之理，就应该用苦寒清泄之药物，以泻其有余之阳。然"阳常有余"与"阴常不足"是相对而言，阴虚到一定程度，阴阳之间失去平衡，就会出现"阳亢"的现象，并非真的有余。若滥用苦寒清泄以损其阳，必将导致阴阳两虚。故由阴虚导致的阳亢，只能"潜"，而不任攻伐。明清以后，用静药填阴、介属潜阳之法，渐被医家重视，如吴瑭治下焦温病久羁的三甲复脉汤与张寿颐治类中风之肝阳化风证的石决明、珍珠母等。何炎燊更进一步扩展此法，治疗内、妇、儿各科的许多病种，如流行性乙型脑炎、肺炎、中风后遗症、溃疡病出血、癫痫、高血压、眩晕、头痛、痉证、血小板减少性紫癜、崩漏、围绝经期综合征、小儿多动症等，都获满意的疗效。

5. 善用古方，屡起沉疴

何炎燊临证遵循中医理、法、方、药辨证程序，首先精细辨证得其理，后按理立法处方药。何炎燊认为古方是先贤经验结晶与精华，应继承并发扬。如用《临证指南医案》治喘胀之枇杷叶煎治疗急性肾炎；以《备急千金要方》之温胆汤治胸痹之偏实者，除痰、湿、热互结外，尚有血瘀病机，故于方中加丹参、三七活血祛瘀，以增强疗效；以清燥救肺汤加减治疗麻疹合并肺炎危候、慢性肺源性心脏病急性发作，均收良效。

参考文献

1. 何炎燊著. 马凤彬整理. 何炎燊医著选［M］. 广州：广东高等教育出版社，2002.

2. 刘石坚. 名老中医何炎燊治疗慢性胃炎的经验［J］. 新中医，1997，29（1）：10-11.

3. 马凤彬. 何炎燊老中医运用育阴潜阳法的临床经验［J］. 新中医，1999，37（7）：7-8.

4. 尹成旺，董明国. 何炎燊对脾胃学说的贡献［J］. 河北中医，2002，28（1）：8-9.

5. 宁为民，董明国. 何炎燊运用下法治疗内科急症举隅［J］. 中医研究，2000，13（4）：20-21.

四十三、张镜人

【名家简介】

张镜人（1923～2009），名存鉴，出生于上海中医世家，为张氏内科第十二代传人，上海医科大学（现复旦大学上海医学院）教授。悬壶六十余春秋，曾担任上海市第一人民医院中医科暨中医气血理论研究室主任等职务，先后被评为上海市首届名中医、首届国医大师。

张镜人一生恪守"茹古涵今，兼收并蓄，立足临床，重在创新"的治学思想，发表论文100余篇，主编了《中华名中医治病囊秘·张镜人卷》《中国百年百名中医临床家丛书——中医临床家张镜人》等20余部著作。

【学术思想与临证经验】

1. 熔伤寒、温病于一炉

张镜人吸收张机、吴有性、叶桂等医家关于热病理论的认识并加以创新，认为叶桂的"卫气营血辨证"和吴瑭的"三焦辨证"均是张机《伤寒论》辨证论治具体运用的补充和发展，温病学说是以《伤寒论》为理论指导基础的，提倡把《伤寒论》与温病学说相结合，以丰富和拓宽热病辨证论治的内容。

针对热病的治疗，张镜人认为宜"师古而不泥古，厚古而不薄今，圆机灵活，变化在我"，提出"以卫气营血为纲，结合伤寒六经辨证，确定受病脏腑"的辨证方法及"外感时气的治疗前提在祛邪，新感非表不解，伏气非透不达，救阴尚易，达邪最难，热退则津回，邪去则正安"的治疗原则。其用药尤重淡豆豉，认为淡豆豉兼有"表"和"透"的功效，可兼治新感与伏邪，将淡豆豉在葱豉汤、栀子豉汤、黑膏汤等方中的不同配伍，分别应用于热病的邪在卫表、邪热过卫入气、邪入营血三个阶段，把表邪外达、透达伏邪贯穿于热病治疗的始终，并认为治伤寒的关键在于去除黏腻苔或焦燥苔，而生地黄、天竺黄可脱焦燥苔，淡豆豉、胆南星可净糙腻苔。

2. 崇脾胃学说，重后天之本

在内伤杂病方面，张镜人崇尚李杲的脾胃学说，认为"脾胃强则诸脏强，脾胃弱则诸脏弱"。如张镜人根据多年的临床经验，提出治疗胃炎十法：一曰清热和胃，用黄芩、连翘、铁树叶之类；二曰疏肝和胃，用柴胡、白芍、枳壳之类；三曰益气养胃，用太子参、炒白术、山药之类；四曰养阴益胃，用石斛、乌梅、白扁豆之类；五曰清化瘀热，用丹参、血竭、赤芍之类；六曰调气活血，用白术、香附、赤芍之类；七曰寒温相配，用紫苏梗配黄芩；八曰升降并调，用柴胡配旋覆花；九曰化湿和中，用生熟薏苡仁、陈佩兰梗之类；十曰消导悦胃，用神曲、谷芽之类。在辨病分阶段论治的基础上，或一法独用，或数法合参、辨证识病，圆机活法，屡见功效，是胃炎治疗之要诀。

张镜人治疗其他系统的疾病亦强调对脾胃的调治，认为脾土健旺，斡旋于肺、肾之间，则津液升降正常，输布全身。反之，清不升，浊不降，可出现蛋白尿、低蛋白血症等肾系疾病，治宜健脾补土、益肾壮水，可用生薏苡仁、泽泻、炒陈皮、蚕沙等。又如治疗哮喘缓解期等肺系疾病时，张镜人强调脾土肺金的相生关系，习用培土生金法，故滋养肺金常选党参、白术、茯苓、白扁豆、甘草、山药等。此外，张镜人遣方用药注重保护胃气，其法有三：一是"未病先防"，告诫患者饮食节制；二是改变给药途径，如治疗氮质血症时，用大黄煎汤保留灌肠法；三是用药配伍，多用谷芽、甘草之类，醒脾悦胃、和胃安中。

3. 倡活血化瘀，明气血贵通

张镜人认为就气血而言，气滞与气虚皆可引起血流瘀阻；就病邪而言，寒结、热灼、痰凝亦可致瘀，临床宜根据"必伏其所主，而先其所因"的治疗原则治以活血化瘀，达到畅通气血的目的。气滞血瘀者，宜行气活血，如胸痛者治以颠倒木金散；气虚血瘀者，补气活血，如半身不遂者治以补阳还五汤；寒结血瘀者，宜散寒行瘀，如痛痹者治以乌头汤；热灼血瘀者，宜清热凉瘀，如皮损红斑者治以升麻鳖甲汤；痰凝血瘀者，宜祛痰化瘀，如胸痹者治以瓜蒌薤白半夏汤。

张镜人根据冠状动脉粥样硬化性心脏病气滞血瘀的病机特点制定了宣痹理气、活血化瘀的治疗原则，拟定冠通汤方，药用丹参、炒赤芍、桃仁、降香、生香附、郁香、全瓜蒌、延胡索、炙远志、清炙甘草等。气虚加党参，兼脉结代者加桂枝；阴虚加生地黄，兼脉结代者加麦冬、五味子；痰湿加制半夏、炒陈皮；痰热加川贝母；胸室闷者加砂仁、檀香；心前区疼痛加川楝子、炙乳香及没药；刺痛或绞痛者加红花；心悸加炒酸枣仁、茯苓；高血脂加茵陈、泽泻；高血压加罗布麻叶、决明子。

4. 宏观以辨证，微观以借鉴

张镜人认为中医应"借助微观检测手段，为我所用"，即借助现代科学技术可弥补宏观之不足，充实四诊内涵，拓展四诊的广度和深度。如其在诊治慢性胃炎时，常借助胃镜及病理组织活检，了解胃黏膜病变情况。若胃黏膜苍白色淡者为脾虚；胃黏膜充血甚至糜烂者为胃热；黏膜下血管纹显露者为胃阴不足；黏膜颗粒样增生者为血瘀、痰浊阻滞。在治疗慢性肾炎时，张镜人也常借助微观指标辨病用药。如气阴俱虚，湿热伤络所致之血尿，选用补肾养阴的炒生地黄、墨旱莲，结合清热止血的炒牡丹皮、荠菜花等；湿热内扰，脾虚不摄，肾虚不固所致之蛋白尿，选用健脾固肾的黄芪、山药、山茱萸等；脾肾气阴不足，湿热夹瘀所致之管型尿，选用祛瘀利水的接骨木、益母草等；肾脾两亏，生化乏源，气血虚弱所致之血浆蛋白低，选用黄芪、党参、山药等；脾失健运，清不升浊不降，痰湿夹脂质沉积所致之高血胆固醇，选用健脾化湿、除痰泄浊的苍白术、茯苓、制半夏等。

参考文献

1. 张存钧，王松坡. 海派中医张氏内科［M］. 上海：上海科学技术出版社，2019.

2.上海市中医文献馆,上海中医药大学医史博物馆.海派中医学术流派精粹［M］.上海：上海交通大学出版社,2018.

3.楼绍来.斯人已逝成追忆——缅怀张镜人先生［J］.中医药文化,2009,4（4）：37-39.

4.张镜人,张雯.张镜人谈张氏家族对伤寒热病的临床证治特色［J］.上海中医药杂志,2006（10）：1-2.

四十四、方和谦

【名家简介】

方和谦（1923～2009）,祖籍山东掖县（今山东烟台莱州）,著名中医学家,首都医科大学教授,第一批至第四批全国老中医药专家学术经验继承工作指导老师,北京市首届首都国医名师,首届国医大师。出生于中医世家,自幼随其父京城名医方伯屏学医,从事中医临床、教育工作六十余年。历任北京中医进修学校伤寒教研室组长、首都医科大学附属北京朝阳医院中医科主任、中华中医药学会理事、中华中医药学会内科分会委员等职。

方和谦临床善治多种疑难杂病,尤其对呼吸系统疾病的诊治有很深的造诣,其主编的《北京市流行性乙脑炎治疗纪实》在当时的中医界产生了广泛的影响。平生专著有《燕山夜话》《中国现代百名中医临床家丛书：方和谦》等。方和谦培养出京城名医索钧、第三届首都国医名师李文泉及崔筱莉、胡青懿等一大批中医人才。

【学术思想与临证经验】

1.考据求源,潜心经典

方和谦熟读精研《黄帝内经》《伤寒杂病论》,并将二者的理论体系与临床实际有机结合在一起,形成其独特的学术理论。

（1）"燮调阴阳,以平为期"的生理观 方和谦以《黄帝内经》阴阳学说和治病求本的理论为依据,提出治病的根本目的是调整人体阴阳的偏盛偏衰,以恢复和保持阴阳平衡,故在施治时,注重以"燮调阴阳,以平为期"为基本法则来指导临床实践,形成了自己的治疗思想。如其常用和解法,即"和为扶正,解为散邪"的观点,通过和解、调和使表里寒热虚实的偏向、脏腑阴阳的偏盛偏衰归于平复,以达到祛除病邪恢复健康的目的。

（2）"正气为本,扶正以祛邪"的治疗观 《黄帝内经》治病求本中"本"的含义,自古认识不一,对此方和谦强调应以正气为本,尤其重视脾肾先后天之本的重要地位,善于应用"扶正培本"法顾护人体正气、恢复脏腑正常的生理功能以治病,并提出应用扶正培本法治疗疾病时需注意的三个要点：一是补益气血重在补脾胃,二是补阴阳应当益肾,三是调补脏腑注意五行相生。如方和谦创制滋补汤（八珍汤去川芎加肉桂）加麦冬、干姜、半夏、五味子治疗咳喘,该方顾护先后天之本,融补脾肾之气于一身,下元之气得固,则肺气平顺,咳喘自消。

（3）善用和法,提出"和为扶正,解为散邪" "和解"原乃少阳病治疗大法,而少阳介乎表里之间,为半表半里,方和谦认为所谓半表半里,不单是指一种界限,也不仅是指病位,而主要是指辨证,即半表半里证。半表半里证有这样的特点：表证初解,表里交错,内无实邪,邪气未尽,正气不足。在治法上当扶正祛邪,表里兼顾,而和为扶正、解为散邪,故应用和解法。方和谦受此启发,将这一认识扩展到脏腑之间、上下之间、气血之间、阴阳之间,凡是有邪气侵袭,正气不足,邪正交错的状态,均可运用和解法来治疗。这不仅扩展了对和解法的认识,而且在临床应用上取得了良好的疗效。如其自创的"和肝汤"（当归、白芍、党参、茯苓、香附、白术、紫苏梗、大枣、薄荷、炙甘草、生姜）即为该法的代表方剂，广泛应用肝脾气血不和的病证，屡获良效。

2. 调和肺气、辛开苦降治咳嗽

方和谦认为无论表里寒热虚实，凡以咳嗽为主症者，皆因"肺气不利，上逆作咳"，多以调和肺气为法治疗，强调肺气宜宣宜降，灵活运用宣肃二法，调畅肺气则咳嗽自止。在调和肺气诸法中，方和谦善用辛开苦降之品顺肺气宣降之性达到治疗目的。辛开苦降之用药首选紫苏、杏仁、前胡、桔梗四药，此四者同为辛苦之品，苏桔相配偏于宣开，杏前相伍重于下气，亦宣亦降，使气道通利。调和肺气之代表方首选止嗽散，炙紫菀、白前、百部主收敛，陈皮、荆芥、桔梗主开宣，炙甘草主调和，宣敛结合，表里兼顾，灵活加减应用可治疗诸般咳嗽。

3. "宣、燥、疏、补"四法治咳喘

方和谦临床用药治疗咳喘证有宣、燥、疏、补四法，在运用四法时又始终贯穿着调气化痰之法，具体运用即外邪束肺重在宣，痰湿犯肺重在燥，气郁咳喘重在疏，肾虚咳喘重在补。外邪侵袭机体时，肺即首当其冲，受累最多，故咳喘证早期常表现为外邪束肺，肺失宣降证，在此阶段，方和谦治以解表轻清宣肺。若邪达脾胃，脾失健运，聚湿生痰，痰湿犯肺，发为咳喘咳痰，治以健脾燥湿化痰、止咳平喘。若肝郁化火，或恼怒伤肝，易上灼肺金，使肺失宣降而致咳喘，方和谦临证遇之多用自创的"和肝汤"加减化裁治之，使肝复条达，气机调畅，则肺之宣降功能复常而咳止喘平。此方肝脾同治，在逍遥散的基础上加减，既保留了逍遥散疏肝解郁、健脾和营之内涵，又增加培补疏利之特色，拓宽了逍遥散的用途。若肾虚不能固摄，每致肾不纳气，气浮于上，发作咳喘，治宜补肾敛气、降气平喘。肾阳不足者，则取补肾纳气归元之法，用人参生脉散、人参胡桃汤、金水六君煎等化裁；属肾阴偏虚者，宜滋肾纳气，以麦味地黄丸等化裁，总以固本为主，标本兼顾。

4. 配伍得当，药少力专

方和谦选方用药十分讲究配伍，他认为应当斟酌每一味药物的配伍、选择与剂量，以期达到最佳治疗效果。如在解表透热、清泄里热时，常佐以养阴之品，防其刚燥伤阴；疏肝理气时，常配以白芍，防止辛散走窜；养阴寓动，稍加助阳和胃之品，防其滋腻；助阳寓静，稍加养阴之品，防其亢烈。方和谦处方用药还主张药少力专，一副处方药味在10味左右，但都抓住主证而治之。如治疗外感热证，选用金银花、连翘、菊花、桑叶、芦根等至清至淡之品，功专宣开肺气，以透达肌表、祛邪外出。此外，方和谦主张在用量上要做到药证相宜，如用银翘散治疗感冒，金银花、连翘用量6～10g，取其辛凉疏解之功，而治疗腮腺炎，金银花、连翘的用量达20～30g，取其清热解毒之力。

参考文献

1. 赵艳. 国医大师方和谦生平及治学特点简述 [J]. 北京中医药，2015，34（10）：828-829.

2. 李文泉，范春琦，权红，等. 方和谦学术思想研究 [J]. 中医杂志，2010，51（6）：491-494.

3. 权红，李文泉. 方和谦临证用药特点 [J]. 中国中医药信息杂志，2008（9）：86.

4. 权红. 方和谦运用调和肺气法治疗咳嗽临床经验 [J]. 北京中医药，2011，30（9）：662-663.

5. 胡青懿. "宣、燥、疏、补"四法治咳喘——从方和谦老师学医有得 [J]. 编辑之友，1996（6）：43-44.

四十五、王玉川

【名家简介】

王玉川（1923～2016），上海奉贤人，我国中医学界著名的理论家，北京中医药大学终身教授，首都国医名师，首届国医大师。其从医于中医名家戴云龙、陆渊雷，从事中医教学、临床医疗、科研工作七十余年。王玉川是国内开展《黄帝内经》理论体系及其学术内涵研究的近现代中医大家，他对阴阳学说的演变、气血循环理论、运气学说、河图洛书等的研究均有突出成就和重要贡献。王玉川强调理论与临床结合的重要性，收集了大量的文献资料，对临证处方用药进行了深入研究，承古不泥古，注重创新，对中医理论和临证均有独到见解。

其代表论著有《运气探秘》《内经、太素、类经篇目对照索引》《中医养生学》《关于"五行互藏"问题》《关于"三阴三阳"问题》等。

【学术思想与临证经验】

1. 借鉴唯物辩证法，再谈"辨证论治"

王玉川在研究中医理论体系时，对以"辨证论治"作为最具中医特色的观点进行质疑。他认为，辨证论治的统治地位是在牺牲了"同方异治"的宝贵经验，扼杀了寻找广谱有效方药的热情之后才取得的；此外，"辨证论治"的辉煌成就使人们的思维陷入永恒不变的公式之中，从而在"坚持突出中医特色"口号下开展的中医理论教育、临床研究及科研工作也只能在"辨证论治"的圈子里打转，与创新的客观要求越来越远。将一个貌似完备的体系作为特色而一心加以突出的做法，实际上是背离唯物辩证法的形而上学。

2. 指出"有是证用是方"思想的局限性

王玉川从"同方异证"的学术角度进行研究，指出了"有是证用是方"思想具有局限性。如王玉川分析对比了五苓散在《医宗金鉴》《医方集解》《备急千金要方》和张机原书的治证：五苓散在《医宗金鉴》的治证有二，"一治水逆，水入则吐；一治消渴，水入则消"；在《医方集解》中取其利水渗湿之功"通治诸湿腹满，水饮水肿……膀胱积热，便秘而渴"。在《备急千金要方》中五苓散"主时行热病，但狂言，烦躁不安……多饮水，汗出即愈"。取其"发汗"之由；而在张机《伤寒论》原文中五苓散主治膀胱气化不利之蓄水证。同一个五苓散，既可用于利水渗湿，又可发汗，还可用作涌吐剂，绝不是"有是证用是方"的方证相对说可以讲清楚的。

再举脾约麻仁丸，在现代方剂学里均依《伤寒论》所说，把它视作润下剂，说其功效为润肠通便，临床习用于虚人及老人肠燥便秘，以及习惯性便秘者。然而，宋代名医严用和却把它列在"水肿门"中，并说："脾约麻仁丸，虽不言治肿，然水肿人，肾肿水充，不可行者，三服神验。"又说："此是古法今治，肾肿水充，只一二服，以退为度，不必利可也。"这些方组成用量皆相同，而作用迥异，试之临床，又皆有大效。但其取效机制决非方证相对说所能解释，凡此种种，皆须大力探讨其精微以昭理于后世。

3. 创新而不废古，探秘"运气学说""体质学说"

王玉川强调创新而不废古的学术境界，他常说："作为一个学者，所以能著书立说成一家之言，就不能没有一点可取之处，有价值的材料并不妨碍他作出荒唐的结论；反之，一篇文章作出了荒唐的结论，也不等于其中没有一点有价值的材料。"因此对于古代的文化遗产，应该采取审慎的态度，既要批判其唯心主义的虚构，又要吸取其合理的内核。

王玉川对运气学说格外重视。20世纪60～70年代，运气学说一度沉默萧索。而王玉川秉持着对古代文化取其精华、弃其糟粕的思想，开启研究运气学说之路。他探讨五运和六气的体系问题，指出平气概念的重要性，从西汉的灾害性天气论证了运气学说的科学性，阐发《素问》遗篇的学术价值。

另外，在体质学说的研究中，王玉川高度评价《黄帝内经》阴阳二十五人的体质学说在医学科学上的重大意义。他认为，由于历史的局限，"阴阳二十五人"体质类型学说的某些具体内容，虽然还有不足，需要进一步改进，但是"阴阳二十五人"体质学说十分重要。同时他还指出，作为"阴阳二十五人"体质理论基础的"五行互藏"理论，对科学研究和临床实践都有着十分重要的意义。再如对"五行数"的研究中，王玉川指出，五行数用来描述标记万物元素论中五色、五味、五畜、五谷等与五脏的五行配属关系，未必跟实际相符，但是这种力图运用五行数的方法来揭示包括人体在内的世界万物的统一性、规律性的思想，确是难能可贵的，对于中医理论体系建设来说，这具有重大的意义和深远的影响。

4. 擅长用大量单方验方治疑难症

王玉川结合临证实践体会，总结出诸多民间中草药的妙用，指出目前人们对古代方书中许多同方治异病的例子往往不屑一顾，尤其对单味方治多种病证，常视作江湖医生的伎俩、骗人的把戏。然而，单味方的疗效又往往出人意料，民间有"单方一味，气死名医"之说。如王玉川治疗夹热下痢脓血（大肠风虚，饮酒过度，夹热下痢脓血痛甚，多日不愈），用樗根白皮一两，人参一两，为末，名人参散。每服二钱，空心温酒调服，米饮亦可。忌油腻湿面、青菜、果子、甜物、鸡、猪、鱼、羊、蒜、薤等，疗效颇佳。

5. 提倡养生修节止欲，顺气调神

王玉川说，历代养生家都非常重视七情调摄，他将之归纳总结分为四法。①节制法：调和、节制情感，防止七情过极，从而达到心理平衡。②疏泄法：把积聚、抑郁在心中的不良情绪，通过适当方式宣达、发泄，以尽快恢复心理平衡。③转移法：通过一定的方法和措施改变人的思想焦点，或改变其周围环境，使其与不良刺激因素脱离接触，从情感纠葛中解放出来或转移到另外的事物上去。④情志制约法：根据情志及五脏间存在的阴阳五行生克原理，用互相制约、互相克制的情志来转移和干扰原来对机体有害的情志，以达到协调情志平和的目的。

参考文献

1. 王玉川. 国医大师医论医案集（第2辑）·王玉川古方求学笔记［M］. 北京：人民卫生出版社，2014.

2. 郭霞珍. 国医大师王玉川教授学术思想探讨［J］. 北京中医药大学学报，2011，34（3）：170-173.

四十六、李振华

【名家简介】

李振华（1924～2017），河南洛宁县人，出身中医世家，拜师于秦伯未，从医六十余春秋，从教五十余载，是中国著名中医学家、中医教育家，首批全国老中医药专家学术经验继承工作指导老师，首届国医大师，为享受国务院政府特殊津贴专家。曾任河南中医学院院长、全国人大代表、中华中医药学会常务理事等职。

李振华临床善于治疗传染病、脾胃疾病，有《中医对流行性脑脊髓膜炎的治疗》《常见病辨证治疗》《中国传统脾胃病学》等著作，在各级刊物发表学术论文50余篇。

【学术思想与临证经验】

1. 脾宜健，肝宜疏，胃宜和

对于脾胃病的认识，李振华在《黄帝内经》"实则阳明，虚则太阴"的论述上进一步提出了"脾本虚证无实证，胃多实证"的观点，认为脾失健运和脾不升清，主要责之于脾的功能失常，即脾气亏虚甚至脾阳虚，即使如湿热蕴结类证，亦为本虚标实，虚以致实。

在脾胃病的治疗上，李振华认为治脾兼治胃，治胃亦必兼治脾，治脾胃必须紧密联系肝，即脾宜健、肝宜疏、胃宜和。脾胃相表里，关系密切，脾主运化，为胃行其津液；胃主受纳，腐熟水谷，助脾之运化而化生气血；脾主升清，胃主降浊，脾病必涉及胃，胃病亦必涉及脾，故治胃病须用健脾之药，治脾病宜伍和胃之品，以使相辅相成。而无论情志伤肝、木郁乘土，或饮食损伤脾胃，土壅木郁，均可致肝脾失调或肝胃不和，脾胃与肝，两者病变相互影响。故治疗脾胃病时须辅以疏肝理气之品。

在脾胃病的用药上，李振华总以甘、平、温之药性为主，常以甘温淡渗之方药作基础，随证加减。李振华认为理气过于温燥则伤阴，养阴过于滋腻则助湿，对脾胃病的遣方用药，药味宜少，用量宜小，轻灵不蛮补，并据脾胃气阴关系，在养胃阴的基础上酌加益脾气而不温燥的药物。

2. 诊断重视辨别阴阳、察舌诊脉

李振华诊病重视阴阳的辨别。如他在传染病的诊疗中尤为重视阴阳病机的把握，提出损阴伤正是温病发生的病理基础，损阳伤正是伤寒产生的病理基础这一学术思想，并以此指导流行性脑脊髓膜炎、流行性乙型脑炎等多种属于温病性质的热性传染病及伤寒病证的治疗，收效极佳。

在诊法上，李振华十分重视舌脉。李振华在长期的医疗实践基础上，对舌脉的辨识、主证颇有体会。比如他认为舌体胖大则为脾虚，对于舌体胖大而舌苔正常者，常表现为能食不能消，其病偏脾气不能运化，甚则水湿排泄失常出现浮肿虚胖。由于脾虚无以运化水谷精微，还可导致血脂高、脂肪肝、心脑血管疾病等。若见舌体胖大、舌质淡、苔薄白则为脾胃虚寒，舌体胖大、舌苔白腻则为脾胃气虚、阳虚，寒湿阻滞，舌体胖大、舌质淡、苔腻则为脾虚湿阻，舌体胖大、舌苔黄腻则为湿热蕴结，并据苔黄之轻重、舌质颜色的红绛与淡白，以辨其湿、热的偏盛。结合脉诊，若舌体胖大、苔腻，诊得脾胃脉弦，系逆脉，为木郁乘土，脾胃病久不愈之证；舌质淡、舌体肥大而脉弦细者，则多属脾虚肝郁日久、化热伤阴之象，常见于妇女更年期综合征等。对患有阴虚证、气虚证、心系疾病、肝胆疾病及眩晕等多种病证者，通过诊脉多能诊出主要症状，再加上望色、问诊、闻诊，这样四诊合参，综合分析，查明病理，提出治法、方药，如此可提高疑难杂症的治疗效果。

3. 中医"三通"教育理念

李振华不仅是中医临床大家，还是中医教育大家。他提出了中医人才培养的"三通"教育理念，要学好中医，必须做到三通，即文理通、医理通、哲理通。在"三通"教育理念中，文理通和哲理通是医理通的基础，医理通是文理通和哲理通在医学上的具体发展。

中医植根于中国的传统文化，如中医提出的"阴阳五行""天人合一"等中医基础的概念就属于古代哲学范畴。文理通与哲理通，就是通过概念性文字阐述、学习并理解中国文化、文史、文字，做到通文理哲。医理通则需要熟读中医古代经典，再结合了解古代医家所在朝代地区的特点（医家所在的地区特点与其用药和临证思维有关系），提升临证思维以将中医理论融会贯通。

此外，李振华在中西医结合诊疗建设等方面也多有心得。他认为，中医与西医是截然不同的

两种理论体系的医学科学，两者各有其长。中医在诊治疾病时，应以中医理法方药为体，通过四诊进行辨证治疗，同时以西医的各种检查仪器为用。可以借助西医的检查仪器来评估病变的部位、病情的轻重、疾病的预后、治疗的效果等，但不主张仅以此检查仪器得出的结果，作为中医辨证用药的根据。

参考文献

1. 李郑生，王海军，郭淑云. 中医大家李振华［J］. 河南中医学院学报，2008，23（1）：12-15.

2. 李振华. 浅谈对脾胃病的认识和治疗［J］. 河南中医，1998，18（1）：9-10.

3. 李具双. 国医大师李振华"三通"教育理念初探［J］. 中医学报，2015，30（12）：1753-1755.

4. 刘轲，徐江雁，李振华. 谈名老中医李振华教授经验传承方法［J］. 时珍国医国药，2007，18（11）：2615-2616.

四十七、任继学

【名家简介】

任继学（1926～2010），吉林扶余市人，长春中医药大学终身教授，曾任长春中医学院内科教研室主任，北京中医药大学脑病研究室顾问，广州中医药大学客座教授，为中华中医药学会终身理事，第一批至第三批全国老中医药专家学术经验继承工作指导老师，首届国医大师。任继学从师于吉林省名医宋景峰学习中医，后从事中医脑病、心病、肾病研究，是中医急诊学的开拓者之一，创建了中医急证医学体系，主编我国中医急症第一部规划教材《中医急诊学》，专著有《悬壶漫录》《任继学经验集》等。

【学术思想与临证经验】

1. 守正创新、推广科研

任继学注重经典与临床实践的紧密结合，注重实效，守正创新，在继承中不断发展，又力求在发展中不断创新提高。他指出中医药的发展要追根溯源，鼓励对古代文献进行发掘整理，认为只有系统地了解中医药本身，才能够在此基础上将其与西医学紧密结合、发扬推广。此外，任继学曾多次强调，"中医药研究"与"研究中医药"模式的根本区别在于是否以中医药理论和实践为指导，为中医药科研的发展指明了方向，使得中医药人着眼于科研创新，掀起科研发展的新高潮，促进了中医药科研实力整体水平的提高。

2. 破血化瘀、泄热醒神、豁痰开窍治疗出血性脑中风

任继学首次针对出血性脑中风提出破血化瘀、泄热醒神、化痰开窍的治疗总则，突破了以往"见血止血"的旧观念，为缺血性脑中风与出血性脑中风的临床指导用药提供了新的思路。任继学认为出血性中风是气血逆乱后，风热、火毒与痰瘀浊毒等结合，损伤脑中脉络，致使血液溢于脉外，而产生瘀血所致的疾病。其中痰、热、瘀三种伏藏邪气隐匿于脑髓，遇其他诱因导致出血性中风发作，认为从二便给邪气以出路可预防、治疗疾病，故提出破血化瘀、泄热醒神、豁痰开窍的治疗原则，以三化汤或抵当汤为基础方加减治疗。其中，面对出血性脑中风急性期，任继学提倡及时使用通下之法，此时为新病，适合猛药祛邪，常用大黄、枳实、厚朴、芒硝等通腑之品及石菖蒲、胆南星、竹沥化痰开窍之药，再配伍至宝丹、紫雪散、醒脑健神丹等清热开窍、化浊解毒药进行高位灌肠；临床除灌肠以外，他常用珍珠母、玳瑁、羚羊角重镇潜阳、土鳖虫、水蛭、白薇、川芎配伍羚羊角凉血破血化瘀，石菖蒲、地龙涤痰开窍，收效显著。

3. 从四维病机理论辨治大瘕泄

任继学在《任继学经验集》中首次提出了溃疡性结肠炎的中医病名应为"大瘕泄"，并对其进行了详细论述。任继学治疗溃疡性结肠炎重视辨证论治、整体调节，强调脾肾虚损为发病之本，肠胃积滞为致病之标，瘀血阻络是贯穿始终的病理变化，肝肺失调亦不容忽视的四维病机理论。在治疗上任继学主张"洁净府、去菀陈莝"，采用开瘀攻结、通经畅络的方法行营卫、和气血，从而达到清除胃肠浊毒瘀滞的目的。湿滞瘀结证、气滞瘀结证、气虚瘀结证是任继学辨治溃疡性结肠炎的三个纲领性证候，从脾不运化导致的湿滞，到肝肺不调导致的气滞，直至脾肾虚损导致的气虚衰弱证候，每一个环节都蕴结着瘀血阻络的病理变化。临证上，其多采用温肾暖脾、渗湿止泻等方法治疗溃疡性结肠炎，但也有久治不愈者，任继学多责之于肝肺不调，从调整肝肺气机入手，气能行湿，调畅气机则湿邪易除，收效显著。

4. 伏邪论治理论

任继学认为"伏邪即隐藏于人体之虚处"，对于伏邪内涵、伏邪内潜机制、伏邪发病特点进行了深入研究。提出若正气不足，未能及时清除邪气，或邪气潜伏于正虚之所不易祛除，则致邪气留连，潜伏于人体，待时而发，待机而作，即谓之"伏邪"。伏邪内潜与人体三维防御系统功能低下密切相关。伏邪发病不仅应重视外感伏邪，还应重视内伤伏邪，内伤伏邪具有正气多虚、邪气深伏、匿藏待发、病程较长、脏腑多损等特点，是导致临床多种内科疾病发生的重要原因。其病理表现为病情重，病位深，病程长，不易察觉，难以治愈，且具有反复发作、正气多虚、脏腑多损等特点，其病因病机的多样化与临床症状的复杂性常使医者无法辨清疾病的主次与本质。面对诸类疑难杂症，任继学提出伏邪病因学在辨证体系中的主要应用价值，并形成了以"伏邪内藏""毒损络脉"学说为中心的诊治思路，以同中求异、异中求同的复法方药为特点的用药思路。

5. 肾风与喉肾相关理论

任继学治疗肾病经验丰富。他根据《黄帝内经》及后世医家注解对肾风之论述，结合慢性肾小球肾炎及部分肾病综合征的临床征象，首先提出了慢性肾风的病名，并以风邪立论，强调肾风是风邪从皮肤、经脉内犯于肾而形成的。风性轻扬，易于侵犯人体上部，感邪后从口鼻而入，容易出现咽喉部症状，邪毒盘踞于咽喉，沿经络侵犯于肾，在咽喉与肾脏之间形成恶性循环。基于此，任继学建立了慢性肾风中咽喉与肾之间的病理联系，提出喉肾相关理论，即感受外邪是喉肾相关的启动因子、经络连属是喉肾相关的物质基础、肾脏体用俱损是喉肾相关的病理结局，开辟了从咽论治慢性肾风的先河。综上所述，任继学认为慢性肾风是肾之本气自病，病机核心是肾脏体用俱损，发病原因不外外感、内伤两端，而其外感发病病理演变的关键环节则是喉肾相关。此外，任继学提出咽喉部症状与体征也是慢性肾风的辨证要点，临证时应重点关注，治疗上应遵循"病在下取之于上"的原则采取清上沉下、解毒散结、清热利湿的方法，并创制紫金肾安方（金荞麦30g，紫荆皮15g，木蝴蝶15g，郁金10g，土茯苓50g，白茅根100g，生蒲黄15g，马勃15g）为基本处方。

参考文献

1. 蔡昱哲，全咏华，周德生. 国医大师对脑出血学术思想的新发展［J］. 中医药学报，2019，47（3）：1-5.

2. 任继学. 任继学经验集［M］. 北京：人民卫生出版社，2000.

3. 刘艳华，任宝崴，初洪波，等. 任继学教授辨治大瘕泄（溃疡性结肠炎）的四维病机理论［J］. 中国中医药现代远程教育，2016，14（12）：70-72.

4. 吴大龙，赵婧彤，罗丹，等. 国医大师任继学从伏邪理论论治帕金森病［J］. 中华中医药杂志，2019，34（8）：3526-3528.

5. 邓悦，郭家娟，李红光，等. 从中医伏邪病因论治冠心病的思考［J］. 长春中医药大学学报，2007（6）：1-2.

6. 刘艳华，任喜洁，王健，等. 任继学应用喉肾相关理论诊治慢性肾风经验［J］. 中医杂志，2015，56（4）：283-285.

四十八、陆广莘

【名家简介】

陆广莘（1927～2014），江苏省松江县颛桥镇（今上海市闵行区）人，中国中医科学院主任医师，全国老中医药专家学术经验继承工作指导老师。1945年起先后师从陆彭年、章成之、徐衡之学习中医，1948年毕业始行医，后又进入北京大学医学院学习西医，2009年被评为首届国医大师。

陆广莘是当代著名的中医哲学家、理论家、临床家，是我国现代中医基础理论学科的奠基人物；编著有《国医大师陆广莘》《中医学之道——国医大师陆广莘论医集》等著作。

【学术思想与临证经验】

1. 主张"生生之学"，提出"养生治病必求于本"

陆广莘认为，中医学之道是以养生治病必求于本为主旨的生生之道，是辨证论治的发现和发展的生生之气，是聚毒药以供医事的生生之具，是谋求实现天人合德、生态共演的生生之效的健康生态的实践智慧学，并将中医药的学术思想高度概括为"循生生之道，助生生之气，用生生之具，谋生生之效"。"循生生之道"的核心问题在于养生治病必求于本，"本"是指人所具有的自我健康能力和自我痊愈能力，即生生之气，亦是中医药作为生生之具的作用对象和依靠对象；对于"生生之具"，陆广莘推崇"莫不为利，莫不为害"的理念，认为利害药毒只是在与生生之气相互作用过程中，从生生之气的主体性反应的状态变化中显示的特性，并指出"药之害在医不在药"，医者应正确依靠生生之气以识别利害药毒，化害为利，化毒为药，最终实现天人合德生态共演的生生之效。

比如在面对获得性免疫缺陷综合征、流行性乙型脑炎等病毒性疾病时，陆广莘强调要从人的生生之气来认识它，注重提高患者的免疫功能和屏障功能，而非只依靠抗病毒治疗。

2. 提倡"扶正祛邪"

陆广莘认为"扶正祛邪"是机体的一种自我能力，医者应帮助患者提升这种能力，即"扶正祛邪"。在"邪之所凑，其气必虚"的疾病状态下，存在着"其气必虚"的还未成功的自稳调节机制及其导致的正反馈反应；如能将"邪气盛则实"看成"其气必虚"的正反馈反应，即由正气发动的功能亢进的抗病反应，因势利导，"扶正祛邪"，将能取得更好的疗效。

"扶正祛邪"以"努力挖掘，加以提高"为宗旨。陆广莘指出，如没有"扶正祛邪"这样因势利导的动员疗法，将会变成简单而直接的补充疗法与对抗疗法。

3. 提出"暑邪直入心包"

陆广莘在诊治流行性乙型脑炎的临床实践中，发现流行性乙型脑炎的突出表现为中枢神经系统受侵，且发病突然，极少有"表证"时期，因此不能用温病的一般规律解释，故提出流行性乙型脑炎的辨证特征性规律是"暑邪直入心包"，而非"温邪首先犯肺"；他还较早地发掘了叶桂等人对早期诊断"邪入心包"之证而尚未出现神昏痉厥的患者予紫雪丹等药物"以截其路"的诊疗思路，同时批判了"凡神志尚清者，不轻易给以犀、羚、脑、麝之类香窜之品，以免引邪内陷"的论点。陆广莘认为凡是流行性乙型脑炎存在中枢神经系统受侵的情况时，即便患者神志尚清，亦应早期投予对"邪入心包"有效的药物，成药多以紫雪丹、至宝丹、安宫牛黄丸等，汤药辨证以清瘟败毒饮加减，在中西医配合治疗下，流行性乙型脑炎患者的病死率明显下降。

4. 主张"中医研究"，重视辨证论治

陆广莘提倡自主传承与创新发展的"中医研究"，力主"旁开一寸，更上一层"的科学研究方法，坚持其师"发皇古义，融会新知""欲求融合，必先求我之卓然自立"的思想理念。过去曾出现因用对抗疗法对中医进行研究而得到阴性结果的事件，陆广莘以自身对中医理论的理解，一针见血地指出了忽视中医诊疗思想而研究中医、改造中医的弊端，明确了辨证论治在中医研究中的重要性。

陆广莘认为辨证论治的"证"是指"天人之际中人的生生之气的健病之变"的情况，而辨证则包括从状态变量中识别疾病之变，以及"因发而知受""知丑、知善""知病、知不病""视其外应以知其内藏"等多个方面。

5. 善用中成药，诊疗思想独树一帜

陆广莘临床常辨证使用中成药，尤善用逍遥丸、补中益气丸、防风通圣丸、六味地黄丸等。常用逍遥丸治疗月经不调、精神心理障碍的女性患者和亚健康人群；对于饮食不节者、老年患者及慢性病患者需长期服药者，则单用补中益气丸或配合其他药物以调理脾胃，亦可联合逍遥丸治疗长期抑郁所致肝郁胃滞者。陆广莘还常用表里、气血、三焦通治的防风通圣丸治疗内热壅盛所致的各种病证，用六味地黄丸治疗真阴渐衰的患者以大补其肝、脾、肾三脏；他还将防风通圣丸和六味地黄丸联用治疗慢性肾病以兼顾补肾与泄浊；同时对于黑锡丹的炼制用法、糖尿病的综合治疗等多方面有具有独到的见解，在临床用药上坚持"效必更方"。除了药物治疗，陆广莘亦注重患者的心理状态，给予适当的心理疏导，鼓励患者与病魔抗争。

6. 倡导中医健康医学

陆广莘认为中医学是一门"谋天人合德生生之效"的健康生态医学，以"天地之大德曰生"为哲学基础，以"天人合德，生态共演"为目的，以"参赞天地之化育"为方法，以"养生保健治病必求于本"为作用对象，以"厚德载物"描述中医学的发展。并提出"生物医学要前进上升为人类医学，疾病医学要前进上升为健康医学，对抗医学要前进上升为生态医学，化学层次物质构成的医学观要前进上升为生命层次自组调节的医学观"的先进理念。

参考文献

1.陆广莘.中医学之道——国医大师陆广莘论医集（增订版）[M].北京：人民卫生出版社，2014.

2.李海玉，刘理想.参悟精微，务本论道——国医大师陆广莘的主要学术观点[J].中国中医基础医学杂志，2011，17（6）：589-590，603.

3.海霞.学贯中西，超越包容，卓尔不群——记国医大师陆广莘研究员的医学人生和学术成就[J].中医学报，2010，25（4）：650-653.

4.王莹莹，杨金生.陆广莘运用中成药治疗慢性病的临床经验[J].中国中医基础医学杂志，2011，17（2）：182-183.

5.李海玉.国医大师陆广莘学术经验集——创生性实践的"健康医学"论[M].北京：北京科学技术出版社，2013.

四十九、徐景藩

【名家简介】

徐景藩（1927～2015），江苏省吴江市（今苏州市吴江区）人。江苏省中医院主任中医师，南京中医药大学教授。1946年6月起从事中医临床工作，为全国老中医药专家学术经验继承工作指导老师、江苏省名中医、全国白求恩奖章获得者、全国著名中医药学家、首届国医大师称号获得者。从事中医临床、教学工作七十余年，擅长脾胃病的诊疗工作。著有《徐景藩脾胃病治验辑要》，参加编写《中医内科学》《现代中医内科学》等教材。

【学术思想与临证经验】

1. 脾胃病治法论

徐景藩认为整个消化道的生理需求是上下通畅、黏膜濡润、消运得宜、传动正常，并将治疗大法归纳为八字，即升降、润燥、消补、清化。徐景藩倡导升降脾胃治疗疾病。就升降二者的关系而言，一般以降为基础。降法有降气、通腑两类，又以降气为基础。降气者，常兼疏肝理气。若因气郁化火、气火上逆者，降气亦兼降火。夹湿浊、痰饮、食滞等因素时，降气应与化湿、祛饮、消导等法据证而配用。升与降法虽不同，但都能纠正消化道疾患的病理因素，两者具有相辅相成之功。对某些病例须将升降两法恰当并用，升中寓降，降中有升，两者相伍，增强功效。另外，徐景藩认为诊治脾胃疾病不能片面地以"脾喜刚燥，胃喜柔润"为常法。应根据病情，施润投燥，各得其宜。润是滋涵濡养之意。燥剂可以改善脾胃气虚、阳虚，运化无权，水反为湿，湿浊（或痰饮）内留等病理变化。燥法的具体运用，主要为燥脾涩、燥胃湿。消补中消即指消除食滞，增强或恢复脾胃受纳运化的功能，即去其胃中宿食，助其消化。虚则补之，脾胃病中脾胃气虚、阳虚或阴虚者，需相应地给予补气、补阳或滋阴之剂。前述"润"法和"升"法也包括补的内容。通过补法可提高免疫能力，改善消化道内分泌。而清化则包括清热、化湿两者，清热包括清胃、肠和肝经之热。化湿则适用于脾胃病湿浊内盛之证。由于脾恶湿，脾病多湿，湿浊的消长与脾病的轻重常有并行关系，故化湿法在脾胃病中颇为常用。

2. 针对慢性萎缩性胃炎，创立"三型论治"

慢性萎缩性胃炎是指多种原因引起胃黏膜上皮反复损害，导致胃黏膜固有腺体萎缩，甚至消失的一种病变，为临床常见病。徐景藩认为中医药治疗慢性萎缩性胃炎重在辨证，按临床所见，创立三型论治，基本证候以中虚气滞、肝胃不和、胃阴不足三类主证为多，可有兼寒、夹湿、郁热、血瘀等兼证，且血瘀常贯彻疾病发展的始终。

3. 病证辨治自有特点

徐景藩对食管病治疗主张调升降、宣通及润养，首创了"藕粉糊剂方"卧位服药法。徐景藩受X线钡餐检查的启示，人在直立或坐姿时，由于重力作用，钡剂迅速流经食管而进入胃中，因此，在治疗食管疾病时，如能使药物在食管停留时间延长，则作用可能更加持久，从而能达到更好的治疗效果。具体使用方法：汤药要求浓煎，头煎和二煎各得药液150mL左右，分别加入藕粉1～2匙，如无藕粉，亦可以山药粉、首乌粉或米粉代替，充分调匀后，于文火上边煮边搅，煮沸后成薄糊状，盛小碗中，放置床边，服时患者解衣卧床，左侧卧、平卧、右侧卧、俯卧各咽1～2汤匙，余药取仰卧时吞服，服药毕，温水漱口吐去，平卧床上半小时，可稍稍翻身，但不可饮水，亦不可进食。若是晚间服药，服完后即睡，作用尤佳。

徐景藩创"残胃饮"治疗残胃疾患。残胃炎是胃次全切手术术后常见并发症，徐景藩认为残胃炎的病机较为复杂，以虚为本，以实为标，血瘀、气滞、湿浊、食滞均易形成，升降平衡遭受障碍，因而诸症丛生，不易速愈。其根据多年辨治残胃炎之经验，将该病分为中虚气滞、胆胃失和、瘀热滞胃、湿食阻胃 4 个证型。治以补气血益脾胃、行气化瘀泄热、疏肝利胆和胃、化湿消食除胀等法，随证加减用药。徐景藩在多年临床实践中总结自拟残胃饮一方治之。药用：炒白术 10g，炒枳壳 10g，炒白芍 10g，制香附 10g，柴胡 6g，五灵脂 6g，石见穿 10g，刀豆壳 15g，柿蒂 10g。每日 1 剂，加水煎至 100～150mL。全方具有益气和胃、疏利降逆（降胆）、行气化瘀的功用。兼湿盛者，加藿香、佩兰、厚朴；兼郁热者，加黄连、大贝母、蒲公英；偏于中虚气血不足者，加太子参、怀山药；兼阴虚者，加麦冬、石斛；兼食滞者，加炙鸡内金、焦神曲、麦芽；恶心呕吐者，加炒竹茹、橘皮；血瘀明显者，加紫丹参、桃仁、制大黄；胃镜检查见有胆汁反流者，可加丁香、柿蒂。

4. 论胆胃同病

临床上常常见到胆胃同病，症见胃脘疼痛、痞胀兼有胁痛。临床表现各有主次，但往往相兼为病，故其证治方面具有相应不同的特点。胆病与胃病，均有气滞的病理基础。腑宜通，气机宜宣畅，是其基本生理要求。肝胆气滞，疏泄不及，胃中气滞，升降失司，导致脘胁疼痛、痞胀、食欲不振。疼痛的程度常与气滞的轻重有关系。气滞而横窜则痛及于胸、背、肩等部位。胆病气滞常兼湿热，湿热不去，气滞愈甚。气病及血，则致血瘀。故胆病一般以实证为主。至于与胆相关的心、肝、脾诸脏若有兼病时，各脏有虚证者，可表现为虚实兼夹之证。胃病除气滞这一基础病理外，实证有寒邪、湿阻、热郁、血瘀、食滞；虚证有气虚（脾胃气虚）、胃阴不足或气阴俱虚之证。胆胃同病之际，或呈胃实，或呈胃虚，但病久者每多虚实相兼。唯其发作时以实为主，平时以虚为本，其间亦常因人因时而各有侧重。

5. 论中药足浴方治疗脾胃病

徐景藩认为，中药足浴方不仅可以与内服药同用，以增加疗效，还有补偏纠弊的作用，对不方便服药者可采用中药泡脚的方法，扩大中药的使用范围。使用中药足疗方时要注意以下几方面：①使用外用药也要辨证施治，采用"虚则补之，实则泻之"的治疗原则；②以温经通络、透皮吸收为原则，要选用一些温热性药物和行气活血药物，如干姜、肉桂、川芎、红花、莪术、当归等，还可加几滴风油精，以帮助药物透皮吸收；③辨病用药，如肿瘤用仙鹤草、白花蛇舌草、龙葵等，胰腺炎用虎杖、败酱草、黄柏等；④颜色要恰当，不要太黑，不要太清；⑤药味不宜多，3～6 味即可，用药量要比口服药量大，因为不需要经胃吸收，不会对胃产生刺激性。具体可运用于治疗溃疡性结肠炎、胰腺疾病、胃癌等。

参考文献

1. 王国强 . 国医大师传承研究精粹［M］. 北京：中国中医药出版社，2010.

2. 时乐，郭尧嘉，单兆伟 . 国医大师徐景藩论治残胃炎经验［J］. 中医民间疗法，2015，23（12）：10-11.

3. 徐景藩 . 徐景藩脾胃病临证经验集粹［M］. 北京：科学出版社，2010.

五十、周仲瑛

【名家简介】

周仲瑛（1928～2023），江苏省如东县人。南京中医药大学终身教授，南京中医药大学附属医院主任医师、博士研究生导师，江苏省名中医，全国老中医药专家学术经验继承工作指导老师，首届国医大师。他坚持以理论为先导，实践出真知，继承与创新并举，创新出"瘀热论""癌毒论"等多项中医病机新理论，以"病机十三条"为纲，构建了"中医病机辨证新体系"，形成"审证求机、活化辨证"为主要特色的独特学术流派。

其主编《中医内科学》等教材 14 部，《中医病机辨证学》《瘀热论》等专著 25 部，发表学术论文 300 余篇，培养博士研究生 29 名、硕士研究生 11 名、博士后 2 名、学术继承人 12 名。

【学术思想与临证经验】

1. 创瘀热论与瘀热相关论

周仲瑛在临床中体会到凉血化瘀法治疗瘀热相搏证有其独特的应用价值，广泛涉及外感内伤等多种急难病证，从《伤寒杂病论》对"瘀热"一词及"蓄血"证的论述，以及桃仁承气汤、抵当汤等方剂的创立中得到启发，以"瘀热相搏"主证为基础，根据病证、病位、病理特点，将"瘀热相搏证"分列为若干子证，进行了理论、临床、实验及新药开发等系统研究。对流行性出血热、急性肾功能衰竭的防治提出"瘀热水结证"，在重症肝炎治疗中发现"瘀热发黄证"，在出血性病证治疗中命名"瘀热血溢证 – 瘀热型血证"，在高脂血症治疗中提出"络热血瘀证"，在出血性中风治疗中提出"瘀热阻窍证"。其整理《瘀热论》一书详细论述了瘀热之中的五大常见证型：瘀热阻窍证、瘀热血溢证、瘀热发黄证、瘀热水结证和络热血瘀证。

痰瘀为津血失于正常输化所形成的病理产物。周仲瑛认为津血本属同源，血以津液为生，津以血液为存在形式，故在病理状态下，不仅可以津凝为痰，血滞为瘀，且痰与瘀常可兼夹同病。由于临床上不少病证常痰瘀相伴为患，周仲瑛强调在具体治疗时需分清二者先后及主次关系，确定化痰与祛瘀的主从或是痰瘀并治。治痰治瘀虽然主次有别，但痰化则气机调畅，有利于活血；瘀去则脉道通畅，有助于痰清。若痰瘀并重则当兼顾合治，分消其势，使其不致狼狈为患。同时应注意不可孟浪过剂，宜"中病即止"，以免耗伤气血阴阳、变生坏病。选药以平稳有效为原则，慎用毒猛辛烈之品。因"气行则痰行""气行则血行"，所以治疗痰瘀同病时，周仲瑛还强调应配伍理气药，行滞开郁、条达气机，以助化痰祛瘀药发挥效应。

2. 提出"三热论"

周仲瑛通过长期临床实践提出糖尿病"三热论"的中医病机，即瘀热、燥热、湿热。这一创新性见解认为阴虚燥热，温热化燥，久则络热血瘀，三热交织，进而导致阴伤气耗，是糖尿病的主要病理基础。周仲瑛进而提出"三热"并清，气血同治，标本兼顾，应当作为"三热"病证治疗的基本原则。同时还应辨别"三热"中是以何热偏胜为主，燥热当头者则清热润燥为先，湿热为主者则重投清热化湿，瘀热偏胜者则首选凉血化瘀。关于清化润燥法的运用，在一般情况下，首先应注意清化重于润燥，清化之中，还当以清为主，以化为辅。其次需注意祛邪不能伤正，补正不可滞邪，清热不可太寒，祛湿不可太燥，祛瘀不可太破，润燥不可太腻。

3. 创"癌毒论"

由于癌病的难治性，周仲瑛认为癌病为患，必有毒伤人，从而提出"癌毒"学说。癌病的病理过程，虽异常复杂，但总由癌毒留驻某处为先，癌毒一旦留结，阻碍经络气机运行，津液不能正常输布则留结为痰，血气不能正常运行则停留为瘀，癌毒与痰瘀搏结，则形成肿块，或软，或硬，或坚硬如岩，附着某处，推之不移。瘤体一旦形成，则狂夺精微以自养，致使机体迅速失调或衰弱，诸症叠起。正气亏虚，更无力制约癌毒，而癌毒愈强，又愈耗伤正气，如此反复，则癌毒与日俱增，机体愈虚弱，终致毒猖正损，难以恢复之恶境。故对癌病之治疗，周仲瑛提出以抗癌解毒为基本大法。初期，正虚不显时，以抗癌解毒配合化痰软坚、逐瘀散结为主；中期，兼有脏腑功能失调时，可适当配伍调理脏腑功能之品；晚期，正虚明显者，则以补益气血阴阳为主，兼顾抗癌解毒、化痰软坚、散瘀消肿。

4. 创"风火同气论"

周仲瑛认为内科急症，无论外感或内伤，其病机如何错综复杂多变，在发病中起重要主导作用的病理因素多为风、火二邪。因风火同气，皆为阳邪。风火是急症致病因素中最为重要的病理因素，风火邪气的特性决定了急症病机的易变、速变、多变。风盛则见抽搐、手足蠕动、角弓反张、口眼㖞斜、肢体不遂。火盛则见身热、渴饮、面红目赤、身发斑疹、狂躁妄动。若属热毒炽盛，火动风生、热极生风，则每与外感高热（疫斑热、中暑）互为因果；如风热灼津成痰，热毒痰饮瘀肺，可致暴喘；火盛气逆，或络热血瘀，可以动血出血；热毒血瘀或瘀阻气滞，可成为猝痛的病理基础；若热与湿合，温热伤中，可致急性吐泻；温热酿毒，每可发为急黄；热毒、瘀毒、水毒壅阻下焦，气化失司，可致癃闭（急性肾衰）。急症中瘀、痰、饮（水）、湿（浊）等病邪的形成也多与风火有因果联系及转化关系，如邪热亢盛，血液受热煎熬，胶凝成瘀，则瘀热互结；火热炼津蒸液，则津凝成痰，痰郁化火，可致痰热互结，所谓"痰即有形之火""火即无形之痰"。风动痰升，内风夹痰，上蒙清窍，横窜经络，则见风痰征象。因此，周仲瑛强调对于急症的治疗，息风泻火尤为重要。

5. 创出血热之"三毒论"

周仲瑛曾率先在国内对流行性出血热进行系列的临床及实验研究，在国内首提该病"病理中心在气营"的论点，并创造性地提出了"三毒"（热毒、瘀毒、水毒）学说；同时针对不同病期及主症特点，制定相应的治法和系列专方，充分体现中医辨治急重症的优势。周仲瑛认为出血热少尿期病理变化以蓄血为基础，而蓄血与蓄水又常互为因果，阴伤与蓄水又可并见。表现为"热毒""血毒""水毒"并见，瘀热互结，水热潴留，阴津耗伤。周仲瑛提出治疗当以泻下通瘀为主，兼以滋阴利水，以达到泄下热毒、凉血散瘀、增液生津、通利二便的目的。方选桃仁承气汤及增液承气汤、导赤承气汤、猪苓汤等加减。

6. 创厥脱气血同治、理气活血论

厥脱是常见的危重急症，厥与脱是两种不同的病证，但又互有联系，厥为脱之轻证，脱为厥之变证，两者常并见，难以截然分开，故厥脱是以由厥致脱、厥脱并见、虚实共存为特点的综合征。周仲瑛根据中医理论和临床实践，提出气滞络瘀、正虚欲脱是厥脱证的基本病理特点，"气滞者宣其气机，血凝者通其络瘀"，外脱者固其宗气。因此，周仲瑛首创气血同治、理气活血与扶正固脱合法，方取血府逐瘀汤加减。提出行气活血、扶正固脱是厥脱证的重要治疗大法。

参考文献

1. 王国强. 国医大师传承研究精粹［M］. 北京：中国中医药出版社，2010.

2. 程海波，周仲瑛. 周仲瑛"疫毒"学术思想探析［J］. 中医杂志，2021，62（7）：564-567.

3. 郭立中. 周仲瑛谈非典中医辨治思路［J］. 中国社区医师，2003（11）：12-14.

4. 郭立中，吴勉华，周学平，等. 周仲瑛教授学术思想简介（一）［J］. 南京中医药大学学报，2008（6）：361-365.

5. 程海波，吴勉华，周红光. 周仲瑛从癌毒辨治恶性肿瘤的经验［J］. 北京中医药，2009，（11）：844-846.

6. 娄妍，汪悦. 浅议周仲瑛教授治疗糖尿病的"三热论"［J］. 环球中医药，2016（11）：1394-1395.

7. 何雪媛，王旭. 王旭教授从三热论治糖尿病经验撷要［J］. 四川中医，2017（2）：10-12.

五十一、张磊

【名家简介】

张磊（1929～），河南省固始县人。18岁师从于当地老中医张炳臣，1964年毕业于河南中医学院并留校任教，历任教研室主任，医教部副主任，教务处副处长、处长，河南省卫生厅副厅长，河南中医学会会长等，获国家"十五"攻关课题的名老中医、国医大师等荣誉称号，出版学术著作12部，包括《张磊医学全书》《张磊临证心得集》《张磊医案医话集》《〈产鉴〉注释》《〈产鉴〉新解》等，发表《谈治病求本》《辨证思维六要》《内科杂病治疗八法》等学术论文数十篇。

【学术思想与临证经验】

1. "动、和、平"学术思想

张磊认为机体处于不断运动、变化、发展的平衡和态中，疾病是由于机体原有的平衡被打破，导致机体失去了和态平衡。治病就是纠偏，即重新建立新的和平动态。

"动"的学术思想包括：动态观察治疗疾病，动态应用重剂和缓剂，根据季节的变化动态加减、巧用动药。如：在祛湿剂中用少量理气药，以鼓荡气机，醒脏腑之困，唤脏腑之性；在补肝剂中加入小量激发之品如麦芽、薄荷、独活，以条达疏肝；在健脾益气的同时加草果、石菖蒲、木香，以醒脾；在滋补剂中用少量理气药，以宣畅呆滞；在行气通络方中用羌活、独活、防风，以畅达腠理。动药的用量宜轻，一般只有3～6g。

"和、平"的学术思想为建立新的和态平衡的治病立法原则。包括纠偏去邪：涤浊法、运通法；补虚固本：固元法；调畅气机：创设疏利法、达郁法、变理法；调理脏腑：对于因七情内伤或感受外邪导致的脏腑功能失调，常采用小柴胡汤以和解少阳。张磊认为无论是清、涤，还是调、补，均以恢复和态平衡为目的，实质都是通过调整阴阳、气血和脏腑的失调，使阴阳、脏腑、气血归于新的和态平衡。

2. 辨证思维六要

张磊临床以自创的思维六要进行辨证，首辨证中之证与证外之证，注意其杂：辨证中之证，即临证时注意抓主症。抓主症主要从三个方面着手，一为患者只有一个主症，同时伴有许多其他症状；二为患者不知道什么是主症，对此医生要仔细琢磨，找出主症和主因；三为患者同时患有多种慢性病，究竟是治其一，还是兼而治之，根据其具体情况，从整体出发，权衡利弊，分清缓急，统筹兼顾，不要顾此伤彼。再辨静态之证与动态之证，注意其变：疾病是动态的，病邪本身即有变动，用药以后其变动更为明显，医者不但要知病之为病，而且要知动之为动，医师对疾病的整个辨证论治过程，是在动态中进行的，既有原则性，又有灵活性。三辨有症状之证与无症状之证，注意其隐：常有许多患者症状较之疾病滞后或提前消失，即所谓"无症可辨"，应根据患者的体质、面色、舌、脉及既往病史，结合临床经验，借助现代各种理化检验手段，找到"隐症"，变"无症可辨"为有症可辨。四辨宏观之证与微观之证，注意其因：必须把宏观之证与微观之证结合起来，抽丝剥茧，从因论治。五辨顺易之证与险恶之证，注意其逆：临证之时，既要重视顺易之证的辨治，以免其误，更要重视险恶之证的辨治，以挽其危。最后辨正治之证与误治之证，注意其伤：在具体病证的整个诊疗过程中，经常会出现需要反复判断的情况，如首次判断错误，后来又作出正确的判断，这一过程，既可以是对他人也可以是对自己所作错误判断的纠正。

3. 创内科杂病治疗八法

张磊在熟读经典及结合临床的基础上创立了内科杂病治疗八法。①轻清法：主要用于因风热之邪伤于头部的疾患，如头痛、头晕、耳鸣、眼胀、鼻塞等病。采用轻清上浮而又凉散的药物，以从其阳也，以祛除病邪。②涤浊法：浊邪阻肺，选肺失清肃方，用于痰、湿、热阻肺，咳嗽或咳喘、胸闷、痰多色黄或黏稠胶结难出、舌苔厚腻等。肺癌具有此症状者，亦可加减用之。浊邪中阻，宜脾失其运方，适用于肥甘厚味过度，体胖困倦，舌苔黄腻或白腻，血脂高，有糖尿病、高血压倾向者。肝热脾湿，浊邪积着方用于慢性肝病患者。邪在下焦，则以膀胱失利方用于浊在下焦，久而不去，小便黄浊不利，小腹不适或会阴胀痛等。③疏利法：此法常用于水湿失于输化，出现全身郁（瘀）胀、似肿非肿的经络瘀阻证候。疏补相兼方用于脾虚失运，水湿失于输化，阻滞气机，发生全身郁胀。行气通络方用于经络气滞，运行不畅而致全身郁胀、无腹胀、无少尿者。化痰通络方用于痰、湿、热瘀阻，经络湮瘀，水液失于输布，成为郁胀，有水肿之象者。疏肝健脾利湿通络方用于肝郁脾虚，气机阻滞，水湿失运的郁胀证。化瘀通络方用于水湿停滞，泛溢肌肤、夹痰夹瘀、经络不通而致郁胀证者。④达郁法：根据"木郁达之，土郁夺之，火郁发之"之理，设立达郁汤方，用于脏腑气郁，寒热交杂之证。⑤运通法：根据"腑以通为顺""脾以运为健"之理而立运通汤方，治腑气不通，脾气失运之证，常有腹胀、纳呆、食少、嗳气、大便不畅、舌苔白厚等症状。⑥灵动法：举凡用药要避免呆滞、死板，尽量做到轻灵简当。例如养阴忌纯用黏腻之品，清热忌尽用苦寒之味，前者久用易阻滞气机而碍胃，后者久用易损伤阳气并有凉遏之虞。⑦燮理法：内科杂病中，经常遇到阴阳、气血、脏腑功能失调，一般病程较长，病情不大重，用其他方法治疗又不太合适，如阴阳失调者，要分析其失调的具体状态，是偏盛偏衰、失平失秘等，需紧扣其病机，进行燮理治疗，如常用山车汤（生山楂 15g，炒山楂 15g，生车前子 15g，炒车前子 15g）治疗慢性泄泻；常用二加龙骨汤加味，治疗阴阳失调的低热。⑧固元法：多用于久病，或正气内夺，或正虚似邪之证，元气虚则易罹疾患，且又缠绵难愈，往往出现正虚似邪之象，用菟丝子、补骨脂、淫羊藿、山茱萸、枸杞子、人参等培补元气。

参考文献

1. 周淑娟.老中医张磊"动、和、平"学术思想的临床运用［J］.中医研究，2011，24（7）：66-67.

2. 张磊.辨证思维六要［J］.河南中医学院学报，2008，23（2）：1-4.

3. 张磊.内科杂病治疗八法［J］.河南中医，2007，27（2）：32-34

五十二、王国三

【名家简介】

王国三（1930～），河北省唐山市人，中共党员，教授，河北省十二大名医，担任首批全国老中医药专家学术经验继承工作指导老师。师从岳美中并深得真传，培养多名弟子成为河北省中医骨干人才，曾获全国名老中医称号和全国五一劳动奖章。现任河北省中医药学会副理事长，唐山市中医药学会理事长，唐山市中医医院终身荣誉院长。

其著有《王国三医学文集》《中医临床家——王国三》《王国三临证经验集》等，参编《自学中医阶梯》《急症胃痛证治》《临床中医内科学》等著作。

【学术思想与临证经验】

1. 大病还需大药医

王国三在其师岳美中学术思想影响下提出"大病还需大药医"的学术认识。所谓"大病"，系指病情复杂之疑难危急重症；所谓"大药"，在药性方面强调其性峻猛或大寒、大热、大辛、大苦或有毒之味；在药量方面强调药物应用超出常量，以增强药效。究其学术思想，源于《黄帝内经》与张机之论，尤其是张机对厥证、胸痹、血证、中风、高热、昏迷、谵妄、暴喘、急性腹痛、暴吐、暴利、急黄等疑难危急重症之"大病"，从辨证、诊断、立法到处方、用药都提出了一套切实可行的救治方法，为大病用大药树立了典范。王国三认为中药是临床医家的治病利器，取其性味之偏，调病阴阳、寒热、虚实之偏。若辨治得当，可收桴鼓之效，若辨治有误必将毒害机体。如麻黄、大黄、乌头、附子等均为大药、毒药，具有冲墙倒壁、起死回生之功效。用之得当，能救危于顷刻，用之不当，即祸不旋踵。王国三以大承气汤加味重用大黄 20g 治愈急性上升性脊髓炎即是这一学术认识的直接体现。

2. 心病新论，发煌古义

王国三在熟读《黄帝内经》《伤寒杂病论》《景岳全书》等经典的基础上，结合多年的临床实践提出"心气不虚不为痹"的学术观点，认为心气虚损是冠状动脉粥样硬化性心脏病、心绞痛发生的主要病机，气滞、痰浊、血瘀、寒凝是在心气虚损的基础上产生的继发性病理改变。据此提出益气养心兼以理气、活血、化痰、散寒的治疗大法，并自拟补心合剂，验之临床疗效确切。

王国三认为，心病之因还与肝气不调有关。临证之时，王国三注重两点：一是根据舌苔和舌质的变化用药，如舌苔薄白、肝胆区症状加重者，为肝气郁结，加柴胡、白芍疏肝柔肝；舌边尖红，为肝郁化热，加赤芍、栀子以清肝热；舌面有裂纹、质偏红，为肝郁化热伤阴，加白芍、生地黄滋阴养肝。二是根据临床表现用药，气结于上伴有胃气上逆、嗳气不除者，加旋覆花、代赭石降气镇肝；咽喉滞气不除、郁而不畅者，加桔梗、枳壳解郁调肝；肝气结于胃脘者，加大腹皮、枳壳宽胸理气；两胁胀痛者，加柴胡、郁金、橘叶平肝理气止痛；大腹胀满者，加大腹皮、厚朴以破气；大腹滞气、局部胀满肠鸣难除者，加木香以顺气；下腹沉胀者加沉香以降气。

3. 自创对药，见解独到

失眠乃临床常见之病，由于引起失眠的原因众多，故亦为难治之病。王国三认为此病以心肾不交为多见，故创见性地提出以远志配龙眼肉进行治疗。交通心肾首重远志，其性偏温，味属苦辛，入心、肺、肾经。《本草正》明言："远志，功专心肾，故可镇心止惊，辟邪安梦，壮阳益精，强志助力。"远志不足之处在于其具矾味，量多可致呕吐，故王国三配以龙眼肉，既取其甘味能和胃气，又借其益心脾、补气血而益智安神。二者配伍不但能除药物之弊，又能相须为用增强疗效。另外，王国三认为此药对还可以用于治疗消化道疾病伴有焦虑抑郁者。对于火热所致失眠，王国三将龙齿与紫贝齿配伍使用，以达清热除烦、安神定志之效。龙齿虽在《神农本草经》中被列为上品，但临床应用较少，而王国三喜将龙齿与紫贝齿配合应用，充分利用了二药凉以除烦、重以安神的功效。

4. 用药斟酌，至精至微

王国三认为："药之为用，生命所系，救人济世，遣药组方定要至微至精。"外感六淫、内伤七情、个体阴阳强弱的差异等微细变化都会影响处方用药。故每逢临证用药都会进行极为细致的思考，以达到药少而精的目的。王国三曾治一男子，身体健壮素无所苦，因劳累而咯血盈碗，经西药止血半月余，仍咯血不止，经诊察舌脉，观其舌胖质淡苔白，脉缓大无力，认为此乃过劳而中气暴伤所致，初以小剂补中益气汤投石问路，收效欠佳，细审用药，猛悟，遂加倍原量，再服两剂，病势尽瘳。

5. 遣方用药，重调升降

王国三认为气机升降失常是导致疾病发生的重要环节，故遣方用药十分重视调其升降，常用方法包括：①调整药量，如交泰丸中黄连降心火，肉桂升肾水，心火偏亢者加重黄连剂量，肾水不升者加大肉桂剂量。②调整配伍，如补中益气汤，纯升不降；三黄汤纯降不升；升阳益胃汤升多降少；调肠丸升少降多等。③运用药物浮沉之性，如以柴胡、升麻等升浮药发挥升阳举陷之功，以瞿麦、白扁豆等沉降药发挥潜降之功。④运用药物寒热之性，如以龙胆草、夏枯草、菊花等治疗肝火上炎之高血压。

参考文献

1. 朱叶珊，任会远，聂欣宁，等. 王国三教授药对缬英［J］. 中国中医药现代远程教育，2015，13（1）：22-23.

2. 刘玉洁，赵刃，李桂林，等. 王国三治疗心病学术思想初探［J］. 江苏中医药，2008（3）：34-35.

3. 赵育才，任凤兰，王国三. 王国三遣方用药经验与体会［J］. 河北中医，1993，15（2）：44-46.

4. 赵刃，刘玉洁，李桂林，等. 浅谈"大病还需大药医"——王国三学术思想探析［J］. 江苏中医药，2006，27（8）：18-20.

五十三、段富津

【名家简介】

段富津（1930～2019），黑龙江省肇东市人，第二届国医大师、首届国家级教学名师、黑龙江中医药大学终身教授。行医七十余年，自1950年起即从事中医临床工作，从黑龙江中医学院（现黑龙江中医药大学）筹建初便开始在该校任教。

段富津医技精博，先后出版了《金匮要略方义》《中国现代百名中医临床家丛书·段富津》等著作，自1961年至今先后主编、主审、参编全国各类方剂学教材，为普通高等教育中医药类规划教材《方剂学》主编。其中《金匮要略方义》是我国历史上第一部全面剖析《金匮要略》全部方剂的理论专著。段富津培养了一批在国内外享有盛誉的知名弟子，其学生李冀是我国第一位中医学博士后。

【学术思想与临证经验】

1. 衷于辨证，注重正气

正气是维持生命的原动力。在段富津看来，养生就是要保护正气。谈及养生，他认为致病有"三因"，养生亦应有"三因"：其一是内因，调心为上，喜、怒、忧、思、悲、恐、惊七情虽出于五脏，但都与心关系密切；其二是外因，即道法自然，段富津提出善养生者，仅"避其邪气"远远不够，还应顺其自然，保持自身正气的充盈不虚，如《灵枢·本神》中言"故智者之养生也，必顺四时而适寒暑，和喜怒而安居处，节阴阳而调刚柔"；其三是不内外因，如饮食、起居、劳作等，须以"守正和中"为要。饮食有节，起居有常，不妄作劳，才能形与神俱。

段富津提出"正气运药"的学术思想，强调药物治病依赖于正气的运化，因此他在临证治疗时常常注意保护和恢复人体的正气，注意调理脏腑功能，调节脏腑关系。例如，分析段富津治疗胸痹心痛的方药发现，在他常用的 9 味单味药中，"炙甘草、人参、黄芪"出现的频率位居前列，高频药对有黄芪与人参、黄芪与当归、黄芪与丹参。段富津强调，在疾病（消渴病）的发展过程中，原因和结果往往相互影响，在一定条件下，这种病理产物又会停留在体内成为新的致病因素，故在消渴病的治疗上也注重顾护正气，临床常用参芪类补气药。在临证处方中，段富津也提出了四种"补"法技巧：补而散之、补而不失、补不留邪、补而不滞。

2. 重视配伍，首创药力判定公式

段富津认为，理、法、方、药的全过程即是辨证施治的全过程，其中方剂是施治的主要手段。方剂由药物组成，指导遣药组方的理论是君臣佐使。置身研析方药学四十余载中，他深感君臣佐使乃遣药组方之圭臬。

对于方剂配伍中的组成原则，段富津提出"方中君药，力大者居"，具体可分为三点：其一，在单位药力基本相等的情况下，药量大者即为君药，如小柴胡汤中柴胡与黄芩之比为 8∶3，柴胡的药力居全方之首，为君药；其二，在单味药力相差悬殊的情况下，药量小，但其药力仍远超于他药者，则为君药，如犀角地黄汤，方中生地黄八两，犀角一两，虽然方中犀角用量远小于生地黄，但其凉血之力仍大于生地黄，故仍当以犀角为君；其三，若方剂中各味药的药量相同或者相当，则方中单味药在参与相互配伍下以之为君，如大承气汤，方中大黄的泻下之力被芒硝加强，厚朴的行气之力被枳实加强，故在泻下方面大黄为君，在行气方面厚朴为君。

方剂的组成不是简单的堆砌，而是君臣佐使间的密切配合。因此，段富津在临证处方和分析方义时，十分注重药量和配伍。例如，在逍遥散治疗肝郁血虚、脾失健运时，原以柴胡为君，如遇患者虽见肝胃不和之逍遥散证，但主要临床表现为"浮肿"，并伴有身重嗜卧、食少腹胀、舌苔白腻等，段富津常将逍遥散中茯苓变为君药，力主健脾利湿，并以白术为臣，助茯苓之力，佐以柴胡、当归疏肝养血，更加大腹皮、陈皮行气，全方配伍，使脾健、肝疏、湿去、血旺，诸症得减。段富津笃信要理解君臣佐使之意，要以药力大小而定。他首次提出了药力判定公式——"药力＝药性＋用量＋配伍＋用法"，提出君臣佐使之辨当责药力论等十分具有理论意义的见解，解决了方剂配伍中许多具有争议性的问题。

3. 善用经方，但固求活法

段富津临证善用经方，但固求活法；他崇尚张机，又兼收各家学说，博采众长；他勤求古训，但又继承创新，善于总结经验。如黄土汤中黄芩，历代医家只解释为取其寒凉之性，以制白术、附子之辛热，而段富津悟得黄芩非独制药之燥热，且有防止血得热则行之用。《本草纲目》载黄芩治"诸失血"，《本草正》亦谓"止失血"。基于此，他进而理解桃核承气汤之桂枝不仅通行血脉、疏导气机，且制硝黄之苦寒，以防血得寒凝而致瘀血留滞于内。

参考文献

1. 李冀，段凤丽. 中国现代百名中医临床家丛书：段富津［M］. 北京：中国中医药出版社，2007.

2. 赵书锋，粟栗，苏鑫，等. 段富津教授方剂学术思想探析［J］. 中医药信息，2008（2）：41-42.

3. 王荣，郑海生，南一，等. 段富津教授论"补"法在方剂学中的使用技巧［J］. 辽宁中医药大学学报，2010，12（11）：128-129.

4. 马俊，段兴林. 国医大师段富津教授治疗胸痹心痛方剂配伍规律研究［J］. 湖南中医药大学学报，2019，39（2）：225-229.

五十四、李济仁

【名家简介】

李济仁（1931～2021），安徽省歙县人，中共党员，曾任皖南医学院弋矶山医院中医科主任医师、中医学院教授。首届国医大师、首批全国名老中医、首批全国老中医药专家学术经验继承工作指导老师、首批中国百年百名中医临床家及首批国务院政府特殊津贴获得者。国家级非物质文化遗产"张一帖"内科疗法第14代传承人，获中国中医药学会终身成就奖。

李济仁从医六十余载，擅长诊治内科、妇科疾病及疑难杂症，尤其擅长治疗痹病、痿病、肿瘤、冠状动脉粥样硬化性心脏病及肾病等顽疾。李济仁是新安医学代表性传承人，致力于新安医著的校注和整理。主持多项新安医学课题，获省部级科研成果奖5项，获中国发明专利1项，美国发明专利1项。主编《济仁医录》《痹证通论》《新安名医考》《痿病通论》《大医精要——新安医学研究》等著作。李济仁与余瀛鳌、王乐匋、吴锦洪等合作编著《新安医籍丛刊》，并参与编写《中医基础理论》等教材。

【学术思想与临证经验】

1. 辨证精准，量重力专

李济仁是"张一帖"第14代传人，在用药上继承了张氏用药量重力专的特点。中医不传之秘在于剂量，中医方剂中药物剂量传承缺失，如病重药轻，则药物难以达到书中所说的神奇疗效。临证考虑邪正力量对比及患者体质情况，可适当加大药物剂量。如李济仁在治疗痹证时，常用土茯苓利湿通络、清解蕴毒，辨证用量可用至200g。李济仁善用人参、黄芪以"固本培元"，增强患者体质，在治疗慢性肾炎病患者时，辨证为气虚者，可加重黄芪用量到150～160g，临床疗效显著。

李济仁善治劳力伤寒及急性热病等危急重症和疑难杂症，认为除邪务求"尽""速"，在辨证准确的前提下，用药当求"稳""准""狠"。辨证准确称为"稳"，方药精当称为"准"，量重力专称为"狠"。皖南坊间有"赶定谭"看病的"习俗"，周边百姓每遇疑难杂症都寄希望于"张一帖"。

2. 剂型多样，用药定时

方剂剂型多样，不同剂型发挥的作用也不同。李济仁临证根据患者病情，采用不同剂型，汤剂、丸剂、散剂等灵活多样。比如患者有胃疼，考虑散剂在胃内停留时间较汤剂要长，能够更好地发挥作用，李济仁临证多选用散剂，如乌贝及甘散和将黄芪建中汤改散剂，两种交替服用，最好空腹，服药2小时后进食，便于药效充分发挥。

李济仁认为人体脏腑、气血、阴阳的生理病理时刻处于动态变化之中，服药时间也应根据人体气血运行和药物特点来确定。比如肝病服药时间，应考虑人卧而血归于肝，患者静卧时药物入血回流入肝，有效浓度增高，可以提高疗效，所以应睡前服药或者服药后静卧。

3. 因时制宜，顺势施治

中医自古即认识到时间节律对人体的影响，因服药时间亦会关系方药的疗效。如《素问·厥论》有言："春夏则阳气多而阴气少，秋冬则阴气盛而阳气衰。"所以"春夏养阳，秋冬养阴"。李济仁遵从古训，亦认为用药应春宜吐，夏宜汗，秋宜下；用寒远寒，用热远热；春夏养阳，秋冬养阴。根据人体的昼夜节律特点，李济仁临床施治用药的方法有顺势施治法、数方同用法、迎病截治法、择时按摩法、择时服用中药拮抗西药不良反应法和时差治疗法等。

比如顺势施治法，所谓朝则人气始生，日中人气长，夕则人气始衰，夜半人气入脏。根据患者病性的不同，用药有昼夜之分，如鸡鸣散在平旦鸡鸣时服用；治疗皮肤疾病需清晨服；外用药物则应在清晨进食前服用。如数方同用法，是同时选用数方治病，采取分时分别服用的方法，既能针对疾病的不同矛盾，又能全面治疗疾病。李济仁以程杏轩之法，晨服健脾丸，晚服桂附八味丸，治愈许多脾肾两虚腹泻患者。

4. 医德高尚，调节心理

李济仁医德高尚，"仁"是李济仁中医思想的核心。李济仁视患者为亲朋，让被病痛折磨的患者感到温暖、安全。他常叮嘱学生谨记"大医精诚"的训导，作为医者，首先要重医德，医德的缺失是比医术缺失更为严重的过失。李济仁有诸多心理调节的"高招"，如"手舞足蹈令五脏安和""亲近自然览山川胜迹""珍藏字画享其中趣味"等，都是适用于常人的养生法。李济仁心理养生调养法可以总结为"恒、平、乐"三大原则。

参考文献

1. 周宜轩，李泽庚. 安徽国医名师临证精粹［M］. 合肥：安徽科学技术出版社，2017.

2. 张靖，张其成. 国医大师李济仁中医心理思想发掘［J］. 中医药临床杂志，2019，31（3）：436-439.

3. 杨琳，倪胜楼，陈传蓉. 李济仁谈方药量效关系［J］. 辽宁中医杂志，2013，40（12）：2428-2430.

4. 高杉.《李济仁中医时间医学研究与临床应用》评介［J］. 山西中医学院学报，2017，18（5）：11-13，21.

五十五、郭子光

【名家简介】

郭子光（1932～2015），字茂南，重庆荣昌人，为成都中医药大学教授，伤寒专家，全国著名中医临床大家，中医康复学科奠基人，首届国医大师，获中华中医药学会"终身成就奖"。

其生于郭氏中医世家，早年师从舅父廖济安习医，1956年考入成都中医学院（现成都中医药大学）医学系。毕业后留校任教，从事中医内科、伤寒、各家学说、养生康复等课程的教学、临床及科研工作。其从事中医药事业研究和教学实践六十余年，发表学术论文160余篇，正式出版学术专著20余部，参编专著教材20余部。主要著作有《伤寒论汤证新编》《现代中医治疗学》《中医康复学》《郭子光各家学说临证精要》等。

【学术思想与临证经验】

1. 创《伤寒论》新说

郭子光崇张机遵六经，被奉为"伤寒达人"。郭子光认为张机采取了"寓理于事，因事明理"的方法，将症状体征、方证、六经病联系了起来，提出"病理反应层次"学说：各种证候都必然从人体特定部位表现出来，而其部位有深有浅，有表有里，有经有腑，有在胸中、在心下、在气、在血等不同，因此形成不同的病理反应层次；人体在内外环境各种因素综合作用下作出的反应称为反应状态，因人因时因地而异，根据阴阳盛衰，分成六经病；调节人体反应状态，使之由病理性转化为生理性而达到治疗目的，是《伤寒杂病论》的治疗思想。郭子光应用"病理反应层次"学说揭示了六经方证的本质与特点，为进一步阐明其物质基础提供了思路。此外，郭子光还认为，伤寒重视固本实乃重视存津液，津液的存亡是证候传变、转化的决定性因素。张机存津液的治法与途径众多，其归纳如下：一是自身津液调节途径，分为调节津液的流动与分布和促进津液的转化与代偿两部分，前者包括行水法、开郁通津法、分利法与固涩法，后者包括温阳法与益气法。二是排除耗液因素途径，此亦是存津液的根本大法，分为祛除病邪耗液因素和排除治疗方法耗液因素两部分，前者包括解表法、清热法和攻下法，后者主要是防止治不得法或用药不当而造成津液的无谓耗损，如强调太阳病当发汗，忌攻下，阳明病用清、下两法，禁发汗、利小便等。三是补充津液损耗途径，直接或间接补充津液的量与质，包括滋阴生津与直接补水途径，前者又有滋心、肺、脾、胃与肝肾之阴的不同。郭子光分析了张机对人体津液的流动、分布与转化的深刻认识，认为证候的好转、痊愈是"津液自和"的结果，体现了存津液在张机学说中的重要性。

2. 提出现代中医治疗思想

郭子光提出现代中医治疗思想，临床上主张突出中医特色下的"病证结合""宏微互参""寒温结合""中西结合"进行辨证论治，归纳出"病证结合"论治的四种形式：分证分型论治、分期分阶段论治、方证相对论治和固定方加减论治，并指出每种形式的特性、优势和适应范围，既重视整体调治，也重视局部的病理损伤。

此外，郭子光强调中医临床疗效，指出中医疗效是中医药生存和发展的价值所在，主张"杂合以治"——根据病因、病机把各种治疗方法有机联系起来进行全面的、综合的治疗，如内外治并用、情志饮食并调、药物与非药物（如针灸）结合、医疗与自疗同用等，充分保证临床疗效的最优化。

3. 临证八步辨治纲要

郭子光在长期临床中总结提出慢性病治疗的八个步骤要领：一是凡有外感先治感；二是气机不疏先治郁；三是运化失司先理脾；四是平调阴阳治原病；五是整体局部善处理；六是无证可辨亦须辨；七是治标药物逐步减；八是西医诊断作参考。这八个步骤为临床辨治各类病证，尤其是复杂病证提供了一个提纲挈领把握病机、审察情由、分清标本主次、采取先后缓急遣方用药的基本施术法则，对中医临床治疗慢性病有重要的指导意义。

4. 病种诊疗经验

郭子光善治内科诸病，尤善心血管、呼吸、泌尿、血液、神经系统的疾病及疑难杂症。郭子光充分结合中西医优势，强调"病证结合""紧抓病机""凭脉辨证"，在心血管疾病的治疗上积累了丰富的临床经验。郭子光认为气虚血瘀是冠状动脉粥样硬化性心脏病的基本病机，贯穿了疾病全过程，当以益气化瘀为其基本治疗原则，并基于气虚血瘀的基本病理环节，拟定芪葛基本方：黄芪 30～50g，葛根 20～30g，制何首乌 20～30g，川芎 15～20g，丹参 20～30g。郭子光注重脉象"形、势、位、数"的分析，将心律失常分为以气阳虚夹瘀滞为基本病机的慢率型和以气阴虚夹瘀滞为基本病机的快率型，并常用生脉散加黄芪、丹参，针对气虚血瘀这一心律失常的共同病机颇有良效。同时郭子光认为慢性心功能不全的病机以少阴心肾为中心，主张从少阴病论治，治疗中又当以振奋少阴阳气为本，标本兼顾。并认识到慢性心功能不全过程中可形成少阴格阳证，无论寒化或热化都有严重的浊水停聚为其共同特点，郭子光根据叶桂"通阳不在温，而在利小便"的精神，以利小便为主，佐以辛温通阳或益气滋阴，收效卓然。

此外，郭子光还善于发挥"肝主疏泄"学说治疗血液病，运用"久病入络"学说治疗慢性肾炎、慢性肾衰竭、各种神经痛和顿喘咳，运用"攻邪已病"学说辨治癌症，运用"寒温结合"辨治外感高热等的临证经验，以及提出"气为一切阴质之主帅"等的理论，指导多种疑难病证的治疗。

5. 提出发病的"三因鼎立"

郭子光提出发病的"三因鼎立"之说，形成全新的中医发病学机制，即疾病的发生发展受到疾病病原学（细菌、病毒等微生物）、疾病的诱发因素（六淫、情志）、人体的体质（木型、火型等阴阳二十五人体质）三大因素的共同作用而决定是否发病，以及病后的转归和预后，并形成了下述发病公式：原因＋诱因＋宿因＝疾病，这是对中医发病学的重要发挥。此外，还建立了现代中医康复医学基本框架，颇具临床指导价值。

参考文献

1. 刘渊，郭子光，李俊德. 郭子光各家学说临证精要［M］. 北京：中国中医药出版社，2011.

2. 刘杨，江泳. 中国百年百名中医临床家丛书·国医大师卷：郭子光［M］. 北京：中国中医药出版社，2011.

3. 黄学宽. 全国著名中医经验集丛书：郭子光临床经验集［M］. 北京：人民卫生出版社，2009.

4. 杨俐，郭子光. 国医大师郭子光临证思想初探［J］. 中华中医药杂志，2010，25（3）：381-383.

5. 李炜弘，刘杨，江泳，等. 国医大师郭子光教授学术思想撷菁［J］. 成都中医药大学学报，2015，38（2）：1-3，20.

五十六、徐经世

【名家简介】

徐经世（1933 ～），安徽巢湖人，安徽中医药大学第一附属医院主任医师、教授。被评为首届"安徽省国医名师"，第二届国医大师，第二、三、四、五批全国老中医药专家学术经验继承工作指导老师；获安徽省科技进步奖、全国首届"中医药传承特别贡献奖"及中华中医药学会"终身成就奖"。

徐经世出身中医世家，自幼饱读经史典籍，跟从祖父研习医家经典，博览历代医理之书，奠定了坚实的医学功底。徐经世从事中医临床六十余年，擅长诊治内科、妇科杂病及疑难病证。临床经验丰富，医德高尚，医术高超，享誉省内外。主编《徐恕甫医案》《徐经世内科临证精华》《杏林拾穗》等专著。

【学术思想与临证经验】

1. 重视传承，遵古创新

徐经世一向坚持勤求古训，博采众长，强调"尊古而不泥古，继承与创新并重"。徐经世认为早年学术继承主要靠师徒相传、私塾教育、自学成才等方式，另有家族传承，秘而不宣，使诸多中医临证经验难以成为医学界共同掌握的技能，难以创新，在很大程度上限制了中医的发展。

徐经世主张中医传承要与现代院校规模化教育密切结合起来，取长补短，为我所用。现今，循证医学要求医生将个体经验与最佳科学依据结合起来作出决策，不但要有知识经验，而且要全方位地搜集证据、分析、运用证据，还必须通过研究去创造证据。强调经典的重要性，不是墨守成规，而是传承，为创新打下坚实的基础。没有继承，就没有创新，没有创新，中医就不能向前发展，要真正有所创新，首先要做好传承工作。

2. 杂病论治，注重于脾

徐经世治疗内伤杂病，重视调理脾胃。脾为后天之本，调养得当，才能达到"调整"的目的。徐经世认为在脾胃的调理上，遵循"理脾守东垣，和胃效天士"的原则，治疗内伤杂病要掌握一个原则，"补不峻补，温燥适度，益脾重理气，养胃用甘平"。在选方用药上，脾胃病以平和多效方药为主，谨记脾胃是人体气机升降之枢纽，脾升胃降，升降平衡，"阴阳表里相输应"，五脏六腑功能才能正常。脾胃调和，五脏常安。

对于多种消化道的黏膜病变，如消化道溃疡、肠黏膜脱垂、消化道肿瘤术后黏膜受损等疾病，徐经世改变传统汤剂的方式，选择将中药研磨成细粉，用糯米粉或藕粉调成糊状，患者缓慢咽下，以便延长药物在局部病灶处的停留时间，大大提高了疗效。

3. 选方用药，灵活变通

徐经世认为中医特色优势在于以八纲为准则，以八法为依据，以方药为手段。先贤创立千余方剂，加减变化，颇为灵活，同病异治，异病同治，遣方用药，配合恰当，君臣佐使构思缜密。徐经世处方用药多融入自己独特的经验，往往将多种治疗方法相结合，充分体现中医治疗特点和"秘要"所在，采取灵活多变的诊疗对策。内科杂病病因病机比较明确，往往使用一方加减即可收到满意效果，如果病因病机复杂，治疗应当分型论治，一病多方。徐经世认为临证用药"悟"字在心，统筹权衡，不拘成法。"病千变，药亦千变"，根据疾病的病因病机，方药也应随之千变万化，但是对于疑难杂症，因其往往病势缠绵，可效不更方，缓缓图之。"千方易得，一效难求"，徐经世经过反复临床实践，对数十年效验之剂进行归类整理，按方队的格式编排，便于运用。如其编有的安神方队中有补益剂25首、重镇剂6首，肝病方队有16首方剂等。

4. 巧用药对，效果显著

临床医家根据临证经验常用药对取效，求协同以增其效，制约以矫偏颇。徐经世多以黄连配红豆蔻治疗慢性胃炎、消化性溃疡等疾病出现的呕吐、反酸；以泽泻与葛根相伍，一升一降，治疗眩晕；以葛根配代赭石治胆汁反流性胃炎；以远志配竹茹、石斛治疗失眠；以凤尾草和车前子治疗急、慢性尿路感染；以琥珀配芦荟治疗气滞便秘等。

徐经世治疗的一名49岁女性患者，眩晕，头重昏蒙，胸闷，恶心，偶有痰涎，胃纳欠佳，大便稀溏，小便淡黄，舌红，苔薄滑，脉弦滑。证属肝气横逆，脾胃不和，浊邪上干。拟仿半夏白术天麻汤合温胆汤加减。以葛根与泽泻相伍，葛根升阳，泽泻利尿，一升一降，升清降浊，即为治疗眩晕有效药对，且徐经世临床用葛根时必用煨葛根，认为"熟用（煨）鼓舞胃气"，且用量大，常为教科书常用量的2～3倍。徐经世还创制了治疗胆胃疾病的"消化复宁汤"，治疗顽固性咳嗽的"止咳宁"、治疗尿路感染的"复方凤尾冲剂"等方剂，经过反复临床应用，皆被列入安徽中医药大学第一附属医院院内制剂。

参考文献

1. 徐经世 . 徐经世临证经验集粹［M］. 北京：中国中医药出版社，2013.

2. 杨凯，卓思源，凡巧云 . 徐经世论内科杂病治在理脾［J］. 中国中医药现代远程教育，2010，8（8）：15-16.

3. 高加齐，李永攀，张莉 . 跟师国医大师徐经世运用"和法"治疗内科杂病心得［J］. 中医药临床杂志，2017，29（10）：1603-1606.

4. 汪元，徐经世，张国梁 . 基于数据挖掘技术的徐经世临证用药规律研究［J］. 中国中西医结合杂志，2016，36（11）：1388-1391.

五十七、吕景山

【名家简介】

吕景山（1934～），河南省偃师市人。毕业于北京中医学院（今北京中医药大学）中医专业，师从北京"四大名医"之施今墨先生及祝谌予教授。现为第三批全国老中医药专家学术经验继承工作指导老师，山西省中医药管理局高级顾问，为享受国务院政府特殊津贴专家。

吕景山从事中医临床、科研、教学五十余年，精研"对药"，创用"对穴"和"同步行针法"，对针灸和中医内科的理论有较深的造诣和丰富的临床经验，对糖尿病、冠状动脉粥样硬化性心脏病、痛风、过敏性病证等颇有研究。其著有《施今墨对药临床经验集》《施今墨对药》《针灸对穴临床经验集》《单穴治病选萃》《糖尿病证治挈要》等著作。

【学术思想与临证经验】

1. 善用对药、炭药

古人遣方用药以单味药为主，谓之单方，后逐渐发现药物之配合运用能产生更好的效果，故后世才开始将药物进行配伍使用。施今墨在处方时，常常双药并举，寓意两药配伍应用，习称"对药"。吕景山师从施今墨，在跟师学习过程中勤加思考，不断整理其学术资料并创新思维，最终在祝谌予教授撰写的"施氏药对"的基础上，广泛收集临床资料，结合自身经验，编写了《施今墨对药临床经验集》，填补药对配伍空白。吕景山认为："临证如临阵，用药如用兵。对药就是发挥药物之间协同为用、互制其短、相互为用的特色，达到增强疗效、减少不良反应、产生特殊治疗效果的目的。施今墨的对药表面看是一对一对的药物，实际上是许多小方和名方的精华，故施今墨之对药，名为用药，实为用方。"吕景山更好地发挥了对药协同增效、相互制约、各展其长、合和配伍，衍生新用的作用。例如在治疗糖尿病方面，吕景山治疗以脾肾为主，兼顾先后天，善用黄芪、苍术药对，生地黄、玄参药对，葛根、丹参药对进行化裁加减。

其次，吕景山发现炭类药除止血效佳外，治疗泄泻也常有奇效。吕景山认为炭类药不仅可以促进肠道吸收水分，还可以保护肠黏膜。另外，炭类药还可以中和胃酸，在治疗胃溃疡等胃酸分泌过多而表现为反酸、烧心的患者时，吕景山亦喜欢加炭类药。

2. 用穴精当，倡立对穴

吕景山对于针灸主张用穴精当，认为只有选穴精当，才能达到效专力宏的目的。吕景山在临证时特别强调"不得其要，虽取穴之多，亦无以济之，苟得其要，则虽会通之简，亦足以成功"。

吕景山在施今墨"药对理论"的影响下，借鉴古人经验，结合自己多年的临床体会，创立了"对穴"学说。"对穴"即两个穴位的配伍应用，相配的两穴性能上开阖相济、动静相随、升降相承、相反相成或相辅相成，该学说的创立丰富了腧穴学的内容，对临证施治亦有重要的指导意义。

3. 刺法采用无痛进针，同步行针

吕景山在刺法上采用"无痛进针，同步行针"法，屡见良效。无痛进针即速刺进针，右手拇指、食指呈屈曲状态持针，露出针尖3～5分，中指伸直，按压在穴位的旁边（起押手作用），进针时拇指和食指由屈曲变为伸直，中指向下用力，由伸直变为屈曲，在这一瞬间即可迅速刺入穴位。这种进针法的优点是进针速度快、痛苦小、得气速、针感强、后劲大。

同步行针即左右两手持针同时捻转行针，临证操作如下：①同经同步行针法：是指在同一条

经络线上取 2 ～ 3 穴，术者左右手各持一针同步捻转行针。②同名经同步行针法：是指取上下肢同名经的穴位，术者左右手分别持针同步捻转。③左右交叉法同步行针法：是依据八脉交会穴的原理，选取上下肢左右侧相关的穴位配伍，采用同步行针法。④前后对应同步行针法：是依据俞募配穴的原理，选胸腹与腰背，四肢内侧与外侧的对应点为针刺治疗点，施以同步雀啄行针法。⑤异区同步行针法：是依据头皮针之刺激区，结合病情选区、配区，采用同步行针法。

4. 针药并举，各施其宜

中医治疗手段良多，各有所长而各自具有其适应证，临床使用不可偏废。古人云："若针而不灸，尤非良医也。知针知药，固是良医。"吕景山深谙此道，他临证强调"针药并举，各施其宜"的观点，认为由于致病原因不同，邪客人体部位殊异，而针药治疗各有所长，或针或药，或针药并举，均应根据临床实际灵活掌握。吕景山通过其多年的临床经验，反复论证了此观点。

5. 治外感病首辨表里、正邪之轻重

吕景山对于外感病主张审清表里之比重及正虚邪实之程度而后定治法。其临证强调外邪当除，切不可闭门留寇。治疗切不可发汗太过，以免汗多伤津致阴虚而邪不去又变生他病。另外，吕景山主张慎用下法，过下则正衰而气陷，致旧邪未除而新邪又发。

参考文献

1. 田佩洲. 吕景山治疗过敏性疾病临证经验撷英 [J]. 山西中医，2014，30（5）：8，18.

2. 吕景山. 针灸对穴临床经验集 [M]. 太原：山西科学教育出版社，1986.

3. 黄安，吕玉娥. 吕景山主任医师针灸学术思想简介 [J]. 针灸临床杂志，2004（2）：9-10.

4. 白小丁. 吕景山老师学术思想及临床经验简介 [J]. 世界中西医结合杂志，2008，3（8）：445-447.

五十八、杨春波

【名家简介】

杨春波（1934 ～ ），福建省莆田市人。第三届国医大师，全国第二、四、六批老中医药专家学术经验继承工作指导老师，福建省名中医，福建中医药大学附属第二人民医院名誉院长，福建中医药大学脾胃研究所所长，世界中医药学会联合会消化病专业委员会名誉会长，中华中医药学会内科分会和脾胃病分会顾问，为享受国务院政府特殊津贴专家，获中华中医药学会首届"中医药传承特别贡献奖""全国中医药杰出贡献奖"等。

杨春波编撰有《杨春波论医集》《现代中医消化病学》《中国医学百科全书·中医内科学·温病》《脾胃学说与临床》《急性胃痛证治》等书籍。先后培养黄恒青、柯晓、王文荣、胡光宏、任彦、骆云丰六位弟子。

【学术思想与临证经验】

1. 发挥中医优势、规范证候分类

杨春波提出中医学术的特点和优势是整体的观念、恒动的观点、辨证分析和依证论治的方法。所谓整体的观念是把人作为一个整体，以五脏为核心，通过经络相联，而形成一个完整的五脏功能系统；在五行相关理论下，系统之间又相互影响，形成了正负反馈机制；又将人与环境相结合，形成一个大系统，因此中医学的优势之一就是它的整体观念。所谓恒动的观点是指中医学认为人是不断变化的、疾病也是不断变化的，疾病的发生，是人的正气与病的邪气相互斗争的表现，这种表现随着正邪相抗而有不同的病理状态。辨证分析即分析疾病的相互联系和发展过程，然后依据中医的病理状态进行论治。新的历史时期中医诊疗应将"宏观与微观、整体与局部、功能与形态、机体与环境"有机结合在一起。

杨春波认为"证"是中医的学术特点和优势在临床的主要体现。但目前中医证型命名比较混乱，主要是因为混淆了病机、病势和证的概念。病机是对证形成的理论阐述；而证以客观症状为依据；病势是对疾病演变的推测和估量。这些与证都息息相关，但不应包含在证的内涵界定范畴内。"证"的判断标准要作临床大数据调查。因各种分类依据都存在，加上证的内涵和判断标准的不统一，所以证型分类必然各式各样。在证的内涵和判断标准统一的前提下，证的分类要以一定数量的临床观察结果为依据，再通过临床实践完善。

2. 提出"大脾胃"理论，探究"湿热"内涵

杨春波强调"脾胃"是中医藏象学的主要内容，系人"后天之本"，它具有多种功能，涉及多方面。杨春波对中医脾胃理论进行了多年的探索和研究，发现脾胃理论在临床各科都有广泛的应用。通过临床调查发现，脾胃功能与消化、吸收、胃肠运动、水液代谢、各种肌肉组织活动、中枢神经和自主神经功能、免疫功能、内分泌功能、造血、炎症（渗出、变性、增生）等都有关系。杨春波认为，中医脾胃除与消化系统有密切关系外，与其他系统都有不同程度的关联，它表现出一定的组织、器官或系统的生理功能，反映它们的病理现象及病理的过程，这就是杨春波提出的"大脾胃"理论。杨春波认为现代的各系统疾病中皆有中医脾胃，主张按脾胃各种理论进行研究，才能揭示它的意义和实质。

杨春波从实践中发现"湿热"是当今"脾胃"发生的主要病变，这与地球气候转暖、生活水平提高、饮食结构变化和各种药物滥用等密切相关。通过对 400 例脾胃湿热证的临床调查，杨春波发现本证涉及多系统、多种疾病，临床以胃脘闷痛、食欲不振、二便异常、口苦黏、口渴不喜饮、头重如裹为主要表现，舌黄腻苔则是最关键、最基本的舌象，因此杨春波提出黄腻苔是诊断湿热证的金标准。杨春波又从胃肠功能、胃肠微生态、免疫功能、神经内分泌功能等角度对脾胃湿热进行了一系列现代探究，初步揭示脾胃湿热证的现代内涵，发现湿热证是机体对病因应答呈亢进性、失调性和代偿性的综合病理反应。

3. 构建杨氏湿热体系，总结治疗法要

杨春波认为脾胃湿热的形成，由外感湿热邪气和内伤饮食不节引起，且与个体素质有关。湿热之邪盘踞中焦脾胃、相互交蒸，可以上蒸熏肺、蒙神、扰窍，亦可下注肾、膀胱、前后阴、女子胞等，还可旁达肝胆、筋节、肌肉等。因其邪含阴阳两性，故一般起病较慢、传变较缓、症状矛盾、病势缠绵、不易速愈；可偏湿、偏热，或寒化，或热化；常滞气、可阻络；具有隐匿性、渐进性和反复性的特点。临床表现主要有舌淡红或红，或兼齿痕、苔黄腻；胃脘闷胀，食欲不振，小便淡黄或黄，大便或溏；此外，还可有扰窍、蒙神、熏肺、蒸肝胆、注下焦的表现。

其治疗法要当以祛湿清热为主、佐以理气舒络。杨春波创有经验方清化饮，由茵陈、白扁豆、黄连、厚朴、白豆蔻、佩兰、薏苡仁、赤芍等组成。其治疗法要在于：①祛湿需加理气药，因湿邪易阻滞气机，热偏重用枳实、枳壳等；湿偏重选厚朴、陈皮。②气滞常致络阻血瘀，少加通络化瘀药。③调中分升降：降气药选半夏、生姜或生枇杷叶、旋覆花、干竹茹等；升气药有升麻、葛根、桔梗、荷叶等。更须明白，湿热之邪不能速愈，且多反复，遣方用药须多守。

4. 探究萎缩性胃炎治疗，分两证型克难

杨春波对 153 例慢性萎缩性胃炎进行了中医调查，发现该病与痞病近似，提出以"胃痞"为名。而证的表现呈"虚实相兼"，虚证中脾虚多于肾虚、气虚多于阴虚；实证中气滞多于血瘀、

湿阻多于热郁。脾肾气虚多与湿热相兼；胃肾阴虚常伴燥热；而气滞、血瘀则普遍存在，从而分为气虚（脾胃）湿热（气滞血瘀）和阴虚（胃、肾）燥热（血瘀气滞）两个证型，并创制胃炎Ⅰ号方（李杲枳实消痞丸加黄芪、淫羊藿、莪术、当归、白芍、柴胡等）及胃炎Ⅱ号方（吴瑭益胃汤加山药、天花粉、枸杞子、五味子、佛手、丹参等），临床颇有疗效。

参考文献

1. 黄恒青，柯晓，杨永昇. 杨春波论医集［M］. 北京：科学出版社，2014.

2. 杨春波，周维湛，张恩平，等. 中医辨证分型治疗慢性萎缩性胃炎疗效总结［J］. 中医杂志，1988（10）：34-37.

3. 杨春波，黄可成，肖丽春. 脾胃湿热证的临床研究——附400例资料分析［J］. 中医杂志，1994，35（7）：425-427.

4. 杨春波. 证的研究设想——证候研究要做好临床基础性工作［J］. 中国中西医结合杂志，2002，22（6）：407.

5. 吴宽裕，刘宏，乐云丰. 杨春波老中医诊治脾胃湿热证的特点［J］. 福建中医学院学报，2007（5）：11-13.

五十九、张学文

【名家简介】

张学文（1935～），陕西汉中人，首届国医大师，中医急症高手，全国老中医药专家学术经验继承工作指导老师。行医七十余年，执教六十余载。

其已培养温病学、中医脑病学专业硕士、博士研究生共78名，国家级师承弟子9名，国内外弟子百余名。倡导"脑当为脏"论，在中医急症、中医脑病、温病学、疑难病、活血化瘀等诸多领域均有所研究，对"毒瘀交夹""水瘀交夹""痰瘀交夹""气瘀交夹""颅脑水瘀"等病机理论的认识颇有创新，自成体系。著有《医学求索集》《瘀血证治》《疑难病证治》等十余部学术专著。

【学术思想与临证经验】

1. 倡导"脑当为脏"，指导"脑病"临证

张学文根据中医古籍文献及西医学对脑的认识，结合自己临床实践体会，明确指出脑具有藏精气而不泻、协调五脏六腑、统辖四肢百骸、开窍于五官、灵机现于瞳子、应用语音等生理功能和特点，提出"脑当为脏"论，明确指出脑为精明、元神之府，具有主神志的功能。张学文认为脑对人体具有主宰作用，脑的地位应该凌驾于其他五脏之上，脑与五脏之间是主脏与奉脏的关系。脑为脏并不破坏既定的五脏五行匹配的关系，也能很好地揭示脑脏与其他五脏的作用和关系。

此外，张学文认为脑具有"诸阳之会"阳易亢、"清灵之窍"窍易闭、"元神之府"神易伤、"诸髓之海"髓易虚、"诸脉之聚"脉易损的生理病理特点，脑失常常表现为神明失主、神机失用、七情失常、九窍失司等。治疗方面，他提出治疗脑病常用的四大法——益气活血法、清肝活血法、活血利水法、化痰活血法，分别针对脑病临床常见的气虚血瘀证、肝热血瘀证、颅脑水瘀证、痰瘀交结证进行治疗。并且总结了脑病常用的药对如半夏-石菖蒲、川芎-黄芪、丹参-川芎、丹参-半夏、丹参-天麻、牛膝-益母草等。

2. 中风先兆多热瘀，从瘀论治中风病

张学文仔细研读了古今文献中记载的中风先兆症状，发现其多"风"象，后又对既往上千例中风先兆证患者的证候进行了系统整理，归纳中风先兆证的证候特点为：中年以上，眩晕昏视，偏身麻木，或短暂性语言謇涩，或一过性肢体瘫软无力，大便秘结或排便不畅，舌质淡紫或紫暗，舌下散布瘀丝、瘀点，脉象弦滑（硬）或细涩（缓）。因此认为中风的发生与营血运行不畅，瘀滞化风甚至化火，形成肝热血瘀的病机密切相关。故而提出清肝热以息肝风、化瘀血内风自灭，以清肝化瘀为法，自拟清脑通络汤治疗中风先兆证。

张学文认为中风病病因病机较为繁杂，但瘀血阻滞脑络为中风病理之关键环节且贯穿病程始终。以虚而言，精虚则精血不充、血少而行迟为瘀；气虚则行血无力而为瘀；嗜食肥甘，恣好烟酒，脾失健运，痰湿内生，痰滞脉络而致痰瘀交夹；或痰生热，热生风，致风助火热，燔灼津血而为瘀；或肝肾阴虚、肝阳上亢、生风生火而致瘀。诸般因素皆由量变发展至质变，致使脏腑功能失调，气机发生逆乱，终而导致中风。瘀阻脑络，致脑乏清阳之助，津血之濡，神明失养而为缺血性中风；瘀阻甚者，则络破血溢，离经之血压抑脑髓而为出血性中风。治疗上，张学文将中风概括为中风先兆期、急性发作期、病中恢复期及疾病后遗期四期和肝热血瘀证等六证，治以活血化瘀，参以所致之因等辨证论治。

3. 重视温病毒邪，首创毒瘀新说

张学文在遵循叶桂、薛雪等温病学家有关温病学理论的基础上，主张应该重视"毒"在温病发病发展过程中的作用。他认为温病的主要病理变化为人体卫气营血及三焦所属脏腑的功能或实质损害，而造成这种病理变化的重要原因为毒邪。毒主要通过发热劫津、耗气伤阴、动血腐肉、损伤脏腑经络四个方面导致温病的发生、发展和变化。张学文系统总结出八种常用的温热病证解毒之法以治疗临床常见温病。如温病初起，邪毒侵袭肺卫，郁于肌表，采用宣透解毒法；邪毒蓄积于大肠，壅滞不通时采用通下解毒法；温热邪毒蕴于下焦，小便不利者，用清利解毒法；邪毒入里，热炽火盛者，用清热解毒法；暑温、湿温之类温病，用化浊解毒法；营血分瘀热成毒者，用化瘀解毒法；毒药或毒物中毒后，出现津液耗伤并肝肾受损，甚或犯扰心神者，急用益阴解毒法，以解毒排毒、清热利尿为主，又活血化瘀，兼顾心肾，创绿豆甘草解毒汤；温病后期，气阴耗伤抗毒无力者，采用扶正解毒法。

张学文根据临床实践，率先提出了温病"毒瘀交夹"的病机。认为外感热病，热毒与血搏结为瘀，可见于卫气营血的各个病变过程之中，不为营血分所独有，只是瘀象有轻重缓急及隐显之不同，故清热解毒、活血化瘀之法可酌情贯穿应用于温病全程。灵活运用清卫化瘀、清热化瘀、清营化瘀、凉血化瘀、解毒化瘀、开窍化瘀、息风化瘀、益气生津化瘀、滋阴透邪化瘀等法则，并详辨营分血瘀证的不同病机，以指导临床救治流行性乙型脑炎、流行性出血热、钩端螺旋体病、败血症、肝昏迷等重危险病疗效显著。

4. 错综复杂疑难病，细审详辨多借鉴

张学文针对疑难病病情复杂错综、诊断不易、治疗更难的特点，认真总结前车之鉴，广开思路、中西汇参、汇集众长、协同作战。并总结了以下常用治法，如从瘀着手、从痰或痰瘀论治、从虚考虑、妙施虫药、培补中焦、通利二便、酌情解毒、补肾活血等，灵活运用以解顽疾。

张学文对中风、高热、昏迷、中毒等中医内科急症的机制探讨和治法方药研究也倾注了大量心血，创制"通脉舒络液""清脑通络片""绿豆甘草解毒汤"等临床疗效显著的方剂，被誉为"中医急症高手"。

参考文献

1. 李军. 国医大师张学文临床经验实录［M］. 北京：中国中医药出版社，2015.
2. 王景洪，李军，张宏伟. 张学文医学求索集［M］. 西安：陕西科技出版社，1996.
3. 张学文，陶根鱼，李军，等. 中风先兆证发病规律的研究［J］. 中国中医急症，1993（1）：7-15，3.
4. 张学文. 论中风病的防治与调护［J］. 世界中医药，2006（1）：35-36.
5. 张学文. 试论温病中"毒"的概念及其临床意义［J］. 中医杂志，1981（8）：5-8.

六十、刘茂才

【名家简介】

刘茂才（1937～），广东兴宁人，广州中医药大学教授，博士生导师，全国老中医药专家学术经验继承工作指导老师，全国名中医，广东省名中医，为享受国务院政府特殊津贴专家，中华中医药学会脑病分会终身名誉主任委员。

刘茂才力倡构建完整的中医脑髓理论体系，主持"九五"国家攻关中风病课题，获科技部"优秀科技成果"及中华中医药学会一等奖等成果，获得广东省卫生系统白求恩先进工作者、中华中医药学会杰出贡献成就奖等。

【学术思想与临证经验】

1. 力倡构建完整的中医脑髓理论体系

"神"与"神明"的内涵丰富，"心主神明"与"脑主神明"的争论由来已久。刘茂才长期从事中医脑病的临床医疗、教学与科研工作，受广东省名老中医林夏泉及天津市名老中医何世英学术思想的影响和启发，极为注重"脑为元神之府"说，主张创立新的中医脑病学。刘茂才认为脑主神明论应遵循中医自身发展规律和中医基础理论，结合中医当代临床实践，综合脑的生理、病理特点，借鉴现代最新科技成果，不断完善充实，建立一套系统的中医脑病学说，继承不泥古，发扬不离宗，大胆地设想，认真地求证。对脑病辨证的脑气血阴阳体系能够指导临证，譬如脑气来源于脾肾之气，健脾补肾辨治脑气虚损的眩晕、头痛、中风等，脑清阳之气舒展，就是要祛痰化瘀通血脉、醒脑开窍、醒神通腑，顺从脑为清灵之府，时时防犯"浊害空窍"。对于脑病辨证的构想需要不断修订，更多地应用于脑病临床。

2. 疑难脑病辨"无形之痰"

刘茂才秉承历代医家论痰治痰思想，认为在疑难脑病中，"无形之痰"既是病理产物，又是致病因子，二者常可循环往复，使病证加重、复杂化。"无形之痰"为害可致疑难脑病的诸多表现，但这些表现并非单纯由"无形之痰"所导致，往往有痰气交加、痰瘀互结、风痰阻滞、痰热为患。临床必须综合判断，是否有痰、痰的标本缓急如何、寒热虚实何属、痰从何来，以及合并哪些病邪等，均需详察，方能予以辨证施治。

刘茂才对诊治疑难脑病中的"无形之痰"有丰富的经验。在临床上，常用的治痰药有天竺黄、法半夏、胆南星、橘红、猴枣、远志、竹茹、石菖蒲、海藻、白芥子、礞石等药物，并且认为致疑难脑病之"无形之痰"多与风、瘀、气相互为病，故在治疗上常与息风通络、活血祛瘀之品合用，如天麻、全蝎、蜈蚣、地龙、当归、水蛭、丹参等。

3. 提出中风病阴阳类证辨证方法，治以"通""调""补"

刘茂才对中风病进行了数十年的临床观察和延续研究，归纳总结脑出血急性期的病机关键在于风、火、痰、瘀交互为患，痰瘀类证闭阻神明清窍是疾病的本质；并根据中风发病体质及病理基础之阴阳动态变化，认为本病有阳类证与阴类证之分，只是对阴类证而言，其邪实标盛的表现没有阳类证突出，临床常以正虚为主要表现，痰瘀互阻神明清窍是其关键病机。脑出血不同时期的临床核心类证病机多以痰瘀证、腑实证为基础，根据是否有火热证等区分阳类证与阴类证。恢复期及后遗症期的病机变化，也在此基础上，分别具有阴阳属性及痰瘀类证相关的不同特点。阳类证可见面赤身热、烦躁不安、口苦咽干、舌质红、舌苔黄、脉数等，阴类证可见面唇晦暗或苍白、静卧不烦、口咽不干苦、舌质淡、舌苔白、脉迟缓或沉细等表现。阴类证者以"益气温阳（或平补平泻）"为治疗大法，阳类证者以"清热（泻火、解毒）凉肝"为治疗大法，以此指导中风病临床类证辨识，执简驭繁，简洁可行，临床已通过大规模的多中心临床研究验证并推广应用。

4. 重视临床辨证论治"六要"

刘茂才在长期的临床实践中，认为临床辨证必须注意思路专一、开拓思维、排除干扰、重视病程、结合实践、全面分析等问题。刘茂才提出，中医辨证能顺利进行，重要的一条就是要对四诊资料的采集与分析，做到思路专一，遵循中医理论体系；开拓思维，注意性别、年龄、职业、气候、地理环境对疾病的影响，临床思维不局限于专科；四诊合参，需排除由于饮食、药物等非原病因素引起的干扰。重视病程，掌握"久病属虚"和"久病致瘀"理论，在虚证或瘀证的见证缺少，甚至并无外表见证之情况下，或采用他法而不见效之时，在辨证施治时就要考虑有虚或瘀的可能，从而给予相应的治疗。辨证施治过程中，必须了解患者的体质，包括对饮食与药物的耐受与反应，参照前药反应而辨证立法。刘茂才尤其强调临床辨证时，对具体病例中的四诊资料必须全面综合分析，既不可把那些阳性四诊资料绝对化，思想上被束缚，又不可单凭一两个四诊所见，便轻率作判断。

参考文献

1. 黄燕，华荣，郑春叶 . 刘茂才脑病学术思想与临证经验集［M］. 北京：人民卫生出版社，2018.

2. 华荣，丘宇慧，孙景波，等 . 刘茂才教授通、调、补三法论治中风病［J］. 陕西中医药大学学报，2019，42（1）：11-13.

3. 邓瑞燕 . 刘茂才教授诊治中医脑病学术思想和临证经验初探［D］. 广州：广州中医药大学，2011.

六十一、王永炎

【名家简介】

王永炎（1938～），天津人，中医内科学、神经内科学专家，中国工程院院士，中国中医科学院名誉院长、博士研究生导师，中央文史研究馆馆员。历任北京中医学院院长、北京中医药大学校长、中国中医研究院院长等职。

王永炎出生于中医世家，就读于北京中医学院医疗系，师从中医名家董建华，继承并发展创新其师临床经验，在以中风病为主的中医脑病理论和临床方面形成了自己的主要学术方向，并且在中医药标准化规范化、方剂组分配伍、临床评价、临床中药学、中药资源等学科培养了大量人才，也为中国中医药防治传染病工作作出了积极的贡献。王永炎发表学术论文 120 余篇，先后出版了《临床中医内科学》《今日中医临床丛书》等多部学术专著。

【学术思想与临证经验】

1. 创中风病诊治标准，提出气血逆乱犯脑理论

王永炎受先师影响，重视并不断探索中医辨证论治，主张中医药标准化规范化，创立了较为完善的中风病中医理论体系和诊疗体系。他从临床实践出发诠释了"类中风"概念。王永炎认为中风病的发生是多种致病因素的合力作用，强调其基本病机为气血逆乱在脑，提出了多因素致病的病因学说，多因素包括年老体衰、饮食不节、情志不畅、气候骤变、外伤劳倦等，均可单独或相兼导致五脏六腑功能异常，阴阳失调、阴虚于下、阳亢于上、内风扰动，或瘀血、痰浊、湿热内阻，最终导致气血逆乱在脑，或为血溢脑脉或为脑脉痹阻，神机失用而发为中风病，并明确指出中风病病位在脑髓血脉，以脑髓为本，脏腑为标，中络、中经、中腑、中脏都与脑部络脉的气血异常有着密切联系，该病病性多属本虚标实，上盛下虚。

王永炎将中风病分为中经络和中脏腑。中经络包括肝阳暴亢、风火上扰，风痰瘀血、痹阻脉络，气虚血瘀，阴虚风动，痰热腑实、风痰上扰五证；中脏腑包括风火上扰清窍、痰热内闭心窍、痰湿蒙塞心神、元气败脱致心神散乱四证。在辨证论治基础上，还应谨守"急则治其标，缓则治其本"的原则，注重分期进行治疗。如他主张将活血化瘀法应用于缺血性中风急性期、出血性中风急性期及中风病恢复期、后遗症期；通腑泄热法主要用于中风病腑实证等。痰浊在中风病的发病中也十分重要，但多有化热之势，并常与风、火、腑实等邪相兼为病。王永炎据此病机认识，并受先师董建华在脾胃病方面提出的"通降论"启发，创制了化痰通腑法及相应的化痰通腑汤［全瓜蒌 30 ～ 40g，胆南星 6 ～ 10g，生大黄 10 ～ 15g（后下），芒硝 10 ～ 15g（冲服）］，临床应用治疗中风之痰热腑实证效果满意。

2. 明确"病络"概念，构建"络病理论"

王永炎首次明确了病络的概念，指出病络是络脉的病理过程、病机环节，是病证产生的根源。"病络"含义的外延其实是指络脉处于某种非正常的状态，而内涵则是以证候表达为核心的、联系病因病机的、多维界面的动态时空因素，是可直接提供干预的依据。他还对"病络"及"络病"的异同进行了对比研究，认为"病络"属于中医学中的病机范畴，"络病"则是指发生于以络脉为主要病位，结构和（或）功能失常为关键病机的一类疾病。络脉有常有变，常则通，变则病，变则必有"病络"生，"病络"生则"络病"成，且病络有三种状态，包括络结、络弛和络破。王永炎认为络病的形成多由于络脉发生虚滞、瘀阻和毒损，而其中瘀毒阻络是重要病理基础。

王永炎提出心血管疾病当属络病范畴，认识心血管疾病需从络脉入手，多种心血管疾病的发生发展都以病络为病理核心，其核心病机为络脉瘀阻，病性多属本虚标实、虚实夹杂，包括冠状动脉粥样硬化性心脏病、高血压、心律失常等疾病。心络郁滞所致的络结是心血管疾病形成的初始环节，多为久病或久瘀入络所致的络脉之病，因此在辨证治疗过程中除要注重气虚邪留、痰阻血瘀等病理因素对手少阴心经生理和病理的影响外，还应注意病邪对相关络脉所产生的影响。

3. 提出风邪致悸说

中医心悸病范畴包含室性期前收缩，王永炎在历代医家经验和理论基础上，结合临床实际对室性期前收缩的中医认识进行补充和升华，总结出风邪在室性期前收缩的发病中起着重要的作用。他认为心阴不足最易生风，提出心阴不足、风动心络是室性期前收缩不可或缺的一类病机，同时指出在心阴不足、风动心络的基础上可兼见痰、瘀、热。王永炎强调在室性期前收缩的中医药治疗中，应重视风邪这一病因，并立养阴息风复脉法，创经验方养阴熄风复脉汤，其组成为北

沙参、玄参、丹参、黄连、炒僵蚕、蝉蜕、全蝎、生龙骨、生牡蛎、酸枣仁、甘松，为临床诊治心悸病提供了新的思路。

4. "三步法"治疗血瘀证

王永炎认为，活血、化瘀、通络法虽同治血瘀证，但因瘀滞状态不同，病位浅深不同，治疗层次也不尽相同，此三法是针对三种血液瘀滞状态而采取的三步法。血气不和者，病程较短、病情较轻，宜调气活血；血聚成瘀者，病程相对较长、病情较重，宜活血化瘀；血瘀络脉者，病程更久、病情缠绵反复，宜化瘀通络。用药层层深入，疗程逐渐延长，使药达病所，瘀疾可除。他进一步提出瘀血同源而异态，如气滞血瘀、气虚血瘀、痰聚血瘀等，故治疗应分别采用理气活血法、益气活血法、化痰活血法、温经活血法等，使气行则血行。王永炎在运用祛瘀法时还强调分层遣药，将其分为化瘀、散瘀、破瘀三个层次，且临床多数情况下两者或三者联用，效应益彰。对于化瘀通络法，王永炎继承叶桂等先贤理论，并结合脑病临床特征，制定了化瘀解毒通络、清热解毒通络、化痰解毒通络等一系列中风病治法。

5. 提出"五脏六腑皆令人喘"

喘证常由多种疾患引起，病因复杂，咳与喘常夹杂发病，尽管咳不一定兼喘，但喘多兼咳嗽，两者在肺失宣降、痰瘀互结等病理环节上有共同之处；咳嗽日久，迁延失治，也会发展成喘。王永炎在研读《素问·咳论》"五脏六腑皆令人咳"的基础上，认为既然"咳非独肺"，那么喘亦非仅在肺、脾、肾三脏而关乎五脏六腑，进而提出"五脏六腑皆令人喘"的观点，并以此为理论指导，临床治疗一些久治不痊愈的喘证取得较好的效果。

参考文献

1. 张丽梅. 王永炎学术思想与经验总结及养阴熄风复脉汤治疗室早的临床研究［D］. 北京：中国中医科学院，2017.

2. 简文佳，时晶，田金洲. 王永炎先生运用化痰通腑法治疗中风浅析［J］. 天津中医药，2015，32（2）：65-67.

3. 王显，王永炎. 对"络脉、病络与络病"的思考与求证［J］. 北京中医药大学学报，2015，38（9）：581-586.

4. 时晶，简文佳，魏明清，等. 王永炎活血、化瘀、通络三步法［J］. 中医杂志，2014，55（23）：1993-1995.

5. 王永炎，王燕平，于智敏. 五脏六腑皆令人"喘"［J］. 天津中医药，2013，30（1）：1-3.

六十二、洪广祥

【名家简介】

洪广祥（1938～2014），江西婺源人，教授、主任中医师，博士研究生导师。是第一批、第四批全国老中医药专家学术经验继承工作指导老师，第二届国医大师，享受国务院政府特殊津贴专家。洪广祥自幼学医侍诊，熟读《汤头方歌》《药性赋》《医宗必读》《黄帝内经》《伤寒杂病论》等经典名著。

洪广祥尤其擅长内科呼吸疾病和内科疑难病证的治疗，并创建了全国首个中医呼吸病研究所，在国内同行中率先提出了"痰瘀伏肺为哮喘反复发作的宿根""治痰治瘀以治气为先"，以及"治肺不远温"等新学说，并应用这些理论研究开发出蠲哮片、冬菀止咳颗粒及咳喘固本冲剂等药。其著有《中国现代百名中医临床家——洪广祥》《豫章医萃》《奇病奇治》等6部专著，并参编著作10余部。

【学术思想与临证经验】

1. "治肺不远温"学术思想

在长期的理论研究与临床实践中，洪广祥深刻体会到痰饮是慢性咳喘病的主要病理基础。《金匮要略·痰饮咳嗽病脉证并治》中明确指出"病痰饮者，当以温药和之"。因此，洪广祥提出"治肺不远温"的学术观点，认为"气阳虚弱是慢性肺系病证的主要内因""痰瘀伏肺是慢性肺系病证最主要的病理产物""外感风寒是慢性肺系病证反复发作最常见的诱因"。

基于上述发病特点，慢性咳喘疾患总以气阳虚弱、痰瘀互结、外寒侵袭等为主要病理基础，种种热象多为标症，故临证时，需遵从"损者温之"及《金匮要略》"病痰饮者，当以温药和之"等原则，应排除对标象的顾忌，及时地、大胆地施以温散、温化、温补、温通等治本之方药，以上为"治肺不远温"学术观点的主要内容。洪广祥提出的"全程温法治疗哮病"观点，现已成为其临床诊治肺系病证的重要学术思想。

2. "痰瘀伏肺"为哮病宿根

洪广祥认为痰饮内伏并不是独立存在的，它与气郁、血瘀往往互相影响、互为因果，因为宿痰伏肺，气机郁滞，不仅会导致津凝生痰，同时又因气郁痰滞影响血行，而出现痰瘀不解的复杂局面。从痰与瘀的相互关系来说，痰可酿瘀，痰为瘀的基础，而瘀亦能变生痰浊，继而形成因果循环。痰夹瘀血，结成窠臼，潜伏于肺，遂成哮证的"夙根"。

受朱震亨"善治痰者，不治痰而治气"和唐宗海"治一切血证皆宜治气"学术思想的影响，洪广祥提出了哮喘发作期的治疗新思路，即"治痰治瘀以治气为先"。治气之法，应当从调肝气、行脾气、泻肺气、利腑气等方面着手进行治疗。在《素问·脏气法时论》中"肺若气上逆，急食苦以泻之"理论的启示下，他选择以"苦降"为作用特点、以疏利气机为主要目的的药物作为组方基础，制成平喘新方"蠲哮汤"，方由葶苈子、青皮、陈皮、槟榔、大黄、生姜各10g，牡荆子、鬼箭羽各15g等组成。药后1～3天内，若解痰涎状黏液便，为痰浊下泻的良性反应，如无其他不适，则不必疑虑，待哮喘症状完全缓解后，大便自然恢复常态。

3. 补虚泻实是慢性阻塞性肺疾病的全程治则

本虚标实、虚实夹杂是慢性阻塞性肺疾病的基本病机特点。洪广祥指出无论是在急性加重期或是处于症状稳定期，虚中夹实，或实中夹虚的证候表现在病变全程都可兼见，有时实证为主要矛盾，但虚证又常常左右实证的治疗效果；当虚证为主要矛盾时，如处理不当，或疏忽对实证的兼顾，实证又常成为引发病情反复的重要诱因。因此在治疗慢性阻塞性肺疾病过程中，应该重视虚实夹杂的问题，一定要将补虚泻实作为一个全程性的治则，而不是阶段性的。

洪广祥认为补虚重在纠正气阳虚弱，特别是元气虚和宗气虚，泻实则着眼于涤痰行瘀。对慢性阻塞性肺疾病患者气阳虚弱证候的治疗尤其要重视益气温阳，可选用补中益气汤、补元汤（经验方）、芪附汤加减。对痰瘀伏肺证候的治疗要重视祛痰行瘀，选用千缗汤、苓桂术甘汤或桂枝茯苓丸加减。痰瘀为阴邪，非温不化，若痰瘀化热，出现痰黄稠黏、口渴便结、舌质红暗、苔黄厚腻、脉滑数等痰热瘀阻症状时，可改用清化痰热、散瘀泄热法，待痰热证候顿挫后，及时改用"温化"方药以图缓治。

参考文献

1. 洪广祥. 哮病治疗之我见［J］. 中医杂志，1988，29（3）：7-9.

2. 赵凤达. 洪广祥运用疏利气机法治疗支气管哮喘的经验［J］. 中国医药学报，1993，08（6）：31-33.

3. 洪广祥. 补虚泻实法论治慢性阻塞性肺疾病［J］. 中医药通报，2006，5（4）：5-6.

4. 洪广祥. 慢性阻塞性肺疾病的辨证施治［J］. 中华中医药杂志，2007（7）：454-459.

5. 洪广祥. 对慢性阻塞性肺疾病诊治指南的若干思考［J］. 中华中医药杂志，2009，24（1）：16-18.

六十三、杨震

【名家简介】

杨震（1940～），陕西西安人，首届全国名中医，首届陕西省名老中医，享受国务院政府特殊津贴专家。历任中华中医药学会陕西分会副会长、西安市中医学会副会长等职务。杨震首倡"相火气机学说"，创新性提出"六型相火"及"治肝五论"，归纳"治肝十法"，首创"肝经血热"乙肝病机理论。参编《黄元御医学全书》《麻瑞亭治验集》等，编著《杨震相火气机学说研习实践录》丛书等。先后培养学术经验继承人 50 余人。

【学术思想与临证经验】

1. 辨证首重病机，论治巧取八法应用

杨震认为病机是辨证的依据、论治的基础，指出辨证时要"审查病机"，施治时要"谨守病机"，遵守"病机"是提高中医临床疗效的关键。如杨震提出"肝经血热"是慢性乙型病毒性肝炎的重要病机，认为慢性乙型病毒性肝炎病机传变过程是"疫毒（病因）→潜入血分→损伤肝络（病位）→肝经血热（病性）"。治疗针对病机予凉血解毒，自拟"茜兰汤"，后研发新药"碧云砂乙肝灵"治疗慢性乙型病毒性肝炎，疗效满意。

杨震将清代程国彭的八法融于临床实践，如食物中毒用吐法、肠澼用下法、湿热外感用和法、积聚用消法等，临床使用常数法相合，遣方用药仔细斟酌。

2. 注重四诊合参，尤善诊脉察舌技能

杨震临证注重四诊合参，强调四诊并用而非面面俱到，临证须抓主要矛盾。

杨震极为重视脉诊，积累了丰富的脉诊经验，临床常舍症从脉。肝病患者多见弦脉、涩脉、沉脉、细脉、革脉等，且患者往往出现复合脉，杨震在临床中推广浑脉和滞脉的诊治，为临床提供了不可或缺的辨证诊疗依据。针对舌诊，杨震首先辨识"舌神"，根据舌质的荣枯及舌体的活动情况掌握脏腑气血阴阳之盛衰，了解疾病预后。创新性地总结了肝经血热患者舌质边尖红、舌尖有小瘀点的特异性体征。他认为舌下络脉能更明了地反映人体气血的瘀畅情况，体现"经络凝涩，结而不通"的病机，肝病患者舌下络脉异常程度与慢性肝炎、肝硬化、肝癌的进展演变密切相关。

3. 秉承相火学说，提出"六型相火"证治

杨震师从丹溪学派传承人王新午，精研相火。他指出"相火学说"是在《黄帝内经》"少火、壮火"说的基础上，继承刘完素、李杲等的学术观点，由朱震亨提出的内生火热理论，认为阴阳不和是疾病发生的根本，治疗应"调和阴阳，以致平衡"。杨震将相火学说运用在肝病的辨证中，认为肝内寄相火，体阴而用阳，只有在"血养其本，气资其用"的前提下，肝才能调畅而不病，否则最易导致"阳用有余，体阴不足"的病理变化。在临床肝病的辨治上，创新性地把肝病所产生的局部内生火热按病理相火理论去研究，按肝病的发展过程将病理性相火分为"六型相火"：郁热相火、血热相火、湿热相火、瘀热相火、阴虚相火、相火虚衰。据此形成辨治体系，临床取得显著疗效。

4. 崇尚气机学说，首阐"肝主气机"理论

杨震作为清代御医黄玉璐第五代传人麻瑞亭的入门弟子，崇尚探究气机理论。他认为应将《黄帝内经》的左升右降气机运动理论与人体生理功能密切联系起来，并倡导黄玉璐在治疗内伤杂病首要顾护中气、升清降浊、兼及四维的思想，对气机升降理论在肝病诊治方面作了进一步阐释与发展。其认为肝主升发，可协调肺气升清降浊，主调畅气机，主少阳升发之气，是少阳为枢的动力源，提出"肝主气机"的观点。肝脏疾病的发病则多为气血阴阳的失调和紊乱，常表现为肝气失敷和、肝血失奉守、肝阴失承平、肝阳失固密四型，辨证以气血阴阳为纲领分类施治。通过调整全身气机变化来解决局部脏腑病变，为治疗复杂、多脏器的联合发病增加了新的辨治思路与方法。

5. 融合学派特色，提出相火气机学说

杨震在丹溪学派和黄氏医学的学术特色基础上，结合临床经验，提出了以研究人体生命之火及其运动变化为中心的"相火气机学说"。该学说是以相火气机为主要切入点研究人体正常生理运行和异常病理改变的理论。相火气机学说把辨证论治中常用的六经辨证、脏腑辨证、八纲辨证、卫气营血辨证等以辨证的核心内容（即相火气机运行失常）为辨证主体而统一起来，形成了一种新的辨治现代疾病的方法，是中医认识疾病和治疗疾病的一种推理模式，弥补了学界对相火气机研究的不足。

6. 研集历代经验，归纳"治肝十法"经验

杨震从事肝病诊治六十余年，总结肝病的治疗应注意四点：一是疏通气血，条达为要；二是体用结合，补泻适宜；三是明辨标本，缓急有度；四是整体治疗，兼顾七情。治疗用药方面，研习总结历代经验，尤其推崇清代王泰林按肝气、肝火、肝风三大类提出的治肝二十三法。杨震结合自身肝病诊治经验，执简驭繁地归纳出"治肝十法"，即凉血解毒法、芳香化浊法、疏肝理气法、疏肝健脾法、疏肝利胆法、柔肝养阴法、和肝健补法、清肝息风法、活血化瘀法、通络利水法，自拟 40 余首经验方，辨证治疗不同证型的肝病。

参考文献

1. 杨震，刘前进，张国统，等. 碧云砂乙肝灵治疗乙型肝炎 341 例［J］. 陕西中医，1987，8（5）：204–205.

2. 杨震，郝建梅. "相火学说"在肝病诊治中的应用运用［J］. 中西医结合肝病杂志，2018，28（5）：257–260.

3. 杨震，郝建梅. "气机学说"在肝病诊治中的应用［J］. 中西医结合肝病杂志，2020，30（3）：193–195，214.

4. 杨震. 基于"相火气机学说"论治肝病源流溯洄［J］. 陕西中医药大学学报，2020，43（5）：11–17.

5. 杨震. 杨震相火气机学说研习实践录：临证经验集［M］. 北京：中国中医药出版社，2019.

六十四、丁书文

【名家简介】

丁书文（1941～），山东单县人，曾师从著名中医学家周次清，现为山东中医药大学附属医院主任医师、教授、博士研究生导师，为享受国务院政府特殊津贴专家，山东中医药学会心脏病专业委员会主任委员，第三批、第四批全国老中医药专家学术经验继承工作指导老师，中国中医科学院全国中医药传承博士后合作导师。

丁书文从事中医临床教学科研五十余年，主要从事中医药防治心血管疾病和中药现代化研究。主编参编《中医临床实践与进展》《现代新药与检查》等 9 部著作，先后开发研制中药新药

4个品种，培养硕士、博士研究生60余名。

【学术思想与临证经验】

1. 首提并构建"心系疾病热毒学说"

丁书文的"心系疾病热毒学说"源于李杲的"火与元气不两立，一胜则一负"，元气亏虚宜生热毒，热毒宜伤元气，两者相互对立统一。针对热毒学说，丁书文认为当今心系热毒不同于以往传统热毒，既往热毒多责之外感，而当今热毒多为内伤七情引起，因脏腑功能失调，痰浊、瘀血蕴结日久化热成毒。丁书文将病因归纳为气候环境变化、工作生活压力、饮食习惯、体质因素改变等。他认为热毒致病具有以下特点：一是病变复杂，心系疾病多发于中老年人，其症状多表现为胸闷或痛，口干口苦，舌苔黄腻，脉滑数或沉迟无力，往往因虚致实，因实致虚，虚实夹杂；二是凶险多变，热毒伤人，起病急骤，伤及心络可猝然心痛，伤及气机可中风偏枯；三是顽固难愈，胸痹、眩晕、心悸等病久治难愈皆因痰热瘀胶结壅滞。丁书文认为心系疾病的热毒多是在气虚的基础上导致的，气虚是热毒的关键原因，热毒又可加重气虚，因此他倡导益气解毒治法。心系疾病热毒学说不仅应用于心系病，在辨证基础上，也可广泛地应用于其他疾病，如消渴病等。

2. "益气活血解毒"治疗冠状动脉粥样硬化性心脏病

丁书文提出了"气虚血瘀热毒"是冠状动脉粥样硬化性心脏病重要病机的认识，确立了"益气活血解毒"是治疗冠状动脉粥样硬化性心脏病的基本治法。丁书文认为气虚血瘀是冠状动脉粥样硬化性心脏病的发生、发展变化的根本，气为血之帅，心气充沛才能帅血贯于周身，若心气不足，则运血无力，血液瘀滞，痹阻心脉，发为心痛。"邪之所凑，其气必虚"，气虚不能固护，易致寒邪侵袭；气虚亦可致气滞；气不行血，心脉失养，可致阴血亏虚；气不行津，又可致痰浊。由此可见气虚不仅可致血虚、阴虚等本虚，还可导致气滞、痰浊等标实，因此丁书文认为，气虚血瘀是根本原因和病理基础，热毒是导致病情复杂、凶险、顽固难愈的关键因素（此处热毒等同于心系疾病热毒论中所言的热毒）。治疗上，丁书文认为补气是治本之法，补气能促进机体气血化生与平衡，提高脏腑功能，祛除血脉瘀滞、痰湿及痰热。活血化瘀是治疗常规，丁书文常用活血药有养血活血的丹参、当归、川芎等，破血的三棱、莪术，化瘀止痛的延胡索、乳香、没药等。清热解毒是重要治法，冠状动脉粥样硬化性心脏病的热毒多为内毒，由于脏腑功能紊乱，阴阳气血失调等原因而产生，丁书文常用黄连、黄芩、玄参等清热解毒药物，并配伍固护脾胃的药物，常获良好效果。

3. 抗疟中药引入心律失常治疗

丁书文率先将传统抗疟中药青蒿、常山引入心系疾病的治疗，在临床获得较好的治疗效果。丁书文认为痰火扰心、热毒阻络是心律失常的重要病机，而青蒿清热之功尤佳，故习用青蒿治疗心律失常，用量常至30g。常山具有较好的化痰功效，但因其有毒，用量过大容易损伤脾胃功能致恶心呕吐，故临床常用剂量为6g。丁书文常将二者配伍使用，形成治疗心律失常的重要对药。青蒿为君，常山为臣，二者皆为苦寒之药，相须为用，具有显著的清热化痰作用，与心律失常痰火扰心之病机相契合，因此能够发挥较好的治疗效果。丁书文注重固护脾胃，青蒿、常山药性寒凉，因此在临床运用时，每遇兼脾胃虚弱患者常少佐温热药。

4. 善从"汗为心之液"论治心系疾病

丁书文认为汗液的生成有赖于阳气的温煦与阴精的滋养，汗液的分泌与心密切相关，津液与血液可以相互转化，津液亦是汗液的物质基础。传统观念认为自汗属阳虚，盗汗属阴虚，丁书文则认为此论有失偏颇，诚如《景岳全书·汗证》云："自汗盗汗亦各有阴阳之证……但察其有火无火，则或阴或阳，自可见矣。"他指出汗证病机应以"阳加于阴谓之汗"为基础，基于此，丁书文对以盗汗、阵发性燥热汗出、自汗兼盗汗为主症的心病患者，喜用当归六黄汤治疗，认为该方配伍正合邪热炽盛、"阳加于阴"、表失固摄、津液外泄之病机。此外，遣方用药重视天人相应，如自汗见于春夏者，动则汗出，多加大黄芪剂量以益气固表，辅以浮小麦收敛止汗，或合方应用玉屏风散；自汗见于秋冬，兼见周身疼痛者，多配伍桂枝、白芍调和营卫。

5. 以清为补，以通为补，以调为补

丁书文认为，当代人的体质及病机多以湿热内盛、气血不畅为特点，针对现代体质及病机特点，以清为补、以通为补、以调为补乃为上策。以清为补是针对现代人湿热内盛的病机所提出的，多采取清热解毒的方药、食疗及运动。因苦味能清热降火，所以平素可多食苦瓜、苦菜，或以苦丁、菊花等泡水代茶饮。对于脾胃湿邪较重者可长期食用薏苡仁粥，且现代药理研究表明薏苡仁还可预防肠道肿瘤的发生。以通为补是针对中老年人血瘀与便秘的病证及体质特点。中老年人脏气亏虚，无以推动血运，血液黏滞，易于瘀结；腑气不通，大肠传导无力致便秘，代谢产物不能排出成为毒邪。对此，应常用大黄一日 3 ～ 10g 泡水代茶，通腑泄浊、清热燥湿，兼活血化瘀、祛瘀生新。亦可选用银杏叶、玫瑰花泡水代茶饮。以调为补是针对现代人气机不畅、脏腑功能失调的体质及病机特点。调补首先应调理气机，对此丁书文特别推荐食用青萝卜，以助调补气机、顺气通便。丁书文认为保健预防的理念应与时俱进，不可滥用，否则补药可能成为"毒药"。

参考文献

1. 丁书文，李晓，李运伦. 心系疾病热毒论 ［M］. 济南：济南出版社，2016.

2. 张珊珊，郑艺，申应涛. 丁书文治疗糖尿病合并高血压病用药经验 ［J］. 山东中医杂志，2020，39（10）：1092–1096.

3. 丁书文. 医学人生 ［M］. 济南：山东科学技术出版社，2019.

4. 丁书文，焦华琛，王怡斐，等. 传统经典名方应对心律失常疾病大有可为 ［J］. 陕西中医药大学学报，2020，43（1）：9–14.

六十五、刘尚义

【名家简介】

刘尚义（1942 ～ ），贵州大方县人，第二届国医大师，贵州省名中医。刘尚义师从葛氏疡科第七代传人贵州名医赵韵芬，系统学习疡科疾病的诊治及丸、散、膏、丹的炼制，于贵阳医学院（现贵州医科大学）中医系毕业后进入贵阳中医学院（现贵州中医药大学），从医执教至今。

刘尚义提出"引疡入瘤"诊疗理念，首创"从膜论治"学术思想，擅长诊治中医肿瘤、皮肤病、肾病、脾胃病等病证，撰写有《中国炼丹术史略》《〈易经〉学术发展述要》等 30 多篇重要论文，参与编写《南方医话》《中国基本中成药优选》等 20 余部论著。刘尚义培养了众多中医学子及人才，许多已成为中医药事业的栋梁和骨干。

【学术思想与临证经验】

1. 继疡科精髓，创从膜论治

刘尚义在疡科颇有建树，创立了"从膜论治"学术思想。他认为人体乃有机整体，"体内疾患，临证中犹如一囊，将内'皮'翻出，一目了然"，即咽、食道、胃、肠、膀胱、子宫等黏膜翻折于外、暴露在视野下时就如同人体的皮肤，因此当这些器官的黏膜出现炎症、溃疡、肿瘤等病理性改变时则可按疡科理论来辨证施治。"在内之膜如在外之肤，在外之肤如在内之膜，肤膜同病，肤膜同位，异病同治"则是膜病理论的核心内涵。临床上善于使用丹药、药线等法，曾成功治愈巨大脓胸上石疽（18cm×20cm）、巴骨流痰等疡科疾病。

根据患者的症状和体征，刘尚义还总结出膜痒、膜疮、膜烂出血等临床病证的诊治要点：以瘙痒为主要特点的一类疾病称为膜痒；以局部黏膜溃疡、红肿等为特点的一类疾病称为膜疮；以局部黏膜糜烂出血甚至呈菜花样改变，局部流脓流血等为特点的一类疾病称为膜烂出血。此三者既指主要表现为痛、痒、麻木等感觉异常、黏膜溃疡、糜烂出血三类不同症状特点的疾病，又指疾病的三个发展阶段。

2. 肤法疗膜，肤药治膜

刘尚义认为"肤膜同位"，膜为在内之肤，肤为在外之膜。肌肤具有温养肌肤、调节体温、抵御外邪等作用，膜也具有类似的功用。当膜失滋养，机体御邪能力减弱，邪气入里，则可使病情加重，或生为他病。因此在治疗膜病时，"肤药""肤法"同样适用。具体内涵有以下三个方面，一因"肺主皮毛"，故在治疗"膜病"时需从肺论治，灵活运用宣肺、肃肺、清肺、泻肺、温肺、润肺、补肺、敛肺八法，肺气宣降正常，膜之功能得复。二因"肺与大肠相表里"，大肠之传导与肺气之宣降密切相关，故临床巧用生熟大黄、枳实、厚朴、决明子、紫菀、杏仁等药物润肺下气、通腑降泄，肺肠同治，气机通畅，利于促进病邪的外出与膜之功能的恢复。三因膜病的病理基础为风、痰、瘀、毒，病邪入侵，易伤阴液，且治疗中苦燥、辛散、热灼之品也易耗伤阴液，阴虚则阳无以附，病难治愈，因此临证常注重养阴药的运用。

刘尚义将女科疾病纳入"膜病"范畴，在膜病理论指导下，认为"在内之膜如在外之肤"，肤药疗膜病，用外疡科之消、托、补三法论治膜病，并结合女性生殖特性与整体辨证观，外治法内治法并举。如治一例前庭大腺脓肿案，前期常规穿刺引流、抗菌消炎，反复不愈，刘尚义予以疡科药线插入脓肿，并以托毒排脓之中药内服而治愈。

3. 独树一帜，引疡入瘤

刘尚义对于肿瘤的治疗独树一帜，他在"从膜论治"的基础上提出了"引疡入瘤"的中医抗肿瘤新理念。所谓"引疡入瘤"包括疡理诊瘤、疡法治瘤、疡药疗瘤三个方面。许多恶性肿瘤如食管癌、胃癌、结直肠癌、膀胱癌、子宫癌等都属于富含黏膜的空腔脏器疾病，通过西医学内镜技术发现恶性肿瘤往往具有溃疡、糜烂、流脓流血等表现，刘尚义认为这些表现与疡科之症相同。因此治疗肿瘤疾病时可将疡科理论用于指导肿瘤的诊治，可将疡科方法及药物运用于肿瘤疾病的治疗中。刘尚义认为正虚邪积是肿瘤疾病发生的具体病机，因此治疗肿瘤疾病时应遵循平衡阴阳、内外兼修的治疗原则。借助药物或其他疗法来补偏纠弊，补不足，损有余，以平衡阴阳，控制肿瘤病情的发展。在肿瘤治疗过程中刘尚义常运用药对以补虚扶正或祛邪散结，如生熟地黄相伍治疗乳腺癌术后及化疗后辨为肝肾阴虚的患者，莪术、鳖甲相使增强化瘀散结的功效，用治肺癌、肝癌、乳腺癌等效佳。此外，刘尚义还将针刺、艾灸等外治法按照临床病证的特点灵活运用，内外兼顾，优势互补，增强疗效。

参考文献

1. 贾敏，唐挺. 国家级名老中医刘尚义教授成才之路研究报告［J］. 贵阳中医学院学报，2010，32（2）：17-19.

2. 李娟，杨柱，唐东昕，等. 国医大师刘尚义巧用四妙勇安汤加减临证经验［J］. 山东中医杂志，2018，37

（9）：775-777.

3.黄雯琪，龙奉玺，罗莉，等.探析国医大师刘尚义"从膜论治"学术思想理论来源及发展轨迹［J］.辽宁中医志，2019，46（2）：282-283.

4.唐东昕，杨柱，刘尚义.刘尚义"引疡入瘤、从膜论治"学术观点在肿瘤诊治中的应用［J］.中医杂志，2016，57（20）：1732-1734.

5.邓茜，杨柱，龙奉玺，等.基于疡科理论与肿瘤关系探析刘尚义教授"引疡入瘤"学术思想［J］.南京中医药大学学报，2018，34（3）：236-238.

六十六、熊继柏

【名家简介】

熊继柏（1942～），湖南石门县人，湖南中医药大学教授，广州中医药大学博士生导师，香港浸会大学荣誉教授，湖南中医药大学第一附属医院特聘中医学术顾问。历任湖南中医药大学内经教研室主任、中国中医学会内经专业委员会委员等职。其16岁行医，从事中医临床五十余年，获第三届国医大师荣誉称号。

其发表学术论文108篇，出版中医专著17部，其中独著的《内经理论精要》一书，先后被英国牛津大学图书馆、英国大英博物馆、美国国会图书馆列为藏书；培养博士研究生、硕士研究生80余人。

【学术思想与临证经验】

1. 临证重视辨证论治

熊继柏强调中医的精髓在于辨证论治，他曾讲"中医的生命力在于临床，要遵循中医传统法则，认真辨证施治"。他认为辨证论治是贯穿中医临床的基本法则、坚持理法方药的基本步骤。

在诊断方面，熊继柏强调临床上辨证论治的核心在于抓住病机，辨病机的关键在于辨清病位与病性。关于如何辨清疾病的病位、病性，熊继柏提出了9种方法，分别是：运用阴阳五行的理论辨别病位、病性；运用藏象理论辨别病位；用《黄帝内经》病机十九条辨别病位、病性；四诊合参辨别病位、病性；根据经络循行规律辨别病位；根据疾病传变规律辨别病位；借助西医诊断辨别病位；依据经典理论辨别病位、病性；根据疾病的主要特征辨别病位、病性。

在治疗方面，熊继柏认为临床施治的关键是"选方"，要因证立法，因法选方，因方遣药，反对中医开药而无方。熊继柏从不开无"汤头"之处方，主张临证处方必有主方，善于将经方与时方合用，特别反对执一方以应百病。

2. 治急暴病须有胆有识，治慢性病须有守有方

熊继柏认为，中医治疗危急暴病时，要"心欲小而胆欲大"，即须"有胆有识"。所谓"有胆有识"，是指在治疗危急暴病时，一要有见识，要谨慎辨证，诊断不可有误；二要有胆量，弄清病证后果断用药，大病必须用大药，否则杯水车薪，无济于事，二者缺一不可。

对于治疗慢病久病，特别是诊治久病中的疑难病证，熊继柏则认为在精准辨证的前提下，对治疗方案要有自信，要能坚守自己的观点。要有系统方略，能分辨标本缓急、脏腑间的关联与虚实错杂，做到辨证精准；同时需要明确如何分步治疗，形成成熟方案方能从容不迫，获得良效。

3. 疑难杂病当从痰论治

熊继柏总结出疑难疾病的三个特点：症状奇特、诊断不明确、久治不效。痰饮为人体代谢失常的产物，并可成为新的致病因素而对人体造成更为严重的损害，具有阴邪的性质。痰饮可引起经络气血运行不调、水液代谢失调、气机升降不畅。张秉成曰："痰为百病之母，奇病怪证，皆属于痰。"故熊继柏将从痰论治作为治疗疑难病的突破口，如其曾有一明确诊断为发作性睡病的患者，西医的治疗主要以各种兴奋性药物为主，如肾上腺素等，但并不能完全缓解症状，熊继柏从"百病皆由痰作祟"下手，以涤痰开窍为治疗原则，方选涤痰汤，方中西洋参、茯苓、甘草补心益脾而泻火，陈皮、胆南星、法半夏利气燥湿而祛痰，石菖蒲开窍通心，枳实破痰利膈，竹茹清燥开郁，使痰消火降、痰去络通，配伍浙贝母以化痰软坚，升麻升清阳以开窍醒神，服药数剂，症状明显改善。

4. 中医人才培养要"读经典，早临床"

熊继柏曾自我总结说道："我一生只做两件事：倾力临床、治病救人，传承经典、教书育人。"熊继柏耕耘讲台三十余年，总结出了中医人才培养要"读经典，早临床"的教育理念。

熊继柏指出包括中医四大经典在内的医学典籍是历代医家留给我们的宝贵财富，是临床辨证论治的源泉所在，医学典籍中阐发的医学理论、医学思想、医学模式及诊疗方法、处方用药等，至今仍有效地指导着临床，熟记经典是学好中医的一个很重要的方法。而有效地阅读医学典籍应当遵循两个方法：其一，由易到难。刚开始学医时可以阅读比较浅显易懂的书籍，比如《药性赋》《药性歌括四百味》《汤头歌诀》《医学三字经》等，随着学习的深入可以研读比较高深的中医经典著作，如《黄帝内经》《伤寒论》《金匮要略》《温病条辨》等。其二，熟读和深思相结合。阅读医学典籍要边理解边记忆，不可以单纯死记硬背，这样才能为在临床上运用自如打下基础，起到事半功倍的效果。此外，还要注意各种书籍知识之间的融会贯通、相互联系对比等。

熊继柏反复强调中医的生命力在于临床，中医真正的硬功夫在临床。因此，中医的学习必须将理论和实践相结合，应早上临床、多上临床。熊继柏认为中医的理论虽抽象，但绝非空洞浮泛的理论，中医学的理论是古代先贤在实践中逐步认识、总结升华之后所形成的。因此，唯有通过临床实践才能加深对中医理论的认识，唯有通过感性认识才可以加深对中医理论的理解。如开展临床现场教学的中医临床培训模式，统一教学思路、目标和讲述要点，引导学生的临证思维，从而使学生达到一名合格医者的水平。

参考文献

1. 刘朝圣. 国医大师熊继柏学术思想与临证特色析要［J］. 中华中医药杂志，2019，34（2）：605-608.

2. 刘扬，何清湖，丁颖，等. 国医大师熊继柏论辨证论治［J］. 中华中医药杂志，2019，34（4）：1498-1501.

3. 刘扬，何清湖，易法银，等. 国医大师熊继柏论如何学习中医［J］. 中华中医药杂志，2019，34（1）：196-198.

4. 何清湖，孙相如，刘朝圣. 临床现场教学开辟培训新模式［N］. 健康报，2017-02-22（005）.

六十七、戴永生

【名家简介】

戴永生（1943～），贵州省赤水市人，教授，博士研究生导师，全国名中医及贵州省名中医，第五批、第六批全国老中医药专家学术经验继承工作指导老师，世界传统医学联盟学术委员会委员。其中医之路启蒙于其父，后师从袁家玑，于1966年毕业于贵阳中医学院（现贵州中医药大学）医学系本科，1983年毕业于贵阳中医学院研究生班，随后留校任教。从事医疗、教学、科研工作五十余年。

其出版《中医五行研究及临床应用》《全国名中医戴永生临证医验学术心典》等 6 部著作，其中"中医五行系列研究"获"贵州省科学技术进步二等奖"。学术上以中医五行生克制化指导临床，形成五行辨治特色并用于中医内科疾病诊治中。培养了大批的学科带头人及学术骨干。

【学术思想与临证经验】

1. 创新中医五行学说，指导病证诊治

戴永生以中医经典理论为指导，受古今医家、医论、医术、医著的影响，矢志不渝地构思与完善五行正反思维方法，从五行学说的继承性、发扬性、独创性和应用性方面编著了《中医五行研究及临床应用》，其内容包括：①弄清五行源流，首次提出五行源于自然观，儒家"治国"、道家"治身"、中医"医学"的"一源而三歧"发展史观。②完善中医倒五行方法论，包括倒相生、倒相克、倒生克等，与顺五行共构五行生克相对性，为五行病机与辨证奠定方法论基础。③创建中医脏腑病机五行病传变的 6 个规律和一脏与四脏相互之间的五行病机母子乘侮模式。④提出中医五行辨证的 7 类 35 个证候模式并用于五脏病证 6138 例。⑤系统完善五行治则治法对接五行辨证，体现了中医五行的守正创新。

戴永生将独到的中医五行辨治运用于临床中，其学术思想主要体现在规范了辨治概念，认识到病机分太过与不及、症状有原发与继发、病证存在系统性，以及五行辨治的同病（证）异辨与异病（证）同辨等，并提出五行辨治贯穿于中医内科病证辨治中，如胃脘痛的脾虚胃实证，依托胃阳土实太过，脾阴土虚不足的五行病机，分析原发症在胃，继发症在脾，拟以四君子汤健脾、厚朴三物汤通胃腑并随证加减多获良效。依托肝病传脾的五行相乘病机和五行克中有生的相对性治疗肝纤维化，拟定实脾土以制肝木，曾以此法治愈一名肝纤维化患者，至今二十余年未曾复发。

2. 优化辨证方法，丰富临床辨证路径

戴永生重视临床辨证方法，将八纲辨证、病因辨证、气血津液辨证、脏腑辨证等方法优化组合，以适应临床病证的复杂性和多变性。如胃脘痛的复合辨证有肝胃郁热证、食滞胃脘证（脏腑合病因辨证），气虚瘀热证（气血津液合病因辨证），脾虚肝乘证（脏腑合五行辨证）等。

3. 活用经方，提高治病疗效

戴永生深入研究中医药经方学术理论和治疗经验并用之于临床，常达事半功倍之效果。戴永生认为脾胃病的病因与感受外邪、饮食失宜、情志所伤、劳逸太过和他脏病变有关，脾胃病病机以脾常虚、肝常郁、胃常滞为主，治疗上倡导三法：其一，守脾胃为后天之本，用枳术丸系列方，如橘皮枳术丸、半夏枳术丸、曲麦枳术丸、三黄枳术丸、木香干姜枳术丸、木香人参枳术丸、香砂枳术丸等，有强后天脾胃和增强药物吸收的作用。其二，针对病机证候，实现方方组合，如胃脘痛肝胃郁热证，主症见胃脘灼热胀痛，口干苦，泛酸，舌质红苔黄，脉象弦数，病机为肝胃郁热，方用左金丸、乌贝散、金铃子散、白虎汤清胃泄热，胃实则脾虚故用枳术丸顾后天之本，这种依据证候特征与病机进行方方组合的合方运用，每可收到明显的疗效。其三，循病证轻重，把握好处方中药量，戴永生针对病情轻重对处方用药量加减，以胃脘痛（肝郁脾虚证）为例：轻者选用四逆散合枳术丸为主方，药量 6 ～ 9g；中者选用越鞠丸合四君子汤为主方，药量 9 ～ 12g；重者选柴胡疏肝散合六君子汤为主方，药量 9 ～ 18g。随病证轻、中、重者选方用量能达到因人制宜的目的。

4. 整合中西医理论，开拓诊病视野

戴永生整合中西医理论中的交叉点，开拓视野，提升了临床诊治水平。如胆汁反流性胃炎、

胆源性胰腺炎、胆心综合征、胆源性腹泻等，与中医五行辨证中一脏病及四脏（腑）的母子乘侮模式有相似之处。西医慢性胃炎患者缺血、缺氧、缺营养与中医胃脘痛的瘀热、瘀血、瘀毒可整合为"三缺"与"三瘀"，治以补虚泻实，收效良好。

5. 医《易》相通用于养生防病

戴永生喜爱传统文化而深研《周易》，并将其内核用于临床。如养生必修德，道德修养是人体养生的基础，在《周易》64卦中有履、谦、复、恒、损、益、困、井、巽，即"德之基""德之炳""德之本""德之固""德之修""德之裕""德之地""德之辨""德之制"，前后九卦求得精神内守、心胸豁达、淡泊平静、中和协调的心态平衡，是正确健康养生的修德基础。此外，方剂命名的易学文化思想可加深中医文化，如韩懋《韩氏医通》的交泰丸治疗顽固性失眠，通过恢复坎上离下的"既济卦"而收疗效。

参考文献

1. 戴永生. 中医五行研究及临床应用［M］. 贵阳：贵州科技出版社，2016.

2. 戴永生. 全国名中医戴永生临证医验学术心典［M］. 贵阳：贵州科技出版社，2020.

3. 欧江琴，戴永生. 戴永生名老中医临床经验荟萃［M］. 贵阳：贵州科技出版社，2017.

六十八、张大宁

【名家简介】

张大宁（1944～），天津人，天津近现代名医，第二届国医大师，中医肾病学专家，享受国务院政府特殊津贴专家。先后担任中华中医药学会副会长、中国中医药研究促进会会长等。他行医五十余年，任职于天津市中医药研究院附属医院、天津市中医肾病研究所。

张大宁治学严谨，著有《实用中医肾病学》《中医肾病学大辞典》等学术专著。他作为第四批、第五批全国老中医专家学术经验继承工作指导老师，多年来培养了张勉之等一批中医人才。

【学术思想与临证经验】

1. "心－肾轴心系统"学说

张大宁对明代医家赵献可尤为推崇，受到赵献可"心肾相交，水火既济"观点的启发，提出了"心－肾轴心系统"学说。该学说主张心为君主之官在上，肾为先天之本在下，"心－肾轴心系统"类似大脑皮层通过下丘脑垂体对内分泌肾上腺轴、甲状腺轴、性腺轴的反馈－负反馈调控机制，其呈现出相互促进、相互制约的阴阳平衡关系。该轴心系统在人体生理活动与病理变化中起着重要的支配和调控作用，涉及多系统多器官的疾病病理，也从中医学角度对西医学中"疾病共性"的本质进行了诠释。

2. "肾虚血瘀论"和补肾活血法

张大宁对不同病种的老年病、慢性病进行总结，发现都存在不同程度的肾虚和血瘀表现，故认为肾虚血瘀是各类老年病、慢性病（或某些特定阶段）和人体衰老的共同病理机制，由此提出了"肾虚血瘀论"的观点。他指出，肾虚血瘀既是气血功能失调的结果，也是人体衰老的生理特性及病理基础。"肾藏精，精化血""肾主骨生髓，髓生血"，肾与血之化生密切相关，同时，肾之气化温煦功能保障血液正常运行。反之，肾虚可导致气血亏虚，气不行血，血行不畅致瘀。肾精的由盛转衰是人体逐步衰老的主要原因，随着年龄增长人体出现皮肤色素沉着、皮肤粗糙、巩膜浑浊等血瘀证的表现。这些表现既可出现在"生理性肾虚血瘀"的健康老人，也可见于"病理性肾虚血瘀"的老年病患者。

张大宁认为肾虚血瘀是"久病及肾"和"久病多瘀"的结果，即肾虚血瘀是各类慢性病发展到某一特定阶段的病理基础。其中，肾虚是本，血瘀是标，肾虚为因，血瘀为果；反过来血瘀又构成新的致病因素，从多方面加重肾虚的程度，形成恶性循环，从而产生各类疾病。

补肾活血法是张大宁基于"肾虚血瘀论"的病理机制提出的与之相适应的治疗大法。它是将补肾与活血有机地结合起来，两者相辅相成，使机体阴阳平衡，邪去正存的一种治疗方法，应用于治疗包括肾脏疾病在内的各类慢性病、老年病等。其中补肾法以平补为基础，常用性味甘平的冬虫夏草，用量为每日0.5～2g，补血伍当归、黄精，补气伍黄芪、白术。在活血方面张大宁认为不必等患者出现明显的血瘀证再用，活血化瘀法宜早用，越早疗效好，以辛温为主，临床善用失笑散，以活血化瘀、散结通络。

3. "补肾活血排毒法"治疗各种肾脏疾病

张大宁为中医肾病学专家，对各类肾脏疾病的治疗经验丰富。对于各种原因引起的慢性肾衰，他指出该病病机除不同程度的肾虚和血瘀外，腑气不通、浊毒内蕴亦是其重要病机。针对其病机"肾虚、血瘀、湿毒"三个核心方面，他提出"补肾活血排毒法"为治疗慢性肾衰的基本大法，并由此研制补肾扶正胶囊、活血化瘀胶囊、补肾生血胶囊、补肾排毒胶囊及肾衰灌肠液等。此外，排毒方面张大宁常使用大剂量大黄以排毒破瘀、祛浊降逆。在配伍上，大黄配甘草，仿张机大黄甘草汤之用，来治肾衰患者浊毒上逆、邪热内结之呕吐；大黄与温阳散寒之药如补骨脂、附子、肉桂同用，寒温并用，邪正兼顾；大黄与冬虫夏草、黄芪，或与当归、黄精等扶正补虚之品配伍，体现"祛邪不伤正，扶正不滞邪"的中医整体治疗法则，使邪出正安。此外，张大宁将中医的"通腑排毒"与西医的"肠道清除法"相结合，常采用大黄炭、生黄芪炭、海藻炭等具有"活性炭"吸附作用的中药应用于慢性肾衰竭的治疗中。

参考文献

1.张勉之，李树茂，何璇.张大宁名老中医学术思想及思辨特点研究报告［J］.中国中西医结合肾病杂志，2012，13（8）：662-665.

2.司福全，张大宁.张大宁学术思想及诊疗经验述要［J］.天津中医药大学学报，2008（3）：171-174.

3.李银平，张勉之，沈伟梁.继承中医学发展中医学——张大宁教授学术思想探讨［J］.中国中西医结合急救杂志，2004（2）：67-69.

4.张勉之，沈伟梁，张宗礼，等.张大宁教授学术思想探讨［J］.天津中医药，2003（6）：6-9.

5.张勉之，张文柱，李树茂.张大宁学术思想研究［M］.北京：科学出版社，2016.

6.张勉之，张大宁.心、肾、命门关系与心——肾轴心系统［J］.中医杂志，2004，（10）：795-796.

7.张大宁，张勉之.论肾与"心－肾轴心系统学说"［J］.中国医药学报，2003，（10）：587-589，639.

六十九、张伯礼

【名家简介】

张伯礼（1948～），出生于天津市南开区，籍贯河北宁晋县，中国工程院院士，国医大师，第一批国家级非物质文化遗产项目中医传统制剂方法代表性传承人，获"人民英雄"国家荣誉称号，毕业于天津中医学院（现天津中医药大学），他作为国家重点学科中医内科学科带头人，行医数十余年，先后任职于天津中医药大学、中国中医科学院。

张伯礼已发表论文 400 余篇，SCI 收录 80 余篇，主编专著 20 余部，包括《津沽中医名家学术要略》《组分配伍研制现代中药的理论与实践——方剂关键科学问题的基础研究》等专著。他积极推进中药现代化研究，创建了以组分配伍研制现代中药的途径和关键技术方法，诠释了中医配伍理论的科学内涵。张伯礼较早在全国开展中医诊断与治疗的客观化、标准化研究，是舌诊现代研究的奠基者之一。他创立了脑脊液药理学方法，揭示中药对神经细胞保护作用机制。张伯礼师从国医大师阮士怡，擅长心脑血管疾病的防治，培养了天津市名中医毛静远、刘维等一批中医人才。

【学术思想与临证经验】

1. 运用痰瘀学说治疗慢性心脑血管疾病及疑难病证

张伯礼受到张机"血不利则为水"的启发，认为有瘀必痰，临床上善于运用痰瘀学说治疗慢性心脑血管疾病及疑难病证。他强调"水不利亦则为瘀，痰瘀互生"，认为痰瘀交互为患，痰瘀互生是病势所归，在疾病早期就要痰瘀并治。治疗冠状动脉粥样硬化性心脏病时，他在活血化瘀的基础上，重视湿邪、痰浊的辨识。湿邪轻者用藿香、佩兰、白豆蔻之类；湿邪重者加蚕沙、半夏、苍术之类；化热生浊，则伍茵陈、浙贝母之类；胶结者选用海藻、昆布、生牡蛎等药物。在脂肪肝的辨治中，也注重化痰祛湿行瘀，如其研制的肝脂清胶囊，在疏肝的同时，加用丹参、泽泻配伍，丹参活血化瘀，泽泻利水化湿，防瘀浊生变。

2. "心神同调"治疗慢性心衰

张伯礼在治疗心衰时注重"心神同调"，认为慢性心衰患者常心神同病，互为因果。慢性心衰的主要病理因素为气虚、血瘀、痰饮，治疗在益气活血、化痰利水的基础上，善从心主神明的角度，调节患者的神志情况。

张伯礼调节患者神志情况主要从以下四个方面进行：第一方面为因势利导定次序，心衰的患者往往病情复杂，治疗时依据疾病病势、标本虚实、疾病新旧、季节气候的情况综合考虑制定治则。第二方面为未病先防、既病防变，对尚未出现神志异常的患者，未病先防，每方酌加 1～2味安神定心之品，如半夏、黄连、远志、珍珠母之类；对已出现神志异常的患者，要心神同治，常每方用 3～5 味安神助眠之品，如柏子仁、首乌藤、合欢花之类。第三方面为多法并举调心神，他常通过调和阴阳、和胃助眠、健脾益心、补肾填精、豁痰开窍、活血化瘀等多法调养心神。如阴阳失交者用首乌藤、二至丸交通阴阳以调神。第四方面为情志制胜助调神，对于心态不同的患者治疗时采用不同沟通方式。如对于忧虑多思不安者，他耐心地婉言疏导患者情绪，以喜忘忧，协助患者客观正确对待自己的病情。

3. 辨证分期治疗血管性痴呆

张伯礼对血管性痴呆进行系统性研究后，创立了益肾化浊法治疗血管性痴呆，并根据病情的演变特点在病程上划分平台期、波动期及下滑期三期。

（1）平台期 本期患者多病情稳定，证候特点主要为本虚标实，本虚以肾虚为核心，标实为痰浊、瘀血。治疗宜标本兼治，治本为主，培本固元，防已病之传变，延长平台期，以达到延缓病程进展的目的。临床主要分阴精亏损（表现为肝肾精亏、痰瘀阻络）、阳气不足（表现为脾肾不足、痰瘀阻络），阴阳俱损三种类型，常用七福饮加减补肾填精、化痰开窍、活血通络。

（2）波动期 本期治疗重祛除标实，消除或减轻病理因素的破坏作用，同时佐以补虚，不留虚虚实实之弊；此外，还应灵活掌握"急则治其标"的治疗原则。本期标实证候可以划分为以痰、瘀、痰瘀互结为主的三类证候：以痰证为主的证候治以健脾化痰、豁痰开窍，选方如涤痰汤、洗心汤、指迷汤、转呆丹、温胆汤化裁；以瘀证为主的证候的常用方如通窍活血汤、桃红四物汤、当归芍药散、化瘀煎加减；以痰瘀互结证为主的证候采取痰瘀并治的治疗法则，具体运用是以治痰药与活血药组合成祛痰化瘀的药对，祛湿化痰药常选陈皮、苍术、萆薢、瓜蒌、薤白、半夏、石菖蒲、浙贝母、昆布、海藻等，活血化瘀药善用丹参、川芎、葛根、三七、郁金等。

（3）下滑期　毒邪是血管性痴呆病情逐渐恶化的关键，治疗以治毒为先、扶正祛邪、标本兼治为重点，阻止病情恶化。治毒方法应因人、因时制宜。如对于因火热化毒表现为心烦急躁、口苦、口臭、口干、面红脉数者，治以清热解毒，常选用黄连解毒汤或泻心汤；对于腹中满痛、口气臭秽、大便干秘者以通腑排毒为主，选通畅腑气之承气汤类。

4. 善用"对（队）药"，精于配伍

张伯礼擅长对药（两味中药固定的组合配伍）与队药（两味以上中药固定的组合配伍）的使用。他将对药和队药看作是具有特定功效的小方剂，数药相配，优势互补，成为其用药的特点。这种配伍方式具有一定的独立性，在复杂的病情变化中，不仅使疗效倍增，还可减轻某些药物的不良反应。例如临床治疗心绞痛以降香、五灵脂、延胡索、丹参诸药合用，胸痹心痛常以气滞血瘀、气虚血瘀等为病机，而此行气活血队药中，降香可行胸脘之气；五灵脂活血散瘀、温通血脉止痛；延胡索行气活血止痛，以止痛见长；丹参养血活血、清心除烦。诸药合用行气止痛宽胸，疗效显著。

参考文献

1. 刘强，金鑫瑶，江丰，等. 从心主神明探讨张伯礼治疗慢性心衰的心神同调临床经验 [J]. 环球中医药，2019，12（3）：407-409.

2. 郑文科，柴山周乃，江丰. 张伯礼教授临床用对（队）药经验谈 [J]. 天津中医药，2016，33（8）：449-452.

3. 李彬，毛静远，江丰，等. 张伯礼治疗冠心病痰瘀互结证对药应用举隅 [J]. 中医杂志，2013，54（11）：910-912.

4. 王遵来. 张伯礼教授学术思想继承总结 [J]. 世界中西医结合杂志，2010，05（4）：292-294.

5. 张伯礼. 中医舌诊客观化系列研究 [J]. 天津中医学院学报，1992，11（4）：34-38.

6. 崔远武，江丰，马妍，等. 张伯礼分期论治老年期血管性痴呆述要 [J]. 中医杂志，2015，56（15）：1276-1279.

第四章
中医内科疾病诊治特色荟萃

第一节　肺系病证

一、感冒

感冒是感受触冒风邪等六淫、时行疫疠之气所致的外感疾病，以鼻塞、流涕、喷嚏、咳嗽、头痛、恶寒、发热、全身不适等为主要临床症状。本病四季均可发生，尤以冬春多见。轻者多为感受当令之气，一般称为伤风、冒风、冒寒；重者多为感受非时之邪，称为重伤风；如在一个时期内广泛流行，证候多相类似者，称为时行感冒，常突然恶寒，甚则寒战、高热，周身酸痛，全身症状明显，且可化热入里，变生他病。西医学中急性上呼吸道感染、急性支气管炎等以感冒为特征者，可参考本节辨证论治。

《黄帝内经》所论感冒主要由外感风邪所致。《素问·骨空论》言："故风者，百病之始也……风从外入，令人振寒汗出，头痛，身重，恶寒。"《伤寒论·辨太阳病脉证并治》所论太阳中风之桂枝汤证和太阳伤寒之麻黄汤证，实乃感冒风寒的两种证候。隋代巢元方《诸病源候论》将具有较强传染性的时行感冒隶属于"时行病"进行论述，"夫时气病者，此皆因岁时不和，温凉失节，人感乖戾之气而生病者，多相染易"，并指出"非其时而有其气，是以一岁之中，病无长少，率相近似者，此则时行之气也"。南宋杨士瀛在《仁斋直指方论》中提出感冒病名，感即感应、感受同气，冒即异气触冒、冒犯。元代朱震亨《丹溪心法·伤风》明确指出其病位属肺，根据辨证分列辛温、辛凉两大治法。至明清时期，多将感冒与伤风互称，对感冒证治有了进一步的认识。

【理论经纬】

1. 张机从六经辨证出发，奠定辨治外感风寒感冒基础

医圣张机在《伤寒杂病论》中从六经辨证角度对太阳伤寒、太阳中风等病证进行了论述，为后世治疗外感风寒感冒奠定了基础。《伤寒论·辨太阳病脉证并治》中论述了外感风寒表实证："太阳病，或已发热，或未发热，必恶寒，体痛，呕逆，脉阴阳俱紧者，名为伤寒。"平素体质壮实之人，感邪后出现恶寒、发热、身痛等症，外邪犯表，正邪相争于体表，故见恶寒；风寒外束，卫阳被遏，营阴郁滞，太阳经气运行不畅，故见身体疼痛、脉阴阳俱紧；寒邪犯表，胃失和降而上逆，故见呕逆。病机为风寒邪气侵袭人体，首犯太阳，卫气郁遏，寒邪内闭，正邪相争。以恶寒伴或不伴发热、无汗、周身疼痛、脉浮紧、舌苔薄白或微腻为临床辨证要点。

"太阳病，发热，汗出，恶风，脉缓者，名为中风。"此条论述外感风寒表虚证。此证外因为邪风外袭，内因为体质因素，卫强营弱。患者平素卫阳虚弱，易感风寒邪气，风邪犯表，正邪交争于体表，故见发热、恶风；风邪伤卫，卫外不固，以致营不内守，营卫不调，故见汗出。张机还提出太阳温病证："太阳病，发热而渴，不恶寒者为温病。若发汗已，身灼热者，名风温。风温为病，脉阴阳俱浮，自汗出，身重，多眠睡，鼻息必鼾，语言难出……若火熏之。一逆尚引日，再逆促命期。"外感病证表现为发热、口渴、不恶寒，为邪热内蕴证，即太阳温病。若太阳温病误用辛温发汗之法，则症见高热、自汗出、身体沉重、多寐、呼吸气粗、语言困难、脉象有力等症状。张机指出了伤寒与温病在病因、症状特点和病理机制的区别，为后世辨治感冒奠定了基础。

2. 丁甘仁寒温并论外感，六经为纲论治

丁甘仁宗《伤寒论》而不拘泥于伤寒之法，宗温病学说而不拘泥于四时温病，结合临床实践，认为伤寒与温病学说须相互联系，二者不是对立关系。治疗伤寒类疾病，丁甘仁根据伤寒邪从外来、循六经传变的规律，辨别其夹杂情况，灵活处置，施以适当治法。治疗温病，丁甘仁于临证中详析证属风温或是湿温，认为"本病利在速战，因风从阳，温化热，两阳相劫，病变最速；尤其是伏温化火伤阴，来势更急，这是与湿温根本不同之点"。对于湿温类病证，丁甘仁认为湿温之邪常表里兼受，其势弥漫，蕴蒸气分的时间最长，湿与温合，或从阳化热，或从阴化寒，与伤寒六经传变多相符合。因此，在治疗上要求以宣气化湿、表里双解法为主。若邪在卫分、气分，参考伤寒三阳经的治法；若湿胜阳微，则参考伤寒三阴经的治法；若邪热从阳入阴，则参照温病热传营血的治法。综上，在外感病的认识和治疗上，丁甘仁统一伤寒、温病两学，采用伤寒六经辨治与温病卫气营血辨治相结合的办法，经方与时方综合运用，打破成规，独出心裁。

3. 刘六桥熟识精旨，深研外感病因

刘六桥精心钻研《黄帝内经》《伤寒杂病论》等中医经典著作，对外感的病因有其独到的见解。他认为六气中以寒气伤人为最频繁，且能按经循序而传；风气则迅疾，常不按伤寒、温病的次第相传，而能直中；暑、燥、火三者皆属于热，虽传变快，但伤人却常不甚剧；湿气行缓，黏滞重浊，故少见传变。因六气之中寒为极阴之气，属死气，伤人最烈，而伤风次之，故在伤寒中常连带论及伤风。

4. 孔伯华注重五运六气，提倡完素"火热"之说

孔伯华注重《黄帝内经》五运六气学说，根据多次防疫经验，强调"必先岁气，毋伐天和"，认为疾病虽然变化多端，但其变化机制皆可运用五运六气概括，特别是疫病。孔伯华从临床中切实感受到今人与古人的体质有异，今人内热者多，推崇刘完素"世态居民有变""六气皆从火化"之论。其在《论外感温热病因》中指出："夫外感温热病者，必先赖于体内之郁热伏气而后感之于天地疠气淫邪而成，况乎六淫之风、寒、暑、湿、燥，五气皆可化火，然又皆附于风。"阴虚内热之体或伴有湿热内伏，形成"郁热伏气"的体质，一遇温邪，则易引发伏气温病，临证多以寒能胜热、辛凉解表获得良验。

5. 刘惠民深谙经典，治疗外感多有发挥

刘惠民沿袭《黄帝内经》《伤寒论》之见，认为中医所称的伤寒多是外感发热性疾病的总称，感冒、流感应属于广义伤寒的范畴。他强调四时变化对发病及治疗的影响，应做到因时制宜、因地制宜、因人制宜。如春季喜用葛根、薄荷，夏季多用香薷、滑石，秋季常用麦冬、沙参，冬季多用生姜、桂枝、麻黄。因北方人比南方人腠理固密，所以治疗南方人感冒常用淡豆豉、苏叶、荆芥、浮萍，麻黄用量小；而治疗北方人感冒，则必用麻黄，且用量多在三钱以上，甚则麻黄、桂枝并用；小儿系纯阳之体，外感热病易动肝风，故多用钩藤、薄荷等以清热平肝止痉。

根据《伤寒论·辨太阳病脉证并治》"病在表可发汗"的论述，刘惠民主张早期解表，更重表里双解。基于其对感冒及流感应属广义伤寒的认识，认为此类疾病早期不仅限于表证，常兼见不同程度的里热。因此，其主张解表清里并行，以奏表里双解之效。内蕴之热不仅可以清里而除，也可以表散而解，这也正是其喜用生石膏的原因。

【临证指要】

1. 张机临证辨治感冒

张机著《伤寒杂病论》，主要从外感风寒表实证、外感风寒表虚证辨治感冒。

（1）外感风寒表实证 "太阳病，头痛，发热，身疼，腰痛，骨节疼痛，恶风，无汗而喘者，麻黄汤主之。"此为外感风寒表实证。风寒外束，卫阳被遏，正邪交争，故头痛、发热、恶风。腠理闭塞，营阴郁滞，故无汗。寒犯太阳，经行不畅，则身疼腰痛、骨节疼痛。外邪犯肺，肺失宣降，故气喘。治以辛温发汗、宣肺平喘之麻黄汤。方中麻黄辛温发汗、宣肺平喘，桂枝解肌祛风，兼以发汗，杏仁宣降肺气，增麻黄平喘之力，甘草调和诸药，防止大汗伤津。此方为发汗峻剂，为治疗外感风寒表实证的主方，临床使用应注意中病即止。

（2）外感风寒表虚证 "太阳病，头痛，发热，汗出，恶风，桂枝汤主之。"此为外感风寒表虚证。平素卫阳虚弱之人，其腠理疏松，易感风寒邪气，卫外不固，营不内守，故汗出。汗出为外感风寒表虚证的主要特点。方用解肌祛风、调和营卫之桂枝汤。方中桂枝辛温，解肌祛风；芍药酸寒，敛阴和营。两药共奏调和营卫之效。生姜辛散止呕，以助桂枝；大枣味甘益阴和营，以助芍药；炙甘草调和诸药，全方为辛温解表轻剂。服用桂枝汤取汗，尤须啜粥、温覆以助药力，既益汗源，又防伤正。

2. 张镜人守正创新，善治外感热病

针对外感热病的治疗，张镜人主张"师古而不泥古，厚古而不薄今，圆机灵活，变化在我"，创新性地提出"外感时气的治疗前提在祛邪，新感非表不解，伏气非透不达，救阴尚易，达邪最难，热退则津回，邪去则正安"的治疗原则，以卫气营血为纲，结合伤寒六经辨证，确定受病脏腑。其用药尤重淡豆豉，认为淡豆豉兼有"表"和"透"的功效，可兼治新感与伏邪，将淡豆豉在葱豉汤、栀子豉汤、黑膏汤等方中的不同配伍，分别应用于热病的邪在卫表、邪热过卫入气、邪入营血三个阶段，把表邪外达、透达伏邪贯穿于热病治疗的始终，并认为治伤寒的关键在于去除糙腻或焦燥苔，而生地黄、天竺黄可脱焦燥苔，淡豆豉、胆南星可净糙腻苔。

3. 蒲辅周善治时病疫病

蒲辅周在《时病的治疗经验》中强调治疗外感热病，须融会贯通伤寒、温病和瘟疫学说，方能运用自如，六经、三焦、营卫气血等辨证，皆说明生理之体用、病理之变化，其辨证的规律和治疗原则当相互为用，融会贯通。蒲辅周将伤寒与温病学有机结合起来，扩充了热病的辨证论治内容，以治疗腺病毒肺炎为例，总结正治法有轻宣透邪、表里双解、清热养阴、生津固脱等。如寒邪闭表，三拗汤加前胡、桔梗、僵蚕、葱白；温邪郁表，用桑菊饮加蝉蜕、淡豆豉、葱白；肺热表寒，用麻杏石甘汤加前胡、桑白皮、竹叶、芦根；表寒停饮，用射干麻黄汤加厚朴、杏仁；热陷胸膈，用凉膈散加淡豆豉、桔梗、石膏；表里郁闭，三焦不通，急用三黄石膏汤加蝉蜕、僵蚕、竹叶、葱白；病至恢复期，多是余热伤阴，可用竹叶石膏汤加芦根、白茅根；脉虚汗出欲脱，用生脉散加味。

4. 孔伯华善于辨治外感热病，尤善使用石膏及鲜药

孔伯华论治外感热病重视"郁热"，提出"郁热"乃热病发病重要环节，辨治"郁热"重视从少阳宣郁泄热、调畅气机，郁热夹湿以分消上下之势畅通三焦；"祛邪"之法重视通降并用、气血同调。孔伯华热病辨治"寒温融合，法效伤寒"，而用药之性，善用妙用石膏，喜用鲜药，兼用中成药以补汤药之不及。

治疗上，孔伯华擅长使用石膏，认为石膏之味咸而兼湿，性凉而微寒，常从烦躁、喘、渴、呕吐四处着眼，他总结石膏的功用为"其体重能泻胃火，其气轻能解肌表、生津液、除烦渴、退热疗狂、宣散外感温邪之实热，使从毛孔透出；其性之凉并不寒于其他凉药，但其解热之效，远较其他凉药而过之；治伤寒之头痛如裂、壮热如火尤为特效，并能缓脾益气，邪热去，脾得缓而元气回；催通乳汁，阳燥润、乳道滋而涌泉出；又能用于外科，治疗疡病之溃烂，化腐生肌；用于口腔而治口舌糜烂；胃热肺热之发斑发疹更属要药"。但有一禁忌，即气血虚证不可用。

孔伯华喜用鲜药，认为鲜药较干药而言，药力未有损耗，效力更强。热病发热多为急症，故用鲜品力更优，如鲜芦根、鲜白茅根、鲜石斛、鲜九节菖蒲根、鲜藿梗、鲜竹茹、鲜生地黄、鲜荷叶、鲜薄荷、鲜藕、鲜佩兰、鸭梨、梨皮、西瓜翠衣等，多为辛香芳化、清热滋阴之品。

5. 戴丽三巧治外感

戴丽三认为"气化是运动的原理，阴阳是对立的形势，寒热是万病的本质，表里虚实是联系的规律"。临床施治常把握两法：一为"开门法"，即开太阳气机之门。外邪入侵必经太阳，治疗必须从此开始。外邪由表及里，应使其透表出里。往往太阳气机一开而达"表里通、里气和"之效。用药最忌"闭门留寇"，除常用经方麻黄附子细辛汤、白通汤外，亦常用自拟姜桂苓半汤、桂枝独活寄生汤、小白附子天麻汤等具有宣通表里、引邪外达功效的类方。另一法是"转阳法"，防止病势由阳转阴。戴丽三认为阳证易治，阴证难疗，病势由阳转阴则重，反之则轻。

【医案举隅】

宋某，男，55 岁。1960 年 4 月 20 日初诊。

患者本体素弱，平时易罹感冒，此次持续月余，服药不愈，头痛畏风，自汗出，身倦乏力，关节不利，二便正常，舌淡无苔。脉沉迟无力。此属阳虚感冒，营卫不固。治宜温阳益气，宗玉屏风散加减。

处方：黄芪 15g，防风 9g，附子（川熟）9g。

先煎附子 30 分钟，再纳余药同煎，去滓取汁，分 2 次温服。

复诊：畏风消失，恶寒亦减，头痛见减，仍时有汗。脉弦缓，右沉迟、左沉弱，舌苔白腻。属卫阳既虚，内湿渐露。改用温阳利湿为治。

处方：黄芪 12g，白术 9g，附子（川熟）6g，薏苡仁 15g，茵陈 9g，桑枝 30g。

二诊：患者诸症大减，气机舒畅，尚微感恶凉，脉缓有力。前方去桑枝加高良姜 6g，以温胃阳。

三诊：患者服药后已不畏冷。脉右沉迟，左弦缓。继宜温阳补中，改用丸剂缓调以善其后。早服附子理中丸 6g，晚服补中益气丸 6g，逐渐恢复而获痊愈。（中国中医研究院 . 蒲辅周医案 . 北京：人民卫生出版社，2005）

按：本案为阳虚外感之证，表有外感风寒，里为阳气不足。外感疾病一般治则应先表后里，但对于阳气虚弱之人，如果单纯辛温发汗解表，反而会使气随汗泄，造成漏汗不止，甚则大汗亡阳，所谓尺中脉迟者，不可发汗。但若只用补阳药物，则不能发散外感风寒邪气，使表不解。故治疗应以温阳益气解表为法，而且当以温阳益气为主。此即古人一贯告诫的"强人病表发其汗，虚人病表建其中"的治则。

本案用黄芪益气建中固表，附子温阳助汗。先煎附子去其毒性，同时缓和峻猛的药力，再加防风辛温宣透以祛在表之风寒。一诊后外感症状大减，仍有自汗，显是气虚不能摄津；脉弦缓，舌苔白腻，是平素阳气不能温运，湿邪停滞不化之故。因此二诊又宜温阳益气利湿，方中黄芪、白术、附子温阳益气；茵陈、薏苡仁利湿渗湿，湿去有利于阳气宣发；重用桑枝以舒利关节。二诊之后，感冒基本痊愈，唯有怕凉，仍为阳气不足之象。原方去桑枝，加高良姜温中散寒。因其素体阳气虚弱，非三剂五剂可以收功，需要丸药缓服，故朝服附子理中丸，夕服补中益气丸，以使正气逐渐恢复。

参考文献

1. 中国中医研究院 . 蒲辅周医案［M］. 北京：人民卫生出版社，2005.

2. 刘美秀 . 丁甘仁治疗外感热病学术思想及临证经验研究［D］. 南京：南京中医药大学，2014.

3. 于鹰，刘更生 . 刘惠民学术思想及辨治外感热病方药经验［J］. 山东中医药大学学报，2018，42（1）：1-4.

4. 刘海军 . 滇中地区部分中医名家临床用药特色的研究［D］. 昆明：云南中医学院，2013.

5. 李翔宇，周青，夏丽，等 . 戴丽三运用白通汤及白通加猪胆汁汤经验［J］. 吉林中医药，2020，40（1）：52-55.

二、咳嗽

咳嗽，因六淫之邪侵袭肺系，或因脏腑功能失调，内伤及肺，肺气失于宣发肃降而成，以咳嗽、咳痰为主要临床表现。分而言之，有声无痰谓之咳，有痰无声谓之嗽，临床多痰声并见，故常以咳嗽并称。

有关咳嗽的论述最早见于《黄帝内经》。《素问·宣明五气》云："五气所病……肺为咳。"指出咳嗽的病位在肺。《素问·咳论》提出咳嗽的病因，认为咳嗽由"皮毛先受邪气，邪气以从其合也"，而"五脏六腑，皆令人咳，非独肺也"，五脏六腑之咳"皆聚于胃，关于肺"，说明咳嗽不只限于肺，但也不离乎肺。汉代张机在《伤寒杂病论》中对咳嗽证治作出纲领性的论述，创立了小青龙汤、射干麻黄汤、麦门冬汤等，均为后世治疗咳嗽的常用经方。明代张介宾执简驭繁地将咳嗽归为外感、内伤两大类，《景岳全书·咳嗽》云："外感之邪多有余，若实中有虚，则宜兼补以散之。内伤之病多不足，若虚中夹实，亦当兼清以润之。"其提出外感咳嗽宜"辛温发散"为主，内伤咳嗽宜"甘平养阴"为主的治疗原则，丰富了辨证论治的内容。明代李中梓《医宗必读·咳嗽》提出外感咳嗽"大抵治表者，药不宜静，静则留连不解，变生他病，故忌寒凉收敛，如《五脏生成》篇所谓肺欲辛是也"。清代医家丰富了咳嗽的治疗。喻昌《医门法律》论述了燥邪伤肺而咳的证治，创立温润和凉润治咳之法。叶桂《临证指南医案·咳嗽》中系统阐述了咳嗽的治疗原则："若因于风者，辛平解之。因于寒者，辛温散之。因于暑者，为熏蒸之气，清肃必伤，当与微辛微凉，苦降淡渗……若因于湿者，有兼风、兼寒、兼热之不同，大抵以理肺治胃为主。若因秋燥，则嘉言喻氏之议最精。若因于火者，即温热之邪，亦以甘寒为主……至于内因为病，不可不逐一分之。"

【理论经纬】

本病的病因分为外感、内伤两大类。外感咳嗽为六淫邪气侵袭肺系；内伤咳嗽为脏腑功能失调，内邪犯肺。基本病机为邪干于肺，肺气上逆为咳。咳嗽病位在肺，与脾、肝密切相关，久病及肾。肺主气，司呼吸，上连气道、咽喉，开窍于鼻，外合皮毛，在内为五脏华盖，其气贯百脉而通他脏，不耐寒热，而易受内、外之邪侵袭而致宣肃失司，肺气上逆，发为咳嗽。如《医学三字经·咳嗽》有言"肺为脏腑之华盖，呼之则虚，吸之则满，只受得本脏之正气，受不得外来之客气，客气干之，则呛而咳矣；只受得脏腑之清气，受不得脏腑之病气，病气干之，亦呛而咳矣"。提示咳嗽是内、外病邪犯肺，肺脏祛邪外达的一种病理反应。

内伤咳嗽的病理因素主要为"痰"与"火"。痰有寒热之别，火有虚实之分。痰火可互为因果，痰可郁而化火，火能炼液灼津为痰。内伤咳嗽常反复发作，迁延日久，脏气多虚，故病理性质属邪实与正虚并见。他脏有病而及肺者，多为因实致虚，如肝火犯肺，气火炼液为痰，灼伤肺津；脾运失司，痰湿内聚，上干于肺，久则肺脾气虚，气不化津，痰浊更易滋生，此即"脾为生痰之源，肺为贮痰之器"之义。咳嗽日久耗伤肺气、肺阴，甚则及肾，肾阴亏损，气失摄纳，由咳致喘。肺脏自病者，多为因虚致实，如肺阴不足，阴虚火炎，灼津为痰；或肺气亏虚，气不化津，津聚成痰，甚则寒化为饮。

外感咳嗽与内伤咳嗽可相互影响。外感咳嗽若迁延失治，邪伤肺气，更易反复感邪，咳嗽屡发，肺气日损，渐转为内伤咳嗽；内伤咳嗽由于脏腑虚损，肺脏已病，表卫不固，因而易受外邪而使咳嗽加重。一般而言，外感咳嗽病浅而易治，但夹湿、夹燥较为缠绵，并有"燥咳每成痨"之说。内伤咳嗽多呈慢性反复发作，治疗难取速效，若肺阴亏虚咳嗽，初起轻微，久则重伤肺津，肺失濡养，成为肺痨。部分患者病情逐年加重，最终导致肺、脾、肾俱虚，甚至累及于心，痰浊、水饮、血瘀互结而成肺胀。

1. 张机以六经辨证为纲领，创立咳嗽的辨证论治理论体系

张机著《伤寒论》和《金匮要略》，创立了辨证论治的理论体系，以六经辨证和脏腑辨证为纲领，集理法方药为一体，奠定了后世临床的基础。其中咳嗽的常见病机如下。

（1）外感风寒，引动内饮 素体饮邪伏肺，肺失肃降，肺气上逆，冲击气道则作咳，如小青龙汤证；加之水饮为阴邪，易伤肺阳，阳虚则寒邪内生，寒主收引，寒盛则气道挛急，发为咳嗽；复因外感风寒引动内寒伏饮，寒饮犯肺而咳嗽急性加重。

（2）邪热犯肺 如《伤寒论·辨阳明病脉证并治》载"阳明病，但头眩，不恶寒，故能食而咳，其人咽必痛；若不咳者，咽不痛"。强调邪热内扰，热邪结于胃而上攻于肺，肺受热侵而咳。

（3）气机逆乱致咳 如《伤寒论·辨少阴病脉证并治》载"少阴病，四逆，其人或咳，或悸，或小便不利，或腹中痛，或泄利下重者，四逆散主之"，是气机逆乱，升降失常，上逆作咳。

2. 张介宾首将咳嗽分为外感与内伤，丰富了咳嗽辨证论治的内容

张介宾认为大多数咳嗽可以分为内伤与外感两类。外感咳嗽，主要原因是"外邪袭之"。外邪指天地之间的邪气，外感邪气中张介宾最关注的是寒邪。肺主气，开窍于鼻，外合皮毛，与外界相通，外感之邪从表攻入，"必先入于肺"，所以肺脏先受邪。他认为外感咳嗽主要病位在肺，诊治不当或者长时间失治，病位可从肺转变到他脏；内伤咳嗽则"必起于阴分"，阴分即肾阴，所言"水涸金枯"是指五脏之精气藏于肾，肺金是肾水之母，肾阴不足则不能相养于肺，肺失荣养，导致肺功能失常。外感咳嗽属于实邪，外邪容易从口鼻或者皮毛而入，首先犯于肺而导致咳嗽。内伤咳嗽主要由于脏腑精气亏损导致脏腑功能失调，病变主要在肺脏与肾脏。

3. 胡希恕善用经方，从痰饮论治咳嗽

胡希恕认为"咳嗽"与"痰饮"关系密切，临证善用温燥药物，以化痰降逆之法治疗咳嗽。若所辨之证属痰饮致咳，胡希恕重视"咳嗽－痰饮－温药"的诊疗思路，常用半夏厚朴汤、苓甘五味姜辛夏汤等，疗效显著。《金匮要略·痰饮咳嗽病脉证并治》中张机将咳嗽、痰饮并列为一篇，说明两者关系密切，并提出了痰饮的重要治则："病痰饮者，当以温药和之。"咳嗽与痰饮密切相关，饮食失宜、嗜酒可酿湿生痰，饮食失宜伤肺气，聚于胃化生痰饮，脾为生痰之源，肺为贮痰之器，脾气虚弱，则其运化水湿之力不足，不能为胃行其津液，津液不行则聚而为痰，阻遏肺气而生咳嗽；脾土虚不能生肺金，脾肺两虚而为痰为嗽；同时痰饮与咳嗽互为因果，肺气不清，久咳伤气而生痰，因而重在理肺气。

4. 黄文东治疗咳嗽五法：宣肺、温肺、清肺、润肺、肃肺

近代名医黄文东治疗咳嗽，用药主张以轻灵为贵，不主张药量过大，妄投辛散、酸敛或重浊之剂。因肺在上焦，上焦如羽，非轻不举，轻清灵动之品可以开达上焦。黄文东还强调祛邪的重要性，认为治疗咳嗽不能留有一分邪气。若邪气未清，即投以大剂养阴润肺或止咳之品，则邪气必然恋肺，滋生他变。黄文东治咳常用方法有宣肺、温肺、清肺、润肺、肃肺等。

5. 邓铁涛提出"五脏相关学说"，丰富了内伤咳嗽的辨证及治疗方法

邓铁涛提出的"五脏相关学说"，认为人体各脏腑系统之间在生理上相互联系，在病理上相互影响。用"五脏相关学说"来解释内伤咳嗽的病因病机及指导治疗有一定帮助。内伤咳嗽指肺脏虚弱或他脏累肺所致的咳嗽，为呼吸系统临床常见病证之一，其基本病机为肺失宣降，肺气上逆，以痰、瘀与火为主要病理因素，多属虚证或虚实夹杂证。《素问·咳论》云"五脏六腑，皆令人咳，非独肺也"，说明咳嗽的发生虽主要关于肺，但与五脏六腑关系密切，任何一脏或多脏系统的病变都可以影响肺脏而引起咳嗽。"五脏相关学说"立足于"五行学说"，而不拘泥于五行的生克制化关系，突出强调了脏腑系统的相关性，顺应了时代的发展，体现了中医学的整体观和辨证论治的特色。在五脏相关学说的指导下才可以全面认识内伤咳嗽的病机，为内伤咳嗽的辨证提供依据。

【临证指要】

1. 张机辨治咳嗽学术思想

张机治咳有三原则：一是"整体观"，脏腑之间的病变内在相连，咳嗽可由非肺脏病变引起；二是"治病求本"，在病因辨别上分外感、内伤，次求寒热虚实水湿，继而审因立方；三是"远治作用"，张机治咳不囿于上焦肺脏，凡非肺本脏致咳，用药多在中焦、下焦。

（1）温通心阳止咳法　瓜蒌薤白白酒汤治疗胸痹所致咳嗽，病由心胸阳气不振，痰饮上乘，肺气失于肃降所致。方中瓜蒌开心胸痰结，薤白宣痹通心，白酒轻扬以行药势，共奏温通心阳、豁痰止咳之功。

（2）温补心气止咳法　胸痹咳嗽所致的虚证为心气不足，心火不能克于肺金，肺逆反侮于心，乃心悸胸痛与咳嗽气短并见。张机用人参汤治之，方中人参、白术、甘草甘温大补心气，干姜温振心阳，共奏温补心气、敛肺止咳之功。

（3）通脉除湿止咳法　心主血脉，百脉朝会于肺，若寒湿痹阻心脉，则胸痹咳喘作矣，此胸痹病另一证型，应用薏苡附子散。方中重用附子温脉散寒，薏苡仁除湿宣痹，虽药简但力宏，使其寒湿去、阳气通，则胸痹得除，肺气随之畅顺，则咳喘自除。

（4）健脾行水止咳法　苓桂术甘汤治"短气有微饮"，其"微饮"应属"咳逆倚息，短气不

得卧"之"支饮"。其病机为脾虚中阳不运，水停为饮，防碍肺之升降。治用茯苓淡渗利水，桂枝通阳运脾，白术健脾燥湿，甘草和中益气，诸药合用，共奏健脾行水、肃肺止咳之功。

（5）破积逐水止咳法　悬饮之病，为水饮积阻胸胁，胸之气机受阻所致。若从肺论治不能奏效，宜以十枣汤破积逐水施治。方中甘遂、芫花、大戟味苦峻下，能直达水饮结聚之处而攻下，使邪从胃腑而出；大枣十枚，安中而调和诸药，从而起到逐水止咳的作用。

（6）通腑导滞止咳法　厚朴大黄汤主治"支饮胸满"，其症状尚有咳嗽短气等，由胃腑实积、水阻肺逆所致。方中重用厚朴、大黄通腑导滞，枳实行饮导滞，具有开通痰饮实结、畅运胃腑气机之功效，乃上病下治之法。

（7）散结行水止咳法　木防己去石膏加茯苓芒硝汤治膈间支饮，经投用木防己汤不愈者。其病因为水停心下胃腑，上迫于肺。方中防己、桂枝一苦一辛，行水饮而散结气，茯苓导水下行，芒硝软坚破结，人参健脾扶正，共奏散结行水、通腑止咳之功。此为咳嗽从阳明胃腑论治的另一法。

（8）温肾纳气止咳法　肾为水脏，主温行水液。肺为水之上源，主宣散水津，若肾气上逆，寒水上泛，则肺失宣发而成咳。苓甘五味姜辛汤可治疗肾中冲气上逆致咳，方中干姜、细辛、五味子温肾散寒纳气，茯苓引水下行，甘草调和诸药，全方共奏温肾纳气、行水止咳之功。用真武汤加五味子、细辛、干姜治阳虚水停型咳嗽，作用机制类似，增加附子以增强温肾散寒之力。

（9）滋阴利水止咳　猪苓汤治"少阴病，下利六七日，咳而呕渴，心烦不得眠者"，病机为肾阴亏虚，水饮停滞，水热相结，上逆犯肺。方中阿胶滋阴润燥，滑石清热利水而不伤阴，余药淡渗利水，共奏滋阴清热、利水止咳之功。

（10）疏肝解郁止咳法

张机用四逆散治肝失条达，气郁致厥，其中可有咳嗽兼症。因肝为木，肺为金，肝郁失条，反侮于肺，肺气上逆而致咳。全方使肝气条达，郁阳得伸，肢厥自愈，而肺不受侮则咳自止。

2.张介宾辨治咳嗽学术思想

张介宾提出外感咳嗽"治宜辛温"，内伤咳嗽"治宜甘平养阴"。

（1）外感之嗽，无论四时，必皆因于寒邪，盖寒随时气入客肺中　寒邪容易侵袭人体而发病，感邪多从寒化，寒邪伤人是外感咳嗽的主要原因，治疗宜用辛温发散法，温以祛寒邪，散以祛表邪，方用六安煎加生姜以宣肺化痰、疏散风寒。若见肺燥、气滞痰凝，或见老年患者血衰，伴咳嗽费力，宜兼养营补血，可加当归。若寒邪太盛，寒邪伤肺导致肺寒不温，寒邪不容易解散，宜温肺化痰，可加北细辛。若冬季寒邪旺盛导致肺气闭，伴咳嗽不止，应先发散表邪、化痰止咳，用柴陈煎。若见寒邪轻，痰气少，应先利肺化痰祛邪，宜二陈汤加减。

（2）阴气复而嗽自愈也　内伤属阴分亏损，不足之证当补之。内伤咳嗽的病因为脏腑功能失调，内伤病开始于阴分受损，阴分是指各个五脏之精气。其病在根本，治疗困难。内伤咳嗽病位不独在肺，常与脾、肾有关，故分治上、中、下，即治肺、治脾、治肾。五脏之精藏于肾，少阴肾经从肾上贯肝膈，入肺中，循咽喉，夹舌本，所以肾水不足会使肺脏受损，子病及母，治应滋阴壮水，肾水足能上滋肺阴，肺得养而气充，咳嗽自愈，宜用一阴煎、六味地黄丸、左归饮、左归丸等以补肾壮水。若见元阳亏损，致脾困于中，肺困于上，伴虚寒而咳嗽不已、喘促痞满、痰涎呕恶、畏寒腹泻、脉见细弱等，治疗以补其阳而咳嗽自愈，宜用大补元煎、理中丸、右归饮、右归丸、六味地黄丸、六味回阳饮等。若见肾水亏兼肺热，肾水干涸致肺燥津伤，伴干咳、烦热、喉咙疼痛、口疮、潮热、大便干结、喜冷、脉尺寸滑数等，治疗以滋壮肾水而润肺，宜用人参固本丸、四阴煎、加减一阴煎。总之，内伤咳嗽首重补阴益精血，次重保津清热，主脏在脾与肾，通过治疗他脏以达到治肺治咳的目的。

3. 叶桂辨治咳嗽学术思想

《临证指南医案》等记载了叶桂治疗咳嗽的丰富经验，其治外感咳嗽重视辛宣苦降法的应用，内伤咳嗽重视从脾胃、肾、肝论治。

（1）辛温宣散，虚实分明　肺为娇脏，不耐寒热，外感风寒，袭于肺卫，卫气郁闭，故见恶寒发热；肺失宣降，故见咳嗽。主以辛温微苦之法，辛温散风寒宣肺，微苦降气。以杏苏散加减治疗风寒邪实为主者，苏梗辛温散邪宣肺，杏仁微苦降逆，桔梗、枳壳一宣一降调畅胸中气机。以桂枝汤加减治疗素体营卫不足，阳维脉虚，复感风寒者，桂枝辛甘温，辛可散邪宣肺，温则从阳扶卫，并能通补阳维；芍药酸而微寒，能和营阴，但其性阴柔，用之有碍宣通阳气，故叶桂治此常去之；生姜和胃，辛能助桂枝解肌；大枣甘温，益气和中、滋脾生津；甘草调和诸药、培植中气、化痰止咳。

（2）轻宣顾液，缓急有序　风温、风热、暑湿、燥热等温热邪气自口鼻上受，令卫气郁闭，肺经郁热，上焦宣肃失常，导致咳嗽。用辛凉轻清微苦之法，辛凉透邪宣肺，微苦以降气，使邪去郁开，肺气得以宣肃。常用桑叶、薄荷、枇杷叶、连翘辛凉宣肺透邪，杏仁微苦降逆，连翘、栀子轻而微苦之品入上焦清透热邪。温热邪气易伤肺津，故应不忘顾护阴液，若风温化燥或温燥伤阴，则加甘凉之品生津，如北沙参、玉竹、梨皮等，成辛甘凉润之法。

（3）客寒包火，寒温并施　若素体内热，又感受风寒，寒邪束表，腠理闭塞，热郁于内而不得发越，或风寒邪气入里化热而表寒未解，则可形成客寒包火，表寒里热之证。正如叶桂所云："春月暴暖忽冷，先受温邪，继为冷束，咳嗽痰喘最多，辛解凉温，只用一剂。"主以"辛解凉温"，微苦降逆。"辛解"，是指用辛味药物以发散表邪。"凉温"，是指用凉性与温性之品相配，以宣表透邪，选用麻杏石甘汤加减治疗，本方辛温与寒凉同用，辛宣苦降并施。麻黄与石膏相配，既可辛温发散表寒而无助热劫阴之弊，又可清透在里之郁热，使外寒内热得解，咳逆得平。

（4）扶正祛邪，无谓邪恋　对于邪气羁留者，大多医家不用熟地黄、沙参、麦冬等滋养之品，恐其有恋邪之弊。叶桂治疗余邪尚在者多用补益，与传统观点似乎不符，此法实则是通过培土生金、金水相生，扶正而达到祛邪的目的，是治病求本之法，从而痰消咳止。

（5）甘温甘凉，培土生金　对于久咳久嗽，叶桂重视培土生金法的运用。脾胃为后天之本、气血生化之源，乃肺金之母，若母虚不能养子，则可导致久嗽不愈。叶桂从中焦脾胃入手治咳嗽，倡导脾、胃分治。正如《临证指南医案·脾胃》所载："太阴湿土，得阳始运；阳明阳土，得阴自安。"脾胃性质迥异，故土不生金之咳，虚损在脾在胃应分之甚明，胃阴虚者治以甘凉益胃，脾气虚者治以甘温益气健脾。

（6）补肾摄纳，燥饮分明　对于内伤咳嗽，叶桂又善从肾论治，运用补肾摄纳之法，治燥治饮分明。肾主纳气，若下元亏虚，摄纳无权，冲气上触，或阴液无以上承，或冲气夹痰饮上犯皆可导致咳嗽。叶桂认为肺肾阴虚之燥咳，病机乃是阴虚于下，阳浮于上，水涸金枯，则肺苦于燥，肺燥则痒，痒则咳不能已，故治以滋肾润肺、金水相生。又认为"八脉皆隶肝肾"，若少阴不足，气化不能闭藏，肾失摄纳，则可导致冲气上逆。若其人素有痰饮，冲气夹饮上犯，则可导致咳嗽，甚则喘不得卧。治以平冲降逆、撤饮止咳。叶桂亦重视补肾摄纳法的应用，常用都气丸、肾气丸加减，用于治疗肾阴虚阴不上承，气不摄纳，冲气上触之咳嗽及肾阳虚，气不摄纳者。

（7）泄肝安胃，脏病治腑　肝胆气郁化火，乘胃犯肺，导致咳嗽，当从肝胆论治，重视脏病治腑、肺胃同降二法的应用。叶桂认为"心肝为刚脏"，泄肝则恐肝家愈强。故治疗肝火犯肺之咳嗽，不宜直泄肝火，而用桑叶、牡丹皮、羚羊角、栀子、连翘泄少阳以泄肝火，脏病泄腑，木火得泄，其咳自止。若肝逆乘胃犯肺，则用酸苦辛甘泄肝安胃法治疗，药用安胃丸加减，酸辛合用，以化肝气；酸甘合用，以和胃气；酸苦合用，以泄肝火；辛苦合用，能降能通；辛甘合用，能补能通。诚为泄肝安胃之妙法。此法针对病机，肝化胃和，其咳自止。

4. 胡希恕辨治咳嗽学术思想

（1）咳嗽主因痰饮，治当温化降逆　治咳嗽的方药成千上万，但胡希恕最常用的方药是半夏厚朴汤，问其由，主要原因为咳嗽在《金匮要略》中与痰饮列为一专篇论述，说明痰饮与咳嗽有密切关系，许多咳嗽是因痰饮上犯、气逆不降而致的。对痰饮的治疗，《金匮要略·痰饮咳嗽病脉证并治》提出"病痰饮者，当以温药和之"，这是治疗痰饮的重要原则，也是治疗咳嗽的重要原则。胡希恕用本方治疗咳嗽，效果极好。其一，正是抓住痰饮上犯致咳病机，采用"病痰饮者，当以温药和之"的治疗原则；其二，方中半夏辛温而燥，为燥湿化痰之要药，厚朴苦辛而温，助半夏燥湿消痰，又能下气除满，故与痰饮上犯致咳病机相应。现代研究发现，半夏厚朴汤治疗咳嗽效果明显，与其对喉反射的抑制及镇静、抗过敏作用有关。

（2）干咳未必无痰　针对干咳患者，胡希恕亦多用化痰降逆之方药，如半夏厚朴汤、苓甘五味姜辛夏汤。探其原因，中医辨证以整体观念为指导，辨治咳嗽不可因患者咳而无痰的单一症状辨证为干咳。然咳出之痰仅为依据之一，并非唯一症状，仍需观其脉象舌苔及其他症状，随证治之。临床治咳，若患者干咳无痰，医者仍需仔细辨识，留意是否为无形之痰，观其脉证及舌象，综合判断，方能辨出隐匿之痰，以免漏诊误诊。

（3）方证相对为辨治咳嗽之关键　胡希恕临床辨治之时，遵循先辨六经、后辨八纲、再辨方证的原则，使方证对应。临床遇咳嗽者，以外感内伤分之，按宣肺定喘之疗法施治，难以取得满意效果。探其根源，一是部分患者外感内伤皆而有之，故治疗方法不可分开；二是方药并未落实到症、证、方、药四者的统一，故难以取得显著的疗效。胡希恕指出，临床之时无须究其外感内伤，观其当下症状辨证施治即可。

5. 黄文东辨治咳嗽学术思想

黄文东治咳用药轻灵，提出宣肺、温肺、清肺、润肺、肃肺等法。

（1）宣肺　为宣通肺中痰滞，发散外邪。黄文东认为，不管咳嗽新久，有邪即要"宣"，使肺络宣通，外邪得去，咳嗽始能平息。如但见咳嗽，不辨有邪无邪，只用止咳化痰之品，则风邪恋肺，咳嗽亦不能止。

（2）温肺　治疗风寒咳嗽，温肺药常与宣肺药同用，使风寒之邪外达，则咳嗽可止。温肺的代表方为杏苏散，常用药有金沸草、紫菀、款冬花等。如咳嗽气急不能平者，用麻黄、桂枝，以温肺平喘；如痰多白沫，舌苔白腻者，用细辛、生姜或干姜，以温肺化饮。

（3）清肺　寒包火、风热及燥热咳嗽均用清肺药。寒包火之咳嗽，为风寒束肺，肺热内蕴所引起；或为风寒化热，寒热夹杂所致。其主症为阵咳，咳而不爽，咳痰不畅，口干，舌边尖红，苔薄白或微黄。治疗当宣肺与清肺同用，即"火郁发之"之意。常用清肺药有桑叶、桑白皮、地骨皮、炙马兜铃、枇杷叶、白茅根、芦根、黄芩、生石膏等。因肺为清虚之脏，故清肺药轻清为佳。石膏质地虽重，但生者具有清透之性，既能清胃热，又可清肺热，故在肺热较重时也可选用，如麻杏石甘汤中的石膏主要就是用来清肺热的。清肺的代表方为泻白散。

（4）润肺　肺热不清，则进一步灼伤津液，而见口干咽燥、咳嗽少痰、不易咳出、舌红等表现。又因肺与大肠相表里，肺热伤津，则肠液亦少，故可出现大便秘结。寒包火之咳嗽，即使出现肺热伤津之证，亦不可早用润肺药。过早应用麦冬等药，容易使外邪被遏，不易外达，而咳嗽亦不易痊愈。常用润肺药有沙参、麦冬、玉竹、瓜蒌等。

（5）肃肺　肺为清虚之脏，肺气肃降则和。一般不主张咳嗽初期即用肃肺药，认为易使外邪恋肺，咳嗽不易速愈。但咳嗽初起，如咳呛较剧，无痰或少痰时，也可宣肺药与肃肺药同用，这样既使外邪有出路，又不致损伤肺气。

6. 邓铁涛辨治咳嗽学术思想

（1）举伤寒温病之法，强调分期辨治咳嗽　邓铁涛临证治咳时强调五脏相关，咳久必关于太阴，重视肺脾相关，施以理脾治肺之法，不论外感内伤，久咳者必培土生金，采取理脾化痰、宣肺止咳治疗而事半功倍。邓铁涛认为治咳非独荆防桑菊之类，善用伤寒温病之法治咳，强调分期辨治咳嗽，每取良效。例如，针对传染性非典型肺炎患者见正虚邪恋、易夹湿夹瘀的主要特点，常见高热咳嗽，辨治当从温病之法，强调扶正透邪，重视化湿、补气、活血。

（2）治咳亦应虑及地土方宜　邓铁涛治咳之际，谈五脏相关及关于太阴的整体观，每论脾胃。亦常论及岭南之地土方宜，认为岭南这种炎热潮湿的气候，经千百年来逐渐形成了岭南人的特有体质，即脾气虚弱兼有痰湿。邓铁涛常引用元代释继洪《岭南卫生方》："岭南既号炎方，而又濒海，地卑而土薄，炎方土薄，故阳燠之气常泄；濒海地卑，故阴湿之气常盛。"这较好地总结了岭南气候对人群体质影响的特点：一是炎热，热则耗气；二是潮湿，湿则碍脾。而久必及于肺，故有"湿咳"之辨。岭南土卑，阴湿之气常盛，四季常见咳者，必观其时令，辨证用药应虑及地土方宜，故其常用白扁豆、佩兰、白花蛇舌草、木棉花、五爪龙等芳香化湿、除秽、健脾、除湿热而又不过伐正气之品。

【医案举隅】

1. 黄文东治咳喘验案 2 则

某患者，女，51 岁。咳喘 20 余天。痰少，形寒，10 余夜不能平卧，口干，纳少，大便不爽。舌质淡胖，苔薄腻，脉细带滑。此外寒内热，肺气不宣。予宣肺清热、化痰平喘之剂。方药组成：炙麻黄 6g，杏仁 9g，生甘草 3g，黄芩 4.5g，桂枝 3g，陈皮 6g。9 剂后咳喘平。

某患者，女，61 岁。咳喘 10 余年，时发时愈。咳出白黏痰，多咳即喘，夜难平卧，易汗出，纳少神疲，腰背酸楚。舌质淡青，苔薄腻，脉细滑。乃痰饮恋肺，感邪即发，肺失肃降。予桂枝加厚朴杏仁汤，加入苏子、炙紫菀、陈皮、前胡、小麦，服 6 剂而愈。[佟艳丽. 黄文东咳喘治验. 中国社区医师，2008，24（12）：45，46]

按： 上述患者虽同感风寒之邪，但前者为表实，恶寒、无汗，故麻黄与桂枝同用，以加强辛温解表之力；后者为表虚，汗出，阳气不足，故不用麻黄，以免汗出过多，虚其所虚，而单用桂枝以宣通阳气。

2. 邓铁涛治肺炎验案

邓某，女，33 岁。2003 年 1 月 25 日初诊。

患者乃广东省三水籍医务人员，因传染性非典型肺炎入院。发热，体温 38℃，微恶寒，咳嗽、咳痰，神疲乏力，稍口干，纳差，面红，无头痛，无流涕，无咽痛，无汗，无鼻塞流涕，睡眠一般，二便调，舌淡红、苔薄白，脉濡细。

西医诊断：右下肺肺炎（传染性非典型肺炎）。

中医诊断：春温伏湿。

辨证属早期湿热蕴毒，阻遏中上二焦。

治宜清热解毒达邪、解表宣肺化湿。

方选麻杏石甘汤合甘露消毒丹加减。

处方：炙麻黄 10g，杏仁 10g，石膏 30g（先煎），甘草 10g，柴胡 10g，黄芩 10g，半夏 10g，竹茹 10g，白茅根 15g，前胡 15g，薏苡仁 30g，滑石 18g，藿香 10g，佩兰 10g。每日 2 剂，早晚温服。

服药 5 剂后，热退咳止，予以参苓白术散加减以资巩固。处方：太子参 15～30g，生白术、茯苓各 15g，白扁豆、砂仁、郁金、法半夏、桃仁、当归各 10g，丹参、赤芍各 12g，生薏苡仁、忍冬藤各 30g。［廖慧丽，刘小斌.邓铁涛临证治咳经验浅析.江苏中医药，2012，44（10）：8-9］

按： 该患者起病有接触病史，感受戾气，即邪气，具有传染性，疾病传变快，宜分期辨治，早期以解表透邪为法，急性期以解毒祛邪为主，恢复期以扶正祛邪为则。患者初期即有湿重的表现，为伏湿所致，较之普通的风温不同，故诊断为春温伏湿。本病由戾气、湿、瘀、毒、虚所致，治宜清热透邪、宣肺化湿。后期根据虚实不同可分别选用李氏清暑益气汤、参苓白术散或血府逐瘀汤等化裁，应用太子参扶助正气，及时停用抗生素；应用活血软坚散结药，防止肺纤维化，使病灶早日吸收。

参考文献

1. 王健康.张仲景从肺外论治咳嗽十法述要［J］.中医研究，2005，18（2）：11.

2. 邓铁涛.略论五脏相关取代五行学说［J］.广州中医学院学报，1988，5（2）：65-68.

3. 郭晓强，王淑美.经方大师胡希恕先生辨方证治咳嗽临证举隅［J］.亚太传统医药，2016，12（18）：88-89.

4. 佟艳丽.黄文东咳喘治验［J］.中国社区医师，2008，24（12）：45-46.

5. 李柏颖.叶天士《临证指南医案·咳嗽》辨治外感咳嗽特色分析［J］.江苏中医药，2014，46（7）：7-9.

6. 廖慧丽，刘小斌.邓铁涛临证治咳经验浅析［J］.江苏中医药，2012，44（10）：8-9.

三、哮喘

哮喘又名"喘息""喘鸣""喘喝"等，分为哮证和喘证。哮证是一种突然发作，以呼吸喘促、喉间哮鸣有声为临床特征的病证；喘证是以呼吸困难，甚至张口抬肩，鼻翼扇动，不能平卧为临床特征的病证，严重者每致喘脱。由于哮必兼喘，喘未必兼哮，哮病久延可发展成为经常性的痰喘，故将哮列入喘证范围，且不论哮证或喘证，其基本病机皆为肺气上逆。西医学急、慢性支气管炎，细支气管炎，支气管哮喘，以及其他原因引起的哮喘可参考本病辨证论治。

《黄帝内经》详细记载了喘证的名称、临床表现及发病机制，《灵枢·五阅五使》云"故肺病者，喘息鼻张"；《灵枢·本脏》云"肺高则上气，肩息咳"，提示喘证以肺为主病之脏。《金匮要略·肺痿肺痈咳嗽上气病脉证治》中载"咳而上气，喉中水鸡声，射干麻黄汤主之"，"上气"即指喘息不能平卧的证候，其中包括喉中作水鸡声的哮证和咳而上气的肺胀等病。金元以前，哮证与喘证统属于喘促门。《医学正传·哮喘》将哮与喘分为二证，指出哮以声响名，喘以气息言，夫喘促喉中如水鸡声者谓之哮，气促而连续不能以息者，谓之喘。《丹溪心法》一书始以"哮喘"作为独立篇名，把哮喘之治精辟地概括为"未发以扶正气为主，既发以攻邪气为急"，备受后世医家推崇。

【理论经纬】

1. 张机喘证辨证体系

医圣张机在《伤寒论》《金匮要略》中多次论述喘病诊治。如《伤寒论·辨太阳病脉证并治》

云："伤寒表不解，心下有水气……或喘者，小青龙汤主之。"《金匮要略·肺痿肺痈咳嗽上气病脉证治》云："风舍于肺……火逆上气，咽喉不利，止逆下气者，麦门冬汤主之。""咳而上气，喉中水鸡声，射干麻黄汤主之。"喘证病因较多，综观《伤寒论》和《金匮要略》不外乎以下四个方面：①外感淫邪，外感邪气中以风寒、邪热多见，风寒侵袭肺卫，致肺失宣降，或邪热侵肺，致肺失清肃，上逆而喘。也有表寒入里化热；或素有内热，新感外寒，热为寒包，致肺失宣降，上逆而喘者，此种喘证以实证为多，主要以太阳喘证为主。②痰饮内阻，肺受邪侵，失于宣降，水津不布，则水液聚而成饮；或恣食肥甘、冷饮、酒食伤中，致脾虚失运，水饮内停，痰浊蕴阻；或劳欲太过，年高久病，肾阳不足，水液失于气化，停聚为饮。痰饮伏肺，阻遏气机，气机不畅，上逆为喘。③脏腑虚弱，或为肺气不足，或为脾气虚弱，致使肺失濡养，肺气失充，肺气不足而发喘促。肺病日久，肺虚及肾，或劳欲伤肾，精气内夺，肾失摄纳，气逆于上而为喘。若肾阳虚衰，水液气化失司，水邪泛滥，凌心射肺，肺气上逆亦可为喘，若肺肾虚极，累及心阳，可成阳气外脱之喘脱危证。④阳明实热，肺与大肠相表里，阳明经热，热邪循经上攻于肺，致肺失清肃，发而为喘；或阳明实热壅滞肠腑，气机不得通降，上逆为喘；或燥热内结，腑气不通，燥屎结于下，浊气攻于上，发而为喘。此类喘证以阳明喘证为主，多属实证，亦有虚实夹杂之证。

2. 朱震亨首创哮喘病名，创立治哮喘总则

朱震亨首创"哮喘"病名。在病机方面，他尤为注重痰饮致病的说法，专列一节详论"痰饮"，认为"诸病多因痰而生""凡痰之为患，为喘为咳"，开病理产物为致病因素之先河。其在《丹溪心法》所论述的肺系病证中几乎都从痰论治，并更进一步认为在哮喘发作病因病机中痰饮因素位居首位，总结出"哮喘，专主于痰"的著名观点，罗列了诸如"痰喘方""导痰汤""千缗汤"等治痰喘名方，明确定下痰饮致哮学说，为后世细研痰饮在哮喘疾病中的发病机制奠定了基础，并最终形成"宿痰伏肺，诱因引触"的致病机制。

《丹溪心法·咳嗽》中指出"痰因火动，逆上作嗽者，先治火，次治痰，以知母止嗽清肺、滋阴降火。夜嗽，用降阴分药。治嗽多用粟壳，不必疑，但要先去病根，此乃收后药也"。《丹溪心法·喘》云"又因痰气皆能令人发喘，治疗之法，当究其源"，多次提及治疗哮喘要去根究源，并且灵活运用辨证论治原则指导哮喘治疗，其认为若久病气虚而发喘，宜阿胶、人参、五味子补之。少壮新病气实而发喘者，宜桑白皮、苦葶苈子，将哮喘治疗分为久病与新病两个阶段，认为平时需固本扶正，多用补肺、健脾、益肾之药，新发时则需治标泻邪，多用清肺、泻肺、肃肺之品，并将此精辟总结为"未发以扶正气为主，既发以攻邪气为急"，成为后世治疗哮喘的总则，终由张介宾在《景岳全书》中继承发扬，以扶正气须辨阴阳，阴虚者补其阴，阳虚者补其阳；攻邪气须分微甚，或散其风，或温其寒，或清其痰火作为哮喘临证辨治的准则。

3. 李玉奇治哮喘

李玉奇认为哮喘之为病多由久病内伤引动伏痰所诱发。其致病可归于痰饮证候。肺脾肾三脏功能失调，则痰饮必成。其病理性质分为初病、久病。初病总以外邪侵袭、肺失宣降、肺气上逆所致。久病总属阳虚阴盛，输化失调，因虚致实，水液停积为患。

他认为哮喘初期诸阳受气于胸中，胸阳不振，津液不得输布，凝聚为痰，外邪内扰伏痰，痰气阻于气道致肺气郁闭之证，痰气结于胸中，气机郁滞故见胸闷。虽为气郁，实为痰阻。

久病后发自于肺，责之于脾，究之于肾，往往在特定条件下如季节气候变化，感受过敏原而骤然发病。此时阳虚阴盛，输化失调，因虚致实，以水液停积为患。

4. 郭子光论治哮喘病

国医大师郭子光对慢性疾病的发病提出了"三因鼎立"之说，形成全新的中医发病学机制，

即疾病的发生发展受到疾病病原学（细菌、病毒等微生物）、疾病的诱发因素（六淫、情志）、人体的体质（木型、火型等阴阳二十五种体质）三大因素的共同作用而决定是否发病，并形成了下述发病公式：原因＋诱因＋素因→疾病，这是对中医发病学的重要发挥。

郭子光运用"久病入络"学说治疗各种慢性疾病，提出"气为一切阴质之主帅"等理论，有力指导了哮喘病的治疗。

同时，郭子光还提出慢性病治疗的八个步骤要领：一是凡有外感先治感；二是气机不疏先治郁；三是运化失司先理脾；四是平调阴阳治原病；五是整体局部善处理；六是无证可辨亦须辨；七是治标之药逐步减；八是西医诊断作参考。这八个步骤为临床辨治各类病证，尤其是复杂病证提供了一个提纲挈领把握病机、审察情由、分清标本主次、采取先后缓急遣方用药的基本施术法则，对中医临床治疗哮喘病有重要的指导意义。

5. 洪广祥论喘证

洪广祥认为痰饮是慢性咳喘病的主要病理基础。根据《金匮要略·痰饮咳嗽病脉证并治》中"病痰饮者，当以温药和之"的治则，洪广祥提出"治肺不远温"和"全程温法治疗哮病"的观点。

阳气虚弱是慢性肺系病证的主要内因。洪广祥认为慢性肺系病证患者，咳嗽日久，损伤肺气，导致肺功能失常。肺失宣发，诸脏皆失所养。伤及脾，可导致肺脾两虚。肺失肃降，肾气虚衰，摄纳无权，导致肺病"由咳致喘"。肺气亏虚，气耗日久，必损及阳，导致肺、脾、肾三脏阳气虚弱；脾阳虚弱，运化失司，肺阳渐亏，久必延及先天；肾阳为元阳之根本，肾阳不足，无以温暖脾肺之阳。"脾为生痰之源，肺为贮痰之器"，脾虚不能运化水湿，水湿停聚而生痰，痰为阴邪，痰饮久停，又易损肺之阳气，脾阳虚、肾阳虚、痰饮成为导致慢性肺系病证患者（肺）气阳虚弱最重要的原因。卫外之阳气是机体抵抗外邪的重要屏障，也是哮喘反复发作的重要内在因素。

洪广祥认为痰饮内伏并不是独立存在的，它与气郁、血瘀往往互为因果，宿痰伏肺，气机郁滞，不仅会导致津凝生痰，同时又因气郁痰滞影响血行而致瘀。其痰与瘀二者也是相互影响的，痰可酿瘀，痰为瘀的基础，而瘀亦能变生痰水，形成因果循环。痰夹瘀血，结成窠臼，潜伏于肺，遂成哮证的"夙根"。

痰瘀伏肺是慢性肺系病证最主要的病理产物。洪广祥认为痰瘀凝结肺络是脏腑气血津液功能代谢失常的重要标志，是疾病病势深伏而进行性发展的重要环节。痰瘀互结，导致气血逆乱，病情缠绵难愈。此时，痰瘀既是一个病理产物，又是主要的致病因素，痰瘀伏肺，卫外之阳气不能有效抵御外邪，外邪入侵，引动内伏之痰瘀，导致慢性咳喘病急性发作。

外感风寒是慢性肺系病证反复发作最常见的诱因，肺为娇脏，再加上此时的肺卫之阳气虚弱，极易受到外邪之袭扰而诱发哮喘。

基于上述发病特点，洪广祥认为慢性咳喘疾患总以肺阳虚、痰瘀互结、外寒侵袭为主要病理基础，种种热象多为标证，故临证时，遵从《素问·至真要大论》"损者温之"、《素问·调经论》"血气者，喜温而恶寒，寒则涩不能流，温则消而去之"及《金匮要略·痰饮咳嗽病脉证并治》"病痰饮者，当以温药和之"，应排除对标象的顾忌，及时、大胆施以温散、温化、温补、温通等治本之方药，即谓"治肺不远温"。

6. 王永炎提出"五脏六腑皆令人喘"

喘证常由多种疾患引起，病因复杂，咳与喘常夹杂发病，尽管咳不一定兼喘，但喘多兼咳嗽，两者在肺失宣降、痰、瘀等病理环节上有共同之处；咳嗽日久，迁延失治，也会发展成喘。

王永炎在研读《素问·咳论》"五脏六腑皆令人咳"的基础上，认为既然"咳非独肺"，那么喘亦非仅肺、脾、肾，而关乎五脏六腑，进而提出"五脏六腑皆令人喘"的观点，并以此为理论指导，临床治疗一些久治不痊愈的喘证取得较好的效果。

【临证指要】

1. 张机辨治哮喘学术思想

张机在《伤寒杂病论》中创造性地制定了许多治喘方法及方剂，至今仍有效地运用于临床，为后世在喘证治疗方面积累了丰富的临床经验。

（1）咳逆倚息，不得卧，小青龙汤主之　"咳逆倚息不得卧"是支饮的主症，由于上焦有停饮，又复感寒邪，内饮外寒，相互搏击，水饮壅闭肺气而致咳喘气逆、不能平卧等症，本法用小青龙汤治支饮，意在温肺散寒、逐饮止咳平喘。

（2）发汗后，饮水多必喘，以水灌之亦喘。发汗后，不可更行桂枝汤，汗出而喘，无大热者，可与麻黄杏仁甘草石膏汤　太阳病发汗不得法或发汗太过，或误用下法，均可使邪热内传，肺热闭塞而致"汗出而喘"；"无大热"是指表无大热，而热塞于里，并非热势不甚。原文中未言恶寒，说明汗下后病已由表入里，寒邪入里化热，故用麻杏石甘汤以清宣肺热，肺热清则喘自愈。

（3）咳而上气，喉中水鸡声者，射干麻黄汤主之　咳而上气，喉中有水鸡声，即临床上典型的哮喘病。由于寒饮郁肺，肺气不宣，故出现上逆咳喘。痰阻气道，气触其痰，故喉中有痰鸣。治疗当以散寒宣肺、降逆化痰法。方用射干麻黄汤。

（4）脉沉者，泽漆汤主之　"脉沉"是紧承上条"咳而脉浮者，厚朴麻黄汤主之"的对偶之文，是对水饮内停，咳喘身肿之病机的概括，水饮迫于肺，则为喘，为咳逆上气，溢于肌表，则为肿。其主要病机在于脾虚不运，原文中指出用泽漆汤旨在逐水通阳、止咳平喘，方中泽漆逐水，桂枝通阳，紫参利二便，泽漆与紫参合用，通水利二便；半夏、生姜散水降逆化痰，白前止咳平喘。水饮泛滥，中土必伤，故以人参、甘草扶正补脾，标本兼顾；水饮久留，每夹郁热，方佐以苦寒之黄芩以清之。

（5）大逆上气，咽喉不利，止逆下气者，麦门冬汤主之　"大逆"在《金匮要略论注》《医宗金鉴》等书中改作"火逆"。此证当从肺胃津液损耗、虚火上炎来认识，故曰"火逆上气"，虚热肺痿，久咳不愈，必见喘逆、咽喉不利等症。"止逆下气"是论其治法。肺胃阴伤，是疾病之本职，因肺胃阴伤，火热之气上逆，故法当清虚热、养肺胃之阴、止逆下气，投麦门冬汤，如此，则使津液复、虚火降、逆气平，咳喘诸症可自愈。本方之用，是培土生金之法。另外，从本条所言"火逆上气，咽喉不利"及其治法"止逆下气"看，也可将本条理解为肺胃津伤、虚火上炎所致咳嗽上气病的证治。

（6）咳逆上气，时时吐浊，但坐不得眠，皂荚丸主之　痰浊壅滞胸中过盛，膈上胶固之痰难解，故"时时吐浊""咳逆上气"。痰壅气闭之重证，虽能时时吐浊，亦微不足道，卧则气逆更甚，故"但坐不得眠"。如此痰浊壅盛，用一般化痰之法，不能解决根本问题，故用涤痰降浊之皂荚丸以涤痰除浊，而喘自平。

（7）咳而上气，此为肺胀，其人喘，目如脱状，脉浮大者，越婢加半夏汤主之　咳嗽上气是肺胀的主证，其辨证关键在于脉象浮大，脉浮为外有表邪，脉大为内蓄饮热，内外合邪，壅塞胸中，以致肺气胀满，气逆不降，故其人喘，目如脱状。治用越婢加半夏汤。方中越婢汤辛凉解表、疏散风热、发散水气、清热除烦，加半夏降气化痰，而喘平矣。全方合用，共奏宣肺泄热、降逆平喘之功。

2. 朱震亨辨治哮喘学术思想

（1）**解表散邪**　《丹溪心法》中详细阐述了外感致哮的机制，认为外感之邪直接影响宣降功能，导致肺气胀满不利，痰气交阻，塞滞气道，而发为哮鸣。因此在治疗上，朱震亨认为要"驱散之"，即攻邪先解其表，如立三拗汤治疗"感冒风邪，鼻塞声重，语音不出，咳嗽喘急"；又立华盖散治疗"感寒而嗽，胸满声重"；立九宝汤治疗"咳而身热发喘，恶寒"等。其治疗核心均在解表，认为宣透外邪，使邪有出路，肺气得复而哮喘可平。

（2）**实脾治本**　哮喘治疗专主于痰，而脾为生痰之源，在哮喘发病的过程中其重要性不言而喻。朱震亨指出"脾气虚，则痰易生而多"，认为脾胃虚弱是成痰的基础，若要消痰除饮，则需健脾运脾以绝生痰之源，故治疗哮喘，当依"治痰法，实脾土，燥脾湿，是治其本也"的法则。由此可见朱震亨对健脾消痰的重视，反映出脾胃与哮喘关系密切。朱震亨对于哮喘痰饮的治疗，除上述实脾燥湿外，尚注意温药的重要性，提出治疗时需依"病痰饮者，当以温药和之"的法则，如立小青龙汤温肺化饮治疗"水气发喘"，又立痰喘方辛温逐饮治疗"有痰亦短气而喘"，以上种种皆体现朱震亨重用温药和饮的思想。

（3）**顺气为先**　哮喘发作与气机逆乱关系密切，朱震亨很早就认识到气机逆乱的重要性，指出"兼气郁者，难治"，尤其是对于哮喘这类气机逆乱的疾病而言，气郁则痰滞，痰气交搏，肺失宣发肃降，肺气上逆而致哮喘。朱震亨在《丹溪心法》中进一步阐述其机制，指出"善治痰者，不治痰而治气，气顺，则一身之津液亦随气而顺矣"。在治疗上，朱震亨认为调理气机是治疗哮喘的基本方法之一，如立分气紫苏饮治疗"气逆喘促，心下胀满"，立流气饮子治疗"气喘，咳嗽痰盛"，又立苏子降气丸治疗"气不升降，上盛下虚，痰涎继盛"，以上种种其核心便是顺气，使后人更好地运用顺气化痰之法。

3. 张璐辨治哮喘学术思想

（1）**哮证分型论治**　关于哮病的具体治疗方药，张璐分为寒包热哮、冷痰哮（冷哮痰喘）、食积哮（遇厚味而发者）、盐哮（伤咸冷饮食而喘者）、醋哮（醋呛而嗽者）五种证型分别予以介绍。

对于寒包热的哮病患者，可于八九月天气未冷之时，用滚痰丸下痰，到天气寒冷时，则体内无热痰可包。对于冷哮痰喘者，可用胡椒四十九粒，放入活的虾蟆腹中，用盐煅存性，分三次用酒送服，体质弱者，分五至七次服用，此药切不可用于体内有热者，否则喘逆加倍。对于遇厚味而发者，用清金丹消食积，则哮自止。哮止后饮食仍须薄滋味，以清肺胃之气。对于伤咸冷饮食而喘者，因其肺胃受伤，可用白面二钱、砂糖二钱、饴糖化汁，三者共同为饼，熟后加轻粉四钱，让患者食后，吐出病根，哮病即愈，年纪小者或体质虚弱者，分三四次服此饼，待吐后病愈，服用五味异功散加细辛以补其虚。对于醋呛而嗽者，用甘草二两，猪胆汁五枚，浸泡五日，后火炙为细末，作为蜜丸，每天临睡前服用。张璐还指出了哮病兼胸凸背驼者，为肺络衰败，为痼疾、难治之症。张璐的哮病证治分型理论是广泛吸收了前人经验总结而成的，为哮病的辨证论治作出了贡献。

（2）**哮病冬病夏治法**　张璐对哮病的另一重要贡献就是首次在医籍中记载了哮病的外治法。哮病病性属冷者、属内外皆寒者可用外治法，在夏天三伏之时，用白芥子方灸肺俞、膏肓、天突或百劳等穴。其哮病冬病夏治贴敷疗法是将经络学与药物学相结合而提出的一种新疗法。三伏天帖敷治疗哮病的方法为后世医家治疗哮病提供了一种新思路，至今仍广泛应用于临床。

4. 林珮琴辨治哮喘学术思想

（1）健脾化湿法治哮喘　在喘证治疗方面，林珮琴侧重于将健脾化湿和纳气归元结合在一起治疗喘证。如其治疗喘证之寒痰阻肺案，"族某七旬以来，冒寒奔驰，咳呕喘急，脉弦滑，时嗳冷气"（《类证治裁·喘症论治》），方用淡干姜、五味子、桑白皮（炙）、茯苓、潞党参、甜杏仁、橘红、制半夏、款冬花、紫衣胡桃。取半夏辛苦温燥之性，善能燥湿化痰，且又降逆和胃而止呕；橘红理气燥湿去痰，燥湿以助半夏化痰之力，以茯苓、党参健脾渗湿，湿去脾旺，痰无由生；干姜归脾、胃、心、肺经，以其燥湿消痰、温肺化饮，助半夏、橘红行气消痰、和胃止呕；复用少许五味子收敛肺气，与干姜、半夏相伍，散中有收，祛痰而不伤正，并有"欲劫之而先聚之"之意；桑白皮甘寒性降，主入肺经，能清泻肺火平喘，制半夏之温燥，杏仁、款冬花助其宣降肺气、润燥止咳，与半夏相伍，升中有降；紫衣胡桃味甘热而润，入肺、肝、肾三经，温肺补肾而通命门，使下焦得温而寒去，则膀胱之气复常，约束有权，并助五味子纳气平喘、收摄真元。

（2）纳气归元法治哮喘　《类证治裁·喘症论治》云："肺为气之主，肾为气之根，肺主出气，肾主纳气，阴阳相交，呼吸乃和。若出纳升降失常，斯喘作焉。"肺主肃降，肺气肃降顺利，能顺利吸入清气，呼出浊气，完成吐故纳新。通过肺气的下降，肺所敷布的津液、水谷精微也运行有序，最终精微归肾之所藏元气，余浊归膀胱、大肠，完成清浊之运。肺失肃降，水谷精微到达不了肾脏，则肾不纳气。

（3）时间医学治哮喘　《灵枢·顺气一日分为四时》有"一日分为四时，朝则为春，日中为夏，日入为秋，夜半为冬"。在此基础上，林珮琴认为气血所周，子时注胆、丑时注肝、寅时注膀胱、卯时注大肠、辰时注胃、巳时注脾、午时注心、未时注小肠、申时注膀胱、酉时注肾、戌时注心包、亥时注三焦，其更迭有如此者。

《类证治裁·喘症论治》中指出"午时注心"即11～13时到达心脏，对应"日中为夏"和"去杏仁、牡蛎、阿胶，加生地、竹茹、丹皮、玄参、羚羊角午服"。《脾胃论·脾胃胜衰论》云："心火旺则肺金受邪，金虚则以酸补之，次以甘温及甘寒之剂，于脾胃中泻心火之亢盛，是治其本也。所胜妄行者，言心火旺能令母实，母者，肝木也，肝木旺则夹火势，无所畏惧而妄行也，故脾胃先受之。"可见清上中浮游之火，即清心肝之火。"酉时注肾"即17～19时到达肾脏，对应"夜半为冬"和"用熟地、五味、茯神、秋石、龟板、牛膝、青铅晚服，以镇纳下焦散越之气，脉症渐平"。

5. 洪广祥治疗哮喘的经验

本虚标实、虚实夹杂是慢性阻塞性肺疾病（简称慢阻肺，包括哮喘）证候的基本特点，补虚泻实是慢性阻塞性肺疾病的总体治则。洪广祥指出无论在急性加重期或症状缓解期，虚中夹实，或实中夹虚的证候表现全程都可兼见，在急性加重期时，以实证为主要矛盾，治疗时又常受虚证左右其治疗效果；当病证在缓解期时，以虚证为主要矛盾，如处理不当，或疏忽对实证的兼顾，又常成为引发病情反复的重要诱因。因此在治疗慢阻肺过程中，应该重视虚实夹杂的问题，一定要将补虚泻实作为一个全程治则。

在具体的哮喘治疗方面，洪广祥认为补虚重在温补阳气，泻实着眼涤痰行瘀。温补阳气的基本治则为益气温阳，选用补中益气汤、补元汤（经验方）、芪附汤加减，常用药物有生黄芪、党参、炒白术、炙甘草、当归、升麻、北柴胡、山茱萸、锁阳、熟附子等，阳虚较甚者，可酌情选用补骨脂、葫芦巴。如由阳及阴，而呈现气阴两虚证候者，除见上述阳气虚弱证候外，还可兼见口干而不欲饮、舌质偏红、舌苔薄少、脉细弦虚数等气阴虚兼症，而以单纯阴虚者临床少见。兼夹气阴两虚者，可配合生脉散或麦门冬汤以阴阳两补。慢阻肺患者痰瘀伏肺证的治疗法则为祛痰行瘀，选方用千缗汤、苓桂术甘汤、桂枝茯苓丸加减，常用药有皂荚、法半夏、生姜、茯苓、桂枝、炒白术、炙甘草、桃仁、牡丹皮、赤芍、青皮、陈皮、葶苈子等。

同时他认为痰瘀为阴邪，非温不化。强调用药宜温，切忌寒凉郁遏，否则出现痰瘀胶固，加重气道壅塞。若痰瘀化热，出现痰黄稠黏、口渴便结、舌质红暗、苔黄厚腻、脉滑数等痰热瘀阻症状时，可灵活改用清化痰热、散瘀泄热法，常用药物有金荞麦根、黄芩、夏枯草、生石膏、浙贝母、海蛤壳、桃仁、牡丹皮、赤芍、生大黄、葶苈子、桔梗等；若兼有表邪遏肺，喘满症状较甚者，可合用麻杏甘石汤，以宣肺泄热。待痰热证候顿挫后，及时改用"温化"方药以图缓治。

【医案举隅】

1. 哮喘验案 1

刘某，男，48 岁。

因喘促反复发作 10 余年，加重两天由急诊收入住院，诊断为肺气肿、慢性支气管炎急性发作期。入院时给予低流量吸氧、氨茶碱、糖皮质激素、抗炎及对症支持治疗处理后，病情有所缓解，喘促减轻。患者自诉平素经常口服茶碱类药物，每年冬春季出现喘促、咳嗽、咳痰，多清稀泡沫样痰，近两日有受凉病史，又出现上述症状。根据中医四诊，患者面色淡白，形体偏胖，畏寒喜近衣被，无汗，发作时胸闷不适，咳嗽，咳痰，喘促，咳吐白色泡沫痰，痰液清稀易咳出，受凉后症状加重，甚则呼吸困难，唇甲青紫，张口抬肩，鼻翼扇动，不能平卧，口微渴，不喜饮，舌淡苔白，脉沉细。属中医诊断的喘证。

患者面色淡白、形体偏胖、畏寒喜近衣被为素体阳虚、肌体失于温煦的表现。阳虚气化不利，故产生痰饮，平素亦见胸闷、咳嗽、咳痰，加之近日外感寒邪，客于脏腑，内外合邪，更致水液转输、敷布发生障碍，痰饮更生，寒邪与痰饮交阻，肺气壅滞，气机失调，血脉不畅，故见呼吸困难，唇甲青紫，张口抬肩，鼻翼扇动，不能平卧，咳痰清稀。口微渴，不喜饮，舌淡苔白，脉沉细均为寒邪与痰饮内停的表现。故辨证为寒饮伏肺。

治宜宣肺散寒蠲饮、降逆化痰。

方用小青龙汤加减。

处方：桂枝 10g，白芍 10g，麻黄 10g，干姜 10g，细辛 3g，紫菀 15g，款冬花 15g，五味子 15g，半夏 15g，大枣 30g，陈皮 15g，茯苓 15g，白术 15g，党参 15g，葶苈子 15g，炙甘草 10g。上药水煎服，水量以刚好淹没药物为度，水开后 15 分钟取药，每次口服 100mL，1 日 3 次。配西药抗炎平喘。

3 日后，患者即感晨起胸闷、气促症状明显减轻，痰量略减少。效不更方，继续住院治疗 7 日后出院，出院后调整加减继服 10 剂而愈。（王阶.经方名医实践录.北京：科学技术文献出版社，2009）

按：西医学中的慢性支气管炎是指气管、支气管及其周围组织的慢性非特异性炎症，慢性阻塞性肺气肿系指终末支气管远端气腔的扩张伴有肺泡壁的破坏，临床特征是慢性反复发作的咳嗽、咳痰或伴喘息，病情常缓慢进展，可并发慢性肺源性心脏病。慢性阻塞性肺气肿与中医学喘证中所描述的呼吸急促，胸闷咳嗽，甚则唇甲青紫，张口抬肩，鼻翼扇动，不能平卧等症状相同，故可按喘证辨证论治。其中以喘而胸满，倚息不能平卧，咳嗽咳白色泡沫痰，兼有面唇青紫，畏寒，舌苔白滑，脉沉细为表现者属寒饮伏肺证型，治当散寒蠲饮、降气平喘。小青龙汤中以麻黄桂枝除外寒宣肺气，干姜、细辛温化痰饮，方中其余药物能降气化痰、收敛肺气，故适用于寒饮伏肺之喘证。上述验案中加入紫菀、款冬花、葶苈子、党参、白术，意在增加燥湿化痰、降气平喘之功效。

2. 哮喘验案 2

罗某，女，31 岁。

自诉慢性支气管炎已数年，近日病证加重而前来诊治。刻诊：咳嗽有痰，痰稀色白，喉间有痰声，胸膈满闷，口干不欲饮水，大便干二三日一行，怕风，舌质淡，苔薄白，脉浮略弱。

辨证为肺寒饮证。

治当温肺散寒化饮。

方用射干麻黄汤加味。

处方：射干 9g，麻黄 12g，生姜 12g，细辛 9g，紫菀 9g，款冬花 9g，五味子 12g，大枣 7 枚，清半夏 12g，枳实 9g，桂枝 6g。6 剂，1 日 1 剂，水煎 2 次分 2 服。

二诊：咳嗽基本解除，又以前方 6 剂。之后，为了巩固疗效，复以前方服用 20 余剂。2 年后相遇，其曰一切尚好。（王付 . 经方实践论 . 北京：中国医药科技出版社，2006）

按：慢性支气管炎是临床中常见的病证之一，也是比较难治的病证之一。根据病证表现而辨证为肺寒饮证，尤其喉间有痰声，是辨肺寒饮证之关键。以射干麻黄汤温肺化饮，加枳实理气宽胸，桂枝以温肺化饮散寒。方药相互为用，以建其功。

参考文献

1. 朱震亨 . 丹溪心法［M］. 北京：人民卫生出版社，2005.

2. 王阶，张允岭，何庆勇 . 经方名医实践录［M］. 北京：科学技术文献出版社，2009.

3. 余建玮，薛汉荣，张元兵，等 . 国医大师洪广祥教授诊疗肺系疾病学术思想荟萃［J］. 中华中医药杂志，2015，30（11）：3824-3829.

4. 王智星，方向明 . 林珮琴治疗喘证的学术思想初探［J］. 云南中医中药杂志，2014，35（1）：9-11.

5. 刘书含 .《金匮》方治疗哮喘的文献研究及临床疗效初步探讨［D］. 成都：成都中医药大学，2007.

6. 王付 . 经方实践论［M］. 北京：中国医药科技出版社，2006.

四、肺胀

肺胀是多种慢性肺系疾患反复发作，迁延不愈，致肺气胀满，不能敛降的一种病证。临床表现为胸部胀满，憋闷如塞，气促喘息，咳嗽痰多，烦躁，心悸，面色晦暗，或唇甲发绀，脘腹胀满，肢体浮肿。其病程缠绵，时轻时重，经久难愈，严重者可出现神昏、痉厥、出血、喘脱等危重证候。常见于西医学的慢性支气管炎、支气管哮喘、支气管扩张、慢性阻塞性肺疾病、慢性肺源性心脏病等，肺性脑病则多属于肺胀的危重变证，也可参考本节内容进行辨治。

《黄帝内经》首提肺胀病名，并指出其病因病机及证候表现，奠定了肺胀虚中夹实，实中兼虚的辨证思路。如《灵枢·胀论》云："肺胀者，虚满而喘咳。"《灵枢·经脉》云："肺手太阴之脉……是动则病肺胀满，膨膨而喘咳。"东汉张机在《金匮要略·痰饮咳嗽病脉证并治》中所述之支饮症见"咳逆倚息，短气不得卧，其形如肿"，亦当属于肺胀范畴。从中可看出，肺胀具有咳、喘、痰、肿四大特点。隋代巢元方《诸病源候论·咳逆短气候》认为，肺胀的发病机制是由于"肺虚，为微寒所伤，则咳嗽。嗽则气还于肺间，则肺胀，肺胀则气逆。而肺本虚，气为不足，复为邪所乘，壅痞不能宣畅，故咳逆短乏气也"。唐代王焘《外台秘要·肺胀上气方》阐述了肺胀的饮食宜忌。后世医籍多将本病附载于肺痿、肺痈之后，有时亦散见于痰饮、喘促、咳嗽等门。古代医家在对肺胀的认识上不断有所充实发展，如元代朱震亨提出肺胀的发生与痰瘀互结、阻碍肺气有关，可用四物汤加桃仁等药物治疗，开活血化瘀治疗肺胀之先河。清代张璐《张氏医通·肺痿肺胀》认为肺胀多因"痰夹瘀血碍气而胀"，以实证居多。清代李用粹《证治汇补·咳嗽》提出对肺胀的辨证施治当分虚实两端，"又有气散而胀者，宜补肺，气逆而胀者，宜降气，当参虚实而施治"，对肺胀的临床辨治有一定的参考价值。

【理论经纬】

肺胀的基本病机总属本虚标实，肺、肾、心、脾脏之气亏虚为本，痰浊、水饮、血瘀互结为标。肺胀病变首先在肺，继则影响脾肾，后期病及于心。因肺职司卫外，为人一身之藩篱，故外邪从口鼻、皮毛入侵，每多先犯于肺，以致肺之宣降不利，气逆于上而为咳，气机升降失常则为喘，久致肺虚，肺虚无以主气，清气难入，浊气难出，气机塞滞，还于肺间，导致肺气胀满，张缩无力，不能敛降。若肺病及脾，脾失健运，则可导致肺脾两虚。若久病肺虚及肾，金不生水而致肺肾气虚或肺肾气阴两虚。心脉上通于肺，肺气辅佐心脏治理调节心血的运行，心阳根于命门真火，故肺虚治节失职，或肾虚命门火衰，均可病及于心，使心气、心阳衰竭，甚则可以出现喘脱等危候。病理因素主要为痰浊、水饮与瘀血互相影响，兼见同病。痰的产生，病初由肺失宣降，脾失健运，津液不归正化而成，渐因肺虚不能布津，脾虚不能化津，肾虚不能蒸化而生，痰浊愈益潴留，咳喘持续难已，延至阳虚阴盛，气不化津，痰从阴化为饮为水，饮留上焦，迫肺则咳逆上气，凌心则心悸气短；痰湿困于中焦，则纳减呕恶、脘腹胀满、便溏；饮溢肌肤则为水肿尿少；饮停胸胁、腹部为悬饮、水鼓之类。痰浊潴肺，病久势深，肺虚不能协助调节心血的运行，"心主"营运过劳，心气、心阳虚衰，无力推动血脉，则血行涩滞，可见心动悸，脉结代，唇、舌、甲床发绀，颈脉动甚。肺脾气虚，气不摄血，可致咳血、吐血、便血等。心脉不利，肝脏疏调失职，血郁于肝，瘀结胁下，则致癥积。痰浊、水饮、瘀血三者之间又互相影响和转化。如痰从寒化则成饮；饮溢肌表则为水；痰浊久留，肺气郁滞，心脉失畅则血郁为瘀，瘀阻血脉，"血不利则为水"。肺胀早期以痰浊为主，渐而痰瘀并见，终至痰浊、水饮、血瘀错杂为患。

1. 张机融理法方药为一体，奠定肺胀辨证论治的基础

东汉张机对肺胀的病因病机、证候分类、治法和方药论述颇为详尽，为后世辨治肺胀奠定了基础。《金匮要略》载肺胀的病机为外邪闭肺，风遏水停，肺失宣肃，通调失常。病性上又有内外合邪、热重饮轻及饮重热轻之不同。针对肺胀的治疗，《金匮要略·肺痿肺痈咳嗽上气病脉证治》云"上气，喘而躁者，属肺胀，欲作风水，发汗则愈"，提出了"发汗"的治法。在具体方药方面，《金匮要略·肺痿肺痈咳嗽上气病脉证治》中载"咳而上气，此为肺胀，其人喘，目如脱状，脉浮大者，越婢加半夏汤主之""肺胀，咳而上气，烦躁而喘，脉浮者，心下有水，小青龙加石膏汤主之"，其治重视寒热虚实变化，治以疏风宣肺、温肺散寒，或清肺泄热、降逆平喘。

2. 朱震亨最早提出本病痰夹瘀血证候，并开创活血化瘀法

《丹溪心法·咳嗽》云"肺胀而嗽，或左或右，不得眠，此痰夹瘀血，碍气而病""痰夹瘀血，遂成窠囊"，首次论述了肺胀的病机为痰夹瘀血阻碍气机，意义重大，强调痰瘀互结，闭阻于肺，为难治重症。痰瘀互结，郁闭肺络，肺气胀满，不能敛降，致咳嗽、咳痰、喘息等症状迁延反复，逐渐加重。继张机后于肺胀之证治建树伟者，当属元代的朱震亨，其学术思想对后世影响深远。

3. 黄玉璐从"中气升降"理论认识肺胀

清代黄玉璐崇尚经典，推陈出新，提出"医家之药，首在中气"，中气斡旋中焦，复脾胃升降之常，则气机流畅，四维周转。他认为痰饮咳喘者，肺肾之病也，而根为土虚，痰饮浊瘀，肺气不布，于是咳喘生焉。肺胀的发生机制为阳虚土湿，一气不畅；水寒火败，阴阳分离；木郁血瘀，四象生变。治则为补脾土以一气周流、温肾水以阴阳相和、疏木气以四维运转。

黄玉璐认为对于肺胀的治疗，除了化痰止咳、平喘降逆、化瘀逐饮等常法，更需强调对中气升降的重视，灵活加减运用下气汤治疗该病，对临床可起到一定的指导作用。

4. 王琦、武维屏倡益气活血化痰法治肺胀

近现代医家王琦、武维屏认为肺胀的主要成因是久病肺虚。早期主要是气虚或气阴两虚，临床表现为肺脾气虚、肺肾气虚或肺肾气阴两虚；后期随外感之邪的反复侵扰，痰浊、瘀血的交阻不去，导致气损及阳，气虚血瘀，瘀血不去，新血不生，气血阴阳俱损，病位渐上至心肝，累及五脏，表现为肝肾阴虚、脾肾阳虚，甚至心阳暴脱、喘脱等。痰浊、瘀血，二者既是肺胀本虚，脏腑功能失调的病理产物，又为正气虚损进一步加重的致病因素。痰瘀交阻于脏腑经络，三焦气机不利，气血无以生化，脏腑失养，水津不布，进而加重了肺胀气虚、阳虚、血虚，甚则导致血停为水。《金匮要略·水气病脉证并治》云："血不利则为水。"故肺胀在口唇发绀、喘息难卧的同时，可见下肢或一身悉肿、腹水等症，这加快了肺胀病程的进展，形成了本虚导致标实，标实加重本虚，内伤诱发外感，外感耗伤正气的恶性病理循环。综合来看，在肺胀病机的演变中，内伤与外感夹杂、本虚与标实互患、痰浊与瘀血交阻是其主要的病机特点。痰瘀互结，闭郁肺络，导致气道痉挛，肺气郁闭，气流受限，发展为难以治愈的慢性病。肺胀后期，气血阴阳俱虚，五脏衰败，本虚与标实并重，病机表现极为复杂，治疗上往往顾此失彼，预后不好。因此，早期治疗肺胀，打断其恶性病理循环，是提高临床疗效的关键。

【临证指要】

1. 张机辨治肺胀学术思想

（1）上气喘而躁者，属肺胀，欲作风水，发汗则愈　张机在《金匮要略》中通过对肺胀的临床表现、辨证治疗等表述而体现出对肺胀病因病机的认识，针对肺胀"欲作风水"的预后判断，提出"发汗则愈"的治疗原则。如原文所说肺胀总的病机为外邪闭肺，风遏水停，肺失宣降，通调失常，故以发汗解表之法取胜。

（2）咳而上气，此为肺胀，其人喘，目如脱状，脉浮大者，越婢加半夏汤主之　张机认为肺胀病机有内外合邪、热重饮轻及饮重热轻之别，从越婢加半夏汤及小青龙加石膏汤的治疗主证及方药组成可以体现出来。如"咳而上气，此为肺胀，其人喘，目如脱状，脉浮大者，越婢加半夏汤主之"，此条从脉象上分析，浮脉主表主上，大主有热，亦主实邪，脉浮与大相兼，为风热夹饮热之邪上逆之象。且从方药组成来看，张机重用石膏，说明外感风热，饮停于胸，饮热互结，但热甚于饮，肺气胀满是此证的主要病因。

（3）肺胀，咳而上气，烦躁而喘，脉浮者，心下有水，小青龙加石膏汤主之　此条脉象为浮，是表有邪之意，心下有水说明内有水饮，烦躁为里有热邪之征。且从方药组成看，张机重以麻黄、桂枝、细辛、半夏等辛温散寒之品温化寒饮，佐以石膏兼清里热，因此可以表明表有风寒，里有水饮，中夹热邪，且饮甚于热是本证的主要发病机制。

纵观《金匮要略》条文，肺胀的病机，属素有水饮内蓄，因外感而触发。其将证候类型分为六个：一是寒饮郁肺证，方用射干麻黄汤；二是痰浊壅塞证，方用皂荚丸；三是水饮内结证，方用泽漆汤；四是水饮上迫证，方用厚朴麻黄汤；五是饮热互结、热盛于饮证，方用越婢加半夏汤；六是饮热互结、饮盛于热证，方用小青龙加石膏汤。书中描述了各类证候的临床表现，所提出的具体治法及方药是后世治疗肺胀的常用良法效方。

2. 朱震亨辨治肺胀学术思想

（1）提出"宜养血以流动乎气，降火疏肝以清痰"的治则　《丹溪心法·咳嗽》云："肺胀而嗽，或左或右不得眠，此痰夹瘀血碍气而病，宜养血以流动乎气，降火疏肝以清痰，四物汤加桃仁、诃子。"朱震亨创肺胀当"瘀水同治"，强调化痰祛瘀法。肺胀的基本病机为气血亏虚、痰瘀互结，属于本虚标实之证，用当归补血活血、熟地黄补血养阴、川芎活血行气、白术健脾补气，四药合用共奏补血养血之功，配伍活血祛瘀、止咳平喘之桃仁，敛肺止咳之诃子，疏肝破气之青皮，清热豁痰之竹沥，诸药配伍，可使瘀血除、热痰清、气机通而肺胀消。

（2）提出顾护脾胃，调畅气血为肺胀辨证施治要点　朱震亨临证时重视从脾胃辨治疾病，在《格致余论·虚病痰病有似邪祟论》中记载"病邪虽实胃气伤者勿使攻击论""血气者，身之神也。神既衰乏，邪因而入，理或有之。若夫气血两亏，痰客中焦，妨碍升降，不得运用，以致十二官各失其职，视听言动皆有虚妄，以邪治之，其人必死"。肺胀本就为慢性肺系病迁延不愈所致，病史较长，多见于中老年人。因此，在辨证治疗中应结合年龄特点，即"彼老年之人，质虽厚，此时亦近乎薄，病虽浅，其本亦易以拨，而可以劫药取速效乎"，肺胀的治疗不应追求速效。朱震亨强调脾胃中气是人体之根本，认为随年龄增长的体质变化、饮食作息等生活习惯的改变及脾胃与机体外环境接触紧密等因素，会导致脾胃易损，正如其在《格致余论·养老论》中所言"老人内虚脾弱，阴亏性急"，而阴虚难降则气郁成痰，基于此，顾护脾胃、调畅气血这一理论在现代临床实践中也十分重要。

（3）重视调摄，防治肺胀　在《格致余论·养老论》中，朱震亨指出阴气不足、精血俱耗是导致衰老的原因，强调保护人体正气，慎用攻法，即所谓阴易乏，阳易亢，攻击宜详审，正气需保护。老年人情绪易于波动，百不如意则"易炽"，朱震亨从养阴的角度提出反对服食乌附丹剂，也反对饮食厚味滋补，主张淡食养老，认为淡食养老有养阴之功，即"山野贫贱，淡薄是谙，动作不衰，此身亦安"。反对进食辛辣香燥、油腻厚味之品，朱震亨认为"以偏厚之味为安者，欲之纵火之胜也，何疑之有""人之所为者，皆烹饪调和偏厚之味，有致疾伐命之毒""谷与肥鲜同进，厚味得谷为助，其积之也久，宁不助阴火而致毒乎？"他的这些观点与肺胀的病机及辨证要点是相符合的，肺胀是由慢性肺疾病迁延不愈而来的，在反复的治疗用药中难免出现阴津亏耗、胃气受损的情况，因此，平素的饮食调护尤显重要。此外，肺胀的日常调护还要避风寒、调情志、戒烟酒，饮食上遵朱震亨之法以清淡饮食为主，并可适时"节养"。

3. 黄玉璐辨治肺胀学术思想

黄玉璐运用"中气升降"理论治肺胀。他认为治疗百病之根本在于中气。中气如轴，四象如轮，己土上升，戊土下降，轴运轮转，轮运轴灵，则气机得畅，阴阳既济，精神交泰，气血调和。因此黄玉璐治疗气滞在胸膈右肋者之下气汤，可加减运用于肺胀的临床实践中。下气汤原方由甘草、半夏、五味子、茯苓、杏仁、贝母、芍药、陈皮组成。其病理为"肺气不降之原，则在于胃，胃土逆升，浊气填塞，故肺无下降之路"。方中甘草补脾益气、调和阴阳、培土制水；茯苓健脾渗湿、培补肺金，助脾气升清；半夏入肺胃二经，健脾燥湿，助胃气降浊，三者培补后天脾胃，调运中焦之气，扶助正气而祛邪。陈皮、杏仁入气分，破气降气，可调理肺气之郁滞。五味子、贝母敛肺止咳、引气下行。芍药入血分，疏肝达郁，清君相之火。诸药合用，标本兼治，握中央而驭四旁，复气机之升降，一气流畅，四维运转，共奏健脾疏肝、清降肺胃、调和上下之功。

4. 王琦、武维屏辨治肺胀学术思想

（1）观症状三期十症别轻重　肺胀症状复杂，归纳起来可概括为咳嗽、咳痰、气喘、心悸、水肿、发绀、发热、出血、昏迷、喘脱十个主要症状，简称咳、痰、喘、悸、肿、绀、热、血、昏、脱，称为肺胀十症。三期是指肺胀发病过程中的轻、中、重三个不同阶段。一期是指以咳、痰、喘为主要表现的阶段，此期病情较轻。二期是指肺胀患者在咳、痰、喘的基础上，同时出现悸、肿、绀或兼有其中任何一种表现的阶段，此期提示疾病进一步发展，是肺胀较重的阶段。在此基础上如遇急性感染而出现发热，合并出血倾向，甚至神志障碍及休克，即并有热、血、昏、脱时，即为肺胀三期阶段，此期为肺胀的危重阶段。

（2）论治则补虚、化痰、行瘀、理肺四法多用　补虚主要包括益气和养阴。益气常选党参、黄芪、太子参、白术、茯苓等药，养阴常用麦冬、五味子、玄参、玉竹等。

化痰可分为：①燥湿化痰，药物如半夏、橘红、紫苏子。②温化寒痰，药如白芥子、细辛、干姜。③清化热痰，药如天竺黄、竹茹、瓜蒌、贝母、竹沥。④润燥化痰，药物如枇杷叶、款冬花、紫菀、南沙参。

行瘀包括：①养血活血，药物如丹参、当归、鸡血藤、白芍。②化瘀活血，药物如桃仁、红花、五灵脂、泽兰。③清热活血，药物如丹参、赤芍、大黄、益母草。④温经活血，药物如桂枝、川芎、当归。⑤祛风活血，药物如地龙、僵蚕、全蝎、蜈蚣。

肺胀不论外感内伤，痰壅瘀阻，最终必致肺气不利、宣降失常，所以调理肺气为另一重要治则。肺失宣散，注意宣肺，药物可选麻黄、荆芥、紫苏叶、桔梗之类。肺失肃降，理当降肺，药物可选紫苏子、杏仁、旋覆花、白前、沉香、半夏等。

（3）议辨治六种较常见证候　肺胀患者，根据其不同的临床表现及舌脉，武维屏认为临床上常见以下 6 种证候：①气虚血瘀，痰热郁肺，方选麻杏龙石汤或蒌芩止嗽煎（均为自拟）加味。药物常用麻黄、杏仁、地龙、生石膏、瓜蒌、贝母、黄芩、赤芍、丹参等。②气虚血瘀，痰浊壅肺，方选麻杏二陈汤加减，药物常用麻黄、桃仁、杏仁、茯苓、半夏、陈皮、当归、前胡、紫菀、太子参等。③阴虚血瘀，热痰恋肺，方选犀角地黄汤合漏芦连翘散加减。药物常用水牛角、生地黄、赤芍、牡丹皮、漏芦、连翘、知母等。④气阴两虚，痰瘀互阻，方选麦味五参汤加减，药物常用太子参、南沙参、北沙参、麦冬、五味子、玄参、丹参、贝母等。⑤脾肾阳虚，水湿泛滥，方选桑苏桂苓饮加减。药物常用桑白皮、紫苏子、桂枝、茯苓、白术、泽泻、党参、防己等。⑥肝肾阴虚，痰蒙心窍，方选菖蒲郁金汤合涤痰汤加减。药物常用石菖蒲、郁金、半夏、胆南星、茯苓、竹茹、钩藤等。

（4）益气活血化痰法辨治肺胀　在肺胀病机论述中可见，肺虚不固，引发外感是形成肺胀病的基础，痰浊与瘀血交阻是病机演变的中心环节。因此，治疗肺胀必须从虚、痰、瘀的病机关键入手。中医理论认为，气血相关，痰瘀同源，气为血帅，血为气母，相互之间的生理病理关系极为密切。运用益气活血化痰法，一者抓住了肺胀病机的关键，打断了其病理的恶性循环，体现了中医辨证施治、治病求本的中医精髓；二者三法合用，顺应了气虚、痰浊、血瘀三者之间的生理病理关系，符合中医气血相关、痰瘀同源的基本观点。

历代医家在治疗虚喘、肺胀疾病时，均注重气血的调畅。如清代医家李用粹在《证治汇补·肺胀》中提出："肺胀者，动则喘满，气急息重，或左或右，不得眠者是也。如痰夹瘀血碍气，宜养血以流动乎气，降火以清利其痰，用四物汤加桃仁、枳壳、陈皮、瓜蒌、竹沥……又有气散而胀者，宜补肺，气逆而胀者，宜降气，当参虚实而施治。"唐宗海在论"血证内伤肺胀三法"中也从朱震亨"痰夹瘀血，碍气而病"的观点出发，倡导活血化痰药并用。岳美中说："治

痰要活血，血活则痰化。"金寿山在治疗虚喘中倡用当归、地黄之品，即取金水六君煎之意。胡希恕以大柴胡汤合桂枝茯苓丸治疗哮喘，董建华对久喘者运用地龙、白芍、全蝎等，张志纯则强调运用补气药治疗虚喘，均取得了满意的疗效。

【医案举隅】

1. 肺胀验案1

关某，男，68岁。2012年7月3日初诊。

主诉：反复发作咳嗽、咳痰伴活动后气短5年。

现病史：患者5年前外感后出现咳嗽、咳痰，夜间咳嗽明显。此后咳嗽、咳痰反复发作，逐渐出现活动后气短，现规律吸入布地奈德福莫特罗，仍有咳嗽。辅助检查：FEV$_1$/FVC 53.1%，FEV$_1$/pre 55.9%。刻下：咳嗽，夜间明显，痰多，色偏黄，遇冷后咳嗽加重，活动后气短，无胸闷，纳可，大便偏干。舌胖暗中裂，苔腻，脉弦滑。既往史：否认其他系统病史。

中医诊断：肺胀。

西医诊断：慢性阻塞性肺疾病。

辨证：气阴亏虚，痰热瘀阻。

立法：补肺益肾，清热化痰。

处方：金水六君煎加减。当归10g，熟地黄10g，砂仁4g，川贝母10g，陈皮10g，茯苓12g，瓜蒌12g，黄芩10g，炒薏苡仁15g，清半夏10g，前胡10g，白前10g。14剂。

二诊：8月23日。患者3天前外感后咳喘加重，静脉滴注克林霉素、氨溴索、氨茶碱等，雾化吸入地塞米松，吸入布地奈德福莫特罗（每日3～4次）。刻下：咳嗽，痰稠，色灰黑，喘憋不能平卧，大便偏干，舌胖暗中裂，苔腻，脉弦滑。因初诊服药后明显好转，故本次加重又来就诊。处方：射干麻黄汤加减。射干10g，炙麻黄6g，细辛3g，清半夏10g，五味子6g，紫菀12g，款冬花12g，生石膏30g（先煎），杏仁10g，川贝母10g，紫苏子10g，葶苈子15g，炒薏苡仁15g，丹参10g，广地龙12g。7剂。

三诊：8月30日。咳嗽减轻，大便偏干，夜间时有喘憋，可平卧，舌暗红，苔白略腻，中有剥脱，脉弦滑。处方：射干10g，麻黄6g，细辛3g，清半夏10g，五味子6g，瓜蒌12g，款冬花12g，生石膏30g（先煎），杏仁10g，川贝母10g，紫苏子10g，葶苈子15g，炒薏苡仁15g，丹参10g，广地龙12g，酒黄芩10g。14剂。后以此方续服月余，病情明显好转。（武维屏.武维屏学术思想及临床经验集.北京：中国中医药出版社，2014）

按：患者咳嗽、气短数年，肺脾肾虚，痰瘀互阻，初诊据其舌脉症，辨属气阴亏虚，痰热瘀阻，以金水六君煎加减益肺肾，并配用砂仁防熟地黄之滋腻碍胃，瓜蒌、半夏、黄芩三药相配，暗含小陷胸汤之意，涤胸膈痰热、开胸膈气结，且以黄芩代替黄连，专入肺经，寒凉之性稍弱，避免中焦脾胃受损，更生痰湿之邪。二诊患者感邪之后咳喘又发，急则治其标，以射干麻黄汤加减配清热平喘之品，宣肺散寒、化痰清热。由于痰饮久停易化热，内有伏火易感外邪，且患者大便偏干，故加用生石膏泄热，并以葶苈子泻肺平喘，地龙解痉平喘。舌胖暗，当用化瘀之品，"一味丹参，功同四物"，气机调畅，痰瘀消散，则症状缓解。

2. 肺胀验案2

王某，男，66岁。2012年8月15日初诊。

主诉：咳嗽咳痰时发20余年，气短10余年。

现病史：患者20余年前无明显诱因出现咳嗽，咳白色痰，于秋冬季明显，每年连续3个月以上，未系统诊治。10年前开始出现气短，活动后加重，病情逐年加重。既往曾有咯血及发生咳嗽时晕厥。胸片：双肺透光度增加，肋间隙增宽，双肺纹理粗重、紊乱。肺功能：FEV_1/FVC 63%，FEV_1/pre 50%。刻诊：咳嗽，喘憋，动则作喘，咳痰，痰少成块，口干口苦，大便不通，舌胖暗，苔根腻微黄，脉弦滑小数。既往史：冠心病史10年。

中医诊断：肺胀。

西医诊断：慢性阻塞性肺疾病。

辨证：气阴亏虚，上盛下虚。

立法：益气养阴，降气平喘。

处方：生脉饮合苏子降气汤。太子参15g，麦冬10g，五味子6g，炙麻黄6g，杏仁10g，紫苏子10g，清半夏10g，丹参10g，桑白皮10g，葶苈子12g，前胡10g，黄芩10g，生甘草4g，柴胡6g。7剂。

二诊：8月21日。咳嗽、喘憋减轻，痰黏少，色白，耳鸣，腹满稍减，活动后喘憋，双下肢浮肿，口苦口干，大便干稍减，舌胖红多裂，苔薄黄，脉弦滑。听诊：双肺呼吸音低，未闻及干湿性啰音。处方：太子参15g，麦冬10g，五味子6g，炙麻黄6g，杏仁10g，紫苏子10g，清半夏10g，丹参10g，桑白皮10g，葶苈子15g，前胡10g，黄芩10g，生甘草4g，柴胡6g，生石膏20g（先煎），连翘12g。14剂。（武维屏.武维屏学术思想及临床经验集.北京：中国中医药出版社，2014）

按：患者长期咳喘，动则作喘，舌暗，所谓久病成虚，久病有瘀，治疗应补虚扶正、痰瘀共治。治痰之要，理气为先。气为血之帅，气行则血行。方中以柴胡、黄芩和解少阳枢机，麻黄、苦杏仁、五味子宣敛共用，紫苏子、桑白皮、葶苈子协调气机升降、下气化痰以治标，生脉饮培土生金、金水相生以治本，加入丹参活血化瘀，诸药相合，虚实兼顾，故取速效。服药后症状缓解，口苦、腹满、大便干，乃因少阳、阳明有热，遂加入石膏清泄阳明之热。肺为水之上源，水液代谢失常，故见下焦浮肿，葶苈子辛、苦、寒，善泻肺降气、祛痰平喘，有理气化痰、利水平喘之功。

参考文献

1.国万春，李庆升，张边江，等.浅探《金匮要略》中之肺胀［J］.国医论坛，2000，15（2）：2.

2.柏喜桂，周保林.肺胀证治规律探讨［J］.现代中医药，2004（4）：35-36.

3.邓玉艳.中医治疗肺胀心得［J］.湖北中医杂志，2000，22（4）：32-33.

4.黄元御.黄元御医书十一种［M］.北京：人民卫生出版社，1996.

5.王琦，武维屏，田秀英，等.益气活血化痰法治疗肺胀的临床研究［J］.北京中医药大学学报，1994，17（6）：44-46.

6.武维屏，王琦，田秀英，等.肺胀228例临床治疗回顾［J］.中国医药学报，1991，6（3）：20-23.

7.林友华，黄席珍，周筑安，等.益气活血针对慢性阻塞性肺疾患某些换气功能和免疫指标的影响［J］.中国医学科学院学报，1983，3（增刊1）：9.

8.武维屏.武维屏学术思想及临床经验集［M］.北京：中国中医药出版社，2014.

五、肺痿

肺痿是指肺脏虚损，津气大伤，以致肺叶痿弱不用，临床以咳吐浊唾涎沫为主症的肺脏慢性虚损性疾患。西医学中的肺纤维化、肺不张、硅沉着病等临床表现具肺痿特征者，均可参照本病辨证论治。

肺痿之名最早见于《金匮要略》，并专篇论述，记载了肺痿的主证、病因、病机和治疗。《金匮要略·肺痿肺痈咳嗽上气病脉证治》云："寸口脉数，其人咳，口中反有浊唾涎沫者何？师曰：为肺痿之病。"治疗方面，因在病机上有虚热和虚寒的不同，东汉张机提出分别用麦门冬汤和甘草干姜汤进行治疗。明代王肯堂《证治准绳·诸血门》中指出"久嗽咯血成肺痿"；并将肺痿分为气和血两类，在《证治准绳·诸气门》指出"肺痿或咳沫，或咳血……咳血者入血证门"。明代陈实功《外科正宗·肺痈论》云："久嗽劳伤，咳吐痰血，寒热往来，形体消削，咯吐瘀脓，声哑呕痛，其候传为肺痿。"清代李用粹《证治汇补·咳嗽》云："久嗽肺虚，寒热往来，皮毛枯燥，声音不清，或嗽血线，口中有浊唾涎沫，脉数而虚，为肺痿之病。"各朝多位医家均已认识到久咳肺痈、肺痨等日久可转化为肺痿。清代张璐在《张氏医通·肺痿》中将其治疗要点概括为"缓而图之，生胃津，润肺燥，下逆气，开积痰，止浊唾，补真气……散火热"。清代沈金鳌《杂病源流犀烛·肺病源流》对肺痿的用药忌宜等作了补充："其症之发，必寒热往来，自汗，气急，烦闷多唾，或带红线脓血，宜急治之，切忌升散辛燥温热……大约此症总以养肺、养气、养血、清金、降火为主。"

【理论经纬】

肺痿与久病损肺、误治伤阴有关，其病位在肺，与脾、胃、肾等脏腑密切相关，病理性质有肺燥津伤和肺气虚冷两端。虚热肺痿或为本脏自病所转归，或由失治误治及他脏之病所致。本病基本病机为肺虚而失于津气濡养，久病邪热伤肺，或误治津伤，致肺津大伤，肺失濡养，肺叶渐痿不用；或久病肺脏虚损，肺气日耗，渐而伤阳，肺中虚冷，气不化津，肺失所养，以致肺叶枯萎。热在上焦，阴虚生内热，肺燥津枯，肺失清肃，脾胃上输津液转从热化，煎熬成涎沫；或脾阴胃液耗伤，不能上输于肺，肺失濡养，致肺叶枯萎。虚寒肺痿为大病以后，耗伤气阳，肺气虚冷，气不化津，不能温化布散脾胃上输之津液，肺失所养，反聚为涎沫。虚寒肺痿，可由寒郁化热，转为虚热之证。肺痿如治疗正确，调理得当，病情稳定，或可痊愈，反之则预后不良。

1. 张机首创肺痿病名，奠定肺痿辨证论治的基础

东汉张机秉持《黄帝内经》的理论基础，于《金匮要略》中首先提出"肺痿"病名，在《金匮要略·脏腑经络先后病脉证》中提出："息摇肩者，心中坚；息引胸中上气者，咳；息张口短气者，肺痿唾沫。"并设《金匮要略·肺痿肺痈咳嗽上气病脉证治》专篇，系统论及肺痿的主证、病因、病机、辨证。张机认为肺痿是指肺脏功能痿弱不振之病，属于脏痿，病位在肺，有虚热、虚寒之分。"热在上焦者，因咳为肺痿。肺痿之病，从何得之？师曰：或从汗出，或从呕吐，或从消渴，小便利数，或从便难，又被快药下利，重亡津液，故得之。"此论阐述了肺痿之病因病机是热在上焦，或因于他病，或误治延治，耗伤津液，导致肺叶痿弱不用。其主要症状为张口短气、咳、口中有浊唾涎沫，脉象为数虚。张机对肺痿进行了初步的辨识，证型有虚寒、虚热之分，虚热证主要表现为脉数、咳浊唾涎沫。"肺痿吐涎沫而不咳者，其人不渴，必遗尿，小便数……此为肺中冷，必眩、多涎唾"。此条论述了上虚不能制下而致的虚寒肺痿的症状，临床方用甘草干姜汤治疗。

2. 巢元方对肺痿的病因及转归预后等作了进一步探讨

《诸病源候论·咳嗽病诸候》云："肺主气，为五脏上盖。气主皮毛，故易伤于风邪，风邪伤于腑脏，而气血虚弱，又因劳役大汗之后，或经大下而亡津液。津液竭，肺气壅塞，不能宣通诸脏之气，因成肺痿。"巢元方明确提出肺痿是外邪犯肺，或劳役汗下过度，阴津亏耗，肺气受损，壅塞而成，较张机认识更为全面。并指出咳吐涎沫之爽与不爽、小便之利与不利、咽燥之欲饮与不欲饮等，与疗效转归有关系，如该篇提道："咳唾咽燥欲饮者，必愈；欲咳而不能咳，唾干沫，而小便不利者难治。"

3. 孙思邈本于《金匮要略》丰富肺痿病因病机

唐代孙思邈在《备急千金要方·肺脏方》中提到"病热在上焦，因咳为肺痿，或从汗出，或从呕吐，或从消渴小便利数，或从便难，数被快药下，重亡津液，故得肺痿……肺痿吐涎沫而不咳者，其人不渴必遗溺，小便数。所以然者，上虚不能制下故也。此为肺中冷，必眩"。将肺痿分为热在上焦及肺中虚冷二类，并认为"肺痿虽有寒热之分，从无实热之例"，强调了肺痿不离"虚"字。《千金翼方》云："寸口脉微而迟，尺脉沉即为血，滑即为实，血实内结入络胸臆，肺痿色薄，不能喘息，而心坚脱色，口不能言，肝举筋厥，四逆，不识人。"孙思邈提出"血实内结入络胸臆"，指出肺痿并非皆为虚证，这对深入认识本病病机具有重要的指导意义。

4. 朱震亨提出养血、养肺、养气、清金治疗肺痿

金元滋阴派代表医家朱震亨临床治疗肺痿以护阴、滋阴、养阴为要，临证特色鲜明，他在《丹溪心法·咳嗽》中指出"肺痿治法，在乎养血、养肺、养气、清金"。他认为治疗肺痿应养与清并用，才能取得更好的疗效，为后世对于肺痿的遣方用药提供了参考。肺痿之为病，不管寒热虚实如何，肺脏亏损是其病机关键，正气虚损，在乎养血养气养肺；肺痿虽总属虚证，但在其发展演变的过程中，各种外邪首先犯肺，邪热壅肺，肺虚且热，在乎清金，不忘补虚。

5. 晁恩祥强调调补肺肾贯穿肺痿治疗始终

现代医家晁恩祥在继承发展经典的基础上结合西医学，认为肺痿主要病机为本虚标实，治疗原则为急则治其标，缓则治其本，他注重从整体出发，个体化治疗，尤其强调调补肺肾的治法应贯穿整个病程。本病常因肺虚邪侵，气阴亏损，日久及肾，而临床多见肺肾两虚、气阴不足之虚证，或失治误治，或缠绵难愈而致久病入络，或毒邪损络而致毒痰瘀互结，脉络痹阻之实证。本虚多在肺、肾，标实则多为风、毒、痰、瘀，应根据寒热虚实、标本轻重给予治疗。急性发作当以疏风、化痰、祛瘀、解毒等治标为主；疾病缓解期当治以益气养阴、调补肺肾、纳气化瘀；慢性迁延期当标本兼顾，重视扶正祛邪。在整个疾病发展过程中需重视辨证论治个体化治疗。

6. 吴银根提出肺痿"络虚最宜通补，络痹唯宜辛通"的治疗准则

现代医家吴银根在中医学"络病理论"基础上，结合临床实践，认为肺痿基本病机是肺络痹阻，并提出"络虚最宜通补，络痹唯宜辛通"的治疗准则。络脉内至脏腑、外至四肢肌腠等，犹如网络，纵横交错，无所不至，具有通达表里内外、顺贯营卫气血津液、濡灌脏腑组织等功能。究肺络痹阻之因，不外乎虚、滞两途，多因肺肾亏虚致络中气血不足，或因邪毒入络，肺络中血行迟滞，络脉失养，痰瘀互结阻于络中而成。"邪既入络，易入难出，势不能脱然无累"，肺纤维化病程久，缠绵难愈，若病久及心，心阳虚衰则为心悸、水肿、喘脱；若因外感，变证蜂起，致呼吸窘迫为喘脱，甚则阴阳离决而亡。因此通补肺络法自为应对治法，但通之之法，各有不同。调气以和血，通也；调血以和气，通也；下逆者使之上行，中结者使之旁达，亦通也；虚者助之使通，寒者温之使通，无非通之之法也。

【临证指要】

1. 张机辨治肺痿学术思想

东汉张机著《金匮要略》，开辨证论治之先河，从虚热肺痿、虚寒肺痿辨治肺痿病。

（1）此为肺中冷，必眩多涎唾，甘草干姜汤以温之　"肺痿吐涎沫而不咳者，其人不渴，必

遗尿，小便数。所以然者，以上虚不能制下故也。此为肺中冷，必眩多涎唾，甘草干姜汤以温之；若服汤已渴者，属消渴"。肺气虚冷，不能温化布散脾胃上输之津液反而聚为涎沫，病属上焦虚寒，无气上逆，故不咳、不渴。肺主治节，因肺中虚冷，津液不能敷布，治理调节功能失职，"上虚不能制下"，膀胱失于约束，则小便频数，或遗尿失禁，因冷则气阻，肺金不用，气化无权。眩因上焦阳虚，清阳不升，肺中虚寒，气不摄津，故"多涎唾"。治当温其虚寒，复其阳气，用甘草干姜汤。

（2）大逆上气，咽喉不利，止逆下气者，麦门冬汤主之　此论虚热肺痿的证治。"大逆上气"是言其病机，由于肺胃津液耗损，虚火上炎，以致肺气上逆，于是发生咳喘。"热在上焦者，因咳为肺痿"，虚火上炎，肺胃津伤，津不上承，久咳不愈，必然出现喘逆、咽喉不利等症。肺胃阴伤，火热之气上逆，法当清虚热、养肺胃之阴、止逆下气，方投麦门冬汤。

2. 巢元方辨治肺痿学术思想

（1）"肺燥津伤"是肺痿的重要病机　肺为娇脏，为五脏之华盖，风邪侵袭，首先犯肺，肺热叶焦；大汗、大下，津液耗竭，肺燥津伤，诸脏之气不能宣发，因成肺痿。

（2）小便利与不利为肺痿的转归　《诸病源候论·咳嗽病诸候》中谓"咳唾咽燥欲饮者，必愈，欲咳而不能咳，唾干沫而小便不利者，难治"，明确指出了肺痿预后转归与小便利与不利、欲饮与不欲饮有密切关系。

3. 孙思邈辨治肺痿学术思想

唐代孙思邈《备急千金要方·肺痿》在治疗、分型上与张机一脉相承，并对《金匮要略》的治法加以补充。

（1）治疗虚热型肺痿　《备急千金要方·肺痿》载方三首治虚热型肺痿，分别为"治肺痿，涎唾多，出血，心中温温液液，甘草汤方""治肺痿，咳唾涎沫不止，咽燥而渴，生姜甘草汤方""治肺痿，吐涎沫不止，桂枝去芍药加皂荚汤方。"孙思邈治肺痿，见症仍以咳、唾沫不止为主，桂枝去芍药加皂荚汤方治则重在化痰，药用皂荚，这在用药上是一种发展。《备急千金要方》中尚提到用五味子汤治热伤肺疹，咳嗽，皮肤干燥，唾中有脓血，牵胸胁痛。五味子汤：五味子、桔梗、紫菀、甘草、续断各二两，地黄、桑白皮各五两，竹茹三两，赤小豆一升。

（2）治疗虚寒型肺痿　《备急千金要方·肺痿》中载"治肺痿，多涎唾，小便数，肺中冷，必眩，不渴不咳，上虚，下不能制溲，甘草干姜汤以温其脏""治肺虚寒，羸瘦缓弱，战掉嘘吸，胸满肺痿，温中生姜汤方"。

4. 朱震亨辨治肺痿学术思想

（1）强调肺痿有吐血的症状，右寸伏为肺痿　朱震亨在《脉因证治·痈疽》指出"肺痿病，多涎唾，小便反难而数，大便如豚脑，欲咳不咳，咳出干沫，唾中出血，上气喘满，或燥而渴者，寸口脉数而虚，按之涩"。其《脉因证治·吐衄下血》指出"外有肺痈、肺痿，亦能咳嗽脓血。劳亦能吐血"。朱震亨还指出肺痿可见便血，"血痢，有瘀血、血枯、肺痿、风血酒痢，证同而因异"。《丹溪手镜》中明言肺痿热在上焦，对病因方面认识与《金匮要略》一脉相承，肺痿的症状强调喘，认为喘嗽者有痰，外有劳瘵喘促嗽血者是肺痿。脉象上认为右寸伏为肺痿，"伏，至骨方得。为实、水气、痰饮……右寸（肺痿，痰）"。

（2）肺痿专主养肺气，养血清金　朱震亨在《丹溪心法》中提出虚热肺痿的治疗原则"肺痿专主养肺气，养血清金"，提出"肺痿治法，在乎养血、养肺、养气、清金"。附方海藏紫菀散，治咳中有血，虚劳肺痿。知母茯苓汤，治咳嗽不已，往来寒热，自汗肺痿。

5. 晁恩祥治肺痿学术思想

（1）益气养阴，调补肺肾，兼以活血化瘀 现代医家晁恩祥提出肺纤维化属肺痿范畴，认为肺痿包括了毒损、邪伤、正虚、痹阻等不同原因的病证，将肺痿的定义、肺热叶焦的基本病机，以及肺叶痿废不用且临床缠绵不愈、晚期呈蜂窝或破损肺、预后不佳等特点有机连接。阐释肺纤维化是以咳喘唾涎为主要临床表现的慢性虚损性难治病；本病以虚证为主，病机转化由气及血，由肺及肾，最终导致肺叶痿弱不用，预后不佳。临床以气阴两虚、肺肾亏虚之证多见。因难治不易痊愈，久病入络，导致络脉瘀阻，又可见气滞血瘀之实证。治疗以益气养阴、调补肺肾、活血化瘀为基本方法，配以疏风、化痰、祛瘀。在疾病进展时期，重视风、痰、瘀等加重因素，强调调补肺肾的治法贯穿病程始终。常用太子参、麦冬、黄精、黄芪、五味子益气养阴；淫羊藿、菟丝子补肾纳气；山茱萸、枸杞子、女贞子滋补肾水；紫菀、杏仁、紫苏叶、地龙宣肺降气；橘红、黄芩、金荞麦、鱼腥草清热化痰；丹参、川芎活血化瘀。

（2）注重整体观念和"治未病"思想 内伤杂病多"因虚致瘀、久病痰郁"，晁恩祥倡导"调补兼施"，制方温润，药多平和，善用轻扬之品，以疗沉疴固疾，为疑难病诊治开拓了新途径。晁恩祥注重整体观念和"治未病"思想，继承朱震亨治郁之论，提出"因虚致瘀、久病痰郁"的病机论，认为该类疾病多"因虚而毒侵、虚毒入络成痰；因痰而风起、风痰日久生郁"，风、痰、虚、瘀、毒为本病主要病理属性，病变涉及心、肝、脾、肺、肾诸脏，而气机郁滞则是疾病核心。肺肾亏虚是发病的内因，外感六淫、疫疠之气及环境毒邪侵袭是疾病发生的外因，气血不合、络脉痹阻、枢机不利则是发病关键，拟定"调和气血、通络宣痹，调理肝脾、化痰行瘀，调补肺肾、疏风宣透"等治则。

6. 吴银根辨治肺痿学术思想

（1）络虚最宜通补 现代医家吴银根认为肺痿类似于西医的肺纤维化，两者的病机皆为肺络痹阻。治疗上"通补为宜，守补则谬""治当通补络脉"。所谓通补，即"初补气血之中，必佐宣行通络之治"，但应分阴血亏虚、阳气亏虚之不同。络虚属阴血虚者，"络虚则热"，治宜"宣通经络，佐清营热""甘缓理虚"，但"久病已入血络，兼之神怯瘦损，辛香刚燥，决不可用"，宜"通血络润补，勿投燥热液"；遵张介宾"善补阴者，必于阳中求阴，则阴得阳助而泉源不竭"，治宜"辛甘润温之补"，药用当归、熟地黄、阿胶、白芍、麦冬、南北沙参、山茱萸、枸杞子、女贞子、何首乌等，其中沙参"甘淡而寒，其体轻虚，专清肺气，因而益肺与肾"，麦冬"补肺金而安肺气""定喘大有奇功""助胃补肾，故治赢瘦、短气""去瘀生新""能散热结而下逆气也"。阳气虚者当以甘温益气，必"辛甘温补，佐以流行经络"，药用党参、黄芪、白术、黄精、山药、淫羊藿、肉苁蓉、菟丝子、补骨脂、巴戟天，其中党参"力能补脾益胃、润肺生津、鼓舞清阳、振动中气"；黄芪"补正气之虚""内资经脉，外资肌肉""逐五脏间恶血"，并适当配伍陈皮、厚朴等行气之品。

（2）络痹唯宜辛通 吴银根言治肺络痹阻"当辛以通之"，盖肺络痹阻因于痰瘀互结者，辛之能行气破血逐痰，若兼热毒者，辛可润。辛以通络，虽有气血之分，但气中有血，血中有气，两者相互依存，不可分割，故行气与活血不可截然分开，所谓"疏其血气，令其条达，以致和平"；痰浊宜化，但更应遵"善治者，不治痰而治气""痰兼肺脾""虚痰补肾"等法不独治痰而治痰之本。

【医案举隅】

1. 喘证验案

患者，女，50 岁。2012 年 8 月 15 日初诊。

患者自 2012 年冬春交替之际感冒后咳嗽持续半年，咳痰色白，咳嗽剧烈时气促，活动后尤为明显。在某卫生院摄胸片提示支气管炎，给予抗感染、止咳、化痰、平喘等治疗后咳嗽、气喘有所缓解，但时有反复。2012 年 6 月 18 日患者受凉后咳嗽加重，静坐即有气喘，胃纳减退。在某医院做胸部 CT，提示：右肺上叶水平裂旁见一直径小于 5mm 的结节影，两下肺纤维样改变，部分毛玻璃样改变。曾使用糖皮质激素治疗 1 个月左右，气喘有所缓解，但患者顾虑激素不良反应而停用。近两个月来间歇性咳嗽，痰少色白，活动过久仍有气喘，无发热，胃纳不佳，腹胀，二便尚畅。体检：两肺底闻及湿性啰音。舌暗，苔薄白，脉细缓。

中医诊断：喘证。证属肺气已亏，痰瘀互结，肺络瘀阻。

西医诊断：间质性肺炎。

治以化结通络、补益肺肾。

处方：黄精、党参、金荞麦根各 30g，黄芪、生地黄各 24g，京三棱、女贞子、法半夏、胡颓子叶、白术各 15g，陈皮、防风、乳香、甘草各 9g。14 剂，水煎服，每日一剂。嘱患者调情志、注意休息、避免过劳。

二诊：8 月 29 日。诉咳嗽次数较前减少，咳痰明显减少，时有胸胁胀闷感，视物模糊，大便干燥不畅。舌暗，苔薄黄，脉细缓。咳嗽、咳痰减少，故在原方基础上，去金荞麦根、胡颓子叶，加紫菀治肺虚久咳以润肺。时有胸胁胀闷，加莪术、三七加强活血化瘀除痹之功。另加用黄荆子，兼有行气止痛和止咳平喘之功。加火麻仁滋阴润肠，取肺与大肠相表里之意。加草决明清肝明目。14 剂，煎服法同前。

三诊：9 月 12 日。诉干咳为主，时有少量淡黄黏痰，安静休息或稍微活动后无明显气喘，仍有胸胁胀闷，偶有闷痛感，纳谷不香。舌暗，苔薄黄，脉细缓。该病病程缠绵反复，仍需加强化痰清热解毒，故在前方基础上，复用金荞麦根、胡颓子叶，另加芙蓉叶、秦皮加强功效。去乳香、三七，加蜈蚣以强化搜风剔络、化瘀除痹之功。鸡内金运脾消食。14 剂，煎服法同前。

四诊：9 月 26 日。诉咳嗽纳呆明显好转，气喘、胸闷较前段时间缓解，容易感冒，口干，服药后大便通畅。舌淡，苔薄黄，脉细。近期舌苔由暗转淡，脉象由细缓转细，思之痰瘀邪气外排，气血畅利，故在前方基础上，加防风组成玉屏风散益气固卫，加玄参配生地黄有助养阴，并能保持大便通畅。如此坚持治疗，到 2012 年 12 月 18 日，在某医院复查肺 CT 提示毛玻璃样改变已吸收，此后随访半年，咳嗽、气喘均无急性加重。［胡晓宇.吴银根教授间质性肺病治疗经验介绍.世界中医药，2016，11（8）：1543-1546］

按：间质性肺疾病，属中医学肺痿、喘证等疾病范畴。该类疾病病因不一，病情反复，病程冗长，临床上属于难治，病机系肺肾俱虚，气血失调，虚实夹杂，肺络瘀阻。简而言之，可概括为络虚和络痹。络虚：虚则补之，补而通之。可补肺气、补脾气、补肾气、补肾阳、补肾阴。络痹：痹则攻之，攻则化之，可化瘀、化痰、化积。该患者半年余来，在停止使用激素情况下，通过坚持服用中药，复查胸部 CT 提示肺部毛玻璃样改变已吸收，实属罕见。初诊时，取京三棱破血行气、化痰通络，半夏止咳化痰降气散结；取胡颓子叶、金荞麦清肺止咳化痰；方中含玉屏风散，用以益气固卫，加用黄精重在补气，女贞子补益肝肾精血。二诊时候，患者咳嗽咳痰缓解，故停用胡颓子叶、金荞麦，而久病必瘀，故继续化瘀通络和补肺益气治疗，加用莪术加强行气之功，气行则血行，血瘀自去。三诊时根据胸闷胀痛，予以蜈蚣加强搜风剔络，充分体现吴银根教授辨病论治的医学特色。

2. 肺间质纤维化验案

患者，男，76岁。2004年3月19日初诊。

主诉：反复发作咳嗽、喘憋20余年，加重两个月。该患者有慢性支气管炎病史60年，1982年在某部队医院住院检查诊断为慢性喘息性支气管炎、肺气肿、肺心病初期。近20年来患者病情呈进行性加重，每年均因反复急性发作而多次住院治疗。2004年2月17日患者出现发热（温度38.7℃），咳嗽、喘息、咳痰，服用抗炎及感冒药物治疗不效，日渐加重。3月8日到某医院就诊，肺功能检查示限制性通气障碍，弥散功能下降。胸部CT示双肺弥漫网格状阴影，纵隔淋巴结肿大，双肺间质纤维化，间质性炎症。血气分析：PCO_2 35mmHg，PO_2 63mmHg。给予多种抗生素及泼尼松每日30mg治疗，两周后好转。刻下：重度气短气喘，就诊时喘憋气促严重，需休息10余分钟方能言语，精神差，稍动即需家人扶持。诉咳嗽阵作，夜不能卧，有少量白痰，不易咳出，不欲饮食。舌质红苔白，脉沉弦。查有杵状指。既往高血压史50年，现服用长效心痛定每日1片，血压平稳。

诊断为双肺间质纤维化；证属肺气失宣，肾不纳气。

治宜调补肺肾、降气平喘。

处方：炙枇杷叶10g，黄精15g，杏仁10g，苏子、苏叶各10g，前胡10g，五味子10g，山茱萸10g，枸杞子10g，女贞子15g，菟丝子10g，黄芩10g，鱼腥草25g，麦冬25g，地龙10g，蝉蜕10g，百部10g，紫菀15g。14剂。

二诊：咳嗽明显减轻，晨起咳痰量多，现以憋气为主，动则喘甚，胸憋吸氧后能缓解，舌淡红苔白微腻，脉弦。上方去百部、菟丝子，加太子参10g，服14剂。药后咳止，痰量减少，精神渐好，而以气短、动喘为主症。自此后，总以养阴益气活血、补肾纳气调肺为法，上方加减调服半年后，患者精神佳，无咳嗽，晨起咳少量白黏痰，易咳出，能做少量家务劳动，间断郊游或游泳，每次能游泳200米而不发生喘憋。食纳、睡眠正常。嘱患者预防感冒，适量活动，活动量的增加当循序渐进，防止过度。该例患者经年余治疗，精神转好，生活如常人，仅在剧烈活动时喘促。复查胸部CT示两肺间质性改变与前对比有改善，纵隔内未见异常增大的淋巴结。血气分析已完全正常，生活质量明显改善。[陈燕，吴继全，晁恩祥. 晁恩祥教授治疗肺系病经验. 中华中医药杂志，2006，21（4）：225-227]

按：肺间质纤维化属难治病，临床治疗难度极大，病情呈进行性加重。西医以糖皮质激素、免疫抑制剂等作为主要的治疗药物，亦不免病情加重。患者常常合并感染及出现呼吸衰竭，预后不良。临床以气阴两虚、肺肾亏虚之证多见，因难治不易痊愈，久病入络，又可见气滞血瘀之实证。晁恩祥教授结合临证心得，总结出了养阴益气、补肾纳气，兼以活血化瘀的治疗大法，取得了一定的临床疗效。本案例患者曾有慢性阻塞性肺疾病病史，明确肺间质纤维化诊断后抗感染治疗不效，且进行性加重，予激素治疗稍好转，但生活质量极差。因恐长期服用激素导致并发症，慕名求治，要求中药治疗。依法调治，方中麦冬、五味子、黄精益气养阴，紫菀、杏仁、苏子、苏叶、地龙等降气平喘，黄芩、鱼腥草化痰清热，菟丝子、山茱萸、枸杞子、女贞子等补肾纳气，疗效显著。需要注意的是，本病为慢性虚损性疾患，进展控制不易，治疗难度大，疗程长，需要与患者及家属沟通交流，鼓励患者坚持配合中药治疗，避免操之过急。注意预防感冒，在逐渐好转的基础上，配合适度的锻炼，改善肺功能，从而达到减轻临床症状，提高生活质量，有效防止病情进一步发展的目的。

参考文献

1. 谢淑华.肺痹、肺痿与肺间质纤维化的相关性研究[D].北京：北京中医药大学，2009.

2. 徐重明，汪自源.张仲景治疗肺系疾病学术思想初探[J].辽宁中医学院学报，2004，6（4）：327-328.

3. 洪国耿.《备急千金要方》肺系病方药证治规律研究及临床运用[D].广州：广州中医药大学，2013.

4. 程俊敏，吴霞，朱金月，等.从中医"肺痹、肺痿"来探析结缔组织病相关肺间质纤维化[J].时珍国医国药，2020，31（3）：668-669.

5. 陈燕，吴继全，晁恩祥.晁恩祥教授治疗肺系病经验[J].中华中医药杂志，2006，21（4）：225-227.

6. 王春娥，王辛秋.晁恩祥治疗肺间质纤维化经验小结[J].福建中医药，2018，49（4）：58-59.

7. 张天嵩，韩镭.吴银根教授治疗肺纤维化用药特色浅析[J].中医药学刊，2003，21（3）：346-347.

8. 胡晓宇.吴银根教授间质性肺病治疗经验介绍[J].世界中医药，2016，11（8）：1543-1546.

第二节　心系病证

一、胸痹

胸痹是由饮食不节、情志失调、劳倦内伤、年迈体虚、寒邪内侵等原因导致的以心脉痹阻为基本病机，以胸部闷痛，甚则胸痛彻背，喘息不得卧为主症的一种病证。轻者仅感胸闷隐痛，呼吸欠畅，重者则有心慌胸痛，严重者心痛彻背，背痛彻心。西医学中的冠状动脉粥样硬化性心脏病、心包炎、心肌病、胸膜炎等，表现为胸痹的临床特征者，可参考本病进行辨证论治。

有关胸痹的记载最早见于《黄帝内经》。如《灵枢·五邪》中的"邪在心，则病心痛"，指出胸痹的病因与邪气有关。《素问·脏气法时论》云"心病者，胸中痛，胁支满，胁下痛，膺背肩胛间痛，两臂内痛"，详细记载了胸痹的临床表现。《灵枢·厥病》云"真心痛，手足清至节，心痛甚，旦发夕死，夕发旦死"，指出"真心痛"是心痛之极危重者，其病势凶险，胸痛剧烈，常常危及生命。汉代张机《金匮要略·胸痹心痛短气病脉证治》提出"阳微阴弦"为胸痹的基本病机，认为本病是本虚标实之证，以"胸痹之病，喘息咳唾，胸背痛，短气，寸口脉沉而迟，关上小紧数，瓜蒌薤白白酒汤主之"论述胸痹的典型证候及处方，主张辨胸痹当分清虚实、轻重、缓急，根据证候变化辨证处方。后世医家丰富了有关胸痹的治法，如元代危亦林《世医得效方》用苏合香丸芳香温通治卒暴心痛；明清时期，医家对胸痹的认识有了进一步提高，如明代徐彦纯《玉机微义·心痛》中提到"然亦有病久气血虚损及素劳作羸弱之人患心痛者，皆虚痛也"，揭示胸痹不仅有实证，亦有虚证。明代王肯堂《证治准绳·诸痛门》提出用大剂量桃仁、红花、降香、失笑散等治疗死血心痛，清代陈念祖《时方歌括》以丹参饮治心腹诸痛，清代王清任《医林改错》以血府逐瘀汤治胸痹心痛。

【理论经纬】

本病病因与饮食不节、情志失调、劳倦内伤、年迈体虚、寒邪内侵有关，基本病机为心脉痹阻。病理性质总属本虚标实，虚实夹杂。本虚有气虚、阴伤、阳衰及气阴两虚、阴阳两虚；标实为瘀血、寒凝、痰浊、气滞，痹阻胸阳。胸痹病位在心，涉及肝、脾、肾三脏。心主血脉，心病失于推动，血行瘀滞；肝失疏泄，气血运行不利，则气滞血瘀；脾为后天之本，气血生化之源，主运化水谷精微，脾虚日久则气血化生乏源，津液不布，聚生痰湿；肾阳虚衰不能鼓舞心阳、肾阴亏损不能上济于心，均可致心脉痹阻而发胸痹。病理演变轻者多为胸阳不振，阴寒之邪上乘，气机阻遏，表现为胸中气塞、短气；重者则为痰瘀交阻，壅塞胸中，气机痹阻，以不得卧、心痛彻背为临床特点；严重者部分心脉突然闭塞，气血运行受阻，可见心胸猝然大痛，而发为真心痛。

1. 张机融理法方药为一体，奠定胸痹辨证论治的基础

张机在《金匮要略·胸痹心痛短气病脉证治》中设立胸痹专篇，融理法方药为一体对胸痹证治进行讨论，为后世辨治胸痹奠定了坚实的理论基础，具有重要的指导意义。他将胸痹的病因病机概括为"阳微阴弦"，提出胸痹的脉纲为"夫脉当取太过不及，阳微阴弦，即胸痹而痛，所以然者，责其极虚也，今阳虚知在上焦，所以胸痹、心痛者，以其阴弦故也"。吴谦亦在《医宗金鉴》中云："凡阴实之邪，皆得以上乘阳虚之胸，所以病胸痹心痛。"刘渡舟在《金匮要略诠解》中云："本条论述胸痹心痛之病皆由虚处容邪，可从其脉象而溯其病源。由于胸中阳气不振、卫气不行，故关前之寸脉微；微为阳微，谓阳气之不及。若寸脉与尺脉相比，而关后之阴脉则见弦，弦为阴脉，谓阴气之太过。于是，阴邪乘于阳位，即胸痹而心痛……此证责其上焦阳气极虚，虚则无以为胜邪之本。"心胸位居上焦，为清阳汇聚之所，心主血脉，推动血液运行，心生理功能的正常发挥依赖心中阳气的推动和温煦作用，如此则血液在脉中运行流畅，周循全身，发挥濡养作用。心生理功能若发生病变，首当其冲的就是心阳受损，心胸阳气不能镇守于上发挥推动和温煦功能，下焦阴寒之邪趁机上乘阳位，痹阻心脉，不通则痛，发为胸痹。

2. 王清任重视气血，以"血瘀"立论治疗胸痹

清代名医王清任根据自己对脏腑解剖的认识和多年的临床实践经验，在《医林改错·气血合脉说》言："治病之要诀，在明白气血，无论外感内伤，要知初病伤人何物，不能伤脏腑，不能伤筋骨，不能伤皮肉，所伤者无非气血。"他认为胸痹与血脉瘀滞有关，其治疗胸痹以"血瘀"立论，创制血府逐瘀汤治疗"胸中血府血瘀诸证"。王清任还根据胸痛部位与临床表现的不同提出相应的治疗方法，如胸疼在前面，用木金散可愈；后通背亦疼，用瓜蒌薤白白酒汤可愈；在伤寒，用瓜蒌、陷胸、柴胡等皆可愈；有忽然胸疼，前方皆不应，用血府逐瘀汤，则疼立止，为后世医家治疗胸痹拓宽了思路。

3. 邓铁涛从"五脏相关""痰瘀相关"论治胸痹

邓铁涛在多年临证实践的基础上提出胸痹"五脏相关""痰瘀相关"理论。他认为心气虚（或兼心阴虚）是本病的关键，心与其余四脏关系密切，肺脾肝肾之病亦可导致胸痹的发生，如肺为相傅之官，主治节，为心主血脉之助，肺失宣降则血脉运行失常，脾不统血则心行血无源，肝不藏血则心无所主，肾精不足则心失所养，命门火衰则心阳亦衰。其中，尤以心、脾关系最为密切。

邓铁涛结合岭南地区土卑地薄、气候潮湿及现代生活水平提升而嗜食肥甘厚味的特点，提出痰瘀为胸痹重要的病因病机。多种致病因素导致脾胃损伤，失于健运，久而气虚或气滞，津液运行不畅则停聚为痰，血液运行不畅，瘀滞则成瘀血。痰瘀互结，痹阻心络，胸阳被遏，发为胸痹，痰瘀病邪不除，则胸痹不断进展。并且他认为胸痹患者之痰是瘀的初级阶段，在前为因；瘀是痰的进一步发展，在后为果。治疗上邓铁涛主张益气除痰、有瘀化瘀。

4. 颜德馨强调"本虚邪实"是胸痹的基本病机，重视心脾

颜德馨认为胸痹的基本病机是本虚邪实。本虚强调心气不足的同时，又指出本病与脾、肾、肝等脏功能失调有关，如脾为后天之本，气血生化之源，脾虚则气血生化不足；心肾为水火之脏，心肾相交，水火相济，肾虚则心失濡养温煦；肝主疏泄，心主血脉靠肝疏泄之助等。邪实是指瘀血、痰浊、气滞、阴寒等邪气痹阻心脉，是胸痹发生的直接诱因。一般而言，病程短者，多以邪实为主，其病机重点是寒凝、瘀血、气滞、痰浊等病邪痹阻心脉；病程长者，或因寒邪伤阳，或因痰热伤阴，或因气血损伤邪气留恋，其病机重点多由实转虚，或虚实夹杂。其治胸痹多从血瘀入手，以活血化瘀为主，酌情加入补益之品。同时重视调治心脾，盖宗气贯于心脉而行气血，培补宗气可使心脉充实而流畅全身。自拟益心汤益气养心、活血通脉，用于治疗冠心病之心绞痛、心肌梗死等颇有疗效。

5. 董建华认为气滞血瘀是胸痹的共同病机，辨证须分清阴阳虚实标本

董建华强调对任何疾病，既要把握其共性，掌握其共同病机和治疗法则，更要分清个性，以求同中之异，这是提高临床疗效的关键。董建华根据胸痹所表现的胸膺部憋闷、疼痛时作、痛有定处的临床特点，确立气滞血瘀是胸痹的共同病机。即无论病因如何，凡表现出胸部憋闷、疼痛时作等症状者，均与气滞血瘀有关，同时根据憋闷与疼痛的程度不同，气滞、血瘀各有偏颇。董建华还提出，由于受到体质、年龄、情志、气候、饮食等因素的影响，胸痹以阴阳失调，本虚标实较为多见，具体分为心气不足、肝肾阴虚、心阳虚衰及湿热阻滞等证型。

6. 蒲辅周认为"心气不足""营卫失调""痰湿瘀阻"是本病的关键病机，治重通补

蒲辅周认为胸痹病位在心，重要病机为"心气不足，营卫失调"，治疗上推崇"损其心者，调其营卫"之旨。盖营卫为心所主，心气充沛，心血亦旺，气血运行调畅，营卫自然调和，则心得所养。若心气不足，心血无以生，血行必瘀滞，以致心不能主营卫，营卫失调，心失濡养，则心病作矣。蒲辅周提出冠心病的病理基础是本虚标实，痰湿、瘀血是胸痹发生的一组重要病理因素。故在治疗胸痹时，尤其重视通补，其中补法主要为补心气、调营卫，通法常包括活血化痰、通阳宣闭、调畅气机，总以通补兼行、标本同治为原则。

【临证指要】

1. 张机辨治胸痹学术思想

张机主要紧扣"阳微阴弦"病机分型辨治胸痹。

（1）胸阳不振、痰阻气滞型　胸痹之病，喘息咳唾，胸背痛，短气，寸口脉沉而迟，关上小紧数，瓜蒌薤白白酒汤主之。

诸阳受气于胸中而转行于背，胸中阳气不振，津液不得输布，津停痰聚，阻碍气机，故胸部闷痛，甚则胸痛彻背；痰阻气滞，肺失宣降，则见喘息、咳唾；阳虚痰凝气滞，故见舌苔白腻、脉沉弦或紧。本证病机为胸阳不振、痰阻气滞。治以通阳散结、行气祛痰。瓜蒌薤白白酒汤的组成为瓜蒌、薤白、白酒。瓜蒌配伍薤白，既祛痰结，又通阳气，相辅相成，为治疗胸痹的常用对药。佐以白酒，辛散温通，行气活血，既轻扬上行而助药势，又可加强薤白行气通阳之力。

（2）痰浊壅塞型　胸痹不得卧，心痛彻背者，瓜蒌薤白半夏汤主之。

胸痹疼痛进展至心痛彻背，肺气上而不下，气机痞塞，为痰浊壅盛，痹阻更甚之故。治疗上宜通阳泄浊、豁痰开结。瓜蒌薤白半夏汤在瓜蒌薤白白酒汤的基础上再加入半夏，增强化痰降逆之功。

（3）饮阻气滞型　胸痹，胸中气塞，短气，茯苓杏仁甘草汤主之，橘枳姜汤亦主之。

此为胸痹轻证，症见胸中气塞短气，病情较胸背疼痛程度更轻。痰饮邪气阻滞胸中，气机运行受阻，肺气往来不利，表现为气塞短气而生胸痹。据饮邪与气滞程度不同，有偏于饮邪与偏于气滞之分。偏于饮邪者，兼见咳嗽咳痰、咳吐涎沫，方选茯苓杏仁甘草汤，以宣肺化饮、行气宣痹，邪去而痹开。偏于气滞者，兼见心下痞满，方选橘枳姜汤，以理气宣痹、化饮和胃，使肺气得通而痹开。

（4）阳虚留饮型　心中痞，诸逆，心悬痛，桂枝生姜枳实汤主之。

心悬而空痛，如空中悬物动摇之痛。悬痛属饮者，得生姜以散之，本方在橘枳姜汤基础上去陈皮而用桂枝，以通阳气、破结气、散寒气，从而除痹痛。

（5）阴寒内盛型　心痛彻背，背痛彻心，乌头赤石脂丸主之。胸痹缓急者，薏苡附子散主之。

前者指心痛彻背，是连续疼痛，不能停止，是为阴寒过甚，阳气欲息。故用大辛大热之药，祛逐阴邪，大散其寒，佐赤石脂，以固涩收阳气。后者指胸痹寒湿急证，病势急迫、病情较重者，以薏苡附子散扶阳逐湿、急通痹气，迅速清扫阴邪。

（6）阳微阴盛型　胸痹心中痞，留气结在胸，胸满，胁下逆抢心，枳实薤白桂枝汤主之，人参汤亦主之。

胸痹病位从胸膺部扩展到胃脘及两胁，见心下痞气，闷而不通，胸满在胁下，气逆撞心。若为实证，为胸阳不振、痰饮上逆之故，用枳实薤白桂枝汤以破气降逆、宣痹通阳，去邪之实，即以安正。若为虚证，为中阳虚衰、寒凝气滞之故，用人参汤以温中补气、扶正固本，养阳之虚，即以逐阴，此即"痛有补法，塞因塞用"。

2. 王清任辨治胸痹学术思想

王清任采取行气活血化瘀法辨治胸痹，其在《医林改错》中创立血府逐瘀汤以治疗"胸中血瘀"之证，至今仍在临床广泛应用。胸中为气之所宗，血之所聚，肝经循行之分野。血瘀胸中，气机阻滞，清阳郁遏不升，则胸痛，头痛日久不愈，痛如针刺，且有定处；胸中血瘀，影响及胃，胃气上逆，故呃逆干呕，甚则水入即呛；瘀久化热，则内热督闷，入暮潮热；瘀热扰心，则心悸怔忡，失眠多梦；郁滞日久，肝失条达，故急躁易怒。全方诸药合用，使血活瘀化气行，诸症可愈，为治胸痹胸中血瘀证之良方。

3. 邓铁涛辨治胸痹学术思想

邓铁涛以补益正气作为治疗胸痹的根本，扶正中又以补气为主，辅以除痰活血化瘀治标。他认为胸痹行介入手术或搭桥手术的治疗属中医祛邪治法范畴，急性期及手术治疗前以治标为先，兼顾其本；手术治疗后以扶正为主，兼顾其标。辨证论治从心阳虚型、心阴虚型、阴阳两虚型入手论治。

（1）心阳虚型　多表现为胸闷，心痛，心悸，气短，面色苍白或黯滞少华，畏寒，肢冷，睡眠不宁，自汗，小便清长，大便稀薄，舌质胖嫩，苔白润，脉虚或缓滑或结代，甚则四肢厥冷，脉微细或脉微欲绝。治当补气除痰以复心阳。常用方药为邓氏温胆汤，此方将《外台秘要》温胆汤原方中的枳实易为枳壳，因枳壳主气、主胸膈之病；橘皮改为橘红，该药性温，味辛苦，为利气之要药；加党参增强益气之效。

（2）心阴虚型　多表现为心痛憋气或夜间症状较显著，心悸，口干，耳鸣，眩晕，夜睡不宁，盗汗，夜尿多，腰酸腿软，舌质嫩红，苔薄白或无苔，脉细数而促，或细涩而结。治当益气养阴。常用方药为生脉散（太子参、麦冬、五味子）。方中太子参益气生津，麦冬养阴清热，两者合用增强益气养阴之功，配上五味子收敛气阴，避免气阴耗散。

（3）阴阳两虚型　多表现为胸闷，心痛，心悸，面色苍白或黯滞少华，畏寒，肢冷，腰酸腿软，睡眠不宁，自汗，口干，耳鸣，眩晕，夜尿多，大便稀薄，舌质红胖嫩，脉虚或微细或脉微欲绝。治当补益阴阳。常用方药为炙甘草汤加减。

此外，在上述辨证基础上，兼见血脂高者，可于方中加炒决明子、山楂、制何首乌、布渣叶之属；兼肝阳上亢高血压者，于方中选加炒决明子、代赭石、钩藤、牛膝之属平肝潜阳降压；兼气虚甚之高血压者，宜重用生黄芪。

4. 颜德馨辨治胸痹学术思想

（1）从阳气不振，瘀血内凝论治 心居阳位，为清旷之区，诸阳受气于胸中，若胸中阳微不运，久则阴乘阳位，心脉失畅，其症胸满喘息，短气不利，痛引心背。因此，颜德馨在临证中特别强调"有一份阳气，便有一份生机"的观点，即阳气充沛，布达周身，客于体内之邪气即散去，亦"离照当空，阴霾自化"之义。颜德馨善用温阳解凝、化瘀泄浊法，屡用屡效。温阳解凝依仗附子一味，其为补火第一要药，走窜十二经络，既行气分，又入血分，雄壮剽悍，力宏效捷。再配合活血化瘀之桃仁、红花、蒲黄诸药，标本兼顾，使阳回血活，病多可瘥。

（2）从脾运不健，升降失司论治 脾胃为水谷之海，气血生化之源。若脾不健运，升降失司，则导致气血运行受阻，痰湿内生而阻滞气机，症见胸闷心痛频发，神疲乏力，纳差，口中黏腻，治此必先运脾，恢复升降之职。颜德馨以李杲清暑益气汤为基础，结合二陈汤辨证施治，诸药合用，运脾升清、豁痰泄热、益气养阴，为治疗胸痹之良方。同时根据病情，可配入枳壳、桔梗一降一升，调畅气机；或配入川芎、牛膝一升一降，流行血脉、上下输布；或配入葛根升胸中清气、降香降上焦之浊气。

（3）从痰浊阻滞，饮凝胸中论治 素体心气不足或心阳不振，下焦阴寒内盛，阴乘阳位，痰浊阻滞，饮凝胸中，心脉痹阻，胸痹心痛遂作。临床常见胸闷、腹胀、纳呆、苔腻等痰浊症状者，治当通阳化浊。法宗仲景，以瓜蒌、薤白通阳为主，选加半夏、茯苓、陈皮、枳壳、桔梗，加石菖蒲引药入心。诸药合用，以奏通阳化浊之功。

5. 董建华辨治胸痹学术思想

董建华认为由于受到体质、年龄、情志、气候、饮食等因素的影响，胸痹以阴阳失调，本虚标实者较为多见，其中气滞血瘀为胸痹的共性病机，基本治法为宽胸理气活血，主张以瓜蒌、薤白、丹参、三七、郁金、旋覆花为基本方并随证加减化裁。建议临床从心气不足型、肝肾阴虚型、心阳虚衰型、湿热阻滞型进行辨证论治。

（1）心气不足型 胸痹患者以中、老年人居多，除胸闷疼痛外，还常见到心悸、气短、不耐劳累、舌暗、舌体胖大有齿痕等症，此因年迈或久病，劳伤心脾，心脾气虚所致。心主血脉，心气不足，鼓动无力，气机不达，血行不畅。治宜益气宽胸、理气化瘀，于上述基本方内加入党参、炙甘草、枸骨叶、仙鹤草。其中枸骨叶、仙鹤草有补虚之效，多用于虚劳，枸骨叶兼清虚热，仙鹤草止血散瘀，二者补虚而不燥，为党参、炙甘草之臣。若气虚甚者加黄芪、黄精。

（2）肝肾阴虚型 胸痹伴有眩晕、耳鸣、失眠等症者亦为常见，此因肝肾阴亏于下，相火不制而逆于上，上扰清阳所致。董建华常以平肝潜阳、理气调血治之，于基本方中加入夏枯草、生石决明、益母草、菊花。其中夏枯草、生石决明可平肝潜阳；菊花清肝火；益母草入心肝二经，有养肝益心之效，既能清泄肝火，又能活血利水，董建华常用其治疗肝肾不足之眩晕、水肿等证。若失眠甚，加丹参、炒酸枣仁。

（3）心阳虚衰型 胸痹以遇冷为甚，背部恶寒，脉沉迟或结代，舌暗或青，苔白，此均为心阳虚、寒凝脉泣所致，治以开胸通阳、理气通络。董建华常于基本方中加入桂枝或肉桂，阳虚甚者加附片，以温阳通络而强心。心阳虚者往往与心气不足并见，因此常益气与通阳并用。

（4）湿热阻滞型 胸痹虽以胸痹虚证为多，但为虚中夹实，特别是脾虚不运，湿热中阻或痰湿内盛者较为多见。主要表现为胸闷而疼，纳呆脘闷，舌苔厚腻，治宜宽胸理气、健脾化湿。董建华常于基本方中加入藿香、佩兰、厚朴、萆薢、晚蚕沙、车前子、滑石等。其中萆薢、晚蚕沙可去下焦湿浊，多用于舌根厚腻者。若痰湿内盛可选用紫苏子、紫苏梗、杏仁、清半夏、胆南星。

6. 蒲辅周辨治胸痹学术思想

（1）立足心气，以调营卫　蒲辅周认为胸痹的病机多为"心气不足，营卫失调"，治疗应遵"损其心者，调其营卫"之旨。心气不足、营卫不调型胸痹常见心绞痛不规则频繁发作，发则胸痛彻背，胸闷心慌，面色晦暗，可伴失眠，右脉沉细。方药常用党参、黄芪、酸枣仁、茯神养心气，石菖蒲、远志通心气，甘草、小麦、大枣益脾宁心，琥珀和营安神，并加半夏、枳实辛通苦降、化痰通滞，全方补中有通，冀其心气旺而瘀滞化、营卫调而血运畅。临证中若诊脉为沉弱濡缓或细涩者，其尤重通补心气、调和营卫。

（2）本虚标实，治重通补　蒲辅周基于胸痹本虚标实的病理基础，倡用"以补为主，以通为用"。补法主要为补心气、调营卫，通法常包括活血化痰、通阳宣闭、调畅气机，总以通补兼行、标本同治为原则。蒲辅周创制两和散以治胸痹，该方由人参、丹参、鸡血藤、琥珀、石菖蒲、炒没药、香附、远志、茯神、血竭或藏红花等组成，其用药轻灵，温而不燥，活而不破，滋而不腻，以求"通而不伤正，补而不碍邪"。此方以人参为主药，因其善补心气和胸中大气，心气充沛，大气充旺，则气滞者行、血瘀者通、痰浊者化；鸡血藤养血活血，功过桃仁；石菖蒲茎细味香，具有良好的"止痛、运中、强心"作用；对偏于气滞者，多用半夏、桂枝、石菖蒲、枳实等苦辛通降、化痰行滞；对偏于血瘀者，逐瘀不用猛剂，喜用琥珀、血竭、丹参、赤芍等和营利卫、活血通瘀。

（3）痰湿阻滞，方崇温胆　蒲辅周认为痰湿、瘀血是发生胸痹的重要病理因素。胸痹若属上述病因病机，则推崇用温胆汤化裁施治，健脾和胃、涤痰化湿。如胸痹患者出现心前区发作性绞痛伴有胸闷憋气，每因饮食不节而诱发，以形体肥胖、痰多、头晕、心悸、脉弦滑、舌苔白腻为特点，辨证为湿盛生痰，进而影响心气运行，治予温胆汤加苍术、厚朴、制天南星、白芥子、生姜，以行气化痰通络。

【医案举隅】

1. 胸痹验案 1

患者，男，65 岁。2005 年 10 月 2 日初诊。

主诉：心慌、憋闷 3 年，伴左胸刺痛 5 天。现病史：患者 3 年前因休息不佳，情绪刺激出现心慌气憋，时发时止。曾在珠海市某医院就诊，经心电图等检查诊断为冠状动脉粥样硬化性心脏病，予硝酸甘油、丹参片等治疗，症状稍减。近 5 天来因劳累，其症又作，伴左胸刺痛，曾疼痛剧烈持续 5 分钟，舌下含服硝酸甘油后方可缓解，伴胸闷、心慌、气憋、心烦、失眠，遂今日来我科门诊就诊。既往体健，62 岁丧偶，否认高血压、糖尿病病史。望闻切诊：慢性病容，形体肥胖，活动自如，面色微黄，肌肤润泽，目珠不黄，眼睑无浮肿，语言清晰，无咳喘声及异常体臭，颈部未扪及瘰疬，腹部未扪及癥瘕痞块，胸痛发作时伴轻度头晕。舌质暗，苔白厚，脉弦滑。实验室检查：心电图示冠状动脉粥样硬化性心脏病。血脂：总胆固醇 5.2mmol/L，甘油三酯 2.2mmol/L。

辨证分析：患者因丧偶致肝气郁滞，脏腑功能失调，脾失健运，痰湿内生，痰浊上扰，阻滞胸阳，胸阳不展，闭涩心脉则心慌气憋、左胸刺痛，提示有血瘀存在；舌质暗，苔白厚，脉弦滑均为痰浊之征。

中医诊断：胸痹（痰瘀互结）。

西医诊断：冠状动脉粥样硬化性心脏病。

治则：健脾、除痰、化瘀、利气。

方药：邓氏温胆汤加味。化橘红 8g，法半夏 8g，茯苓 10g，竹茹 10g，枳壳 10g，丹参 12g，薄荷 10g，甘草 3g。7 剂。医嘱：不食过凉生冷、肥甘厚味之物，卧床休息，避免忧思恼怒等不良刺激，保持情绪稳定。

二诊：10 月 10 日。患者服药 7 剂，症状明显好转，心慌减轻，左胸刺痛未作，故不更方，续用 10 剂。提示：本例患者的辨证、用药基本正确。由于方证对路，邓氏温胆汤加味明显地缓解了患者的心绞痛，提升了临床疗效，特别是患者心电图的改善尤为明显。

三诊：10 月 21 日。患者症状进一步缓解，余症全除，复查心电图正常，原方加用党参、黄芪，并合用丹参片以巩固疗效，随诊月余，其症未作。[吴伟康，邓铁涛.邓老"痰瘀相关"理论与冠心病防治.深圳中西医结合杂志，2006（1）：13-16，20]

按：根据邓铁涛"痰瘀相关"理论，该患者辨病辨证为胸痹（痰瘀互结型），适合用温胆汤加味治疗。邓铁涛认为冠心病属中医学胸痹、心痛范畴，病机特点属本虚标实，虚则气虚、阳虚、气阴两虚，实则气滞、血瘀、痰浊、寒凝。而本病虽是因肝郁气滞引起痰瘀闭阻，气虚因素也不能忽视。广东病例以气虚、痰浊兼血瘀者多见，因其地处南方湿地，又喜冷饮而伤阳气，故用温胆汤以健脾、除痰、行气，在此基础上加用党参、黄芪以补气，加用丹参、三七以活血，可取得较好的疗效。可见邓铁涛提出的"痰瘀相关"理论在冠心病防治实践上具有独特的指导意义，同时对于胸痹病机理论也有重要的创新意义。

2. 胸痹验案 2

患者，男性，68 岁。

因心绞痛、心肌梗死反复住院，每晚心绞痛发作可达 10 次以上，遍用中西药，病情时好时坏，而请中医会诊。初诊：胸闷心痛，每因发作而憋醒，痛彻项背，心悸气短，日发 10 数次，脉沉细，舌紫苔薄。年近古稀，气阴两虚，心气不足，瘀阻心脉，夜间阳微阴盛，故多发作在深夜，当以益气化瘀、剿抚兼施，用益心汤。处方：党参 15g，黄芪 15g，葛根 9g，川芎 9g，丹参 15g，赤芍 9g，山楂 30g，石菖蒲 4.5g，降香 3g，决明子 30g，三七粉 1.5g（调匀，分 2 次吞），血竭粉 1.5g（调匀，分 2 次吞）。7 剂。

二诊：药后胸闷已退，痛势亦缓，脉沉细，舌紫苔薄。气虚瘀阻，心阳受遏，守原方再进一步。另吞人参粉 1.5g，每日 2 次。病势日趋坦途，心绞痛消失，随访 5 年，除劳累或恣啖生冷诱发外，未再因心脏疾患住院。[胡晓贞，颜乾麟.颜德馨教授论胸痹证病机与治法.中国中医急症，2012，21（6）：901-902]

按：患者年近古稀，气阴两衰，心绞痛、心肌梗死反复发作，损伤心气，瘀阻心脉，病情日益严重。一味补益，胸闷心痛难除；一味逐瘀，正气更见耗伤，必把握补泻分寸，剿抚兼施，始能奏效。初诊因胸闷心痛较甚，侧重化瘀，方用颜氏益心汤，党参、黄芪、川芎、丹参益气化瘀，葛根、石菖蒲、降香、决明子升清降浊，三七粉、血竭粉化瘀力强而无伤正之虞，故药后颇见奇效，二诊加用人参粉，补其气、化其瘀，宜长服而无流弊。

参考文献

1.危亦林.世医得效方［M］.北京：人民卫生出版社，1990.

2.徐彦纯.玉机微义［M］.上海：上海古籍出版社，1991.

3.刘渡舟.金匮要略诠解［M］.北京：人民卫生出版社，2013.

4.古展群，冼绍祥.国医大师邓铁涛学术经验传薪集（第 1 卷）［M］.北京：人民卫生出版社，2016.

5.赵益业，林晓忠，张敏州，等.邓铁涛教授以心脾相关学说诊治冠心病经验介绍［J］.新中医，2007，

39（4）：5-6.

6. 严夏，李际强. 颜德馨教授益气活血法治疗胸痹经验介绍［J］. 新中医，2005，37（8）：7-8.

7. 陈光新. 董建华教授治疗胸痹的经验［J］. 湖北中医杂志，1988（6）：2-4.

8. 李传方，罗琦. 蒲辅周治疗冠心病心绞痛经验探析［J］. 皖南医学院学报，1992，11（1）：57-58.

二、心悸

心悸是由于体质素虚、饮食劳倦、七情所伤、药食不当、感受外邪等原因导致，以气血阴阳亏虚，心失所养或痰饮瘀火扰心，心神不宁为基本病机，以患者自觉心中悸动、惊惕不安，甚则不能自主为主要临床表现的一种病证。病情较轻者为惊悸，病情较重者为怔忡。西医学中的各种原因引起的心律失常，如心动过速、心动过缓、期前收缩、心房颤动或扑动、房室传导阻滞、病态窦房结综合征、预激综合征及心功能不全，另有一部分神经症等，因具有心悸的临床表现特点，均可参照本病辨证论治，同时结合辨病处理。

《黄帝内经》虽无相关病名可循，但条文中早已认识到心悸的病因有宗气外泄、心脉不通、突受惊恐、复感外邪等。心悸的病名，首见于汉代张机的《金匮要略》和《伤寒论》，被称为"心动悸""心下悸""心中悸"及"惊悸"等，主要病因有惊扰、水饮、虚劳及汗后受邪等，同时提出了基本治则和以炙甘草汤等为代表治疗心悸的常用方剂。金元时期，朱震亨在《丹溪心法·惊悸怔忡》中提出"心悸"责之虚与痰。明代虞抟《医学正传·怔忡惊悸健忘证》对惊悸、怔忡的区别与联系有详尽的描述。张介宾《景岳全书·杂证谟·怔忡惊恐》认为怔忡是由阴虚劳损所致的病证。清代王清任《医林改错·血府逐瘀汤所治症目》重视瘀血内阻的病理特点，屡用血府逐瘀汤获效。

【理论经纬】

本病病因与体质素虚、饮食劳倦、七情所伤、药食不当、感受外邪有关，基本病机为气血阴阳亏虚，心失所养或痰饮瘀火扰心，心神不宁。心悸病位在心，与肝、脾、肾、肺四脏密切相关。导致心悸的常见原因有：肝失疏泄，气滞血瘀，心气不畅；气郁化火，上扰心神；肾阴不足，不能上制心火，心肾不交；肾阳亏虚，心阳失于温煦，则寒阻心脉；脾胃虚弱，气血化生乏源，宗气不舒；脾失健运，痰湿内扰心神；热毒犯肺，内舍于心，血运失常；肺气亏虚，不能助心治节，心脉运行不畅。心悸的病理性质分为虚实两个方面，虚者为气、血、阴、阳亏损，使心失所养，而致心悸；实者多由痰火扰心，水饮上凌或心血瘀阻，气血运行不畅而致。虚实之间可以相互夹杂或转化，实证日久，病邪伤正，可分别兼见气、血、阴、阳之亏损，而虚证也可因虚致实，兼见实证表现，如阴虚者常兼火盛或痰热，阳虚易夹水饮、痰湿，气血不足者，易见气血瘀滞、痰浊。

1. 张机融理法方药为一体，奠定心悸辨证论治的基础

张机在《金匮要略》和《伤寒论》中首先提出心悸病名，并以炙甘草汤作为治疗心悸的重要方剂，为后世辨治心悸奠定了坚实基础，具有重要的指导意义。张机对心悸的病机、症状、治法、方药均进行了详细论述，其诊治心悸，详辨脉证，细分轻重缓急，据证遣方，或随证化裁，条文言简意赅，寓意深奥。他提出"寸口脉动而弱，动则为惊，弱则为悸"。阴阳相搏则谓之动也，惊自外邪触入而动，故属阳，阳变则脉动；悸自内恐而生，故属阴，阴耗则脉弱。"伤寒脉结代，心动悸，炙甘草汤主之"，阴血耗损，血脉无以充盈，心失所养；阳虚不振，无力温养鼓动心脉，则见脉结代，心动悸之证。"伤寒二三日，心中悸而烦者，小建中汤主之"，该证未经误治而见心中悸而烦躁，系中气先虚，心脾亏虚，气血不足，复受邪扰而发心悸。"太阳病，发汗，汗出不解，其人仍发热，心下悸，头眩，身𗈝动，振振欲擗地者，真武汤主之"，肾主水，阳虚则寒水内停，水气凌心，则发心下悸。"太阳病，小便利者，以饮水多，必心下悸；小便少者，必苦里急也。伤寒，厥而心下悸，宜先治水，当服茯苓甘草汤"。此为水饮凌心之心悸。中焦既虚，又饮水过多，水停中焦，上凌于心，则有心悸之变。"伤寒五六日，中风，往来寒热，胸胁苦满，默默不欲饮食，心烦喜呕，或胸中烦而不呕，或渴，或腹中痛，或胁下痞硬，或心下悸、小便不利，或不渴、身有微热，或咳者，小柴胡汤主之"，此为邪郁少阳，枢机不利之心悸。少阳统辖三焦，三焦为决渎之官，水气通行之道路。本证因邪入少阳，枢机不利，影响三焦水气的通调，水气不行，停滞于心，则发为心悸。"少阴病，四逆，其人或咳，或悸，或小便不利，或腹中痛，或泄利下重者，四逆散主之"，本证实为肝胃气机郁滞，阴气内郁，气机升降失常，影响心气正常运行，则发为心悸。

2. 朱震亨强调"虚"与"痰"是心悸的重要发病因素

元代中医大家朱震亨认为心悸的发病应责之"虚"与"痰"，他在《丹溪心法·惊悸怔忡》中提出惊悸者血虚，惊悸有时，以朱砂安神丸。痰迷心膈者，痰药皆可，定志丸加琥珀、郁金。怔忡者血虚，怔忡无时，血少者多，有思虑便动，属虚。时作时止者，痰因火动。瘦人多因是血少，肥人属痰，寻常者多是痰。真觉心跳者是血少，宜四物汤、朱砂安神丸之类。假如病因惊而得，惊则神出其舍，舍空则痰生也。正所谓心为君主之官，心藏神，"人之所主者心，心之所养者血，心血一虚，神气不守"；或素体肥胖，脾虚多痰，痰迷心窍；或素体瘦小，阴虚火旺，痰因火动，痰火扰心，遂发心悸。此为后世临床治疗心悸提供理论依据。

3. 张锡纯强调心悸"多从虚论治"和"痰之本原在肾"

张锡纯认为心悸病，虽有虚实之分，但多从虚论治，脏腑气血阴阳亏虚，心神失养，症见心中怔忡、心摇摇不能支持等，气虚无力推动血行，气血运动不畅，瘀而化热，湿浊内停，以生痰饮。如《医学衷中参西录医方·治心病方》言"大气者，充满胸中，以司肺呼吸之气也""撑持全身，为诸气之纲领"，心在膈上，悬于大气之中，或因过度劳累，或大病久病，失于调养，或泄泻日久，或治疗不当，大气下陷，心无所依附，自觉心慌不已。张锡纯认为痰之本原在肾，原由有二：其一，肾主闭藏，以膀胱为腑者也。其闭藏之力，有时不固，必注其气于膀胱。膀胱膨胀，不能空虚若谷，即不能吸引胃中水饮，速于下行而为小便，此痰之所由来也。其二，肾之上为血海，奇经之冲脉也。其脉上隶阳明，下连少阴。肾中气化不摄，则冲气易于上干。冲气上干，胃气亦多上逆，不能息息下行以运化水饮，此又痰之所由来也。痰涎壅塞，停于心下，则气机阻滞，血行不畅，心脉痹阻，发惊悸不寐。

4. 邓铁涛从"心脾相关""痰瘀相关"论治心悸

邓铁涛认为人体以五脏为核心，以五脏间的生理病理联系为疾病发生发展及表现的内在基础，每一种疾病都是五脏相关的局部体现。对于心悸，其认为病位在心，与其他四脏生理病理密切相关，其中与脾胃的关系尤其密切。此原因有三：一是心脾间以脾胃之支脉、大络、经筋紧密联系，经气互通，相互影响；二是心属火，脾胃属土，心与脾胃乃母子关系，联系密切，若子病及母或子盗母气，均可因脾胃之失调而波及心脏；三是脾胃主受纳、运化水谷，乃多气多血之脏腑，为气血生化之源，心脏血脉气血之盈亏，实由脾之盛衰决定，并基于此提出调脾护心的治疗法则。

邓铁涛提出心悸基本病机为心脏、血脉及气血阴阳失调，痰瘀痹阻，病性为本虚标实，正虚是内因，痰与瘀为继发因素，即气虚、阴虚、痰浊、血瘀构成了心悸发病的四个主要环节。痰瘀之由，与时代相关；随着生活水平的提高，人们的膳食结构发生了改变，嗜食膏粱厚味，过饮茶酒、肥甘无度，久而助湿生痰。水湿停蕴，损伤脾胃，运化失司，一方面使气血津液生化乏源，气虚推动无力，脉道迟滞不畅；气虚日久，可致心阳虚弱，阳虚则寒邪易乘，凝滞血脉；津血不足则不能上奉心脉，使心血虚少，久则脉络瘀阻。另一方面，脾胃损伤则运化迟滞，氤氲生湿，湿浊弥漫，上蒙胸阳致胸阳不展，心悸胸闷、气短乃作，湿浊凝聚为痰，痰浊上犯，阻滞胸阳，闭涩心脉，则心悸胸痹疼痛乃生。治疗上则强调补气除痰。

5. 张伯礼认为"心血亏虚"是心悸病机的关键，强调"病证结合"

张伯礼指出，心悸病机多分虚实两端，虚者为气血阴阳亏损，使心失所养；实者多由痰湿、瘀血、火邪上扰心神，心神不安而作悸。然心血亏虚总是根本，血不养神，动而为悸。治则或先养心，或先补肾，并且临证须知本病虚实夹杂，兼症较多，不可不细辨而论治。

张伯礼临床强调辨病与辨证结合，中医与西医综合思辨。辨病结合西医学知识，全面考虑病情，明确疾病的诊断、分期、转归、预后等。心悸，西医多诊为心律不齐，诊疗时尤当辨清其属于功能性还是器质性，关乎预后与转归。单纯心律不齐者，年轻、突发、有明确精神因素为诱因者多为功能性；年长、反复发生，寒冷、用力、情绪激动等可诱发者，多为器质性。尤需注意中老年患者心悸可能是冠状动脉粥样硬化性心脏病的另一典型表现，该病隐匿性强，易致误诊，临床应当注意鉴别。外感后心悸也尤当重视，可能是心肌炎的早期症状。在中医辨证上要明辨心悸阴阳虚实之本，谨查痰、瘀、火扰心之标，临床治疗切中病机。

【临证指要】

1. 张机辨治心悸学术思想

张机著《伤寒杂病论》，开辨证论治心悸之先河。虽然他辨治心悸的条文有二十余条，但通过对其理、法、方、药等方面的分析，则不难发现其辨治心悸主要有以下三个特点。

（1）首重温阳化饮　金元医家成无己在《伤寒明理论·悸》中辨析《伤寒论》道："心悸之由，不越二种，一者气虚也，二者停饮也……其气虚者，由阳气内弱，心下空虚，正气内动而为悸也；其停饮者，由水停心下，心为火而恶水，水既内停，心不自安，则为悸也。"张机治疗心悸大多是以温阳或化饮为法，如桂枝甘草汤之温阳，半夏麻黄丸之化饮，真武汤、茯苓甘草汤之温阳化饮等，而且在出现心悸兼症之处理上亦均用桂枝和茯苓，二者一味以温阳为主，一味以利水为主。

（2）从五脏论治心悸　五脏是一个有机联系的整体，心神可以统御五脏六腑，五脏六腑有疾，也可以导致心神不宁而发生心悸。从张机治疗心悸的条文来看，心悸的发生以心脏本身气血阴阳的亏虚最为多见，其次为肝、脾、肾，再次为肺。他善从五脏出发来辨治心悸，以桂枝甘草汤、炙甘草汤主从心治，以小柴胡汤、四逆散主从肝治，以理中汤、小建中汤主从脾治，以小半夏加茯苓汤、茯苓甘草汤主从胃治，以半夏麻黄丸主从肺治，以真武汤主从肾治。

（3）伤寒心悸与杂病心悸治法各异　伤寒与杂病心悸治法有所不同。《伤寒论》中心悸见于太阳病、少阳病、厥阴病及霍乱病等篇，总因感受外邪，攻之不得其法，如误用汗法或苦寒攻下，致心阳耗伤，或津液损伤、化热入里，或水液停留（此多是一时之患），病势多急。治则多以温阳化饮为法，或清热泻邪。方药如桂枝甘草汤、真武汤、茯苓甘草汤、小柴胡去黄芩加茯苓汤、理中汤加茯苓等。

《金匮要略》中心悸见于虚劳病、痰饮咳嗽病、惊悸吐衄下血等论述中，导致心悸的原因以久病体虚、气血不足、惊吓或水液停留等为主。如从《金匮要略·痰饮咳嗽病脉证并治》中"食少饮多，水停心下，甚者则悸，微者短气"，可见致病之因多为饮食劳倦，以内伤为主，病程多较长，而病势较缓。故治疗的方法常以补益气血或降逆化饮为主，如小建中汤、炙甘草汤、小半夏加茯苓汤、半夏麻黄丸等。若体虚又受外邪，邪势较盛或治疗不当而倍致气血耗伤，临床表现以虚性证候为主者，则又当审其邪正盛衰而用补益之法，这也是小建中汤和炙甘草汤用于治疗伤寒心悸的原因。

2. 朱震亨辨治心悸学术思想

朱震亨注重从气血痰郁论治心悸，尤其重视健脾化痰。

其"虚"者，《名医类案·怔忡》中载录了朱震亨治疗心悸病的两则医案：治一人，形质俱实，因大恐，患心不自安，如人将捕之，夜卧亦不安，耳后常见火光炎上，食虽进而不知味，口干而不欲饮，以人参、白术、归身为君，陈皮为佐，少加盐炒黄柏、玄参，煎服半月而安。另为治一人虚损，心中常如有官事不了之状，以四君子加人参、白术、黄芪、茯苓，多服则愈。可见朱震亨采撷李杲之脾胃理论，论治心悸在补益脾气的基础上，或可随证加用滋阴降火的药味，是治病求本之意。

其"痰"者，《丹溪心法·惊悸怔忡》云"惊者，与之豁痰定惊之剂；悸者，与之逐水消饮之剂。所谓扶虚，不过调养心血，和平心气而已"。朱震亨治疗心悸之方，以化痰安神为主，如《丹溪手镜·悸》云"凡治悸者，必先治饮"，《丹溪手镜·惊悸》云"盖因血虚，肝生血，无血则木盛，易惊，心神忡乱，气与涎结，遂使惊悸，血虚宜朱砂安神丸；气涎心郁在心胆经，宜温胆汤。忪悸在心脾经，因失志气郁涎聚，宜定志汤。"以上均体现了朱震亨倡治痰的重要性。

3. 张锡纯辨治心悸学术思想

张锡纯将传统中医所论与西医理论相结合，从新的角度去论治心悸，在《医学衷中参西录·论心病治法》中云："宜清痰之药与养心之药并用，方用二陈汤加当归、菖蒲、远志，煎汤送服朱砂细末三分。有热者加玄参数钱，自能安枕稳睡而无惊悸矣。"张锡纯指出心悸有"真假"之分，即"真者手扪之实觉其跳，假者手扪之不觉其跳"。"真"者又包括心源性与全身性，如其云"其真跳者又分两种：一为心体自病，若心房门户变大小窄阔之类，可用定心汤，将方中乳香、没药皆改用三钱，更加当归、丹参各三钱；一为心自不病，因身弱而累心致跳，当用治劳瘵诸方治之"。其假心跳，即怔忡证也，其收发血脉之动力，非大于常率，故以手扪之不觉其跳。特因气血虚而神明亦虚，即心之寻常舒缩，徐徐跳动，神明当之，若有冲激之势，多生惊恐，此等证治以定心汤时，磨取铁锈水煎药更佳。张锡纯提出治疗本病当细审脉象分而治之，"若数而兼滑者，当系心血虚而兼热，宜用龙眼肉、熟地黄诸药补其虚，生地黄、玄参诸药泄其热，再用生龙骨、牡蛎以保合其神明，镇静其魂魄，其惊悸自除矣。其脉微弱无力者，当系心气虚而莫支，宜用参、术、芪诸药以补其气，兼用生地黄、玄参诸滋阴药以防其因补生热，更用酸枣仁、山萸肉以凝固其神明、收敛其气化"。

张锡纯接受西医治疗观点，并运用于开方施药中，如其对定心汤的方解:《黄帝内经》谓心藏神，神以心为舍，以心中之气血为保护，有时心中气血亏损，失其保护之职，心中神明遂觉不能自主而怔忡之疾作焉。故方中用龙眼肉以补心血，酸枣仁、柏子仁以补心气，更用龙骨入肝以安魂，牡蛎入肺以定魄。魂魄者心神之左辅右弼也，且二药与山茱萸并用，大能收敛心气之耗散，并三焦之气化亦可因之团聚。特是心以行血为用，心体常有舒缩之力，心房常有启闭之机，若用药过于补敛，实恐于舒缩启闭之运动有所妨碍，故又少加乳香、没药之流通气血者以调和之。其心中兼热用生地黄者，因生地黄既能生血以补虚，又善凉血而清热，故又宜视热之轻重而斟酌加之也。

4. 邓铁涛辨治心悸学术思想

邓铁涛强调治疗心悸时应该分清虚实，阴虚、血虚者以滋养阴血、填补肝肾为主，阳虚、气弱者以温振阳气、大补元气为要；实证中治疗重点为化痰安神，痰湿者以健脾化痰祛湿为法，痰火明显者化痰清热降火，佐以调脾，兼瘀血者常在健脾化痰祛湿基础上兼以活血祛瘀通络。总以滋阴养血或益气温阳、健脾化痰为根本大法。

从五脏相关而言，本病病位在心，然与肝、脾、肾、肺诸脏的功能失常相关，辨治时每当兼顾。根据岭南人的体质特点，邓铁涛强调治疗心悸应注重以下几点。

（1）注重痰湿　正如徐春甫《古今医统大全》指出："郁痰留饮，积于心包胃口而致惊悸、怔忡者有之。"临床上所见大部分患者的舌面润滑，或见腻苔，病情发作时脉象滑、结、代、细等，符合痰湿证的表现，加用化痰祛湿、健脾醒脾法多可改善患者症状，若未注重痰湿论治，则效果往往欠佳。

（2）疏肝理气　情志异常是心悸发作的常见病因或诱因，遇此类患者，除上述基本治法外，应当加理气解郁之品，如柴胡、枳壳、郁金、香附等，肝郁化火者常用栀子、牡丹皮等，同时加强心理疏导。

（3）安神定悸　不寐常常是心悸的诱因或伴随症状，因此在遣方用药时要注重安神定悸药物的应用。在治疗基础上联用开心散或酸枣仁、制远志、石菖蒲、合欢皮、龙骨、牡蛎等。现代药理研究证实，此类药物具有改善心脏自主神经功能、镇静安神和抗心律失常等作用，可缓解心悸、失眠等不适症状。

（4）补肾养心　由于病程日久或素体肝肾亏虚，在养心气益心阴的基础上应注重滋补肝肾，多使用滋而不腻之女贞子、墨旱莲、山茱萸、桑椹等品。阴虚火旺明显者可予黄柏、知母平相火而保真阴。

5. 张伯礼辨治心悸学术思想

张伯礼在辨治心悸时强调"治病求本，标本兼治；病证结合，重在心血"，并能"谨守病机，调和阴阳；精借药理，善用队药"。

（1）行气涤痰，通阳散结　《金匮要略·胸痹心痛短气病脉证治》中指出胸痹病机为上焦阳虚，阴邪上乘，张伯礼认为此理论同样适用于心悸的证治。此类心悸，常表现为缓慢性心律失常，脉象缓而不齐，多见于窦性心动过缓患者。其病机主以虚而郁，多由心肾阳虚导致痰饮、瘀血等阻滞心脉，治宜行气涤痰、通阳散结，方用瓜蒌薤白白酒汤、枳实薤白桂枝汤等。

（2）滋阴潜阳，安神定悸　对于更年期之心悸患者，临床除见肾阴不足诸症，如烘热汗出、烦躁失眠等，亦常伴有胆怯易惊、惊则心悸不定等症状。张伯礼治此类心悸，多以女贞子、墨旱莲、生地黄、麦冬、枸杞子等滋肾阴，并少佐杜仲，补而不腻，阴中求阳。若阴虚有热，加知母、玄参，重者可用苦参，取其可清心火以安神。

（3）痰瘀并治，除悸之源　张伯礼认为心悸患者常兼有痰瘀症状，如胸闷，胸痛，恶心纳呆，舌紫暗，苔白或黄厚腻，脉兼沉、弦、滑、细、涩等，多见于冠状动脉粥样硬化性心脏病、心力衰竭伴发心律失常者。若湿浊尚轻，仅见舌苔腻、脘闷等，常用藿香、佩兰芳香化浊、醒脾开胃，并佐以白豆蔻等诸药；痰瘀化热，舌苔黄腻者，多选用茵陈、苍术、萆薢等，且合用以制苍术燥烈之偏，而除上中下之湿；若浊邪甚，舌苔细腻者，用蚕沙、皂角刺化之；若兼有寒象，用附子助阳化湿。如用大量附子则多佐甘草，以调和药性、甘以缓毒。

（4）疏肝理气，解郁宁心　临床常见心悸兼有善太息、胃胀、脉弦、舌暗等肝郁气滞之征，对此张伯礼主张心肝同治，方中多加用柴胡、郁金、佛手等疏肝理气解郁之品。如胃胀明显者加砂仁、木香等；如肝郁导致气血运行不利，水液运行失常，痰湿内生而心悸者加石菖蒲、远志等以定悸；如胸闷腹胀、痰黏不爽者，重用化橘红；如患者兼有心烦、双目干涩等肝阴不足之征，则加以麦冬、沙参，通过滋养胃阴以荣肝体；如患者本身脾胃虚弱，气虚不足而导致肝气运行无力，则健脾益气为先，用党参、黄芪、白术、茯苓等；如郁结较甚，加甘松以理气止痛、开郁醒脾，其亦有抗心律失常作用。

（5）辛开苦降，调理中焦 临床还常见心悸兼胃胀、脘堵、泛酸、口中异味、舌苔黄腻、排便不畅等症者，此类心悸病机为中焦气机升降失调，生湿化热，气血不畅，并上扰于心神。张伯礼治以辛开苦降、调理中焦枢机为法，使气机通畅，湿热得清，心神得安，多用吴茱萸、黄连、半夏等。此取吴茱萸、半夏之辛热配黄连之苦寒，辛开苦降，寒温并用，恢复"脾主升清，胃主降浊"的生理功能。此外，张伯礼还主张调中焦以除实邪为先，再以沙参、茯苓、白术健脾胃扶正气，佐以白扁豆、薏苡仁利湿以善后，此乃治病求本。

【医案举隅】

1. 心悸验案 1

庚某，女，56 岁。2009 年 4 月 15 日初诊。

反复心悸 6 年，加重 3 天。患者于 6 年前开始出现心悸，气促、胸闷反复发作。于当地医院就诊，行动态心电图提示频发室性期前收缩（3562 次 /24 小时），诊断为心律失常，予盐酸胺碘酮 0.2g，每日 1 次口服维持，症状可缓解。服用 1 年后心悸仍反复发作，遂于广东省人民医院就诊予停盐酸胺碘酮，后心悸症状较前加重，先后予盐酸莫雷西嗪、盐酸普罗帕酮控制，但服用上述抗心律失常药后效果不佳。近 3 天自觉心慌心悸明显，劳累及精神紧张时加重，遂至我院门诊治疗。诊见：神清，精神疲倦，心悸，无胸闷痛，头晕，口干不欲饮水，纳可，眠差，二便调。舌淡红，苔白浊，脉滑。既往高血压史 5 年，服用非洛地平、酒石酸美托洛尔治疗，自诉血压控制可。心率 68 次 / 分，期前收缩 3 ～ 5 次 / 分，血压 135/85mmHg。辅助检查：2007 年心电图活动平板试验阴性，甲状腺功能未见异常。2008 年复查动态心电图示频发室性期前收缩（5686 次 /24 小时），心脏彩超示左室舒张功能减退。

中医诊断：心悸（气虚痰瘀）。

西医诊断：心律失常（频发室性期前收缩）。

辨证属气虚痰瘀阻络，予益气涤痰活血，治以温胆汤加减。

处方：党参 20g，五爪龙 15g，白术 15g，茯苓 15g，竹茹 10g，法半夏 15g，枳壳 10g，化橘红 10g，薄荷 10g，柴胡 10g，龙骨 30g（先煎），牡蛎 30g（先煎），三七末 3g（冲服），制远志 10g，石菖蒲 10g，甘草 5g。7 剂。

1 周后患者门诊复诊，服用中药 7 剂后，自觉精神较前好转，心慌心悸较前减少但仍有发作，时有头晕头胀，睡眠情况较前改善，舌淡红，苔微浊，脉滑。邓铁涛认为中医重视辨证亦应重视辨病，患者仍有失眠，头晕，遂调整方药，酌加珍珠母 30g 以重镇安神，首乌藤 30g，合欢皮 15g 以宁心助眠，薏苡仁 30g 加强祛湿化浊之功，余味同前，补而不滞。并建议患者结合腹针治疗，整体调理改善心脏功能，帮助睡眠。后该患者坚持门诊治疗 1 年，病情稳定，心悸症状较前明显减轻，睡眠情况大为改善，2010 年 10 月再次复查动态心电图提示频发室性期前收缩（562次 /24 小时）。[党晓晶，吴焕林.运用邓铁涛教授调脾护心法治疗心悸医案 1 则.内蒙古中医药，2014，33（1）：50]

按：邓铁涛认为广东地处南方潮湿之地，心悸以气虚阳虚而兼痰浊者为多见。心悸虽以心本脏亏虚为主，但以全身之虚、五脏六腑功能不足和失调为背景。心气虚，主要表现为其主血脉的功能低下，而要提高其功能，则有赖于气与血对心的濡养。脾为后天之本，气血生化之源，脾主升运能升腾清阳，从根本上起到益气养心之效，故邓铁涛强调补益心气重在健脾。而痰瘀相关是心悸的重要病因病机及辨证分型的依据，从病因来看患者病程较久，耗伤心脾气血，并且平素工作压力较大，精神紧张，劳逸不当，忧思伤脾，使正气虚耗，脾胃运化失司，聚湿成痰，痰浊阻滞有碍血液运行，此外气虚亦可致血瘀，痰瘀痹阻脉络，心脉失养，故可发为心悸。兼头晕为脾虚不能运化，痰浊上蒙清窍所致，失眠为心神失养之征。在心悸的治疗上，邓铁涛主张治病求本，辨病与辨证相结合，喜用调脾护心、益气除痰法治疗心悸。同时腹针治疗心系疾患的机制也是通过调理先后天经络来使心脏得以濡养，心气足，心血得充，则"精神乃居"。

2. 心悸验案 2

患者，男，42 岁。2012 年 6 月 19 日初诊。

主诉：期前收缩、发作性室性心动过速 9 年。患者于 2002 年因饮酒首次引发室性心动过速，当时心率达 260 次 / 分，于某医院行射频消融术，术后情况良好。2010 年又因饮酒诱发室性心动过速，心率 180 次 / 分，再次行射频消融术，术后服用盐酸莫雷西嗪片 50mg，每日 3 次；门冬氨酸钾镁片 2 片，每日 2 次；美托洛尔片 12.5mg，每日 2 次。现患者近 1 个月来，每日晨起 9：00 ～ 9：30、下午 6：00 ～ 7：00 发作心慌心悸、期前收缩，伴头晕，心前区疼痛，后背疼痛，颈项僵硬，纳寐可，大便每日 1 ～ 3 次，成形，小便调，舌暗红苔黄腻，脉沉。既往史：高血压史 2 年，血压 110/90mmHg。

证属痰浊瘀阻，上扰心神。

治以清热利湿、活血化痰安神以定悸。

处方：茵陈 20g，苍术 15g，萆薢 20g，女贞子 15g，墨旱莲 15g，苦参 15g，降香 15g，五灵脂 15g，延胡索 15g，丹参 30g，郁金 15g，葛根 15g，干姜 15g，法半夏 15g，黄连 12g，龙齿 30g。水煎 3 次，分 2 日 4 次服。

10 剂之后，患者心慌症状明显减轻，平日阴天常诱发心中不适，此次阴天未有发作，舌苔转薄。上方去萆薢，加茯苓 15g，玉竹 20g，再服 10 剂之后，心慌症状又减，精力亦较前好，唯有左胸发紧。上方加厚朴 15g，继服 10 剂以善后。[马妍，江丰，崔远武，等 . 张伯礼治疗心悸经验 . 中医杂志，2014，55（12）：1003-1006]

按：患者心悸发作频繁，每于饮酒后发作，因其本为痰湿之体，酒助湿热，上扰心神而作悸。反复发作，痰湿郁久而生瘀滞，痰瘀互结，遂心悸缠绵不愈，其表现为舌暗红，苔黄腻，脉沉。又痰瘀阻滞，气机血行不畅，遂发心前区疼痛及后背疼痛，颈项僵硬。因此以茵陈、苍术、萆薢清热化痰湿，降香、五灵脂、延胡索、丹参、郁金活血化瘀且行气止痛。干姜、半夏、黄连辛开苦降，调理中焦枢机，治痰湿之源。又以女贞子、墨旱莲、苦参、龙齿达滋阴潜阳、清热安神之效。后期加入茯苓、玉竹，亦为固护气阴之法，诸法合用，标本兼治，故得良效。

参考文献

1. 王莹，乐毅敏 . 浅析仲景从五脏辨治心悸 [J] . 中医药通报，2016，15（6）：18-20.

2. 朱震亨 . 丹溪心法 [M] . 北京：人民军医出版社，2007.

3. 黄芬，张炜宁，朱文娟 .《医学衷中参西录》心悸病治疗特色浅析 [J] . 湖南中医杂志，2016，32（6）：148-149.

4. 王士超，吴伟，刘芳，等 . 国医大师邓铁涛教授治疗心血管病学术思想和冠心病治疗经验初探 [J] . 中西医结合心脑血管病杂志，2016，14（10）：1167-1170.

5. 党晓晶，吴焕林 . 运用邓铁涛教授调脾护心法治疗心悸医案 1 则［J］. 内蒙古中医药，2014，33（1）：50.

6. 马妍，江丰，崔远武，等 . 张伯礼治疗心悸经验［J］. 中医杂志，2014，55（12）：1003-1006.

7. 杨超，冯灿，符德玉 . 金元四大家论治心悸病理论及临床应用探析［J］. 世界临床药物，2020，41（11）：76-80.

三、不寐

不寐，又名"失眠""不得眠""目不瞑"或"不得卧"，是由于情志因素、饮食不节、劳逸失调、久病体虚等原因导致的以阳盛阴衰，阴阳失交为基本病机，以经常不能获得正常睡眠为特征的一类病证。西医学中的神经症、高血压、动脉粥样硬化、贫血、更年期综合征等出现失眠症状时，均可参考中医不寐进行辨证论治。

《黄帝内经》中"不得卧""目不瞑""不得眠"等描述都是对不寐的记载，认为阳不入阴、营卫失和、脏腑功能失调是本病的主要病机。如《灵枢·大惑论》云："卫气不得入于阴，常留于阳。留于阳则阳气满，阳气满则阳跷盛，不得入于阴则阴气虚，故目不瞑矣。"《灵枢·营卫生会》云："老者之气血衰……其营气衰少而卫气内伐，故昼不精，夜不瞑。"汉代张机在《伤寒论》与《金匮要略》中提出"虚劳虚烦不得眠"，认为不寐与感受外邪和脏腑功能失调有关。明代张介宾在《景岳全书·不寐》云"盖寐本乎阴，神其主也，神安则寐，神不安则不寐"，强调心神安定在不寐病中的重要性。李中梓在《医宗必读·不得卧》中将不寐的原因概括为气虚、阴虚、痰滞、水停、胃不和五个方面，并根据临证经验提出相应的治法与方药。

【理论经纬】

不寐的病因常与饮食不节、情志不调、劳逸失调及病后体虚等有关，以上致病因素可导致心神不安或心神失养，神不守舍。病因虽多，但基本病理变化总属阳盛阴衰，阴阳失调。一为阳盛则不得入阴，一为阴衰则不能纳阳。其病位主要在心，与肝、脾、肾等密切相关。心藏神，主管人的精神、意识、思维活动。神安则寐，神不安则不寐。心虚胆怯，突受惊恐，神魂不安，以致夜不能寐或寐而不酣。饮食不节，脾胃受损，气血化生不足，不能奉养心神，神失所养或宿食停滞，酿生痰热，壅遏于中，胃气失和，痰热上扰，心神不安而致不寐。情志不遂，肝郁化火，扰动心神，心神不安，或思虑太过，损伤心脾，营血亏虚，神不守舍而致不寐。劳逸不均，致脾气虚弱，气血生化乏源，心神失养则不寐。病后体虚等，营血虚则无以养心，心虚则神不守舍而不寐，或房劳过度，耗伤肾阴，水火不济，心火独亢，火盛神动，神志不宁而致不寐。不寐久病可表现为虚实夹杂，或与血瘀相关。

1. 张机确立不寐辨证论治的基础

不寐在《伤寒论》中被称为不得眠、不得卧、卧起不安等，通篇共有 14 条论及本病。其中，张机对不寐伴见心烦的病证多有论述，如"虚烦不得眠""烦躁不得眠"。"虚"指病性属虚，邪热尚未与有形实邪相结，"烦"指其兼症伴有心中烦扰不宁，此证不可下，又病邪已入里，非汗法所宜，只能"火郁发之"，以豆豉轻清宣透，散胸膈之邪热于外。张机非常重视患者的睡眠状况，将不寐作为辨证依据，如"伤寒下后，心烦，腹满，卧起不安者，栀子厚朴汤主之"，同时对于危重患者还以此而断死生，指出由阴盛格阳致虚阳外越的不寐属"死候"，病情多凶险，如"下利、烦躁、不得卧者，死"。

张机在《伤寒论》论及不寐的病因病机大体上有三类：一是气血阴阳失调，二是热邪滋扰，三是胃腑失和。或因虚阳浮越，上扰心神，或心阳不振，水气凌心所致；或因少阴病肾水不足，心火亢盛，心肾不交，水火不济而致；或因亡血误汗，阴血更伤，或肝阴不足，心血亏虚，血不养心而致；或因太阳病或阳明病热郁胸膈，上扰心神致使不得眠和少阴病水气不利，阴虚有热，上扰心神而致；或病后胃腑失和而致。张机指出本病性质有虚实之分，治法当因证而异，为后世辨证治疗不寐奠定了理论基础。

2. 张介宾提出邪正虚实是不寐的辨证纲要

明代张介宾在《景岳全书·不寐》中对不寐进行了专门的论述"神安则寐，神不安则不寐；其所以不安者，一由邪气之扰，一由营气之不足耳""凡如伤寒、伤风、疟疾之不寐者，此皆外邪深入之扰也；如痰，如火，如寒气、水气，如饮食、忿怒之不寐者，此皆内邪滞逆之扰也，舍此之外，凡思虑劳倦，惊恐忧疑而常多不寐者，总属真阴精血之不足，阴阳不交，而神有不安其室耳"。他从阴阳失调、营卫不和、心神不宁、胃不和、饮浓茶则不寐等角度阐发了不寐的发生机制，强调治疗应审因论治。张介宾明确提出邪正虚实是不寐的辨证纲要，将不寐分为有邪和无邪两种类型。论治不寐当以虚实分治，补不足而泻有余。无邪不寐，皆宜养营益气，如其所述"无邪而不寐者，必营气之不足也。营主血，血虚则无以养心，心虚则神不守舍……以致终夜不寐，及忽寐忽醒，而为神魂不安等证。皆宜以养营养气为主治"。对于有邪不寐，总以去其邪实，即"有邪而不寐者，其邪去则神自安也"。并分别提出治邪之治法方剂。

3. 王清任重视从瘀血及脑辨治不寐

王清任提出血瘀可以导致不寐，其在《医林改错》记载不寐与气血凝滞有关，用血府逐瘀汤治疗不寐，开创了从瘀论治不寐之先河，并对后世医家治疗本病有着深远的影响。

王清任明确提出"灵机记性不在心而在脑"的观点，认为脑与五脏、五官均有密切关系，另可从脑论治不寐。

4. 施今墨——不寐证治分四类九型

施今墨将不寐临床表现分为入睡不能；睡眠时间短，醒即不能再睡；时睡时醒，极易醒觉；似睡非睡，乱梦纷纭四种情况。他依据症状及病因对不寐的病机有独特的见解，认为心肾不交、阴血亏虚、脑肾不足、阳虚阴郁、肝经受病及胃热、胃实、胃虚、胆热、胆寒、胆虚等十余种不同因素皆可导致失眠。在临证中注重调阴阳、理气血、治脏腑、和营卫，并根据上述辨证分型提出交通心肾、养血安神、补肾壮髓、扶阳抑阴、导痰化滞、建中和胃、调肝宁胆、化瘀通络、重镇潜阳等治则。

5. 黄文东——不寐治遵古训，惊者平之

《灵枢·大惑论》论述不寐的病机为"卫气不得入于阴，常留于阳。留于阳则阳气满，阳气满则阳跷盛，不得入于阴则阴气虚，故目不瞑矣"，说明失眠不外乎阳盛与阴虚，并阐述了阴阳转化与睡眠的关系。《素问·至真要大论》云："惊者平之"。临证时虽有虚实之别，但黄文东总以上述理论为依据，辨证时离不开"阳有余"这一根本，认为失眠以虚火、实火为多，采取"惊者平之"的治法。此外，他还认为不寐一病，寒热虚实，错综复杂，需见微知著，重视对兼夹症状的观察和判断，如从舌质淡微紫或唇紫知有瘀象；鼾而不寐，认为乃痰热内蕴，肺气不利，夹肝火上逆所致。

6. 邓铁涛——不寐以情志所伤为多见

邓铁涛认为失眠的病因病机相当复杂，病因有七情所伤、饮食失节、劳倦过度等，但以情志所伤最为多见。病位则以心、肝、胆、脾、胃为主，总的病机是阳盛阴衰，阴阳失交。临床上可概括为虚、实两大类，虚者以心脾血虚、心胆气虚、心肾不交为主；实者以痰热、内火、瘀血为多，其中以痰阻最为多见。

【临证指要】

1. 张机辨治不寐七法

《伤寒杂病论》中并未对不寐的脉证病治进行总结，后世医家分析归纳如下。

（1）清宣郁热，除烦安神　用于热郁胸膈、心神被扰之不寐。《伤寒论·辨太阳病脉证并治》云："发汗、吐下后，虚烦不得眠，若剧者，必反复颠倒，心中懊恼，栀子豉汤主之。"本证因伤寒病汗吐下后，外邪虽去，但无形热邪蕴郁胸膈，扰乱于心，故为虚烦不得眠。火郁当清之、发之，治宜清宣郁热、除烦安神，方用栀子豉汤。栀子苦寒体轻，既清透胸膈郁热、解郁除烦，又导火热下行；淡豆豉气味轻薄，既清表宣热，又和胃降气。两药相伍，清中有宣，宣中有降，去郁热、除心烦，为清宣胸膈郁热、治疗虚烦不眠之良方。

（2）滋阴降火，养心安神　用于阴虚火旺、心肾不交之不寐。《伤寒论·辨少阴病脉证并治》云："少阴病，得之二三日以上，心中烦，不得卧，黄连阿胶汤主之。"本证为少阴病热化证，肾水亏于下，不能上济于心，心火亢于上，心肾不得相交，故心中烦不得卧，治宜滋阴降火、养心安神，方用黄连阿胶汤。阳有余以苦除之，黄芩、黄连之苦直折心火以除热；阴不足以甘补之，鸡子黄、阿胶之甘滋阴补血；芍药之酸收阴气而泄邪热。诸药合之，滋肾阴、泻心火，使心肾交合、水升火降、烦除卧安。

（3）育阴润燥，清热利水　用于阴虚有热、水气不利之不寐。《伤寒论·辨少阴病脉证并治》云："少阴病，下利六七日，咳而呕渴，心烦不得眠者，猪苓汤主之。"本证因伤寒之邪传入少阴，化而为热，与水相搏，水热互结，从而形成阴虚有热、水气不利之证。水气渗于大肠则为下利，水热之邪上犯于肺则为咳，中攻于胃则为呕，水蓄不化，津不上承则渴，阴虚有热，上扰神明则心烦不得眠。治宜育阴润燥、清热利水，方用猪苓汤。猪苓、茯苓、泽泻甘淡渗湿以利水，阿胶甘平育阴以润燥，滑石清热祛湿、通利小便。诸药合用，利水渗湿与清热养阴并进，利水而不伤阴，滋阴而不敛邪，使水湿去、邪热清、阴津复则不寐之证当迎刃而解。

（4）滋养心肺，凉血清热　用于心肺阴虚、热扰心神之不寐。《金匮要略·百合狐惑阴阳毒病脉证治》云："百合病者……欲卧不能卧，欲行不能行……如有神灵者，身形如和，其脉微数。"百合病可发生在伤寒热病之后，由余热未尽，邪热耗散心肺阴液所致；亦可由于情志不遂，郁而化火，灼伤心肺之阴而生。心肺阴虚，百脉失养，内热扰神而"不能卧"。针对百合病心肺阴虚的基本病机特点，治以百合地黄汤，又依其不同的病理转归或易以百合鸡子黄汤、百合知母汤、滑石代赭汤等方。各方均以润肺清心安神的百合为基本治疗药物，在治其本的同时，也兼顾了内热扰神不能卧这一标证。

（5）养血清热，宁心安神　用于肝阴不足、心血亏虚之不寐。《金匮要略·血痹虚劳病脉证并治》云："虚劳虚烦不得眠，酸枣仁汤主之。"酸枣仁汤有养血安神、清热除烦之效，以方测证可知此为肝阴不足，心血亏虚证。肝阴不足，魂不归藏，则不寐；阴虚生内热，心血虚血不养心，且心神被内热所扰，则虚烦不宁。本方以调治心肝为主，以酸枣仁为主药，养肝血、安心神；佐以川芎调养肝血；茯苓宁心安神；知母补不足之阴、清内炎之火；以甘草与酸枣仁配伍，酸甘合化，并有调和诸药之功。虽然《伤寒论》中已使用了龙骨之类的潜阳镇静安神药，但酸枣仁一类的滋养安神药却是在《金匮要略》中首见。

（6）温阳化痰，镇惊安神　用于心阳不足、痰浊扰心之不寐。《伤寒论·辨太阳病脉证并治》云："伤寒，脉浮，医以火迫劫之，亡阳，必惊狂，卧起不安者，桂枝去芍药加蜀漆牡蛎龙骨救逆汤主之。"伤寒脉浮，主病在表，应以汗解，但不能以火劫汗。本证因火迫强行发汗，汗出过多，必伤亡心阳，使心神不能敛养；又因心胸阳气不足，水饮痰浊乘机扰心，神明失守，故发为惊狂，卧起不安。治宜温通心阳、化痰降浊、镇惊安神。方用桂枝去芍药加蜀漆牡蛎龙骨救逆汤。桂枝汤去芍药取桂枝甘草为主药以复心阳之虚；生姜、大枣补益中焦而调和营卫，又能助桂枝、甘草以温运阳气；蜀漆苦辛性寒，消痰散火；龙骨、牡蛎重镇潜敛以安定心神。诸药合用，使心阳复、痰浊去、神明得守，则其卧当安、惊狂当止。

（7）急救回阳，温阳劫阴 用于肾阳虚弱、阴盛阳衰之不寐。《伤寒论·辨太阳病脉证并治》云："下之后，复发汗，昼日烦躁不得眠，夜而安静，不呕，不渴，无表证，脉沉微，身无大热者，干姜附子汤主之。"本证因误汗下后，阳气大伤，肾阳虚衰，虚阳被盛阴所逼，欲争不能，欲罢不甘，昼日阳旺，能与阴争，故昼日烦躁不得眠；入夜则阳气衰，无力与阴争，故夜而安静。不呕不渴则说明里无热。无表证，脉沉微说明阳气大虚，阴寒气胜。身无大热则说明未到亡阳之境。治宜急救回阳、温阳劫阴，方用干姜附子汤。生附子、干姜大辛大热，以复先后天脾肾之阳；附子生用，取其破阴回阳之力。两药相配，共奏回阳救急、退阴复阳之功。

2. 张介宾——虚则养血安神，实则祛邪

张介宾针对不寐之虚实，提出虚则养血安神，实则祛邪的治疗方法。

（1）虚则养血安神 张介宾认为，无邪不寐者，必由营气不足所致。营主血，血虚无以养心，心虚则神不守舍，可引起或惊惕，或恐畏，或心有所系恋，或妄想妄思，以致终夜不寐或忽寐忽醒。在治疗上应以养营养气为主，因其证候不同而治法用药又各有侧重。张介宾并提出"凡人以劳倦思虑太过者，必致血液耗亡，神魂无主，所以不寐，即有微痰微火，皆不必顾，只宜培养气血，血气复则诸证自退。若兼顾而杂治之，则十曝一寒，病必难愈，渐至元神俱竭而不可救者有矣"。进一步明确了虚证不寐治必求其本和以补益气血为主的治疗原则。

（2）实则祛邪 有邪而不寐者，张介宾认为"去其邪而神自安也"，治疗上以祛邪为主，又因其邪气不同而治法各异。如风寒之邪宜散，用柴胡饮及麻黄、桂枝、紫苏、干葛之类；火热之邪宜凉，用竹叶石膏汤及黄芩、黄连、栀子、黄柏之属；痰饮之邪宜化痰，用温胆汤、六安煎、导痰汤、滚痰丸之类；饮食之邪宜消滞，用大和中饮、平胃散之类；水湿之邪宜分利，宜五苓散、五皮散，或加减金匮肾气丸之类；气逆之邪宜行气，用排气饮、四磨饮之类；阴寒之邪宜温中，用理阴煎、理中汤之类。

3. 王清任弘补气活血化瘀治不寐

王清任强调"治病之要诀，在明白气血"，对于瘀血证，尤其是气虚血瘀证，有极为深刻的研究，在《医林改错》中列举了其应用活血化瘀法的丰富经验与独到见解。对于不眠、夜睡梦多、夜不安等症，王清任主张应用活血化瘀之血府逐瘀汤治疗。如不眠证，其言夜不能睡，用养血安神药治之不效者，此方若神。后王清任发凡起例，进一步阐明了血瘀致病的广泛性，并创用血府逐瘀汤治疗顽固性不寐，对后世医家的影响极大，为临床上顽固性不寐的治疗开辟了新的辨治思路与方法。

4. 施今墨辨治以对药著称

施今墨临证用药以对药著称，他将宁心安神治疗失眠类对药共分3大类，即养神补心安眠、清心安神和重镇安神。

（1）养神补心安眠类对药 水火不济、心肾失交之失眠用茯苓、茯神；心阴不足、心失所养之失眠用茯神、麦冬；血虚不能养心或虚火上炎之失眠用生酸枣仁、熟酸枣仁；血虚心失所养，心阳外越之失眠用酸枣仁、柏子仁；心血虚弱或心肾不交之失眠用远志、石菖蒲；精血不足、血不荣上之失眠用制何首乌、蒺藜；阳虚精少、气机不畅之失眠用甘松、鹿角霜；阴虚或温热病后余热未清之失眠用百合、知母；肾虚之失眠用补骨脂、胡桃肉。

（2）清心安神类对药　心火亢盛之失眠用酸枣仁、栀子；痰热遏阻中焦之失眠用半夏、夏枯草；心肾不足之失眠用肉桂、黄连；阴亏火旺之失眠用黄连、阿胶；肝肾阴亏、血不上荣之失眠用女贞子、墨旱莲；血虚肝热、肝阳上扰之失眠用白薇、蒺藜；脾胃虚弱或胃失安和之失眠用生半夏、秫米；热病后期，余热未清之失眠用栀子、淡豆豉。

（3）重镇安神类对药　阴虚阳亢所致失眠用龙骨、牡蛎；肝阳上亢所致失眠用紫石英、紫贝齿；阳不得入于阴而致睡眠困难者用龙齿、紫贝齿；肝阳上亢所致失眠用石决明、紫石英；肝阳上扰之失眠用紫石英、生铁落；肝肾阴虚、水不涵木以致肝阳上扰之失眠用石决明、磁石；肾阴不足、水不涵木、肝阳上逆之失眠用紫石英、磁石；肝肾不足、肝阳上逆之失眠用珍珠母、磁朱丸；脾胃不和之失眠用秫米、磁朱丸；心肝同病所致失眠用朱砂、琥珀。

5. 黄文东善用重镇安神，轻剂去实

（1）治遵古训，惊者平之　黄文东认为治不寐首先要辨证精细，主次分明。临证时虽有虚实之别，但总以"阳有余"为根本，以虚火、实火为多，采取"惊者平之"的治法。凡患者失眠伴舌质（或舌尖）红，一般都归为心肝火旺，常以珍珠母丸方义为旨，随证加减。珍珠母丸系《普济本事方》所录，以滋阴养血、镇心安神为主。方中珍珠母、龙骨平肝潜阳、镇心安神，以平心肝阳亢之标，临证常配伍牡蛎、海浮石等。

（2）用药平淡，效如鼓桴　黄文东指出治疗内伤病与外感病确有不同之处，外感病贵在急切图功，内伤病如用药过于猛峻，不仅无益，反能引起不良后果。遵其师丁甘仁善用"轻剂去实"之特长，在治疗不寐时多用平淡药而建奇功。并且主张应用较小药量及较少药味，一般植物药9～12g，矿物药为30g，甚少峻剂，同类之药仅用2～3味，最多不过5味，而不堆砌安神药物。

6. 邓铁涛辨治不寐重视痰虚瘀

（1）痰阻为多，当化痰为先　患者临床表现为难以入睡或彻夜难眠，伴胸闷、头晕，大便不爽，或恶心，平素喜酒或肥甘饮食，舌体偏胖，苔厚或腻，脉弦滑。治以温胆汤变通化裁，常加补气运脾之品以绝痰源，结合南方气候特点，枳壳、化橘红因温燥而减量使用，再根据病情，或加重镇之剂，或合养血之方，或佐甘缓之品。

（2）心脾血虚者，当补益心脾　不寐患者多为脑力劳动者，或性格内向、喜深思熟虑之人，因思虑过度则伤神，暗耗心血，心脾两虚。或久患失眠，寝食俱减，脾胃虚弱，气机郁滞，气血不足致心脾两虚。方用归脾汤合甘麦大枣汤以养心安神、补中缓急。

（3）兼瘀血者，参以活血化瘀　不寐患者临床上常兼有瘀血，如情志内伤，气机郁滞而致瘀；或气血虚弱，推动无力而留瘀；或外伤而致瘀血内停。瘀血不仅是一种病理产物，也可作为病理因素，导致气机阻滞，或留瘀日久，新血不生而致血虚。治当活血化瘀，邓铁涛喜用补气活血法，重用补气药，配合活血药以消瘀散瘀。

（4）病情复杂者，内服外洗同用　在临床上有些不寐患者的病情极为复杂，尤其是年长者，久病之人，或长期失眠久治不愈者，往往虚实错杂，多脏同病，或表里同病，治其实则虚者更虚，治其虚则壅滞邪气，多种治法同用，又显药力不专。凡遇此类病证，邓铁涛多采用中药内服配合中药外洗的方法，内服以治其本，外洗以治其标，标本同治，又不致药力分散。

【医案举隅】

1. 不寐验案1

王某，女，39岁。1954年2月初诊。

病已两个月余，午后头面及周身均感发热，有时夜晚亦觉发热，不出汗，头晕而痛。心悸气短，夜不安寐，必服安眠药始能入睡。经某医院检查血压 150/80mmHg。诊为神衰。舌质红，薄有苔，脉细数。辨证立法：舌质红、脉细数、午后发热，均属阴虚之象，津少血亏，神不守舍，故现失眠，法宜滋阴养血安神。处方：生龙骨 12g，生鳖甲 10g，生牡蛎 12g，生龟甲 10g，旋覆花 6g（代赭石 10g 同布包），草决明 10g，沙蒺藜 10g，朱麦冬 10g，石决明 20g，白蒺藜 10g，朱茯神 10g，东白薇 6g，炒远志 10g，地骨皮 10g，酒生地黄 10g，鹿角胶 6g（烊化兑服）。

二诊：前方连服 15 剂，效果显著，发热减轻，不服安眠药也可入睡，精神好转，头晕、心悸均减轻，但觉心中有时冒凉气，消化力不强。虚热已解，阳气不足，拟用桂枝加龙骨牡蛎汤合四君子汤主治。处方：川桂枝 8g，杭白芍 10g，台党参 6g，生龙骨 12g，草决明 10g，云茯苓 10g，生牡蛎 12g，石决明 20g，云茯神 10g，冬白术 6g，炒远志 10g，酒当归 10g，柏子仁 10g，东白薇 6g，地锦草 10g，炙甘草 3g，鹿角胶 6g（另烊兑服），鲜生姜 2 片，大红枣 2 枚。

三诊：前方共服 10 剂，睡眠、饮食均已正常，多动尚觉心悸气短。诸恙均已恢复正常，拟改服丸剂以资巩固。处方：按二诊处方将剂量加两倍，配作蜜丸，每丸重 10g，早、晚各一丸，白水送服。（祝谌予．施今墨临床经验集．北京：人民卫生出版社，2006）

按：《灵枢·营卫生会》中说"昼不精，夜不瞑"，是因为"气血衰其肌肉枯，气道涩，五脏之气相搏，其营气衰少，而卫气内伐"。《景岳全书·不寐》云："血虚则无以养心，心虚则神不守舍……以致终夜不寐，及忽寐忽醒，而为神魂不安等证。"此案午后头面、周身热，甚觉夜间灼热，不汗出，加之舌脉，俱为一派阴虚血亏之象，阴气虚无以涵养阳气，阳无法入于阴，阴阳不交而致不得眠，此处滋阴养血即为安神。给予滋养之品虽眠善却增阳虚之证，或为阴药太过，或为体质所致，此时虚热已少，阳虚较著，应防其阳气更伤，改用桂枝加龙骨牡蛎汤，补阳敛阴兼顾，四君子汤补益中焦之气，以助运化。

2. 不寐验案 2

秦某，女，20 岁。1963 年 8 月 2 日初诊。

头痛失眠已一年余，仅能睡一小时左右，精神反感兴奋，纳呆，常有嗳气。舌质淡而带青，脉象弦细。此乃肝阴不足，肝阳上亢，心火偏旺，胃失和降所致。治拟平肝潜阳、和胃安神之法。石决明四钱，珍珠母四钱，钩藤三钱（后下），菊花三钱，丹参三钱，赤芍三钱，首乌藤四钱，合欢皮三钱，小麦四钱，炙甘草一钱半，鲜竹叶三钱。七剂。

二诊：8 月 9 日。患者夜寐尚好，已能睡三四个小时，梦多，胃纳不香，常有嗳气。舌淡青，中剥，脉弦细。再予前方加减。石决明四钱，珍珠母四钱，菊花三钱，丹参三钱，赤芍三钱，首乌藤四钱，合欢皮三钱，小麦四钱，炒酸枣仁（研）三钱，鲜竹叶三钱，炙甘草一钱半。七剂。

三诊：8 月 16 日。患者睡眠续有进步，可睡四五个小时，胃纳亦转佳。因开学期近，即将赴宁，嘱再配服七剂，服完后改用补心丸，每晚吞服三钱，以收全功。

本例患者系高校学生，埋头读书，甚至废寝忘食，形成严重失眠已年余。黄文东用平肝潜阳、和胃安神之法；见舌质带青，参用丹参、赤芍等祛瘀之品。初诊方服七剂后，睡眠从每晚一小时，增加到三四个小时，复诊稍事加减，续服七剂，竟能睡四五个小时，胃纳亦转佳。离沪去南京后一个月，接来信说，已停药多日，睡眠仍较安静。（杨菊华．黄文东医案．上海：上海科学技术出版社，2001）

按：观患者舌脉症，知其不寐属肝阴不足，肝阳上亢，心火偏旺，胃失和降所致。故治应滋阴平肝潜阳、和胃安神。主症为头痛失眠，结合病机为阴虚肝阳上亢所致，故用石决明、珍珠母、钩藤、菊花平抑肝阳治本，首乌藤、合欢皮、小麦养心安神以治标，观其舌淡带青知有瘀血，加丹参、赤芍活血化瘀，鲜竹叶清心除烦，炙甘草调和诸药兼以和中。二诊时，睡眠改善，上亢之肝阳已稍平复，故稍减潜阳之力，以防制其太过，而加安神之品酸枣仁，以助神安。三诊睡眠复有所好转，为巩固治疗继服七剂，后用补心丸补益心气以安神收功。然患者本有纳呆、嗳气，为何未用健脾和胃之品？观其胃不和，根于肝阳上亢，肝气横逆犯胃，肝气上亢带动胃气上逆，治应本其源，治肝亦同于治胃。

参考文献

1. 杨菁华 . 黄文东医案 ［M］. 上海：上海科学技术出版社，2001.
2. 王道瑞 . 施今墨医学全集 ［M］. 北京：中国中医药出版社，2019.
3. 邓铁涛 . 邓铁涛医案集 ［M］. 广州：广东科技出版社，2020.
4. 徐云生 . 邓铁涛教授治疗失眠的经验 ［J］. 新中医，2000，32（1）：5-6.
5. 陈遥 . 黄文东治疗失眠特色浅析 ［J］. 湖北中医杂志，2001，23（1）：13.
6. 许晓伍，吕薇，肖佩琪 . 中医药治疗失眠的理论与临床研究概况 ［J］. 世界睡眠医学杂志，2019，6（7）：1001-1008.
7. 常学辉，李元正，张良芝 . 探析《伤寒论》不寐证治 ［J］. 国医论坛，2020，35（4）：5-7.
8. 曾家艳 . 中医药治疗失眠概况 ［J］. 光明中医，2020，35（12）：1942-1945.
9. 李智 . 从施今墨药对探讨失眠病机 ［J］. 中国中医基础医学杂志，2017，23（6）：883-884.

第三节　脑系病证

一、头痛

头痛，又名头风，是因风、寒、湿、热等六淫邪气外袭，上犯颠顶，阻遏清阳，或因情志不遂、饮食不节、久病劳倦、禀赋不足、房劳过度等内伤脏腑，或跌仆闪挫导致以经气不通，不通则痛，或经脉失养，不荣则痛为主要病机，以自觉头部疼痛为临床特征的一类常见病证。西医学中的偏头痛、紧张性头痛、丛集性头痛及外伤性头痛等，可参考本病辨证论治。

《黄帝内经》中即有头痛病名、病因病机的论述。如《素问·风论》云"风气循风府而上，则为脑风""新沐中风，则为首风"。《素问·五脏生成》云："头痛巅疾，下虚上实，过在足少阴、巨阳，甚则入肾。"《伤寒论》中则系统论述了太阳、阳明、少阳、厥阴头痛的各自见症及治疗，如《伤寒论·辨厥阴病脉证并治》云"干呕，吐涎沫，头痛者，吴茱萸汤主之"，丰富了从经络辨治头痛的理论体系。《兰室秘藏·头痛门》将头痛分为外感和内伤两类，并补充了太阴、少阴头痛，主张分经用药，如太阳头痛、恶风、脉浮紧，川芎、羌活、独活、麻黄之类为主。朱震亨在《丹溪心法·头痛》中强调痰与火在头痛发病中的地位，并提出头痛如不愈各加引经药，太阳川芎、阳明白芷、少阳柴胡、太阴苍术、少阴细辛、厥阴吴茱萸。王肯堂认为头痛、头风实乃一病，只有新久留去之分，头痛浅而近，发病猝然，易于解除，而头风深而远，作止不常，遇触复发。张介宾对头痛的辨证要点进行了系统的归纳总结。王清任倡导瘀血之说，创立通窍活血汤治疗头痛顽疾，颇有新意。

【理论经纬】

本病病因一般分为外感、内伤两类。外感头痛多因起居不慎，感受风、寒、湿、热等外邪，尤以风邪为主，上犯巅顶，阻遏清阳；内伤头痛多因情志不遂、饮食不节、久病劳倦、房劳过度、禀赋不足、跌扑损伤等，基本病机为外感者多责之于风、寒、湿、热，内伤者多关乎气、血、痰、瘀、虚，或单独为因，或相兼为害，导致经气不通，不通则痛，或经脉失养，不荣则痛。病位在脑，常涉及肝、脾、肾诸脏。病理性质有虚证、实证之分，久病者常见虚实夹杂证。外感头痛一般起病较急，痛势剧烈，病程较短，多属实证。因于风寒者，头痛剧烈，且连项背；因于风热者，头胀而痛；因于风湿者，头痛如裹。内伤头痛多因脏腑功能失调所致，常起病较慢，痛势较缓，病程较长，临证有实证、有虚证，且虚实可相互转化，久病者常虚实夹杂。头痛可表现为胀痛、刺痛、隐痛、空痛、昏痛等，痛势绵绵，遇劳加重，时作时止，以虚证为多；如痰浊、瘀血等邪实为主者，多表现为胀痛、重痛或刺痛，且常伴随相应脏腑损伤症状。若头痛起病急骤，头痛如破，短时间内出现神昏伴颈项强直，呕吐如喷，甚者旦发夕死者，属真头痛，病势凶险；因于外感，头痛剧烈而见神志变化，或肢体强痉抽搐，甚或角弓反张者，为脑髓受损或脑络破裂所致，皆属于逆证，预后不良。

1. 张机开辨证论治头痛之先河

汉代张机在《黄帝内经》的基础上，对头痛溯本求源加以整理，对其病因、病机、证治作了较为系统的论述。《伤寒论》中明确提出太阳病、阳明病、少阳病、厥阴病头痛，尤以太阳头痛论述最多，《金匮要略》中也有关于杂病头痛的论述。这些论述开创了中医学辨证论治头痛的先河。太阳头痛以头项强痛为要点，可因中风、伤寒、表邪化热或兼水饮引起，也可由太少并病导致。阳明头痛发在额面部，可因阳明实热内结或寒饮上逆导致。少阳头痛以两侧头痛为主，由外邪入犯少阳，或太阳、阳明等经病传少阳，致少阳枢机不利，胆火内郁，循经上扰清空所致。厥阴头痛乃肝寒犯胃，浊阴上逆所致。其未明确提出少阴与太阴头痛，以方测证，四逆汤方所主之发热头痛当属太阳与少阴两感为病。外邪已解，内有饮邪，水气上攻于脑则为悬饮头痛；发热头痛，身疼恶寒吐利者，为霍乱头痛，有"热多欲饮水"病偏表者，亦有"寒多不用水"病偏里者；"湿家病身疼发热，面黄而喘，头痛鼻塞而烦"为寒湿郁表，闭阻清阳所致头痛；产后正气大虚，风邪乘虚侵袭，形成产后头痛；胃热上攻，清阳被扰可致头痛；阴虚生内热，虚热循经上冲至头部可致头痛。张机对头痛病因病机的认识及辨证论治的阐述，为后世医家进一步深入研究头痛奠定了基础。

2. 刘完素强调火热致病

刘完素在《黄帝内经》病机十九条的基础上，提出"六气皆从火化"，明确火热证的主要病机为"怫热郁结"，认为头痛可由火热导致。如《素问病机气宜保命集·卷上·气宜论》云"热至，则身热……头痛"；《黄帝素问宣明论方·伤寒门》中说"伤寒表热极甚，身疼，头痛不可忍"，"风热上攻"则"鼻塞头痛""偏正头痛"，"热争"则"头痛面赤无汗""头痛不堪"，"表热极甚"则"身疼头痛不可忍者"，皆说明头痛的原因与火热有密切关系。

3. 李杲以脾胃为本论治内伤头痛，并完善了头痛的分经辨治

李杲在《内外伤辨惑论·辨头痛》中写到"内证头痛，有时而作，有时而止；外证头痛，常常有之，直须传入里实方罢"，提出了外感头痛和内伤头痛的特点。内伤脾胃，百病由生，脾胃升降功能失常，他认为"清气不升，浊气不降，清浊相干，乱于胸中，使周身气血逆乱"，便会引起包括头痛在内的各种疾病。因此《素问·通评虚实论》指出"头痛耳鸣，九窍不利，肠胃之所生也"，认为脾胃不足不仅本身会引起头痛，还可导致其他脏腑功能紊乱而造成头痛。

根据内伤头痛的不同性质及伴随症状又可将其分为虚实两类，如《东垣试效方》提出虚证头痛包括气虚头痛、血虚头痛、气血俱虚头痛，实证头痛包括寒湿头痛、湿热头痛、风湿热头痛、

痰厥头痛、厥逆头痛。《兰室秘藏·头痛门》和《脾胃论》中亦有相关记载，如《兰室秘藏·头痛门》中提到"心烦头痛者，病在耳中，过在手巨阳少阴，乃湿热头痛也。如气上不下，头痛癫疾者，下虚上实也，过在足少阴巨阳；甚则入肾，寒湿头痛也"。《脾胃论》提到"如痰厥头痛……此足太阴脾所作也"。此外，李杲还发展补充了六经头痛理论，认为除太阳经头痛、少阳经头痛、阳明经头痛、厥阴经头痛外，尚存在太阴经头痛和少阴经头痛。《东垣十书》明确指出："太阳头痛：恶风寒，脉浮紧，痛在颠顶、两头角。少阳头痛：往来寒热，脉弦细，痛连耳根。阳明头痛：发热自汗，脉长大，痛连目、颊、齿。太阴头痛：有痰，体重，脉沉缓。少阴头痛：足寒气逆，脉沉细。厥阴头痛：吐痰沫，厥冷，脉浮缓，痛引目系。此六经头痛，兼夹外邪也。"文中从头痛症状、体征详细描述了太阴经头痛必有痰、体重、脉沉缓，少阴头痛多足寒气逆、脉沉细，使头痛的六经辨治体系进一步得以完善。

4. 张学文从肝论治内伤头痛

张学文提倡从肝论治头痛。头为人体的最高位，最易为风邪侵袭。肝为风木之脏，外应于风，故内伤头痛多与肝有关。因情志失常，肝失疏泄，肝气郁结，亢逆于上，冲撞于脑，气机逆乱，清窍不利而致头痛，此即肝郁头痛。若肝郁化火，气火逆上，燔灼肝经，上冲脑府，导致头痛，此为肝火头痛。肝郁化火内侵血分，血热循经上扰脑窍，发为头痛，此为肝经血热头痛。肝火伤阴，或因劳倦耗伤阴血，或年老肾阴亏虚，导致精血衰耗，水不涵木，肝阳偏亢，内风时起，乱于脑窍而头痛，此为阴虚阳亢头痛。阴虚阳亢甚者引动肝风，形成头痛欲仆之势，为头痛重症。肝郁日久，气滞血瘀而头痛，为气滞血瘀头痛。肝气郁结，脾失健运，痰湿内生，上蒙清窍，阻遏清阳而头痛，此为肝郁痰浊头痛。因脾胃虚弱，生化乏源，或因久病失血而致肝血亏虚，窍络失养致头痛，此为血虚头痛。气血亏虚日久损及肝肾，下元亏虚，髓海不充，则为髓海空虚之头痛。

张学文将肝气郁滞、肝郁化火、肝阳上亢、肝肾阴虚并血脉郁滞的头痛等证，概括为肝热血瘀证，并认为肝热血瘀为内伤头痛的主要病机表现。久病疑难者可兼见气虚、阳虚、痰浊、浊毒等复杂病机。肝热血瘀表现为头痛、头晕、面红目赤、口苦口干、两胁胀痛、耳鸣、情绪不遂甚至急躁易怒、腰膝酸软、失眠多梦、双眼干涩等复杂证候，舌脉可见血脉郁滞之征。实证者头痛多为胀痛、刺痛、跳痛等，痛势多剧，严重者形成头痛欲仆；虚证者一般以隐痛绵绵或空痛、昏痛为主，痛势不剧。久病者常虚实夹杂，临证应根据症、舌、脉仔细辨识。

5. 刘茂才审察病因辨头痛，从肝脾肾入手调畅脑髓气血

刘茂才教授认为头痛之发生不外"不通则痛"和"不荣则痛"，但是引发"不通""不荣"的病因是非常复杂的，临证时也常根据具体的病因进行辨证处方。因于外感者，多由于起居不慎而触冒风、寒、湿、热之邪，导致清窍气血运行失调；外感引发者，以风邪常见，诸邪唯风能上达高巅，其作为百病之长，常兼加热、湿、寒邪上扰，临证应加以区分。内伤者主要有三，一则情志失调，郁怒损肝，肝失调畅，气郁阳亢，上犯脑窍；或者肝火郁结日久，损及阴血，肝肾阴亏，髓海失充，清窍失养。二则饥饱失宜，劳倦失度，伤及脾胃，脾失健运，水湿不运，痰湿自内生，故清窍痹阻，清阳之气难升，浊阴之气难降，致脑脉失养。三为病久入络，头痛迁延难愈，反复发作，引起气血涩滞，瘀血阻滞脑窍，不通而痛。

不同的病因将导致人体产生风、火、痰、瘀、虚等不同的病理产物，均能引发脑窍气血失和，发为头痛。临证诊疗头痛时明确病因为首务，审因无误，方能辨证准确，方药适当。脑为髓之海，元神之府，有赖肝肾之精和脾胃所化精微滋养，所以头痛同肝脾肾关系密切。因于肝肾者，肝肾阴精亏虚或肝血不足，髓海空虚，脑络失其濡养，不荣则痛；气滞血瘀或气虚血瘀，瘀

血阻滞脑络；或肝风夹痰闭阻清窍；或寒凝滞肝脉；皆能影响头部肝胆经脉气血的正常运行，导致头痛的发生。因于脾者，若劳倦过度，饥饱失宜，损伤脾胃功能，水液运化失常，痰湿内生，阻碍气机，气血运行不畅，引起脑脉气血失调，而致头痛；或因脾虚运化失司，气血生化不足，脑窍失于充养，则不荣而痛。刘茂才强调在临证中应紧紧抓住"不通则痛""不荣则痛"的病机核心，多从肝脾肾三脏入手，调畅脑髓气血有序运行。

【临证指要】

1. 张机辨治头痛学术思想

张机著《伤寒杂病论》，开辨证论治之先河。现将其治疗头痛的方法总结为以下十一种。

（1）解肌祛风，调和营卫　本法用于卫强营弱、风寒外感之头痛表虚证，方用桂枝汤。如《伤寒论·辨太阳病脉证并治》云"太阳病，头痛，发热，汗出，恶风，桂枝汤主之"，《金匮要略·妇人产后病脉证治》云"产后风续之数十日不解，头微痛，恶寒，时时有热，心下闷，干呕，汗出，虽久，阳旦证续在耳，可与阳旦汤"。兼阳虚者用竹叶汤，如"产后中风，发热，面正赤，喘而头痛，竹叶汤主之"。

（2）发汗解表，宣肺止痛　本法用于风寒外束、营滞卫郁之头痛表实证，方用麻黄汤。如《伤寒论·辨太阳病脉证并治》云："太阳病，头痛，发热，身疼，腰痛，骨节疼痛，恶风，无汗而喘者，麻黄汤主之。"

（3）攻下实热，通腑止痛　本法用于里热结实、浊热上扰之阳明头痛，方用承气汤，如《伤寒论·辨太阳病脉证并治》云："伤寒不大便六七日，头痛有热者，与承气汤。"

（4）和解少阳，运转枢机　本法用于邪入少阳循经上扰之头痛，方用小柴胡汤。如《金匮要略·妇人产后病脉证治》云："《千金》三物黄芩汤：治妇人在草蓐，自发露得风，四肢苦烦热，头痛者与小柴胡汤。"

（5）温肝散寒，降浊止痛　本法用于肝寒犯胃、浊阴上逆之头痛，方用吴茱萸汤。《伤寒论·辨厥阴病脉证并治》云："干呕，吐涎沫，头痛者，吴茱萸汤主之。"

（6）利水渗湿，解表止痛　本法用于水湿内停、外有表邪之头痛，方用五苓散。如《伤寒论·辨太阴病脉证并治》云："霍乱，头痛发热，身疼痛，热多欲饮水者，五苓散主之。"若中焦阳虚，水气上冲，头痛、头晕明显者，则用茯苓桂枝白术甘草汤。如《伤寒论·辨太阳病脉证并治》云："伤寒，若吐若下后，心下逆满，气上冲胸，起则头眩，脉沉紧，发汗则动经，身为振振摇者，茯苓桂枝白术甘草汤主之。"

（7）攻逐水饮，调和营卫　本法用于表证已解，里有水饮，营卫失和，水气上逆，蒙蔽清阳之头痛，方用十枣汤。如《伤寒论·辨太阳病脉证并治》云："太阳中风，下利呕逆，表解者，乃可攻之。其人漐漐汗出，发作有时，头痛，心下痞硬满，引胁下痛，干呕短气，汗出不恶寒者，此表解里未和也，十枣汤主之。"

（8）回阳救逆，散寒止痛　本法用于少阴阳虚，寒凝经脉之少阴头痛，方用四逆汤。如《伤寒论·辨少阴病脉证并治》云："病发热头痛，脉反沉，身体疼痛，当救其里，宜四逆汤。"

（9）温中补虚，祛寒止痛　本法用于中焦虚寒，寒湿内盛之头痛，方用理中丸。如《伤寒论·辨太阴病脉证并治》云："霍乱，头痛发热，身疼痛……寒多不用水者，理中汤主之。"

（10）宣泄寒湿，解表止痛　本法用于寒湿郁表，气机不畅之头痛，纳药鼻中，使邪气从上而解，后世多采用瓜蒂散。如《金匮要略·痉湿暍病脉证治》云："湿家病身疼发热，面黄而喘，头痛，鼻塞而烦，其脉大，自能饮食，腹中和无病，病在头中寒湿，故鼻塞，内药鼻中则愈。"

（11）疏风清热，和络止痛　本法用于阳明气分热盛，循经上扰之头痛，方用白虎汤，生石膏成为后世疏风清热治头痛之要药。

2. 刘完素辨治头痛学术思想

刘完素注重降心火、益肾水，如《黄帝素问宣明论方》中提到用防风当归饮子治脾肾真阴虚损，肝心风热郁甚引起的一切风热壅滞，头目昏眩，暗风眼黑，偏正头疼。同时刘氏在治疗上也善用寒凉药，如《伤寒标本心法类萃·头疼》云："头疼之病，无问风寒暑湿杂病，自汗头疼，俱宜白虎汤，或加川芎、荆芥尤妙。头疼久不愈，必致丧明，宜先涌痰，次用白虎加减。风眩痰逆、喘嗽头疼，茯苓半夏汤。头疼、肢体痛，黄连解毒汤。头疼、口干，桂苓甘露饮。风疾喘嗽头疼，白虎、半夏橘皮汤。风热头疼，心烦昏聩，人参石膏汤。伤寒壮热头疼，不卧散。"

刘完素根据火热表里深浅的不同分别采用辛凉解表法、清热泻下法、表里双解法、苦寒燥湿法、滋阴降火法。如对于怫热郁结在表的风热头痛，采用人参石膏汤辛凉解表；对于里热极甚、头痛且腹满实痛者，则采用承气汤清热泻下；对于里外皆热的头痛，治以双解散；对于湿热型头痛，《素问玄机原病式》记载"盖以辛散结，而苦燥湿，以寒除热而随其利，湿去结散，热退气和"，治以十枣汤；对于脾肾真阴损虚、肝心风热郁的头痛，则予防风当归饮子滋阴降火。刘完素常选用石膏、知母等寒凉之品，从火热理论进一步完善了头痛辨治体系。

3. 李杲辨治内伤头痛学术思想

李杲沿袭《黄帝内经》"劳者温之，损者温之"的理论基础，认为"温能除大热，大忌苦寒之药损其脾胃"，主张用甘温之剂来补益脾胃、升其阳气、泻其火热。如《脾胃论·饮食劳倦所伤始为热中论》记载"《经》曰：劳者温之，损者温之。又云：温能除大热，大忌苦寒之药损其脾胃。"《东垣试效方》中提到头为"高巅之上，唯风可到"，提出治疗头痛必"以风药治之"，故李东垣治疗内伤头痛常加用风药，如《脾胃论》云："头痛，加蔓荆子二分或三分；痛甚者，加川芎二分；顶痛脑痛，加藁本三分或五分；苦痛者，加细辛二分，诸头痛者，并用此四味足矣。"

对内伤脾胃、元气不足所致的头痛，李杲认为应当先实元气，喜用人参、黄芪、炙甘草之属，《脾胃论·脾胃虚实传变论》云："病从脾胃所生，及养生当实，元气者条陈之。"以补中益气汤补益脾胃、升举阳气为大法，并根据辨证而随证用药。如"眼黑头旋，恶心烦闷，气短促上喘，无力""头苦痛如裹，身重如山"者，李杲认为是"痰厥头痛作矣"，又当以补中益气、化痰除湿为主，故在《脾胃论·调理脾胃治验》中"制半夏白术天麻汤主之而愈"。对气虚兼有火逆头痛者，补中益气升阳，兼以降火则愈，其在《兰室秘藏·头痛门》中制安神汤治疗"头痛头旋眼黑"即是如此。对气虚而火逆较甚者，其在《兰室秘藏·头痛门》中认为当先服用清上泻火汤后再与补气汤。

此外，李杲还提出根据头痛异同分经遣药，如《兰室秘藏·头痛门》中载："太阳头痛，恶风脉浮紧，川芎、羌活、独活、麻黄之类为主；少阳经头痛，脉弦细，往来寒热，柴胡为主；阳明头痛，自汗，发热，恶寒，脉浮缓长实者，升麻、葛根、石膏、白芷为主；太阴头痛，必有痰，体重，或腹满，为痰癖，其脉沉缓，苍术、半夏、胆南星为主；少阴经头痛，三阴、三阳经不流行，而足寒气逆，为寒厥，其脉沉细，麻黄、附子、细辛为主；厥阴头项痛，或吐痰沫厥冷，其脉浮缓，吴茱萸汤主之。"这对后世临床具有很大的指导意义。

4. 张学文辨治头痛学术思想

张学文认为头痛病情复杂多变，临床用药应遵循辨证施治，切忌头痛医头。肝热血瘀头痛热瘀并存，治疗必要热瘀同治，张学文以清肝化瘀法为治疗肝热血瘀的常用之法，清肝热、化瘀滞。根据患者的症状表现，分别选择疏肝清热法、平肝潜阳法、滋阴潜阳法来清肝热。常以栀子、牡丹皮、菊花、夏枯草、草决明等清泄肝热，并用郁金、白芍、合欢花、麦芽疏肝解郁；以天麻、钩藤、石决明、龙骨、牡蛎、磁石及大剂量的川牛膝平肝潜阳；以怀牛膝、龟甲、鳖甲、熟地黄等滋阴潜阳；阴虚内热明显时则加地骨皮、黄柏、知母之类。

对于血脉郁滞还要辨其病位深浅，血瘀可以涉及血脉和血络，尤其久病者病位更深，因而用药也要有所区别。张学文常借鉴王清任和唐容川的学术思想，辨证使用活血化瘀药物。血液黏稠和血行迟缓者，以桃仁、红花、丹参、川芎之类，活血化瘀，畅通血行；浊毒壅脉者采用丹参、半夏、泽泻、豨莶草、胆南星、生山楂等降浊化瘀；阴血不足者用生地黄、当归、鸡血藤之类养血活血；脉络僵硬者，用丹参、白芍、葛根等化瘀柔脉以通经活络；久病入络者加用地龙、水蛭等虫类药物，引化瘀之药深入病位；疼痛甚者加三棱、莪术化瘀止痛。

张学文常用的经验方，一为变通天麻钩藤汤，用于肝热明显、肝郁化热或肝阳上亢者，重在清肝热，在天麻钩藤饮加减而成；其二为清脑通络汤，用于脑脉瘀阻重于肝经郁热者，以活血通络、清降肝热。除此二方之外，张学文也常辨证使用柴胡疏肝散、杞菊地黄汤、一贯煎等加减治疗肝热血瘀头痛，并根据患者的具体证情，灵活化裁药物。

5. 刘茂才辨治头痛学术思想

刘茂才在辨证论治头痛的基础上，强调通络止痛、扶正固本、舒脑宁神的治疗思路。

（1）注重辨证论治，善于通络止痛　外感六淫、内伤七情、外伤、久病等病因，均可造成气血运行不畅产生头痛，此即"不通则痛"。因而准确辨证施治，使气血通畅，即谓"通其气血则不痛"之意也。临床根据具体的病因进行辨证、立法、处方用药，对于外感风热头痛，疏散风热止痛常选用蔓荆子、菊花、葛根、藁本等；风寒头痛，则多选用白芷、细辛、羌活等散寒止痛；肝阳、肝火、肝风等所致者，多选用地龙、僵蚕、全蝎等平肝、息风、通络之品。同时，不论何种病因所致的头痛，必用通络止痛之品，常用七叶莲、全蝎、蜈蚣、白芷、露蜂房等。另外对于顽固性头痛，其善用虫类药。久病入络，寻常草木金石难以搜逐，故常佐以虫药以搜风、剔络、通瘀、止痛，常用全蝎、蜈蚣、地龙、僵蚕等。如叶桂所说"痛久则邪风混处其间，草木不能见效，当以蚁虫疏络逐邪"。蜈蚣药性猛悍，燥血有毒，为动火之物，阴虚火旺、月经过多之人，用量不宜过大，配以白芍、生地黄可提高疗效、减少不良反应。

（2）重视"不荣则痛"　刘茂才认为老年脑病，多发生在脏腑气血内虚的基础上，故对于老年、久病之头痛，重视从"不荣则痛"论治。"不荣则痛"是指阴阳气血不足，脏腑经脉失养而发生的头痛。气血虚弱多由久病、年老体弱或劳累过度，气血暗耗所致。如《医宗金鉴·血虚作痛》云："伤损之证，血虚作痛。"或由于素体虚弱、肝肾亏损、房劳多产伤及精血等，导致筋骨经脉及脑髓失去濡养而生头痛。临床多注重补气养血，兼顾补益肝肾；多选用北黄芪、党参、鸡血藤、白芍、当归、杜仲、怀牛膝、山茱萸、枸杞子、何首乌等。

（3）治痛需用"舒脑宁神"　头痛属中医学脑病范畴。刘茂才认为人之所以知痛、知痒，全由脑神所主，疼痛之发生，须有脑髓清灵的参与，可因元神受扰而产生。因而在治疗头痛时，常常使用舒脑安神之法。临证在审因论治和辨证用药的基础上，选用合欢皮、浮小麦、郁金、酸枣仁等舒脑宁神。

【医案举隅】

患者，女，48 岁。2010 年 3 月 23 日初诊。

以发作性头痛 10 年，加重 1 年为主诉就诊。患者 10 年前无明显诱因出现发作性头痛，发时剧烈，不用止疼药不能缓解，剧时可伴恶心、呕吐，曾多次就诊于当地医院检查，未明确诊断。近1年来，患者自觉头痛发作较前频繁，发时恶心、呕吐次数明显增多，为求中医治疗故来门诊。现症：头痛，夜休较差，晨起汗出，大便调，经调。头部CT未见明显异常。血压130/80mmHg，神清，精神差，心肺腹查体未见明显异常，舌紫红，苔薄黄，脉沉弦。

西医诊断：神经性头痛。

中医诊断：头痛。

辨证：肝热血瘀。

治法：清肝活血。

药用：天麻12g，白芷10g，全蝎6g，僵蚕10g，蜂房10g，姜半夏10g，竹茹10g，炒酸枣仁10g，白芍15g，葛根12g，蔓荆子10g，决明子20g，红花6g，生甘草10g。15剂，每日一剂，清水煎取400mL，早晚分服。

二诊时患者诉自觉头痛较前缓解，发作次数减少，纳差，眠可，二便调。血压125/80mmHg，余查体无明显阳性体征，舌暗红，苔黄腻，脉弦细。治疗1月余，患者自觉症状基本消失。（李军.国医大师临床经验实录·国医大师张学文.北京：中国医药科技出版社，2015）

按：头为"诸阳之会""清阳之府"，又为髓海所在。凡五脏精华之血，六腑清阳之气，皆上注于头，故脏腑发生病变，均可直接或间接地影响头部而发生头痛。患者禀性易怒，由于体内气机逆乱，肝阳亢盛，肝阴受损，日久及肾，致肾阳亦亏，气机不畅而血行受阻；或肝肾阴虚，血涩不行而生瘀；或肝气横逆犯脾，致脾不健运，痰浊内生，肝肾阴虚又可内生火热或痰气郁结化火；或肝阳暴张，引动心火，肝阳亢逆，阳化风动，而成肝热血瘀证。张学文认为，肝热血瘀乃为头痛发病的关键环节。患者平素内伤积损而致肝肾阴虚。盖肾藏五脏六腑之精气，为人体阴阳之本。肾虚必然影响气血之生化运行而致瘀，元气不足，则气虚血瘀。肝主藏血、主筋，有调摄全身血液之功；又主疏泄，为全身气机之枢。而肝肾同源，肾虚必及于肝。肾精不足，则肝血乏源，脉道失充，血缓为瘀，阻滞脑脉，"不通则痛"。张学文治疗肝热血瘀之头痛，强调其发病的关键环节在于肝热血瘀，创立清肝和血、化瘀通络的治疗大法，选用治疗肝热血瘀之头痛经验方——脑清通汤，临证加减，疗效显著。

参考文献

1. 张仲景.伤寒论［M］.北京：中医古籍出版社，2018.

2. 胡袁媛，祝春燕，黄鑫梅.金元四大家治疗头痛特色探究［J］.浙江中医杂志，2009，44（6）：391-392.

3. 黄燕，华荣，郑春叶.刘茂才脑病学术思想与临证经验集［M］.北京：人民卫生出版社，2018.

4. 李军.国医大师临床经验实录·国医大师张学文［M］.北京：中国医药科技出版社，2015.

二、眩晕

眩晕，是由情志不遂、饮食不节、年老肾虚、劳倦久病及跌仆外伤等内外病因导致风、火、痰、瘀内动，上扰清窍，或精亏血少，清窍失养，以头晕、眼花为主要临床表现的病证。眩指眼花或眼前黑蒙，晕是指头晕或感觉自身、外界事物旋转。二者常同时出现，故统称为眩晕。西医学认为眩晕为临床常见症状，可分为头昏、头晕、眩晕等，常见于梅尼埃病、高血压、椎-基底动脉供血不足、贫血、脑外伤、神经衰弱等疾病中，故临证以眩晕为主要症状者，均可参考本病辨证论治。

眩晕在各年龄段皆可见，常发无定时、迁延不愈，轻者仅觉头重脚轻，闭眼即止，重者视物旋转、如坐车船、昏仆倒地，甚者可进一步发展为中风晕厥。《黄帝内经》中指出眩晕病为肝所主，与髓海亏虚有密切关系。如《素问·至真要大论》云"诸风掉眩，皆属于肝"，《灵枢·口问》云"上气不足，脑为之不满，耳为之苦鸣，头为之苦倾，目为之眩"。汉代张机提出痰饮是眩晕发病的重要病因之一，《金匮要略·痰饮咳嗽病脉证并治》载"心下有痰饮，胸胁支满，目眩""诸肢节疼痛，身体魁羸，脚肿如脱，头眩短气"，并运用小半夏加茯苓汤、泽泻汤等方剂治疗眩晕，完善了眩晕的病机理论体系。宋代严用和在《重订严氏济生方·眩晕门》中指出"所谓眩晕者，眼花屋转，起则眩倒是也，由此观之，六淫外感，七情内伤，皆能导致"，提出外感六淫和七情内伤致眩学说。元代朱震亨倡导痰火致眩学说，《丹溪心法·头眩》载："无痰不作眩，痰因火动，又有湿痰者，有火痰者。"明代张介宾在《景岳全书·眩晕》中述"下虚者，阴中之阳虚也。阳中之阳虚者，宜治其气……阴中之阳虚者，宜补其精"。其丰富了眩晕从虚实两端论治的方法。直至清代、近代，关于眩晕的辨证逐渐演变为辨虚实、辨标本、辨脏腑，并沿用至今。

【理论经纬】

本病病位在头窍，与肝、脾、肾密切相关。病因主要有情志内伤、饮食不节、年老精亏、久病体弱、坠损跌仆等。基本病机为风、火、痰、瘀上犯，清窍受扰或气血不足、髓海空虚致清窍失养。肝为气之枢要、风木之脏，性主升主动，若素体本弱，肝肾阴虚，阳亢于上，或情志过极，肝郁化火上犯清窍，则发为眩晕。肾主骨生髓，年老精亏，髓海渐空，脑失所充，亦可发为眩晕。头窍清利得益于气血充盈，脾主运化，乃气血生化之源，情志不节，忧思过度致脾胃虚弱，气血化生不足，清窍失养，可见头晕目眩等脾胃虚弱、气血不足之象；脾为生痰之源，饮食不节损伤脾胃，脾失健运，水湿内生，湿聚成痰，痰湿上犯清空，则可见头重昏蒙等痰湿内盛、上蒙清窍之象。外伤所致头晕多因瘀血阻滞脑脉，气血运行不畅，脑络不通，临证表现为眩晕、头部刺痛等瘀血之象。

由此可见眩晕为虚实夹杂、本虚标实之证。其中风、火多源于肝、肾，痰湿责之于脾。风、火、痰、虚、瘀，既可单独出现，亦可相互夹杂，相互转化，如风火相煽，风痰上蒙，痰郁化火，痰热、痰瘀互结等。眩晕临证以肝肾阴虚、气血不足本虚者多见，常兼风、火、痰、瘀，实证久病可耗伤气血向虚证转化，气血不足、阴阳两虚等虚证又可因气血运行不利、阴阳失敛表现为实证征象。

1. 张机从痰饮论治眩晕，主张"以温药和之"

张机将眩晕称为"眩""目眩""眩冒""冒眩"等，认为痰饮是眩晕的重要致病因素之一，为后世医家朱震亨提出"无痰不作眩"奠定了理论依据。张机对痰饮所致眩晕的病机阐释及辨证论治，对临床选方用药具有重要的指导意义。

张机认为，痰饮致眩晕的病因有五。其一为脾虚水停：《伤寒论·辨太阳病脉证并治》有"心下逆满，气上冲胸，起则头眩，脉沉紧，发汗则动经，身为振振摇者"，《金匮要略·痰饮咳嗽病脉证并治》有"心下有痰饮，胸胁支满，目眩""心下有支饮，其人苦冒眩"等相关论述，盖因脾阳受损，运化失职，水湿停滞内阻中焦，致使清阳不升而发眩晕。其二为阳虚水泛：肾主水，肾阳虚衰，不能温化水饮，水气上凌而眩晕，《伤寒论·辨太阳病脉证并治》载："太阳病，发汗，汗出不解，其人仍发热，心下悸，头眩，身瞤动，振振欲擗地者……"其三为胃中停饮：《金匮要略·痰饮咳嗽病脉证并治》云"卒呕吐，心下痞，膈间有水，眩悸者"，因呕吐过极，损伤胃阳，胃中虚冷，阳不化水，水气内停，上干清阳而发眩晕。其四为下焦蓄水：《金匮要略·痰饮咳嗽病脉证并治》云"假令瘦人脐下有悸，吐涎沫而癫眩，此水也"，若肾阳虚，则小便不利，水蓄下焦，上犯清空，则为癫眩。其五为妊娠水停:《金匮要略·妇人妊娠病脉证并治》云"妊娠有水气，身重，小便不利，洒淅恶寒，起即头眩"，因胎气影响，膀胱气化受阻，水湿停聚，水盛身肿故身重;水停而卫气不行，故洒淅恶寒;水阻清阳，清阳不升则头眩。因此痰饮所致的眩晕，多与肺、脾、肾三脏功能失调，水液输布失常有关，或水势阻滞中焦，清阳不升，或水气上犯头窍，其病机以阳气虚弱为病之本，阴凝饮聚为病之标，故温阳化饮法贯穿其中，在治疗中遵循"病痰饮者，当以温药和之"的原则。

除痰饮外，张机提出外感风热，邪热入经可致眩晕的观点。《伤寒论·辨少阳病脉证并治》记载"少阳之为病，口苦，咽干，目眩也"，此为邪入少阳，枢机不利，风阳上扰之眩冒。"太阳少阳并病，心下硬，颈项强而眩者""太阳与少阳并病，头项强痛，或眩冒"，此为太阳经气不利致颈项强痛，少阳胆热循经上扰致眩之太少合病。《伤寒论·辨阳明病脉证并治》云"阳明病，但头眩不恶寒，故能食而咳，其人咽必痛"，此为热入阳明，腑实未成，无形邪热侵扰阳明，风火旋动于上，发为头眩。而"病人小便不利，大便乍难乍易，时有微热，喘冒不能卧者，有燥屎也"，此为阳明腑实证，因邪热内结，腑气不通，邪热夹浊气上犯清窍，故见气喘而头晕目眩。

2. 刘完素基于运气学说，提出"风火相煽"致眩

刘完素主"火热论"，深谙《黄帝内经》运气学说，对火热病机和寒凉方药均有其独到的见解。其在论治眩晕病机时重视火热二气，"一身之气，皆随四时五运六气兴衰，而无相反"，同时认为"六气皆从火化"，且六气相互交织转化，常兼而发病;风木在运气学说中为同化之属，木同风化，木能生火，故风能同化为火，且在六气中，风火皆属阳，其性相同，故多兼化，因此提出眩晕多由风火交煽，上扰清窍所致。在《素问玄机原病式·五运主病》中，刘完素阐释了"诸风掉眩，皆属于肝"之义:"掉，摇也;眩，昏乱旋运也，风主动故也"，即眩晕由风而生，与肝木关系密切;又谓"所谓风气甚而头目眩运者，由风木旺，必是金衰不能制木，而木复生火，风火皆属阳，多为兼化，阳主乎动，两动相搏，则为之旋转"。风为阳邪，与外火相兼，再有内生相火，内外相合，风火相煽，上扰头目，故为目眩;相火犯胃，风热甚者，则为呕吐。风火生眩论强调内风引动外风、风火相兼为病，提出眩晕与相火的关系，进一步丰富发展了《黄帝内经》中关于眩晕的病因病机论述。刘完素虽将眩晕责之于风火，但注重内火召外风，强调清内以疏外，在内平肝息风，在外疏散风邪、清热泻火，内火灭外风息则眩晕自除。

3. 陈修园综各家学说，顺理病机，以"风"为中心论眩晕

陈修园对前贤有关眩晕的论述进行归纳整理，综合各家所说，于《医学从众录·眩晕》中提出:"盖风非外来之风，指厥阴风木而言，与少阳相火同居，厥阴气逆，则风生而火发，故河间以火风立论也。风生必夹木势而克土，土病则聚液而成痰，故仲景以痰饮立论，丹溪以痰火立论也。究之肾为肝母，肾主藏精，精虚则脑海空而头重，故《内经》以眩晕及髓海不足立论也。其言虚者，言其病根，其言实者，言其病象，理本一贯。"陈修园总结本病的病位在厥阴风木，始动因素与病机核心在于厥阴气逆，风为阳邪，风生则火发，木旺则克土，土病则聚液成痰，痰火相合，聚邪之处即是偏虚之处，相火上冲，可知上焦之虚，而上焦之虚则多是由肾虚不能濡养髓海所致。因此，陈修园认为眩晕一病，主要涉及肝、脾、肾三脏，病性多属本虚标实，病理因素包括风、火、痰、虚，而其中又强调"无风不作眩"。

4. 张锡纯提出眩晕病机在于"气血上逆，脑部充血"

张锡纯认为眩晕属于"脑充血"病证范畴，病机关键在于"血之与气，并走于上"，病情转归的关键在于"气血是否下行"。其认为眩晕主要因肝气携气血上逆，充塞脑部所致，脑部充血，可见热胀、眩晕作痛;目系连脑，肝开窍于目，可见视物模糊、眼部分泌物增多、头晕目眩;见肝之病，知肝传脾，肝气引发胃气上逆，则打嗝泛酸，胃气不降，冲气上逆，发为眩晕，饮食堵于胃口，则胃脘胀满；气化有升无降，大肠传导气化功能失司，则大便不畅、腹部胀满；肝火牵动心火，则心中烦躁发热、失眠易怒。眩晕除与肝胆之风火有关，还与肺气不降、胃气上逆、肾气不摄密切相关。肺金难克肝木，肾水不足，难以涵木，冲气夹胃气上逆，均可使气但升不降，血随气升，充斥于脑部，加剧眩晕。

5. 张伯礼辨治眩晕重视审症求因，防复求本

眩晕一证病机纷繁复杂，病因多种多样，病情有轻有重，临床各医家对其辨证治疗亦是仁者见仁、智者见智。张伯礼归纳总结历代医家对于眩晕病机的认识有"因风致眩""因虚致眩""因痰致眩""因火致眩"和"因瘀致眩"之说，强调：眩晕一症，症因复杂，不细审辨，拘泥固定一法，如刻舟求剑矣。临床上宜审症求因，急则治标，防复求本，重在调理，多从"调肝肾、滋水涵木""调中焦、辛开苦降""调阴阳、滋阴敛阳""调气血、益气养血""调痰瘀、痰瘀并治"等方面治疗眩晕。

【临证指要】

1. 张机辨治眩晕的学术思想

（1）对于痰饮所致眩晕，张机提出治疗总则"病痰饮者，当以温药和之"，而痰饮产生的原因不尽相同，临证应根据其病因病机灵活遣方用药。

①脾虚水停者，宜苓桂术甘汤：证属伤寒误用吐下损伤脾阳者，脾阳虚运化失职，水饮停聚，阻于中焦，清阳无以上荣，则见头眩，如《伤寒论·辨太阳病脉证并治》云："伤寒，若吐、若下后，心下逆满，气上冲胸，起则头眩，脉沉紧，发汗则动经，身为振振摇者，茯苓桂枝白术甘草汤主之。"苓桂术甘汤中茯苓淡渗利水、健脾利湿，饮属阴邪，非阳不化，"病痰饮者，当以温药和之"，遂以桂枝温阳以化饮，白术健脾燥湿，甘草益气和中，四药合用使中阳得健，痰饮得化，眩晕得止。

②阳虚水泛者，宜真武汤：《伤寒论·辨少阴病脉证并治》云："太阳病发汗，汗出不解，其人仍发热，心下悸，头眩，身𥉁动，振振欲擗地者，真武汤主之。"太阴阳损，阳虚水不化津而上扰清阳而致头目眩晕，方用真武汤温阳利水，方中附子温肾助阳、化气行水，白术健脾燥湿，茯苓利水渗湿，生姜温胃散水，配伍酸收之芍药，诸药合用则温脾肾以助阳气、利小便以祛水邪，眩晕自止。

③胃虚水停者，宜小半夏加茯苓汤：胃中虚冷之人，胃阳不足，阳不化水，水气内停，上干清阳而发眩晕。痰饮停于胃，胃失和降则呕吐，谷不得下。呕多必津伤致渴，渴者为饮随呕去，故为欲解；若呕反不渴，是支饮仍在心下之故，治宜化痰散饮、和胃降逆。《金匮要略·痰饮咳嗽病脉证并治》记载"卒呕吐，心下痞，膈间有水，眩悸者，小半夏加茯苓汤主之"，小半夏加茯苓汤方中重用生姜、半夏温胃降逆，以散水邪，茯苓导水下行，水去饮化，逆降阳复，清空无虞。

④水蓄下焦者，宜五苓散：《素问·灵兰秘典论》云："膀胱者，州都之官，津液藏焉，气化则能出矣。"膀胱气化水液的功能，依赖于肾阳温煦，肾阳亏虚，膀胱气化不利，水液运化输布不行，下焦蓄水，上走三焦，水饮上犯，阻遏清阳，则吐涎沫而头眩。张机治以五苓散，五苓散中泽泻为君，直通膀胱，利水渗湿，饮水下行，茯苓、白术健脾益气、利水消肿，桂枝通阳化气以利水，猪苓淡渗增强利水之功，表里俱通，上下分消，水去正安，眩悸得除。

⑤妊娠水停者，宜葵子茯苓散：妇人妊娠，胎元压迫胞宫，膀胱受胎气影响，水路为之阻

塞，气化受阻，水湿内停，困阻清阳而眩晕。《金匮要略·妇人妊娠病脉证治》记载："妊娠有水气，身重，小便不利，洒淅恶寒，起即头眩，葵子茯苓散主之。"葵子滑利通窍，茯苓淡渗利水，使小便通利而水湿去，水有去路而气化阳通，则诸症可愈，此与叶桂的"通阳不在温，而在利小便"之说法相合。葵子易造成滑胎，故用量不宜过大。

（2）对于热邪所致眩晕，张机提倡分经论治。对于太少合病者，张机认为"当刺大椎第一间、肺俞、肝俞，慎不可发汗"或"慎勿下之"。邪在半表半里，发汗则少阳不解，骤下反伤正气，故宜以针刺调之，亦可用柴胡桂枝汤和解少阳，兼散表邪。热在少阳者，当以小柴胡汤主之，如《伤寒论·辨少阳病脉证并治》云"伤寒中风，有柴胡证，但见一证便是，不必悉具"，故证属少阳病者，皆可选用小柴胡汤。柴胡入少阳胆经，既透泄少阳半表之邪，又疏泄少阳郁滞之气机；黄芩苦寒，清泄上焦之阳热；半夏辛开散结、和胃降逆。因邪入少阳，正气本虚，故佐以参、枣益气健脾，扶正以祛邪，又御邪内传。诸药合用以和解少阳、条达上下、宣通内外、和畅气机，邪火得泄，眩晕可止。热入阳明者，《伤寒论》中未作明确阐述，而结合其对阳明热病的理解，腑实未成者，可选白虎汤，石膏、知母重寒清解、透热出表，粳米、甘草生津润燥；对于腑实已成者，当以大承气汤主之，大黄苦寒泻下、通便泄热，芒硝涤热软坚，枳实、厚朴行气散结，腑气通畅，其冒自解；临证中可根据腑实的轻重缓急，选用大、小、调胃承气汤治之。

2. 刘完素辨治眩晕的学术思想

《素问病机气宜保命集·病机论》云"凡病肝木风疾者，以热为本，以风为标，故火本不燔，遇风冽乃焰"，刘完素认为眩晕乃风火兼证，内火召外风，故治宜清内以疏外，在内平肝息风，在外疏散风邪、清热泻火，内火灭、外风息则眩晕自除，再配以清凉之品除热祛邪，如《黄帝素问宣明论方·风论》中川芎石膏汤、防风通圣散、凉膈散等，均为治疗眩晕之要方，尤以治疗风热蕴结之防风通圣散为代表，方中荆芥、防风、菊花、薄荷、桔梗可疏散风热于外；栀子、连翘、黄芩、大黄、滑石、寒水石清泄实热于内；配人参、白术、甘草、砂仁健脾益气；白芍养血和营，用量虽小，却有"轻以去实"之意。诸药合用，共奏清利头目、宣通气血之功，可解内外诸邪，清内热而平亢奋，正如明代李梴在《医学入门·通用古方诗括》中记载："治风热上攻头面，目昏眩痛闷。"

3. 陈修园辨治眩晕的学术思想

陈修园综各家所述，将眩晕病因病机概括为风、火、痰、虚，强调"无风不作眩"，其遣方用药多以名方、效方为主，随证加减。

（1）肝经实火者，宜用当归芦荟丸。此方出自喻昌《寓意草》，用清泻肝经实火之法，由当归、龙胆草、栀子、大黄、黄柏、黄芩、黄连、芦荟、青黛、木香、麝香、神曲等组成，治疗肝经实火之头晕目眩、耳聋耳鸣、惊悸搐搦、大便秘结等。

（2）精气不足者，宜用六味地黄汤加减。《医学三字经·眩晕》云"欲荣其上，必灌其根"，故选六味地黄汤倍地黄，去牡丹皮、泽泻，加细辛、炙甘草各1钱，川芎2钱，枸杞子3钱，肉苁蓉3钱半，水煎服。六味地黄汤出自北宋医家钱乙所著的《小儿药证直诀》，由《金匮要略》的肾气丸化裁而来，为滋阴名方，肾精得补，髓乃化生，濡养清窍。

（3）气虚者，宜用补中益气汤加味。补中益气汤出自李杲所著的《内外伤辨惑论》，是补中益气、升阳举陷的名方。针对中气不足，清阳不升所致眩晕，可用本方配伍天麻、半夏、钩藤以加强息风止眩的效果。

（4）痰饮者，宜用泽泻汤，或用二陈汤加天麻合此二味。痰饮者应理气化痰，故选用二陈汤加减，其出自宋代《太平惠民和剂局方》，具有燥湿化痰、理气和中之效，正适合痰饮所致的眩晕。泽泻汤出自《金匮要略》，泽泻、白术二味药，具有利水除饮、健脾制水之功效。

（5）虚证者，宜用正元丹、桂附八味丸。正元丹由人参、附子、黄芪、川芎、肉桂、山药、干姜、白术、陈皮、茯苓、乌药、甘草等药物组成，可治疗命门火衰，不能生土，吐利厥冷。桂附八味丸则出自《金匮要略》，两方均有温补肾阳之功，可以补益虚损。

4. 张锡纯辨治眩晕的学术思想

张锡纯认为眩晕主要病机为肝风、肝火上动，夹气血上逆，因此提出平肝、镇冲、引气血下行、滋阴疏肝的治疗原则，并且拟定了镇肝熄风汤、建瓴汤、清降汤等经典方剂。《医学衷中参西录·治内外中风方》云："盖肝属木，中藏相火，木盛火炽，即能生风……"镇肝熄风汤由怀牛膝、代赭石、龙骨、牡蛎、龟甲、白芍、玄参、天冬、川楝子、麦芽、茵陈、甘草组成。全方镇肝、疏肝、清肺、滋肾并举，其功用为镇肝息风，滋阴潜阳，主治肝肾阴亏、肝阳上亢、气血逆乱之病证，重用怀牛膝一两，引血下行；代赭石一两降胃气；龙骨、牡蛎、龟甲、白芍以镇肝息风；玄参、麦冬以清降肺气；川楝子、麦芽、茵陈泄肝热兼疏肝郁。方中兼顾镇肝息风与顺达肝木，有预防肝风激动之效用。

建瓴汤中重用代赭石、龙骨、牡蛎，龙骨、牡蛎、白芍镇肝息风；牛膝、代赭石降胃、平肝、镇冲、引血下行。山药能调和金石之药与胃相宜，"犹白虎汤用甘草、粳米之义"，山药之性既能滋阴又能利湿，既能滑利又能收涩，是以能补肺补肾兼补脾胃，在滋补药中诚为无上之品。生地黄、柏子仁滋阴补肾敛肾。

清降汤由山药、清半夏、山茱萸、代赭石、牛蒡子、白芍、甘草组成，可用于治疗"冲气因虚上干，为呃逆，为眩晕"。

针对眩晕急性发作期，张锡纯认为宜以平肝、引气血下行之剂，再辅以疏肝、滋阴之品，其善用代赭石、龙骨、牡蛎、半夏以降冲胃之气。代赭石质重坠，善镇逆气、降痰涎、止呕吐、通燥结，用以降胃、降冲，常与半夏同用，半夏力能下达，为降胃安冲之主药，另重用怀牛膝以引血下行，同时配合地黄、山药、山茱萸等滋阴之品，少量川楝子、麦芽、茵陈等疏肝之品，标本兼治，有效治疗眩晕。

5. 张伯礼辨治眩晕的学术思想

（1）滋水涵木，滋补肝肾　张伯礼认为肝阳易亢，时时潜藏；亢阳之降，必当重镇，肝喜条达，非顺不降，肝为刚脏，非柔不降。证属肝肾不足眩晕者，首选生地黄、知母、玄参、女贞子、墨旱莲等性凉质润之品；也常用杜仲、牛膝、桑寄生、枸杞子等补益肝肾。阳亢轻浅者选用蚧类性寒质轻者，较重者选用珍珠母、代赭石、磁石等性寒质重之品。基于肝喜疏调之性，适当予柴胡、菊花等调畅肝气，以升促降，白芍、甘草以润肝之体，缓肝之急。

（2）辛开苦降，调和中焦　张伯礼临证注重调节中焦气机升降。若寒热错杂者，则用干姜、半夏配黄连，干姜温中升提，半夏辛温开结，黄连苦寒泻火降下，则中焦痞结因药物升降助动则通，气机得复，痞满自除，清升浊降眩晕自愈。若脾胃虚弱，推动无力而中阻者，常用藿香、佩兰、茯苓等微温之品以化湿健脾升提，配合麦冬、石斛、知母等微凉之品润下通便。后期多选用茯苓、白术、砂仁、豆蔻等以调补脾胃。若为肝脾不调，肝火犯胃，中焦气机不利，可用左金丸调治，左金丸可治肝火犯胃中焦气机逆滞诸症，吴茱萸之辛开配伍黄连之苦降，开为降而开，降为开而降，开降配合共运中焦之郁滞，从而畅达全身气机。

（3）滋阴敛阳，调和阴阳　证属肾精亏虚者，治其有余，补其不足，以调和阴阳为治疗大法。若肾阴不足，则选用生地黄、麦冬、知母等甘寒养阴之品，可辅以杜仲、桑寄生、肉苁蓉等辛温回阳之品以阳中求阴；或以南沙参、玉竹、百合等入肺之品，从金生水，补肺益肾。若肾阳不足，则选用熟地黄、山茱萸、五味子等性味厚重、酸收入肾之品。

张伯礼常用锁阳以补肾阳，锁阳性味甘温，补肾助阳，属肉质寄生草本植物，乃阴中求阳之佳品，而命门火衰必先责之于脾，张伯礼临证中多用党参、茯苓、白术、干姜等温运脾阳之品以补肾阳，所谓"木火之生长，全赖脾土之升"。

（4）益气养血，气血两清　"气为血之帅，血为气之母"，以气虚为主者往往并见血瘀，故选用党参、茯苓、白术等益气健脾之品，若气虚较甚则选用黄芪补气以活血，从气治血，瘀血得行。以血虚为主者往往因血亏无以载气，出现气机瘀滞，此时常常选用当归、白芍、生地黄等温润养血之品养血载气，使气机得疏，若用辛温燥烈的行气药，恐燥烈之性伤阴。若气血两虚者，宜气血同治，补气以生血，补血以养气，"舌淡苔白，舌体胖大者，首选八珍汤"。对于久病入络者，适当使用蛇类、虫类药入络化瘀等。

（5）痰瘀并治，复利清窍　基于张机"血不利则为水"之旨，张伯礼提出"水不行亦可为瘀"的痰瘀学说，认为瘀可生痰，痰亦可生瘀，两者相生相伍，常胶结为患，并提出"痰瘀互生，病重之源"的观点。痰瘀同病，则痰瘀应同治，若患者瘀滞较重，则在活血化瘀的同时，加入祛湿化痰之品，以助体内瘀滞消散，增强其活血化瘀之功。祛痰药物的选择，因其痰湿多寡而异。湿邪浅者选用藿香、佩兰、豆蔻以芳香化湿；聚湿成浊者加用泽兰、益母草利湿去浊；湿邪较重者选用茵陈、苍术以清化湿邪；寒湿弥漫三焦者，加用萆薢以祛湿浊；湿热弥漫三焦者，则加用蚕沙以清热祛浊。活血化瘀药物的选择同样因其瘀滞轻重而异。瘀滞轻者用丹参、降香、郁金、延胡索等活血化瘀之品；瘀滞较重者，常选用土鳖虫、三棱、莪术、蕲蛇等破血破气之品，祛瘀生新；阴虚夹瘀者，采用"增液行舟"之法，在甘寒养阴的基础上辅以小剂量活血化瘀之品。

【医案举隅】

患者，男，60岁。2014年6月26日初诊。

主诉：头晕伴行走不稳两个月余。患者两个月前出现右侧肢体活动不利，头晕、头胀、头痛，自测血压高达160/110mmHg，伴呃逆不止，就诊于当地医院，查颅脑核磁共振成像示振示脑干梗死，住院治疗13天，遗留双下肢抬起困难，走路不稳。现诉：头晕，行走不稳、上下楼困难，脚底麻木、双手指麻木，四肢发凉，纳可，寐安，大便调，尿急，无尿频及尿痛，舌暗苔白，脉沉。既往史：脑干梗死3年余，糖尿病15年余，现血糖控制尚可。

处方：生黄芪30g，当归15g，夏枯草20g，菊花15g，代赭石30g，杜仲15g，鸡血藤15g，桑枝30g，乌梢蛇15g，土鳖虫12g，络石藤30g，大黄10g，菊花15g，生牡蛎20g。予10剂，每剂水煎3次，均分4份，分2天服用，每日早晚各服1份。服药后患者头晕症状减轻，自觉脚下有力。继前方加减，两个月余痛症大减，制丸药继服康复。［张立双，康立源，江丰，等.张伯礼教授和法治疗眩晕经验.天津中医药大学学报，2015，34（2）：65-68］

按：患者老年男性，3年前患脑干梗死，结合患者目前的临床症状及舌脉，辨证为气虚血瘀证。气虚血瘀，气血无力上承，清窍失荣故见头晕；气虚血瘀肢体经络失充，故见上下楼困难，脚底麻木、双手指麻木、四肢发凉。方用生黄芪合当归仿当归补血汤之意，补气养血活血；合用杜仲补滋益精气，代赭石重镇降逆，鸡血藤、桑枝、络石藤以疏经通络；"久病入络"，故加乌梢蛇、土鳖虫以逐瘀通络；夏枯草、菊花清肝以定眩，生大黄通腑降浊、调理气机；生牡蛎平肝软坚。全方共奏益气活血、降逆通络之效。

参考文献

1.张仲景.伤寒论[M].北京：中医古籍出版社，2018.

2.卢红蓉，李海玉.刘完素六气病机模式论[J].辽宁中医药大学学报，2009，11（11）：185-186.

3.李志更.论陈修园对眩晕的认识[J].辽宁中医药大学学报，2012，14（4）：133-134.

4.于磊，刘华一.浅谈张锡纯治疗脑充血的学术特色[J].中西医结合心脑血管病杂志，2016，14（1）：95-96.

5.张立双，康立源，江丰，等.张伯礼教授和法治疗眩晕经验[J].天津中医药大学学报，2015，34（2）：65-68.

6.刘萍，邱朝阳，霍青.张仲景痰饮眩晕证治探析[J].中国中医基础医学杂志，2021，27（1）：28-31.

7.梁喆盈，刘菊妍，雷英菊.金元四大家论治眩晕思想探析[J].新中医，2008（1）：99-100.

8.李艳娜，李柳骥.气血上逆所致眩晕病诊疗方法探析——基于张锡纯辨治脑充血的思路[J].中国中医药现代远程教育，2020，18（13）：45-47.

三、中风

中风，又称"卒中""仆击""薄厥"。因气血素虚、痰湿素盛而致瘀血内生，饮食劳倦、七情内伤而致瘀血阻滞，阳亢风动、气血逆行而致脑脉瘀阻或血溢脉外，引起半身不遂，甚或昏仆，发为中风。以半身不遂、口眼㖞斜、言语不利，甚则突然昏仆、不省人事为主要表现。西医学中的急性脑血管病（主要包括缺血性和出血性两大类型）属于本病范畴，可参考本节辨证论治。

中风的记述始见于《黄帝内经》，根据其症状、病因病机有"仆击""偏枯""风痱"等不同病名的描述，如《灵枢·刺节真邪》云："虚邪偏客于身半，其入深，内居营卫，营卫稍衰则真气去，邪气独留，发为偏枯。"张机在《金匮要略·中风历节病脉证并治》中提出中风这一病名，"夫风之为病，当半身不遂，或但臂不遂者，此为痹，脉微而数，中风使然"。金元时期的医家多以"内风"立论，刘完素力主"肾水不足，心火暴甚"，李杲认为"形盛气衰，本气自病"，朱震亨主张"湿痰化热生风"。元代王履从病因学角度将中风病分为"真中""类中"；明代张景岳提出"非风"之说，提出"内伤积损"是导致本病的根本原因；明代李中梓又将中风病中脏腑明确分为闭、脱二证。清代医家叶天士、沈金鳌、尤在泾、王清任等丰富了中风病的治法和方药，形成了较完整的中风病治疗法则。晚清及近代医家张伯龙、张锡纯等进一步认识到本病的发生主要是阴阳失调，气血逆乱，直冲犯脑，对中风病因病机的认识及其治疗日臻完善。

【理论经纬】

本病病机概而论之，有风、火（热）、痰、瘀、虚五端，在一定条件下相互影响，相互转化，引起内风旋动，气血逆乱，横窜经脉，直冲犯脑，导致血瘀脑脉或血溢脉外而发中风。风痰入络，血随气逆，横窜经脉，瘀阻脑脉，则发中风，甚则阳极化风，风火相煽，气血逆乱，直冲犯脑，血溢脉外，神明不清，可致中风神昏。此外，气虚而无力帅血，导致血液留滞不行，血瘀脑脉而发中风，即所谓虚气留滞；阴虚则不能制阳，内风动越，上扰清窍，亦发本病。风、火、痰、瘀、虚之间常互相影响，兼见同病，如气虚与血瘀并存、痰浊和瘀血互结等。本病的病变部位在脑，涉及心、肝、脾、肾等多个脏腑。中风急性期，以半身不遂、口舌㖞斜、肌肤不仁为主症而无神昏者，为病在经络，伤及络脉，病情较轻；初起即见神志昏蒙或谵语者，为病入脏腑，伤及脑髓，病情较重。如果起病时神清，但三五日内病情逐渐加重，出现神志昏蒙或谵语者，则是病从经络深入脏腑，病情由轻转重，反之亦然。若风阳痰火，上冲于脑，导致气血逆乱，蒙蔽清窍，则见猝然昏倒、不省人事、肢体拘急等中脏腑之闭证；若风阳痰火炽盛，耗灼阴精，阴损及阳，阴竭阳亡，阴阳离决，则出现口开目合、手撒肢冷、气息微弱等中脏腑之脱证。这些都是中风的重证，可危及患者生命。本病急性期以风、火（热）、痰、瘀为主，常见风痰上扰、风火相煽、痰瘀互阻、气血逆乱等标实之象。恢复期及后遗症期则以虚中夹实为主，多见气虚血瘀、阴虚阳亢，或血少脉涩、阳气衰微等本虚之证。通常情况下，若病情由实转虚，为病情趋于稳定；若病情由虚转实，常见外感或复中之证，则提示病情波动或加重。此外，中风后可因气郁痰阻而出现情绪低落、寡言少语等郁证之象，也可因元神受损而并发智能缺损或神呆不慧、言辞颠倒等中风神呆表现，还可因风阳内动而出现发作性抽搐、双目上视等痫证表现。

1. 张机融理法方药为一体，奠定中风辨证论治的基础

张机对中风病因病机、辨证分类、治法方药的全面论述，为后世论治中风病奠定了良好的基础。其在《金匮要略·中风历节病脉证并治》中提出正气不足、风邪内中，而致半身不遂，或由于经脉闭阻引起单臂不遂。中风患者脉微而数，微为气血不足，数乃实邪内侵，故本病病性以本虚标实为主。

张机根据病邪侵犯部位的不同，对于中风病进行了分类，揭示了不同临床表现的内在联系。如《金匮要略·中风历节病脉证并治》云："邪在于络，肌肤不仁；邪在于经，即重不胜；邪入于腑，即不识人；邪入于脏，舌即难言，口吐涎。"实邪内侵，邪在络脉者，营血不能荣养肌表，故见肌肤麻木不仁；邪在经脉者，筋骨肌肉失养，故半身不遂；邪深入脏腑者，清窍被蒙，则昏不识人，不能言语。这一分类对后世医家诊治中风病有深远的影响，至今指导着临床诊断。

2. 刘完素提出热极生风而致中风

刘完素在《素问病机气宜保命集》专立"中风论"，提出热极生风，开论治中风病由"外风"转向"内风"的先河。火热之成皆由内伤，中风病多由内起，而非外中风邪，五志过用，可致心火暴甚，肾水虚衰，阴虚阳实，内伤之中以情志失调、五志过用为害最甚。刘完素阐释了内风、外风的界限，是论治中风病病机由外向内的重要转折点。

刘完素以火热病机阐释了中风偏瘫、昏聩等的发病机制。刘完素提出偏瘫的发生因热气太盛，郁结壅滞，气血失于流通。由于邪有微甚，故结有轻重，若微则气血流通，筋脉不挛，佛热郁滞，而气血早已偏行，郁极乃发，一侧得通，一侧痹者则为偏瘫。中风昏聩的发生机制在于热与痰，其发生机制一为火热郁塞，"热气佛郁，心神昏冒，筋骨不用，而卒倒无所知也"；一为痰迷清窍，"痰潮不省，昏聩不知事"。

3. 张介宾言"中风非风"之学说，提出"内伤积损"之病因

张介宾认为中风是由内伤积损所致的病证，而非《难经》《伤寒杂病论》中所言之外感风邪，故不宜称为"中风"，因此提倡将本病更名为"非风"。

张介宾提出非风主要由内伤积损，真阴亏损，元气虚脱所致。其曰："凡病此者，多以素不能慎，或七情内伤，或酒色过度，先伤五脏之真阴，此致病之本也。再或内外劳伤，复有所触，以损一时之元气，或以年力衰迈，气血将离，则积损为颓，此发病之因也。盖其阴亏于前，而阳损于后，阴陷于下而阳乏于上，以致阴阳相失，精气不交，所以忽尔昏聩，卒然仆倒，此非阳气暴脱之候乎。"张介宾认为，脾气虚，则气血生化无源，五脏失养；肾为肝母，乙癸同源，脾肾两虚则肝失所养，故可致肝风内动、肝阳上亢等"肝邪"之象。"肝邪"证候是由于元气衰败所致，而不是以往医家所认为的"肝阳化风"。

4. 张锡纯详述"真中风"与"类中风"，衷中参西辨析"脑充血"与"脑贫血"

张锡纯总结历代先贤有关中风的论述，指出自唐宋之后，不论外受之风还是内生之风，均曰中风，提出"外受之风为真中风，内生之风为类中风"。真中风即外中风，多为"五内大虚"，或由先天禀赋不足，或由过度劳心劳力，致风邪外袭经络，内达脏腑，令脏腑功能失司，导致语言不利、二便失司，甚则猝然跌仆昏倒、肢体痿废偏枯。此外，张锡纯亦将周身抽掣之破伤风及周身关节皆疼之历节风皆归为外风范畴，并详列方药以治之。然而，张锡纯认为"真中风证极少，类中风者极多"，类中风即内中风，言明风自内生，与外受之风有别。

张锡纯指出，根据内中风不同的临床表现，又有虚实之分。其实者，血随气上行太过，则脑充血；虚者，气血上行不足，则发为脑贫血。脑充血之证主要表现为头目眩晕、脑中发热、目胀耳鸣、心烦噫气、脉弦而有力，或肢体渐不利、口眼渐㖞斜，甚至颠仆昏倒，又或醒后遗有肢体痿废、偏枯等症。其对脑充血的轻重程度及临床表现也作了详细阐述：若血充于脑血管中，未溢出管外，则发头痛，或有眩晕、肢体稍不利；若血充过甚，溢出或渗出管外少许，则累及神经而出现运动、知觉失常；若脑充血至极而血管破裂，则发跌仆昏倒、不省人事。与脑充血证相对，脑贫血主要表现为头重目眩、神昏健忘、脑部紧缩作疼、脉象微弱兼迟，甚至昏仆，苏醒后或有偏枯、痿废等症。张锡纯沿袭《灵枢·口问》所载"上气不足，脑为之不满"，认为脑贫血证乃因"胸中大气虚损"，气无以助血上行，导致脑中之血与气上行不足，脑髓神经无以濡养，而致"缺血性卒中"，是以气随血行，气血升降失常，导致脑部血供失衡，此乃内中风发生的主要病因病机。

5. 刘茂才从痰论治中风病

刘茂才关于脑病辨证的脑气血阴阳体系能够指导临证。其认为脑气来源于脾肾之气，可用健脾补肾之法论治脑气虚损导致的眩晕、头痛、中风等病；临证可用祛痰化瘀通血脉、醒神通腑、醒脑开窍论治，顺从脑为清灵之府，时时防范"浊害空窍"。刘茂才认为在疑难脑病中，无形之痰既是致病因素，又是病理产物，二者常循环往复，使病证加重、复杂化。无形之痰为害可致疑难脑病的诸多表现，但这些表现并非单纯由无形之痰所导致，往往痰气交加，痰瘀互结，风痰阻滞，痰热为患，正所谓久病、怪病多夹痰。临床必须综合判断，是否有痰、痰的标本缓急如何、寒热虚实何属、痰从何来，以及哪些病邪合而为病等，均需详察，方能予以辨证施治。

【临证指要】

1. 张机辨治中风的学术思想

张机在《金匮要略·中风历节病脉证并治》中列有侯氏黑散、风引汤、防己地黄汤三方，从用药发现补益正气多用人参、白术、地黄、茯苓、当归等，疏散风寒多用桂枝、防风、细辛等，镇惊安神多用龙骨、牡蛎、紫石英、白石英等，清热多用石膏、黄芩、大黄、菊花等。三方中均用疏散风寒药，可见张机治疗中风病不但扶助正气，而且重视疏散风寒，并以之为主要原则。

张机在《金匮要略·中风历节病脉证并治》续命汤证中提出："治中风痱，身体不能自收，口不能言，冒昧不知痛处，或拘急不得转侧。"《灵枢·热病》云："痱之为病也，身无痛者，四肢不收，智乱不甚，其言微知，可治，甚则不能言，不可治也。""中风痱"即中风偏枯证，以手足废痿为主要临床表现。所以张机认为中风的本质为虚，治疗当以补虚为主，而续命汤病证是因气血两虚，复感风寒所致，治宜益气养血、祛风散寒，方中以麻黄散寒祛风，人参补中益气，当归、川芎补血养血，干姜和胃温中，石膏宣肺清热。

2. 刘完素辨治中风的学术思想

刘完素于《素问病机气宜保命集》中提出治疗中风病的思路：中风外有六经之形证，先以加减续命汤随证治之，内有便溺之阻隔，复以三化汤主之。将中风分为中腑、中脏，分别采取"汗"或"下"法祛风除热。外有六经之形证者为中腑，其有表证，脉浮而恶寒，拘急不仁，或中身之后，或中身之前，或中身之侧，其治多易，用汗法，方药采用加减续命汤。

刘完素认为凡觉中风，必先审六经之候，不审六经之加减，虽治不能去其邪。太阳经中风，可从无汗、有汗分别论治，治之以麻黄续命汤、桂枝续命汤；阳明经中风，可从无汗、有汗分别论治，治之以白虎续命汤、葛根续命汤；太阴经中风治之以附子续命汤；少阴经中风治之以桂枝续命汤；少阳、厥阴经中风治之以羌活连翘续命汤。对于中脏，刘完素认为"中脏者，唇吻不收，舌不转而失音，鼻不闻香臭，耳聋而眼瞀，大小便秘结"，"其治多难""多滞九窍"，治用"下"法，治以通腑泄热、升清降浊，方药可选用三化汤加减。

3. 张介宾辨治中风的学术思想

张介宾认为气血阴阳亏虚是导致中风病的根本原因，所以其在治法上首推补虚，提出培补元气，元气充足则病证易祛除。其在《类经·疾病类》中言"凡治类风者，专宜培补真阴，以救根本，使阴气复则风燥自除矣"，故其临证时，凡治卒倒昏沉等证，若无痰气阻塞，必须以大剂参附峻补元气以先其急，随用地黄、当归之类填补真阴，以培其本。若气虚者宜五福饮之类培其中，气虚甚者即用大补元煎或十全大补汤之类；血虚者宜培养血气，治以四物汤、大补元煎；阳气暴脱者宜用独参汤、参附汤等。

张介宾同样重视治痰之法，认为凡病虚的人，必多见痰，中风者多由于中焦亏虚，脾胃虚弱不能化食，故化而为痰。因此，治痰须温脾强肾，才能治其根本，不易反复。但中风者初期，不见痰者，不能妄用祛痰药物，"痰"在中风病中只是标证，治标证则应本着"急则治其标，缓则治其本"的原则。临床应用时，若痰涎塞盛，填塞胸腔，汤液俱不能入，则先开其痰，用牛黄丸、抱龙丸之类，但使咽喉气通，能进汤饮即止，不可尽攻其痰；凡痰气不甚者，则万勿治痰，但当调理气血，自可渐愈；若痰涎未清，则治痰之法当分虚实，可酌情选用二陈汤、六君子汤、金水六君煎、理中汤等，因攻痰、化痰更易消耗精血，导致精血虚弱，则病证更剧。

4. 张锡纯辨治中风的学术思想

张锡纯提出祛风扶正以治外中风，其皆因内虚，外风乘虚自体表经络袭入体内，以致脏腑功能失司而发病。对于此类病证，常用搜风汤、逐风汤、加味黄芪五物汤、加味玉屏风散等治之。其中，搜风汤重用防风，配伍麝香，取其"善入脏腑以搜风"之功，加僵蚕"引祛风之药至于病所"，柿霜饼、半夏以润化壅滞之痰涎，更加人参补气扶正祛邪，石膏"祛脏腑之热，解人参之热"，全方立意补血搜风、祛邪外出，是为治疗外中风之代表方。

张锡纯提出以引血下行之法治脑充血。脑充血证多因肝气上逆，血随气上逆直冲犯脑而发病。张锡纯认为若脑中所充之血随气下行，则病去自安；倘若气上行不返，脑中充血至极，则预后不良。因此，可用平肝降逆、引血下行之法治之，辅以补肾敛阴、维系真阳之法，故治疗该病证常用镇肝熄风汤随证加减，兼有真阴虚损者，则加用熟地黄、山茱萸等补肾敛阴。张锡纯又用补气生血以治脑贫血，创制加味补血汤，方中黄芪所用剂量远大于当归，黄芪补气为主，当归生血为辅，气旺则血自易生，血随气升而脑髓得养。

5. 刘茂才辨治中风的学术思想

刘茂才提出中风病阴阳类证辨证方法，治以"通""调""补"，归纳总结脑出血急性期的病机关键在于风、火、痰、瘀交互为患，痰瘀类证闭阻神明清窍是疾病的本质。并根据中风发病体质及病理基础之阴阳动态变化，分阳类证与阴类证，只是对阴类证而言，其邪实标盛的表现没有阳类证突出，临床常以正虚为主要表现，痰瘀互阻神明清窍是其关键病机。中风的核心病机多以痰瘀证、腑实证为基础，再根据是否有火热证等区分阳类证与阴类证。恢复期及后遗症期的病机变化，也在此基础上，分别具有阴阳属性及痰瘀类证相关的不同特点。阳类证可见面赤身热、烦躁不安、口苦咽干、舌质红、舌苔黄、脉数等表现，阴类证可见面唇晦暗或苍白、静卧不烦、口咽不干苦、舌质淡、舌苔白、脉迟缓或沉细等表现。阴类证者治以"益气温阳（或平补平泻）"，阳类证者以"清热（泻火、解毒）凉肝"为治疗大法，以此指导中风病临床类证辨识，执简驭繁。

刘茂才在疑难脑病的临证中十分重视无形之痰的辨治，其常用的治痰药有天竺黄、法半夏、制胆南星、橘红、猴枣、远志、竹茹、石菖蒲、海藻、芥子、礞石等，并认为致疑难脑病之无形之痰多与风、瘀、气相互为病，故其治常与息风通络、活血祛瘀之品合用，如天麻、全蝎、蜈蚣、地龙、当归、水蛭、丹参等。

【医案举隅】

1. 中风验案 1

曾治一媪，年五十许，于仲冬忽然中风昏倒，呼之不应，其胸中似有痰涎壅滞，大碍呼吸。诊其脉，微细欲无，且迟缓，知其素有寒饮，陡然风寒袭入，与寒饮凝结为恙也。急用胡椒三钱捣碎，煎两三沸，取浓汁多半茶杯灌之，呼吸顿觉顺利。继用干姜六钱、桂枝尖、当归各三钱，连服三剂，可作呻吟，肢体渐能运动，而左手足仍不能动。又将干姜减半，加生黄芪五钱，乳香、没药各三钱，连服十余剂，言语行动遂复其常。（张锡纯.临床大家张锡纯方药论著选.北京：中国中医药出版社，2016）

按：张锡纯认为，祛风扶正以治外中风，外中风之证皆因内虚，外风乘虚自体表经络袭入体内，以致脏腑功能失司而发病。对于此类病证，患者因风寒袭入与寒饮凝结而得病，本着"急则治其标，缓则治其本"的原则，急用胡椒三钱捣碎，煎两三沸，取浓汁多半茶杯灌之。张锡纯认为，中风多为"五内大虚"，或由先天禀赋不足，或由过度劳心劳力，以致"风邪外袭经络，内达脏腑"，令脏腑功能失司，以致语言不利、二便失司，甚至猝然跌扑昏倒、肢体痿废偏枯。所以在治疗此证时，急则治其标，而后治疗要以治本为主，故而后用补虚药物干姜、桂枝尖、当归，来治疗其根本。在补虚的同时，也要兼顾活血通络，加快恢复肢体障碍。因其气血同源，"气为血之帅，血为气之母"，所以加用生黄芪、乳香、没药以助气血运行。

2. 中风验案 2

张某，既往脑出血恢复期病史，现遗留左侧肢体拘急瘫痪，曾多方治疗效果欠佳。

左侧肢体拘急瘫痪，口角时有流涎，神疲乏力，偶有头晕，昏沉不适，无口干，纳眠可，二便调，舌红，苔薄白，脉弦细。西医诊断为脑出血恢复期；中医诊断为中风，辨证属肝肾亏虚，痰瘀阻络。对患者四诊合参，诊为中风（肝肾亏虚，痰瘀阻络），以补益肝肾、益气活血、化痰通络为法。拟方如下：黄芪45g，太子参20g，生山萸肉15g，女贞子15g，益母草15g，赤芍15g，牡丹皮15g，法半夏10g，胆南星10g，土鳖虫10g，宽筋藤20g，甘草5g。水煎内服，共7剂。

二诊：肢体拘急不适感较前减轻，舌淡红，苔薄白，脉弦。加重黄芪、牡丹皮剂量，加伸筋草。继服14剂。

三诊：肢体拘急不适感较前明显好转，晨起偶有口干，无口苦，纳眠可，小便调，大便干。

舌红，苔白，脉弦。加北沙参、火麻仁，并求上病下取，利于醒脑通脉。继服14剂。（黄燕，华荣，郑春叶．刘茂才脑病学术思想与临证经验集．北京：人民卫生出版社，2018）

按：刘茂才认为，中风发病不外乎本虚标实，本虚多为肝肾亏虚，气血不足，标实主要表现为风、火、痰、瘀。"邪之所凑，其气必虚"，疾病缠绵不愈，表明正不能胜邪，故强调久病属虚。另外，中风病后多呈现一系列阳亢、血瘀、痰盛等邪实现象，整个过程贯穿着本虚邪实。其关键在于补虚泻实、调整阴阳。治疗立法上则应遵循"急则治其标，缓则治其本"，祛邪安正、益气活血、化痰通络。本病刘教授认为因肝肾亏虚，肝阳上亢为致病因素。故本方以黄芪、太子参等大补元气，并以山茱萸、女贞子等补益肝肾，其意在恢复正气、固其根本。同时又以益母草、赤芍、牡丹皮等活血化瘀，法半夏、胆南星等祛风化痰，伸筋草、宽筋藤以通络。此方诠释了刘茂才教授的学术思想，本病以肝肾亏虚为病之本，痰瘀互阻为病之标。久病气虚血瘀，痰瘀阻滞脑窍，经脉失养，故治以益气化痰、活血通络。

参考文献

1. 张仲景．伤寒论［M］．北京：中医古籍出版社，2018.

2. 李海玉，胡艳敏．刘完素诊治中风病的特点［J］．中国中医基础医学杂志，2017，23（4）：453–454，461.

3. 张介宾．景岳全书［M］．北京：中国医药科技出版社，2011.

4. 白惠敏，戚功玉，胡一舟．刘完素与张锡纯论治中风病的学术特色［J］．陕西中医药大学学报，2019，42（3）：40–43.

5. 王飞飞，王婧吉，张成，等．张锡纯论治中风病学术思想浅析［J］．中国处方药，2019，17（6）：121–122.

6. 黄燕，华荣，郑春叶．刘茂才脑病学术思想与临证经验集［M］．北京：人民卫生出版社，2018.

四、痴呆

痴呆，又名呆病，由于先天不足，或后天失养，或年迈体虚，或久病不复等原因所导致的肾虚精少，髓海不足，元神失养，而渐致痴呆；或因久郁不解，或中风外伤，或外感热毒等，损伤脑络，脑气不通，神明不清，而突发痴呆，是一种以获得性智能缺损为主要特征的病证，其轻者可见寡言少语、反应迟钝、善忘等症；重则表现为神情淡漠、终日不语、哭笑无常、分辨不清昼夜、外出不知归途、不欲食、不知饥、二便失禁等。其损害的程度足以干扰工作或日常生活。西医学中的阿尔茨海默病、血管性痴呆与本病临床表现基本一致，另有路易体痴呆、额颞叶痴呆、帕金森病痴呆、麻痹性痴呆、中毒性脑病等具有本病临床特征者，可参考本病进行辨证论治。

古医籍中有关痴呆的专论较少，与本病有关的症状、病因病机、治疗预后等认识散见于历代医籍的其他篇章中。痴呆最早见于东汉《华佗神方·卷四》中华佗治痴呆神方，认为此病患者常抑郁不舒，有由愤怒而成者，有由羞恚而成者。方用人参、柴胡、当归、半夏、酸枣仁、石菖蒲各一两，茯苓三两，白芍四两，甘草、天南星、神曲、郁金各五钱，附子一钱；水十碗，煎取一碗，强饮之。少顷困倦欲睡，任其自醒即愈。晋代皇甫谧撰写的《针灸甲乙经》载"呆痴"论述。明代张介宾在《景岳全书·杂症谟》提出"痴呆"病名，并著"痴呆"专论，对本病病机、治法和方药有了更深入的认识。清代早期，本病又被称为"呆病"，陈士铎《辨证录·呆门病》载"人有终日不言不语，不饮不食，忽笑忽歌，忽愁忽哭，与之美馔则不受，与之粪秽则无辞，与之衣不服，与之草木之叶则反喜"的临床表现，并提出"呆病成于郁""呆病成于痰"的病机学说，故在治疗上强调开郁化痰以治呆，立有洗心汤、转呆丹等方。清代后期，王清任在《医林改错·脑髓说》中提出"灵机记性不在心在脑""小儿无记性者，脑髓未满，高年无记性者，脑髓渐空";《类证治裁·健忘论治》中载"脑为元神之府，精髓之海";《医学心悟·健忘》中认为肾主智力、智能，肾虚则导致"智不足"，提出肾虚与智能的关系。此为痴呆的防治提供了重要的理论依据。

【理论经纬】

本病病因与先天不足、后天失养、年老肾虚、久郁不解、中风外伤有关，病变部位在脑髓，与心、肝、脾、肾功能失调密切相关，其中以肾虚为本。发病机制主要有虚、痰、瘀等方面，且互为影响。一是脾肾亏虚，气血不足，导致髓海渐空，元神失养而致呆，即所谓"呆病成于虚"。二是木郁土衰，聚湿生痰，痰迷清窍而致呆，即所谓"呆病成于痰"。三是瘀血气滞，脑络瘀阻，脑气不通，脑气与脏气不相连接而成呆，即所谓"呆病成于瘀"。本病的病机演变有虚实两端，初期表现为髓海不足、脾肾亏虚、气血不足，疾病处于平台期，临床表现为智能缺损，情志异常少见;中期虚实夹杂，证候表现为痰浊蒙窍、瘀血阻络、心肝火旺，一般智能缺损症状较重，常伴情志异常，病情波动明显，即疾病处于波动期;后期因痰浊、瘀血、火热久蕴而生浊毒，正衰邪盛，临床表现为智能丧失殆尽，且兼神惫如寐，或知动失司，或形神失控，或虚极风动，疾病处于下滑期。临床上，疾病由虚转实，多为病情加重;由实转虚，病情趋缓;而极虚极实，则提示病情恶化。肾虚几乎贯穿于疾病始终，而痰浊对肾虚、髓减、气虚、血瘀等具有叠加作用，所谓"痰势最盛，呆气最深"。其预后"有可愈者，有不可愈者，亦在乎胃气元气之强弱，待时而复，非可急也"。

1.《黄帝内经》《伤寒论》为痴呆病因病机奠定理论基础

《灵枢·海论》云:"髓海有余，则轻劲多力，自过其度;髓海不足，则脑转耳鸣，胫酸眩冒，目无所见，懈怠安卧。"说明髓海的充足与人的行为活动、精神联系密切;《灵枢·经脉》云:"人始生，先成精，精成而脑髓生。"在中医基础理论中，脑为髓之海，肾藏精，精充髓，髓荣脑，故脑髓的充盈有赖于肾精的充沛。年老肾衰，肾虚不能化精，髓海失充，造成髓少不能养脑，脑失滋养，萎则不用，神机失用发为痴呆。此外，《黄帝内经》还描述了人体气血运行不畅，导致气滞、血瘀等实邪痹阻于脑络的病因病机。《素问·调经论》云"血并与下，气并于上，乱而喜忘"，阐释了人体血液运行紊乱可以导致记忆障碍。《灵枢·大惑论》中有言:"上气不足，下气有余，肠胃实而心肺虚。虚则营卫留于下，久之不以时上，故善忘也。"人体之气运转失常，营卫之气长期蓄积于下，无以上乘充养脑髓，故出现记忆障碍。张机深谙此理，在《伤寒论·辨阳明病脉证并治》中有如下表述:"阳明证，其人喜忘者，必有蓄血。所以然者，本有久瘀血，故令喜忘。屎虽硬，大便反易，其色必黑者，宜抵当汤下之。"进一步说明了痴呆与瘀血病机相关。

2. 孙思邈、叶桂、吴瑭主张风邪致呆的病机理论

孙思邈《备急千金要方·诸风》曰:"风入五脏，恍恍惚惚，多语喜忘。"风邪侵犯机体五脏，五脏受损，导致悲愁善忘。此外，叶桂在《临证指南医案·中风》中指出"初起神呆遗溺，老人厥中显然"，吴瑭《吴鞠通医案·中风》言"中风，神呆不语，前能语时，自云头晕，左肢麻，口大歪"，强调中风后，瘀血气滞阻于脑络，脑络受损，使脑气与脏气不相连接，神明不清而发痴呆。风为百邪之长，常兼他邪合而伤人，其性善行数变，由表及里，侵害不同的脏腑组织，不论是外风或内风，均可损伤脑髓，导致神明不清发为痴呆。

3. 张介宾融理法方药为一体，提出"情志所伤而致呆病"

张介宾在《景岳全书·杂证谟》中设立痴呆专篇讨论，融理法方药为一体，对后世辨治痴呆奠定了坚实基础，具有重要的指导意义。他在《景岳全书·癫狂痴呆》中说道:"痴呆证，凡平素无痰，而或以郁结，或以不遂，或以思虑，或以疑惑，或以惊恐，而渐致痴呆。"指出该病由郁结、不遂、思虑、惊恐等多种情志因素积渐而成，临床表现为"千奇百怪，无所不至，脉必或弦或数，或大或小，变易不常"的特点。其病机为"逆气在心或肝胆二经，气有不清而然"。

4. 陈士铎认为呆病"起于肝气之郁，终于胃气之衰"

清代名医陈士铎在《辨证录》中专门设立呆病专篇论治，其书中载："大约其始也，起于肝气之郁；其终也，由于胃气之衰。肝郁则木克土，而痰不能化，胃衰则土不制水，而痰不能消，于是痰积于胸中，盘踞于心外，使神明不清，而成呆病矣。"在他另一部著作《石室秘录》中写道"痰势最盛，呆气最深"，说明了痰湿内盛，脾失健运，痰湿上扰清窍，脑髓失聪而致痴呆。

5. 张伯礼创立痴呆"三期分证"

张伯礼认为肾精亏虚、痰瘀内阻是痴呆的发病基础，发病初期以肾虚为主，疾病相对稳定，处于平台期；随着疾病的进展，痰瘀壅滞，化热生风，病情出现波动；若体内生理或病理产物不能及时排出，浊邪蕴积体内，日久酿成浊毒为病情加重。

【临证指要】

1.《黄帝内经》《伤寒论》辨治痴呆的学术思想

《灵枢·经脉》云："是动则病洒洒振寒，善呻，数欠，颜黑，病至则恶人与火，闻木声则惕然而惊，心欲动，独闭户塞牖而处。"描述了与痴呆类似的临床表现。在病因病机方面，《素问·上古天真论》云"男不过尽八八，女不过尽七七，而天地之精气皆竭矣"，《灵枢·天年》中亦提到"人生十岁，五脏始定，血气已通……百岁，五脏皆虚，神气皆去，形骸独居而终矣"。说明了年老体衰为发病之本。脑为元神之府，脑髓的充盈与否取决于肾精的化生，老年人肾精亏虚，不能充养脑髓，髓减脑消，神机失用。故肾虚乃痴呆的核心病机，在治疗上首重补肾。临证时应根据肾阴阳之偏衰选择补肾药，但切不可因肾虚而猛投妄投补肾之品，应注意缓补而非峻补，应当补而不腻，以免滋生痰浊。另外，瘀血既是病理产物，又是导致痴呆发生的致病因素，为病之标。瘀血贯穿于本病始终，瘀血不除，疾病难愈。张机提出的血中瘀滞而致善忘也频频被后世医家所提及，如王清任在《医林改错》中提到治疗此类疾病的癫狂梦醒汤，以活血化瘀治呆。

2. 孙思邈辨治痴呆的学术思想

孙思邈在《备急千金要方·风癫》中指出："凡诸百邪之病，源起多途，其有种种形相示表癫邪之端，而见其病。或有默默而不声，或复多言而漫说，或歌，或哭，或吟，或笑，或眠，坐沟渠啖食粪秽，或裸形露体，或昼夜游走，或嗔骂无度……手乱目急，如斯种类癫狂之人，今针灸与方药并主治之。"针对不同类型的喜忘、善忘症状，给出了不同的治疗方法。

（1）根据痴呆的病因病机，善用方药治疗 孙思邈在《千金翼方·心风》中记载"主风虚劳冷，心气不足，喜忘恐怖，神志不定方"，其方药组成有防风、甘草、干姜、当归、泽泻、紫菀、肉桂心、白蔹、远志、附子、桔梗、大豆黄卷、山药、石膏、茯苓、人参、大枣、麦冬。上二十三味，末之，炼蜜和为丸，酒服如梧子大十丸，日三服，加至二十丸。根据病因病机，孙思邈选用相应的方剂治疗，如风入五脏用大八风汤；风虚受邪，用小黄芪酒；心气不定，虚而不足，可用远志汤、镇心汤及定志丸等。治善忘恍惚，破积聚，止痛安神定志，方用聪耳明目方，该方由石菖蒲、附子、远志、人参、桔梗、牛膝、茯苓、肉桂心组成，上八味为末，蜜丸如梧子，一服七丸，加至二十丸，日二夜一，禁如药法。由于痴呆多有痰阻血瘀之病机，甚至痰浊瘀血夹风火上蒙清窍而致神机失用，故常用风药治疗本病。

（2）主张痴呆的针灸治疗　在针灸方面，《千金翼方·心病》云"健忘忽忽，针间使入五分，掌后三寸"，记载了针灸治疗善忘；《备急千金要方·杂病》中提到涌泉穴"主喜喘喉痹，身热痛，脊胁相引，忽忽喜忘"。此外，《备急千金要方·风痹》提出治疗"恶风邪气，泣出喜忘"时将天府、曲池、列缺、百会共同运用。

3. 张介宾辨治痴呆的学术思想

张介宾在《景岳全书·癫狂痴呆》中记载"言辞颠倒，举动不经，或多汗，或善愁，其证则千奇万怪，无所不至，脉必或弦或数，或大或小，变易不常"，描述了痴呆的症状。在辨证论治的基础上，察其形体的强壮，胃气的强弱，来判断有无虚脱，灵活用方。

（1）胃气不衰，别无虚脱者——服蛮煎　该方药物组成有生地黄、麦冬、芍药、石菖蒲、石斛、牡丹皮、茯神、陈皮、木通、知母。方中生地黄、麦冬、白芍养阴生津以扶正；牡丹皮、石斛、知母、木通清热泻火以清心；茯神安神定志，陈皮行气开郁，石菖蒲开窍豁痰。全方清热养阴，开郁行气。对于胃气未衰，形体强壮之人，最为适宜。

（2）痴呆急性发作者，速扶正气——七福饮或大补元煎　该方由人参、白术、熟地黄、当归、酸枣仁、远志、炙甘草七味药物组成，其中人参、白术、熟地黄益气养阴，当归补血活血，炙甘草顾护中焦，酸枣仁、远志宁心安神。全方大补五脏，使正气不虚。大补元煎由人参、山药、熟地黄、杜仲、当归、山茱萸、枸杞子、炙甘草组成，方中人参、山药、甘草健补中焦；熟地黄、当归补血以充化生之源；枸杞子、杜仲相伍阴阳同补；山茱萸补益肝肾。全方均以补益药入方，旨在化生气血、速补正气。

《景岳全书·癫狂痴呆》云："此其逆气在心或肝胆二经，气有不清而然。但察其形体强壮，饮食不减，别无虚脱等证。则悉宜服蛮煎治之，最稳最妙。然此证有可愈者，有不可愈者，亦在乎胃气元气之强弱，待时而复，非可急也。凡此诸证，若以大惊猝恐，一时偶伤心胆，而致失神昏乱者。此当以速扶正气为主，宜七福饮，或大补元煎主之。"根据痴呆患者的病因病机，以及患者的体质和疾病发作的急慢来选方用药，"形体强壮，饮食不减，别无虚脱"之人，可用服蛮煎，最为适宜。如果有"大惊猝恐，一时偶伤心胆，而致失神昏乱"之人，治疗上应以快速扶助正气为主，方选七福饮或大补元煎。

4. 陈士铎治疗痴呆的学术思想

（1）"开郁逐痰，健脾通气"——洗心汤　《辨证录·呆病门》云："人有终日不言不语，不饮不食，忽笑忽歌，忽愁忽哭，与之美馔则不受，与之粪秽则无辞，与之衣不服，与之草木之叶则反喜，人以为此呆病，不必治也。"出现以上症状者，此乃痰涎壅盛，蒙蔽脑窍，在治疗上应当开郁逐痰、健脾通气，方选洗心汤，方中陈皮、半夏、石菖蒲理气化痰、上通脑窍，茯神、酸枣仁安神宁心，附子温阳气，神曲健脾消食，人参补气扶正，甘草调和诸药，全方豁痰开窍、健脾补气。

（2）"治其胃气，祛除痰涎"——转呆汤　《辨证录·呆病门》中记载："人有呆病终日闭户独居，口中喃喃，多不可解，将自己衣服用针线密缝，与之饮食，时用时不用，尝数日不食，而不呼饥，见炭最喜食之，谓是必死之症，尚有可生之机也。"陈士铎分析其病因乃肝气燥郁，食物经脾胃化生，炭由木燃尽而生，本身无滋味，但患者若喜食之，说明胃气未绝，故当"治其胃气，而祛其痰涎"，方用转呆汤，则痴呆可愈。方剂组成为人参、白芍、当归、半夏、柴胡、生酸枣仁、附子、石菖蒲。全方大补其心肝之气血，加之祛痰开窍之药，则肝中枯竭得滋润而自苏，心内寡弱，得补助而自旺，于是心气既清，肝气能运，力能祛逐痰涎，病可愈也。

5. 张伯礼辨治痴呆的学术思想

张伯礼首创分期论治，临床论治时根据其本虚标实、交互致病的病机特点施以补肾为要、痰瘀并治的标本兼顾之法，并重视调畅中焦气机。

（1）治病求本，补肾为要　张伯礼深谙治病"必伏其所主，而先其所因"之理，强调补益肾精的根本治疗大法。在临床用药方面，根据肾阴肾阳的情况，灵活选药，肾阴虚者选用女贞子、墨旱莲、黄精、枸杞子、熟地黄、何首乌、山茱萸等药；肾阳虚多用肉苁蓉、淫羊藿、益智仁、巴戟天、菟丝子、杜仲、补骨脂、桑螵蛸、狗脊之属。然而，补肾药杂味堆砌易致呆腻，故张伯礼熟记药物的性味、配伍，视病情需要选取二三味相须或相佐为用，如善忘明显合并腰膝酸软、肢冷畏寒症状者常予淫羊藿、山茱萸；腰痛脊强、不能俯仰者佐以杜仲、狗脊；咽干眼涩、潮热时作者常以女贞子、墨旱莲、玄参合用，疗效甚好。

（2）痰瘀并治，兼顾其标　随着疾病的演化发展，脏腑功能失调催生痰浊瘀血等病理产物，痰瘀互结，蓄积蕴化，又是病情波动、下滑、加重的重要原因。张伯礼发扬张机"血不利则为水"之旨，提出"水不行亦可为瘀"的学术见解，认为痰饮是水湿津液代谢障碍而成，瘀血是由气血失调、血行不畅所致，津血同源，病机相因，痰瘀往往相兼为病。在治疗上提出"治痰不忘消瘀，除瘀不忘祛痰"的治疗法则。在用药上，通常将活血化瘀药物与祛湿化痰药物配伍使用，可增强药物的临床效果，其常用的药对有丹参配泽泻、丹参配薤白、大黄配瓜蒌等。

（3）健运中焦，升清降浊　张伯礼非常重视健运中焦、升清降浊之法的运用，认为："但凡疾病由衰老所致，治疗上切勿尽补益之能事，失泻浊于交臂，明乎此则胸有全局，事半功倍；舍此则投鼠忌器，取鱼忘筌。"在用药上，常予炒白扁豆、焦白术、茯苓、薏苡仁、苍术健脾利湿、扶助后天，使中焦斡旋有力、升清有常；根据脾胃的生理特点，予醒脾化湿之藿香、佩兰、白豆蔻、草果、砂仁等药与养阴生津之沙参、百合、麦冬、玉竹相配，可使芳香不燥、胃阴不伤而得祛湿化浊之效；中焦气滞出现腹胀明显者，予半夏、陈皮、木香、枳实理气消胀、疏泄宽中；兼有便秘者予大黄、枳实、莱菔子、厚朴、代赭石等通腑降浊。

【医案举隅】

患者，男，85岁。2015年8月20日初诊。

主诉：（患者家属代述）记忆减退，行为失常，逐渐失能3年。3年来患者记忆减退，对近事遗忘突出，判断能力下降，家务劳动漫不经心，不能独立进行购物，情感淡漠，容易激惹，常有多疑，急躁不安；时间地点确定障碍，出门2km就不能回家，穿衣扣扣困难，刷牙洗脸需要人帮助等。症见急躁不安，头晕易怒，多言多语，吵着回20年前已拆迁的老家，舌苔白腻稍黄，舌质红，脉弦。

西医诊断：老年性痴呆。

中医诊断：痴呆；辨证属痰热生风，神机失用。

治以清热化痰、息风开窍。

方用黄连温胆汤合半夏白术天麻汤加减：天麻、白术、茯苓、黄芪、丹参、石菖蒲、竹茹各15g，法半夏、陈皮、香附、陈皮、黄连、土鳖虫各10g，炙甘草6g。7剂，水煎服。

二诊：患者神情淡漠，头晕腰酸，舌苔白腻，舌质红，脉弦细。证属宗气虚滞，肾虚髓亏，神机失用，治宜调补宗气、补肾生髓，辅以开窍醒神、通络达神。方用自创黄芪转呆汤合六味地黄汤加减。黄芪30g，天麻、白术、茯苓、生地黄、山茱萸、丹参、石菖蒲各15g，人参、柴胡、法半夏、陈皮、黄连、地龙、土鳖虫、全蝎各10g，炙甘草6g。7剂，水煎服。

三诊：患者神情淡漠，头晕腰酸，舌苔白腻，舌质淡红，脉弦细。去黄连，黄芪加量至60g，加牡丹皮、当归、杜仲各10g，7剂，水煎服。后以二诊三诊方加减治疗半年余，患者能大致正确判断时间地点，活动半径2 km 内能正常回家，其余症状也大幅改善，至今间断用药，病情较稳定。[陈吉全.运用张锡纯脑神学说治疗老年性痴呆经验.中国中医基础医学杂志，2019，25（11）：1605-1607]

按：患者年过八旬，五脏虚衰，罹患老年性痴呆，病机虽以宗气虚滞，肾虚髓亏，神机失用为根本，然患者一诊以热痰郁滞宗气，痰热扰神为主，神乱则急躁不安、易怒、多言多语，痰热生风则头晕。急则治其标，调补宗气治则以调为主，故治以黄连温胆汤清化痰热，半夏白术天麻汤化痰息风，加石菖蒲化痰开窍，丹参活血，土鳖虫通利神气，少量黄芪补益宗气。二诊痰热减，调补宗气加大补益力度，黄芪加量合人参补益宗气，生地黄、山茱萸补肾生髓，土鳖虫、全蝎通络达神。三诊无热象则去黄连，黄芪加量继续加大补益宗气力度，加牡丹皮、当归、杜仲活血补肾，用药与病机相符，故症状逐渐改善。

参考文献

1. 张仲景.伤寒论［M］.北京：人民卫生出版社，2005.

2. 张景岳.景岳全书［M］.太原：山西科学技术出版社，2006.

3. 孙思邈.备急千金要方［M］.北京：人民卫生出版社，1982.

4. 陈士铎，王永谦.辨证录［M］.北京：人民卫生出版社，1989.

5. 崔远武，江丰，马妍.张伯礼教授治疗老年期痴呆经验［J］.中华中医药杂志，2015，30（8）：143-146.

6. 张允岭，梅建勋，谢颖桢，等.老年期血管性痴呆分期分证探讨［J］.中医杂志，2008，49（2）：173-175.

五、癫病

癫病，古称癫疾，是一类由于情志所伤，饮食不节，或先天禀赋不足，导致脏腑功能失调，阴阳失衡而致精神失常的一类疾病，以精神抑郁，表情淡漠，沉默痴呆，喃喃自语，语无伦次，喜静而少动为主要特征。在西医学中，精神分裂症及抑郁症等疾病的临床表现与癫病相类似，可参考本病辨证施治。

《黄帝内经》首次对本病的病因病机、临床表现及治疗作出较为系统的描述。《素问·脉要精微论》中提出"此神明之乱也"，明确指出癫病为神志异常疾病。《灵枢·癫狂》中将其病因总结为"得之忧饥""大怒""有所大喜"等，确定情志因素是其基本病因，"癫疾始生，先不乐，头重痛，视举目赤，甚作极，已而烦心"，描述了癫病的主要临床症状，对于病机，《素问·脉解》提到"阳尽在上，而阴气从下，下虚上实，故狂颠疾也"，指出了脏腑阴阳失调而发生癫病、狂病。《难经·二十难》云"重阴者癫""重阳者狂"，提出癫病与狂病具有不同病理性质和发病机制。唐宋时期医家对癫病的病因病机认识有了较大发展，孙思邈提出应将癫病和痫病分而论治。金元时期，朱震亨在《难经》的基础上，深入阐述了痰与癫病的关系，《丹溪心法·癫狂》载"癫属阴，狂属阳……大率多因痰结于心胸间，治当镇心神，开痰结"。为吐法治疗本病奠定了基础。明代王肯堂在《证治准绳·癫狂痫总论》中详细描述了癫与狂的症状差异，为后世辨清癫、狂、痫三种不同的神志疾病提供了依据。清代医家王清任在《医林改错·癫狂梦醒汤》指出"癫狂……乃气血凝滞脑气"。从而开创了以活血化瘀法治疗癫病及狂病的先河。

【理论经纬】

本病病位在心、脑，与肝、脾、肾密切相关，病因主要为七情内伤、饮食不节致气滞、痰结、血瘀，或先天不足，素体虚弱，禀赋异常，病机关键为脏腑不和，阴阳失调，神机逆乱。心藏神，主神志，肝藏魂，主疏泄。若恼怒郁愤，则心气不平，肝失疏泄，气机失调，扰动心神而成；或肝郁不解，木气太过，克伐脾土，水湿失职，痰湿内生，或肝郁化火，则痰火逆乱，心神被扰而成；若暴怒不止，则气机闭阻而成。血行滞涩，日久为瘀，或瘀痰互结，阻碍气机而成。思虑太过，所愿不遂，心脾受伤，思则气结，心气受抑，脾气不发，则痰气郁结，上扰清窍，以致蒙蔽心神，神志逆乱而成。心血内耗，脾失化源，心脾两虚，血不荣心，或药物所伤，中州受损，中阳虚衰，神明失养而成。先天遗传即胎儿在母腹中有所大惊，胎气被扰，升降失司，阴阳失平，致使先天不足，脑神虚损，生后一有所触，则气机逆乱，神机错乱引发本病。

1. 孙思邈提出癫病当专论，系统论述病因病机

隋唐以前，历代医家论述癫疾实际上包含癫病与痫病两种疾病，如《灵枢·癫狂》云"癫疾始生，先不乐，头重痛，视举目，赤甚作极，已而烦心"，即属于癫病的症状，而其后的"引口啼呼喘悸""先反僵，因而脊痛"等则为痫病的症状。孙思邈在《备急千金要方·风癫》中指出"凡诸百邪之病，源起多途。其有种种形相示表癫邪之端，而见其病，或有默默而不声，或复多言而漫说，或歌或哭或吟或笑或眠，坐沟渠，啖食粪秽，或裸形露体……如斯种类癫狂之人"。与目前西医学提出的癫病四大主症，即情感异常、幻视、幻听、妄想已较接近。孙思邈将癫病的病因病机进行归纳。

（1）重视先天禀赋异常　孙思邈在《备急千金要方·风癫》开篇即引述《黄帝内经》关于癫病发作的理论："此得之在腹中时其母有所数大惊也，气上而不下，精气并居，故令子发为癫疾。"沿用了先天禀赋异常的病因学说，强调了先天遗传在本病发病中的重要性。

（2）情志内伤是癫病的重要病因　孙思邈认为，癫病"起于心气不定"，精神刺激为诱发本病的主要心理因素。一则情志内伤导致厥逆，气机紊乱，使人"暴不知人""邪气逆，逆则阳气乱，乱则不知人""阳明之厥，癫疾欲走呼，腹满不得卧，面赤而热，妄见而妄言"，"故《经》言久厥则成癫"。二是气、痰、火郁等致使脏腑主司情志的功能失常，依五脏五行相克制化的理论，五脏之气乱，气机郁滞，久而化火，火热炼液为痰，蒙蔽心窍，且扰动肝风，所以孙思邈认为七情内伤，是造成癫病的重要病因。

（3）脏腑阴阳不和是癫病的关键病机　孙思邈在《备急千金要方·风癫》言："厥成为癫疾，五脏不平，六腑闭塞之所生也。"本病的发生与脏腑阴阳失衡导致的气机逆乱密切相关。

2. 朱震亨强调痰邪贯穿癫病始终

朱震亨突出强调了痰在癫病发病中的重要性。《丹溪心法·癫狂》中提到"癫属阴，狂属阳，癫多喜而狂多怒，脉虚者可治，实则死。大率多因痰结于心胸间，治当镇心神、开痰结"。并且提出喜、怒、忧、思、恐、悲、惊七情所伤皆可导致癫病。朱震亨认为痰邪引起的癫病可分为虚、实两证，虚证由血气亏虚，痰克中焦，妨碍升降而致，实证由积痰郁热随动迷乱心窍而成。对于癫病的症状，朱震亨在《丹溪心法·癫狂》中指出"癫者，神不守舍，狂言如有所见，经年不愈"，又在《丹溪手镜·癫狂》中描述为"视听言语皆有虚妄"，即癫病发病时有神志颠倒、精神恍惚、言语错乱等症状。

3. 朱良春重视痰饮在癫病发病中的地位

朱良春认为痰是癫病的病理因素，癫病多由机体功能失调，气道闭塞，脏腑功能失调，津液凝聚或水湿停留，气化不利而成。朱良春着重于从"痰、气、郁"论治癫病。痰为水液所化，其性属阴，其与热合邪，或郁久化热，亦成阳邪，故临证须分阴阳。阴证者多有口干不欲饮、纳少不饥、痰黏不爽、口流涎水、喉中痰鸣、昏聩嗜睡、头昏脑胀、心中悸动、口吐白沫、便黏如涕、眼神呆滞、面色暗晦（或眼眶周围青暗）、形体丰腴、手足作胀、皮肤油垢异常或面色光亮如涂油等症，舌体胖大或淡嫩、苔白厚腻、脉象滑或弦滑。属阳证者症见抽搐痉挛、烦急躁动、胡言乱语、便秘口苦、两颊色红、易惊悸、不寐、舌红、苔黄厚腻、脉滑数或弦滑。辨痰之要，不必悉俱，见其一二，即可考虑从痰治之。

【临证指要】

1. 孙思邈辨治癫病学术思想

（1）急者用针　骤然发作病急者，当以针灸治急，孙思邈提出"十三鬼穴"是治疗包括癫病在内各类神志病的有效经验穴。《备急千金要方·风癫》所谓十三鬼穴，依次为人中（鬼宫）、少商（鬼信）、隐白（鬼垒）、大陵（鬼心）、申脉（鬼路）、风府（鬼枕）、颊车（鬼床）、承浆（鬼市）、劳宫（鬼窟）、上星（鬼堂）、男会阴女玉门头（鬼藏）、曲池（鬼腿）、海泉（鬼封）。以上若是四肢穴位皆用双穴，若是孤穴即单用，临证常有奇效。

（2）临证遣方　对于癫病的方药治疗，《备急千金要方》《千金翼方》两书中记载的方剂近百首，根据其病因病机，辨证施治。

①风邪盛者，以治风为纲：外感风邪初期，多见外风上犯头目，常用麻黄、防风、细辛、白芷、川芎等祛散表邪，如《备急千金要方·诸风》记载的大续命散，治八风十二痹，偏枯不仁。大续命散本主治风痹症，亦可治外风入五脏，扰动清窍而致癫病者。方中麻黄、桂枝、防风、乌头、川椒均取其祛风散寒之性；人参、茯苓、炙甘草益气扶正祛邪；当归，白芍养血活血；石膏、黄芩、竹茹清热解郁热；杏仁宣肺气。诸药合用，重在祛散外风之邪，兼以扶正固本，风邪去则神自清利。临证使用可选用排风汤、八风汤等。

②痰饮盛者，以温中化痰为要：孙思邈提出治痰是治癫的关键环节，临证可选用半夏汤、防己黄芪汤等。《备急千金要方》记载半夏汤温中下气治脾寒、语声忧惧、舌本卷缩、嗔喜无度、闷恍惚胀满。半夏汤中重用半夏、吴茱萸，温燥痰饮、和胃降逆，原方中用六两生姜，取其降逆止呕，助半夏、吴茱萸温中之性；附子一味取其辛热温燥之性，助火以燥湿化痰。对于表虚不固，水湿泛淫上扰者，当用防己黄芪汤。《备急千金要方》记载防己黄芪汤治言语狂错、眼目霍霍，或言见鬼、精神昏乱方。该方源于《金匮要略》，多用于风水、风湿兼表虚之水肿等病，而湿性重浊，水湿郁于内而不宣，困于里阻滞清阳上荣，类似于《金匮要略》中癫眩之证，治则以祛邪兼以扶正为要。方中防己祛风行水，黄芪益气固表，兼可利水，使祛风利水不伤正、益气固表不留邪。白术助防己祛湿行水之功，亦助黄芪益气固表之力。姜、枣调和营卫，甘草调和诸药，全方扶正与祛邪兼顾，攻补兼施，清阳复荣，癫病自除。

③情志致病者，宜镇惊安神、养心定志：癫病病情较轻者，症见心气不定、心悸者，可用茯神、远志等养心安神药，如《千金翼方·心风》记载"茯神汤，主五邪气入人体中，见鬼妄语，有所见闻，心悸跳动，恍惚不定方""定志小丸，主心气不定，五脏不足，忧悲不乐，忽忽遗忘，朝瘥暮极，狂眩方"。病情较重者，当用重镇安神如玉屑、雄黄、曾青、赤石脂等重坠、镇惊之品，《备急千金要方》记载九物牛黄丸，治男子沾鬼魅欲死，所见惊怖欲走，时有休止。方中以曾青、空青等矿石类药为君，取其重坠沉降之性，重镇安神。赤石脂、龙骨、玉屑等同属重坠之品，助君药安心神、定魂魄；牛黄、玄参配伍滋心阴、清心火，与龙骨、玉屑合奏滋阴养心之

效；佐以辛温之荆实、雄黄祛风下气以定惊。全方以重镇安神为本，辅以滋心阴、清心火，心神安则诸症愈。

2. 朱震亨辨治癫病学术思想

朱震亨提出，癫病发病多为痰作祟，治疗总法如《丹溪心法》所言，镇心神、开痰结。然而，痰饮之为病多有变化，如痰结日久生热，可见痰火之象；或扰动心神，心血不宁，临证应在治痰基础上灵活化裁。如《丹溪手镜·癫狂》所记载："盖因痰者，乃血气俱亏，痰客中焦，妨碍升降，视听言语皆有虚妄，宜吐之。因火者，乃火入于肺气主鼓舞，火传于肝，循衣撮空，胃中大热，治宜降火。因惊者，惊则心血不宁，积痰郁热随动而迷乱心神，有似邪鬼，治宜先吐之，而后以安神丸主之，佐以平肝之药，胆主惊故也。治法，痰则吐之，以三圣散。火则降之，承气汤。惊则平之，安神丸。"代表药物包括黄连、朱砂、瓜蒌、胆南星、半夏、川芎、青黛、柴胡等。

在药物治疗之外，朱震亨基于《黄帝内经》以情胜情的理论，提出治疗癫病应注重情志疗法，他言"五志之火，因七情而起，郁而成痰，故为癫痫狂妄之证，宜以人事制之，非药石所能疗也"，即怒，以忧胜之，以恐解之；喜，以恐胜之，以怒解之；忧，以喜胜之，以思解之；思，以怒胜之，以喜解之；恐，以思胜之，以忧解之；惊，以忧胜之，以恐解之；悲，以恐胜之，以怒解之。所谓"胜之"即遵循了五行的"相克"原理，"解之"体现了五行的"相生"规律。

3. 朱良春辨治癫病学术思想

朱良春参考张从正、朱震亨等前贤从"痰迷心窍"论癫之说，结合张介宾"痰气"之说，认为治癫宜理气、解郁、化痰，自拟加减顺气导痰汤，全方以二陈汤组方为基础，制半夏、陈皮君臣相配，相辅相成，体现治痰先理气，气顺则痰消，茯苓渗湿以助化痰之力、健脾以杜生痰之源。另用石菖蒲、胆南星等药进一步体现祛痰的思路，且石菖蒲芳香走上，具有豁痰开窍醒神之功；加用郁金、香附、枳壳行气化郁，气机通畅，则痰自消。方中白矾一味是为点睛，与郁金配伍，为《普济本事方》中白金丸的结构，主治风痰壅盛、阻滞心窍所致癫、狂、痫等情志病。全方以祛痰为主、行气为辅，体现痰气并治的学术思想。

4. 熊继柏辨治癫病学术思想

熊继柏将癫病分为阳盛癫病、阳虚癫病分别论治。治疗阳盛癫病，其一为针刺疗法，可取手太阴经太渊、列缺穴，手阳明经偏历、温溜穴，足太阴经隐白、公孙穴，足阳明经足三里、解溪穴。如临证见失眠、不知饥饿、日夜吵闹不休者，可取手太阳经的支正、小海穴，舌下廉泉，手少阴经神门、少冲穴等。若不愈，可灸长强穴。其二为夺食疗法，即限制饮食，避食热之气以减弱阳热之势。其三为方药治法，选用生铁落饮，通过寒凉重坠之品，以坠结热、平肝火、镇心神。治疗阳虚癫病，用补法针刺，可取手太阳、手太阴、足太阴等经的腧穴，并取头部、两颔部的腧穴。

熊继柏认为，因情志不遂，肝木不疏，气机郁结，木强土弱，则中焦生痰，痰气郁结是癫病的重要病机，故见痰必须治痰，若加之肝郁化火，痰火扰乱心神，蒙蔽清窍，发为烦躁不安、失眠、幻听等症，治疗当以疏肝解郁、化痰清热为主，在癫病病情相对平稳期，可选以逍遥散加涤痰汤服用，以疏肝解郁、化痰清热，痰气得以疏解，气机通利，清阳上荣，神机则利。

【医案举隅】

王某，女，35岁。2009年5月10日初诊。

患者因家庭不和而阵发精神异常半年余，发则喜怒无常，烦躁不安，失眠，有幻听，口中多痰涎，素精神疲倦。诊见舌苔黄腻，脉细滑，略数。西医诊断为精神分裂症，属中医学癫病范畴，辨证为痰气郁结，治以疏肝解郁、化痰清热，主方为涤痰汤合逍遥散加减。处方：党参、石菖蒲、茯神、郁金各15g，法半夏、陈皮、枳实、竹茹、炙远志、柴胡、白芍、炒白术、当归、栀子各10g，炒酸枣仁30g，胆南星6g，甘草6g。10剂，水煎服，分两次温服。

二诊：5月24日。诉服药后精神异常发作时间减少，心烦失眠亦减，但仍有幻听等症。诊见舌苔黄白腻，脉细滑。继用上方，10剂。

三诊：6月7日。患者诉情绪稳定，已无幻听及失眠。诊见舌苔薄白腻，脉细滑。继用上方巩固治疗。处方：党参、石菖蒲、茯神、郁金各15g，法半夏、陈皮、枳实、竹茹、炙远志、柴胡、白芍、炒白术、当归各10g，胆南星6g，炒酸枣仁30g，甘草6g。10剂，煎服法同上。
［聂娅，刘朝圣，郭春秀，等.国医大师熊继柏从痰辨治神志病医案举隅.湖南中医药大学学报，2019，39（7）：809-811］

按：此案患者以喜怒无常、烦躁失眠为主要表现，伴有幻听，当属中医学癫病范畴。而口中痰涎、精神倦怠，结合舌脉，当辨证为痰湿困脾，且久病郁而化热之象。熊继柏指出，患者病情因情志不遂，肝郁不疏而起，木强脾弱，肝郁则脾失健运，痰浊内生，加之肝郁化火，痰火相兼，扰乱心神，故见其烦躁不安、失眠；痰浊蒙蔽清窍，则见其幻听等症。中焦湿困，久病则虚，故见患者病情有深思倦怠、脉细之虚象。治疗上痰湿病当以祛痰为主，故以涤痰汤为主方，以燥湿化痰、开窍，但患者病情因肝郁而起，肝气不疏，木强克土，故方中以逍遥散化裁，寓以疏肝解郁、调和肝脾。服后疗效甚佳，气郁化火之象已不明显，故裁减方中栀子，以防苦寒太过伤及脾胃。处方以《奇效良方》中治痰经典方涤痰汤为基础，涤痰汤原治痰迷心窍之中风，舌强不能言者，将其用于痴呆、癫病、脑外伤后遗症等而见痰盛者均有良效。熊继柏指出肝气不疏、木强克土是痰湿内生的根本，而气郁化火为兼夹证候，故辅以逍遥散疏肝解郁、清热祛火，以治其根本。纵观数诊，体现其痰气并治，治痰而不拘泥的思想。

参考文献

1.张玉泉.孙思邈癫病学术思想探析［J］.长春中医药大学学报，2009，25（3）：319-320.

2.朱震亨.丹溪心法［M］.北京：人民卫生出版社，2005.

3.朱建平.朱良春精方治验实录［M］.北京：中国科学技术出版社，2017.

4.聂娅，刘朝圣，郭春秀，等.国医大师熊继柏从痰辨治神志病医案举隅［J］.湖南中医药大学学报，2019，39（7）：809-811.

六、痫病

痫病，又名癫痫、痫证，是由于先天禀赋异常、情志失调、饮食不节、脑窍损伤等原因导致的以积痰内伏，偶遇诱因触动，气血逆乱，蒙蔽清窍，元神失控为基本病机，以发作性神情恍惚，甚则突然仆倒，昏不知人，口吐涎沫，两目上视，肢体抽搐，或口中怪叫，移时苏醒，醒后一如常人为典型临床表现的一类病证。西医学中的癫痫与本病临床表现基本一致，可参考本病进行辨证论治。

《黄帝内经》始称本病为"癫疾"，属"胎病"，指出了本病与先天因素有关。《灵枢·癫狂》描述了痫病发作的临床表现为"癫疾始作，先反僵，因而脊痛"；《诸病源候论·痫候》云"其发之状，或口眼相引而目睛上摇，或手足掣纵，或背脊强直，或颈项反折"，是对本病临床表现的确切描述。并按病因分为风痫、惊痫、食痫等，指出其有反复发作的特点。《三因极一病证方论·癫痫叙论》指出："癫痫病，皆由惊动，使脏气不平……或在母胎中受惊，或少小感风寒暑湿，或饮食不节，逆于脏气。"对其病因的认识更加深入。《丹溪心法·痫》指出"无非痰涎壅塞，迷闷孔窍"，强调本病因痰迷心窍而起，对后世影响深远。明代王肯堂始对癫狂痫加以区别，清代王清任指出"癫狂……乃气血凝滞脑气"。开创了以活血化瘀法治疗痫病的先河。

【理论经纬】

先天因素和后天因素均可导致本病。先天因素指的是先天禀赋不足或禀赋异常，后天因素包括情志失调、饮食不节、跌仆外伤或患他病致脑窍损伤等，先后天因素均可造成脏腑功能失调，风、火、痰、瘀闭塞清窍。基本病机为积痰内伏，经风火触动，痰瘀互结，上蒙清窍，元神失控。病位在脑，与心、肝、脾、肾等脏密切相关。病理因素涉及风、火、痰、瘀等，尤以痰邪作祟最为重要。痫病之痰，具有随风气而聚散和胶固难化两大特点，痰聚气逆，闭阻清窍，则痫发作；痰降气顺，则发作休止；若风阳痰火逆而不降，则见痫病大发作。病理性质属虚实夹杂，早期以实为主，后期正气损伤，多为虚实夹杂。发病初期，痰瘀阻窍，肝郁化火生风，风痰闭阻或痰火炽盛等，因正气尚足，痰邪尚浅，瘀血尚轻，易于康复；若日久不愈，痰瘀凝结胶固，正气亏虚，可转为虚实夹杂之证，痰邪深伏难去，较难治愈，发展成顽疾。

1. 朱震亨从痰论治痫病，开创了后世辨痫的主流思想

朱震亨有"百病皆由痰作祟"之说，善于从痰论治杂病。他在《丹溪心法·痫》中明确指出痫病发生"无非痰涎壅塞，迷闷孔窍"，认为"假如痫病，因惊而得，惊则神出于舍，舍空则痰入也，痰入在舍，而拒其神，神不得而归焉"，又云"五志之火，因七情而起，郁而成痰，故为癫痫狂妄之证"，表明突受惊恐等情志失常是痫病的主要病因。郁痰内积，入于心舍，痰蒙心窍，神明失常是痫病的主要病机。朱震亨论痫病，以痰热最多，认为"寻火寻痰，分多分少治之，无不愈者"。痰因热生，或火动其痰，最终痰火上扰，蒙蔽心窍，乃发为痫。至此可以看出，朱震亨认为情志失常是痫病的主要病因，痰迷心窍是痫病的主要病机，其病理因素以痰、火、风为主。

2. 王清任力主元气虚和脑髓瘀血，开辟了痫病辨治新途径

王清任在《医林改错》中，明确提出了痫病发病与元气不足密切相关。如《医林改错·脑髓说》中记载："试看痫症，俗名羊羔风，即是元气一时不能上转入脑髓。抽时正是活人死脑袋。活人者，腹中有气，四肢抽搐；死脑袋者，脑髓无气，耳聋、眼天吊如死。有先喊一声而后抽者，因脑先无气，胸中气不知出入，暴向外出也。正抽时，胸中有辘辘之声音，因津液在气管，脑无灵机之气使津液吐咽，津液逗留在气管，故有此声。抽后头疼昏睡者，气虽转入于脑，尚未足也。小儿久病后元气虚抽风，大人暴得气厥，皆是脑中无气。"指出该病病位在脑，由元气不足所致。并对"风痫""抽风"等各种病证中的"风"字提出了异议。《医林改错·论抽风不是风》中提出"夫抽风一症，今人治之不效者，非今人错治，乃古方误人。古人不止论病立方误人，立病名曰抽风，风之一字，尤其误人……若真是风，风之中人必由皮肤入经络，亦必有由表入里之症可查……元气既虚，必不能达于血管，血管无气，必停留而瘀"。进一步指出气虚致瘀是痫病抽搐的关键，不可作外风论治。

3. 张锡纯责之痰火，首创中西结合论痫病方法

张锡纯认为痫病得于先天未降之时，根深蒂固，乃千古难治之症。究其病因主要责之于痰火。"其证甫发时作狂笑，继则肢体抽掣，昏不知人。脉象滑实，关前尤甚。知其痰火充盛，上并于心，神不守舍，故作狂笑；痰火上并不已，迫激脑筋，失其所司，故肢体抽掣，失其知觉也。先投以拙拟荡痰汤方"。张锡纯认为脏腑功能失调，肝火引动积痰，相火夹痰，痰火充盛，阻蔽神明，发为痫病，认为病因责之于痰火。他在《医学衷中参西录·治癫狂方》中提出："心与脑，原彻上彻下，共为神明之府""盖此证，由于忧思过度，心气结而不散，痰涎亦即随之凝结。又加以思虑过则心血耗，而暗生内热。痰经热炼，而胶黏益甚，热为痰锢，而消解无从。于是痰火充溢，将心与脑相通之窍络，尽皆瘀塞，是以其神明淆乱也。"心与脑间有窍络相联通，共为神明之府。痰阻于心脑相通之路，导致心脑之间有所隔阂，继而出现神志异常，神明不用，神机失司，痰火并行迫激脑筋，使脑筋失其所司，从而出现强直、抽搐、痉挛等临床症状。痫病常见的强直、抽搐、痉挛、发则不省人事，究其根本乃肝经风火夹痰上冲，心脑之路隔阂，而致脑气血脉顿失所司，顽痰随风火窜行于周身经络，强直、抽搐、痉挛等遂发作。

4. 王伯岳认为小儿痫病不离风火痰食

小儿痫病因屡止屡发，病期较长，短时间不易根治而被古人称为"小儿之恶候"。王伯岳认为小儿痫病属于中医儿科惊痫类疾病，惊是惊风，与痫病的临床表现有相似之处，且惊风又是痫病的直接病因或诱使痫病复发的常见因素之一，因此强调临床应该认真审证，仔细鉴别，以免误诊或漏诊。惊风一般分为急惊风、慢惊风和慢脾气。急惊风发病急暴，多系外感热病所致，故抽搐常伴有发热或其他外感热病证候，多无反复发作史；慢惊风及慢脾气则为缓慢发病，不伴发热，而有明显虚象或其他慢性病。王伯岳认为，小儿癫痫的成因，既有先天性因素，又有后天性因素；既有内因，又有外因。内因主要与先天禀赋及"胎疾"有关。外因与受惊、感受风邪、饮食积滞有关。各种因素一旦诱发作痫，则证候表现如《婴童百问·惊痫》所载："神气怫郁，瞪眼直视，面目牵引，口噤涎流，腹肚膨紧，手足搐搦，似生似死，或声或默，或项背反张，或脊强直，但四肢柔软，发而时醒者为痫。"王伯岳认为本病病因为乳食过多，伤动脾与胃，或食停中脘，内生痰热，气逆上冲；或受惊恐，惊食交互，热盛生风，痰热由生，脏腑风火痰食壅滞；或脾虚痰湿，蒙蔽清阳；或风痰上扰，引动肝风；或痰火扰心，心神失守。而其中病初尤与肝、心、脾三脏关系更为直接，若至病久，经常反复发作而久治不愈时，则又兼脾肾亏虚。

5. 任继学以五脏不平，阴阳失调，脑神不安论述痫病

任继学认为痫病病位以脑为病之基，五脏功能不平为病之源。神机流贯不全，经络阻滞，引发阴维、阳维二脉失衡，阴跷、阳跷二脉不畅，上不通于脑，不达于涌泉，关窍不利是发病之本。

本病病因有先天禀赋和后天失养两方面。前者包括遗传因素和妊娠失调，内在邪气遗于胞胎，传至婴儿，潜而未发，待机而作。后者包括六淫邪毒或时疫病毒，以及雾露邪毒侵犯人体，或惊恐不解，或郁怒忧思不除，或跌仆损伤，或饮食失节，或脑内虫积为患，或中风等病之后所致，肝脾肾等脏腑功能失常，气血不平。肝气内郁，脾土壅塞，中焦气机失于条达，痰饮内生，复因情志等诱发，痰气交争，引邪内动，上犯于脑，脑为邪气所扰，神明无权，神机舒发不利，魂魄失统，进而造成脏气不平，阴维阳维失职，阴跷阳跷失健而发。

总之，病机主要以脑髓元神受累，主宰失统，阴阳动静有偏，呈现出阳动为胜，诱发二维脉、二跷脉失衡，复因神机流贯不畅，神经传导阻滞，形成五脏不平，六腑欲闭，大经小络、缠络、结络、血脉、毛脉障碍，气血循行不利，发生逆乱，因逆致变，生风生热，为瘀为痰成毒，上下失应，窍络、机窍受阻而成本病。

6. 郑绍周崇尚从痰论痫，细究痰邪新特点

郑绍周认为痫病的发生总由风、火、痰、瘀为患，但痰邪作祟是其最显著的病理特点。患者因情志刺激、先天因素、外伤、感染风毒等导致心肝脾肾脏气失调，阴虚阳亢，阳亢则肝风内

动，亢而热盛，热盛化火，火极生风，风火相助为患，另脾虚失运，清气不升，浊气不降则痰涎内结，痰迷心窍，心血不遂而瘀，瘀则经络不通，痰浊血瘀上扰清窍，终致癫痫发作。痰邪致痫，有以下几个特点：一为风痰易结，痰与风结而为阳邪，痰浊随风上窜，蒙蔽清窍，流窜经络，导致痫病发作，并出现肢体抽搐、角弓反张等风邪致病特点。而痰浊深遏潜伏，胶固难化，随风气而聚散无常，不易涤除，成为"老痰""顽痰"；二为痰火郁结，痫病初期多见，发病乃因痰热迷塞心窍而成；三为痰瘀互结，痰与瘀生理上"津血同源"，病理上"痰瘀同病"；四为久病致虚，痰性黏滞，留遏阳气，久病伤阳。

【临证指要】

1. 朱震亨辨治痫病学术思想

朱震亨治疗痫病时，重在行痰，如《丹溪心法·痫》中记载"惊与痰宜吐，大率行痰为主"，主张以豁、利、下三法，力求使痰有出路。同时注意审查痰火轻重，寻火寻痰，分多分少，根据患者的痰、火程度，用黄连、胆南星、瓜蒌、半夏涤痰泄热治疗痫病。具体分痰与热，有热者，以凉药清其心；有痰者，必用吐药，吐后用东垣安神丸。吐痰之后，再用平肝剂以清肝经余热而平其搐搦、口眼相引等肝风之象，如大法宜吐，吐后用平肝剂，青黛、柴胡、川芎之类，龙荟丸正宜服之。《丹溪心法·痫》中附方有续命汤、古方三痫丸、宁神丹、东垣安神丸、星香散等，竹沥、半夏、胆南星、陈皮、茯苓、白术、白矾等用量均大，以利痰为主，并配以黄连、石膏、牛黄、朱砂、珍珠等清热之品，此外郁金、川芎、木香等行气化痰，体现了其"顺气为先，分导次之"及"善治痰者，不治痰而治气，气顺则一身之津液，亦随气而顺矣"的著名观点。朱震亨力主行痰的思想，成为后世以祛痰为法治疗痫病的思想。

2. 王清任辨治痫病学术思想

王清任以元气虚和脑髓瘀血作为痫病的主要病机，创制了龙马自来丹，对马钱子进行特殊炮制，制成丸剂，和黄芪赤风汤每晚配合使用，服药方法和疗程有所讲究，如《医林改错·痹证有瘀血》云："每晚先服黄芪赤风汤一付，临卧服丸药一付，吃一月后，不必服汤药，净吃丸药，久而自愈。愈后将丸药再吃一二年，可保除根。"此外在通窍活血汤所治之症目下，提到合血府逐瘀汤治疗出气臭，如《医林改错·方叙》记载"晚服此方，早服血府逐瘀汤，三五日必效。无论何病，闻出臭气，照此法治"。此方被认为是治疗出臭气的颞叶性癫痫的极效方，此外补阳还五汤也成为后世临床治疗痫病的常用方药。

3. 张锡纯辨治痫病学术思想

张锡纯主张中西医结合疗法，认为以西药治其标，以中药治其本，中西并用，相助为理，不但病可除根，而于食量神智亦毫无所损也，中西医各自发挥优势，合力治病。但其也意识到西药治痫风者，皆系麻醉脑筋之品，强制脑筋使之不发，鲜能拔除病根，故而遵循"急则治其标，缓则治其本"的原则。自拟愈痫丸、荡痰汤、荡痰加甘遂汤、调气养神汤、加味磁朱丸、通变黑锡丹、一味铁氧汤等。发作期坠痰镇惊以治标，药用代赭石、磁石、铅灰、硫化铅、朱砂、铁锈等矿物质坠痰镇惊；开痰泄热以治本，药用半夏、朴硝、芒硝、郁金、甘遂等开痰散结；并兼以顾护脾胃，多佐以神曲、麦曲、酒曲、甘松等醒脾开胃、顾护中焦。静止期调气养神护中以善后。治疗时用西药麻醉脑筋治其标，强制脑筋以控制癫痫发作，发作频繁可加大西药使用量。同时使用健脾、利痰、泻火、镇惊、养神之中药治本，标本并治。并提到西药不能拔除病根，待到患者身体强壮，即可停止使用西药，用镇惊坠痰、开痰泄热、调神护中之中药，以拔除病根。张锡纯所用中药往往含有重镇之重金属药物，如愈痫丸和朱砂黄丹白矾丸中均含有朱砂、白矾、铅丹、生代赭石等药物，而且其治疗癫痫的方中常含有硫化铅、芒硝、磁石、铁锈、铅灰等药物。通过炮制减轻药物毒性、减轻不良反应，同时处方中加入多味厚土药物以防金石药物损伤脾胃。

4. 王伯岳辨治小儿痫病学术思想

王伯岳根据其临床经验，认为小儿痫病应按照"阴阳二证，别而治之"的原则进行治疗，应着重制止昏仆和抽搐。昏仆和抽搐产生的主要原因是肝热心火，炼液成痰，火升痰壅，气血不顺。痰阻清窍，神志不清，则出现昏仆；肝失条达，肝风内动，则出现抽搐。所以其治疗应以清肝定搐、清心开窍为主。清肝，在于清肝经之热，而达到息风定搐的目的，同时清肝必须降火，佐以养血，以使血和而风灭。清心，在于泻心经之火，而达到安神开窍的目的，同时清心必须豁痰，佐以顺气，以使气顺而神安。对于痫病经常发作，历久不愈，或脾胃素虚，先天不足者，虽应考虑补虚，但在发搐时，仍应本"急则治标，缓则治本"的原则，先治搐，待病势缓解后，再行温补脾胃或滋养肝肾，以固本培元。

王伯岳根据小儿痫病不同发作类型辨证处方施治。如痫病小发作，无其他兼证，而症见突然昏倒，面色红紫，手足抽搐，口吐涎沫，须臾即醒，一如常人，平时眠食正常，二便无异，脉象平和者，常用千金龙胆汤加减治疗。痫病小发作比较频繁者，症见突然昏倒，面色或青或白，手足抽搐，口吐涎沫，须臾即醒，醒后头昏，痰多，饮食时好时坏，睡眠不安，脉象弦数，舌苔白滑者，常用千金温胆汤加味治之。痫病日久不愈，经常发作，发作时四肢逆冷，发作后四肢无力，面黄肌瘦，懒进饮食，睡眠不安，证属素体脾胃虚弱，肝气偏旺者，常用钩藤饮加减，以益气补脾、养血柔肝。痫病缓解后，病情稳定，不再经常发作，治疗则着重补益气血、增强体质，以期巩固疗效，促使完全恢复，常用养营汤加减。

5. 任继学辨治痫病学术思想

任继学认为痫病证候错杂，轻重不一，首要明确诊断，辨识证候，观其虚实，定其法，立其方，组其群妙之药，缓解遗传之疾，治其后天之病。故以调整阴阳、理气活血、平逆豁痰为基本治法。将痫病分为发作期、静止期（也称休止期）和缓解期（也称康复期），认为痫病的三期变化是人体精气神的生化运动与天地动静运动间的相互感应而导致的。

（1）发作期　有阳痫证与阴痫证之分。阳痫证发作的预兆是头昏目眩，欠伸，觉胸中痰涌，旋即昏仆于地，不省人事，面色先红、中赤、后青或苍白，唇青，两目上视，牙关紧闭，颈项强直，四肢抽搐，手足抽动，喉间痰鸣，口吐涎沫，重则二便失禁自遗，舌红，苔黄白相兼，脉多弦滑之象，异声吼出，症缓而苏醒。以理气降逆、清热豁痰为法，方用自拟理气治痫散。阴痫证发作见颜面青黄色暗，畏寒怕冷，僵卧抽搐，身动轻，两目似开似合，口吐白沫，颈项强直，神志昏聩，舌淡红，苔薄白，脉多沉弦迟，或沉缓而滑。治以温阳通络、益气化痰为法，方用自拟通阳化痰汤。

（2）静止期　停止发作，若脑神生理活动正常，经脉生理功能平衡，五脏气平，六腑气通，气血循行如常，可无症状表现。治疗以调阴阳、安五脏、平六腑、通经导络、和气血为法，以除病害。药用：白花蛇头、啄木鸟（与黄酒、荆芥穗三者共放砂锅内焙干，为国家二级保护动物，现已不用）、乌鸦（去足、去嘴、去内脏，同狐狸肝放砂锅内焙干）、胎儿脐带（焙）、藏红花、羚羊角、玳瑁、醋柴胡、嫩桂枝、安息香、石菖蒲、郁金、冰片、清半夏、天竺黄，共为细面，每服 2～3g。

（3）缓解期　指癫痫发作停止三四年后，其病机转归一是病因已除，正气已复，痫疾告愈。二是病因虽除，脑髓元神用而不全，内外病因触而可发癫痫。三是病有宿根、痫病不愈而终生为患。发作期还可进一步辨证为风痰瘀证、痰气阻滞证、肝肾失调证、神伤呆痴证等。

6. 郑绍周辨治痫病学术思想

郑绍周根据本病病机特点，认为痫病痰邪作祟尤为重要，痰浊是贯穿本病的主要病理因素，故治疗过程中重化痰邪，以豁痰息风、豁痰开窍、豁痰镇惊、健脾化痰、软化老痰等化痰法，配合清心开窍、定痫息风、平肝泻火、活血化瘀等为基本治疗方法。临证常以定痫散（自拟方）加减。该方在安宫牛黄丸合定痫丸的基础上加减变化而来，由麝香、牛黄、胆南星、白芥子、石菖蒲、泽泻、半夏、全蝎、僵蚕、蜈蚣、硼砂、珍珠粉、水牛角粉、党参、白术、葛根、赤芍等组成，全方攻补兼施，标本兼治，以豁痰息风、清心开窍为主，健脾益气、理气活血为辅。若因脑外伤、脑出血所致痰瘀互结者可加用水蛭、川芎、红花、郁金等活血化瘀药。发作频繁，发作时抽搐症状明显者可加用天麻、钩藤平肝息风；痰夹热邪者，用天竺黄、竹茹；痰滞中焦者加化橘红、炒牟蒡子等。休止期若头晕目眩、目睛干涩者可加龟甲、熟地黄、菟丝子、山茱萸滋阴补肾；若神疲乏力、少气懒言、体瘦纳呆者加用黄芪、生山药、砂仁、鸡内金；心烦，躁扰不宁者加琥珀、莲子心；若脾虚久泻或二便失禁者可加乌梅、诃子肉、炒薏苡仁。

郑绍周善用对药治疗痫病，认为半夏功能燥湿化痰、降逆止呕、消痞散结，与清热平肝、息风定惊之钩藤合用在抗惊厥方面有较好的疗效。此外，郑绍周还善用虫类药，认为全蝎、蜈蚣、僵蚕等虫类药不仅具有平肝息风的作用，亦擅长搜剔留滞经络间的风邪，同时还能缓和脉络之拘急，令络脉通畅，从而恢复其行气血、荣脑髓的功能。但虫类药有一定的刺激性，且价格偏贵，故强调应用时严格掌握适应证，并注意中病即止。临证应结合具体病情辨证处方，组方遣药要功大力专，随证化裁，效则守方。

【医案举隅】

1. 痫病验案 1

患者，女，9个月。患儿自6个半月时被发现有小抽动，1次可持续4～5s，1天最多抽动40多次。发作时全身抖动，两眼发直。曾在医生指导下，喂服西药苯巴比妥及中药煎剂，病情未能控制。现仍抽动不止，日发30多次，每次发作最长可达10s左右。患儿自发病以来，食欲明显下降，汗多，便干。舌边尖红，苔薄白。曾在北京某医院做脑电图，提示为边缘状态脑电图。其母诉，患儿属高龄孕妇（38岁）第一胎剖宫产。其母妊娠期呕吐剧烈，但未服任何药物，其祖父有癫痫病史。

西医诊断：婴儿痉挛症。

中医诊断：痫病。

辨证：肝风内动，脾虚痰阻证。

治宜肝脾兼顾，以柔肝息风、和脾涤痰为法。

处方：茯苓9g，橘红9g，法半夏6g，钩藤6g，连翘9g，远志6g，石菖蒲6g，地龙6g，生桑枝9g，菊花9g，生甘草3g，竹茹6g。8剂，水煎分多次频服。

服后抽搐发作仍频繁，纳食略有好转。

二诊：继续治疗，处方：茯苓9g，橘红6g，制胆南星6g，钩藤6g，白菊花9g，连翘9g，珍珠母9g，代赭石9g，炒神曲9g，甘草3g。服法同前，20剂。

三诊：患者诉近两周未再抽搐。近日微有感冒，眠食欠佳，汗多溲黄，手足心热，咽部略红。继以前法为治，着重柔肝息风、安神定痫，尚宜佐以益气育阴，兼清风热之品。处方：南沙参9g，麦冬6g，五味子3g，钩藤6g，白菊花9g，连翘9g，茯苓9g，泽泻6g，制胆南星6g，橘红6g，生桑枝9g，代赭石9g，炒山楂6g，生甘草3g。再进10剂，服法同前，随访半年，未

再发作。[张士卿，谭玉玲．先师王伯岳治疗小儿癫痫经验撷要．甘肃中医学院学报，2001，18（1）：1-5]

按：患儿先天禀赋异常，其母高龄，已气血不足，且妊娠期间呕吐剧烈而未进行有效干预，导致患儿发育不足，脾虚气弱，阴液略亏。渐长则气血不调，脏腑不平更甚，内积痰湿。轻微积食或受惊恐，则引动肝风，夹痰火食上冲，蒙蔽清窍则发为痫病。王伯岳以柔肝息风、健脾涤痰法初治，健脾涤痰力强而清肝息风力弱，故纳食好转而痫病发作仍强。二诊时发现肝旺之势未能得挫，故加重平肝降逆，连服20剂，患儿很快未再抽搐。患儿体弱，气阴不足，故三诊以益气育阴，兼清风热之品处之，再进10剂而半年未发。

2. 痫病验案2

患者，男，32岁。2010年10月29日初诊。

主诉：发作性抽搐8年。

现病史：患者2002年在外打工时因外伤脑出血在广州行开颅手术，住院期间发病2次，颈项强直，牙关紧闭，口吐白沫，持续2分钟左右缓解。2008年又发作1次，症状同上，未予治疗。2009年4月开始，发病次数开始逐渐频繁，每周1～2次，每次持续时间约2分钟。2010年4月再次发作时导致脑出血，在焦作当地医院行开颅手术，术后至今发作仍较频繁，每周2～3次，持续时间约1分钟，缓解后头晕、全身乏力。曾服用丙戊酰胺，患者诉出现眩晕、耳鸣、双手抖、不自主点头等不良反应，现已停药。纳眠可，二便调。血压125/90mmHg。脉弦细，舌苔薄白质红。

西医诊断：癫痫（脑外伤后，二次手术后）。

中医诊断：痫病。

辨证：痰瘀互结证。

方药：黄芪20g，葛根20g，赤芍15g，川芎15g，泽泻20g，半夏8g，胆南星12g，白芥子20g，石菖蒲20g，钩藤20g，全蝎10g，僵蚕15g，蜈蚣3g，硼砂5g，水牛角粉20g，珍珠粉3g。10剂颗粒剂，搅拌均匀后装胶囊，日3次。

二诊：患者自述服上药后至今癫痫发作3次。脉沉弦，舌苔白厚腻，质暗红体大。方药：葛根20g，赤芍20g，川芎15g，红花15g，天麻10g，钩藤20g，水蛭10g，全蝎10g，僵蚕15g，蜈蚣3g，茯苓20g，石菖蒲15g，泽泻15g，半夏10g，白芥子20g，硼砂3g，水牛角20g。10剂，水煎服，日1剂。

三诊：患者自述服用上次药后至今无明显诱因发作性抽搐2次。1个月前左侧额顶部出现一疖肿，疼痛明显，20天来出现发作性头晕，至今右手不自觉抖动，纳可，眠一般，二便自调。拟加减2010年10月29日方，再加白芷10g，细辛3g，山柰10g。10剂颗粒剂，搅拌均匀后装胶囊，日3次。

四诊：诉用上药后病情稳定，继服上药两个月。电话随访病情稳定，至今未复发。[郭迎树．郑绍周治疗癫痫病经验．河南中医，2012，32（5）：557-559]

按：该例患者有明确的中风和脑部手术病史，故认为痰瘀互结脑部是其主要病理因素，故以活血化瘀、祛痰定志法治疗。方中红花、赤芍、川芎活血化瘀，半夏、胆南星、白芥子、石菖蒲豁痰开窍，茯苓、泽泻淡渗痰湿、安神益智，此外开窍药可增智健脑、预防久病伤神、久病智障。全蝎、僵蚕、蜈蚣、水蛭息风止痉，且能化瘀散结，又虫药善搜络剔邪，使深居之顽痰凝瘀消解。伍天麻、钩藤、硼砂、水牛角粉清心火、平肝风；珍珠粉清心安神。适量黄芪、葛根，以调和气血。全方祛邪力重，以豁痰息风、清心开窍、理气活血为主，少佐益气以扶正祛邪。上药用颗粒剂入胶囊服用，服用方便，并防止有效成分的挥发，可提高患者的依从性。

参考文献

1. 巢元方. 诸病源候论［M］. 北京：人民卫生出版社，1955.
2. 陈无择. 三因极一病证方论［M］. 北京：中国中医药出版社，2007.
3. 朱丹溪. 丹溪心法［M］. 北京：中国中医药出版社，2008.
4. 王清任. 医林改错［M］. 沈阳：辽宁科学技术出版社，1997.
5. 张锡纯. 医学衷中参西录［M］. 太原：山西科学技术出版社，2009.
6. 张士卿，谭玉玲. 先师王伯岳治疗小儿癫痫经验撷要［J］. 甘肃中医学院学报，2001，18（1）：1-4，5.
7. 郭会军. 郑绍周治疗癫痫经验［J］. 光明中医，2005，20（5）：29.
8. 齐亚莉，赵铎. 郑绍周教授治疗癫痫的经验［J］. 光明中医，2014，29（2）：228-229.
9. 袁莉莉，范文涛，王倩. 张锡纯治疗癫痫用药特色探析［J］. 中医学报，2019，34（8）：1594-1597.
10. 郭迎树. 郑绍周治疗癫痫病经验［J］. 河南中医，2012，32（5）：557-559.

第四节　脾胃系病证

一、胃痛

胃痛，又称胃脘痛，是以上腹胃脘部近心窝处疼痛为主症的病证。本病多由于外邪犯胃、饮食伤胃、情志不畅、素体脾虚等原因，导致胃气郁滞，胃失和降，不通则痛，而发为胃痛。西医学中急慢性胃炎、胃及十二指肠溃疡、胃痉挛、胃下垂等以上腹部疼痛为主要症状的疾病，均可参考本篇辨证施治。

"胃脘痛"一名首见于《黄帝内经》，其对胃痛的症状、病因、病机、病位等进行了论述，如"胃病者，腹膜胀，胃脘当心而痛"等。唐宋以前文献多将胃痛与心痛相混淆，直到金元时期，医家才开始对心痛和胃痛作出明确区分。金代李杲在《兰室秘藏》中首立"胃脘痛"一门，将胃脘痛的证候、病因、病机和治法明确区别于心痛。明代虞抟在《医学正传·胃脘痛》中进一步澄清了前代医家的胃脘痛与心痛混淆论。明代王肯堂《证治准绳·心痛胃脘痛》云："心与胃，各一脏，其病形不同，因胃脘痛处在心下，故有当心而痛之名。岂胃脘痛即心痛者哉。"明清时代医家重点论述了本病的病因病机及其辨证治疗，丰富了胃痛的内容。如明代龚廷贤在《寿世保元》中阐述了"饮食不节"为胃脘痛的病因。张介宾《景岳全书》在论述胃痛病机时，强调"气滞"一论，不通而痛，治疗多以理气为主。清代医家叶桂强调"久痛入络"，认为治疗胃痛应当分明其在气在血，治疗当以理气活血之法，为后世辨治胃痛奠定了基础。

【理论经纬】

本病病因多与素体脾虚、外邪犯胃、饮食伤胃、情志不畅有关，基本病机为胃气郁滞，胃失和降，不通则痛。病位在胃，与肝、脾关系密切，涉及胆、肾。病理属性有虚实之分，虚性胃痛多为久病体虚，饥而痛甚，痛势徐缓，痛处不固定，喜按，脉虚。实性胃痛多发生于新病之后，痛势剧烈，食后痛甚，痛处固定不移，拒按，脉盛。胃痛辨证还需分清寒热及在气在血。胃痛遇寒痛甚，得温痛减，为寒证；胃脘灼痛，痛势急迫，喜冷恶热，为热证。另外，胃痛当辨在气在血。因气滞所致者，多见胃脘胀痛，痛连两胁，时作时止，得嗳气、矢气则减，常与情志有关，舌淡，苔白，脉弦。胃痛因瘀血所致者，常见胃痛持续如针刺，痛有定处，入夜尤甚，或伴有呕血、便血等症状，舌紫暗，有瘀斑或瘀点，脉涩。本病治疗基本原则为理气和胃止痛，治疗核心立足于"通"。

1. 张机采用六经辨证和脏腑辨证辨治胃痛

张机在《伤寒论》中以六经辨证辨治胃痛。太阳胃痛因外邪不解，里气不通，胃气壅滞而成；阳明胃痛可因大热伤津，或因痰热互结，致燥屎内结，胃气失和而成；少阳胃痛可因胆火内郁，少阳枢机不利而致；太阴胃痛可因中阳不足，寒湿内盛出现胃痛；少阴胃痛可因少阴热化，津液耗伤，胃热壅滞而致，或阳气内郁，气机不畅而致；厥阴胃痛可因肝失条达，阴阳失调，寒热错杂而致。

在《金匮要略》中以脏腑辨证论治胃痛，其论述多位于"腹满寒疝宿食病脉证治"中。如中焦虚寒、水饮内停之腹中雷鸣切痛；脾胃阳虚、中焦寒甚之心胸中大寒痛，上下痛而不可触近；或寒邪凝结中焦之寒疝腹痛；血虚内寒之寒疝腹中痛；或暴饮暴食、饮食停滞之宿食胃脘痛。

2. 李杲首立"胃脘痛"门，提出阴火理论，并将胃脘痛与心痛区分

金元医家李杲为"补土派"之代表，其在《兰室秘藏》《脾胃论》等多本著作中提出较为完善的脾胃病防治观点，归纳并总结了大量治疗胃脘痛的临床经验，为后世医家奠定了理论基础。李杲在《脾胃论》中提出"阴火"理论，认为脾胃虚弱，气血化生不足，后天无以养先天，导致元气不足，或者忧思劳倦、房劳等损伤精气，导致脾胃气虚，元气失充，阴火乘其土位，心火亢盛，损耗胃中阴液，则致胃失濡养而灼痛。

李杲在其著作中虽有心胃痛并称或同时进行论述者，但在多处将胃痛与心痛的部位、证候、病因、病机和治法加以区分，为后世明确鉴别心痛、胃痛奠定了理论基础。

3. 张介宾提出胃痛病机为气机不顺，治当以理气和胃止痛为要

张介宾指出胃脘痛与肝、脾、胃关系密切，认为胃脘痛多因饮食伤胃、外邪犯胃、七情内伤及平素脾虚等引起，辨证分型主要分为饮食伤胃、肝气犯胃、瘀血阻络、湿热阻滞、胃阴亏虚、寒邪客胃、脾胃虚寒。邪盛者祛邪，正虚者扶正，虚实夹杂者，则当祛邪扶正并举。总治则为"以通为用"，根据具体证候分别予以散寒、消食、理气、泄热、化瘀、益胃养阴、温脾等治法。同时，张介宾提出胃痛常与肝关系密切，若七情郁结，气郁伤肝，肝气横逆克脾犯胃，致气机阻滞，胃失和降而痛；或气郁则血行不畅，瘀血内生，胃络不通；或气郁日久化火，郁火伤阴，皆可致胃痛。另外，张介宾为温补派的代表人物，提出"阳非有余，真阴不足"，并提出包括胃痛在内的部分胃部疾病多与肾的阴阳失调相关，其在治疗胃脘痛时，注重阴阳平调、补泻兼施。

4. 叶桂提出"脾胃分治"理论，为后世治疗脾胃疾病提供新的理论支撑

清代名医叶桂在张机脾胃学说的基础上，根据脾脏与胃腑的生理功能差异及疾病状态下病理状态的不同，提出了"脾胃分治"理论。在胃痛的病因、病机演变及辨证论治等方面都进行了独到的阐述。《临证指南医案·胃脘痛》云"夫痛则不通，通字须究气血阴阳，便是看诊要旨"，指出胃痛的根本病机为"不通则痛"。在临证时，叶桂强调必须分清气血阴阳。另外，胃痛当分虚实，实性胃痛包括瘀血阻络、痰浊阻滞、气机失调等类型；虚性胃痛主要有脾胃阳虚、胃阴亏虚等证型。治疗上，强调"以通为要"，叶桂所述之"通法"，并非单指通腑降浊，而是一切可恢复脾胃功能之治法皆为通法，包括理气化痰、祛瘀通络、温补胃阳、滋阴养胃等治疗法则。用药方面，叶桂用药以轻灵柔和为主，注重养胃阴、通补胃阳、通血络等方法的运用。对于虚性胃痛，叶桂强调通补为宜、守补则谬。对于慢性胃痛，反复发作，持续难解者，强调"久痛入络"，治疗胃痛应当分明其在气在血，治疗当以理气活血之法。

5. 林沛湘创新"安胃汤"调节升降、疏导气机

林沛湘认为，脾胃虽同属中土，但在功能上，脾主运化，喜燥恶湿，以升为顺；而胃主受纳，喜润恶燥，以降为用。其在临证诊疗时十分强调调节阴阳平衡，恢复气机升降出入正常，注重辨证与辨病相结合，根据疾病的核心病机以古方为基创制新方，用药上根据疾病不同兼症的证候病机进行灵活加减。此外，林沛湘认为胃痛的发生与肝脏功能失调密切相关，肝郁横克脾胃，胃失和降，不通则痛。此证虽有肝郁，但多以肝阴不足为基础，阴阳互根互用，肝阴不足，无以养阳，以致肝气疏达不利。因此，林沛湘认为，治疗之根本既要疏肝，更要注重养阴柔肝。

6. 徐景藩将胃痛分为上、中、下脘痛三型，提出新的胃痛辨证诊疗方式

胃脘分为上、中、下三部分，首届国医大师徐景藩根据胃痛部位将胃痛证型分三型论治。因上脘多气，故上脘多以气滞作痛；中脘多虚实夹杂；下脘多气多血，下脘痛常见于气血同病。基于以上理论，徐景藩在胃痛的诊疗过程中，腹部切诊极为重要，只有确定好病位、病机性质和证候，才能精准辨证，治疗有效。对于萎缩性胃炎伴肠化、异型增生的胃痛患者，徐景藩强调在运用中医药治疗的同时，应配合心理疏导，缓解、消除患者的恐癌焦虑情绪，有利于康复。在胃病的治疗过程中，徐景藩重视肝脾（胃）关系，因此，疏肝理气贯穿疾病治疗始终。临床用药方面，徐景藩注重刚柔相济、升降相须。在治疗胃痛与心痛同时存在的患者时，徐景藩予以"胃心同治"，在诊疗过程中，尤其重视舌、脉诊，并根据其临床经验，归纳总结出一套详细的"胃心同病"的舌脉表现，用于临床诊疗及教学。

【临证指要】

1. 张机辨治胃痛学术思想

（1）从六经辨治　太阳胃痛中因太阳误下，邪热内陷，结于心下之痰热互结之胃痛者，治以清热祛痰、苦降开结，可予小陷胸汤；除此之外亦有太阳、少阳误下，伤及中焦脾胃，升降失常，气机郁结，寒热错杂而心下满者，治以寒热并用、辛开苦降，方用半夏泻心汤。阳明胃痛者，可予承气汤类，以通滞行气止痛。少阳胃痛，因枢机不利、胆热犯胃，治以和解少阳，方选小柴胡汤；若兼太阳者，治以和解少阳兼以解表，方用柴胡桂枝汤；若兼阳明者，治以和解通下，方选大柴胡汤。太阴胃痛，当治以温中散寒止痛，方宜选四逆辈，即四逆汤、理中汤一类。少阴胃痛，阳气内郁，气机不畅，治以疏畅气机、透达郁阳，方用四逆散。厥阴胃痛，寒热错杂，治以寒热并用、扶正祛邪，方用乌梅丸。

（2）从脏腑辨治　对于中焦虚寒，水饮内停之腹中雷鸣切痛者，治应温中散寒、降逆止痛，可予附子粳米汤；而因脾胃阳虚，中焦寒甚出现的心胸中大寒痛，上下痛而不可触近者，治以温阳建中、散寒止痛，方用大建中汤；对于寒邪凝固中焦之寒疝腹痛，见腹痛、绕脐痛、手足厥冷者，治以破积散寒止痛，方用大乌头汤；而对于阴血亏虚，中焦内寒之寒疝腹中痛者，治以养血散寒，方予当归生姜羊肉汤；对于暴饮暴食，饮食停滞之宿食胃脘痛者，遵因势利导之则，宿食在上者，与瓜蒂散涌吐，宿食在下者，与大承气汤通下。

2. 李杲辨治胃痛学术思想

（1）恢复脾胃升降气机，尤其重视脾气之升清　对于脾胃气机升降失调的胃痛，症见胃部胀满、虚痛、纳呆、少气懒言、乏力，甚见低热、消瘦。其以"升阳益气法"升阳益气、补益脾胃，代表方剂有升阳益胃汤、补中益气汤等，善用黄芪、人参、白术补益中焦脾胃，以柴胡、升麻鼓舞清气上升，以防中气下陷，陈皮、当归理气化痰、活血养血，使胃气得充，清气上升，气血通畅，胃痛得止。对于脾胃虚寒所致胃痛，症见胃痛隐隐、畏寒、喜温喜按、大便溏泄、舌淡苔白、脉虚缓无力者，李杲以"温阳益胃法"温阳健脾、和胃止痛，代表方剂有温胃汤等。针对阴火证，其创补脾胃泻阴火升阳汤、升阳散火汤、清胃散、安胃汤等方剂以清泄阴火。

（2）注重饮食伤脾论　饮食自倍，脾胃乃伤。伤饮者，无形之气也，宜发汗、利小便以导其湿。伤食者，有形之物也，轻则消化，或损其谷，此为最妙也，重则方可吐下。烦渴饮水过多，水入即吐者饮停于胃，李杲予五苓散治疗；兼见身发黄疸，瘀热在里者，予浓煎茵陈蒿汤；饮酒过伤者，予葛花解酲汤；又立枳术丸、干姜枳术丸、半夏枳术丸、木香干姜枳术丸等治疗胃气虚弱，寒食气滞者。李杲另以三棱消积丸、雄黄圣饼子等治疗生冷硬物所伤脾胃者。

3. 张介宾辨治胃痛学术思想

（1）治则治法　张介宾治疗本病以扶正补虚、温补脾胃为主，佐以疏肝、理气、健脾、和胃。

（2）临床处方旨在调和阴阳　张介宾治疗本病立方用药时遵循"扶阳不忘补阴，补阴不离扶阳"的治疗原则。用药善于在调整温补药物的同时，兼配伍补阴药物。阴阳并调，肝脾同治，胃腑得通。

（3）其治法灵活，补中有泻　张介宾在温补脾胃的同时，药以辛柔和血、辛香理气、芳香化湿和淡渗利湿之品，促进各脏腑生理功能的恢复，使得气血调畅，清浊各归其道，则中焦安和，胃痛自止。

4. 叶桂辨治胃痛学术思想

（1）善于在经方基础上随证立方　叶桂用金铃子散加减治疗肝气犯胃所致胃痛；用麦门冬汤加减治疗胃阴亏虚之胃痛等。

（2）倡导脾胃分治，阐述胃阴学说　胃阴学说是叶桂对脾胃学说的巨大贡献。其对胃阴亏虚的成因、症状、治法及立方用药作了明确论述。

（3）用药轻灵柔和　叶桂强调胃痛用药贵在轻灵柔和，不宜过用重镇、滋腻之品。

（4）通补为宜，守补则谬　胃痛虚症的治疗以通补为宜。用药多以陈皮、厚朴、橘红、茯苓、桂枝等通补胃阳，取其"通补为宜，守补则谬"之意。

（5）久病入络　"初病气结在经，久则血伤入络"，叶桂对胃痛久病入络提出了独到见解。治以桃仁、红花、当归须、蒲黄、五灵脂、柏子仁、琥珀、蜣螂、蜀漆之品以活血通络止痛。

5. 林沛湘辨治胃痛学术思想

（1）常用方药　林沛湘认为慢性胃病多以气机升降失调为主，伴随湿热、气滞、血瘀等多因素，故林沛湘以半夏泻心汤、丹参饮、百合汤、芍药甘草汤为底方，合方创制安胃汤，寒温并用、辛开苦降、化湿行滞、活血通络和胃，再根据不同的证候进行加减。胃痛日久，脾虚气弱，痰湿内停，日久酿生湿热，耗伤胃阴，而致寒热虚实夹杂者，治宜安胃汤：黄连、干姜、法半夏、苍术、乌药、木香、百合、丹参、白芍、甘草。治疗胃痛日久，瘀血阻络，除运用丹参等活血药物外，一方面善用虫类药如土鳖虫、虻虫等以搜剔络脉、松透病根；另一方面，于活血化瘀的同时，补益气血，以求"气行则血行"。

（2）善用古方　脾胃亏虚兼痰湿内停，治宜健脾除湿，方选香砂六君子汤合平胃散；若兼见呕吐、嗳气、吞酸等胃气上逆的表现，多为脾胃气虚或脾胃虚寒兼水湿内停，常合用旋覆代赭汤加减治疗。

（3）肝胃并举　在治疗肝胃同病所致胃痛时，林沛湘除了传统的疏肝理气外，基于肝脏体阴而用阳的生理特性，还注重养阴柔肝，以达到治病求本的目的。临床用药，基于"肝欲散，急食辛以散之，肝苦急，急食甘以缓之"的用药法则，对于实证以四逆散加香附、郁金、紫苏梗等以疏肝理气行血；对于虚证，养阴柔肝用一贯煎加柏子仁、牛膝等以养阴柔肝，以甘麦大枣汤加味缓急柔肝。

6. 徐景藩辨治胃痛学术思想

（1）胃脘痛独特的腹部触诊分析法　上脘（或至鸠尾）压痛，以气滞为主，多为实证。自诉胃痛，但上腹无明显痛点者，多为肝胃不和之轻症；整个胃脘部压痛并见右胁下压痛，多为气滞，常见于肝（胆）胃同病。中脘周围压痛，多为虚实夹杂。中脘及右梁门按诊均诉有胀满而无压痛者，以湿阻气滞为多。中脘部及右梁门压痛，以脾胃亏虚兼气滞多见。若胃脘无压痛，唯有右胁下有压痛，病位主要在肝（胆）。下脘压痛，位置固定局限，多为瘀血。宿食内积则上中下脘均可有压痛。以两手中指在两侧梁门、天枢外侧交互用力按击腹部，随按随起，侧耳闻得内有辘辘声响者，常为胃中有痰饮。久病胃痛严重者考虑瘀血内停于幽门部。

（2）胃痛独特的舌脉诊分析法　对于"胃心同病"的患者，徐景藩极为重视对舌象和脉象的观察。如舌象方面舌淡胖，边有齿印，或见舌色发紫气者，多为脾胃气虚、心阳不振；舌质偏红，舌体瘦小，少津者多为心胃两脏阴虚；舌色淡白无华者为血虚。脉象方面，中阳不振，或气血亏虚者，其脉多缓；心阳虚弱者，多为沉迟脉；阴虚内热者多为细数脉；肝郁气滞则见弦脉；痰浊内停者见滑脉；涩脉多血瘀；脉结代，属心气不足、心血瘀阻。

【医案举隅】

1. 胃痛验案 1

姚某，胃痛久而屡发，必有凝痰聚瘀。老年气衰，病发日重，乃邪正势不两立也。今纳物呕吐甚多，味带酸苦，脉得左大右小。盖肝木必犯脾土，胃阳亏虚，完谷而出，且呃逆，沃以热汤不减，其胃气掀腾如沸。不嗜汤饮。饮浊弥留脘底。用药之理，远柔用刚，嘉言谓能变胃而不受胃变，开得上关，再商治法。紫金丹含化一丸，日三次。又议以辛润苦滑，通胸中之阳，开涤浊涎结聚。古人谓通则不痛，胸中部位最高，治在气分。鲜薤白（去白衣，三钱）、瓜蒌实（三钱，炒焦）、熟半夏（三钱）、茯苓（三钱）、川桂枝（一钱）、生姜汁（四分，调入）。古有薤露之歌，谓薤最滑，露不能留，其辛则通，其体滑则降，张机用以主胸痹不舒之痛；瓜蒌苦润豁痰，陷胸汤以之开结；半夏自阳以和阴，茯苓淡渗，桂枝辛甘轻扬，载之不急下走，以攻病所；姜汁生用，能通胸中痰沫，兼以通神明，去秽恶也。［袁旭潮，王捷虹，王康永.《临证指南医案》从肝论治胃痛医案的证治分析. 2016，48（8）：9-10］

按：患者年老气衰，加上疼痛日久，久病成瘀，痰凝结聚，纳物呕吐甚多，味带酸苦，完谷而出，不嗜汤饮，脉左大右小，则是肝木犯胃土；胃阳虚，见大便完谷不化。因不嗜汤饮，急则治其标，在治疗上，宜先开上关，用紫金丹含化，续予辛润苦滑、开涤浊涎，用瓜蒌薤白汤加味，用药如薤白、瓜蒌实、半夏、茯苓、桂枝、姜汁等。如伴有舌白、胸痞、脘痛如束、干呕便难，治以二陈汤为基础，加入柴胡、川楝子等。本案总由病发日久，痰凝结聚，肝木犯胃土而致胃痛。同时，叶桂又说："若竟攻荡，当夏热土旺，伤及太阴，恐滋胀满之忧。"故而虽有痰凝结聚，也没有用攻邪涤荡之法，亦是因时制宜观点的体现，说明叶桂用方之严谨缜密。

2. 胃痛验案 2

刘某，女，53岁。2003年10月18日初诊。

主诉：上腹隐痛1年余，伴口苦。患者1年多来常感上腹隐痛，痛无规律，胃脘痞胀，食后尤甚，口苦嘈杂，时有泛酸，初起未予诊治，之后症情渐剧，甚则终日不缓，于2003年3月查胃镜示胆汁反流性胃炎、中度萎缩性胃炎，服雷尼替丁、胃苏冲剂等药未效。刻诊：胃脘隐痛痞胀，得嗳则舒，胃中嘈杂、泛酸，晨起吐苦水，口干口苦，纳呆不振，情绪不畅则诸症加重。诊查：形体偏瘦，面色萎黄，舌红，苔薄黄，脉细弦，腹软，中脘轻压痛，肝脾无肿大。分析：肝胆、脾胃互为表里，肝主疏泄，脾主运化，胃主和降，胆随胃降。情志不畅，肝胆失疏，气机郁结，脾失健运，胃失和降，胆液逆胃，故见胃脘疼痛、作胀、纳呆食少、吐苦水等症；气机不畅，郁而化热，故见口干口苦、嘈杂不适。

先拟疏肝利胆、和胃降逆治之。

处方：柴胡10g，枳壳10g，青皮6g，法半夏10g，广郁金10g，黄芩6g，刀豆壳30g，柿蒂15g，代赭石15g（先煎），石见穿15g，白芍15g，甘草3g。水煎服，每日1剂。

二诊：服上方7剂，胃痛稍减，脘中仍嘈，口苦咽干。胆热未清，治从原法出入。原方加桑叶10g，牡丹皮10g，煅瓦楞子30g，以清泄肝胆制酸。

三诊：服药14剂，胃中嘈杂、口苦消失，但食欲不振，腹鸣矢气，大便易溏。乃肝脾失调，当培土泄木、疏利通降。处方：太子参15g，炒白术10g，茯苓15g，山药15g，白芍15g，柴胡10g，枳壳10g，佛手10g，鸡内金10g，谷芽、麦芽各30g，炙甘草3g。服用7剂，诸症缓解。以后隔日1剂，巩固疗效。[陆为民，周晓波，周晓虹.徐景藩治疗胆胃同病验案分析及辨治特色——徐景藩诊治脾胃病经验之三.2010，42（3）：1-3]

按：胆汁反流常因胆道功能障碍、幽门括约肌关闭不全，碱性胆液由十二指肠反流入胃，损伤胃黏膜，引起慢性炎症。若胆液反复刺激，日久可致胃黏膜固有腺体减少而产生萎缩性胃炎。据其临床表现，可归属中医学"胃脘痛""痞满""嘈杂""泛酸"等范畴，其病机总属脾胃升降失调，与肝胆关系尤为密切。《灵枢·四时气》云："邪在胆，逆在胃，胆液泄则口苦，胃气逆则呕苦。"针对胆汁反流，徐景藩认为应从疏降入手。疏即疏泄肝胆、调畅气机；降即理气和胃、降其气逆。方中以柴胡为君，轻清升散，伍枳壳、白芍、甘草，取四逆散之意，疏肝解郁，配郁金以增疏肝利胆之功；黄芩苦寒，善清少阳，与柴胡相配，一散一清，疏清肝胆，也寓小柴胡汤和解少阳之意；青皮、法半夏、刀豆壳、枳壳、柿蒂、代赭石理气和胃降逆；石见穿行瘀通利，防久病入络，血行不畅。服药7剂，胃痛虽缓，然口苦咽干未减，徐景藩又加桑叶、牡丹皮以加强清泄胆胃之力，煅瓦楞子制酸行瘀。再服14剂，诸症消失，然见食欲不振、便溏等症，此时从培土泄木，缓图其本，终收全功。

参考文献

1.张介宾.景岳全书［M］.北京：人民卫生出版社，2007.

2.陆为民，周晓波，周晓虹.徐景藩治疗胆胃同病验案分析及辨治特色——徐景藩诊治脾胃病经验之三［J］.2010，42（3）：1-3.

3.林寿宁.中国百年百名中医临床家丛书：林沛湘［M］.北京：中国中医药出版社，2001.

二、噎膈

噎膈是由于内伤饮食、情志失调或年老肾虚等原因导致吞咽食物梗噎不顺，饮食难下，或纳而复出的病证。"噎"指吞咽有梗阻的感觉，古有"因噎废食"之说；"膈"是胸膈阻塞，饮食不下。"噎"是"膈"的前期症状，常合称为"噎膈"。本病与西医学中的食管癌、贲门癌、食管憩室、贲门痉挛、食管炎、弥漫性食管痉挛、胃神经症等疾病有相似之处，出现吞咽困难时，可参考本病进行辨证论治。本病以中老年人多见。

《黄帝内经》中称本病为隔（古代"隔"同"膈"），最先提出噎膈与津液、情志有关，如《素问·阴阳别论》云"三阳结，谓之隔"；《素问·通评虚实论》云"隔塞闭绝，上下不通，则暴忧之病也"，亦指出噎膈的发病与大小肠及膀胱有关。《灵枢·四时气》言"饮食不下，膈塞不通，邪在胃脘，在上脘则刺抑而下之，在下脘则散而去之"，指出本病病位在胃，可施以针法。隋代医家巢元方《诸病源候论》将噎与膈分论，噎分五噎：气噎、忧噎、食噎、劳噎、思噎；膈分五膈：忧膈、恚膈、气膈、寒膈、热膈。宋代医家严用和在《济生方》中首先提出噎膈病名，后世医家沿用至今。元代朱震亨在《脉因证治·噎膈》中指出噎膈的病因是"血液俱耗，胃脘亦槁""或因金水二气不养，或阴血不生，肠胃津涸，传化失宜；或因痰膈妨碍升降，气不交通，皆食入复出"。近代中医大家张锡纯在《医学衷中参西录》中指出，噎膈是因肝气升发太过，而肺气下降不及，血随气升不畅，日久而瘀，认为瘀血与噎膈密切相关。

【理论经纬】

噎膈的病因与情志内伤、饮食失宜、年老肾虚等有密切关系。宋代严用和的《济生方》载"倘或寒温失宜，食饮乖度，七情伤感，气神俱忧……结于胸膈则成膈，气流于咽嗌，则成五噎"。指出饮食、酒色、年龄均与本病有关。平日喜食过热饮食，或进食过快，或食物粗糙，易损伤食道，影响胃的受纳腐熟，导致食道狭窄，日久形成噎膈。若嗜酒过度，或过食肥甘燥热之品，使胃肠积热，耗伤津液，酿成痰浊，阻塞食道，引起咽下噎塞。明代赵献可在《医贯·噎膈》中言："唯男子年高者有之，少无噎膈。"清代李用粹《证治汇补·噎膈》认为噎有气滞者，有血瘀者，有火炎者，有痰凝者，有食积者，虽有五种，总归七情之变。忧思伤脾，脾伤气结，水湿内阻，滋生痰浊，痰气郁结，阻于食道。恼怒伤肝，气机郁滞，血行不畅，痰瘀互结于食道，食不得下。年老体衰，体内精血亏虚，气阴不足，痰气交阻于食道。叶桂《临证指南医案·噎膈反胃》指出噎膈的病机为"脘管窄隘"。本病病位在食道，属胃气所主，病变脏腑关键在胃，与肝、脾、肾有密切关系，皆以经络相连。本病病理性质为本虚标实，初期以标实为主，逐渐出现痰气瘀交结，影响胃腑通降，气机上下不通，导致饮食难下，食入复出。病久则以正虚为主，后期虚实夹杂。

1. 叶桂明辨噎膈、反胃之不同，重视噎膈预防

叶桂认为噎膈乃难愈之疴，积劳伤阳，年岁未老，却精神已竭，古称噎膈反胃，都因阴枯而阳竭。也有老年血气渐衰，数日大便通畅，脘中纳食无阻，这是胃液渐枯，胃气下行，噎证萌矣，是因烦劳过度，身中三阳燔燥煎灼津液所致。亦有劳心劳力经营，向老自衰，平日服用桂附生姜之类多年，病发噎膈呕吐，此因上焦之气不化，津液不注于下，食过于辛热，肝阳有余，肺胃津液耗竭，导致上焦燥热。格拒食物，涎沫逆气而升，为老年抑郁所致。有酒热郁伤，脘中食阻而痛成噎者。有忧思郁结，痰凝阻碍者，属噎。

叶桂认为噎膈为年老、过劳、过食辛热及忧郁、悲、恐等过极，或饮酒过度，阳气内结，阴血内枯，气、痰、瘀交阻，津气耗伤，胃失通降而致。与反胃之胃中无阳，不能容受食物，朝食暮吐，暮食朝吐不同。

叶桂案中多言及噎膈预防。如患者胃液渐枯，胃气下行，噎证萌矣；清阳莫展，脘管窄隘，不能饮食，噎膈渐至矣；近来常吐清水，是胃阳日薄，噎膈须防；积劳有年，阳气渐衰，浊凝瘀阻，脘中常痛，怕成噎膈便塞之证；胃痛得瘀血去而减，两三年宿病复起，食进痞闷，怕其清阳结而成膈等。自古上工治未病，疾病预防得当，治疗事半功倍，足见叶桂医术之高明。

2. 吴静峰总结清之前历代医家对噎膈的论治

晚清医家吴静峰所撰《医学噎膈集成》，是现存唯一专论噎膈的古医籍。吴静峰系统归纳了清以前对噎膈病因病机的认识和理法方药，对病因病机的论述略少，散见于病案诊治中，书中更多的是治则治法和方药的记载。

吴静峰对噎膈病因病机的认识主要有三点：一是肝气郁结，多因情志失调，恼怒而发，肝气郁结，阻塞气机升降之路，导致咽喉肿痛，饮食难下，或肠胃干涩，大便秘结；二是津液匮乏，认为噎膈本就是水液不足之证，肠胃津液不足，胃不能腐熟，胃肠传导失司，饮食入胃，不能下行，所以上逆作呕，不能下行则肠道干涩，大便秘结如羊屎；三是气机上逆，病气上逆，夹腹中津液上行，口吐白沫，而脏腑缺少津液滋养，日久咽喉狭窄，饮食不能多进，积久则胃之贲门狭窄，食不下，肠胃干涩，大便如羊屎，腹痛如刀绞。

其书中另有对消化道狭窄部位的论述，称"噎膈五门细小论"，包括喉门、贲门、幽门、阑门、肛门，对消化道的狭窄阻碍之处有较准确的认识。

3. 张锡纯衷中参西治疗噎膈

张锡纯在《医学衷中参西录》中提出，噎膈与西医所讲胃癌密切相关。其认为噎膈好发于中老年人，如书中记载案例"年六十""年五旬有六""年六十七岁"等；并注意到可能具有家族聚集性或遗传性，如"姑上有两姊，皆以此疾逝世"，认为"气同者其病亦同"；认为心脾气血两虚、肝郁气滞等也是重要病因。张锡纯认为主要病机是本虚标实，中气不足，气血亏虚，瘀血阻滞，痰凝积聚。中气虚弱，不能撑悬贲门，导致贲门萎缩如藕孔，痰涎容易壅滞。而痰涎壅滞，会使冲气更易上冲，所以患者不能进食。如果肝气上升太过，肺气下降不及，血随气逆而堵于上，日久遂成瘀血。脏腑之气的升降以脾胃为枢纽，脾胃中气不足，影响气血运行可成瘀血、痰饮。

4. 施今墨认为噎膈由气机不畅、痰气交结而致

施今墨认为食道狭窄、食管癌都属噎膈之证。噎膈常由于嗜酒无度，情志抑郁而致，患者气机积聚，阴阳不和，三焦闭塞，进食困难，逐渐津液干枯，见口燥、便干；也有久患胃病，脾胃损伤，气机不顺，上逆而呕者；或多种原因导致痰气交结，气血运行受阻，久则致气血痰结，阻滞食道胸膈，遂成噎膈。

【临证指要】

1. 叶桂辨治噎膈临证经验

叶桂认为治疗噎膈宜调养心脾、疏解郁结之气，兼填精益血、滋阴润燥。紧扣本病阳气结于上，阴液衰于下之病机，施以恰当的治法。

（1）主要治法　本病治疗常用辛开苦降、酸甘济阴、辛热通阳、益气通络之法。对于阳结于上，阴亏于下者，用通阳开痞法，通补胃腑，以泻心汤加减；对于胃阳虚，忧郁痰阻者，用辛开苦降、利痰清膈之法，叶桂常用苦、辛味药，如姜汁、半夏、黄连等；对于肝阴胃液枯竭，烦劳阳亢，肺胃津液皆枯者，以酸甘济阴、润燥清燥之法；对于津液匮乏，气滞血瘀，阳气不足者，用理气逐瘀、通畅血络之法；对于肝郁气逆者，以通阳明、厥阴之法；对于酒热郁而伤肺胃，气机不降者，以轻剂清降为法。

（2）用药特点　叶桂认为"饮食下咽，必咳逆"，故其治疗时多用化痰止咳平喘药，而半夏最为常用。辛开苦降、酸甘济阴、辛热通阳是叶桂常用的治法，苦、辛、甘味中药叶桂最常选用。叶桂认为噎膈多与肺、脾、胃相关，脾胃阳气易伤，痰多咳逆，应从此三脏调理。

叶桂常以药汁生津润燥。将具有生津润燥的中药取汁，制成药膏缓缓取效。如麦冬汁、鲜生地黄汁、柏子仁汁、甜杏仁汁、黑芝麻汁、苏子汁、松子仁浆等。用于老年血气渐衰，操持太过，身中三阳燔燥伤津，胃汁渐枯之噎膈。

叶桂惯用酸甘中药以济阴。如患者废食不便，消渴不已，心热，呕吐涎沫，肝阴胃汁枯槁殆尽，以酸味的乌梅肉、白芍，甘味的人参、麦冬，加鲜生地黄、阿胶，酸甘两济其阴。

（3）常用药对 姜汁配竹沥。《丹溪心法》中载："竹沥滑痰，非姜汁不能行经络。"叶桂即遵从此法，在患者出现气滞与痰浊并存时、阳结于上阴衰于下时、忧郁痰阻时常用此药对。姜汁辛温，竹沥甘滑，姜汁的辛温可以制约竹沥的滑性，避免泻下太过；竹沥甘滑也可制约姜汁的辛性，避免辛燥伤津。二药合用可以互相制约对方的偏性，将其优势之处发挥出来。

桃仁配伍药对有多个。如桃仁配伍薤白汁，温阳通络，治疗两关脉缓涩，食入气阻，久积劳倦，病多反复者。桃仁配伍红花，活血通络，治疗阳气不足，浊凝瘀阻，脘中常痛者。桃仁配伍当归，祛瘀通络，防止清阳结而成膈，益气佐通。此类药对是叶桂久病入络学说的真切体现，对于气滞血瘀、气虚血瘀所致噎膈者有奇效。

2. 吴静峰辨治噎膈临证经验

《医学噎膈集成》载"噎膈四不治论""噎膈五门细小论""噎膈翻胃治法论"三篇医论，并汇集清以前医书噎膈治方 80 余首，并加注，为传承噎膈治疗经验作出了极大贡献。

（1）主要治法 吴静峰治疗噎膈常以解郁、补水、降逆之法。

解郁重在疏肝郁，主要以逍遥散加减，如果痰湿阻滞，便用半夏厚朴汤取效。补水即是养津液，重在补脾阴、滋肾水。吴静峰认为噎膈患者口中不渴是因为口中津液不下行，健脾阴则津液会下行，肠胃才能得以润滑。常以五香救竭汤和二米降液饮补脾阴。肾为胃之关，肾阴不足，常以六味地黄汤加减入治。

降逆旨在救胃阳、降上逆之气。吴静峰认为呕吐涎沫即是呕吐津液，津液由气化及火运而来，津液枯竭是因气虚不能化，火衰不能运，不能只用滋润甘凉之药。噎膈不能食，就不能化生津液，又加呕吐涎沫，津液枯竭于上，下又不能滋润肠胃，所以大便干如羊屎。只要气不上逆，也就不会呕吐涎沫。常予吴茱萸汤或大半夏汤。

（2）方药特点 选方针对性强，视标本缓急，灵活运用不同治法、剂型的方药。如针对喉关肿细、难咽稀粥、命在旦夕之急重症，先以"蒸鸡开喉关法"，再议用药。蒸鸡开喉关法：雄鸡一只，粳米、秫米各四两。将鸡头、项、翅、足切下，连心、肝拌米，装鸡肚内，鸡肉放在有盖瓷罐内，加水半碗。先将罐盖钻一小孔，如笔管粗，随用小木将孔塞紧，罐口加绵纸数层盖住，用细绳捆紧，勿使泄气，隔水慢火炖一炷香，鸡熟取起。随将细孔笔管，插在罐盖孔内，一头令患者嗑笔管，热气冲于喉内，口中冷涎吐出，热涎咽下，待罐内热气出尽，喉关自开。再分酒膈、气膈、食膈之不同，各用羊粪清水煎相应方药善后，三服则能进饮食。再如久病难食见寒性呃逆者用丁香柿蒂汤（丁香、柿蒂、人参、生姜），为水煎剂，同一证候附单方 3 首（刀豆子、川椒、荔枝），各为丸散剂，临床时可参。

吴静峰认为噎膈的成因与正气虚弱密切相关，临证时补益药使用较多，如人参、当归、白术、麦冬、熟地黄等。气郁痰阻也是本病重要病机，姜汁止呕又化痰，半夏亦化痰要药，柴胡疏解肝郁，皆为常用药物。因噎膈属燥证，吴静峰常以清热药除热毒，如黄连、生地黄等。

善用单方，为吴静峰又一治疗特色。《医学噎膈集成》中载单方 25 首，如生鹅血、乌梅、威灵仙、十大功劳草、小儿胎发等。

3. 张锡纯辨治噎膈临证经验

（1）治疗特色 张锡纯临证治疗噎膈主要原则包括补益中气、降逆和胃、化痰理气、活血化瘀、破血逐瘀，其认识到西医治疗肿瘤的不同，提出可中西医联合治疗，攻补兼施。常用的祛瘀血古方有抵当丸、抵当汤、大黄䗪虫丸等；自创方如参赭培气汤和变质化瘀丸（含西药碘化钾和胃蛋白酶）。

（2）用药特点　张锡纯补益中气善用人参、党参、山药、白术等；降胃气常用生代赭石、清半夏、旋覆花、柿霜饼等；活血化瘀常用三棱、莪术、蜈蚣、水蛭、新生幼鼠等药。

4. 施今墨辨治噎膈临证经验

（1）治疗特色　施今墨治疗噎膈，对于气郁积聚，食减便燥者常以顺气开郁、养阴润燥之法；对于脾胃已伤，气机不顺，上逆且呕者，施以降逆行气消积法；若痰气交结，气血运行不畅，气血痰互结阻滞食道者，常以化痰解郁、调理气血之法。

施今墨认为食管癌有噎膈表现者，如能早期诊断，行手术治疗并放疗或化疗也有效，若转移则难以痊愈。

（2）用药特点　施今墨常用旋覆代赭汤、瓜蒌薤白半夏汤加减，佐用滑润之桃仁、杏仁，滋阴养津之天冬、麦冬，开郁理气之陈皮、郁金、枳实等。对于食道狭窄者，除用上述两方加减，还选用丹参饮、济生瓜蒌实丸、半夏汤等方加减。如患者伴肠燥便秘，常用白芝麻润燥除膈通便。

有咽下困难的食管癌患者，施今墨常以茜草、旋覆花、代赭石、牛膝等中药缓解症状。

在用药剂型上，施今墨多选汤剂，易于噎膈患者服用。在治疗后期，可用粉剂开水冲服，既降低患者经济负担又维持药效。如治一不愿手术的食管癌患者，服汤剂近两个月，每餐可吃一个馒头、一碗面条，但咽下慢，入胃滞涩，不易消化，背痛，精神觉比前强，嘱其将方加三倍量，研细末，分成二百包，每日早中晚各开水冲服一包。

【医案举隅】

1. 噎膈验案 1

盛某，年五旬，得噎膈证。

病因：处境恒多不顺，且又秉性偏急，易动肝火，遂得斯证。

症状：得病之初，间（有时）觉饮食有不顺，后则常常如此，始延医为调治，服药半年，更医十余人皆无效验。转觉病势增剧，自以为病在不治，已停药不服矣。适其友人何翼云孝廉何子真公曾孙来津，其人博雅通医，曾阅拙著《医学衷中参西录》，力劝其求愚为之诊治，其六脉细微无力，强食饼干少许，必嚼成稀糜方能下咽，咽时偶觉龃龉即作呕吐，带出痰涎若干。唯饮粳米所煮稠汤尚无阻碍，其大便燥结如羊矢，不易下行。

诊断：杨素园谓此病与失血异证同源，血之来也暴，将胃壁之膜冲开则为吐血；其来也缓，不能冲开胃膜，遂瘀于上脘之处，致食管窄隘即成噎膈。至西人则名为胃癌，所谓癌者，如山石之有岩，其形凸出也。此与杨氏之说正相符合，其为瘀血致病无疑也。其脉象甚弱者，为其进食甚少气血两亏也。至其便结如羊矢，亦因其饮食甚少，兼胃气虚弱不输送下行之故也。此宜化其瘀血兼引其血下行，而更辅以培养气血之品。

处方：生代赭石一两（轧细），野党参五钱，生怀山药六钱，天花粉六钱，天冬四钱，桃仁去皮三钱（捣），红花二钱，土鳖虫五枚（捣碎），广三七二钱（捣细）。药共九味，将前八味煎汤一大盅，送服三七末一半，至煎渣再服时，再送服余一半。

方解：方中之义，桃仁、红花、土鳖虫、三七诸药，所以消其瘀血也。重用生赭石至一两，所以引其血下行也。用党参、山药者，所以培养胃中之气化，不使因服开破之药而有伤损也。用天冬、天花粉者，恐其胃液枯槁，所瘀之血将益干结，故借其凉润之力以滋胃液，且即以防台参之因补生热也。

效果：将药服至两剂后，即可进食；服至五剂，大便如常。因将代赭石改用八钱，又服数剂，饮食加多，仍觉胃口似有阻碍不能脱然。俾将三七加倍为四钱，仍分两次服下，连进四剂，自大便泻下脓血若干，病遂全愈。（董尚朴.《医学衷中参西录》临证助读系列·医案分册.北京：人民卫生出版社，2016）

按： 噎膈之证，有因痰饮而成者，其胃口之间生有痰囊，即喻昌《寓意草》中所谓窠囊，本方去土鳖虫、三七，加清半夏四钱，数剂可愈。有因胃上脘枯槁萎缩致成噎膈者，本方去土鳖虫、三七，将代赭石改为八钱，再加当归、龙眼肉、枸杞子各五钱，多服可愈。

2. 噎膈验案 2

程某，男，65 岁。

患胃病已 20 余年，膨闷胀满，时常作痛，经治多年，时轻时重，迄未痊愈。近年来每服沉香化滞丸，病痛减轻，遂赖此药维持。近两个月虽服前药，不但症状不减，又增咽下困难，固体食物尤为困难，咽下旋即吐出，嗳气频频，口涎极多，每日只食流食少许。日渐消瘦。大便隔日一次。经医院检查为食道下端狭窄。患者吸烟，无饮酒嗜好。舌苔垢腻，脉象沉涩。

辨证立法：久患胃病，脾胃已伤，气机不顺，上逆而呕。消化力弱，积滞不散，胀满嗳气频频，当以降逆行气消积法治之。

处方：薤白 10g，莱菔子 6g，代赭石 10g（旋覆花 6g 同布包），全瓜蒌 20g，莱菔缨 6g，怀牛膝 10g，丹参（米炒）12g，广皮炭 6g，砂仁 3g，紫厚朴 5g，桃仁 6g，白豆蔻 3g，炒枳壳 5g，杏仁 6g，北沙参 3g，焦鸡内金 10g，白芝麻（生研）30g。

二诊：服药 4 剂，胀痛、呕逆、嗳气均见好转，唯食欲不振，仍不能咽固体食物。前方去怀牛膝、鸡内金、北沙参，加丁香 2g，柿蒂 6g，茜草根 6g。

三诊：连服 2 剂，呕逆已止，胀痛减轻，嗳气渐少。处方：薤白 10g，半夏曲 6g，代赭石 10g（旋覆花 6g 同布包），全瓜蒌 20g，建神曲 6g，火麻仁 15g，分心木 10g，杏仁泥 6g，莱菔子 6g，苦桔梗 5g，陈皮炭 6g，莱菔缨 6g，炒枳壳 5g，炙甘草梢 6g，白芝麻 30g（生研）。

四诊：服药 4 剂，除仍不能咽固体食物外，余症均大为减轻，食量亦增。前方中加娑罗子 10g 作常服方。（祝谌予.施今墨临床经验集.北京：人民卫生出版社，2006：65）

按： 本案患者属于积滞气逆噎膈（食道狭窄）。其食道下端萎缩，运化推动无力，气机壅塞局部，升降失职，变生积滞。施今墨先后采用降逆、理气、消积之法，选用旋覆代赭汤、瓜蒌薤白散、丹参饮、济生瓜蒌实丸、半夏汤等方化裁，开方 4 次共 10 剂后，使气机流转，郁结消散，症状大为减轻，最后医嘱用常服方巩固疗效。案例记载详细，对后辈临证有很大启发。

参考文献

1. 王玲玲，陶志广.《医学噎膈集成》学术思想简介［J］.河南中医，2002（5）：22-23.

2. 祝谌予.施今墨临床经验集［M］.北京：人民卫生出版社，2006.

3. 张锡纯.医学衷中参西录［M］.太原：山西科学技术出版社，2010.

4. 董尚朴.《医学衷中参西录》临证助读系列·医案分册［M］.北京：人民卫生出版社，2016.

三、腹痛

腹痛在古代文献中称"脐腹痛""小腹痛""少腹痛""环脐而痛""绕脐痛"等，是指胃脘以下、耻骨毛际以上部位疼痛为主要表现的一种脾胃肠病证。内科腹痛作为临床上的常见症状，可见于西医学的许多疾病当中，如急慢性胰腺炎、胃肠痉挛、不完全性肠梗阻、结核性腹膜炎、腹型过敏性紫癜、肠易激综合征、消化不良性腹痛等，当这些疾病以腹痛为主要表现，并能排除外科、妇科疾病时，均可参考本病进行辨证论治。

《黄帝内经》载寒热之邪客于肠胃均可引起腹痛，如《素问·举痛论》云"寒气客于肠胃之间，膜原之下，血不得散，小络引急，故痛……热气留于小肠，肠中痛，瘅热焦渴，则坚干不得出，故痛而闭不通矣"。《金匮要略·腹满寒疝宿食病脉证治》中对腹痛的病因病机和症状论述颇详，并提出了虚证和实证的辨证要点，如"病者腹满，按之不痛为虚，痛者为实，可下之，舌黄未下者，下之黄自去""腹满时减，复如故，此为寒，当与温药"。前条还明确指出了攻下后"黄苔"消退与否是验证肠胃积滞是否清除的标志。同时还创立了许多方剂，如治疗"腹中寒气，雷鸣切痛，胸胁逆满，呕吐"的附子粳米汤，治疗"心胸中大寒痛，呕不能食，腹中寒，上冲皮起，出见有头足，上下痛而不可触近"的大建中汤等。《诸病源候论·腹痛病诸候》首次将腹痛作为单独病证进行论述，并有急慢腹痛之论。《医学发明·泻可去闭葶苈大黄之属》中明确提出了"痛则不通"的病理学说，并在治疗上确立了"痛随利减，当通其经络，则疼痛去矣"的治疗大法，对后世产生了很大影响。

【理论经纬】

本病病因与外感时邪、饮食不节、情志失调、禀赋不足、劳倦内伤、跌仆损伤、腹部手术有关。病理因素主要有寒凝、热郁、湿阻、食积、气滞、血瘀。基本病机为脏腑气机不利，气血阻滞，不通则痛；或气血不足，经脉失养，脏腑失煦，不荣则痛。病程中病机变化复杂，往往互为因果，互相转化，互相兼夹。如气血不足夹杂气滞血瘀，或脾胃虚弱与肝胆湿热互见，多为虚实夹杂证。不通则痛多为实证，不荣则痛多为虚证。病初多为实证，病久多为虚证或虚实夹杂。如湿热困脾或肝郁克脾，日久则脾胃虚弱，甚至脾阳不振，脾肾两虚；脾胃虚弱，脾失健运，则水湿不化，土壅木郁，气机阻滞，日久则气滞血瘀；或虚证复感诸邪，导致气滞、血瘀、痰浊、食积、湿热等阻滞。寒痛缠绵发作，可以郁而化热，热痛日久不愈，可以转化为寒，成为寒热错杂之证。若腹痛失治误治，气血逆乱，可致厥脱之证；若虫邪聚集，或术后气滞血瘀，日久可变生积聚。病变脏腑在脾、胃、肝、胆、肾、膀胱及大肠、小肠等多个脏腑。

1. 张机融理法方药为一体，创腹痛论治先河

"医圣"张机在《金匮要略》中对腹痛的论述颇为精详，有关腹痛的论述共涉及"脏腑经络先后病"等十二篇。就张机《金匮要略》中所述腹痛的部位来看，有腹中痛、绕脐痛、心下痛、少腹痛、小腹痛之异，如"淋之为病，小便如粟状，小腹弦急，痛引脐中"。从性质上区分有疠痛、切痛、满痛、坚痛之别，如"产后腹中疠痛""腹中寒气，雷鸣切痛"。此外还有按之痛、上下痛不可触近等的不同。其病因是以风、寒、热、瘀、虫等几种因素为主，如"夫瘦人绕脐痛，必有风冷""产妇腹痛……此为腹中有干血着于脐下"。以"不荣则痛、不通则痛"为病机论治腹痛。"不荣则痛"主要为中脏虚寒，气血不能温养而痛；"不通则痛"则是邪气郁滞，气血运行不畅，经脉痹阻而痛。并明确指出腹痛虚实辨证的具体方法，如"病者腹满，按之不痛为虚，痛者为实"等。在治疗上有表里双解、通里攻下、温阳散寒、养血散寒、活血祛瘀、驱蛔、调理肝脾、荡热解毒等治法，如用当归生姜羊肉汤治血虚内寒的"寒疝腹中痛"，用附子粳米汤治脾胃阳虚，水湿内停，气机逆乱所致的"腹中寒气，雷鸣切痛"。张机以《黄帝内经》关于痛证的理论为指导，结合自己的临床实践，从立论、辨证、治疗、组方等方面总结出一套治疗腹痛的理法方药体系，开创了腹痛论治的先河，其中许多方剂，一直沿用至今。

2. 朱震亨提出"六郁致腹痛"说，治宜温散而慎补气

金元四大家之一的朱震亨在《脉因证治·腹痛》中言"有客寒阻之不行，有热内生郁而不散，有死血、食积、湿痰结滞，妨碍升降，故痛"，指出腹痛病机乃六郁（气、血、痰、食、湿、热）郁结不散，阻气不运，气机不通则痛。在《金匮钩玄·腹痛》中，朱震亨弟子戴思恭注曰："寒痛者，绵绵痛而无增减是也。时痛时止者，是热也。死血痛者，每痛有处不行移者是也。食积者，甚欲大便，利后痛减者是。湿痰者，凡痛必小便不利。"这补充论述了各型腹痛的临床特点。关于腹痛治疗，朱震亨在前人腹痛部位归经说的基础上，提出了具体治疗方剂，如"中脘痛，太阴也，理中、草豆蔻主之。小腹痛，厥阴也，正阳、回阳、四逆汤主之"。六郁腹痛责之于郁结不散，故朱震亨认为"凡心腹痛者，必用温散"，针对新病与久病腹痛，朱震亨在《丹溪心法·腹痛》中曰："初得时，元气未虚，必推荡之，此通因通用之法。久必难。壮实与初病，宜下；虚弱衰与久病，宜升之消之。"

3. 张介宾总结三焦八纲治腹痛，饮凉试验辨别寒热

明代名医张介宾在《景岳全书·杂证谟心腹痛》言"凡病心腹痛者，有上中下三焦之别。上焦者，痛在膈上，此即胃脘痛也，《内经》曰胃脘当心而痛者即此。时人以此为心痛，不知心不可痛也……中焦痛者，在中脘，脾胃间病也。下焦痛者，在脐下，肝肾大小肠膀胱病也"。初步将心痛、胃脘痛、腹痛区分开来。

张介宾提倡八纲辨证辨治腹痛，指出腹痛饮食如故、胸腹无碍者属表；腹痛自利等症，皆邪入于里，属里。酒湿伤阴，热而烦满者，湿热为病，清之泄之；酒湿伤阳，腹痛泻利呕恶者，寒湿之病也，温之补之。腹痛虚痛喜按，实痛拒按。寒在里者，肠鸣，呕吐，心腹疼痛，恶寒喜热；寒在下者，鹜溏痛泄，阳痿，遗尿，膝寒足冷。张介宾提出腹痛者可用饮水试验来判断其寒热性质，《景岳全书·腹痛》载："凉水一盏，与病者饮而试之，若饮水后痛稍可者属热痛，当用凉药清之……若饮水愈加作痛，此为寒痛，当用温药和之。"在病机上，其认为命门之火不足，也会导致腹痛。在治疗上，其指出内有积滞的痢疾腹痛，应以行滞和胃为主，不可骤用温补涩滞之药，否则会导致"闭门留寇"而生他病。

4. 唐宗海提出"腹痛多瘀血"新创见，精细瘀血腹痛辨证

晚清著名医家唐宗海在《血证论》中言"血家腹痛，多是瘀血"，指出腹痛与各种瘀血状况相关，对腹痛辨治提出新的创见。唐宗海提出用三焦辨证判断瘀血留客之处，因气为血之帅，血瘀而气滞，他认为治疗当调三焦气机。唐宗海首先提出，瘀血在经络脏腑之间，则会周身作痛，治宜行气活血化瘀，气顺则痛自消。在瘀血化脓的辨治中，唐宗海认为"瘀血在经络脏腑之间，与气相战斗，则郁蒸腐化，而变为脓"，当血气调和，则脓自消，即"消瘀则脓自不生"，提出除湿热、调血气的诊疗思路。唐宗海认为瘀血在经络脏腑之间，受气火煎熬则成干血，治疗不宜气化，而应运用"诸虫啮血之物，以消蚀干血"，干血去，新血则有续生之理。

5. 秦伯未详解"通则不痛"病机论，完善"虚痛当补"治法

近代著名医家秦伯未在《谦斋医学讲稿》"痛证的治疗"中，首先指出"通则不痛"中通法含义广泛，不仅仅是指通便一法，通络、逐瘀等都属于通利法的范畴。其次对"痛随利减"中"利"字之义加以阐述，"利"，即通，不是攻下，如受寒者散之，因湿者化之，在气者调之，以及通经、活络等，都是为了通利，用于攻便秘、下瘀血、疗痛证。对于腹痛，他在《内经类证》中指出，腹痛病因寒多热少，以温散辛通药物即可止痛，因"人身背为阳，腹为阴"，腹部属阴故喜温恶寒，寒证为多，热证为少，治法多取温散辛通。秦伯未总结了治疗腹痛的方药，认为气痛用疏肝理气，用当归、白芍、青皮、香附、延胡索、金铃子等药物；寒痛虚证用温运脾肾，用白术、附子、干姜、甘草；实证用疏肠散寒法，用乌药、木香、砂仁、陈皮；瘀血腹痛用活血祛瘀，用当归、川芎、赤芍、红花、泽兰、延胡索。另外，秦伯未还提出虚痛可补说，他认为前人"痛无补法"之说并不适用于虚痛者，虚证疼痛不能将补法除外，虚痛当补，补中有通，且常与疏风、散寒、化湿、祛痰等相结合。

【临证指要】

1. 张机辨治腹痛学术思想

张机著《金匮要略》，开辨证论治之先河，主要从脾胃虚寒证、水湿内停证、寒邪攻冲证辨治腹痛病。

（1）腹中寒气，雷鸣切痛，胸胁逆满，呕吐，附子粳米汤主之　此为寒湿腹痛之证，寒凝腹痛肠鸣，呕吐逆满。脾肾阳虚，不能运化水湿，水饮奔迫于肠胃之间，故见肠鸣亢进，另一方面，阳虚则寒凝，致腹痛如切。本方证的病机以虚寒为主、水湿为次。组方以附子温阳祛寒为主，粳米、甘草、大枣甘缓补虚为辅；半夏止呕，为对症药物，不呕可去，呕甚加姜；若水湿偏盛，药后肠鸣不除，可用薏苡仁代替粳米；若见下利，可合理中汤化裁。

（2）心胸中大寒痛，呕不能饮食，腹中寒上冲皮起，出见有头足，上下痛而不可触近，大建中汤主之　寒性收引，阴寒内盛，阳失温煦，故心胸中大寒，拘急作痛，甚则上冲皮起、有头足，手不可触近。中寒内盛，胃失和降，故呕而不能食。方中以味辛性热之蜀椒为君，温脾胃、助命火、散寒止痛；以辛热之干姜温中散寒，助蜀椒散寒之力；人参甘温扶正补脾，使中气盛则邪不可干，共助蜀椒止痛之功。干姜辛温，温中散寒、和胃止呕；蜀椒辛热，走窜上下、逐寒温胃、杀虫止痛。故本方取辛热之品（蜀椒、干姜）以散其邪，甘温（人参）之味以培其土，共起大建中气之功。

2. 朱震亨治疗腹痛经验

（1）凡痛必用温通　朱震亨认为脘腹痛主要是由于各种原因导致气机郁滞，血运瘀积，故在治疗时必须用温通的方法，通则不痛。如其在《丹溪心法·腹痛》中指出"在上者多属食，食能作痛，宜温散之，如干姜、炒苍术、川芎、白芷、香附、姜汁之类，不可用峻利药攻下之，盖食得寒则凝，热则化，更兼行气快气药助之，无不可者"，其中川芎、香附、干姜、木香、川楝子、桃仁、桂枝、草豆蔻、厚朴、柴胡等药物，都是方剂中最常使用的药物。

（2）气血不能混治　气郁血滞是朱震亨论述脘腹痛的关键病机，须辨清气血之间的关系，不能混用行气活血的药物，以气机郁滞为主者，则主要选用行气的药物来治疗，如木香、槟榔、香附、枳壳之类，特别提出凡治气痛，一身腔子里痛，皆须少用些木香于药中，方得开通。以血液瘀滞为主者，则主要选用活血的药物来治疗，如当归、川芎、桃仁、红花之类。

（3）诸痛不可补气　朱震亨认为补气药可致气机壅塞，因脘腹痛主要是气血郁滞，不通而致疼痛，故在治疗时不能再用补气药物，使气血更加郁滞不通，这些药物包括诸参类，以及黄芪和白术，如《金匮钩玄·心痛》载："多用温药，不用参术，可用附子。"

（4）强调因人制宜　朱震亨认为脘腹痛所患时间不同，患者体质状况不同，正邪之间的关系不同，应采取不同的治疗措施。如《丹溪心法·腹痛》中指出消食郁腹痛宜用温散，不可单用苦寒攻下，因食"得寒则凝，热则化"。若妄用人参、黄芪、白术等补气之品，致气旺不通而使腹痛加重，朱震亨提出"诸痛不可补气"的观点。在初得之时，元气未虚，可用攻下的方法推荡积滞、通导大肠、疏通腑气；若病之稍久，邪气消耗磨砺，正气日渐亏损，治疗比较困难。体质壮实与初病者，适合运用下法；体质虚衰与久病之人，因元气虚弱，不耐攻伐，不可盲目攻下，治疗时应当升提脾胃之清气，助脾胃之运化，并适当借助消食化积、活血祛痰之药物来消除腹痛之病理因素方可取效。

（5）善用芍药必谙其性　朱震亨认为芍药是治疗脘腹痛必用之药，因芍药具有柔肝缓急止痛的作用，故在腹痛各证的治疗中均加入芍药，以腹痛为主者重用，以腹痛为兼症者亦应使用，脾胃虚寒者慎用。

（6）针药并用效益彰　针药并用是朱震亨治疗脘腹痛的特点之一，他不仅创立了很多治疗脘腹痛的有效方剂，而且善于在治疗脘腹痛时使用针刺的方法，如热厥心痛，刺太溪、昆仑；胃病者，胃脘当心痛，刺大都、太白；脾病，胃脘痛，心下急痛如锥刺，刺太溪；胃心痛，刺束骨、合谷、昆仑；脾心痛，取行间、太冲；肺心痛，刺鱼际、太渊；绞肠痧作痛，宜刺委中出血。

（7）活用吐法获奇效　朱震亨倡导滋阴学说，但在治疗脘腹痛的特殊病证时，也灵活运用了此法，如绞肠痧痰湿秽浊之气闭阻于中致心腹剧烈绞痛，欲吐不吐，欲泻不泻，用樟木煎汤、白矾调汤或盐汤催吐。另外还观察到在运用吐法之后，有些患者吐出大量黏痰而疼痛消失。

3. 张介宾治疗腹痛学术思想

张介宾用和法治疗腹痛，针对实证腹痛，通过祛邪以和其不和，虚证则以补为和。张介宾曰："凡病兼虚者，补而和之；兼滞者，行而和之；兼寒者，温而和之；兼热者，凉而和之。"由此可知，张介宾治疗腹痛的特色是"和其不和"：调气谓之和；燥湿和胃、行气谓之和；调气消痰谓之和；甘温补中谓之和。

（1）调和气机　情志不遂，肝失条达，气机不畅，气机阻滞发为疼痛者，以理气、条达气机止痛为主。张介宾认为胃脘痛证，无不皆关于气，治痛之要，皆当以理气为主，如气逆导致的腹痛，以神香散（丁香、白豆蔻）理其气，则病自愈。

（2）消积和中　张介宾治疗时审因论证，如寒邪所致腹痛，以不换金正气散（厚朴、藿香、半夏、苍术、陈皮、炙甘草、生姜、大枣）解寒行滞、和中止痛；饮食停滞在上焦者，采用吐法，将萝卜子捣碎，以温汤和搅，取淡汤徐徐饮之，探吐瘀结之邪，食滞之邪去，升降恢复协调，则腹痛止；痰饮所致腹痛，或用吐法治疗，或用二陈汤之类治疗；跌打损伤瘀血腹痛证，祛除瘀血，气机升降恢复正常，乃和中之法，采用通瘀煎（当归尾、山楂、香附、红花、乌药、青皮、木香、泽泻）治疗。

（3）甘温补益和中　素体脾阳亏虚，寒从中生，渐致气血生化乏源，脾阳失于温养，不荣则痛。气血虚寒，心脾失于濡养之虚痛的治疗采用甘温养血、补胃和中的思路，方剂多用理阴煎（熟地黄、当归、炙甘草、干姜、肉桂）。

4. 唐宗海辨治腹痛学术思想

（1）辨瘀血留客三焦，当调三焦气机　三焦乃运行元气、水谷与水液之道路，瘀血留客在上、中、下三焦，则阻碍了水谷气血的运行，气为血之帅，血瘀而气滞。唐宗海认为瘀血在上焦者，以通窍活血汤治之，即活血化瘀、通窍活络之意。再加当归、白芍以和血，桃仁、红花活血化瘀，大蓟清上焦血热，亦是通窍活血之意。而瘀血在中焦者，则"腹痛胁痛，腰脐间刺痛"，以血府逐瘀汤治之，达活血祛瘀、行气止痛之效，用小柴胡汤加香附、姜黄、桃仁、大黄，解少阳之邪、下中焦瘀血。而瘀血在下焦者，则"季胁少腹，胀满刺痛，大便黑色"，法当活血逐瘀、破癥消结，因此唐宗海立膈下逐瘀汤或失笑散加醋大黄、桃仁等方药。

（2）辨瘀血在经络脏腑　唐宗海首先提出瘀血在经络脏腑之间，则会周身作痛。因瘀血"堵塞气之往来，故滞碍而痛"，即所谓痛则不通也，立行气活血化瘀之法通治内外，气顺则痛自消。他认为"瘀血在经络脏腑之间，与气相战斗，则郁蒸腐化，而变为脓"，《血证论·吐脓》一节提到"血滞气则凝结为痛，气蒸血则腐化成脓"，意即气血瘀滞，郁而化热，腐化成脓，在中焦以上，为吐脓，在中焦以下，为便脓，因"血不阻气，气不战血，则血气调和，疮疖不生"，故唐宗海提出"消瘀则脓自不生"，提出去干血、除湿热、调血气的诊疗思路。如瘀血在胞中，则小腹胀痛，甚则谵语发狂、呼叫打骂，用抵当汤、桃仁承气汤，或膈下逐瘀汤加大黄；热入血室用小柴胡汤加桃仁、牡丹皮；气滞血瘀，则痛势不甚，觉胸腹之中不得和畅，宜逍遥散加姜黄、香附、槟榔、乌药；外伤瘀血，则腹中时时刺痛，口渴发热，脉涩，宜桃仁承气汤，或失笑散加杏仁、桃仁、当归、白芍。

（3）干血不去，则新血不生　唐宗海认为瘀血在经络脏腑之间，被气火煎熬，则为干血，被风气变化，则生瘸虫，干血多由虚火久蒸所致，《金匮要略·血痹虚劳病脉证并治》载："五劳虚极羸瘦，腹满不能饮食……内有干血，肌肤甲错，两目黯黑。"唐宗海认为其症必见骨蒸劳热、肌肤甲错、皮起面屑，因证属五劳虚极，干血内停，张机大黄䗪虫丸治之效好。此证既系干血，则不能气化，非寻常行血之品所能治，故用"诸虫啮血之物，以消蚀干血"。瘀血不去，新血且无生机，而干血不去，则新血"断无生理"。

5. 秦伯未辨治腹痛学术思想

（1）寒热虚实气血论治　秦伯未认为诊断痛证应首先辨别寒热、虚实、气血。比如得温减轻为寒，反剧为热；喜按为虚，拒按为实；初病在气，久病在血。但是寒邪久郁，可以转化为热，疼痛持续不止，能影响精神、饮食、睡眠而体力逐渐虚弱，因而又有暴痛多寒，久痛多热，暴痛属实，久痛属虚等说法。

（2）辨证施治　秦伯未提出凡腹痛，乍作乍止，脉洪有力，热也，以芍药甘草汤加黄连清之。若嗳腐吞酸，饱闷膨胀，腹中有一条扛起者，是食积也，保和丸消之，消之而痛不止，便闭不行，腹痛拒按者，三黄枳术丸下之。设或下后仍痛，以手按其腹，若更痛者，积未尽也，仍用平药再消之。若按之痛止者，积已去而中气虚也，五味异功散补之。若消导攻下之后，渐变寒中，遂至恶冷喜热，须易温中之剂，此火痛兼食积之治法也。若腹痛绵绵不减，脉迟无力者，寒也，香砂理中汤温之。若兼饱闷胀痛，是有食积，不便骤补，香砂二陈汤加生姜、桂枝、麦芽、厚朴而消之。消之而痛不止，大便反闭，名曰阴结，以木香丸药下之，下后仍以温剂和之，此寒痛兼食积之治法也。若因浊气壅塞，走注疼痛，木香调气散散之。若因瘀血积聚，呆痛不移，泽兰汤行之。虫齿而痛，唇有斑点，饥时更甚，化虫丸消之。伤暑霍乱，四味香薷饮解之。在药物选取上，秦伯未认为气痛应治以疏肝理气，可加当归、白芍、青皮、香附、延胡索、金铃子等药物；寒痛虚证治以温运脾肾，可加白术、附子、干姜、甘草；实证治以疏肠散寒，可加乌药、木香、砂仁、陈皮；瘀血腹痛治以活血祛瘀，可加当归、川芎、赤芍、红花、泽兰、延胡索等。

【医案举隅】

1. 腹痛验案 1

阳某，女，80 岁。2012 年 6 月 24 日初诊。

胃脘部及少腹部胀满疼痛、呻吟不止，病已一周，伴口苦，呕逆，食少，身发低热，大便干结，西医疑肠道肿瘤，准备行肠镜检查，目前予以输液对症支持治疗，疗效不显，家人搀扶其来门诊。查舌红，舌苔薄黄，脉弦数。

辨证：少阳阳明合病。

治法：和解少阳，内泄热结。

主方：大柴胡汤合金铃子散。柴胡 10g，黄芩 10g，白芍 10g，法半夏 10g，生姜 3 片，枳实

15g，大黄8g，川楝子10g，延胡索10g，厚朴10g。4剂，水煎服。

二诊：2012年6月24日。患者服药后，腹部疼痛明显减轻，大便已通畅，进食少许但腹部仍胀，仍口干，舌红少苔，脉细数。患者大便已通，出现燥热伤津之象，改用四逆散合增液汤、金铃子散加减：柴胡10g，枳实10g，白芍10g，玄参30g，生地黄30g，麦冬30g，川楝子10g，延胡索10g，鸡内金15g，广木香6g，炒莱菔子10g，甘草6g。7剂，水煎服。

三诊：2012年7月15日。患者自行来诊，精神明显好转，腹部疼痛明显减轻，大便已通，每日1～2次，已能进食，舌红，苔薄黄，脉细数。肠镜检查结果提示肠癌，考虑患者年龄大，目前腹痛症状明显缓解，家属拒绝手术治疗，准备带中药出院回家保守治疗。续用原方，再进10剂。

四诊：2012年8月10日。患者原腹部疼痛明显缓解，大便已通，精神明显好转，腹中微胀，时有隐痛，舌红，苔薄白，脉细滑。四逆散合金铃子散、厚朴三物汤：柴胡10g，枳实10g，白芍10g，川楝子8g，延胡索10g，厚朴10g，枳实10g，大黄3g，鸡内金15g，广木香6g，炒莱菔子10g，甘草6g。20剂，水煎服。（李点．熊继柏医案精华．北京：人民卫生出版社，2014）

按：《金匮要略·腹满寒疝宿食病脉证并治》载："按之心下满痛者，此为实也，当下之，宜大柴胡汤。"患者心下满痛，微热，口苦，呕逆，食少，大便不通，舌苔黄，脉弦数，实乃少阳阳明合病，选用大柴胡汤和解少阳、内泄热结，使少阳与阳明合病得以双解，可谓一举两得。疼痛剧烈者，合用金铃子散以行气活血止痛。故取速效。

2. 腹痛验案2

关某，女，33岁。2005年3月16日初诊。

脘腹胀满疼痛，进食后尤重，肠鸣，排便困难，伴乏力，口干口苦，消瘦，盗汗，无发热，双下肢浮肿。刻下症：面黄虚浮，双下肢浮肿，右下腹轻压痛，舌薄质淡绛，苔白少津，脉细略数。自诉曾因进食后腹胀腹痛且多日未便，经某医院检查确诊为结核性腹膜炎、不完全性肠梗阻，给予通便对症治疗，但症状不缓解。诊为腹痛（结核性腹膜炎）：阴虚兼湿热证。患者证属阴虚感邪，湿热蕴结胃肠，日久血伤肉腐，气机为之壅滞，故见脘腹胀痛，进食后尤重，且排便困难；阴虚火旺，热迫津液外泄，故而盗汗；津液不足，则口干口苦；热邪耗气，消灼水谷则见乏力、消瘦；湿热阻滞三焦，影响水液代谢，水聚下焦故见双下肢浮肿。舌、脉均提示为阴虚火旺，湿热内蕴之象。治以养阴清热、行气化湿。方拟百合知母汤加减。处方：柴胡15g，百合20g，当归20g，茯苓20g，苦参15g，桑白皮20g，藕节25g，白花蛇舌草20g，厚朴15g，知母20g。6剂，水煎服，日2服。嘱其卧床休息，勿劳累，调情志，食易消化之食物，少吃多餐。

二诊：腹痛明显减轻但仍觉饭后腹胀，排便较通畅。双下肢指压痕阳性；舌淡绛，苔白微润，脉弦细数。瘀热得清，无灼阴之弊，故阴津得养；瘀血散，郁滞清，腑气渐畅，故痛减；然下肢浮肿未消，可见脾气未振，湿邪未去，尚需健脾利湿，以调畅气机、撙合阴阳。上方加紫苏梗15g以调中焦气滞；加薏苡仁20g，以健脾益气、清利湿浊。

三诊：患者仍自觉腹胀，伴低热，少尿，双下肢浮肿；舌红，少苔，根部微腻，脉弦细数。此为湿气蕴热，邪气复来，入于阴分，邪正交争所致。治以养阴透热、健脾利湿。处方：茯苓20g，薏苡仁15g，百合20g，藕节20g，桑白皮40g，竹叶15g，槐花20g，柴胡15g，青蒿20g，海蛤粉20g，桔梗15g。6剂，水煎服，日2服。

四诊：患者午后低热持续不退，时有振寒，伴见腹胀，双下肢浮肿；舌红绛，苔白，根部微黄腻，脉弦细数。B超检查示腹腔少量积液。邪伏阴分，热势渐长，往来出入表里之间与正气相搏故见振寒，气血失调，水液运化失常，故而双下肢水肿不消，并出现腹水。且热与湿结，使病势更为缠绵，故治疗应加强健脾利湿、透邪外出之力。处方：柴胡 15g，鳖甲 20g，百合 20g，桑白皮 25g，当归 20g，青蒿 20g，地肤子 10g，鱼腥草 15g，大腹皮 15g，陈皮 15g，茯苓 20g，薏苡仁 15g，桃仁 15g。9 剂，水煎服，日 2 服。

　　五诊：患者已无低热症状，双下肢浮肿减轻，食欲改善，仍自觉腹胀，食后尤甚，口微干；舌红，少苔，脉沉细。湿热症减，胃气尚未恢复，故需消痰化滞、行气解郁。上方加紫苏子 15g，莱菔子 15g，白芥子 15g，并配知母 20g，以养阴清热。9 剂，水煎服，日 2 服。

　　患者经治疗 3 个月后症状明显改善，偶有轻度腹痛腹胀，无低热及双下肢浮肿，饮食、二便正常。（贺兴东，翁维良，姚乃礼.当代名老中医典型医案集第 2 辑内科分册脾胃肝胆疾病.北京：人民卫生出版社，2014）

　　按：患者本为阴虚体质，寒邪袭表，首先犯肺，邪气由表入里，由寒化热，热与湿结，弥漫三焦致脘腹胀；热邪郁滞日久，血败肉腐而成痈，阻塞肠道而致排便难；热邪蕴蒸，迫津外泄，一方面可致津亏液耗，另一方面湿热阻滞三焦水道，水液失于运化，泛于肌表，停聚下焦发为水肿。此证既有阴亏又有湿阻，故治疗应兼顾养阴及利湿，既不可滋阴太过而助湿，又不可利水太猛而竭阴，用药中病而止，不可偏妄。方中苦参清热燥湿，能补阴气，取其味苦坚阴之效，配合知母滋阴降火，益阴清火、燥湿一举而兼得；百合甘苦性平，既可清痰湿，又可润肺燥；桑白皮清泄肺热、利水而消肿，二药相伍亦寓有提壶揭盖之意，使肺气得宣，便秘得解；茯苓健脾利湿、淡渗消肿，性平而不伤阴；白花蛇舌草清热解毒；藕节和血活血、祛瘀生新；柴胡、厚朴行气解郁、调和枢机。然至二诊、三诊邪势由里出表停于阴分，正虚不能祛邪外出，正邪相争，出入表里之间而出现午后低热，此时予青蒿鳖甲汤加减引邪外出、养阴透热，服药 9 剂热势即退，邪去而正安。李玉奇特别指出：辨证中遇到治疗矛盾的时候不可偏尽其一，任一方的偏胜偏衰都可加重病情，医者若能熟识药性，精选相宜之药味，即可救于水火，药到而病除。

参考文献

1. 张介宾.景岳全书［M］.北京：人民卫生出版社，2007.
2. 王礼凤.朱丹溪脘腹痛文献研究［J］.天津中医药，2013，30（2）：96-98.
3. 唐宗海.血证论［M］.北京：中国医药科技出版社，2018.

四、泄泻

　　泄泻，又名"濡泻""洞泻""下利"等，是指由于感受外邪、年老久病、情志失调、饮食不节、劳逸失度等原因导致，以脾虚湿盛为基本病机，以大便次数增多，粪便稀溏或完谷不化，甚至泻出如水样为典型临床表现的一类病证。古人多将大便溏薄势缓者称为泄，大便清稀如水势急者称为泻，而临床上较难将两者截然分开，故合而论之。西医学中的急、慢性肠炎，腹泻型肠易激综合征等肠道疾病或其他疾病伴见有泄泻者，可参考本病进行辨证论治。

　　先秦两汉时期，并未出现泄泻病名，但是相关内容已被列为病证而论，《黄帝内经》所言诸泄，涵盖内容全面，除无"泄泻"病名外，几乎包括了后世大部分泄泻相关病名：濡泄、飧泄、洞泄、鹜溏、后泄、遗矢等，同时提出了风、寒、湿、热等外邪对泄泻形成的影响。而张机在《金匮要略》中，将"泄泻"和"痢疾"统称为"下利"，对"下利"形成了较全面的辨证论治理论。至隋代，巢元方在《诸病源候论》中首次将泻与痢分论。宋代开始，"泄泻"之名出现，最早见于《太平圣惠方》，而陈言在《三因极一病证方论》中首次将泄泻作为病名使用，并一直沿用至今。李中梓在《医宗必读·泄泻》中提出著名的治泻九法，即淡渗、升提、清凉、疏利、甘缓、酸收、燥脾、温肾、固涩。总结及拓展了泄泻的治法，王清任在《医林改错》中提出的久泻从瘀论治的理论对临床治疗久利也具重要意义。

【理论经纬】

本病病因与感受外邪、饮食不节、情志失调、年老久病、劳逸失度有关，基本病机为脾胃受损，湿邪偏盛，困败脾土，肠道功能失调。病变脏腑以脾胃、大小肠为主，同时与肝、肾关系密切。病理性质从虚实而论，实证多为急性暴泻，以湿盛为主，因外感湿邪，或过食肥甘厚味，或饮食停滞生湿邪，湿邪壅滞中土，脾胃运化功能失衡，清浊不分，而见泄泻次数增多、大便如水倾注而下，并伴见腹痛、痛势急迫拒按、泻后痛减等表现，具有起病急、病程短的特点；而虚证多为慢性久泻，以脾虚为主，或伴见肝郁、肾虚等相关脏腑功能异常，因年老多病、情志失调、劳倦伤脾等因素，使脾气受损，或造成肝郁气滞、肾阳虚弱，进而影响脾土功能，致肝郁乘脾、脾肾阳虚等，均因脾虚失于健运，水谷精微不化，湿浊内生，夹杂而下，发为泄泻，可见泄泻呈阵发性发作、大便溏薄、腹痛不甚、喜温喜按、神疲乏力、四肢冰凉等表现，具有起病缓、病程长、反复发作的特点。

1. 张机以六经辨证论下利，奠定泄泻辨证论治的基础

张机在《伤寒论》中以六经辨证论下利最具特色。太阳下利多为太阳与阳明合病，外邪犯肠胃而致下利；阳明下利多为热入阳明胃腑或饮食不节，食滞肠胃，阳明腑实，热结而旁流而致下利；少阳下利多为邪在少阳，胆火内郁，下迫大肠而致下利；太阴下利多为脾阳不振，湿土不运，而致自利益甚；少阴下利多及太阴，为肾阳虚衰，脾失温运而致下利清谷；厥阴下利多为上热下寒，寒热错杂于中焦，清浊不分所致，可见久利。

张机对六经变证导致下利也有较深入的认识。如太阳病误治失治，外邪热陷阳明而出现湿热下利；太阳病误用吐下，损伤脾阳，水饮内停出现寒湿下利；太阳、少阳病误下，伤及脾阳，寒热互结，清浊不分，可致寒热错杂下利；六经久病，脾肾虚寒，滑脱不固，可致久利。

2. 李中梓治泄遵内经，博采众长，独有特色

李中梓从泄泻、湿邪、脾土三者之间的辨证关系辨析泄泻的病因。其言"脾土强者，自能胜湿，无湿则不泄，故曰湿多成五泄。若土虚不能制湿，则风寒与热，皆得干之而为病"。认为泄泻本在脾虚，脾虚不运，湿气内生，乃生泄泻。对于泄泻的治疗，以《黄帝内经》理论为指导，博采众长，在总结前人经验的基础上，提出了著名的治泄九法，即"其下者，引而竭之"之淡渗法；"下者举之"之升提法；"热者寒之""温者清之"之清凉法；"实者泻之""通因通用"之疏利法；"急者缓之"之甘缓法；"散者收之"之酸收法；"湿者燥之"之燥脾法；"虚者补之""寒者温之"之温肾法；"滑者涩之"之固涩法。

3. 刘六桥重视饮食起居因素及感寒对泄泻的影响

刘六桥推崇《黄帝内经》中对于泄泻的论述，认为"饮食不节，起居不时，则阴受之，害人五脏为肠澼"，并结合其亲身经历，在其学术著作《六桥医话》中详细描述了饮食起居不节导致泄泻的病机，对泄泻的内因有更深刻的认识，强调了饮食不节，起居不时为此病发生的重要因素。同时认为饮食不洁导致急性泄泻多为中焦寒热错杂，清浊不分。对外因导致的暴泻，认为六气伤人，以寒气伤人为最，暴泄多为寒邪直中厥阴肝经所致，并将寒邪直中厥阴肝经推广到对霍乱吐泻的认识。

4. 朱良春提倡重视脾肾阳气以论治泄泻

首届国医大师朱良春认为暴泻责之湿盛，久泻咎于脾虚，因此久泻必须从脾论治。不仅要明确脾虚则健运无权，湿浊内生，以成泄泻；而且要掌握脾病及肾，或他脏之病及脾，相互影响，相互兼夹转化的特点。如久泻脾虚，累及肾阳，命火式微。釜底无薪，火不暖土。脾病及肾，肾病及脾，如此互为因果，恶性循环。久泻虽有轻重程度的不同、脾肾病变的区别，但若久病缠绵不愈者，往往脾肾同病。慢性泄泻，迭治不愈，缠绵难解者，辨证往往既有脾虚气弱的一面，又有湿热滞留的存在，呈现虚实夹杂的征象。

5. 徐景藩强调"湿邪"贯穿泄泻始终，主张加用化湿药及风药

首届国医大师徐景藩认为泄泻多由肝、脾、肾三脏功能失调所致，故治疗上以健脾为主，辅以抑肝、温肾。徐景藩遵《景岳全书·泄泻》"泄泻之本，无不由脾胃"，认为脾胃虚弱是泄泻的根本原因，用药上以健运脾胃为主。另外，肝主疏泄、调畅气机，肝失条达可致脾胃升降失常，反过来土郁也可壅木。脾运化水谷精微依赖肾阳温煦，而肾藏精亦靠脾运化之水谷精微滋养、化生，二者互相资助，互相促进。若先天禀赋不足或久病之后，伤及肾阳，肾阳虚不能温养脾土，脾胃运化失常，发为泄泻。故而将泄泻病机概括为脾虚湿盛、肝脾肾同病。

6. 颜德馨提倡从"瘀血"论治久泻

国医大师颜德馨倡导"久病必有瘀，怪病必有瘀"之说，认为气为百病之长，血为百病之胎，故而对于久病、怪病更应从瘀入手，以调气活血为法则。对于泄泻，颜德馨认为除了最常见的脾虚、肝郁、肾虚、湿盛等基本病机外，对于应用了健脾祛湿、抑肝健脾、温补脾肾等方法后，仍泄泻日久未愈者，还应从瘀血内阻着手考虑，正如王清任《医林改错》云："泻肚日久，百方不效，是总提瘀血过多。"皆由于湿热黏着，阻遏肠道气机，氤氲不化，可致血滞，瘀血阻络，气化不行，而传导失常，则可出现泄泻日久不止。

【临证指要】

1. 张机辨治泄泻学术思想

（1）从六经病论治　太阳与阳明合病，外寒内热，治以解表清里、升阳止利，用葛根汤；太阳与太阴合病，内外皆寒，治以解表散寒、温中止利，用桂枝人参汤；阳明燥热内结，热结旁流，治以通因通用、泄热通便，用三承气汤，即大承气汤、小承气汤、调胃承气汤；少阳邪热下迫大肠，大肠传导失职，治以清热止利，用黄芩汤；太阴虚寒，脾阳不振，治以温中散寒、运脾止泻，用四逆辈，轻者用理中汤，重者用四逆汤；少阴虚寒，肾阳不足，脾失温运，治以温补脾肾、散寒止泻，用四逆汤、通脉四逆汤；厥阴泄泻，寒热虚实错杂，久泻不止，治以调和寒热、涩肠止利，用乌梅丸。

（2）从六经变证论治　太阳病误治失治，外邪热陷阳明而出现湿热下利，治以清热化湿止泻，用葛根黄芩黄连汤；太阳病误用吐下，损伤脾阳，水饮内停出现下利，治以温阳健脾、化湿止利，用茯苓桂枝白术甘草汤；太阳、少阳病误下，伤及脾阳，湿热内陷，寒热互结，清浊不分，升降失常，治以辛开苦降、调和寒热，用三泻心汤，即半夏泻心汤、生姜泻心汤、甘草泻心汤；误用下法，下元不固，治以涩肠固脱，用赤石脂禹余粮汤。

2. 李中梓辨证治泄泻学术思想

（1）善用治泄九法，博采众方　李中梓不仅提出治泻九法，临床中还善用九法，理论结合实践。对于伤暑水泄者，运用淡渗法，方用六一散甘淡性平、利水渗湿，达"利小便以实大便"之效；对于脾气下陷之泄泻，运用升提法，以柴胡、升麻、防风、羌活、葛根等祛风升散之品升提胃气，同时予风药胜湿，李中梓极善用此法，如运用李杲之升阳除湿汤治疗洞泄、飧泄；对于"腹痛泻水，肠鸣，痛一阵泻一阵"的热泄、暴泄，予清凉法治之，以黄芩芍药汤苦寒坚阴之品治疗；对于痰、食、气、水留滞而见"胃泄，饮食不化，色黄"者，用通因通用之疏利法，以张机三承气汤治疗；对于脾胃虚弱而见久泻者，运用甘缓平和的药物甘温运脾、缓急止泻之甘缓法，用方有四君子汤、六君子汤、异功散等；针对精气耗散之泄泻，采用酸收法，常选用"四神丸治脾肾虚寒，大便不实，饮食不思"；对于湿盛之泄泻，运用燥脾法燥湿止泻，多用二陈汤、胃苓汤等；对于脾肾阳虚之久泻，行温肾法，温脾肾止泻，用附子理中汤、金匮肾气丸；此外对于泻下日久，行温补效不奏者，应以固涩法，涩肠止泻，可用茱萸断下丸等。可见，李中梓在治泄九法的框架下，用方极广，不拘一家。

（2）重视脉诊 李中梓重视用脉诊来判断泄泻情况，一方面脉象的虚实情况可反映疾病的虚实状态，胃脉虚者则为脾虚泄泻，脉滑虚者为脾虚湿盛之泄泻，而肾脉小者，则是脾肾两虚之泄泻。另一方面，同时强调了通过脉诊与症状相结合来判断疾病的预后情况，正如李中梓提到的"肺脉小甚为泄，泄脉洪大者逆。下利日十余行，脉反实者死"。结合患者的脉象变化及症状变化，以判断疾病的预后情况，提示了临床中更应重视脉症结合，从整体出发把握疾病的病情变化，才能做到心中有数，用方有度。

3. 刘六桥辨治泄泻学术思想

（1）善用经方治疗急泻暴泻 刘六桥善用经方治疗急泻暴泻，对饮食不洁所致的急泻，认为其病机多为中焦寒热交阻，清浊不分，宜用生姜泻心汤加鸡矢藤；对暴泻，认为其病因为寒邪直中厥阴肝经，宜用当归四逆汤加吴茱萸、生姜，如呕者加姜制半夏、干姜；口渴欲饮舌黄者，加姜炒川黄连为反佐；如腹中绞痛，为转筋入腹，加酒炒木瓜；如手足冷过肘膝，色现青紫，加熟附子，并急用艾灸关元穴，此方亦用于霍乱吐泻的治疗。

（2）善用单方验方 刘六桥在遣方用药上认为"方不在多，有效则灵，药不在贵，去病则名"。其治疗泄泻善用单方验方，如湿邪阻滞大肠，久泻不止，泻而不爽，用山楂50g煎水，冲蜂蜜50mL，分次服，两味药一涩一滑，去滞开胃止泻；久泻不止，体虚较甚的患者，可用红参炭10g为末，用米汤送服，红参具有温阳益气之效，为炭又具收涩之功；肾虚泄泻，体质干瘦者，用豉油膏调治。刘六桥认为豉油膏为香豆豉煮汁，再炼成膏，因其色黑者，可具交心肾之效，而其为腐物，可入肾以补肾，其更具有厚肠胃之功，用此一味，即可温补肾气，又可厚肠止泻。

4. 朱良春辨治泄泻学术思想

（1）脾虚为本，重在益火补土 朱良春指出脾旺不受邪，脾虚为本，重在益火补土，故治疗上多以健脾运中为主，佐以温肾益火。用药时人参、白术、茯苓、山药量宜加大，旨在使脾旺方能磨谷。泻久体虚配用黄芪、升麻、柴胡益气升清、鼓舞脾气。泻下滑脱不固酌加诃子肉，石榴皮收敛止泻。至于益火之品肉桂、附子用量宜小，因久泻不仅伤阳，且易伤阴。体弱多有不耐肉桂、附子刚愎之剂者，从督脉着手，督脉总督一身之阳，督脉之气，是敷布命火的动力，通补督脉则阳回，选用淫羊藿、鹿角霜、菟丝子、补骨脂、赤石脂等温肾壮督之品，以振奋肾阳、温壮督脉。

（2）虚实夹杂，贵在补泻并施 虚实夹杂者既要补脾敛阴，又需清化湿热，才能取得效果，拟仙桔汤治疗，由仙鹤草、桔梗、白槿花、白头翁、炒白术、广木香、白芍、乌梅、炒槟榔、甘草组成。方以仙鹤草为主药，味苦而涩，取其止泻、补虚之功。活用桔梗治滞下后重，白槿花、白头翁泄肠间湿热，白术、木香健脾调气，白芍、乌梅酸甘敛阴、止泻、止痛，槟榔行气消胀。合而观之，桔梗伍槟榔，升清降浊；槟榔伍乌梅，通塞互用；木香伍白芍，气营兼调，共奏健脾敛阴、清泄湿热之功。

（3）从证求因，端在详察明辨　朱良春论治久泻，每多顾及患者的体质、平日的嗜好、旧有的疾病，以及饮食、居住等情况，结合久泻的性质和轻重而论治，强调因人制宜，审证探因，指出素体丰腴者，多见气弱湿滞，须注意气化的流畅；形质瘦削者，常伴阴液暗耗，当顾及气阴的生化。凡久泻者，不可概以脾肾虚寒论治，临证中，非因虚致泻的因素，屡见不鲜，如情志不遂、肝木乘土的泄泻，水土不服的泄泻等。

5. 徐景藩辨治泄泻学术思想

（1）主张健脾化湿　徐景藩认为脾胃虚弱是泄泻的根本。久泻病程较长，脾气必虚，亦可致脾阴虚，或由脾气虚发展为脾阳虚，阳虚及阴，最终发展为阴阳两虚，故临床治疗久泻应以补益脾气为基础治法，拟参苓白术散为主方。若迁延至脾阳虚或阴虚时，当温阳祛寒、滋养脾阴，兼补脾益气。同时他认为久泻脾虚运化失常湿气乃生，脾为湿困，清浊不分，下注则为泄，故用药兼以行气化湿药，如薏苡仁、木香、陈皮、砂仁等。

（2）重视抑肝、温肾　徐景藩认为脾胃的运化升清需依赖肝之疏泄。在五行中，肝属木，脾属土，木土相克，如肝木不调，易克犯脾土，或脾虚土郁，易为肝木所乘，均可导致脾胃功能的失常而出现泄泻之证，如清代李冠仙有云："肝气一动，即乘脾土，作痛作胀，甚则作泻。"故徐景藩认为泄泻的发作与情志因素相关，肝郁脾虚亦为病因之一。久泻者常兼有腹痛，而腹痛必有气滞，其主症见泄泻腹痛，每因情志不畅而发或加重，泻后痛缓，脉弦，治疗上宜疏肝健脾，方用痛泻要方、柴胡疏肝散等治之。久泻命门火衰，不能专责脾胃，治宜温补脾肾，治之以四神丸，临床以此方进行加减。

（3）善用风药及化湿药　徐景藩指出，泄泻病久脾虚易生湿，故应加用化湿药物。而风药多燥，燥能盛湿，临证用药之时徐景藩常加用祛风药，如羌活、防风、白芷、独活、升麻、柴胡、葛根等。但风药多燥，其能胜湿，亦可伤阴，对于脾阴不足或肝肾阴虚者，不可过用或久用，用药过程可适当加入白芍、乌梅、木瓜等敛阴之品，避免伤阴太过。

6. 颜德馨辨治泄泻学术思想

（1）重视活血化瘀　对于久泻不止，应用了清利湿热、疏肝健脾、补脾化湿等诸法而效果不明显患者，颜德馨认为应当以活气和血为法，使气机调畅，化湿热而健脾胃，可达不止泻而泻止之效，常予王清任之膈下逐瘀汤化裁而用，由白芍、川芎、当归、桃仁、乌药、枳壳、甘草、红花、五灵脂、香附、延胡索组成。方中红花、桃仁、五灵脂、白芍、延胡索、川芎、当归活血通经、行瘀止痛；香附、乌药、枳壳调气疏肝，甘草可调和诸药，使攻中有制；又可协助主药以缓急止痛，更好发挥其活血止痛之能。考虑到久泻患者，久病必虚，阴虚日久，必阴损及阳而成虚寒之证，颜德馨故将原方去牡丹皮之苦寒，以防伤脾胃阳气，将赤芍改为白芍，以具敛阴益营之力，如此化裁可将原本性寒凉偏攻的方子，变得温而不凉，具活血化瘀之效，又可益肝补土。

（2）重视脾升胃降以调气机　颜德馨除了强调瘀血因素在久泻中的重要性，亦同时重视脾胃升降功能对于久泻的必要性。依据《素问·阴阳应象大论》"清气在下，则生飧泄，浊气在上，则生腹胀"，如果出现脾胃功能失常，则会使脾气不能上升，胃气不能下降，脾胃运化功能失调，清气不得升发宣散，浊气不得凝敛下降，则清气在下生为泄泻，对于此，应重视脾胃升降功能的恢复，颜德馨治脾推崇李杲"升阳"之学，常用甘温之法以复脾气之健运，若见脾胃气虚、清阳下陷之泄泻，可以升阳益胃汤治之；治胃推崇叶桂的"宜凉、宜润、宜降、宜通"之胃阴学说，常用甘寒或酸甘之法以待胃津来复，若见久泻伤及胃阴者，予麦门冬汤治疗。

【医案举隅】

1. 泄泻验案 1

林某，女，45 岁。腹泻 7 年余。患者 7 年间饮食生冷或进食油腻食物后则腹痛腹泻，2007 年 7 月至南京某医院查肠镜示未见明显异常。现患者腹泻时作，每日行 7 ~ 8 次，无脓血，伴腹痛，肛门重坠，大便有不净感，夜寐多梦，神疲乏力，舌淡苔白，脉细弱。方用参苓白术散加减。方药组成：党参 15g，炒白术 10g，炒山药 15g，炒薏苡仁 15g，石榴皮 10g，补骨脂 10g，炒山楂、炒神曲各 12g，合欢皮 10g，荷叶 10g。灌肠方：石菖蒲、木香各 10g，白及 15g，生地榆 30g，煎汤保留灌肠，每日 1 次。[陆为民，周晓波，徐丹华.徐景藩三脏同治愈久利.中国中医药报，2014-07-03（004）]

按： 本例患者泄泻日久，脾胃虚弱，气虚下陷，故拟益气健脾佐以升提，选方参苓白术散以补虚、除湿、行气、调滞。徐景藩善用其治疗久泻久痢。方中党参、白术、山药补气健脾，补骨脂暖脾止泻。徐景藩对于脾胃虚弱之泄泻，薏苡仁乃必用之品。徐景藩认为脾虚，清气下陷，单用党参、白术等守补中土之品，甘温壅气，可致中土气滞，所以宜兼用升补之法。补中有升，清气得升，脾运复来，则浊阴自降，故加荷叶引清阳之气上行阳道。因又有邪滞一面，应在升补同时，注意"清化"。"清"为清余邪。现代研究发现，石榴皮对多种致病菌有抑制作用，且能涩肠止泻，为治疗久泻久痢之要药。"化"为化积消滞，山楂、神曲功能消食健脾止泻，合欢皮理气，又能解郁安神。方中白术、山药、薏苡仁、山楂、神曲皆炒用，炒能助其入脾也。诸药合用，升阳清化，标本兼顾，轻灵之方直达病所，故获佳效。灌肠方中石菖蒲、白及、生地榆三药为徐景藩治顽固泻痢之有效经验药。

2. 泄泻验案 2

张某，男，54 岁。1977 年 6 月 18 日初诊。

泄泻伴腹痛 4 年余。每于进食油腻后加剧，多次大便镜检均为食物残渣及脂肪球，经钡剂灌肠检查，诊断为慢性结肠炎。刻下大便日行三四次，临圊腹痛，拒按，便泄不畅，粪便溏薄，夹有黏液，伴有心烦易怒，口干不欲饮，胸胁胀痛。屡服清利湿热、疏肝健脾、补脾化湿诸药，效果不显。患者面色苍黑，巩膜浑浊，舌边尖红，苔腻根黄，脉弦细。治宜理气活血，选王氏膈下逐瘀汤加减：白芍 12g，川芎、当归、桃仁、乌药、枳壳、甘草各 6g，红花、五灵脂、香附、延胡索各 9g。1 日 1 剂。8 日后腹痛渐和，便溏成条，日行一二次。转用参苓白术丸常服，幸竟未复发。[高尚社.国医大师颜德馨教授治疗泄泻验案赏析.中国中医药现代远程教育，2011，9（15）：17-18]

按： 慢性结肠炎属中医学泄泻范畴，多因湿热之邪壅滞肠道所致。由于湿热黏浊，阻遏肠道气机，氤氲不化，可致血滞，瘀血阻络，气化不行，传导失常，则泄泻不止。本例泄泻已久，久泻脾胃受损，湿热内蕴肠道，气机乏于斡旋，郁久致瘀。且患者面色苍黑、巩膜瘀斑显露、泻前腹痛拒按等均为运用活血化瘀法之指征，故投以理气活血的膈下逐瘀汤，俾血活气和，旋运自若，湿热化而脾胃健，不止泻而泻止。《医林改错》谓"泻肚日久，百方不效，是总提瘀血过多，亦用此方"，确属经验之谈。瘀邪已去，则予参苓白术丸以益气健脾。

参考文献

1. 蒋熙，朱琬华.朱良春论治久泻 [J].北京中医，1991（3）：5-6.

2. 颜乾麟.国医大师颜德馨 [M].北京：中国医药科技出版社，2011.

3.杨亚龙，戴铭，张璐砾，等.民国广西名医刘六桥学术思想探析［J］.中国中医基础医学杂志，2019，25（7）：878-879，903.

4.高尚社.国医大师颜德馨教授治疗泄泻验案赏析［J］.中国中医药现代远程教育，2011，9（15）：17-18.

5.陆为民，周晓波，徐丹华.徐景藩三脏同治愈久利［N］.中国中医药报，2014-07-03（004）.

五、痢疾

痢疾，是由外感时疫邪毒、内伤饮食、情志失调等原因导致，以邪蕴肠腑，气血壅滞，传导失司，脂膜血络受损为基本病机，以腹痛、里急后重、下痢赤白脓血为主症的病证，是一类或具有传染性的疾病，多发于夏秋季节。西医学中的细菌性痢疾、阿米巴痢疾、溃疡性结肠炎等均属本病范畴，可参照本节辨证论治。

《黄帝内经》中称本病为"肠澼""赤沃"，对其病因及临床特点进行了简要论述，指出外感时疫邪毒、内伤饮食、情志内伤和正气亏虚是疾病的病因。东汉末年，张机《伤寒论》和《金匮要略》中将痢疾与泄泻统称为"下利"，并创制一系列治疗痢疾的方剂，如桃花汤、白头翁汤等。唐代孙思邈《备急千金要方》称痢疾为"滞下"。宋代严用和《济生方·痢疾论治》中提出"今之所谓痢疾者，古所谓滞下是也"，正式用"痢疾"病名，并对"泄泻"与"痢疾"区分论治。元代朱震亨进一步阐明痢疾具有流行性、传染性的特点，指出"时疫作痢，一方一家，上下相染相似"，并论述痢疾的病因以"湿热为本"，提出"通因通用"的治痢原则。明清时期，喻昌创"逆流挽舟"之法，并在《医门法律·痢疾论》中提出"引其邪而出之于外"，创"活人败毒散"。明清以后的医家，对痢疾的病因病机及辨证论治的论述发展到了一个新的水平，既强调祛除外感湿热之邪，又强调顾护人体正气，注重痢疾与脾肾的关系，从而对痢疾有了更加全面的认识。

【理论经纬】

痢疾病因与外感时疫邪毒、内伤饮食、情志失调、正气亏虚有关，基本病机为邪蕴肠腑，气血壅滞，传导失司，脂膜血络受损而成痢。湿热、疫毒、寒湿、食积等内蕴肠腑，与肠中气血相搏结，气血瘀滞，大肠传导功能失司，通降不利，肠络受损，腐败化为脓血而痢下赤白；湿浊下注，气机阻滞，腑气不通，故见腹痛、里急后重。痢疾病位在肠，与脾、胃相关，可涉及肾。因肠与胃密切相连，肠病及胃，故常曰在肠胃。痢疾日久，可由后天损及先天，导致肾气虚惫或脾肾阳虚，下痢不止。痢疾的病理性质分寒热虚实，病机演变多端。初期多为实证，因湿热或寒湿所致。外感湿热，或湿热内生，或疫毒内侵，壅滞腑气，熏灼肠道，下痢鲜紫脓血，壮热口渴，皆属热证。外感寒湿、内食生冷或脾胃虚弱之人，感受寒湿之气或热痢过服寒凉药物，皆属寒证。暴痢多为实证，以湿热痢、疫毒痢多见，亦可见于寒湿痢。疫毒痢病势凶险，应及早救治。下痢日久，可由实转虚或虚实夹杂，寒热并见。如痢疾失治，迁延日久，或收涩太早，关门留寇，正虚邪恋，可发展为下痢时发时止，日久难愈的休息痢。久痢多属虚证，虚证又有阴虚痢和虚寒痢之不同。若下痢不能进食，或入口即吐，又称噤口痢。对于日久迁延不愈的休息痢，因病情缠绵，往往形成虚实夹杂之势，宜采取综合措施，内外同治。对于痢疾的治疗，初痢宜通，久痢宜涩，热痢宜清，寒痢宜温，寒热虚实夹杂者宜通涩兼施、温清并用。

1.张机建立痢疾辨证论治体系，创制治痢方剂

（1）邪毒入里，热伤胃肠　《金匮要略·呕吐哕下利病脉证治》云："下利脉数而渴者，今自愈；设不差，必清脓血，以有热故也""下利寸脉反浮数，尺中自涩者，必清脓血。"张机将痢疾与泄泻统称为下利，在下利发热过程中，阴气未复，阳复太过，内热塞盛，热伤胃肠络脉，血不循常道而下血，则见下利脓血。湿热熏蒸胃肠，邪热炎上，阳热气盛，故寸脉浮数；热伤阴血，阴血亏损，凝涩不畅，故尺脉凝滞；热伤阴分，营血腐败，故下利脓血。

（2）脏腑虚衰　《金匮要略·呕吐哕下利病脉证治》云："夫六腑气绝于外者……五脏气绝于内者，利不禁，下甚者，手足不仁。"六腑属阳，阳主卫外，其气行于表；五脏属阴，阴主内守，其气行于里。所谓"六腑气绝于外""五脏气绝于内"，是指脏腑气衰，外不足以行表，内不能固守封藏。由于六腑以胃为本，诸腑皆受气于胃，故胃阳虚衰，诸腑之气皆衰。五脏以肾为先天之本，脾为后天之本，故五脏之气不充，则脾肾气衰。初期以脾病为主，脾虚失运，水谷不得腐熟，清气下陷，故泄利不禁；久必及肾，肾阳虚衰，失于温煦，则下利尤甚；阴液随利而失，四肢筋脉失其濡养，故手足麻痹不仁。

（3）情志致病　《伤寒论·辨少阴病脉证并治》载："少阴病，四逆，其人或咳，或悸，或小便不利，或腹中痛，或泄利下重者，四逆散主之。"上述病机主要为情志内伤，少阴枢机不利，阳气郁遏在里，不能透达于四末，枢机不利，阳气郁遏，中寒气滞，则会泄利下重，治宜疏畅气机、透达郁阳，方用四逆散。

2. 刘完素从气血立论，创"芍药汤"

"行血则便脓自愈，调气则后重自除"出自金元四大家刘完素《素问病机气宜保命集》，为刘完素对于痢疾治疗的著名论述。刘完素认为痢疾出现里急后重及便下脓血的症状是因为湿热邪气阻滞肠腑，导致肠腑气机不利、气滞血阻、血败肉腐。邪滞肠间、腑气不行故里急后重，邪入血分、血败肉腐故便下脓血，因此调和肠腑气血是痢疾治疗的主要治则。刘完素所创"芍药汤"即充分体现了这一治疗原则：方中重用白芍为君药，取其苦酸微寒，柔肝理脾、调和气血，而止泻痢腹痛。黄连、黄芩苦寒，清热燥湿，而解肠中热毒，以治湿热成痢之本，为臣药。大黄泄热祛积破瘀，使积滞除、瘀血去，则下痢可止，此乃"通因通用"之法。以木香、槟榔行气导滞；当归柔肝和血，与大黄合用，又有行瘀之用，即"行血则便脓自愈，调气则后重自除"之理。使气行血活、积滞得下，则里急后重自解。肉桂辛热，配在苦寒药中是为反佐，可防苦寒伤中与冰伏湿热之邪，配活血药又可助行血之力。综合全方，共奏清热燥湿、调气和血、柔肝理脾、化滞止痢之功。

3. 张介宾从寒热立论，从多方面论治痢疾

张介宾认为，古人一味地将痢疾从热来论治是片面的，除湿热之邪外，还有一部分是由于胃阳虚弱，因寒伤脏。《景岳全书·痢疾》云："因热贪凉者，人之常事也，过食生冷，所以致痢。"胃阳虚弱之人，感受寒湿，或湿热痢过服寒凉之品，克伐中阳，胃肠传导失司，导致痢疾。但是，张介宾并未因为胃阳虚弱寒邪侵袭是发病的重要原因，而一味地从寒论治，胃强阳盛之人，得湿成热者，元气壮实，邪不胜正者，皆可以寒治而愈，而此辈极少，故应当根据患者的具体情况辨证论治。

除此之外，张介宾还从多方面对痢疾进行论治，强调痢疾首分寒热，其次通过分虚实、辨寒热、视色泽、辨腹痛、辨里急后重等方面对痢疾进行整体的把握。

4. 路志正认为久痢当察虚实

路志正认为痢疾的病因主要为暑湿疫毒侵袭、饮食生冷等，对于痢疾的辨证论治关键不在于新感、久病之分，而应当注重虚实，在治疗中，路志正对虚实亦有新论，提出：实证之痢，当见腹痛频作，里急后重，肛门灼热，下利脓血，日数次或十数次，面红口渴，舌红苔厚而腻，脉实有力；虚证之痢，症见下腹隐痛，痢下白冻如鱼脑，时发时止，面白神怯气弱，舌淡苔白，脉沉而细。故临证不得概以病之新、久而分虚实，亦不得困于"初痢宜通，久痢宜涩"之论，而当据

证辨析，实者宜通滞，虚者宜补益，对久痢未虚者亦勿滥投固涩，以免造成"闭门留寇"。

5. 徐景藩主张本病病机多为"脾虚湿热夹瘀，肝、脾、肾同病"

徐景藩认为痢疾与外感六淫、饮食所伤、情志失调、脾胃虚弱等因素有关，其中某一种致病因素可以引发痢疾，更可能是多种病因相互影响进而损伤脾胃功能而致病。徐景藩认为饮食不调是痢疾主要的发病诱因，脾虚失健为主要发病基础，在治疗方面注重肝脾肾三脏之间的相互关系，痢疾发作期多为湿热标实证，湿热内蕴肠腑，气滞血瘀，脂膜血络受损，血败肉腐为疡，大便见有脓血，或为血便。

徐景藩认为痢疾发作期应重视调气行血，即刘河间所谓的"调气则后重自除，行血则便脓自愈"。症状逐渐缓解以后，当以益气健脾为大法，对于本病的治疗应重视清热化湿，并提出"温清并用、补泻兼施"的治疗原则。其中"清"指应重视清热化湿；"温"指痢疾日久，损伤脾肾，脾肾阳虚，当温补脾肾之阳；"补"指因脾虚失健为发病基础，当以健脾为本；"泻"指痢疾治疗应当因势利导、行气导滞。痢疾病情进入缓解期后治当健脾温肾，同时配合抑肝、敛肝之法，即平肝潜阳，引阳入阴，达到阴阳平衡。

6. 张海峰主张痢疾分湿热之偏重

张海峰认为痢疾的辨证，当分清湿热二邪的偏重程度。红白夹杂者，为湿热相兼之证，治当湿热两清，方如芍药汤；如红多白少者，为热邪偏重证，芍药汤中重用黄连，不用或轻用肉桂；如白多红少者，为寒湿偏重证，于芍药汤方中重用肉桂，或再加苍术。如热邪偏重，下痢纯红，又称热痢，治当清热凉血，方如白头翁汤；如寒湿偏重，下痢纯白，又称寒痢，治当温化寒湿，方如温脾汤。

张海峰认为前人有"痢无止法""痢无补法"之说，这一般都是指痢疾初起发病而言，不可一概固于此说，必须灵活对待。如痢久不愈，脓血夹杂，恐伤元气，亦可酌用收涩固脱之法，如桃花汤、真人养脏汤等均可选用。

【临证指要】

1. 张机辨治痢疾学术思想

（1）下利便脓血者，桃花汤主之 下利脓血有湿热与虚寒之分。属湿热者，多见于疾病初期，由湿热郁滞，热伤血络，热盛营腐所致。属虚寒者，其所下之血必色紫暗，且赤白相兼，并伴有腹疼喜按喜暖、精神萎靡、四肢酸软、口不渴、舌淡苔白、脉微细而弱等症，故用桃花汤温中涩肠以固脱。方中赤石脂为君，其色似桃花，又名桃花石，性温味甘涩而质重，功能涩肠固脱；干姜温中散寒；粳米补虚安中。方后强调"内赤石脂末"冲服，是为增强涩肠固脱的功效。

（2）下利，三部脉皆平，按之心下坚者，急下之，宜大承气汤 下利有虚实之分，治法攻补各异，均依具体脉症而定。若下利而脘腹胀满，按之坚硬，寸关尺三部脉既不是虚浮而大，也不是沉微细弱，而是犹如平人脉象，可知是有形之实滞内结下利，正盛邪实，当用攻下。如延之日久，必致邪实正虚而攻补两难，故仲景指出"急下之"，用大承气汤急下其里实。实去坚消，腑气顺而利自止。此所谓"通因通用"之法。

（3）热利下重者，白头翁汤主之 热利，实指下利属于湿热者。由于湿热郁结于肠，腐灼肠道脉络，阻滞气机，秽浊之物欲出不能，故有里急后重，滞下不爽，下利脓血腥臭。由于湿热为患，大肠传导失职，升清降浊失常，故有发热、口渴、尿赤、肛门灼热、舌红苔黄腻、脉数等症。治以白头翁汤清热燥湿、凉血止利。方中白头翁味苦性寒，善清肠热而解毒，并能疏达厥阴之肝气；辅以苦寒的秦皮，清肝胆与大肠湿热；黄连、黄柏清热燥湿，坚阴厚肠以止利。诸药配伍，具有清热燥湿、凉血解毒以止痢的功效。

2. 喻昌辨治痢疾学术思想

"逆流挽舟法"是清代医家喻昌提出的有关痢疾的治疗大法，《医门法律·痢疾门》云："痢疾一证……至夏秋热暑湿三气交蒸互结之热，十倍于冬月矣，外感三气之热而成下痢，其必从外而出之，以故下痢必从汗，先解其外，后调其内……失于表者，外邪但从里出，不死不休，故虽百日之远，仍用逆流挽舟之法，引其邪而出之于外，则死证可活，危证可安。"喻昌运用此法治疗外感风寒湿邪陷里而成的痢疾，因其证为风寒湿邪从表陷里，治宜透邪出表，这种透散表邪、舒畅里滞而治疗痢疾的方法被称为"逆流挽舟法"，其代表方为败毒散。

3. 赵绍琴辨治痢疾学术经验

（1）积滞去，痢易愈　赵绍琴认为痢疾多因先有饮食生冷，食滞内停，其次外受暑热夹湿，湿热郁蒸，三焦不得宣通，升降不利，气血阻滞，气血与湿热积滞相为搏结，化脓血而成。赵绍琴强调胃肠积滞是作痢之本，气血受伤只是结果。治疗上强调用分化之药，如焦三仙、厚朴、槟榔、莱菔子等，积滞去则暑湿易化，痢疾易愈。

（2）治痢当分气血，调气机升降　湿热蕴郁，积滞留于肠胃，势必阻碍气机，继而伤及血络。邪伤气血则当辨证论治，邪在气分，以里急后重、下痢不畅、便脓血为主要症状，脉见濡滑或弦数，治当宣散郁热、理气活血；邪在血分，症以腹痛便血为主，其脉沉明显，热者脉弦滑且数，甚则疾数，治当宣郁清热、凉血活血；寒者脉见沉迟弦紧，治当温通经脉、活血和络。临床上气血俱病者最多，治疗应分清偏在气或偏在血，紧扣病机而用药。

（3）久痢未必是虚，阴伤为重　痢疾日久或年迈体弱者，多认为是虚证。但赵绍琴则认为久痢未必完全是虚，纯虚无实者更为少见，古有"痢无补法"之说，正是据此而言，临床上不可单凭年龄、体质、病久而一味投以补剂或收涩之剂。赵绍琴认为，痢久多是有形之邪未清，必须针对病情用药，不可泥于久病必虚之见，妄投补涩之剂。痢久伤及气血，多因湿热之邪化燥、化火，伤及阴液；也可因医者惯用苦寒清化、消食导滞之剂，伤阴耗液。赵绍琴对痢久及痢后恢复期患者，常投养阴之品而达到扶正祛邪、邪去正安的目的。

4. 蒲辅周辨治痢疾学术经验

（1）治痢需把握发病季节　痢疾多发于夏秋季节。夏季多暑湿，应当辨别暑与湿的轻重，暑重于湿选用香薷饮、黄连香薷饮合六一散，脾胃虚弱者宜六和汤加减；湿重于暑选用藿香正气散合六一散或五个加减正气散。秋季以燥为主，而初秋往往阴雨连绵，应当辨别燥与湿的轻重，如湿重于燥宜对金饮子合六一散；燥邪偏重，宜活人败毒散加减。痢病多兼夹饮食停滞，宜加莱菔子、神曲、山楂、枳壳、槟榔、木香之类消导药物。

（2）治痢需掌握寒热辨证　痢病除须掌握季节外，寒热辨证亦为重点，热利下重，便脓血，口渴喜饮凉，小便短赤，热毒盛者，白头翁汤加减主之。人以胃气为本，治痢亦当先审胃气，热毒痢多用苦寒攻伐药，应中病即止，苦寒伤中，往往会导致正虚邪陷。寒痢下利清谷，肢厥脉微，滑脱不禁，宜理中、四逆辈；若下利清谷而有脓血，当病属下焦，宜桃花汤温里固脱。

（3）治痢需辨识久痢伤阴　痢久脾虚下陷者或导致脱肛，宜补中益气汤加减，脱肛者加鳖头骨（焙干，研细，冲服）。久痢伤及阴血，而湿热未尽，引起午后潮热，腹痛绵绵，舌红少苔，脉细数，用连理汤加当归、白芍、阿胶，阴阳并调、肝脾共滋。若寒热错杂，虚实互见，消渴、呕吐不能食、烦躁、久利者，亦可选用乌梅丸或椒梅汤。

5. 张志远辨治痢疾学术经验

（1）清热解毒治疗疫毒痢疾　张志远认为疫毒痢疾大多起病急骤，其病机主要为疫毒内侵，毒盛于里，壅滞肠道，灼伤气血，主张治以清热解毒、凉血止痢之法，临证常以白头翁、黄连、黄柏三味药为基础方加味进行治疗，在发挥三药清热、解毒、凉血的同时，亦常加入补虚止血、益气固脱、理气导滞之药以扶正固本，增强疗效。

（2）清热祛湿治疗湿热痢疾　张志远认为湿热痢疾主要因血入于腑，与津液相搏，湿热蕴结于肠道，气血壅滞所致，主张以清热祛湿、通肠消滞之法治之，临证常以芍药汤为基础方加味以清热燥湿、调气行血，再佐白头翁和马齿苋两味药，以增强清热利湿、凉血止痢之效。

（3）温补脾肾治疗虚寒痢疾　张志远认为脾肾阳虚，虚寒内生，阻滞肠腑，则易生虚寒痢疾，治宜温补脾肾、收涩固脱，正如《医宗必读》所言："是知在脾者病浅，在肾者病深。肾为胃关，开窍于二阴，未有久痢而肾不损者，故治痢不知补肾，非其治也。"张志远临床治疗虚寒痢疾，将桃花汤与赤石脂禹余粮汤合方，更名桃花加禹余粮汤以温中涩肠止痢，再随证加入补中益气诸药。

（4）扶正祛邪治疗休息痢　张志远认为休息痢的主要病机为久病伤正，邪恋脏腑，传导不利，治宜扶正祛邪、调气化滞。其临证治疗常用薏苡附子败酱散加仙鹤草和三七进行治疗，若久痢不愈，则常考虑外用锡类散配合黄连、乳香、没药、蒲公英煮汤灌肠以治之，甚有功效。

6. 关幼波辨治痢疾学术经验

关幼波认为痢疾主要是因外受寒湿、湿热、疫毒之气，内伤饮食生冷不节之物，损伤脾胃，气血阻滞，络伤血败，以致脓血下痢。在治疗方法上，临床多使用清热利湿、导滞通下的方法治疗，祛除湿热，勿使稽留，以达"通因通用"。关氏具有多年的临床经验，对"痢无补法"有其独特的见解，其治疗痢疾经验可归纳为以下三法。

（1）通因通用法　关幼波认为此法适用于湿热下痢、脾胃虚弱者。症见腹痛、里急后重，或大便不爽、大便带有黏液。痢疾病机多为大肠湿热积滞不通，治宜清利湿热、解毒导滞，无须顾虑药后大便次数反而增多，而是要详细询问其便后是否已有畅利感，待积滞已清，就可以根据情况调理其脾胃。

（2）先攻后补法　关幼波认为慢性痢疾，因其病程日久，耗伤正气，虚象易于暴露，但仍需辨别湿热积滞是否已除，若见少腹坠胀，大便不爽，或大便带有黏液，或里急后重者，可以认为是湿热或寒湿积滞未清、腑气不畅，"通因通用"之法不可弃之不用，或于方中加用通下之品或先攻而后补，绝不能被虚象所迷惑，如果补之过早，闭门留寇，后患无穷，犯"虚虚实实"之大忌。

（3）异病同治法　关幼波认为溃疡性结肠炎、慢性肠炎等，虽不是同一病种，但同属中医学痢疾的治疗范畴，同样都会出现湿热或寒湿蕴于大肠的证型，也应当根据矛盾的共性，并照顾到特殊性，异病同治，采用"通因通用"的治疗法则。伤于气分者为白痢，伤于血分者为赤痢，气血俱伤者为赤白痢。每个病例既有其特殊性，又有共性，所以同中有异，异中有同，有的可以先攻后补，有的可以攻补兼施。总之，湿热或寒湿积滞不清，非攻不去。虽有正虚，乃因病而虚，所以治病求本，"通因通用"之法不可忽视。

【医案举隅】

刘某，男，30岁。腹泻伴脓血便3年，加重1个月，伴左下腹痛，曾多次做肠镜检查，均诊为溃疡性结肠炎，间断服用中西药及保留灌肠治疗，症状时轻时重。近1个月来，腹泻伴脓血便加重，腹泻每日8～10次，便带脓血，左下腹痛，消瘦乏力，复查肠镜示慢性溃疡性结肠炎，化验大便为黏液血便，大量脓球，红、白细胞。舌质暗，苔白，脉沉弦。

西医诊断：慢性溃疡性结肠炎。

中医诊断：痢疾。

辨证：脾胃虚弱，下焦湿热。

治法：健脾化湿，凉血止痢。

方药：苍术、白术各15g，茯苓30g，地榆15g，生薏苡仁30g，马齿苋30g，芡实15g，诃子肉15g，赤石脂15g，丹参15g，川芎12g，当归15g，赤芍、白芍各12g，延胡索15g，川楝子7g，乌药12g，乳香6g，甘草6g，三七粉3g（冲服）。水煎服。（危北海.中国现代百名中医临床家丛书——危北海.北京：中国中医药出版社，2008）

按：据本案大便带脓血、腹痛等临床表现，属中医学痢疾的范畴。本案腹泻日久，脾肾虚弱，健运失司，湿浊蕴结下焦而发腹泻，湿郁化热，血络损伤则便带脓血，气机壅滞腹痛下坠则会引发痢疾，舌暗、苔白为气滞血行不畅之象。故方中用苍术、白术、茯苓、芡实、薏苡仁、甘草健脾止泻；赤石脂、诃子肉固肠止泻、生肌止血；丹参、川芎、当归、赤芍、白芍、三七粉养血活血止血；延胡索、川楝子、乳香、乌药行气活血止痛。危北海临证时若见伴有腹部隐痛或便前腹痛者，酌情加镇痛解痉之品如白芍、延胡索、乌药、川楝子等药物，若见伴有食欲不振、嗳气打呃者，酌加砂仁、干姜、肉豆蔻，小茴香等。

参考文献

1.路志正.路志正医林集腋［M］.北京：人民卫生出版社，2009.

2.赵欣，孙宏文.国医大师徐景藩诊治下利经验［J］.中华中医药杂志，2018，33（7）：2882-2884.

3.邱建荣.赵绍琴教授治疗痢疾经验［J］.辽宁中医杂志，1989（8）：1-2.

4.蒲辅周老中医介绍治疗痢疾的经验［J］.新医药学杂志，1974（7）：21-22.

5.潘琳琳，王淞，王玉凤，等.国医大师张志远辨治痢疾经验［J］.中华中医药杂志，2020，35（9）：4429-4432.

6.徐春军.关幼波教授治疗痢疾的临床经验［J］.中国中西医结合脾胃杂志，1996（4）：230-231.

六、便秘

便秘，又名"大便难""阳结""阴结""闭""脾约"等，是由于感受外邪、饮食不节、情志失调、年老体虚等原因所导致的以大肠传导功能失常为基本病机，以大便排便次数减少，周期延长，或粪质坚硬，便下困难，或排便无力，便出不畅为典型临床表现的一类病证。西医学中的功能性便秘、肠易激综合征、直肠及肛门疾病、内分泌及代谢疾病引起的便秘及肌力减退所致的排便困难等可参考本病进行辨证论治。

在《黄帝内经》中就有关于便秘的记载，如"后不利""大便难"，上述病名描述了便秘出现的主要症状。《黄帝内经》从脾胃受寒、肠中有热等病因病机认识便秘。《素问·举痛论》云："热气留于小肠，肠中痛，瘅热焦渴，则坚干不得出，故痛而闭不通矣。"张机则称便秘为"阳结""阴结""闭""脾约""不大便"及"燥屎"等，认为其病与寒、热、气滞有关。在治疗方面，张机提出了便秘有寒、热、虚、实不同病机，创制了苦寒泻下的承气汤、温里泻下的大黄附子汤、养阴润下的麻子仁丸、理气通下的厚朴三物汤内服，以及蜜煎导、猪胆汁导等外治通便法，为后世医家认识和治疗本病确立了基本原则。巢元方《诸病源候论·大便病诸候·大便难候》云："大便难者，由五脏不调，阴阳偏有虚实，谓三焦不和则冷热并结故也。"又云："邪在肾亦令大便难。"指出导致便秘的原因很多，与五脏不调、阴阳偏盛、虚实寒热均有关系。朱震亨认为便秘由于血少，或肠胃受风，涸燥秘涩所致。张介宾把便秘分为阴结、阳结两类，认为有火为阳结，无火是阴结。陈士铎《石室秘录·大便秘结》云："大便秘结者，人以为大肠燥甚，谁知是肺气燥乎？肺燥则清肃之气不能下行于大肠。"沈金鳌《杂病源流犀烛》则强调："大便秘结，肾病也。"

【理论经纬】

本病病因与感受外邪、饮食不节、情志失调、年老体虚有关，基本病机为大肠传导功能失常，病理性质可概括为寒、热、虚、实四个方面。燥热内结于肠胃者，属热秘；气机郁滞者，属实秘；气血阴阳亏虚者，为虚秘；阴寒积滞者，为冷秘或寒秘。四者之中，又以虚实为纲，热秘、气秘、冷秘属实证，阴阳气血不足的便秘属虚证。而寒、热、虚、实之间，常又相互兼夹或相互转化。如热秘久延不愈，津液渐耗，损及肾阴，致阴津亏虚，大肠失濡润，病情由实转虚。气机郁滞，久而化火，则气滞与热结并存。气血不足者，多易受饮食所伤或情志刺激，则虚实相兼。阳虚阴寒凝结者，如温燥太过，津液被耗，或病久致阳损及阴，则可见阴阳俱虚之证。病变脏腑以大肠为主，与肺、脾、胃、肝、肾有密切联系。

如胃热过盛，津伤液耗，肠失濡润；肺脾气虚，则大肠传送无力；肝气郁结，气机壅滞，或气郁化火伤津，腑失通利；肾阴不足，则肠道失润；肾阳不足，则阴寒凝滞，津液不通。故皆可影响大肠的传导，而发为本病。

1. 张机以理法方药奠定便秘辨证论治的基础

张机在《伤寒论》《金匮要略》中对便秘论述甚多，称便秘为"大便难""大便坚""脾约"等，将便秘的症状加以区分，主要有两种：一为大便坚，二为大便难。前者指大便质地变干、变硬，后者指排便困难，两者有所联系，但症状表现及意义又有所不同，提出便秘病因病机多与外感、津亏肠燥、阳虚寒凝、阴血亏虚等有关，六经病证均涉及便秘或（和）下法的问题，其中又以太阳、阳明篇最为集中。

2. 王怀隐分虚劳、风热论治便秘

王怀隐在《太平圣惠方》中主要继承了《诸病源候论》的观点，但又有所发展。论述大肠风热所致便秘时指出大肠风秘涩不通，为五脏气不调，阴阳偏有虚实，三焦不和，冷热并结所致。胃为水谷之海，化谷精之气，流行荣卫。其糟粕传行大肠出焉。五脏三焦既不调和，冷热壅涩，结在肠胃，其肠胃本实。而又冷热气相并，津液枯燥，结聚大肠，胃中干涩，故令大便不通。王怀隐则在五脏三焦不调和，从而冷热邪气内生的基础上进一步明确提出所谓的冷热邪气实系大肠风热。在论述虚劳所致便秘时指出虚劳之人，脾肺损弱，谷食减少，气血阻隔，阴阳不和，胃气壅滞，上焦虚热，流注大肠，故令秘涩，认为虚劳一方面导致气机壅滞，另一方面又导致上焦虚热，流注大肠，故令秘涩。《诸病源候论》曾指出虚劳三焦不和，则生寒热，其热客下焦，则大便难。总之，不论是大肠风热还是虚劳，其因虽有不同，但在病机认识上有相似之处，即都强调了三焦脏腑不和，从而导致气机失调，胃肠壅滞。

3. 李杲提出火邪伏血，阴伤津亏致便秘

李杲在《兰室秘藏·大便结燥门》中明确指出饥饱失节、劳役过度、损伤胃气、食辛辣味厚之物，都可导致火邪。火伏血中，耗散真阴，津液不足，而致大便秘结。提出结燥之病不一，有热燥、风燥、阳结、阴结，以及年老气虚津液不足之结燥。根据对其著作中关于便秘疾病临床症状的归纳，可将便秘分为虚实两部分，其中由湿热、热毒、蓄血、食积及气机不调所引起大便结燥或不通者为实证；由气血不足、阳虚寒结所致者为虚证。

4. 张介宾以有无邪气分阴结、阳结两类，论病机独重肾脏

明代医家张介宾在《景岳全书》中载有秘结专篇，指出大便不干硬，但解而不畅者，亦为便秘。进一步补充了"欲解不解"及"不能通畅，及其既解，则仍无干硬"的便秘临床表现。前人风秘、气秘、热秘、寒秘、湿秘之分，张介宾一一析其机制，将之归于阴阳两类。如风秘系风胜则燥，而燥又因火而生，故属阳结；气秘有虚实之分，气实者为阳有余，故属阳结，气虚者为阳不足，故属阴结；至于寒热则为阴阳之别名；湿秘者由于湿邪不化，气机不行，故属虚秘，即为阴结。关于便秘之病因病机，张介宾认为肾司二便而主开阖，故而指出"秘结之由，除阳明热结之外，则悉由乎肾"。

5. 陈士铎从肾中阴阳、气虚、瘀血立论

明清医家陈士铎认为大肠之开阖，虽肾水主之，肾火亦主之也。若无水以济火，则大肠固结而不得出。若大肠无火，则幽阴之气闭塞而不通也。故大便不通者，当于肾水肾火中求之。故肾虚而大肠不通，不可徒泻大肠也，泻大肠愈损其真阴矣。肠中糟粕系有形之物，其得以下行，全凭无形之力以推动。今阳虚气弱，大肠传导之令便不得行矣。此时治之断不可以滋阴润肠为事，亟当益气升阳。拂郁不快之事，致气机郁塞不通，血因而停聚不散，留于肠道之中，搏结成块，阻滞肠道传化之机，大便因而不通。

6. 张锡纯从胃气升降论述便秘

张锡纯认为便秘为胃气不降，冲气上逆所致，其认为阳明胃气以息息下行为顺。为其息息下行也，即时时借气下行之力，传送所化饮食达于小肠，出为大便。饮食入胃不能传送下行，上则为胀满，下则为便结，此必然之势也。他揭示了便秘病证的病机本质为胃气不降。六腑以通为用，以降为顺。六腑功能是否正常可从胃气下降与否体现，胃气通降则大便通畅，胃气不降则大便秘结。张锡纯发展了《伤寒论》的思想，提出不仅"心下痞鞕，噫气不降"为胃气上逆不降所致，而且便秘亦属胃气上逆不降所致，这一观点更深刻反映了"六腑以通为用，以降为顺"的思想，并且将六腑作为一个整体来认识。

【临证指要】

1. 张机治疗便秘学术思想

（1）泻有轻重缓急 张机以"缓下"之调胃承气汤、"轻下"之小承气汤、"峻下"之大承气汤治疗阳明腑实之大便不通者。"阳明病，不吐不下，心烦者，可与调胃承气汤"。"阳明病，其人汗多，以津液外出，胃中燥，大便必硬，硬则谵语，小承气汤主之。若一服谵语止者，更莫复服"。"阳明病，下之，心中懊恼而烦，胃中有燥屎者，可攻。腹微满，初头硬，后必溏，不可攻之。若有燥屎者，宜大承气汤"。大承气汤所主之证，乃痞满燥实俱重，故宜峻下热结。小承气汤所主之证，以痞满为主，燥实不甚，方中减枳实、厚朴之用量，并去芒硝，重在破滞除满，兼泄热通便。调胃承气汤所主之证，则以燥实为主，痞满较轻，方中芒硝用量倍于大黄，以泄热润燥软坚，并去枳实、厚朴，用甘草代之，重在泄热润燥，以和胃气。

（2）注重患者体质差别 "太阴为病，脉弱，其人续自便利，设当行大黄芍药者，宜减之，以其人胃气弱，易动故也"，即脾胃虚弱之人在应用攻伐之药时要适当减轻剂量，以免伤及正气。张机提倡根据患者身体素质状况而选择适当药物及剂量。"阳明证，其人喜忘者，必有蓄血，所以然者，本有久瘀血，故令喜忘。屎虽硬，大便反易，其色必黑者，宜抵当汤下之"。认为本病为患者素有瘀血在内导致的便秘，治疗上需要选择活血化瘀的方法。"趺阳脉浮而涩，浮则胃气强，涩则小便数，浮涩相搏，大便则硬，其脾为约，麻子仁丸主之"。针对因胃阳盛，脾阴虚导致的便秘，并非采用苦寒的泻下法，而是根据患者胃阳盛，脾阴虚的体质特点采用麻子仁丸，以丸药的剂型治之，丸者缓也，既不损伤正气又能达到治病的目的。针对素有寒邪引起的便秘采用温下的方法，如《金匮要略·腹满寒疝宿食病脉证治》云："胁下偏痛，发热，其脉紧弦，此寒也，以温药下之，宜大黄附子汤。"针对妇人产后大便难，其认为多为产后失血津液耗伤，胃肠失于濡润所致，治疗上要注意滋阴养血，切忌一味攻伐损伤气血。

（3）局部灌肠通导　"阳明病，自汗出，若发汗，小便自利者，此为津液内竭，虽硬不可攻之，当须自欲大便，宜蜜煎导而通之。若土瓜根及大猪胆汁，皆可为导"。张机指出因津液内竭引起的便秘，不能再继续攻伐，需局部用蜜导煎、土瓜根或猪胆汁以通便，而且不损伤人体正气。

（4）大黄灵活配伍　张机善用大黄治疗便秘，主要体现为：①大黄配伍芒硝、枳实、厚朴等药物以泄热通便、荡积行气，代表方为"三承气汤"。②大黄与活血化瘀的桃仁相配伍，达到活血祛瘀通便的效果，方剂以桃核承气汤、抵当汤为代表。③大黄与火麻仁配伍，制成丸剂，达到润肠通便即缓泻的目的，代表方剂为麻子仁丸。

2. 王怀隐治疗便秘学术思想

王怀隐对便秘的治疗以动、润为原则，以疏风、调气、攻下为治法，攻下之中分寒下与润下，间用活血之药。风药有升浮宣散之性，确可开通郁闭壅滞之气机，但风药性动有耗气伤阴之弊，虽有火麻仁、郁李仁等润药相辅，且偶有麦冬、人参、甘草等药以佐制，但终以宣通开散为主，此是其长，亦是其短。

（1）大肠风热便秘　针对大肠风热便秘而言，共收方七首，其用药大致可分为疏风、清热、攻下及调气。疏风药：防风、白鲜皮、秦艽、羌活、川芎、独活、黄芪、乌梢蛇、威灵仙等；清热药：羚羊角、鳖甲等；攻下药：火麻仁、大黄、芒硝、木通、槟榔、郁李仁、牵牛子等；调气药：木香、枳壳、陈皮、大腹皮。在这几类药中，又以疏风清热药和调气药的使用比例大，显然其组方是以疏风清热调气为主。

（2）虚劳便秘　针对虚劳便秘而言，用药大致为攻下药与调气药。攻下药：大黄、防己、郁李仁、火麻仁、赤芍；调气药：川芎、槟榔、桑白皮、木香、枳壳、独活、威灵仙、诃子、桂心、前胡、柴胡。与大肠风热便秘相比，此类疏风药使用频率明显下降，而调气药与攻下药使用次数上升，攻下药以润为主，鲜有单用大黄者。

3. 李杲治疗便秘学术思想

李杲在便秘的辨证施治中，主张治病必求其源，从病因出发，结合脏腑辨证，注重疾病的病位，攻补兼施，随症加减。

（1）润燥和血　治疗脾胃伏火，大便秘涩，或大便干燥闭塞不通，不思饮食，症状多见大便干结艰涩难出，腹胀肠鸣，可伴见恶寒发热、鼻塞咳嗽、脉浮及咽干唇燥、皮肤干涩等症。此为风结血秘，即感受风燥之邪，气血不行，结滞于肠道而致。方用润肠丸（桃仁、火麻仁、当归、大黄、羌活）加减，润燥和血疏风、通利大便。桃仁、火麻仁润肠并逐瘀，当归养血和血，还可润燥，辅以大黄苦寒泄下，羌活助祛风除湿。还可用活血润燥丸（当归、防风、大黄、羌活、皂角仁、桃仁、火麻仁）。其中防风祛风邪，皂角仁性湿滑，湿滑则燥结自除。见身麻肢痹，关节不利，风湿侵而大便不行者，加秦艽以利之。桃仁、当归在李杲治疗便秘时多次被配伍使用，可见润燥和血为治疗大法。

（2）苦寒泄下　李杲提出："食伤太阴，腹满而食不化，腹响然不能大便者，以苦药泄之。如血燥而不能大便者，以桃仁、酒制大黄通之；风结燥而大便不行者，以麻子仁加大黄利之。"症多见腹部胀满不得大便，或大便结燥疼痛，或饮食积滞于胃肠，嗳腐吞酸，舌红苔黄腻。他认为"在下者，引而竭之"，大便秘涩，应以大黄之类去之。方如三黄丸（黄连、黄芩、大黄）、秦艽当归汤（大黄、秦艽、枳实、泽泻、当归、皂角仁、白术、红花、桃仁）等。

（3）祛湿散结　李杲认为大便不通并见全身肿胀，颜面部及腹部尤重，且皮肤发黄，身重如山，四肢关节痿软不能用，尿黄赤，或出现突觉燥热，去衣片刻又觉身寒，头晕眼黑等症状，为宿有风湿热伏于血中，木火乘于阳道为上盛，元气短少上喘，此为阴火伤气，在肾水之间，为脾所胜之病，即肾之病。因肾主大便，故而大便不通。方可用麻黄白术汤（青皮、酒黄连、酒黄柏、橘红、甘草、升麻、黄芪、人参、桂枝、白术、厚朴、柴胡、苍术、猪苓、吴茱萸、麻黄、杏仁等）健脾祛湿清火、祛除肠道湿热火邪以利大肠泄下糟粕。

（4）温阳益气　若症见畏寒肢冷、面色苍白、脉沉无力、腹胀痞满、大便不通，为阳气虚衰，寒邪凝滞肠腑，以半硫丸，或加煎附子、干姜汤冰冷与之。硫黄、附子温肾逐寒、通阳开秘，干姜温脾助阳，半夏开痞散结。虽是阴证，其病显燥，脉实坚，亦可在阳药中少加郁李仁、大黄等苦寒之药，去除热燥。

4. 张介宾治疗便秘学术思想

（1）阳结者，邪有余，宜攻宜泻　病属阳结者，多由于正气不虚，而邪火有余。必须要内外相符，脉证一致，有火证火脉，四诊合参确属阳结者，则用攻其有余的治法，不可妄施泻剂。具体来讲，伤寒内传阳明及邪结严重的，用承气汤类急下之；邪结轻微的用清凉饮子、黄龙汤类缓下之。

（2）阴结者，正不足，宜补宜滋　病属阴结者，多由于正气不足，以肾虚为首而兼有五脏虚损或失调，病机相对复杂，临床尤其当察其细微，在治疗上应当以滋补立法。首责肾虚，肾虚者分阴阳，其中肾阳不足，下焦阳虚，则阳气不行，不能温煦、鼓动、传送大便而阴气凝结在下，宜选用右归饮、大补元煎、大营煎之类直温肾阳，阳气足如日在中天，阴凝自化，则传输大便下行动力强劲；肾阴不足，下焦水亏，阴虚生枯燥，津液不足而肠道干涩，需要增水行舟，宜选用左归饮、六味地黄丸之类，但益其水，水到则渠成，大便自通。

5. 陈士铎治疗便秘学术思想

（1）调和阴阳　陈士铎认为阴主降，阳主升，阳通于阴则能降，阴通于阳则阳能升，所以在治疗法则上应以调和阴阳为主。他独创二方，一治阳火，名利火下导汤，此方虽用大黄、火麻仁下利通滞，但以当归为君药，因势利导，一并达到急下存阴的目的；一治阴火，名升阳下阴汤，以纯阴之药熟地黄为君药，用地榆、火麻仁和肉苁蓉来润肠通便，更用升麻来升举清气，使得污浊自然下行。

（2）治肾为本　陈士铎指出肾为肺子，大肠亦属金，与肺表里，均生水。然金得清气则生水，得浊气不独不生水，反欲得水以相养。大肠得气之浊，无水则不能润。然大肠开阖，固肾水润，亦肾火生也，强调了在治疗便秘时，要注重肾火和肾水能否相济。

陈士铎在治疗肾水亏损之便秘时，主要是通过补肾水，使水火相济、大肠自润的方法，切不可徒泻大肠，愈损真阴。在组方中常用濡肠饮，妙在补阴，用熟地黄补肾、当归生血润肠、肉苁蓉通便，老人和少年肾虚之人更宜使用。

在治疗肾火衰微之便秘时，陈士铎认为火在大肠，大肠有火热之虞，火在肾中，大肠无大寒之惧。肾中无火，则大肠何以传水谷。所以要从补肾火入手，而不是通利大肠。方用温肠开闭汤，用巴戟天、白术、熟地黄、山茱萸、附子。陈士铎补阳善从阴中求阳，巴戟天、熟地黄、山茱萸补肾，至阴之中又有至阳之气，阴阳同补，又用白术利腰脐，附子直通其肾，迅达膀胱，火气熏蒸，大肠开阖。

（3）兼顾他脏　陈士铎治疗便秘，善从六经辨证出发。他认为"肝木易生火，火旺宜生脾胃，土又生金"，当肝火引动，心包火继而沸腾，引阳明火震动，水涸则大便干结，所以治疗时当泻肝火，肝气自平，木不克土，脾胃津液自输于大肠，有水则搬运有路，自无阻滞。方用散火汤：当归、白芍、黑栀子、柴胡、大黄、地榆；当脾火作祟时，他认为主要是由于阳明火上烧，命门火下逼，则脾之津液干涸，致使脾不能分润津液与大肠，所以治疗时泄阳明、命门之火即可，方用救土通肠汤：玄参、当归、生地黄、知母、厚朴、升麻、蓖麻子；当心火旺时，由于肺与大肠相表里，故心火刑肺，必刑大肠，同时肺生水，肺由火刑，无津液以润大肠，故大肠不通。法当泻心火，但徒泻火，无甘霖之降，不足济大旱，所以组方时在泄心火同时配伍大量养阴生津之药，方以扫氛汤：黄连、玄参、沙参、当归、麦冬、牡丹皮、瓜蒌。

（4）气血同调　陈士铎认为"气虚不能推送"也是便秘的一个病因，主要指脾胃之阳气不足。阳气衰，则不能通阴，阴与阳隔，则水谷入肠，各消化不相统会，故留中不下。且阳速阴迟，阳气衰，阴难速行，适入阴分，阳不相通，听阴气自行，安能不满滞。所以应当助阳以升，而不是滋阴以降。药用黄芪、人参、白术纯补阳分，少量麦冬、当归益阴，同时又能引肉桂、附子直入阴分，引柴胡、荆芥升阳。陈士铎从张机《伤寒论》中获得启示，他认为蓄血证同样会引起便秘，气血如有抑塞，阻遏皮肤即生痈，留于胃肠就会聚结成块，阻断传化，隔断糟粕，大肠因而不通，以抵当汤治疗。

6. 张锡纯治疗便秘学术思想

在便秘治疗中，张锡纯处处不忘通降胃气大法。张锡纯善用代赭石一药，认为代赭石有镇坠之力，可降逆气、止呕吐、通化燥结。代赭石善降胃气，胃气降则肠腑自通。在方中加代赭石，通便效果迅速而可靠，尤其适合伴有呃逆、呕吐、脘腹痞满者。还应全面了解便秘病因病性，胃气不降还可致痰浊塞滞胃肠，多见于老年人，舌象呈现苔滑腻或腐，可使用二陈汤、保和丸、三子养亲汤等降气、消导、化痰的方剂作为基本方。

【医案举隅】

1. 便秘验案 1

患者，女，50 岁。1982 年 4 月 16 日初诊。

自述大便困难，5～7 日解便 1 次，服药无效有 6 年。询知曾服上清丸、麻仁丸等药，常服之即通，次日又秘，治疗数年，终未痊愈。现除四肢乏力外，别无所苦，观面色淡黄，舌淡苔白滑，切得六脉均缓。遂书方如下：桂枝 15g，白术 20g，茯苓 20g，猪苓 12g，泽泻 12g。上方水煎服，每日 1 剂，连服 6 剂。4 月 23 日复诊：服上方 1 剂，大便 1 日解 2 次，连服 6 剂后，便秘痊愈，1 日 1 行。（贾波，沈涛．陈潮祖医案精解．北京：人民卫生出版社，2010）

按：本案患者面色淡黄，四肢无力，舌淡苔白滑，脉缓，显系水津不布之征。便秘之成，系水湿内停，水津不能反渗入肠，虽有湿滞体表征象，肠道却见燥涩，与水肿而兼便秘同理。湿滞之因，当为脾失健运，肾失气化。责之于脾，乃患者面色淡黄，四肢无力也。责之于肾，一则肾司二便；二则患者年逾五十，肾气始衰；三则大便困难数年，久病及肾。故方用辛温的桂枝直达下焦，温肾助阳，恢复肾的气化功能；白术健脾输津，恢复脾胃运化水湿功能。津停为湿，又宜淡渗利湿、通调水道，故用茯苓、猪苓、泽泻通调三焦，利已停水湿。五药相合，令其水津四布，内渗肠道，大便自然正常。

2. 便秘验案 2

池某，男，55 岁。1997 年 10 月 12 日初诊。

患者原有高血压史 5 年，近 1 个月来自感头晕目眩，耳如蝉鸣，乏力懒动，食纳欠佳，腰膝酸软，大便秘结，小便清长，手足怕冷，舌淡，脉沉细。证属肾经亏虚，腑气不通。治宜温肾益精、润肠通便。方用济川煎加杜仲 10g，淫羊藿 15g，枸杞子 15g。服 3 剂药后大便通畅，眩晕、腰膝酸软较前好转，唯耳鸣不减。守方续服一周后耳鸣渐少，大便趋于正常，守方加减连服 3 个月，诸症消失而愈。随访一年未复发。(甘爱萍. 便秘古今医方. 武汉：湖北科学技术出版社，2017)

按：济川煎乃张介宾创制之润下剂，主治老年肾虚，症见大便秘结，小便清长，头晕目眩，腰膝酸软。方中肉苁蓉温肾益精润肠为君药；当归养血和血、润肠通便；怀牛膝补肾壮腰、性善下行，合为臣药；枳壳下气宽胸助通便，泽泻渗利小便而泻浊阴共为佐药；升麻升清阳降浊阴，配合诸药加强通便之效，为佐药；耳鸣兼见肾精亏虚，大便秘结，故加杜仲、淫羊藿、枸杞子温肾益精、润肠通便。

参考文献

1. 魏楠.《辨证录》脾胃病诊治特色及方药研究 [D]. 杭州：浙江中医药大学，2019.

2. 钱洲，徐艺. 陈士铎治疗便秘学术思想浅析 [J]. 天津中医药，2018，35 (8)：601-602.

3. 李玮，刘竺华. 张锡纯《医学衷中参西录》治疗便秘学术思想探析 [J]. 亚太传统医药，2021，17 (1)：209-211.

第五节　肝胆病证

一、胁痛

胁痛是指以一侧或两侧胁肋部疼痛为主要表现的病证。胁，指侧胸部，为腋以下至第十二肋骨部的总称。西医学中的急慢性胆囊炎、胆结石、肋软骨炎与肋间神经痛等以胁痛为表现者，皆可参考本病进行辨证论治。

胁痛一证，最早见于《黄帝内经》，《黄帝内经》明确指出了其发生主要与肝胆病变相关。《灵枢·五邪》云："邪在肝，则两胁中痛。"《素问·热论》云："三日少阳受之，少阳主胆，其脉循胁络于耳，故胸胁痛而耳聋。"《素问·刺热》谓："肝热病者，小便先黄……胁满痛。"其后，历代医家在《黄帝内经》的基础上对胁痛病因病机有了进一步的认识。《诸病源候论》指出胁痛的发病主要与肝、胆、肾相关。《景岳全书·胁痛》将胁痛病因分为外感与内伤两大类，并提出以内伤为多见。《证治汇补》对胁痛的病因和治疗原则进行了较为全面系统的描述。《临证指南医案·胁痛》载叶天士对胁痛之属久病入络者，善用辛香通络、甘缓补虚、辛泄化瘀等法，立方遣药，颇为实用，对后世医家影响较大。《类证治裁·胁痛》将胁痛分为肝郁、肝瘀、痰饮、食积、肝虚诸类，丰富了胁痛的辨证论治思路。

【理论经纬】

胁痛与情志不遂、跌仆损伤、饮食不节、外感湿热、劳欲久病有关，基本病机为肝络失和，其病理变化可归结为"不通则痛"与"不荣则痛"两类。其病理性质有虚实之分，其病理因素不外乎气滞、血瘀、湿热三者。因肝郁气滞、瘀血停着、湿热蕴结所导致的胁痛多属实证，是为"不通则痛"；而因阴血不足，肝络失养所导致的胁痛则为虚证，属"不荣则痛"。临床表现以胁肋部疼痛为主要特征。其痛或发于一侧，或同时发于两胁。疼痛性质可表现为胀痛、窜痛、刺痛、隐痛，多为拒按，间有喜按者。常反复发作，一般初起疼痛较重，久之则胁肋部隐痛时发。

胁痛初病在气，由肝郁气滞，气机不畅而致胁痛。气为血帅，气行则血行，故郁滞日久，血行不畅，其病变由气滞转为血瘀，或气滞血瘀并见。气滞日久，易于化火伤阴；因饮食所伤，肝胆湿热所致之胁痛，日久亦可耗伤阴津，皆可致肝阴耗伤，脉络失养，而转为虚证或虚实夹杂证。胁痛的病变脏腑主要在于肝胆，又与脾胃及肾有关。因肝居胁下，经脉布于两胁，胆附于肝，其脉亦循于胁，故胁痛之病，当主要责之肝胆。脾胃居于中焦，主受纳水谷，运化水湿，若因饮食所伤，脾失健运，湿热内生，郁遏肝胆，疏泄不畅，亦可发为胁痛。肝肾同源，精血互生，若因肝肾阴虚，精亏血少，肝脉失于濡养，则胁肋隐隐作痛。肝郁胁痛如久延不愈，或治疗不当，日久气滞血瘀，可转化为瘀血胁痛；湿热蕴结，胁痛日久不愈，热邪伤阴，可转化为肝阴不足胁痛；邪伤正气，久病致虚，各实证胁痛皆可转化为虚实并见之证；而虚证胁痛若兼情志失调，或重感湿热之邪，也可转化为阴虚气滞，或阴虚湿热之虚实并见证。若失治误治，久延不愈，个别病例也可演变为积聚，甚者转为鼓胀重证。无论外感或内伤胁痛，只要调治得法，一般预后良好。若治疗不当，转为积聚、鼓胀者，治疗较为困难。

1. 张机融理法方药为一体，奠定胁痛治疗的理论基础

张机将《黄帝内经》中有关胁痛的理论与临床实践紧密结合，指出胁痛具有"胸胁苦满""胁下痞硬""胁下硬满"等症状。《金匮要略·腹满寒疝宿食病脉证治》载"胁痛里急"，其"痰饮咳嗽病脉证治"篇阐述痰饮停于胁下而引起的疼痛，此虽未明确提出痰饮胁痛，但有"胸胁支满"等描述。后世医家不断对理法方药补充衍变，也称悬饮胁痛、停饮胁痛，从而确立了肝病辨证论治的基本法则，开创了肝病运用中医治疗的历史先河，其基本理法方药，至今仍广泛地指导着中医临床实践。

2. 叶桂基于经络虚实辨证理论治疗胁痛

叶桂将络病理论用于胁痛辨治，主要以经络虚实辨证为主。胁痛初起在气在经，邪实积聚不通则痛，常见肝络郁滞、痰湿阻络、寒凝阻络和血络瘀痹证；疾病日久入络，精血亏虚，耗伤正气，络脉失于濡润荣养而痛，常见于营络虚寒和肝肾亏虚证。其提出"久病入络"的著名理论，络病由经病发展而来，从而以辨治络病的思想治疗胁痛。在胁痛治疗上注重柔肝，如叶桂在《临证指南医案·胁痛》"程案"言"盖肝为刚脏，必柔以济之"；同时善用辛味通络法治疗胁痛。这不仅对胁痛与络病诊治提出了新的理论，同时也为临床施治提供了借鉴。

3. 朱震亨从"六郁"的角度来论述胁痛

朱震亨曾说："气血冲和，百病不生，一有怫郁，诸病生焉。"七情过度所伤，肝气郁结，气机郁滞，可兼致湿、食、痰、热、火、血郁。肝郁夹上述诸邪致胁痛者，临床每每多见，治疗应在疏理肝气的同时，据证分别予健脾化湿、消食导滞、理气化痰、轻宣清热、行气化瘀之品施治。有关药物选择方面，朱震亨认为凡郁在中焦，以苍术、川芎升提其气以升散之，并随证加入诸药；栀子泻三焦火，清胃脘血，治热厥心痛，解郁热、行气结；气不郁则痰不生，用越鞠丸以开胃肠三焦之郁，从而使胸膈痞闷、脘腹胀痛、嗳腐吞酸、恶心呕吐、饮食不消等症消失，继而使气、湿、痰、火、食、血"六郁"得到宣发，改善全身的病理状态。

4. 熊继柏以虚实为纲，精细辨治胁痛

辨治胁痛，首辨证候虚实。胁痛发病时间短、发病急、胀痛、刺痛、痛势急剧而拒按者为实证。发病时间长、胁痛隐隐、痛势徐缓而无定处、痛处喜按者多为虚证。

需根据疼痛特点，辨识胁痛性质。胁痛可表现为胀痛、窜痛、刺痛、隐痛等不同特点，细观疼痛特点，以判明其邪在气、在血。胁痛以胀满、窜痛为主，痛无定处，时痛时止，暖气、矢气频作，疼痛每因情志而增减，多属气滞；胁痛其痛如刺，痛有定处，痛而拒按，入夜更甚，肝脾肿大，触之明显，多属血瘀胁肋胀痛；伴有脘闷纳呆，恶心呕吐，口苦，舌苔黄腻，脉滑或滑数者，为湿热阻滞；胁痛隐隐，绵绵不已，时痛时止，遇劳加重，舌红少苔者，为肝阴虚。分辨重点在于察舌苔。

5. 段富津认为胁痛责之肝郁、脾虚

段富津认为胁痛之为病，首当责之肝，肝以血为体，以气为用。肝脉布于胁肋两侧，气滞、湿热、血瘀均可蕴结于此，故治肝必先疏肝，以疏肝解郁为基本原则。根据病邪性质，或理气，或祛湿，或化瘀，辨证而治。脾虚是影响肝气郁结的另一个主要病机。若脾胃功能正常，则诸阳皆升，诸阴皆降，气机畅达，气血阴阳调和，则病自可愈。脾虚与肝郁常相兼并见，肝郁克脾，土虚木乘，遣方用药要分清肝实与脾虚的轻重缓急。

【临证指要】

1. 张机辨治胁痛学术思想

（1）表邪内传之小柴胡汤证　"太阳病，十日以去，脉浮细而嗜卧者，外已解也。设胸满胁痛者，与小柴胡汤"。若少阳胆经素有失调，在外太阳病邪则可乘机传入少阳而加重少阳病证，辨为少阳胆热气郁证，治以小柴胡汤。

（2）水停胸胁之十枣汤证　"太阳中风，下利，呕逆，表解者，乃可攻之。其人漐漐汗出，发作有时，头痛，心下痞硬满，引胁下痛，干呕，短气，汗出不恶寒者，此表解里未和也"。论"此表解里未和也"的目的是突出辨表里兼证，表证得解，里证独居，治当从里，以攻逐水饮为主。水停胸胁，气机阻滞，故胸胁作痛；水饮上迫于肺，肺气不利，故咳唾引胸胁疼痛，甚或胸背掣痛不得息。十枣汤中甘遂善行经隧水湿，是为君药。大戟善泄脏腑水湿，芫花善消胸胁伏饮痰癖，均为臣药。大枣甘缓解毒、益气护胃、培土制水，是为使药。

（3）寒实内结之大黄附子汤证　"胁下偏痛，发热，其脉紧弦，此寒也，以温药下之"。治当温散寒凝以开闭结，通下大便以除积滞，立温阳通便之法。本方意在温下，故重用辛热之附子，温里散寒，止腹胁疼痛；以苦寒泻下之大黄，泻下通便、荡涤积滞，共为君药。细辛辛温宣通，散寒止痛，助附子温里散寒，是为臣药。大黄性味虽属苦寒，但配伍附子、细辛之辛散大热之品，则寒性被制而泻下之功犹存，为去性取用之法。三味协力，而成温散寒凝、苦辛通降之剂，合成温下之功。附子与细辛相配是仲景方中治疗寒邪伏于阴分的常用组合，其与苦寒泻下之大黄同用，重在制约大黄寒性，以温下寒积意在温阳通便。

（4）寒疝血虚之当归生姜羊肉汤证　"寒疝腹中痛，及胁痛里急者"。当归味甘而重，补中有动，行中有补，为"血中之要药"；生姜具有祛风解表、和胃、温经止痛、温中止呕的功效，为"呕家圣药"；羊肉性味甘、温，既能补虚助阳，又能开胃健脾。《金匮要略心典·腹满寒疝宿食病脉证治》云："羊肉，补虚益血也。"以上三味药合用，共奏温中、散寒、补虚之功。

2. 叶桂辨治胁痛学术思想

叶桂在《临证指南医案》中说"乃由经脉，继及络脉，大凡经主气，络主血……诸家不分经络，但忽寒忽热，宜乎无效"。明确提出胁痛可从经络角度来辨证治疗。他指出胁痛入络乃由气及血，初起病变在肝气，日久则入血络，络脉瘀阻，于是出现胁痛。叶桂认为胁痛络病在辨证时以虚实为纲，胁痛治则应遵循"初起在气伤经，当以治气理气为主""久病在血伤络，当以治血活血为先"的原则，且以辛味药来通络的方法贯穿始终，使得理气活血而不伤正，甘缓补虚而不腻滞。

（1）络实证　胁痛初起或因肝络气滞而胁肋胀痛，初病在气，久病入血入络，胁痛络实者乃气滞、血瘀、痰湿、寒凝等邪实积聚在表，故表现为不通则痛。

①肝络气滞：由内伤七情导致的肝络气滞体现在《临证指南医案·胁痛》中"胁胀夜甚，响动则降，七情致伤之病"。即情志抑郁，肝络气机不畅则胁痛胀满，治宜疏肝理气、调畅肝络。叶桂药用橘叶、香附、半夏、茯苓、姜渣，即二陈汤去甘草加香附、姜渣。香附入肝经，可理气疏肝止痛。如徐案，劳怒阳动，左胁闪闪，腹中微满，因为大怒伤肝，肝络气逆则引起头胀头痛，脘腹胀满。叶桂认为须用苦辛之药，如郁金、栀子、半夏曲、降香末、橘红和金石斛。苦辛并进以调其升降，气顺通则不痛。

②痰湿阻络：痰饮是人体受某种致病因素作用后，在疾病过程中形成的一种病理产物，痰饮亦可作为致病因素。痰饮内生，流注于胁肋，阻滞胁肋气血运行，导致气血运行不畅，不通则痛。叶桂在《临证指南医案·胁痛》中提出"痰饮搏击"，明确指出了胁痛的致病之因与痰饮流注有关。叶桂在辨治此类型胁痛病证时，主要用二陈汤温化痰饮，并佐以白芥子。因白芥子可治寒饮壅滞于胸膈，胸满胁痛，可化痰散结、通络止痛。同时加刺蒺藜和钩藤二者入肝经，能疏肝平肝。痰饮流注可致胁痛，胁肋为足厥阴肝经循行之处，痰饮停滞胁下，肝气疏泄不利，故在温化痰饮的方中配伍疏肝理气之品，如荆芥、防风、独活、川芎、当归、木瓜、络石藤、徐长卿、桑枝等归肝经之品，以祛风除湿、疏肝理气使气机运行通畅。

③寒凝阻络：叶桂在《临证指南医案·胁痛》中对寒凝阻络导致的胁痛，亦有自己独特的见解。机体外感寒邪，因寒性凝滞，侵入胁肋脉络，导致"气乘填塞阻逆"，如郭案，"痛必右胁中有形攻心，呕吐清涎，周身寒凛，痛止寂然无踪。此乃寒入络脉，气乘填塞阻逆"。胁络滞塞不通，可用辛香温通以解寒凝阻络，药用荜茇、半夏、川楝子、延胡索、吴茱萸、高良姜、蒲黄及茯苓。其中荜茇、半夏、吴茱萸、高良姜辛香走窜，入络散寒；对于"寒入络脉气滞者"，叶桂更加入延胡索、蒲黄以理气活血，增强辛香散寒、温通络脉之力。

④血络瘀痹："气为血之帅，血为气之母"，气血相互依存、互相协调，才能在脉络中正常运行。叶桂认为"初为气结在经，久则血伤入络"，经络为气血运行之通道，疾病迁延日久，"血伤入络"就会影响气血在经络中的正常运行，从而导致"久病血瘀""久病瘀闭"。所谓瘀闭是指瘀血及痰饮等病理产物痹阻络脉。《临证指南医案·胁痛》中沈案，"初起形寒寒热，渐及胁肋脘痛，进食痛加，大便燥结。久病已入血络，兼之神怯瘦损"。王案，"左前后胁板着，食后痛胀，今三年矣"，久病在络，气血皆窒。再有汪案，"嗔怒动肝，寒热旬日，左季胁痛，难以舒转，此络脉瘀痹"。胁痛的临床症状常见胁肋部"难以舒转""板着"及"进食痛加"等。叶桂认为，对于血络瘀痹的胁痛，诸家不分经络，治须"辛泄宣瘀"，并且提出"络以辛为泄"的观点，同时根据兼夹症配伍用药。《金匮要略》中"肝着"病，张机主以旋覆花汤，借其宣散痹着之气血。叶桂宗《黄帝内经》肝病不越三法：辛散以理肝，酸泄以体肝，甘缓以益肝。肝为刚脏，必柔以济之，须以辛甘润温之补，"辛香刚燥，决不可用"，所以用旋覆花汤为基础方，同时配伍桃仁、当归须等活血柔润的药物，作为辛润通络的基础方。

（2）络虚证　素体亏虚无力，精血肝阴不足，络脉失于荣养，正气耗伤不荣则痛可致胁痛，如《金匮翼·胁痛统论》云："肝虚者，肝阴虚也。阴虚则脉细急，肝之脉贯膈布胁肋，阴虚血燥，则经脉失养而痛。"

①营络虚寒：叶桂认为"至虚之处，便是容邪之处"。营络虚寒作痛者，可见胁下疼痛，寝

食难安或重按得热稍缓。《临证指南医案·胁痛》朱案，"左乳旁痛绕腰腹，重按得热少缓，此属阴络虚痛"；如尤案，"痛从中起，绕及右胁。胃之络脉受伤，故得食自缓。但每痛发，必由下午黄昏，当阳气渐衰而来"。因黄昏时分阳气渐弱，阴气渐甚，厥阴络脉失于阳气温煦，濡养不荣则痛。叶桂认为此病证须"温通营分"才能祛除病邪，且以辛温通络法为宜，方用当归桂枝汤。其中当归辛甘可温润通络，桂枝及干姜辛温，行温通扶阳之功，配以炙甘草、大枣和茯苓等甘味药物用以补虚，可达辛甘化阳的功效。若营络虚寒导致气机凝滞较甚者，加用小茴香和丁香等辛温之品，共奏辛温通络之功。

②肝肾亏虚：胁痛症状与肝脏密切相关。肝性喜柔润而恶干燥，胁痛日久必然会耗伤津液，终致肝肾亏虚。肝肾亏虚可有肝肾阴虚和肝肾皆虚两种。《临证指南医案·胁痛》中肝肾亏虚的医案亦有数例，如沈案，"暮夜五心热，嗌干，左胁痛。肝肾阴亏"；胡案"病起积劳伤阳，操持索思，五志皆逆。而肝为将军之官，谋虑出焉，故先胁痛。晡暮阳不用事，其病渐剧。是内伤症，乃本气不足，日饵辛燥，气泄血耗"。又程案中"诊脉动而虚……症固属虚，但参、术、归、芪补方，未能治及络病"。叶桂提出"大凡络虚，最宜通补"，宜宣辛甘润、温通补益之法，药用人参、酸枣仁、茯神、炙甘草、柏子仁、当归、龙骨等以甘缓柔润之品温补益肝。

3. 朱震亨辨治胁痛学术思想

朱震亨在《脉因证治》中对胁痛的病因病机、治则用药作了明确的记载。

（1）病因病机　朱震亨认为胁痛的病因病机主要是由于情志所伤或风邪入中，致使肝气郁结，气滞血瘀，郁而化火，而发为胁痛。如他在"胁痛"篇指出："肝木气实火盛，或因怒气大逆，肝气郁甚，谋虑不决，风中于肝，皆使木气大实生火，火盛则肝急，瘀血、恶血停留于肝，归于胁下而痛。"

（2）治则用药　其在"胁痛"篇中提出："木火盛，宜以辛散之，以苦泻之，当归龙荟丸、泻青丸主之。死血，宜以破血为主，润血为佐，复元活血、当归导滞等主之。痰积，宜以祛痰行气，二陈汤加南星、青皮、香附、青黛等主之。"这些治则和方药，至今仍被广泛运用于临床。

4. 熊继柏辨治胁痛学术思想

熊继柏认为胁痛的辨证以气血虚实为纲，病变虽在肝胆，病机主要责之气血，用药须注重疏肝利胆。故熊继柏在治疗胁痛时注重调理气机，或疏肝理气，或清热利湿，或祛瘀通络，强调必兼顾脾胃。其常用方主要有四逆散、柴胡疏肝汤合金铃子散。常用的药对：柴胡配伍白芍，疏肝解郁、条达肝气；柴胡配伍郁金，活血行气兼解郁；柴胡配伍黄芩，和解少阳；枳实配伍厚朴，除胀消痞；延胡索配伍川楝子，活血行气止痛。

熊继柏认为胁痛的治法应着眼于肝胆，分虚实而治，实证宜理气、活血通络、清热利湿；虚证宜滋阴养血柔肝，但二者均不能离开疏肝理气、疏通气机。

（1）实证胁痛

①气滞胁痛（肝气郁滞证）治法：疏肝理气止痛。主方用柴胡疏肝散，疼痛明显者合金铃子散；轻者可用四逆散合金铃子散，若兼见心烦急躁，口干口苦，尿黄，大便干，舌红苔黄，脉弦数，乃气郁化火之象，可合用左金丸。

②血瘀胁痛（瘀血停着证）治法：祛瘀通络。主方轻者用旋覆花汤，如《金匮要略·五脏风寒积聚病脉证并治》云："肝著，其人常欲蹈其胸上，先未苦时，但欲饮热，旋覆花汤主之。"重者用血府逐瘀汤；若瘀血严重，且有明显外伤史者，应以逐瘀为主，方选复元活血汤加三七粉。

③湿热胁痛（湿热蕴结证）治法：清热利湿、理气通络。主方用龙胆泻肝汤。黄疸明显者改用茵陈蒿汤或甘露消毒丹清热除湿；伴有胆结石者，可加用四金散（金钱草、海金沙、鸡内金、

郁金）；胁下有积块者可加三棱、莪术化瘀消积。

（2）虚证胁痛 治法宜养阴柔肝，佐以理气通络，主方用柴芍六君子汤。

（3）常用配伍 结合西医学知识，病证结合治疗胆结石患者，以右侧胁脘及右背部疼痛为显者，常配加四金散；急性胰腺炎患者，以左侧胁腹部疼痛为主，伴腹胀、大便干结、恶心呕吐、舌红苔黄、脉弦滑者，辨证属少阳阳明合病，常用大柴胡汤合金铃子散；慢性乙肝患者，转氨酶升高，常加虎杖、鸡骨草、田基黄、熊胆粉清热利湿；肝硬化腹水患者，轻者以右胁痛为主，伴腹胀、尿少者，用二金汤加减，严重者参照鼓胀病治疗，伴黄疸明显者加用茵陈四苓散利湿退黄（或参照黄疸辨治）；肝癌患者，合用三甲散（生牡蛎、炒鳖甲、炮龟甲）软坚散结消肿块。

5. 段富津辨治胁痛学术思想

（1）肝郁气滞证 段富津临证治疗肝郁气滞证之胁痛，以柴胡疏肝散为基础方剂，以疏肝解郁、行气止痛。肝主疏泄，其性喜条达，若肝之疏泄失常，则当疏肝解郁以治之。另外，气滞多伴随他证，兼瘀血者，可加丹参、桃仁、赤芍、泽兰等活血化瘀；兼湿邪者，可加砂仁、厚朴、白豆蔻、木香等化湿行气；兼脾虚者，可加茯苓、白术、炙甘草等健脾益气；气滞甚者，可加川楝子、枳实、木香、姜黄、川芎、郁金、延胡索等活血行气。

（2）肝郁脾虚证 肝郁脾虚证之胁痛，治疗以逍遥散为基础方剂，以疏肝解郁、健脾养血。肝主疏泄，性喜条达而恶抑郁，又为藏血之本，若肝木不能条达，不仅影响疏泄功能，而且影响其藏血功能，进而导致肝郁血虚。五行之中，木克土，因此有肝病易于传脾之说，故肝郁脾虚之胁痛较为常见，而逍遥散治疗肝郁脾虚之胁痛则根据"见肝之病，知肝传脾，当先实脾"的原则，以气血兼顾、肝脾同调、疏养并施为配伍特点，疗效显著。兼脾虚者，加白术、山药、炙甘草；兼脾虚夹湿者，加厚朴、砂仁、白豆蔻等。

（3）阴虚肝郁证 阴虚肝郁证之胁痛，治疗以一贯煎为基础方剂，以滋养肝阴、条达肝气。肝主藏血，肾主藏精，肝血与肾精可相互转化，故有肝肾同源之称，肾精不足，可导致肝血不足，故治以滋水涵木法治疗阴虚肝郁之胁痛，达到滋阴疏肝之效。兼肺阴不足者，加麦冬；兼气滞甚者，加枳壳、香附、郁金；兼肝火盛者，可加菊花、刺蒺藜；兼肾虚甚者，加杜仲、菟丝子。

（4）肝胆湿热证 肝胆湿热证胁痛以自拟虎杖逍遥汤加减治疗。本证多为外感湿热之邪，或嗜食肥甘，或脾胃虚弱，致使湿邪内生，湿郁化热，蕴结于肝胆，导致肝之疏泄功能失调。诸湿肿满皆属于脾，祛湿清热，首当健脾利湿，既要清热利湿，又要健运脾胃，二者兼顾，以祛除湿热之邪。热大于湿者，加茵陈、泽泻、金钱草、海金沙等；湿大于热者，加砂仁、陈皮、厚朴、石菖蒲等。

（5）瘀血阻络证 瘀血阻络证胁痛以自拟桃仁柴胡疏肝汤加减治疗。外邪闭阻，或情志不遂，致气机不畅，阻滞于肝经，故血行不畅，瘀血阻络。病位在肝胆，故治疗当以疏肝理气为主，气行则血行，使用少量活血化瘀之品以散瘀血，气血行，瘀血去，胁痛止。兼有郁热者，加黄芩、郁金；兼有脾虚甚者，加白术、山药；兼心烦者，加酸枣仁、柏子仁；兼气滞者，加木香、枳壳等。

【医案举隅】

1. 胁痛验案 1

周某，男，37 岁。2017 年 1 月 5 日初诊。

患者右胁持续隐痛，口苦，兼目睛微黄，尿黄，两个月不愈，并出现厌油腻食物，外院查乙肝表面抗原阳性，转氨酶升高，已行治疗效果不显。舌苔薄黄，脉弦细数。

辨证：肝火胁痛。

治法：疏肝清热止痛。

主方：丹栀逍遥散合金铃子散加味。

处方：牡丹皮15g，栀子15g，当归10g，赤芍10g，茯苓15g，炒白术10g，柴胡10g，甘草6g，川楝子10g，延胡索10g，板蓝根15g，虎杖20g，茵陈30g。10剂，水煎服，日1剂，早晚各1次。

二诊：1月14日。患者胁痛略缓，目睛有赤缕黄染，舌苔薄黄，脉数。上方改延胡索15g，去板蓝根。10剂，水煎服，日1剂，早晚各1次。

三诊：2月23日。患者胁痛减轻，查转氨酶已正常。按前方再进15剂，服法同前。[刘扬，何清湖，刘朝圣，等.国医大师熊继柏运用金铃子散复方治疗痛症验案5则.湖南中医药大学学报，2019，39（7）：812-814]

按：该病证属于肝火所致。患者目赤兼口苦，且脉象弦数，显系肝火为患。故运用丹栀逍遥散以清肝养肝。又因其目黄，故加茵陈、虎杖之类以清热利湿退黄，并加入金铃子散理气血以止痛，方证相合，则效如桴鼓，不仅痛止，且转氨酶升高等象亦随之而愈。

2. 胁痛验案2

施某，女，36岁。2009年9月24日初诊。

左胁下胀痛，嗳气，双目干涩，灼热略痛，口略苦。月经先期，量可色暗。脘偶胀痛。舌红少苔，脉弦。

方药：沙参20g，枸杞子20g，生地黄20g，当归15g，川楝子15g，刺蒺藜20g，菊花20g，石斛20g，枳壳15g，郁金15g。7剂，水煎服，日二服，每日1剂。

二诊：诸症好转，腰酸。上方加杜仲15g，菟丝子20g。7剂，水煎服，日二服，每日1剂。

三诊：症不著。7剂，巩固疗效。（王浩然.段富津教授治疗胁痛经验研究.哈尔滨：黑龙江中医药大学，2014）

按：案中患者左胁胀痛，目涩，舌红少苔，脉弦，均属阴虚肝郁之象，故以一贯煎加减，治宜滋阴疏肝。方中生地黄养阴生津、滋补肝肾，为君药。沙参、石斛益胃生津，且沙参归肺胃经，尤善补肺阴、清肺热，石斛归胃肾经，善补肾阴、清降虚火，二药助君药养阴生津，为臣药。当归补血养血，枸杞子补益肝肾，川楝子、郁金、枳壳行气止痛，且川楝子、郁金性寒，兼有泄郁热之效，患者双目干涩、灼热略痛，加刺蒺藜、菊花以清肝火、明目，共为佐使药。二诊，患者虽症状大减，仍有腰酸，故原方加杜仲、菟丝子以养肝肾，肝肾得滋，诸症悉减。

参考文献

1. 姚欣艳，李点，何清湖，等.熊继柏教授辨治胁痛经验[J].中华中医药杂志，2015，30（3）：790-792.

2. 王浩然.段富津教授治疗胁痛经验研究[D].哈尔滨：黑龙江中医药大学，2014.

二、黄疸

黄疸，是指因肝失疏泄、胆汁外溢，或血败不华于色而引发的以目黄、身黄、小便黄为主症的一种病证，其中目睛黄染为本病重要特征。与西医学中的黄疸意义相同，其相当于肝细胞性黄疸、阻塞性黄疸、溶血性黄疸等疾病，其他疾病以黄疸为主要表现者，均可参照本病辨证施治。

中医学对于黄疸病的认识由来已久，早在《黄帝内经》中就有了关于黄疸的论述，提出从

"尿黄赤""目黄""齿垢黄""爪甲黄"等症状诊断黄疸,从五运六气的角度推断出黄疸的易发时期和发病机制,以及"风寒客于人"未积极治疗导致脏腑传变而发黄的机制和治疗手段。至汉代张机已认识到黄疸可由外感、饮食和正虚引起,病机涉及湿热、瘀热、寒湿等,脏腑主要关乎脾胃。在《金匮要略》中将黄疸分为黄疸、谷疸、酒疸、女劳疸和黑疸,并进行了专篇论述,明确了湿是黄疸的主要病机,并详细记载了黄疸的临床表现。在《伤寒论》中还提出了阳明发黄和太阴发黄,从六经角度对黄疸进行了解析。对于黄疸的治疗在遵循"诸病黄家,但利其小便"原则的基础上创立了茵陈蒿汤、茵陈五苓散等多首方剂。韩祗和在《伤寒微旨论》中立"阴黄证篇",首次提出"阴黄"和"阳黄"病名,并提出用温热药治疗阴黄。自此医家对黄疸开创了"阴阳"分类思路,经元明清逐渐固定下来,并沿用至今。

【理论经纬】

黄疸的病因主要有感受外邪、饮食所伤、脾胃虚弱及肝胆结石、积块瘀阻等,其发病并非某一病因单独所致,常为内外之因相杂引起湿浊阻滞,脾胃肝胆功能失调,胆液不循常道,随血泛溢而出现黄染的症状。临床可分为阴黄、阳黄、急黄三种类型,如中阳偏盛,湿从热化,湿热为患,发为阳黄;中阳不足,湿从寒化,寒湿为患,发为阴黄;湿热夹时邪疫毒则发为急黄。总之本病的形成原因不离湿和脾胃功能的强弱。阳黄和阴黄在一定条件下可相互转化,如阳黄日久,热泄湿留,或过用寒凉,损伤脾阳,则转为阴黄;阴黄重感湿热之邪,又可转为阳黄。临床上,三型之中以阳黄居多。

1. 张机点明理法方药,确立了黄疸辨证论治的基础

(1)明确"湿"为根本原因 张机在《金匮要略·黄疸病脉证并治》中明确提出"然黄家所得,从湿得之",奠定了对本病发生机制的基本认识,并为治疗指明了方向。同时,《伤寒论·辨太阴病脉证并治》言:"太阴当发身黄,若小便自利者,不能发黄。"明确指出小便利而无湿不会引起发黄,进一步强化了《金匮要略》黄疸从湿得之的论述。《伤寒论·辨阳明病脉证并治》中"阳明病,发热汗出者,此为热越,不能发黄也,但头汗出,身无汗,剂颈而还,小便不利,渴引水浆者,此为瘀热在里,身必发黄",亦为明证。

(2)以寒热细化病机 在湿的基础上,明确指出因寒湿与湿热的差异而形成不同类型的黄疸。如《伤寒论·辨太阳病脉证并治》云:"太阳病中风,以火劫发汗,邪风被火热,血气流溢,失其常度,两阳相熏灼,其身发黄。"《伤寒论·辨太阳病脉证并治》云:"伤寒发汗已,身目为黄。所以然者,以寒湿在里不解故也。以为不可下也,于寒湿中求之。"本条虽未明言有湿,但从文义及医理分析可知血气流溢必已生湿,湿热相合而成黄疸。

(3)定制治疗专方 张机在上述认识的基础上创制了茵陈蒿汤、茵陈五苓散等多首治疗黄疸的专方。由于黄疸由湿热而致者居多,故治疗上以健脾利湿为本、畅达瘀热为要,在实际治疗中根据具体情况将泻下、解表、清化、温化、逐瘀、利尿等多种退黄之法进行灵活应用。

2. 韩祗和首论"阴黄",开黄疸分阴阳之先河

韩祗和针对前人在治疗中存在的不足之处,提出了阳黄、阴黄概念,纠正了汉晋隋唐时期,人们对阴黄证缺乏统一认识,用寒药治疗阴黄的错误,并明确指出了阴黄与阳黄形成的原因。阴黄是在脾胃虚的基础上感受阴湿而成的病证,而阳黄是在湿的基础上过汗、过用温热药或为火劫所致的病证。韩祗和在《伤寒微旨论》中创制了小茵陈汤、茵陈四逆汤、茵陈附子汤、茵陈茱萸汤等6首治阴黄之方,完善了《伤寒论》治黄之法,为后世辨治阴黄确立了章法。在此基础上,元代罗天益在《卫生宝鉴》中进一步明确了湿从热化为阳黄、湿从寒化为阴黄,实现了对黄疸系统性的辨证论治。

3. 张锡纯发皇前贤之说，强调黄疸病机为胆汁妄行于血中

（1）使黄疸外感内伤论臻于成熟　对黄疸从外感内伤进行分类的思路萌芽于张机，至明初刘纯在《玉机微义》中首创了黄疸外感内伤之论。其后明末清初喻昌著《医门法律》，用外感内伤理论分析、归类张机五疸，并且明确了黄疸的治则。清代医家杨时泰等亦对其进行了阐发。张锡纯在前贤所论外感内伤的基础上又补充了一种外感内伏酿成内伤之证，并详论了其治法，使黄疸的外感内伤论真正成熟。

（2）弘仲景之旨，明言黄疸涉及肝胆　张机未明言黄疸病位涉及肝胆，但是张锡纯通过分析其所用药物的功效及归经发现，治疗黄疸病的核心药物茵陈虽性寒味苦，但其禀初春生发之气，为泄肝胆之热、达肝胆之郁之佳品。由此推断，黄疸的病位必涉及肝胆。另外，张锡纯在《医学衷中参西录》中借用喻昌的认识，"谓胆之热汁满而溢于外，以渐渗于经络，则身目俱黄"，强调了胆汁妄行入血是黄疸的核心病机。

4. 周仲瑛新解瘀热病机，并首倡其在发黄中的重要作用

周仲瑛认为黄疸的病机复杂，虽多因湿热引起，但亦与瘀热关系极其密切，并对瘀热发黄进行了详细的论述。周仲瑛指出瘀热有其特定的内涵与外延。瘀热是瘀和热两种病理因素互相搏结所形成的复合病机。瘀热可从外而来，又可从内而生。同时瘀与热之间可相互转化，既可因瘀酿热，又可因热致瘀。瘀毒与湿热相合既可停于局部，亦可上下攻冲，内外充斥，从而致黄。瘀热发黄主要涉及肝胆脾胃，可兼及心、脑、肾、营血。周仲瑛同时提出了辨证瘀热发黄的特异症、可见症及相关舌脉，为治疗指明了方向。

5. 朱良春重视"津血同源，津伤血瘀"，提出黄疸日久而成瘀黄

朱良春认为急性黄疸如频繁使用大剂量清热利湿中药，或采用消炎、抗病毒、保肝等药进行大剂量输液后，黄疸仍长时间不能消退，出现口唇干燥起屑、舌红少苔等伤津症状，或肝功能长期不正常者，当属过用苦寒败胃、苦燥伤津。中医学认为津血同源，津伤则血少，血少则易瘀，故津伤可致血瘀。因此，朱良春从津血同源角度提出了阳黄久可伤津致瘀的观点，并命名为瘀黄。另外，朱良春认为阴黄日久亦可致瘀，故不论阳黄、阴黄日久不愈均可形成瘀黄。在此认知基础上，朱良春对久治不愈黄疸的治疗，均强调在辨证论治的前提下必须重视祛除瘀滞。

【临证指要】

1. 张机辨治黄疸学术思想

张机著《金匮要略·黄疸病脉证并治》，开黄疸辨证论治之先河，以下从湿热蕴脾证、瘀热互结证、表虚发黄证、脾胃虚寒证几个方面论述。

（1）湿热蕴脾证　张机《金匮要略·黄疸病脉证并治》中指出："谷疸之为病，寒热不食，食即头眩，心胸不安，久久发黄为谷疸，茵陈蒿汤主之。"又在《伤寒论·辨阳明病脉证并治》中指出："伤寒七八日，身黄如橘子色，小便不利，腹微满者，茵陈蒿汤主之"。从症状表现及所用药物分析，此当属湿热蕴脾证，属于"阳黄"范畴。湿热蕴结，熏蒸于外，黄色外溢，则身目发黄、黄色鲜明；湿热壅滞气机，则腹满痛；湿热夹浊气上冲，食则头昏目眩；湿热胶结，壅滞气机，则大便硬；或湿热下注，则腹泻；正气奋起与湿热相争，则身热；湿热扰于心，则急躁不得卧；舌红、苔黄或腻、脉滑数均为湿热蕴结之征。茵陈蒿汤为张机治疗黄疸的代表方，为黄疸的治疗从清热利湿角度树立了典范。方中茵陈清利阳明湿热、疏利肝胆气机、降泄浊逆退黄；栀子清热燥湿除烦；大黄泄热燥湿、推陈致新、导瘀下行。

（2）瘀热互结证　张机认为"黄家，日晡所发热，而反恶寒，此为女劳得之。膀胱急，少腹满，身尽黄，额上黑，足下热，因作黑疸。其腹胀如水状，大便必黑，时溏，此女劳之病，非水也。腹满者难治，硝石矾石散主之"。从条文之意可推断此为瘀热互结证，由于房劳伤肾，或黄疸日久，转而伤肾，脾失健运，湿热与瘀血互结所致。方中硝石破积聚、散坚结、逐瘀血、除积热、泻邪气、利小便、推陈致新；矾石利水而化痰湿、逐瘀而散结；大麦粥调和药性、保养胃气，制约硝石、矾石伤胃的弊端。诸药共奏活血化瘀、清热利湿之效。

（3）表虚发黄证　对于表虚发黄证，张机明确指出"诸病黄家，但利其小便。假令脉浮，当以汗解之，宜桂枝加黄芪汤主之"。方中桂枝温阳化气、散寒祛湿、调畅营卫；黄芪益气固表，与桂枝相配伍，以温阳化湿；芍药益营敛阴；生姜宣散营卫中寒湿；甘草、大枣，益气充荣营卫。诸药相互为用，以奏通阳益气、温化寒湿的功效。应用汗法，托邪外出，使脏腑气机调畅、寒湿除而黄疸退。

（4）脾胃虚寒证　脾胃虚寒证属于阴黄范畴。由于中焦脾胃虚寒，一方面导致气血化生不足，另一方面又可化生寒湿，最终引起肌肤失荣兼寒湿为患发为黄疸。对此张机指出"男子黄，小便自利，当与虚劳小建中汤"。小建中汤中重用胶饴（饴糖）温补脾胃，芍药补血敛阴、缓急止悸，助胶饴以补血；大枣补益中气、滋荣气血，助胶饴以益气；桂枝温阳散寒，与芍药相配伍，以调和营卫；生姜调理脾胃，助桂枝温阳散寒，助大枣调补营卫；炙甘草益气和中、调和诸药。方中加用大量饴糖顾其本，大量芍药敛其气，体现了张机治病重本的思想，同时为后世"阴黄"的治疗提供了思路。

2. 韩祗和辨治黄疸学术思想

（1）从脾弱论阴黄，首创辨治阴黄的理法方药　韩祗和在《伤寒杂病论》的基础上，结合多年的临床经验，指出阴黄是"本自脾弱，水来凌犯，又胃中空虚而变为黄"。"脾土为阴湿加之"，认为脾气虚弱，水来犯土是阴黄产生的基本病机。根据这一病机，韩祗和提出了温阳化湿之法，并详述了阴黄是由伤寒病服泻下之品太过转化而来的，依据辨证施治原则提出了6首治疗阴黄的方药，包括茵陈茯苓汤、茵陈橘皮汤、小茵陈汤、茵陈四逆汤、茵陈附子汤和茵陈茱萸汤。此六方中，治疗阴黄的基础药物为茵陈。茵陈苦泄下降，善能利湿，为治黄疸要药。若寒邪重，阳气不足，"病人脉沉细迟，四肢及遍身冷"，则配伍附子、甘草以温中退黄，即小茵陈汤；若阳虚严重，见"腰以上自汗出"或"身如冷，汗出不止"，则加用干姜，并将茵陈减量，即茵陈四逆汤、茵陈附子汤；若湿邪重，三焦不利，"病人脉沉细数，身热，手足寒，喘呕，烦躁不渴者"，则配伍半夏、生姜、陈皮、白术、茯苓等，以化湿和胃退黄，即茵陈橘皮汤；若寒湿并重当遵张机"不可以下也，于寒湿中求之"的原则，加入吴茱萸、木通、干姜、当归、附子等，来温中化湿退黄，即茵陈茱萸汤；若寒湿郁久生热，如"病人五六日，脉沉细微，身温四肢冷，小便不利，烦躁而渴者"，则加入茯苓、桂枝、猪苓、滑石、茵陈等，利湿清热退黄，即茵陈茯苓汤。上述六方，为视阴黄寒湿及有无兼症之不同进行加减而成，是辨治阴黄之祖方，填补了当时治疗阴黄的空白，纠正了当时医家"伤寒病发黄者，古今皆为阳证治之，往往投大黄、栀子、柏皮、黄连、茵陈之类"的错误，对后世医家影响很大。

（2）重视五运六气对阴黄的影响　韩祗和在临床上非常重视五运六气，发现并总结每遇太阳或太阴司天之年，如果泻下太过，则比较容易引发阴黄，总结原因则是"盖因辰戌岁太阳寒水司天，寒化太过，即水来犯土，丑未岁太阴湿土司天，土气不及，即脾气虚弱，又水来凌犯，多变斯证（阴黄）也"。故而在经方的基础上加入附子、干姜、陈皮、茯苓等药组成了治疗阴黄的六方。

3. 张锡纯辨治黄疸学术思想

张锡纯对黄疸病的认识注重执简驭繁，将其分为外感和内伤两大类。张锡纯认为内伤黄疸多无发热症状，发病多缓慢，先小便黄，继而眼黄、周身皆黄，可伴有饮食减少、大便色白等临床表现；外感黄疸多有发热，起病较急，可伴有阳明热盛，或脾胃湿热，或少阳相火炽盛的表现。

外感类黄疸，张锡纯多用张机茵陈蒿汤、栀子柏皮汤和麻黄连翘赤小豆汤进行治疗，总结了丰富的经验，尤其对茵陈蒿见解独到，认为其性凉色青，能入肝胆，既善泄肝胆之热，又善达肝胆之郁，为理肝胆最要之品、治黄疸最要之品。内伤类黄疸，张锡纯选用硝石矾石方为治疗总方，认为硝石善治内伤黄疸，消胆中结石、膀胱中结石及钩虫病（钩虫及胆石病，皆能令人成黄疸），矾石退热燥湿、酸收味敛，二者合用理脾中湿热、制胆汁妄行，因此张机治内伤黄疸之方，均是胆脾兼顾。

从上述用药可以看出张锡纯治疗黄疸病，善用经方是其一大特色，并且在实际治疗中注意灵活选用汗、下、温、清、消、补、和等方法，如脉象浮，提示有表证者，用麻黄、连翘等汗解；阳明腑实者，用承气汤泻下逐邪；中焦虚寒者，用干姜、附子温中；阳明经热盛者，用白虎汤清热；瘀热互结者，用硝石等消瘀；脾胃虚弱者，用黄芪、白术补脾；伴有少阳枢机不利者，用柴胡汤和解。

4. 周仲瑛辨治黄疸学术思想

周仲瑛认为黄疸病虽多因湿热引起，但需要分辨湿热的轻重，明确在气、在血的不同，以及兼有瘀热、瘀毒、寒瘀、伤阴的变化，并针对性地提出了退黄六大法。第一，清热利湿法。治疗上要分清是热重、湿重，还是湿热并重。第二，清热解毒法。因本病既有热毒、湿毒偏盛之别，又有在气分、在血分或者是气营两燔的差异，故临床治疗时需要灵活变通，一般可用龙胆泻肝汤、栀子柏皮汤、五味消毒饮、当归龙荟丸等方化裁，若热毒深入营血，当清营凉血以解毒、凉血活血以散瘀，可选用千金犀角散化裁。第三，凉血化瘀法。本法的代表方首推《备急千金要方》之犀角地黄汤，此方专治内有瘀血者，具有凉血止血、散瘀解毒之功。倘若黄疸深重，可合茵陈蒿汤加田基黄和鸡骨草。第四，泄热通腑法。主要运用大黄进行治疗。第五，利水逐水法。若肝硬化出现黄疸者，急黄多合并鼓胀，湿热毒瘀互结，逐水缓急亦须权衡用之。方如茵陈四苓汤，配合宽中化湿行气之品以助水液正常运行，防止逐水药剂量过大伤及正气。第六，开闭防脱法。热动肝风，可见痉厥、抽搐等，治以清热解毒、凉血开窍之法，用清营汤加减，并用安宫牛黄丸醒脑开窍。

5. 朱良春辨治黄疸学术思想

对于久治不愈的瘀黄，朱良春据不同证型运用经方化裁进行治疗，并创用豨莶草、刘寄奴为退黄专药配伍于经方之中，取得了良好疗效。

（1）阳黄久稽的瘀黄　朱良春融《金匮要略》当归贝母苦参丸与大黄硝石汤两方于一体，自拟"当贝苦参黄硝丸"进行治疗。方以当归、贝母、苦参、大黄、硝石五药为主，配以豨莶草、刘寄奴煎汁泛丸，视患者年龄、体质、寒热的不同而酌定用量，临床使用每收良效。本方特色有二：一是苦参制丸微用，泻火之中有调中健胃的作用。二是以大剂量刘寄奴、豨莶草煎汁泛丸，可增强二者的功效。豨莶草可泄至阴湿热、平肝化瘀、解毒活血。刘寄奴可瘀水同消，既可退黄疸消肝肿，又能降转氨酶、血清麝香草酚浊度，防止肝质纤维化。

（2）黄疸久稽内湿偏盛的瘀黄　朱良春将茵陈五苓散与逍遥散加减化裁为"刘莶逍遥五苓汤"治疗此类瘀黄。方由刘寄奴、豨莶草、茵陈、柴胡、白芍、白术、茯苓、制香附、郁金、泽兰、泽泻组成。本方特色有二：一是选用统主黄疸的"茵陈五苓散"为基础方；二是妙用刘寄奴、豨莶草。因二者一温一寒，可灵活施用于阳黄或阴黄，共奏平肝化瘀、解毒活血、消癥散结、退黄降酶之功，故可统主肝性黄疸。

（3）黄疸久稽寒偏盛的瘀黄 对于此种类型，朱良春拟用温化寒湿、疏肝运脾、和瘀利胆法进行治疗。选用张机茯苓四逆汤去人参加白术为基础方加用退黄专药刘寄奴、豨莶草，临床应用屡收奇效。

6. 张镜人辨治黄疸学术思想

张镜人认为黄疸的主要致病因素是湿热疫毒，其病多因人体正气不足，难以抗邪而引起。湿热疫毒内犯肝脾，厥阴疏泄不及，太阴运化无权，肝脾同病；湿留热郁，迁延日久，累及肝阴，血瘀脉络，进一步导致肝硬化。病机特点为本虚标实，虚实夹杂。因此，张镜人认为本病的治疗原则是"化湿清热、调和脏腑"。具体而言，以清热利湿解毒、行气活血祛邪治标；以疏肝健脾、补益肝肾扶正治本。

对于肝炎慢性期黄疸较浅，或巩膜与皮肤黄染不明显，仅有黄疸指数、胆红素偏高的情况，张镜人认为不宜选用苦泄之山栀子、大黄，应选用萱草花、茵陈等，特别是萱草花性凉味甘，利湿而不伤正，可谓是治疗慢性肝炎黄疸的要药。

7. 颜德馨辨治黄疸学术思想

颜德馨认为黄疸病多因外感湿热邪毒，加之肝失疏泄，脾失健运，则水谷精微不能正常输布，湿浊内生，郁久化热。湿热之邪毒聚集，阻碍气血运行，脉络瘀阻，继而发为黄疸。颜德馨认为此病病机多为湿热浸淫营血，胶结不化，缠绵腻滞，自拟犀泽汤治疗，此方能清热解毒、利湿浊、化瘀血，是颜德馨几十年临证的经验方，主要由泽兰、金钱草、败酱草、土茯苓、平地木等药物组成。颜德馨临床以犀泽汤为基础，根据患者情况加减：湿重者加苍术、生薏苡仁、猪苓、赤茯苓；瘀血明显者加桃仁、红花、丹参、郁金、赤芍、三棱、莪术、延胡索；气滞甚者加大腹皮、沉香、广木香、枳壳、川楝子；热毒甚者则选白花蛇舌草、半枝莲、龙葵、重楼等；热重加金银花、夏枯草、山栀子、蒲公英。

【医案举隅】

患者，男，30岁。1998年9月初诊。

患者因反复乏力、纳差、尿黄7个月，加重1个月在某省人民医院住院检查发现肝功能严重异常，皮肤、巩膜高度黄染，诊为慢性重症病毒性肝炎（乙、戊重叠感染）。经西医常规保肝、利胆综合治疗1个月余，病情无明显改善，改求中医诊治。刻下症见：面色晦暗，一身黄染，色黄不鲜，目睛深黄，口干苦，脘痞腹胀，恶心，大便溏，尿黄，右上腹时有隐痛，无明显触痛、叩痛，腹部膨满，肌肤未见明显瘀点瘀斑。舌淡苔薄腻质紫，脉右濡、左小弦滑。慢性肝炎久病，肝脾两伤，湿遏热郁，久病络瘀，湿甚于热。病情深重，当防其变。

治以理气化湿、清热解毒、祛瘀退黄。

药用：藿香、佩兰各10g，茵陈20g，炒苍术10g，厚朴6g，法半夏10g，陈皮10g，竹茹10g，炒黄芩10g，白豆蔻3g（后下），白茅根20g，赤芍15g，鸡骨草15g，田基黄15g，车前草15g，炒神曲10g。1日1剂，连服7天。

二诊：患者面目仍然暗黄，恶心能平，胃痞腹胀减轻，腰部时有酸楚不适，大便日2次，尿黄，间有鼻衄，食纳稍有改善。苔薄腻底白罩黄，舌质紫，脉濡滑。复查肝功能：多项指标有所下降。证属湿遏热伏，气机失宣，久病络瘀。治守原法出入。上方去陈皮、竹茹、黄芩，加广郁金10g，煨草果3g，片姜黄10g，垂盆草30g，猪苓、茯苓各15g，熟大黄4g，大腹皮10g，改厚朴9g。1日1剂。

　　三诊：病情好转，黄疸继续稳步好转。10月5日复查肝功能指标继续下降。自觉症状较前有所改善，目睛仍然浑浊，近因饮食失调，一度腹泻、身热，经治疗基本控制，但仍腹胀不舒，大便溏烂欠畅，尿黄转淡，口苦而黏，曾见左侧鼻衄。苔腻能化，质紫，脉右濡、左小弦滑。证属肝热脾湿，瘀郁难化，湿重于热。仍当理气化湿、清热解毒、祛瘀退黄。药用：藿香梗、苏梗各10g，茵陈15g，炒苍术10g，厚朴6g，青皮、陈皮各6g，广郁金10g，田基黄20g，鸡骨草20g，煨木香6g，煨草果3g，青蒿10g，黄芩10g，赤芍15g，垂盆草30g，熟大黄3g，白茅根20g，炒神曲10g，车前草12g。1日1剂。

　　四诊：黄疸明显减轻，查肝功能指标几乎正常。面色晦滞改善，体重增加，腹胀不显，食纳知味，尿黄，大便成形，口稍干，左侧鼻衄间作，量不多，下肢瘙痒明显，自觉怕冷。苔黄薄腻，脉弱兼滑。湿热虽化不尽，血分瘀毒内郁，肝脾两伤。药用：茵陈15g，炒苍术10g，厚朴6g，鸡骨草20g，田基黄20g，广郁金10g，青皮、陈皮各6g，黄芩10g，赤芍15g，白茅根20g，熟大黄3g，苦参10g，地肤子15g，牡丹皮、丹参各10g，猪苓、茯苓各15g，虎杖15g，太子参10g，枸杞子10g。1日1剂。此后出院，继续调治，日渐康复。［刘绍龙，孙静云，徐吉敏，等.周仲瑛教授辨治黄疸六法经验.中医临床研究，2012，4（18）：63-64］

　　按：此例患者属于湿遏热郁，久病络瘀，湿甚于热，故治疗重在理气健脾、化湿泄浊，兼以清热解毒化瘀，这体现了周仲瑛对黄疸辨证时要分清湿重于热，还是热重于湿的鉴别思路，并针对兼证给予对应性治疗的基本思维方式。纵观整个治疗过程，周仲瑛紧抓理气化湿、清热解毒、祛瘀退黄这一主线，使治疗效果逐渐显露，但在最后收官之时又注重病机变化，随"机"变法，加强补虚药物的应用，实现祛邪不伤正的基本目的。对于湿邪的清除，融合了芳香化湿、苦以燥湿、淡渗利湿、上下表里分消等多种思路与方法，使湿化热孤，为消除湿热相合病机树立了治疗典范。

参考文献

1.周仲瑛，吴勉华，周学平.瘀热相搏证中医辨治指南［J］.中华中医药杂志，2010，25（9）：1411-1414.

2.朱良春.朱良春医集［M］.长沙：中南大学出版社，2007.

3.王松坡.国医大师张镜人［M］.北京：中国医药科技出版社，2011.

三、积聚

　　积聚是由于正气亏虚，脏腑失和，气滞、血瘀、痰浊蕴结腹内而致，以腹内结块，或痛或胀为主要临床表现的一类病证，其中积属有形，固定不移，痛有定处，以血瘀为主；聚属无形，聚散无常，痛无定处，以气滞为主。积聚为西医的腹腔肿瘤、肝脾肿大、不完全性肠梗阻等疾病的主症之一。

　　早在《黄帝内经》时期即有积聚之名的记载，如《灵枢·五变》云："皮肤薄而不泽，肉不坚而淖泽，如此则肠胃恶，恶则邪气留止，积聚乃作。脾胃之间，寒温不次，邪气稍至，蓄积留止，大聚乃起。"在治疗方面，《素问·至真要大论》中提出"坚者削之""结者散之""留者攻之"等原则，具有一定的指导作用。《难经》中亦有对积聚的论述，对积聚作了明确的区分，如《难经·五十五难》云："积者，阴气也，其始发有常处，其痛不离其部，上下有所终始，左右有所穷处；聚者，阳气也，其始发无根本，上下无所留止，其痛无常处，谓之聚。"张机在《伤寒论》和《金匮要略》中对积聚、癥瘕的病机、表现、辨证治疗、预后等进行了详尽的论述，如《金匮要略·五脏风寒积聚病脉证并治》云："积者，脏病也，终不移。聚者，腑病也，发作有时，展转痛移，为可治。"王肯堂《证治准绳·积聚》在总结前人经验的基础上，提出了治疗此病必分初、中、末三法的主张。张介宾在《景岳全书·积聚》中对攻补法的作用进行了概括："治积之要，在知攻补之宜，而攻补之宜，当于孰缓孰急中辨之。"王清任《医林改错》中则强调瘀血在积聚病因病机中的重要作用，其对活血化瘀方药的应用有突出的贡献。

【理论经纬】

情志抑郁、饮食损伤、感受邪毒及他病转归是导致积聚的主要原因，其中，情志、饮食、邪毒等交错夹杂，混合致病，使正气亏虚，脏腑失和，气滞、血瘀、痰浊内结。本病的发生主要关系到肝脾两脏，正气亏虚是发病的内在因素，气滞、血瘀、痰浊是形成积聚的主要病理变化。积证气滞、血瘀、痰浊三者均可见，而以血瘀为主，表现为腹内结块，固定不移，痛有定处，病程较长，病情较重，病属血分；聚证以气滞为主，腹中无结块，腹中之气聚散无常，痛无定处，病程较短，病情较轻，病属气分。积证治疗重活血，聚证治疗重调气，临证尚需合理使用攻补之法。

1. 张机融理法方药为一体，奠定积聚辨证论治的基础

张机对积聚的论述散见于《伤寒论》及《金匮要略》相关条文中，对积聚的病因病机、临床表现、辨治思路、立法方药均有较详细的论述，如《伤寒论·辨太阳病脉证并治》第167条载："病胁下素有痞，连在脐旁，痛引少腹入阴筋者，此名脏结，死。"积聚（脏结）以胁下或腹部出现肿块、疼痛为主症，可伴有神疲乏力、恶寒下利、苔白滑、寸脉浮、关脉细小沉紧等症，证属本虚标实。《金匮要略·妇人妊娠病脉证并治》云："妇人宿有癥病……其癥不去故也，当下其癥，桂枝茯苓丸主之。"《金匮要略·疟病脉证并治》云："病疟以月一日发……此结为癥瘕，名曰疟母，急治之，宜鳖甲煎丸。"从文中可见癥瘕病机与瘀血痰浊、气机阻滞密切相关，治疗当谨守病机，辨证用药，这为后世临床辨治癥瘕积聚提供了宝贵的经验。

2. 叶桂审症切脉，熟谙经络辨证，为辨病施治奠定基础

《临证指南医案》所载癥瘕积聚之成因，或由营气络结而成，或由情志内伤所致，叶桂善于从疾病的证候及脉象中探寻病机，进而施治，如"脉左弦涩，少腹攻逆，痛即大便""脉弦左搏……少腹左傍素有瘕聚之形，气自下焦冲起，为胀为呕。此乃惊扰嗔怒，致动肝木，乘其中土，胃伤失降，脉络逆并，痛势为甚"。同时，叶桂对经络辨证亦有深刻理解，依病位及症状而辨病在何经何络，从而指导临床诊治。如《临证指南医案》所载"是初为气结在经，久则血伤入络""久痛在络，营中之气结聚成瘕。始而夜发"。

3. 何任注重积聚病因病机，提出肿瘤治疗的12字法则

何任对肿瘤的发病机制及诊治方法进行深入研究，临床中对妇科肿瘤、乳腺肿瘤、肺癌、肝癌等肿瘤诊治经验丰富，认为肿瘤主要病机为"气滞痰凝，正虚邪实"，提出了"不断扶正，适时祛邪，随证治之"的12字法则，即采用扶正与祛邪相结合，通过增加和调动机体自身抗癌能力而达到治疗肿瘤的目的，现已成为当前恶性肿瘤治疗中一种常用的方法。

4. 张学文强调正虚邪实贯穿肿瘤病程始终，早期邪盛而晚期虚甚

张学文认为肿瘤的发生多与人体正气不足、气血阴阳偏虚有关，正气不足是肿瘤发生的根本，早期癌毒盛，正气相对不足，至肿瘤的中晚期，正气绝对不足，甚至衰竭。同时，张学文认为癌是一种毒邪，因情志不遂，气机郁滞，导致脏腑功能失调，由此产生气滞、痰浊、血瘀，并与外来邪毒搏结产生癌毒。癌毒郁而化热，热毒常耗伤人之阳气及阴津，使脏腑功能更趋衰弱，癌肿持续生长，人体更加虚弱，正气更加耗伤，进一步加重气滞、血瘀、痰浊等病理产物形成，如此互为因果，疾病发展不断加重。对于癌肿病因病机的认识为临床治疗提供了一定的理论依据。

【临证指要】

1. 张机辨治积聚学术思想

（1）本虚标实，辨证施治　癥属血病，瘕属气病，癥瘕的主要病因病机为正气不足、瘀血内结、气血衰少，以正气亏虚为本，瘀血内结为标，临床须明辨虚实，辨证施治。

（2）痰瘀并治，扶正祛邪　癥瘕多为痰瘀互结所致，治疗时常痰瘀并治，常用的活血化瘀中药有牡丹皮、桃仁、芍药、大黄等；癥瘕积聚病理特点为虚实夹杂、虚多于实，治疗时当扶正祛邪并举，应用活血化瘀化痰中药祛邪时，常配伍扶助正气之中药以"祛瘀不伤正，扶正不留瘀"，常用的扶正中药有人参、阿胶、芍药、茯苓、鳖甲等。

（3）攻补兼施，中病即止　癥瘕初起，邪实正未虚，可用峻药猛攻，急下癥积，以攻为主；癥瘕迁延日久，邪气未衰而正气已虚，治疗当攻补兼施、先补后攻、中病即止。

（4）善用虫药，缓中补虚　癥瘕日久造成人体正气渐虚，在治疗时加用蜂房（炒）、土鳖虫（炒）、蛴螬等虫类药以行瘀，所谓"虫以动其瘀"。

（5）重视丸剂，缓图消积　治疗癥瘕在药物的剂型选择上多用丸药，以峻药丸服，同时服药方法上亦从小剂量开始，逐渐加量，以知为度，达到缓图消积之目的。

2. 叶桂辨治积聚学术思想

（1）审症切脉，确定脏腑　从积聚的主要症状及脉象着手进行分析，找寻关键病机，再依法治之。

（2）视病新久，治从经络　"久病入络、久痛入络"，依照病程的新久和疾病症状从经络辨证，从而加入相应的引经药，增强疗效。

（3）顾护胃气，虚实缓攻　治疗癥瘕之用药，当时时顾护胃气，祛邪以伤脾为禁，气虚则补中以行气，气滞则开郁以宣通，血衰则养营以通络，血瘀则入络以攻痹。

（4）贯通诸法，丸膏兼施　根据患者体质及疾病病机灵活用药，以最适宜之剂型用于患者，如患者正气尚可，虽有癥瘕，常以区区汤散可效，如为虚瘕，则以和营理虚之汤剂配合膏方并用，缓治久服共奏理虚之功。

3. 何任辨治积聚学术思想

何任辨治积聚的学术思想可归纳为"不断扶正，适时祛邪，随证治之"12字法则。

（1）不断扶正　补益正气、培本固元的治疗原则贯穿疾病的始终，临证可采用益气健脾、养阴生津、温阳补肾三种具体治法；常以党参、黄芪、茯苓、女贞子、枸杞子、猪苓为基本方药以达益气养阴扶正之功。

（2）适时祛邪　根据肿瘤发展的不同阶段运用中药以攻邪，临证可采用清热解毒、活血化瘀、化痰散结、理气解郁四种方法，在扶正的同时用猫人参、白花蛇舌草、三叶青清热解毒、祛除实邪。扶正、祛邪两者不可偏废，应充分掌握好主次关系。

（3）随证治之　在"不断扶正""适时祛邪"原则的指导下针对肿瘤患者出现的症状进行具体的辨证分析，对于气滞血瘀型肿瘤常配伍延胡索、白芍以起行气止痛活血之效；对于气虚脾气不健、胃纳不佳之食则腹胀，予神曲、鸡内金、炒麦芽消食和胃，砂仁化湿健脾，佛手片理气健脾；对于湿热较重者辅以黄芩、黄连以清热燥湿。

4. 张学文辨治积聚学术思想

（1）正气亏虚，扶正为要　张学文认为正气不足是肿瘤发生的根本，扶正应贯穿肿瘤治疗的全过程，根据肿瘤的不同阶段，扶正与祛邪各有侧重。扶正可选用西洋参配黄芪、灵芝补气养阴。肿瘤患者多因癌毒侵犯机体所致，运用西洋参益气养阴而不留邪，而人参大补元气的同时亦助邪，故用西洋参而非人参。

（2）热毒内蕴，清热解毒　张学文认为癌是一种毒邪，癌毒郁而化热，热毒常耗伤人之阳气及阴津，因此必须从治疗初始即清泄热毒，可选用白花蛇舌草清解热毒。白花蛇舌草性凉、味甘淡，入胃、大肠、小肠经，具有清热解毒、利尿消肿、活血止痛的作用。现代药理研究证明，白花蛇舌草能增强机体的免疫力，抑制肿瘤细胞生长，对绿脓杆菌、金黄色葡萄球菌等有抑制作用。

（3）痰浊内阻，涤痰散结　痰是多数肿瘤患者的致病因素，肿瘤患者特别是放化疗后的患者正气受损，脾胃功能失常，致使痰湿内生，阻滞气机。二者互为因果，痰浊之邪伴随肿瘤生长的全过程，涤痰散结是治疗肿瘤的大法之一。

（4）瘀毒内结，解毒化瘀　肿瘤患者癌毒入里损伤血络，肿块可致气机不畅，血行瘀阻，致血瘀与癌毒壅聚不散，肿瘤久病入络成瘀，活血化瘀是治疗肿瘤的有效方法。血瘀证与肿瘤相随相生，但肿瘤患者正气多虚，不可过用耗血、动血伤正之品。可选用丹参、乌梢蛇、蜈蚣等。

（5）经验方康泰汤　基于对积聚的深入研究，遵循扶正祛邪、攻补兼施之原则，张学文自拟经验方康泰汤治疗恶性肿瘤，疗效显著，有效地延长患者的生存期，改善患者生活质量。康泰汤药物组成：黄芪30g，西洋参6g，灵芝12g，无花果10g，白花蛇舌草15g，丹参15g，乌梢蛇10g，蜈蚣2条，生甘草10g。方中大剂量黄芪补脾益气，为君药；西洋参益气养阴不助邪，与补虚劳之灵芝相配共为臣药，加强君药扶正抗癌的功效；无花果化痰解毒，白花蛇舌草清热解毒，丹参、乌梢蛇、蜈蚣化瘀解毒，通过化痰、清热、化瘀等不同途径解毒抗癌，为方中佐助药；生甘草长于解毒，且能调和诸药为使。

【医案举隅】

患者，男，57岁。2013年6月29日初诊。

患者于2012年1月12日行食管癌根治术及胆囊切除术，术后化疗12周期。2013年3月复查，CT发现肝转移，后又经微波治疗。2013年6月19日腹部CT示肝癌微波治疗术后改变伴周边复发。诊见：体倦乏力，少气懒言，动则气促，多汗，右侧胁肋隐痛，腰部酸楚，睡眠差，多梦，耳鸣，时有口干，二便调，食纳尚可，面色萎黄，爪甲无华，舌质暗红，舌苔白腻，脉象左弦滑细，右脉弦缓。

诊断：食管癌术后、化疗后，肝转移。

辨证：正气不足，毒瘀内聚。

治则：补益正气，解毒化瘀。

拟方康泰汤加减：黄芪30g，西洋参6g（另煎），灵芝12g，无花果10g，白花蛇舌草15g，丹参15g，乌梢蛇10g，蜈蚣2条，生甘草10g，当归10g，三七粉1g（冲服），鸡血藤30g，茯苓10g，焦山楂15g，天冬12g，鹿角胶10g（烊化）。30剂，日1剂，水煎服，早晚温服。

二诊、三诊继予上方治疗。

四诊：9月12日。患者服药后精神好转，但仍感乏力，进食后胃脘痞闷，右胁肋疼痛连及后背，饭后加重。睡眠一般，体倦乏力，多汗，喉中有少量黄痰，大便每日两次，便不溏，舌质红，苔白，舌下络脉瘀阻，脉象左沉细弦，右脉沉弦。复查肝脏 CT、B 超提示肿瘤肝脏转移灶，腹膜后淋巴结增大。方药：康泰汤加王不留行 12g、焦山楂 15g、大腹皮 12g、天冬 12g、当归 10g、三七粉 1g（冲服）、鸡血藤 30g、浙贝母 10g、柴胡 10g、郁金 10g、鹿角胶 10g（烊化）。30 剂。

五诊：10 月 12 日。患者仍感乏力，右侧肩胛骨有放射性疼痛，右侧胁肋胀痛，但不影响睡眠，纳食一般，大便溏，无腹胀，舌质暗紫，舌苔白厚腻，苔面微腐，脉沉缓略弦。10 月 10 日 CT 提示右侧肺尖可见条索状、斑点状高密度影，边界清，肝脏可见数个稍低密度影，与上月 CT 比较肿块未见明显扩大。方药：康泰汤加焦山楂 15g、大腹皮 12g、浙贝母 10g、天冬 12g、猪苓 10g、当归 10g、三七粉 1g（冲服）、鸡血藤 30g、土鳖虫 6g、柴胡 10g、郁金 10g、续断 15g、鹿角胶 10g（烊化）。20 剂。

六诊：11 月 7 日。患者精神转佳，体质量增加至 64kg，仍感乏力，不耐劳作，但较服中药前明显改善，背部胀痛，凌晨明显。右胁胀痛，餐后腹胀，喜温喜按，右侧下肢夜间麻木，有隐痛，大便正常，舌质暗红，边有齿痕，舌苔白厚腻，脉沉弦缓。方药：康泰汤加柴胡 10g、郁金 12g、白芍 12g、焦山楂 15g、大腹皮 12g、天冬 12g、当归 10g、三七粉 1g（冲服）、鸡血藤 30g、土鳖虫 6g、浙贝母 10g、鹿角胶 10g（烊化）、续断 15g。25 剂。

此后患者坚持门诊中药治疗，肝脏转移病灶未继续发展，右侧胸胁疼痛转轻，未服其他止痛剂，生活质量未下降。[沈智理，张学文 . 国医大师张学文治疗恶性肿瘤经验方康泰汤组方思路探析 . 湖南中医药大学学报，2015，35（9）：9-11]

按：患者食管癌术后、化疗后。1 年后癌肿复发转移，发现有肝脏转移，微波治疗后，患者精神困顿，身体各项功能低下，预后较差。初诊时患者出现体倦乏力、汗出、面色萎黄、爪甲无华等明显正气不足的表现，张学文从补益正气、解毒化瘀入手，初诊采用康泰汤合当归补血汤，再加入焦山楂、茯苓以健脾化食开胃，以西洋参、灵芝、鸡血藤、鹿角胶等扶正之品，扶正祛邪同时进行；在后续治疗中，或加入浙贝母、猪苓等化痰利水之品，或加入续断、土鳖虫等祛瘀通络之物，据证灵活加减，充分体现了补气、清热、解毒、化痰、活血、化瘀、止痛的治疗原则。

参考文献

1. 徐光星 . 浙江中医临床名家·何任［M］. 北京：科学出版社，2019.
2. 孟国栋 . 张学文中医世家经验辑要［M］. 西安：陕西科学技术出版社，2004.

四、鼓胀

鼓胀，系肝病日久，肝脾肾功能失调，气滞、血瘀、水停于腹中所致，是以腹部胀大如鼓为主症的病证，古籍中又称单腹胀、单腹蛊、臌、蜘蛛蛊等。鼓胀因其治疗困难、预后不佳，古代医家将其列为"风、痨、鼓、膈"四大顽证之一。鼓胀临床以腹胀大如鼓，皮色苍黄，脉络暴露，四肢消瘦，或肢体浮肿为特征。西医学中的肝硬化腹水与本病证候特征和发病规律类似，腹腔内肿瘤、结核性腹膜炎等疾病也可参照本病辨证论治。

古人对于鼓胀的论述最早见于《黄帝内经》。《灵枢·水胀》首提鼓胀病名，并总结其临床表现为"腹胀，身皆大，大与肤胀等也，色苍黄，腹筋起"。《金匮要略》虽未直接以"鼓胀"病名论述鼓胀病，但《金匮要略·水气病脉证并治》中"肝水""脾水""肾水"皆以腹部胀大为主要表现，与鼓胀病的临床表现十分相似。此后，历代医家大多沿用了《黄帝内经》和《金匮要略》的疾病命名，并在此基础上丰富发展。《肘后备急方》中首次提出"水蛊"一词。《诸病源候论》

中载鼓胀发病与感受"水毒"有关，将水毒气结于内，令腹渐大、动摇有声者，称为"水蛊"。《仁斋直指方论·胀证》中首次根据病因病机将其分为谷胀、气胀、水胀、血胀。《医学入门·鼓胀证治》中对本病的分类更为细化，有虚胀、实胀、食胀、谷胀、虫积胀、水胀、酒胀、瘀血胀等，并提出本病的治疗法则："治胀必补中行湿，兼以消积，更断盐酱。"

【理论经纬】

鼓胀的病机关键在于肝、脾、肾三脏功能受损，气滞血结，水停腹中。鼓胀的病因则比较复杂，根据历代医家对鼓胀病因的论述，大致可以分为酒食不节、情志所伤、劳欲过度、虫毒感染、六淫侵袭及他病迁延六类。

1. 张机丰富了鼓胀的病因病机认识

《金匮要略·水气病脉证并治》中的"肝水""脾水""肾水"与鼓胀的临床表现类似。张机认识到鼓胀发生的基本病机是肝、脾、肾三脏的功能受损，为后世研究鼓胀的病机奠定了理论基础。此外，张机较早地认识到他病迁延不愈可导致鼓胀，丰富了鼓胀病的病因认识。《金匮要略·黄疸病脉证并治》论述黄疸时有云"女劳疸，腹如水状，不治""其腹胀如水状，大便必黑，时溏，此女劳之病，非水也"。黄疸病日久不愈，损伤肝脾，女劳者纵欲伤精，损伤肝肾阳气，肾不制水，水气泛溢，肝气不达，乘克脾土，脾土衰败，难以运化，导致水气停聚腹中发为鼓胀病。

2. 巢元方补充了鼓胀病因，首次提出寄生虫可导致鼓胀

（1）病后体虚，热食浴渍　《诸病源候论·水肿病诸候》载："而大腹水肿者，或因大病之后，或积虚劳损，或新热食竟，入于水，自渍及浴，令水气不散，流溢肠外，三焦闭塞，小便不通，水气结聚于内，乃腹大而肿。"巢元方认为鼓胀病的发生是由于大病、劳损、热食后沐浴等原因导致汗出不利，水气积聚在肠外，进而导致三焦不畅，小便不通，水气聚结在腹内而腹部肿大，发为大腹水肿（鼓胀）。

（2）水毒侵袭　《诸病源候论·蛊毒病诸候·水毒候》记载："自三吴已东及南，诸山郡山县，有山谷溪源处，有水毒病。"又《诸病源候论·水诸病·水蛊候》载："此由水毒气结聚于内，令腹渐大，动摇有声，常欲饮水，皮肤粗黑，如似肿状，名水蛊也。"指出在三吴以东以南等地的水中有水毒，常人不慎感受则会导致水毒之气结聚于腹内，致腹部渐渐胀大，摇动则振振有声，感染水毒者常常想要喝水，皮肤色黑且粗糙，巢元方把这种病命名为水蛊。水蛊的描述与西医学中感染血吸虫而导致的肝硬化腹水极其相似，是现存文献中最早对寄生虫可导致鼓胀的记载。

（3）癥瘕积聚　《诸病源候论·水诸病·水癥候》载："水癥者，由经络痞涩，水气停聚，在于腹内，大小肠不利所为也。其病腹内有结块坚强，在两胁间，膨膨胀满，遍身肿，所以谓之水癥。"又《诸病源候论·癥瘕病诸候·癥候》载："癥者……若积引岁月，人即柴瘦，腹转大。"以上论述表明腹内有癥瘕结块可导致水气停聚腹内，主要病机为癥瘕结块为有形之邪，阻滞经脉使经脉不通，导致水气不行，积聚腹内；癥瘕结块日久不愈，气血化生无源而肢体消瘦，水气积聚不化而腹部胀大，进而发为鼓胀病。由此可知，癥瘕积聚也是鼓胀病发病的一个重要原因。

3. 张锡纯分论气鼓、水鼓、血鼓

张锡纯系统阐述了不同鼓胀病的特点，将鼓胀病分为气鼓、水鼓、血鼓，并分论了各自的临床表现及病机。

从临床表现来看，水鼓的肿处按之凹陷，抬手后凹陷不起，多伴见小便短少；气鼓的肿处手按也成凹陷，但凹陷随手而起，多有肝胃气滞的表现；血鼓与气鼓、水鼓在肿胀外形上无法辨别，但血鼓多可见紫红色的脉络迂曲，张锡纯谓之"周身之回血管紫纹外现"。

从病机来看，张锡纯认为水鼓之成皆由小便不利所致；气鼓多系脾有瘀滞所致，《医学衷中参西录·论水臌气臌治法》有云："盖脾为后天之主，居中央以运四旁，其中原多回血管，以流通气化。若有瘀滞以阻其气化，腹中即生胀满，久则积为气臌。"血鼓病因病机较前二者复杂，多兼有气鼓、水鼓，故血鼓也较气鼓、水鼓难治，其主要病因病机：因过度用力导致气血翻涌或者剧烈动怒导致激动气血，进而导致血不归经，瘀血留滞脏腑，无法排出体外，从而变成有形之邪，阻塞经络，导致周身之气化不通，三焦之水饮不行，从而发为血鼓。

4. 章次公系统阐释了鼓胀的病因病机

章次公认为鼓胀的病机主要在于情志不调、肝气郁结，或饮酒过度、感染虫毒，以及黄疸、积聚，伤及肝脾，瘀血阻络，脾胃运化功能失职，清阳当升不升，水谷之精微不能输布，以供养其他脏腑，浊阴当降不降，水湿不能转输，以排泄于体外，于是清浊相混，血气凝聚，隧道因而壅塞，遂成鼓胀。病延既久，肝脾日虚，进而累及肾脏，遂使正虚邪实，肾阳亏虚无以温养脾土，肾阴不足，肝木亦失滋养，肾虚则膀胱气化失司，水湿血瘀壅滞不解，遂成鼓胀重症。章次公认为本病是肝脾肾三脏俱病，以气滞、气虚、血瘀、水聚阴伤为主要病理表现。

5. 朱良春总结了鼓胀的发展规律，指出治疗难点

朱良春认为，鼓胀以肝、脾、肾三脏为病变中心。初则气机郁滞，血脉壅塞，继则癖散为鼓，病邪日进，正气不支，变端蜂起。其腹水的出现，往往是患者病至晚期之征兆。消退腹水，减轻临床症状，实为施治的关键。一般说来，其正气之虚衰无非伤阴、伤阳两途，而温阳尚易，育阴最难。盖养阴则碍水、利水则伤阴，用药掣肘。

【临证指要】

1. 葛洪辨治鼓胀学术思想

（1）针药并用，重在祛邪　书中对于腹水的治疗有两种手段，一种为药物疗法，一种为针刺放水疗法。

对于药物疗法的使用，《肘后备急方·治卒大腹水病方》中所载医方众多，多以利水消肿、峻下逐水之法祛邪为主，所用利水消肿药有桑白皮、慈弥草、马鞭草、鼠尾草、白茅根、葶苈子等，其中以葶苈子最为常用；峻下逐水药则多用甘遂、芫花、巴豆、大戟等。

针刺放水疗法在《黄帝内经》中已有论述，葛洪具体规范了该法的使用条件和使用方法。《肘后备急方》中指出只有"下之不去"的难治性腹水，才可采用针刺放水的方法，其具体的操作是针肚下二寸，入数分，令水出，孔合，须腹减乃止。

（2）攻邪有度，不伤正气　葛洪在治疗腹水的药物剂型中多采用丸剂，其作用有二：一是腹水多为病久难愈之病，对其治疗亦当缓缓图之，而丸者缓也，故用之较为合适；二是本病多为正气虚损所致，对于祛邪之品亦当采用丸药缓其药力，不可孟浪攻伐，徒伤正气。另外，葛洪长于改善药物的炮制方法和服用方法来减轻峻猛药物的毒性和烈性，如治疗水蛊方"巴豆九十枚去皮心，杏仁六十枚去皮尖，并熬令黄，捣和之"。因巴豆峻猛有毒，故其服法强调"服如小豆大一枚，以水下为度"，可见其治疗虽以攻邪为主，但也注重中病即止，不可损伤正气。

2. 朱震亨辨治鼓胀学术思想

朱震亨运用阴阳升降理论，总结了鼓胀的病机，提出湿热壅滞之说。《格致余论·鼓胀论》中提出鼓胀是由于各种病因使"脾土之阴受伤，转输之官失职，胃虽受谷不能运化，故阳自升阴自降，而成天地不交之否，于斯时也，清浊相混，隧道壅塞，气化浊血、瘀郁而为热。热留而久，气化成湿，湿热相生，遂成胀满"。他认为鼓胀的根本病机在于湿热壅滞引起气机升降失常，其病变中心脏腑是脾，其本在脾胃虚弱，其标则是湿热为患。

朱震亨针对鼓胀脾胃虚弱、湿热壅滞的病机，提出了"大补中气、行湿为主"的治疗大法。他认为该病表面上不可用补，但其实应责之气虚，"以气之为病，痞阂壅塞似难于补，恐增病势。不思正气虚者不能运行，邪滞所著而不出，所以为病"。朱震亨主张大补中气的同时，也并不排斥用利水药，受病轻浅，脾胃尚壮，积滞不痼，而又有可下之证，亦宜略予疏导。他认为鼓胀偏于虚者，腹部按诊不坚不痛，宜温之、升之，以补为要；偏于实者，腹部按诊坚而痛，宜下之、消之，次补之。

3. 董建华辨治鼓胀学术思想

（1）治肝为关键　董建华认为鼓胀的病机虽涉及肝、脾、肾，然其病根在肝，故在治疗中时时不可忘记治肝。肝气郁滞，气滞则血瘀，气滞则湿阻，可见在气、血、水病理中，疏肝理气为关键一环。无论实胀、虚胀，柴胡、枳壳、香附、郁金之类理气行滞之品，皆可贯穿其间，灵活运用。肝为刚脏，肝病日久，体阴必损，故疏肝之中，切记柔肝，可用白芍、绿萼梅等药。

（2）掌握标本缓急　董建华认为鼓胀一病，其标是气、血、水瘀积，其本是肝、脾、肾受损。故理气、活血、利水之时，宜参养肝、健脾、助肾之品，反之亦然。尤其在水去鼓消时更要注意培本扶正，防止病复尤为重要。又在气、血、水中，有偏气、偏血、偏水的差别；在肝、脾、肾间，亦存偏肝、偏脾、偏肾之不同。遇到这样的情况，更当细分其标中之标，本中之本。唯有病机明确，而后精准施治，方能取效。

4. 关幼波辨治鼓胀病学术思想

（1）见"水"不能单纯利水　水湿内停，主要由于正虚（气虚、脾虚、阴虚）肝郁血滞，中州不运，湿热凝聚结痰，瘀阻血络，更由于肝、脾、肾三脏实质性损害导致功能失调，三焦气化不利，气血运行不畅，水湿不化，聚而成水。若水蓄日久，或本病湿热未清，蕴毒化热，湿热熏蒸，或见发热，或并发黄疸。严重时痰热互结，蒙闭心包，也可出现神昏、谵妄等肝昏迷之危候。根据"治病必求其本"的原则，应以补虚扶正为常法，逐水攻邪为权变。

（2）注意疏利三焦以行水　三焦气化不利则水湿停聚，而上焦与肺、中焦与脾、下焦与肾的功能密切相关，即所谓上焦如雾，中焦如沤，下焦如渎。若肺、脾、肾功能失调，则三焦气化无主，临床除鼓胀一般症状外，每因水气上泛而多见气短、咳吐、胸闷痛，以及少腹胀、尿黄少、脉弦滑、舌苔白腻或薄白。此时尤应通利三焦、宣肺、健脾、益肾，使肺脾肾各司其职，则三焦通达而水湿自去。

（3）重视活血行气化痰以助利水　在鼓胀治水的过程中，关幼波很重视活血行气化痰之法，认为肝郁血滞、气血不畅是水湿停聚的重要环节。湿热凝聚结痰，痰阻血络，则血滞瘀阻，水湿难消。在治水时，补气活血化痰药常用生黄芪、当归、赤芍、泽兰、红花、藕节、杏仁、橘红；行气活血化痰则加用枳壳、木香、香附、郁金；活血化瘀软坚时加用生牡蛎、鳖甲、地龙、王不留行、阿胶、五灵脂；若兼血热而有瘀者，则加用牡丹皮、赤芍、白茅根；若无热象而有血瘀者，则可适当加用肉桂、生姜、干姜、桂枝、附子以助温运活血、通阳利水。对于肝郁血滞，痞块积聚，关幼波多主张用养血柔肝、养阴软坚之品，如当归、白芍、阿胶、鳖甲、龟甲，即所谓欲软其坚，必先柔其性。很少或不用攻伐破瘀的三棱、莪术之属，水蛭、虻虫则为禁用之例。关幼波认为肝为血脏，肝郁血滞而致胁下痞块积聚（肝脾肿大）治当活化以疏通其气血，使凝血化散，血脉流通则痞块自消，若妄用攻伐破瘀之剂，非但痞块不易消，反而促使其凝结硬化，其或造成大出血，应当引以为戒。

（4）抓紧时机，适当逐水　关幼波认为鼓胀属于正虚邪实，水湿内停实为邪水，所以攻邪逐水也是治水之大法。因而应当正确处理攻与补的辨证关系，祛邪是为扶正，扶正才能更好地祛邪，单纯扶正则邪水不去，单纯攻逐则邪去人亡。鼓胀多为久病，正虚之体，而水蓄邪实，体虚是主要矛盾，所以应以补为常法，攻水为权变。见"水"不能单纯利水，必须根据正虚的情况或补气、健脾、养阴以扶正，佐以利水，并注意疏利三焦，重视活血行气化痰，或值正气未衰，在扶正的基础上抓紧时机适当逐水。

5. 李振华辨治鼓胀病学术思想

李振华论治鼓胀病擅长分期、分型、分阶段论治。鼓胀初期多见气滞湿阻证。治宜疏肝理气、健脾祛湿，宜用加减逍遥散（李振华自拟方，逍遥散加香附、郁金、佛手、大腹皮、泽泻）。其中腹满不欲食者可加砂仁、枳壳、焦三仙；湿阻化热可加栀子；湿从寒化可加苍术、桂枝。

气滞湿阻日久，可因年龄、体质、用药寒热等因素，转化为寒湿困脾或湿热蕴结证。寒湿困脾证，治宜健脾温中、通阳利水，佐以理气，以胃苓汤合实脾饮加减。湿热蕴结证，治宜健脾行气、清热利水，用加减茵陈五苓散（李振华自拟方，茵陈五苓散加郁金、川楝子、青皮、白豆蔻、白茅根）。若腹胀便秘、脉实有力者可加大黄、牵牛子，但应中病即止，避免过用伤脾；热象消退后改用茵陈术附汤化裁。

鼓胀晚期多见肝脾血瘀证、肝肾阴虚证和脾肾阳虚证，此时病机复杂，治疗困难，预后不佳。肝脾血瘀证表现为腹大坚满，腹部青筋暴露，有肝掌、蜘蛛痣、皮下出血点，舌质紫暗，脉弦涩，此时治宜疏肝健脾、活血化瘀，方用李氏疏肝活瘀汤（当归、赤芍、白术、茯苓、香附、郁金、延胡索、丹参、莪术、牡丹皮、鳖甲、泽泻、车前子等）。肝肾阴虚则症见腹胀腹水，口舌干燥，舌红无苔，脉弦细，治宜疏肝健脾、养阴清热，选用加减滋水清肝饮（李振华自拟方，当归、白芍、山药、茯苓、枸杞子、蒸何首乌、牡丹皮、郁金、白茅根、鳖甲、栀子、车前子）。脾肾阳虚证多表现为腹大如鼓，大便溏泄，完谷不化，畏寒肢冷，舌体胖大，脉弦细无力，治宜健脾温肾、化气行水，方用实脾饮合附子理中汤化裁。

此外，李振华认为，治疗鼓胀肝肾阴虚并有脾胃气虚者，滋阴则助湿，燥湿则伤阴，同时治之，则疗效不显。因此其主张先调理脾胃，使津液生化有源，促使肝肾之阴复，应用健脾胃之药时，以淡渗轻灵平和为主，不宜过用芳香温燥之品，以免燥湿伤阴。当饮食好转后酌加养阴之品，但不宜过用滋腻，以免碍胃助湿伤脾。

6. 杨震辨治鼓胀学术思想

（1）善用"相火学说"辨治晚期鼓胀　杨震在肝病的临床辨治中，创新性地应用了"相火学说"的观点，提高了对肝病的病机认识水平。肝体阴而用阳，阳用常有余而阴体常不足，故肝肾阴虚往往为鼓胀晚期的发展趋势，多进展为难治性腹水。相火灼伤阴精，导致阴虚内热、水瘀互结为其主要病机。此阶段当属"阴虚相火"，是变生他证的中心环节。临床症见：腹胀如鼓，青筋显露，口干舌燥，神疲乏力，皮肤紫斑，小便少，大便秘结，舌红少苔，或舌质紫暗，舌下脉络重度迂曲增粗，脉沉细弦涩。治疗棘手，应用养阴利水之法，临床疗效较好。

（2）治疗用药宜分清标本，注重养阴　鼓胀病阳虚者尚为顺候，阴虚者当属逆证，故治疗阴虚型鼓胀，需掌握以下治疗原则。

①分清标本：阴虚型鼓胀，病程较久，虚实兼夹，病情复杂。病机本质以阴虚为主，积极治疗，阴液得充，阴虚现象尚可逐渐缓解。标实方面又有气滞、血瘀、水停的不同，故临证之际，必须分清标本、辨证施治。

②养阴利水、散瘀清热共用：治疗方面，养阴则助水湿，利水则更伤阴。肝体阴而用阳，为藏血之脏。肝中寄藏相火，相火伤阴，既可自伤肝阴，也可伤及他脏之阴。长期阴液不足，血瘀水停腹中，发为阴虚型鼓胀。病虽胀苦急，然不以利药图快，不用峻剂逐水，以免耗气伤阴，以防动风之变；破血逐瘀易伤正气，故不用攻破克伐之品，散瘀而不伤脉络，以防出血之变。针对此型，杨震分析，其恰如温病后期阴血亏虚之三甲复脉汤证，以及瘀毒互结，水停腹中，又有阴虚津伤，小便不利之猪苓汤证。因此杨震临证多用"甲苓饮"（三甲复脉汤合猪苓汤）加减，治以养阴利水、散瘀清热，达到利水不伤阴、滋阴而不碍湿之效。甲苓饮药物组成：生龟甲、泽泻、制鳖甲、生牡蛎、阿胶、猪苓、生地黄、麦冬、火麻仁、茯苓、鸡内金、白芍，该方养阴利水、散瘀清热，达到滋阴不敛邪、利水不伤阴之效，治疗阴虚型鼓胀，可阻肝风之势，为标本兼治之法。方药加减：黄疸时，加用茵陈、金钱草以清热利湿退黄；大量腹水时，可加大腹皮、冬瓜皮以行气利水；有气血两虚之证，可加当归补血汤加大益气养血之效；食道静脉曲张明显伴有红色征阳性有出血风险者，加用四乌鲗骨一芦茹丸、三七以益精补血、止血化瘀，可降低上消化道出血风险；伴双下肢浮肿，加用防己黄芪汤以健脾利水；若整体状况差、伤阴较重、易发生肝性脑病等动风之象者，合用龟鹿二仙胶以填精益髓、滋肝补肾。

【医案举隅】

1. 鼓胀验案 1

患者，男，45 岁。1979 年 2 月 23 日初诊。

腹部胀满，伴有腹水 3 个月余。患者 1971 年体检发现黄疸型肝炎，时感四肢无力，余无自觉症状。经用西药治疗 1 个多月，诸症消失，停止治疗。1978 年 10 月又出现四肢无力，同时腹胀，饮食减少，至同年 12 月 5 日腹胀加重，行走困难，同时感冒发热，体温 39.5℃，住某医院 1 周体温下降后，因腹胀严重，检查有轻度腹水，转某省级医院住院 35 天，确诊为肝硬化合并腹水，因治疗效果不明显而特来求诊。诊见：面色㿠白，语声稍低弱。肝在胁下未触及，脾在胁下 3cm，质硬。鼻及两颧部均有蜘蛛痣。腹部胀大而软，叩诊有移动性浊音，腹围 85cm，舌质淡，舌体肥大，苔白腻，脉弦滑。

诊断：鼓胀（气滞湿阻证）。

治疗：白术 9g，茯苓 30g，泽泻 12g，猪苓 12g，桂枝 6g，香附 9g，砂仁 6g（后下），郁金 12g，川楝子 12g，广木香 6g，大腹皮 15g，车前子 21g（包煎），丹参 21g，莪术 9g，焦三仙各 12g，三七粉 3g（冲服）。24 剂，水煎服。医嘱：保持情志舒畅，忌生冷、肥甘油腻，吃富含营养食物。

二诊：3 月 21 日。患者服药后，腹胀减轻，食欲好转，腹水减少，四肢自觉有力，可以行走，舌质淡红，舌体肥大好转，苔白少腻，脉弦滑。治疗：前方去车前子，改川楝子 30g，焦三仙各 15g，加干姜 9g，川厚朴 9g，醋鳖甲 9g，莱菔子 30g。14 剂，水煎服。

三诊：4 月 3 日。患者腹水已消失，腹部基本不胀，食欲增加，开始有饥饿感，日食牛奶 0.5L，鸡蛋 2 个，小便微黄，牙龈及鼻仍衄血，腹围 82cm，舌质淡稍暗，舌苔薄白，脉弦细。治疗：当归 9g，白芍 15g，白术 9g，茯苓 24g，柴胡 6g，香附 9g，砂仁 6g（后下），川厚朴 9g，干姜 9g，桂枝 6g，丹参 24g，莪术 9g，醋鳖甲 9g，泽泻 15g，三七粉 3g（冲服）。18 剂，水煎服。此后又延用该方治疗两次，治疗后腹水消失，腹部不胀，饮食复常，临床治愈。2 年后随访，病情稳定，腹水未再发生。饮食起居如常。[王海军，李郑生，万新兰 . 李振华教授治疗鼓胀的经验 . 中医学报，2013，28（12）：1808-1810]

按：患者患病毒性肝炎日久，逐渐发展成肝硬化腹水，初诊时临床表现为腹部胀满，检查可见腹水，当属中医学鼓胀病。依据患者饮食减少，体倦乏力，舌淡暗红，舌苔白腻，脉弦滑，可知本病的病机当为肝脾失调、脾虚湿阻，证属气滞湿阻证。治以健脾疏肝、通阳利水、活血化瘀，方用五苓散加味。患者服药后腹水、腹胀减轻，食欲好转，四肢有力，然脉弦滑，苔白腻，舌质淡而胖大，说明脾虚未复，虽湿邪已减，但未尽去，故上方加干姜、川厚朴、莱菔子等以温阳、理气、消胀。三诊时患者腹水已消失，腹部基本不胀，食欲大增，脉弦，苔白，舌体肥大好转，说明水湿已去、脾气渐复，继续以调和肝脾、理气活血巩固疗效。

2. 鼓胀验案 2

患者，男，59 岁。2014 年 8 月 27 日初诊。

反复腹胀、尿少 1 年。2013 年 11 月患者劳累后出现腹胀、尿少，当地医院诊断为乙肝、肝硬化合并腹水。口服恩替卡韦控制病毒，但腹水难以消退，多次行利尿及腹腔穿刺放腹水治疗，腹水控制不佳。1 个月前无明显诱因出现发热，经检查，诊断为布鲁氏菌感染，予口服多西环素片规范治疗。但患者腹胀难忍，身体日益消瘦，西医无特效疗法，为求中医治疗前来就诊。诊见：患者被换入诊室，精神差，单腹胀大，四肢消瘦，两胁隐痛，午后低热，体倦乏力，语声低怯，双目干涩，口干、口苦，纳食及睡眠差，大便干结，小便短赤。查体：双侧巩膜未见黄染，腹部膨隆，按之坚硬，腹壁青筋隐隐，移动性浊音（+），大量腹水，双膝以下中度凹陷性水肿。舌质红绛，舌体瘦，少苔，根部苔厚色黑，脉沉细。

诊断：鼓胀（肝肾阴虚）。

治疗：鳖甲 15g（先煎），生地黄 24g，阿胶 10g（烊化），生龟甲 12g（先煎），生牡蛎 15g（先煎），炒白芍 15g，麦冬 15g，泽泻 15g，冬葵子 15g，首乌藤 15g，猪苓 20g，茯苓 20g，火麻仁 20g，百合 20g，三七粉 6g（冲服），砂仁 6g（后下），白茅根 30g，车前子 30g（包煎）。7 剂，水煎服，每日 1 剂。

二诊：9 月 11 日。患者被扶入诊室，精神有所好转。自诉服药后尿量增多，腹胀明显减轻，两胁仍隐痛不适，双目干涩及口干口苦均好转，纳食增加，睡眠好转，大便通畅。舌脉基本同前。予上方去冬葵子，猪苓减半，加黄芪 30g，鸡内金 15g，怀牛膝 15g。14 剂，水煎服，每日 1 剂。

三诊：9 月 24 日。患者自行步入诊室，精神尚可，腹胀进一步减轻，双下肢轻度水肿，双目干痒，稍有口干、口苦，纳食及睡眠可，舌暗红，舌体瘦，少苔，根部苔略黑，脉沉弦细。上方去白茅根，加三才汤。14 剂，水煎服，每日 1 剂。

四诊：10 月 8 日。患者精神明显好转，语声如常，腹水基本消退，双下肢不肿，双目干痒消失，无口干、口苦，纳食可，睡眠好，二便调。舌质暗红，舌体瘦，苔薄少，脉沉弦细。中药效不更方，随证加减治疗两个月，病情稳定。（杨震，王少波，郝建梅.杨震相火气机学说研习实践录.北京：中国中医药出版社，2019：93-94）

按：鼓胀一病，夙称四大难治证之一，以其起病之缓，与其治效之迟，断非其他杂症可比。本案患者肝硬化晚期出现腹水，因病情复杂，迁延日久，耗气伤阴，加之利水过度导致肝肾阴虚。若再行大量利尿、放腹水之举，则阴虚益甚，阴虚火起，从而形成阴虚相火，有动血、动风之势。《格致余论》云："相火易起，五性厥阳之火相煽，则妄动矣。火起于妄，变化莫测，无时不有，煎熬真阴，阴虚则病，阴绝则死。""治病必求于本"，故此时不可再强行利水，而当固护阴精，此正合"本于阴阳"之意。且患者合并布鲁氏菌感染，本病归属中医学温病范畴，因发热已 1 个月之余，温邪易夺阴津，温病后期更需注重固护阴精，所谓"存得一分阴液，便有一分生机"。综合脉症，四诊合参，辨其为阴虚型鼓胀。治疗原则应该扶正祛邪同用，以扶正为主，兼顾祛邪，扶正即益气养阴，祛邪即软坚利水。处方选用经验方"甲苓饮"化裁。此方是由滋阴潜阳之"三甲复脉汤"与养阴清热利水之"猪苓汤"组合而成。意在滋阴潜阳软坚与清热养阴利水并进，利水不伤阴，滋阴不敛邪，使水气去、邪热清、阴液复，诸症自解。初诊在原方基础上，加白茅根、车前子以增强清热利水之功；加冬葵子通利二便，所谓"小关不通通大关，一关通，百关俱通"；加百合、首乌藤以养心安神；三七入肝经，走血分，具有止血不留瘀、化瘀不伤正之功效，加之又可防止上消化道出血；加砂仁化湿醒脾以防诸药滋腻碍脾。二诊者腹水有所减退，故去冬葵子，猪苓减半，正所谓"衰其大半而止"；加黄芪、怀牛膝扶正以祛邪；加鸡内金消食健胃，通过增加饮食以扶助正气。三诊腹水渐退，故去白茅根，加三才汤益气养阴、固护阴精。四诊患者腹水基本消退，精神明显好转，守方治疗以巩固疗效。本例着眼于阴虚相火的病机特点，审证精详，标本同治，阴阳并调，故收效颇速。

参考文献

1. 北京中医医院.关幼波临床经验选［M］.北京：人民卫生出版社，2006.

2. 李郑生，郭淑云.李振华临证经验集［M］.北京：科学出版社，2014.

3. 石磊，郝建梅，袁超，等.杨震教授运用"相火学说"治疗阴虚相火肝硬化腹水临床经验［J］.陕西中医药大学学报，2021，44（3）：26-30.

第六节　肾系病证

一、水肿

水肿，是由于风邪、水湿、疮毒、劳倦、饮食不当等原因引起的体内水液输布异常，水液潴留体内、泛溢肌肤，进而导致头面、四肢、腰腹、背部甚至全身浮肿的一类疾病。其病与肺、脾、肾三脏关系密切。本病与西医学所说的急性肾小球肾炎、肾病综合征等肾脏疾病引起的水肿症状相符合。另外，心源性水肿、营养不良性水肿及内分泌失调引起的水肿等均可参照本病进行辨证。

早在《黄帝内经》中已有本病的详细记载，《黄帝内经》将本病称为"水"，如《灵枢·水胀》言："水始起也，目窠上微肿，如新卧起之状，其颈脉动，时咳，阴股间寒，足胫肿，腹乃大，其水已成矣。"《素问·水热穴论》指出："故其本在肾，其末在肺。"《素问·至真要大论》指出："诸湿肿满，皆属于脾。"并依症状的不同分为风水、石水、涌水，提出去宛陈莝、开鬼门、洁净府的治疗原则。《金匮要略·水气病脉证并治》将本病依病因分为风水、皮水、正水、石水、黄汗五类。又根据五脏发病的不同分为心水、肺水、肝水、脾水、肾水。宋代严用和将水肿分为阳水和阴水，为后世水肿的辨证奠定了基础。清代《证治汇补·水肿》归纳总结了前贤关于水肿的治法，认为治水肿之大法，"宜调中健脾，脾气实，自能升降运行，则水湿自除，此治其本也"，使水肿的认识日益完善与成熟。

【理论经纬】

水肿一病与风邪、疮毒、水湿、瘀血、饮食、先天禀赋关系密切，其基本病理变化为肺失通调、脾失传输、肾失开阖、三焦气化失司。与肺、脾、肾三脏密切相关，关键在于肾。由于致病因素及个体的差异，水肿有阴水和阳水之分，并且在一定条件下可以相互转化。阳水属实，发病急，病因以风邪、水湿、疮毒为多，水肿由眼睑开始，从而继发全身水肿，皮肤绷急光亮，按之凹陷即起，病位在肺、脾；阴水属虚或虚实夹杂，发病缓，可由饮食劳倦、先天禀赋不足、久病体虚引起，水肿从脚踝开始，由下而上，直至全身水肿，水肿按之不易恢复，皮肤色暗松弛，病位在脾、肾。另外，阴水也可因阳水失治误治，迁延不愈发展而来；若阴水患者感受外邪也可使症状加重表现为阳水的症状，应仔细辨证。水肿患者若体质良好，脏腑充盛则可痊愈，若患者先天不足或久病，或他病迁延日久损伤脏腑正气，致使肺、脾、肾三脏亏损则疾病难愈，日久可累及心、肝，出现水气凌心犯肺之证。疾病后期肾阳衰微、浊毒内闭可进展为关格，或因肾失开阖，膀胱气化失司，小便点滴不通出现癃闭，也可因阳损及阴出现肝阳上亢，导致眩晕。

1.《黄帝内经》中详细论证了水肿的病机治则

《黄帝内经》中将水肿称为"水""水气""胕肿"，如《素问·逆调论》指出"夫不得卧，卧则喘者，是水气之客也"；《素问·水热穴论》言"其本在肾，其末在肺，皆积水也""肾者，胃之关也，关门不利，故聚水而从其类也。上下溢于皮肤，故为胕肿"。认为水肿的发生与肺脾肾三脏密切相关，其本在肾，其制在脾，其标在肺，若肺失宣降、脾失运化、肾虚不能气化、三焦气化不利则发为水肿，并与瘀血、情志、饮食密切相关。饮溢于皮肤和肠胃之外，也可引发水肿。因此，针对水肿的治疗，《黄帝内经》提出了"平治于权衡，去宛陈莝""开鬼门，洁净府"的治疗原则，一直沿用至今，被古今医家奉为治水三法。

2. 张机详分水肿类型，提出发汗、利小便的原则

张机在继承《黄帝内经》关于水肿理论的基础上更加详细地论述了水肿的分类及治法，为水肿的辨证论治提供了新的思路和方法。张机在《金匮要略·水气病脉证并治》中对水肿进行了具体的分类，依据水肿发生的病因将水肿分为风水、石水、皮水、正水、黄汗五种类型，临床表现也不尽相同。风水：目窠上肿，颈脉动，骨节疼痛，恶风，脉浮；石水：腹满不喘，脉沉；皮水：胕肿，按之没指，其腹如鼓，小便不利，脉浮；正水：喘，脉沉迟；黄汗：其脉沉迟，身发热，胸满，四肢头面肿。其中风水、皮水多属阳水的范畴，正水、石水多属于阴水的范畴。《金匮要略》又依五脏发病机制的不同将水气病分为心水、肝水、肺水、脾水、肾水。《伤寒论》中也有关于水气病的记载，如《伤寒论·辨太阳病脉证并治》中云："伤寒表不解，心下有水气……或小便不利，少腹满，或喘者，小青龙汤主之。"《伤寒论·辨太阳病脉证并治》中有言："伤寒汗出，解之后，胃中不和，心下痞硬，干噫食臭，胁下有水气，腹中雷鸣，下利者，生姜泻心汤主之。"《伤寒论·辨少阴病脉证并治》云："少阴病，二三日不已，至四五日，腹痛，小便不利，四肢沉重疼痛，自下利者，此为有水气……真武汤主之。"《伤寒论·辨阴阳易瘥后劳复病脉证并治》云："大病瘥后，从腰以下有水气者，牡蛎泽泻散主之。"治疗方面，在《黄帝内经》的基础上，提出发汗、利小便、攻逐水邪的治疗原则，如《金匮要略·水气病脉证并治》中提出"诸有水者，腰以下肿，当利小便；腰以上肿，当发汗乃愈""有水，可下之"。在具体治法上则有温阳利水、攻逐水饮、活血化瘀、通阳化气、育阴利水、解表蠲饮、解表化湿、通利三焦等，为后世对水肿的治疗提供了方法和思路。

3. 张介宾提出水肿的关键在于气和水

对于水肿病的认识，张介宾继承和发展了《黄帝内经》中关于肺、脾、肾三脏共同致病的看法，在《景岳全书·肿胀》中提出"凡水肿等证，乃肺、脾、肾三脏相干之病。盖水为至阴，其本在肾；水化于气，其标在肺，水唯畏土，其制在脾。今肺虚则气不化精而化水，脾虚则土不制水而反克，肾虚则水无所主而妄行，故传之于脾而肌肉浮肿"。阐明了肺、脾、肾致水肿发生的发病机制。另外又进一步论述"肿胀之病，原有内外之分，盖中满者谓之胀，而肌肤之胀者亦谓之胀。若以肿言，则单言肌表，此其所以当辨也。但胀于内者，本由脏病，而肿于外者，亦无不由乎脏病。脏气之病，各有不同，虽方书所载有湿热、寒暑、血气、水食之辨，然余察之经旨，验之病情，则唯在气水二字，足以尽之"。这说明了肿胀的发生与水和气密切相关，全身水气功能失调也是肿胀形成的重要原因。在治疗方面，张介宾认为肿胀之证，其本在肾，其标在肺，肺主气，气须何法以化之，肾主水，水须何法以平之，然肺气生于脾，肾水制于土，故治肿者，必求肺脾肾三脏，随盛衰而治得其平，是为权衡之道。即肿胀的治疗要达到肺、脾、肾三脏的平衡，不能一味地攻逐水饮，不辨虚实，需当补则补，他认为水肿的根本在肾，当须温肾补养肾气，且水为阴，当须温药治之。而且张介宾还提出肿胀的治疗当辨气肿和水肿的不同，气肿为病可属阴证或阳证，水肿多属阴证。预后方面，他提出水肿先从腹部起而后全身为肿者能治，若先四肢后胸腹者难治。

4. 张琪提出水肿的关键在于"不通"

张琪认为水肿病与肺、脾、肾、三焦密切相关，发病的关键是外邪、内伤导致肺、脾、肾、三焦气机"不通"，所以"通"为本病治疗的基本原则。张琪认为外邪袭肺，肺失宣降，脾气不升，运化失司，肾气气化不利，致使机体津液运化失司，进一步导致"三焦停滞，经络壅塞"，水气泛溢肌肤或水聚体内而生水肿。因此张琪强调水肿的治疗应以"通"为用，风水当用提壶揭盖法、三焦水湿壅滞当用分消走泄法、肾阳不足用温阳利水法，从上、中、下三焦布局以治水肿。其中分消走泄法又根据具体病机的不同分为针对水热壅结三焦证的清利三焦水热法、水气交阻三焦证的流通三焦水气法、湿热互结中焦证的分消中焦湿热法、寒湿凝聚中焦证的温散中焦寒湿法、湿热壅滞下焦证的清逐下焦湿热法。

另外张琪认为肾病相关的水肿大多属于脾肾阳虚，疾病日久可成气虚阴虚，在治疗方面多强调脾肾同调，善用益气养阴之法，常用《太平惠民和剂局方》中清心莲子饮加味随证加减，收效良好。

5. 邹云翔认为水肿当从肺脾肾入手，久病需活血利水

邹云翔认为水肿的病因是肺脾肾三脏虚损，治疗时当兼顾温肾助阳。根据疾病病因的不同，治疗重点亦应不同，如治肾从肺或治肾兼肺，另外根据"二脏有相赞之功能"，对于不同的病证从脾肾两脏出发，治肾同时顾脾。对于反复发作的水肿和难治性水肿及气分治疗无效的水肿，邹云翔认为乃是久病入络，需活血利水，从血分求之。邹云翔根据水肿病的不同病机，有不同的治法，如疏风宣肺法、清肺解毒法、凉营透达法、降肺理气法、补气行水法、温阳利水法、补肾固摄法、三经同治法、活血化瘀法、疏滞泄浊法等。

6. 张大宁提出"肾虚血瘀"理论

张大宁认为肾脏多虚，久病及肾则肾脏更虚，水肿病的发生与肾虚、血瘀密切相关，肾虚必兼血瘀，血瘀加重肾虚，两者都可导致水肿的发生，肾虚导致肾脏阳气不足，气化无权，三焦功能失常，发为水肿；"瘀血化水，亦发水肿"说明瘀也可发为水肿。故张大宁认为水肿的病机为肾虚血瘀，治当补肾活血、祛湿利水。张大宁强调"气"在水肿中的作用，重视益气和行气，善用黄芪和柴胡。他认为肾病引起的水肿大多为本虚标实之证，不可用峻下逐水药，宜选用白术、茯苓、陈皮等健脾渗湿之品。

【临证指要】

1. 张机辨治水肿学术思想

张机在水肿的辨治方面设立专篇，详细论证了水气病，《金匮要略·水气病脉证并治》言"诸有水者，腰以下肿，当利小便；腰以上肿，当发汗乃愈"。提出了发汗、利小便、攻逐水饮、温化寒饮等治疗方法。

（1）真武汤证　"少阴病，二三日不已，至四五日，腹痛，小便不利，四肢沉重疼痛，自下利者，此为有水气。其人或咳，或小便利，或下利，或呕者，真武汤主之"。此为肾阳虚衰，水饮内盛证。肾阳虚，火不暖土，阳虚不能治水，水饮内生，水肿反复发作，水寒之气浸渍四肢，导致四肢沉重疼痛。肾阳虚气化失司则小便不利。治用真武汤温阳祛寒利水。

（2）牡蛎泽泻散证　"大病差后，从腰以下有水气者，牡蛎泽泻散主之"。此为湿热壅滞，膀胱气化不利证。本方主要是治腰以下为肿，人体正气未衰，下肢浮肿或腹水难消者，治当清热逐水、软坚散结，方用牡蛎泽泻散，但本方逐水力量迅猛，当中病即止，以免过服伤正。

（3）越婢加术汤证　"里水者，一身面目黄肿，其脉沉，小便不利，故令病水。假如小便自利，此亡津液，故令渴也。越婢加术汤主之"。"里水，越婢加术汤主之，甘草麻黄汤亦主之"。此证为水气内停，郁而化热。因脾失健运、肺气失宣，通调失职，水气停留于肌肤，则见一身面目黄肿、小便不利；表气不宣，里气不通，则日久郁而化热，治宜发汗利水，兼清郁热，方用越婢加术汤或甘草麻黄汤。

（4）越婢汤证与防己黄芪汤证　"风水恶风，一身悉肿，脉浮不渴，续自汗出，无大热，越婢汤主之"。"风水，脉浮身重，汗出恶风者，防己黄芪汤主之"。此为风水袭表，肺胃郁热。风水袭表，郁而不宣，水气郁滞肌表，导致四肢头面水肿；风邪化热，外在肌表郁热由汗而解，肺胃内郁久不解而化热。本病水肿重在肌表，治当宣肺泄热、散水消肿，方用越婢汤。若卫阳虚弱，汗出恶风者，治当益气行水，用防己黄芪汤。

（5）防己茯苓汤证　"皮水为病，四肢肿，水气在皮肤中，四肢聂聂动者，防己茯苓汤主之"。此证为脾虚失运，阳气受阻，水湿潴留。由水肿日久，迁延不愈，损及脾阳，脾运化无权，水湿停聚，则见四肢水肿，而见皮水；水湿留滞四肢，阳气受阻，则"四肢聂聂动"。治当以防己茯苓汤益气健脾、温阳利水。

（6）麻黄附子汤证与杏子汤证　"水之为病，其脉沉小，属少阴；浮者为风；无水，虚胀者，为气。水，发其汗即已。脉沉者，宜麻黄附子汤；浮者，宜杏子汤"。此为正水，因肾阳不足，气不化水而成。肾阳虚不能化气行水，水气内停，排泄障碍，脉沉无力，腹部肿满；因肾阳不足，致水气犯肺，则发为喘。治宜温阳发汗、化气行水，脉沉者，选用麻黄附子汤，脉浮者，选用杏子汤。

（7）蒲灰散证　"厥而皮水者，蒲灰散主之"。此为湿盛阳郁，水气阻遏阳气，不能达四末，而发为"厥"，皮水者恶风跗肿、小便不利等，治用蒲灰散通阳利水。

（8）黄芪芍药桂枝苦酒汤证　"问曰：黄汗之为病，身体肿，一作重，发热汗出而渴，状如风水，汗沾衣，色正黄如柏汁，脉自沉，何从得之？师曰：以汗出入水中浴，水从汗孔入得之，宜黄芪芍药桂枝苦酒汤主之"。此为营卫郁滞，湿热阻遏。水湿内侵，水气不行则见身体肿胀；湿热内郁营气，营卫失和，则见发热、汗出，热蒸汗出则见黄汗，治当调和营卫、祛湿泄热，用黄芪芍药桂枝苦酒汤。其中黄芪走表益固卫，与桂枝相配伍可助阳行气利水湿。

2. 张介宾辨治水肿学术思想

张介宾认为肿胀有湿热、寒暑、血气、水食等病因，但详查病因总归在于气水二字，治当调气行水。

（1）肺脾肾三脏皆虚之水肿　张介宾认为先天肾气不足，则后天脾胃气失本，而后及肺，导致上焦肺气不行，肺气壅滞于上，下焦肾气亏虚，肾水集聚于下，而发肿胀。《景岳全书·水肿论治》有言："治水肿者，必先治水，治水者必先治气，若气不能化，则水必不利，唯下焦之真气得行，始能传化，唯下焦之真水得位，始能厘清。"故治疗上主张补肾助元，方选薛立斋先生加减金匮肾气汤，三脏同治，全方补而不滞，利而不伐，对于中年之后水肿及先天肾气不足者效果良好。

（2）肺脾不足之水肿　对于肺脾气虚引起的水肿，《景岳全书·水肿论治》有言"脾土非命门之火不能生，肺气非命门之水不能化"，治当补益肺脾，兼顾补肾，治以四君子汤、归脾汤加减。

（3）阳盛三焦多火之水肿　阳盛三焦多火引起的水肿可见面赤便结，热而喘嗽，头面皆肿，脉滑实，此证因湿热壅滞兼有阴虚之证，治用六味地黄汤加牛膝、车前子、麦冬等，用时需大剂量应用，坚持用药，不可求速效。

（4）湿热内蕴之水肿　对于饮食不节，湿热内蕴之水肿，《景岳全书·水肿论治》有言"凡年少纵酒，致为湿热所乘，元气尚强，脉实有力，而不便于温补者，此当逐去湿热"，故治当清热祛湿，方宜选禹功散、导水丸、浚川散、三花神佑丸之类。此外张介宾还强调病后调护，应"薄滋味，戒饮酒，久之方可复元"。

3. 张琪辨治水肿的学术思想

（1）对于风水的论治　张琪对于风寒犯肺，水气不行的风水常用提壶揭盖法，如水肿急性发作者，症见颜面及周身浮肿、恶寒发热、咳嗽或喘、小便不利、色黄、舌红苔白、脉滑数。常用越婢汤加杏仁、苍术、红小豆、车前子、西瓜皮等宣肺行水。若水肿又兼见肾阳虚衰，水饮内停者，表现为周身浮肿、畏寒、便溏、小便不利、舌淡苔白、脉沉或弱，宜选用麻黄附子细辛汤合桂甘姜枣汤加味。

（2）通调水道、分消走泄　张琪认为水湿、湿热、瘀血等水肿的病因可导致三焦壅滞不通，气化不行，使疾病加重，迁延难愈，当分消走泄。

水肿日久，体内水湿壅滞三焦，三焦气化不行，郁而化热，致水湿与热邪相交，则见全身浮肿、口渴、小便量少、色黄、大便不通、脉沉滑数，治用疏凿饮子加海藻、牵牛子清泄湿热。对以脾虚为主要因素的水肿，常因中焦脾胃气机升降失调，使三焦水气互结，而出现大腹肿满、四肢水肿，当选用木香流气饮以通行三焦、化气行水。但若因脾失通调，导致水湿壅滞于内，脾升胃降失调，久而化热，导致湿热壅滞中焦脾胃引起水肿、腹满、恶心、纳差、舌红、苔黄、脉滑，选用中满分消丸（川厚朴、枳实、黄芩、半夏、陈皮、知母、泽泻、茯苓、干姜、姜黄、人参、甘草）除热利湿、行气消胀；若寒湿中阻，湿困脾阳，症见全身浮肿、腹部膨隆、面色苍白、形寒肢冷、呕恶食少、小便量少、舌淡苔白、脉沉或沉滑，宜用中满分消汤（厚朴、制川乌、吴茱萸、当归、麻黄、半夏、升麻、干姜、草果仁、党参、黄芪、茯苓、泽泻）温中散寒除湿。若因湿热蕴结下焦，下半身肿甚者，当选用牡蛎泽泻散清下焦湿热。

水肿日久，迁延不愈，肾阳虚衰，膀胱气化不行，肺中燥热，虚实夹杂，寒热错杂，气血同病，症见周身浮肿反复发作、形寒肢冷、腰酸腰痛、尿少、口干、咽干、舌红、苔白、脉沉，当清上温下，用瓜蒌瞿麦丸加味。若无明显肺热症状，可温阳利水，选用真武汤。

（3）顽固性水肿　对于脾虚湿困，水肿反复发作的顽固性水肿，张琪认为是因脾虚运化失权，气滞水停，导致周身浮肿、尿少、胃脘痛、食少，选用茯苓导水汤加海藻、槟榔、木香、陈皮、姜黄健脾行气利水，达到气行则水行的目的；若脾肾虚损，兼有湿热、瘀血证，则在茯苓导水汤基础上加用海藻、牡蛎、牵牛子、槟榔、郁李仁、王不留行、枳实、川厚朴等药清热消瘀利水。

4. 邹云翔辨治水肿的学术思想

（1）提倡活血化瘀　邹云翔认为水肿的病机当推崇张介宾的"乃肺脾肾三脏相干之病，盖水为至阴，其本在肾，水化于气，故其标在肺，水唯畏土，故其制在脾"。水肿的治疗当从肺脾肾三脏入手，常用防己黄芪汤合五皮饮加温肾助阳之品图效。对于久病入络，肾虚血瘀，气血同病的患者，他指出"温肾行血宣瘀，佐通阳行气的药物，肾脏血流才能不发生障碍"，经络血行通畅，气血调和，才能增强机体抵抗力、增加抗邪的能力，常加入当归、赤芍、桃仁、红花、怀牛膝、三七、干鲍鱼、紫丹参、茺蔚子、泽兰、益母草、全蝎、僵蚕、水蛭等活血利水之品以助水行肿消，提高疗效。

（2）常用药物及药对　邹云翔对于水肿重症，阳虚阴盛者，在行气利水的同时常重用附子30～60g（久煎1～3小时）峻补元阳。若有脾胃虚寒等症，常配伍干姜温经散寒；若患者阴阳两虚，常与熟地黄联用，滋阴补阳；配伍黄连，调和阴阳；配伍制大黄，温阳化瘀泄浊；配伍黄芪温补元气；配伍水蛭，温阳化瘀。

邹云翔认为黄芪补气固表、补益元气，对于严重水肿气血两虚之人，大剂量应用可补气行血、降低尿蛋白、利水消肿。

邹云翔还善用制大黄，起到活血逐瘀通经、"推陈致新"的功效。水肿日久，瘀血阻络，大黄可泄除体内浊毒，使邪去有路。常用配伍：大黄配伍黄芪、党参，以补脾益气泄浊；大黄配伍附子、车前草、肉桂，以温阳利水通淋、导浊下行；大黄配伍当归、桃仁以养血活血，去除体内瘀积已久之浊毒；大黄配伍制何首乌、菟丝子，以补泻兼施；大黄配伍枳实、槟榔，以荡涤肠胃、疏通脏腑瘀滞。

5. 张大宁辨治水肿的学术思想

（1）提出补肾活血、祛湿利水的治则　张大宁认为"久病必虚""久病必瘀""久病及肾"，水肿时肾虚和血瘀往往同时存在，导致体内水湿内留，故治疗上需补肾活血、祛湿利水。且补肾和活血两者可相互促进，两者之间的平衡可更好地改善水肿的症状，因此，张大宁认为补肾活血法贯穿疾病治疗的始终。对于肾虚血瘀型水肿，运用补肾活血汤辨证施治，具体方药：生黄芪30g，冬虫夏草3g，杜仲30g，丹参30g，川芎30g，三棱30g，山茱萸30g，白术30g。

（2）用药特色　张大宁认为肾虚是水肿发病的根本，肾阳不足导致膀胱气化失司，是水肿发生的主要原因，他认为冬虫夏草可补肾气、益肺气，使全身气机通畅，行气利水消肿。肾阳虚者可加补骨脂、肉桂、仙茅、淫羊藿等温阳化气利水，但慎用附子，避免附子辛香燥烈太过而助邪生热。

张大宁重视活血药的应用，常用药有三棱、莪术、丹参、川芎、三七，针对水肿瘀血的病机，可祛瘀行气、补血养血，祛邪而不伤正。

此外，张大宁还重视益气和行气在水肿治疗中的作用，益气多用黄芪，行气多用柴胡。

（3）忌用峻下逐水药　张大宁认为水肿乃本虚标实之证，若用大戟、甘遂、芫花等峻下逐水药可加重人体正气亏虚，使脏腑受损更重，加重水肿的病情。因此宜选用白术、陈皮、茯苓、茯苓皮、桑白皮、槟榔、大腹皮等健脾渗湿、行气利水消肿之品。

【医案举隅】

1. 水肿验案 1

周某，男，59 岁。

主诉：双下肢水肿 1 年。病史：患者 1 年前无明显诱因出现双下肢水肿，就诊于当地医院，查血清总蛋白 55.4g/L，白蛋白 23.0g/L，尿蛋白定量 8.05g/24h。尿常规：尿蛋白（+++），尿隐血（++），免疫全项未见明显异常，双肾彩超检查及肝胆胰脾彩超检查未见明显异常，考虑肾病综合征，建议肾活检，患者拒绝，予雷公藤多苷片及中药治疗，双下肢水肿略有减轻。近 1 周患者双下肢水肿伴乏力加重，为求进一步治疗而就诊于张大宁教授处。现症：双下肢水肿，腰酸、乏力，纳可，无恶心及腹胀，寐欠安，大便每日一行，夜尿 1～2 次，尿中泡沫多，尿量尚可，每天约 1200mL。舌暗红，苔白腻，脉沉滑。血压 130/80mmHg，尿蛋白定量 4g/24h。

西医诊断：慢性肾炎，肾病综合征。

中医诊断：肾性水肿。

辨证：肾虚血瘀，水湿内蕴。

处方：生黄芪 90g，丹参 30g，川芎 60g，三棱 30g，莪术 30g，五味子 60g，茯苓 30g，陈皮 30g，蜜桑白皮 30g，蒲公英 30g，半枝莲 30g，砂仁 30g，青蒿 30g，覆盆子 60g，麸炒白术 30g，生甘草 30g。7 剂，水煎，每 3 天服 1 剂，每次 300mL，分别于早晚饭后温服。嘱患者低盐饮食，调情志，慎起居。

6 周后复诊：患者双下肢水肿（+），乏力好转，腰酸减轻，纳寐可，大便每日 1～2 次，成形，尿中泡沫减少，尿量每天约 1800mL。舌暗红，苔白腻，脉沉弦。血清总蛋白 60.5g/L，白蛋白 30.0g/L，尿蛋白定量 0.67g/24h。处方：上方去半枝莲、青蒿，加太子参 30g，煅牡蛎 60g。继服 4 周后患者双下肢水肿、腰酸减轻，劳累后乏力明显，大便每天 1 次，尿中泡沫少，尿量每天约 1900mL。舌暗红，苔薄白，脉沉。处方：上方加女贞子 30g，墨旱莲 30g。以上方加减治疗 6 个月，病情稳定，多次复查尿常规：尿隐血（-），尿蛋白（-～+）。[赵引，周世芬.张大宁辨治肾性水肿经验.湖南中医杂志，2018，34（1）：35-37]

按： 张大宁认为水肿的发生是肾虚和血瘀相互作用的结果，因此在治疗方面往往采用补肾活血、祛湿利水的治疗方法。另外，气行则血行，气滞则血瘀，因此益气和行气在水肿的治疗中也有重要的作用。此患者因双下肢水肿就诊，伴有乏力、腰酸等症，因此运用大剂量黄芪补气健脾、利水消肿；配伍麸炒白术、砂仁、茯苓、陈皮健脾行气、渗湿利水使气行则血行；丹参、三棱、莪术、川芎活血化瘀，配伍黄芪，活血促补气，补气促补血，两者相互为用，加大补肾活血的力度；五味子、覆盆子收敛固涩以减少蛋白的排泄。全方合用补肾活血、利水消肿。在本病的最后阶段，患者水肿渐消，蛋白尿较少，在治疗上去除祛邪之药，加强补肾扶正的力量。因此在治疗上需根据患者不同的疾病阶段及时调整祛邪和扶正的关系。

2. 水肿验案 2

王某，男，34 岁。

病史：患慢性肾小球肾炎 4 年余，尿常规：尿蛋白（+++），尿潜血（++）。患者近日外感后出现周身浮肿、尿少，胃脘痛，社区医院曾用呋塞米，尿量在 1500mL 左右，水肿无明显减轻，遂停用呋塞米，曾以健脾行气、清利湿热为法出入治疗，疗效亦不显。初诊：尿蛋白（+++），全身浮肿，舌淡，边有齿痕，舌质紫，脉沉细。

西医诊断：慢性肾小球肾炎。

中医辨证：脾虚气滞水蓄。

治法：健脾，行气，利水。

方药：茯苓导水汤加减。水煎，日 2 次服。服上方 5 剂，肿胀全消。舌苔白，脉沉滑。仍以前方继服。

二诊：肿胀俱消，食欲增加，精神略振。尿检：蛋白（＋），尿潜血（＋）。［刘春光，迟继铭，于梅，等．张琪教授应用茯苓导水汤加减治疗顽固水肿三则．黑龙江中医药，2015，44（3）：38-39］

按：张琪认为水肿的发生与肺、脾、肾相关，特别是脾虚与水肿关系密切，治疗当脾肾同调。此案患者患慢性肾小球肾炎数年，因外感而诱发水肿，患者肾病日久，脾肾俱虚，水湿内停，因而可见全身浮肿、舌淡边有齿痕、脉沉。因此选用茯苓导水汤为基础方加减健脾利水消肿。方中党参、茯苓、白术健脾，配合陈皮、木香、姜黄理气，泽泻、萹蓄、瞿麦利水；另外张琪认为海藻一药，有利水退肿之功，与诸药合用气水同治，气旺则水行。全方在利水消肿的同时重视益气补脾、消补兼施，达到"以胀为主者治在气，以肿为主者治在水"的目的。

参考文献

1. 高燕翔，张佩青，张琪．张琪教授以"通"为用治疗难治性肾病综合征水肿经验［J］．中国中西医结合肾病杂志，2014，15（8）：663-664.

2. 邹云翔．治疗肾炎的几点体会［J］．新中医，1978，4（6）：14-17.

3. 张勉之．张大宁诊治慢性肾功能衰竭的思路与方法［J］．中医杂志，2007，48（9）：846-848.

4. 林启展，董金莉，潘碧琦，等．张琪教授治疗肾性水肿的经验［J］．四川中医，2006，24（7）：1-2.

5. 刘春光，迟继铭，于梅，等．张琪教授应用茯苓导水汤加减治疗顽固水肿三则［J］．黑龙江中医药，2015，44（3）：38-39.

6. 邹燕勤，王钢．孟河医派临床大家邹云翔论治肾病经验［J］．江苏中医药，2016，48（6）：1-5.

7. 焦剑．张大宁治疗肾病水肿的经验［J］．吉林中医药，2005，25（2）：4-5.

二、淋证

淋证，又名淋、淋溲、淋满等，是由于先天禀赋不足、情志失调、饮食不节、劳伤久病等原因所导致的以湿热蕴结下焦，肾与膀胱气化不利为基本病机，以小便频数、淋沥刺痛、欲出未尽、小腹拘急或痛引腰腹为典型临床表现的一类病证。西医学中的泌尿系感染、泌尿道结核、尿路结石、急慢性前列腺炎、化学性膀胱炎、乳糜尿及尿道综合征等病具有淋证表现者，均可参考本病进行辨证论治。

关于淋证的论述早在《黄帝内经》中就已有记载。《素问·六元正纪大论》中称本病为淋证，指出了淋证为小便淋沥不畅，甚或闭阻不通之病证。东汉张机在《金匮要略》中称其为淋秘，概括其临床表现为"淋之为病，小便如粟状，小腹弦急，痛引脐中"，将其病机归为热在下焦。唐代《备急千金要方》《外台秘要》将淋证归纳为石、气、膏、劳、热五淋，宋代《济生方》又分为气、石、血、膏、劳淋五种，至此，形成现代中医临床常见的六种淋证。明清时期，张介宾在《景岳全书·淋浊》中倡导"凡热者宜清，涩者宜利，下陷者宜升提，虚者宜补，阳气不固者宜温补命门"的治疗原则。清代尤怡在《金匮翼·诸淋》中说"初则热淋、血淋，久则煎熬水液，稠浊如膏、如砂、如石也"，说明各种淋证可相互转化或同时存在。他强调的"开郁行气，破血滋阴"治疗石淋的原则，对临床确有指导意义。

【理论经纬】

本病病因与先天禀赋不足、饮食不节、情志失调、劳伤久病有关，基本病机为湿热蕴结下焦，肾与膀胱气化不利。病理性质有实、有虚，但总属本虚标实。初起多因湿热为患，正气尚未虚损，故多属实证。但淋久湿热伤正，由肾及脾，每致脾肾两虚，而由实转虚。如邪气未尽，正气渐伤，或虚体受邪，则成虚实夹杂之证，常见阴虚夹湿热、气虚夹水湿等。因此，淋证多以肾虚为本，膀胱湿热为标。淋证的病位在膀胱与肾，与肝、脾相关；病理因素主要为湿热之邪。由于湿热导致病理变化的不同及累及脏腑器官之差异，临床上乃有六淋之分。湿热客于下焦，膀胱气化不利，小便灼热刺痛，则为热淋；若膀胱湿热，灼伤血络，迫血妄行，血随尿出，乃成血淋；湿热久蕴，熬尿成石，遂致石淋；湿热蕴久，阻滞经脉，脂液不循常道，小便浑浊，而为膏淋；肝气失于疏泄，气火郁于膀胱，则为气淋；久淋不愈，湿热留恋膀胱，由腑及脏，继则由肾及脾，脾肾受损，正虚邪弱，遂成劳淋；肾阴不足，虚火扰动阴血，即为血淋；肾虚下元不固，不能摄纳精微脂液，即为膏淋；中气不足，气虚下陷，膀胱气化无权，即成气淋。淋证虽有六淋之分，但各种淋证间可相互转化。淋证之实证，如热淋、血淋、石淋、气淋初起，病情轻者一般预后良好；若处理不当可致热毒入营血；若久淋不愈，脾肾两虚，则发为劳淋；甚者脾肾衰败，可导致水肿、癃闭、关格；若水气上犯，可出现水气上凌心肺等证。

1. 张机详细论述了淋证病机及症状

张机在《金匮要略·五脏风寒积聚病脉证并治》中，认为淋证病机为"热在下焦者，则尿血，亦令淋秘不通"。热在下焦，膀胱为热所困，气化功能失常，出现小便淋闭不通的症状。"热在下焦"概括了淋证产生的主要病因病机。对于淋证的症状，在《金匮要略·消渴小便不利淋病脉证并治》载："淋之为病，小便如粟状，小腹弦急，痛引脐中。"由此强调了淋证是以数、急、痛为特点，并伴见小便性状改变及腹部不适的疾病。

2. 巢元方提出"肾虚而膀胱热"致淋病机，并扩展淋证分类

巢元方在《诸病源候论·诸淋病候》中将淋证的病机概括为"诸淋者，由肾虚而膀胱热故也"。其提出"肾虚膀胱热"的观点不再强调外因单独致病，而认为是内因与外因相合而致病，或因肾脏本虚继而受邪致淋，或因受邪日久伤及肾脏而致淋。这使医家对淋证的认识更加深入，此外北魏姚僧垣所作《集验方》中提出五淋分法，即气、石、膏、劳、热。但巢元方在五淋基础上，将其扩展为七淋，增加了血淋与寒淋。又将妇人淋与小儿淋分篇论述，完善了淋证的分类体系。

3. 朱震亨提出热邪、气虚、血瘀致淋

朱震亨在《金匮钩玄·淋》有云"淋者，小便淋沥，欲去不去，不去又来，皆属于热也"；在《丹溪心法·淋》中又云"淋有五，皆属乎热"，均强调了淋皆属于热的观点。然而朱震亨对热邪病因的解释不仅局限于此，在《丹溪手镜·小便淋闭》中载"淋沥赤涩，皆内热也"，其先将热邪的性质归为内热，而非外邪；又将内热产生部位划分为上焦、中焦、下焦。此观点突破了长久以来医家固守的"热在下焦"的理论。朱震亨对热邪致淋认识的发展，还体现在痰热亦致淋的观点上。其在《金匮钩玄·淋》中也提及"淋皆属于痰热"，朱震亨认为痰为致病因素，百病多兼痰。除了热邪致淋，朱震亨还提出"老人气虚而淋"的观点。老人脾肾气虚，皆精虚损，相火偏旺，故多易致淋。此外，朱震亨认为瘀血亦可致淋，其在《丹溪心法·淋》中云："死血作淋，痛不可忍。""死血"二字可见血瘀日久，久亦生热，瘀热结于下焦，而发为淋证。

4. 虞抟从"清阳不升，浊阴不降"立论

虞抟认为淋证的病因病机为"清阳不升，浊阴不降"。虞抟参照《素问·经脉别论》中水饮入胃、津液输布的论述，以及《素问·阴阳应象大论》中阴阳升降出入运动的论述，提出自己的观点，"上窍闭则下窍不出"。究其为病缘由，一为嗜食烧酒、炙肉等湿热之物，郁遏成痰，致脾土受害，运化乏力，不能输布精微，而使清浊相混，肺金无助，水道不清，则渐成淋证；二为用心太过，房劳失节，以致心肾不交，水火逆乱无制，故清阳不升，浊阴不降，而成淋证。虞抟认为"东垣灸百会穴""丹溪使吐以提其气"等均为开窍之法，皆可为"上窍闭则下窍不出"的佐证。

5. 张锡纯认为淋证以"肾虚为本，膀胱积热为标"

张锡纯关于淋证的论述集中记载在《医学衷中参西录·治淋浊方》中，认为淋证多虚实夹杂，以肾虚为本，膀胱积热为标。如血淋常因纵欲太过、肾虚生热或妄补相火，以致"血室血热妄动"。膏淋多由"肾脏亏损，暗生内热"。气淋多因"其人下焦本虚，素蕴内热……虚热与湿热互结于太阳之腑，滞其升降流通之机"。劳淋多因"其人或劳力过度，或劳心过度，或房劳过度，皆能暗生内热，耗散真阴"，以致阴亏热炽，熏蒸膀胱，久而成淋。石淋多因"三焦气化瘀滞……膀胱暗生内热，内热与瘀滞煎熬，久而结成砂石"。对于寒淋，他认为其实质亦不离肾虚热积，乃平素肾虚之体复感寒邪所致，"此实有寒热凝滞，寒多热少之淋"。另外，张锡纯首次将梅毒、淋病等性传播疾病归属于淋证范畴，认为其因污浊秽气逆入尿道，而致血瘀肉腐成脓所致，症见疼痛异常或兼白浊或溺血。

6. 柴浩然分三期论治淋证

柴浩然按淋证的发病特点和发展阶段将其分为三期：一为急性发作期，以突然发作的尿频、尿急、尿痛、腰痛、脓尿或血尿，并伴恶寒发热，甚或寒战高热，周身不适，倦怠乏力，头痛头晕等为临床特征。病机虽以下焦湿热、毒邪内蕴于肾和膀胱为主，但发病又与受寒劳累、感受外邪密切相关。二为非急性发作期，以小便淋沥涩痛不适、腰酸困痛、精神倦怠、尿菌尚未转阴，或时见隐性血尿等为临床特征。此阶段由于下焦湿热蕴结，或下焦湿热久羁，出现肾阴日见损伤的虚实夹杂证候，本阶段辨证的核心在于根据下焦湿热与肾阴受损的因果关系权衡二者的主次轻重。三为恢复期，患者产生厌药情绪，放松饮食起居调摄，忽视善后治疗，致使部分患者病情复发，恢复阶段尽管尿菌转阴、脓尿消失，并不等于彻底治愈。此时还应加强善后治疗与生活调理，以巩固疗效，防止死灰复燃。

【临证指要】

1. 张机提出淋证忌汗的治疗观点

《金匮要略·消渴小便不利淋病脉证并治》中提出"淋家不可发汗，发汗则必便血"的观点，因阴液本不足，再以辛温发汗药劫伤阴液，助热邪更甚，迫血妄行而致尿血，所以即使有发热恶寒外感之候，也不可轻易发汗。淋证患者已津液亏虚，发汗后，湿邪已经随汗而去，热邪进一步耗伤津液，继而损伤膀胱血络，出现尿血的症状。后世医家对于淋证除了忌汗，还认为淋证忌补，如《丹溪心法·淋》中载淋证"最不可用补气之药，气得补而愈胀，血得补而愈涩，热得补而愈盛。水窦不行，加之谷道闭遏，未见其有能生者也"。明确指出淋证治疗时，不得滥用补气之药，需辨证视之。

2. 巢元方认为治淋须补虚益肾

巢元方强调淋证为内因与外因相合而致病，虽有虚实之分，但临床上往往虚实夹杂。在治疗以实证为主的淋证时，除运用清热利湿、凉血止血、通淋排石等方法外，也应适当佐以补虚益肾的方法。若脏腑已伤，则起到"扶正祛邪"的作用。若脏腑未伤，则可起到"先安未受邪之地"的作用。

3. 朱震亨治疗淋证学术思想

（1）**热邪致淋，清热利尿** 朱震亨在《金匮钩玄·淋》《丹溪心法·淋》中，均强调了"淋皆属于热"的观点，治疗上多以清热、利尿、通淋的山栀子、甘草等药物为主，如果上焦有热酌加黄芩，中焦有热酌加黄连、芍药，下焦有热则酌加黄柏等。其在《金匮钩玄·淋》中还提及"淋皆属于痰热"的观点，朱震亨认为痰为淋证致病因素，"百病多兼痰"，治疗以"治痰为先，顺气为本，气顺则一身津液皆顺也"。治疗热邪兼夹痰邪而致淋证者，在运用清热药的同时，应注重理气药的应用。

（2）**气虚致淋，补法与清法并用** 朱震亨认为老人脾肾气虚，皆为精虚损，相火偏旺，故多易致淋。所以治疗时多以人参、白术补脾胃之气，再佐以木通、栀子等清热通淋之品，将补法与清法并用。

（3）**血瘀致淋，独加牛膝** 正所谓"不通则痛"，所以血瘀致淋会导致"痛不可忍"症状的产生。血瘀日久，久亦生热，痰热结于下焦，而发为淋证。朱震亨治疗血瘀致淋时，见解独到，常以牛膝入药，既可活血通经，又可利尿通淋，有一石二鸟之功。

4. 虞抟治疗淋证学术思想

虞抟推崇李杲治淋之法，对淋证治疗分在气、在血而治之，在渴与不渴而辨之。渴而小便不利者，其热在上焦气分，为肺金主之，宜用淡渗之品，如茯苓、泽泻、车前子、瞿麦、琥珀、灯心草、萹蓄等，以清肺气、泻肺火、滋水之上源；不渴而小便不利者，其热在下焦血分，为肾与膀胱主之，宜用气味俱阴之品，如知母、黄柏等，方选滋肾丸，除肾与膀胱之热，通其闭塞，以滋膀胱肾水之下元。虞抟概括精准，见解独到，既丰富了东垣学说，也丰富了淋证的治疗方法，值得现代诊疗借鉴。

5. 张锡纯治疗淋证学术思想

（1）**扶正祛邪、利尿通淋** 张锡纯辨证论治，据因索方，以扶正祛邪、利尿通淋为治淋大法。其破淋家"忌补"之说，于治疗血、气、劳、砂、寒、膏诸淋中均用山药、黄芪之品，且辅以滋阴清热利尿通淋之要药杭白芍，以期正气旺盛，邪自小便而出。此外，还根据诸淋各自特点，或佐以固涩滑脱之品，如龙骨、牡蛎；或佐以化滞之品，如乳香、没药；或佐以清热之品，如知母、白头翁、生地黄；或佐以消化砂石之品，如硼砂、朴硝、硝石；或佐以温通利尿之品，如小茴香、椒目等，以期标本兼顾，清荡邪气存留之所。

（2）**清热解毒、化瘀祛腐** 张锡纯治疗花柳毒淋，亲拟毒淋汤、清毒二仙丹、鲜小蓟根汤、朱砂骨湃波丸四方辨证论治。诸方均为清热祛腐之品，以鸦胆子、金银花、三七、丈菊子、鲜小蓟根、朱砂等药为主，少佐以利小便之药，以防毒邪内陷于里，缠绵难愈。

6. 柴浩然治疗淋证学术思想

（1）**急性发作期清热利尿兼清外邪** 柴浩然认为淋证急性发作阶段的治疗，在突出清利湿热的前提下，应及早地解除表证、祛散外邪，以提高疗效、防止迁延。急性发作期症见尿频、尿急、尿痛、腰痛、脓尿等，证属热淋者，以八正散为清热利湿的基本方；上症又见肉眼血尿，证属血淋者，以小蓟饮子为清热凉血、通淋止血的基本方。然后根据兼夹表证的轻重与不同证型，分别选用相应的解表方药，与之相合，增强其解表祛邪的针对性。

（2）**非急性发作期用药宜甘寒、淡渗利湿兼顾益肾养阴** 非急性发作期，因下焦湿热蕴结而损及肾阴不甚者应以清利湿热为主，暂不益肾养阴，意在使邪去阴自复。因下焦湿热久羁、肾阴受损，此时若单纯清利湿热，唯恐苦寒渗利更伤肾阴；如单纯益肾养阴，又虑阴凝腻滞留连湿热之邪，故宜在甘寒清热、淡渗利湿的同时，兼顾益肾养阴。既避苦寒清热之品，又不用过度分利渗泄之药。

（3）恢复期治淋以益肾养阴为法　根据本病的病因与体质情况，恢复阶段以益肾养阴为主，兼顾清利湿热，以固本善后，此时还应加强善后治疗与生活调理，以巩固疗效，防止死灰复燃。

【医案举隅】

段某，女，53岁。1993年8月13日初诊。

患者75天前无明显诱因出现尿频不畅，尿后余沥不适，伴小腹拘急下坠。于某地区医院行膀胱镜检示膀胱壁有小梁、小房，三角区充血，尿道外口狭小。诊为尿道综合征。经肌内注射庆大霉素，口服诺氟沙星3周，并行尿道扩张术，均无治疗效果。刻诊除上症外，尚有口渴欲饮、心烦急躁、失眠多梦。舌质暗红，苔白而干，脉弦细涩略数。

辨证为肾阴不足，水热互结。

治宜滋阴清热、利水通淋。

方用《伤寒论》猪苓汤加味：猪苓9g，茯苓15g，泽泻9g，阿胶9g（烊化），滑石9g，瞿麦9g，萹蓄9g，竹叶9g，甘草6g。4剂，水煎空腹服。

二诊：8月19日。上方服后，患者尿频、小腹拘急及下坠感明显减轻。效不更方，仍用上方加生白芍15g。4剂，水煎服。

三诊：8月24日。患者除每日午后小腹有轻度拘急下坠感外，余症均消失。守方续服，上方去瞿麦、萹蓄。4剂，水煎服，并嘱多饮水。半年后随访，患者述上方服完，病即告愈，未再复发。［柴瑞霁.柴浩然运用经方治疗尿道综合征经验举隅.山西中医，1996，12（1）：3-4］

按：患者素体阴虚内热，复因膀胱气化不行，以致水热互结，尿频不畅，余沥不尽。对此，若单纯滋阴清热，恐涩敛水湿之邪；如仅用利水渗湿，又有伤阴助热之虞。所以方用猪苓汤，渗利水湿与清热养阴并举，利水而不伤阴，滋阴而不敛邪。酌加瞿麦、萹蓄、竹叶利水通淋；白芍、甘草缓解小腹拘急与尿路刺激症状，使阴复热清、水去淋通，其病渐愈。

参考文献

1.巢元方.诸病源候论［M］.北京：中国医药科技出版社，2011.

2.朱丹溪.丹溪心法［M］.北京：人民卫生出版社，2005.

3.虞抟.医学正传［M］.北京：人民卫生出版社，1965.

4.张锡纯.医学衷中参西录（上、下）［M］.石家庄：河北科学技术出版社，2017.

5.单书健，陈子华.古今名医临证金鉴·淋证癃闭卷［M］.北京：中国中医药出版社，2011.

6.柴浩然.柴浩然医论医案集［M］.北京：科学出版社，2013.

三、癃闭

癃闭，是由于外邪侵袭、饮食不节、情志内伤、瘀浊内停、体虚久病等原因所导致的以膀胱气化失常为基本病机，以小便量少、排尿困难，甚则小便闭塞不通为主症的一种病证。其中小便不畅、点滴而短少、病势较缓者称为癃；小便闭塞、点滴不通、病势较急者称为闭。西医学中各种原因引起的尿潴留及无尿症，如神经性尿闭、膀胱括约肌痉挛、尿道结石、尿路肿瘤、尿道损伤、前列腺增生症、脊髓炎等病出现的尿潴留及肾功能不全引起的少尿、无尿症，因具有癃闭的临床特点，可参考本病进行辨证论治。

"癃闭"之名首见于《黄帝内经》，该书对其病因、病机、病位都作了较为详细的论述。如《素问·宣明五气》提出"膀胱不利为癃，不约为遗溺"；《灵枢·本输》论述道："三焦……实则闭癃，虚则遗溺。"张机的《伤寒论》和《金匮要略》中详细论述了小便不利的病因病机，并分证论治。巢元方指出小便不利因于肾与膀胱有热；孙思邈在《备急千金要方》中最早记载了用导尿术治小便不通的方法；朱震亨运用探吐法治疗小便不通。至明代时期，医家主张癃闭因虚而致的观点迅速发展。明代张介宾开始将癃闭与淋证分开论治，重视因虚而致癃闭，至清代，医家对癃闭的认识渐臻完善，对其治疗也更为详尽。

【理论经纬】

本病病因主要有外邪侵袭、饮食不节、情志内伤、瘀浊内停、体虚久病等，虽病因多端，但基本病机为膀胱气化功能失调。其病位虽在膀胱，但与肺、脾、肾、肝密切相关，其病理因素有湿热、热毒、气滞、痰瘀。由于癃闭的病因不同，故其病理性质有虚实之分：膀胱湿热、肺热气壅、肝郁气滞、尿路阻塞，以致膀胱不利者为实证；脾气不升、肾阳虚衰，导致膀胱气化无权者为虚证。各种原因引起的癃闭，常互相关联或彼此兼夹，而表现为虚实夹杂之证。癃闭一病，若病情轻浅，病邪不盛，正气尚无大伤，且救治及时者，可尿量渐增，此为好转标志，可能获得痊愈。如病情深重，正气衰惫，邪气壅盛，或失治误治，病情可转为严重，变证迭生。若尿闭不通，水气内停，上凌心肺，可出现胸闷、喘促、心悸；若水液潴留体内，溢于肌肤则出现水肿；若湿浊上逆则出现恶心、呕吐；若脾肾衰败，气化不利，湿浊内壅，则可导致关格，预后多差，甚至危及生命。

1. 张介宾将癃闭与淋证分开论治，完善癃闭的辨证论治理论体系

明代医家张介宾在其著作《景岳全书·杂证谟·癃闭》中专论癃闭，明确将"癃""淋"二病分而论述，把该病病因病机归纳为"热结膀胱，热闭气化""热居肝肾，败精槁血，阻塞水道""真阳下竭，气虚不化""肝强气逆，气实而闭"四个方面。在辨治思路上强调分辨虚实，张介宾言凡癃闭之证，最当辨其虚实，指出本虚以肾气虚突出，肾阴虚、脾气虚、肾阳虚次之；标实以膀胱蓄热为主，湿热互结、心肺积热、气滞、瘀血次之。在辨证分型上将癃闭一病主要分为肺气郁闭证、火郁膀胱证、湿热闭结下焦证、肝郁气滞证、气滞血瘀证、脾气下陷证、肾阳亏虚证、肾阴不足证进行辨治，并据此创立治癃闭八法。此外，张介宾认识到癃闭为临床危急症，并指出该病的变证及转归，《景岳全书·癃闭》中言："小水不通是为癃闭，此最危最急症也，水道不通，则上侵脾胃而为胀，外侵肌肉而为肿，泛及中焦则为呕，再及上焦则为喘。数日不通，则奔迫难堪，必致危殆。"

2. 李中梓总结治癃闭七法，在虚证癃闭中应用隔二隔三治法

癃闭病位虽在膀胱，但与肾气的运行、肺气的通调、肝气的疏泄、脾的转输、三焦的气化、督脉经气的灌注息息相关。明代著名医家李中梓在他的主要著作《医宗必读》中论述"闭与癃，二证也。新病为溺闭，盖点滴难通也；久病为溺癃，盖屡出而短少也"。他将癃闭主要分为肺热壅滞、寒湿中阻、下焦湿热、水走大肠、气机郁滞、三焦实热、脾肾阳虚进行辨证论治，并且总结记载了其治疗癃闭的七种方法，即：清金润肺、燥脾健胃、滋肾涤热、淡渗分利、行气导滞、苦寒清热、温补脾肾。李中梓在《医宗必读·小便癃闭》中还记载"夫滋肾泻膀胱，名为正治；清金润燥，名为隔二之治；燥脾健胃，名为隔三之治"。其利用五行相生关系，虚则补其母，并融合先后天理论，应用隔二隔三治法对癃闭进行灵活治疗。

3. 张锡纯丰富了癃闭的治疗

近代名医张锡纯认为癃闭病因病机为阳分虚损，气弱不能宣通，或阴分虚损，血亏不能濡润，或寒凝三焦，或下焦蕴蓄实热，使三焦气化不利。故在辨证思路上，宗"塞因塞用"之旨治疗虚证癃闭，创"宣阳汤"治阳虚之癃闭，创"济阴汤"以治阴虚之癃闭。对于实证则另拟"温通汤"治寒凝三焦，气化失利之小便不通，还创"寒通汤"治下焦蕴蓄实热，小便滴沥不通。其治疗颇具特色，制方用药讲究实效，立方遣药看似平淡，但经过适当配伍，疗效十分显著，他还善用单味药，使用食疗法、外治法治疗癃闭，丰富了癃闭的治法。

4. 朱良春善传承创新，开内外合治之法

朱良春认为临床中癃闭虚、实、寒、热多见混杂出现的情况，为执简驭繁，将癃闭总分为阳分虚损和阴分虚损两大证型进行辨治。他推崇张锡纯的塞因塞用法，但同时指出癃闭毕竟属于闭塞之证，以塞因塞用法治真虚假实之癃闭证不可纯用补药，必须通补同用、标本同治。故灵活发挥张锡纯效方，且在继承中大胆创新，标本同治，创内外合治之法，使疗效更上一层楼。朱良春合张锡纯宣阳、温通两方加减组成宣阳温通汤，以治"肾阳虚损，寒结水道"或"气虚湿阻，气虚血瘀"致三焦气化失常的阳分虚损之癃闭证；合张锡纯济阴、寒通两方加减组成济阴寒通汤，以治"阴分虚损""阴虚湿热""血虚血热""下焦实热瘀结"导致的癃闭证，使后学者颇受启迪。

【临证指要】

1. 朱震亨辨治癃闭学术思想

朱震亨认为开提人身之气，气升则水自然降下。他治疗小便不通主张下病取上，用吐法，即运用具有催吐作用的方药或以物探吐，并强调在辨证论治的基础上灵活加以探吐，以开提人身之气，急治小便不通。在具体应用时因证候不同，而探吐用药不同。气虚：用人参、黄芪、升麻等，先服后吐，或参芪药中探吐；血虚：予四物汤先服后吐，或芎归汤中探吐；痰多：予二陈汤先服后吐，或二陈汤中探吐亦可；痰气闭塞：用二陈汤加木通、香附探吐。此外，朱震亨创琥珀散，通补合用治疗老人、虚人心气闭塞，小便不通之癃闭。

2. 张介宾辨治癃闭学术思想

张介宾提出了从"气"论治癃闭，总结了治癃闭八法，极具特色，对后世医家有较大影响，尤其对气虚不化而引起的癃闭治法作出了很大贡献。此外，张介宾在《景岳全书》中还记录了3种通闭之外治法，现分述如下。

（1）宣降肺气法　此法即朱震亨提出的"提壶揭盖"法。张介宾譬肺如滴水之器，闭之上窍，则下窍不通。开其上窍，则下窍必利。张介宾亦采用了朱震亨所创之探吐法，并灵活用之。若痰气逆滞不通者，用二陈汤、六安煎；若热闭气逆者，用大分清饮；气实血虚者，则用四物汤，均先服再吐或方中探吐。

（2）清气开闭法　此法适用于治疗火热之邪下移膀胱，膀胱之气化功能不利所致的癃闭。此时单用利水往往不能奏效，张介宾创大分清饮（茯苓、泽泻、木通、猪苓、栀子、枳壳、车前子），方中栀子清下焦火热、通利水道；枳壳调畅气机、泄热破结；猪苓、茯苓、泽泻利水渗湿；木通上清心火、下利湿热，使湿热之邪从小便而去；车前子泄热利水祛湿。诸药合用，共奏清热祛湿、泻火开闭之功。

（3）清热攻下法　此法适用于治疗因湿热闭结下焦，见二便闭结者，因腑气不通，膀胱气化失常，则可加重小便不利的症状。张介宾认为"大小便俱不通者，必先通其大便，则小便自通

矣"，即因势利导，开后窍以启前窍。以《太平惠民和剂局方》八正散为主方，方中大黄荡涤邪热以通之，使湿热从大便去，下焦脏腑气机通畅，大便畅通，则前窍开启，小便可通。

（4）疏肝利水法　此法适用于治疗平素多烦易怒，或抑郁寡欢者，情志失调致肝气郁结，肝失疏泄，气结膀胱，膀胱气化失司，水津四布失常所致癃闭。张介宾认为此类患者治疗"或破其气，或通其滞"，用药则多选四苓散（白术、茯苓、猪苓、泽泻）配以香附、枳壳、乌药、沉香、小茴香之类理气之品，方中重用泽泻，以其甘淡之性直达肾与膀胱，利水渗湿，诸药合用，淡渗利水、理气通滞。

（5）祛瘀行气法　张介宾认识到"或以败精，或以槁血"，可"堵塞水道"，导致癃闭。此类患者临床上并不少见，主要表现可见小便点滴而下，或尿如细线，甚或小便不通，伴有堵塞疼痛感，少腹急痛难忍，舌质常偏紫暗，脉涩。张介宾虽未给出具体处方，但对此类癃闭形成机制的论述，给后世提供了新的处方思路，如后来常用的大黄丸（大黄、桔梗、枳壳、川芎、羌活、木香、柴胡、独活、牵牛子）、倒换散（大黄、杏仁）即是根据此观点进行立论组方的。

（6）培补中气法　此法适用于脾气亏虚，清气不能上升，浊阴难以下降而导致的小便不利。张介宾认为对此宜用补中益气汤，或用此汤探吐之，使中气得补，阳气得升，则小便自利。对于小便不通的妊娠妇女，张介宾认为乃"胎气下陷，溺孔被压"而成，病机为"气虚不能举胎"，故亦可用补中益气汤、八珍汤调养。

（7）温肾化气法　张介宾在《景岳全书》中提出："气既不能化，而欲强为通利，果能行乎？阴中已无阳，而再用苦寒之剂能无甚乎？"他认为治气虚而闭者，必须要"得其化""当辨其脏气之寒热"，若"素无内热之气者"为肾阳虚，盖"五脏之阳气，非此不能发"。故张介宾立峻补肾阳法，常选右归饮、八味丸为主方，"随宜用之，自可渐杜其原"，其中右归饮乃由八味丸变化而来，妙在阴中求阳，共奏补肾填精、温阳通窍之功。若"病已至甚，则必用八味丸料或加减金匮肾气汤大剂煎服"。

（8）滋阴化气法　张介宾指出："若素禀阳脏内热，不堪温补，而小便闭绝者，此必真阴败绝。"故立大补真阴法治疗肾阴不足而导致的癃闭，以左归饮、六味丸为主方。若下焦积热，日久消耗肾阴，甚者出现阴虚阳亢之势，此时为"无阴则阳无以化，水亏证"，急需补阴抑阳，方选化阴煎（生地黄、熟地黄、牛膝、猪苓、泽泻、生黄柏、生知母、生绿豆、龙胆草、车前子）。若"偏于阳亢而水不制火者"，亦可选用李杲所创的滋肾丸。本证若因过服壮阳之品而致者，张介宾认为宜"解毒壮水"，方用化阴煎、六味地黄汤；甚者，则选黄连解毒汤与绿豆饮。

另外，张介宾还记录了猪胞导法，皂角、葱头、王不留行熏洗通便法等3种急通溲闭的外治之法，这些外治法现今虽已不再使用，但其通闭之理，仍有一定的借鉴意义。

3. 李中梓辨治癃闭学术思想

李中梓根据导致癃闭的多种原因，总结出治癃闭七法。

（1）清金润肺法　李中梓在《医宗必读·小便闭癃》中言："膀胱为州都之官，津液藏焉，气化则能出矣。夫主气化者，太阴肺经也。若使肺燥不能生水，则气化不及州都，法当清金润肺。"即是说肺为水之上源，若燥邪伤肺，则水液不能输布下焦，或肺燥不能生水，均可导致癃闭。当以清金润肺为治法，药选车前子、紫菀、麦冬、茯苓、桑白皮等。此法用于肺热壅盛，上焦不通之癃闭。

（2）燥脾健胃法　李中梓曰："脾湿不运，而精不上升，故肺不能生水，法当燥脾健胃。"脾失健运，失于转输，则精不归肺，肺失通调，则导致癃闭，并出现中焦寒湿阻滞的症状，此当责之于脾胃，以燥脾健胃为常法。燥脾以祛除湿邪，健胃使受纳正常，有助于脾的转输，药选苍术、白术、茯苓、半夏等。

（3）滋肾涤热法　李中梓曰："肾水燥热，膀胱不利，法当滋肾涤热。"对于此类下焦湿热壅滞，肾燥而膀胱不利者，李中梓常用涤热燥湿，使水热不致互结，所谓"无阴则阳无以化"，因此兼以滋肾养阴，以防热伤肾水，药用知母、黄柏、玄参、地黄、泽泻、茯苓、通草等品。

（4）淡渗分利法　李中梓曰："有水液只渗大肠，小腑因而燥竭，宜以淡渗之品茯苓、猪苓、泽泻、通草之类。"李中梓认为，如水液内渗大肠，甚者泄泻不止，州都之府膀胱因而燥竭，无液可贮，无尿可出，导致癃闭。此种癃闭是标，大肠失司、泄泻不止是本，治宜淡渗分利、渗前实后，药用如茯苓、猪苓、通草、泽泻等淡渗之品，以分流水湿、前后分利，使水走膀胱而小便自利，既利小便又实大便，一举两得。

（5）行气导滞法　李中梓曰："或有气滞，不能通调水道，下输膀胱者，顺气为急。"此类癃闭由气机郁滞则膀胱气化不利而致，急当顺气，药选枳壳、木通、化橘红等以疏利气机。

（6）苦寒清热法　李中梓曰："有实热者，非与纯阴之剂，则阳无以化。上焦热者，栀子、黄芩；中焦热者，黄连、芍药；下焦热者，黄柏、知母。"他指出实热内蕴三焦，气化受碍所导致的癃闭，在治疗上若非纯阴之剂，则热终不得清而阳无以化，溲亦不得利，故必予苦寒之品，并以三焦论治。上焦热者，重在清心肺，用栀子、黄芩；中焦热者，重在治脾胃，用黄连、芍药；下焦热者，可加黄柏、知母。

（7）温补脾肾法　李中梓认为癃闭一证，溺溲不出，水邪内侵，常易侮脾土而克命门火，故非温肾扶土不可。若肾阳不足者，可用金匮肾气丸或八味丸；若脾弱气陷者，可用补中益气汤；气虚用独参汤。

4. 张锡纯辨治癃闭学术思想

张锡纯治癃闭创见颇多，善用单味药和药对，并探索新方，其著作《医学衷中参西录》内自制治癃闭方共有9首，配伍讲究，制方简约，内服外用，不拘一格，体现了癃闭的不同治法。

宣阳汤益气助阳，用于治疗阳分虚损，气弱不能宣通所致的癃闭。济阴汤滋阴增液，用于治疗阴分虚损，血亏不能濡润所导致的癃闭。宣阳汤中以人参为君，辅以麦冬、威灵仙以济其热、行其滞，济阴汤中以熟地黄为君，辅以龟甲、芍药以助其润、行其滞，均少加地肤子为向导药，一方以象日象暑，一方以象月象寒，可视病机单用某方。若阴分、阳分俱虚者，则二方并用，轮流换服，以象日月寒暑相推，其效尤著。温通汤温阳化气，主治下焦受寒，膀胱气化失司所致的癃闭。加味苓桂术甘汤通补心脾肾三脏阳气，主治水肿小便不利，真火衰微所致的癃闭。寒通汤清热利湿，主治下焦蕴蓄实热，膀胱胀肿，水道闭塞所致的癃闭。升麻黄芪汤升清降浊，主治气虚下陷，产后小便滴沥不通者，寓以升提药提起胞而转正之。鸡胵汤、鸡胵茅根汤，两方理气利水，适用于脾虚气郁致水湿内淫而成鼓胀，并有癃闭之病。此外，癃闭一病，内服不济时，张锡纯采用外治法，急通小便，常可收效。

5. 朱良春辨治癃闭学术思想

（1）师古而不泥于古，通补同用、标本同治　朱良春在张锡纯"宣阳汤""温通汤"合方的基础上加生黄芪、刘寄奴、淫羊藿，组成宣阳温通汤（生黄芪30g，刘寄奴、淫羊藿各20g，麦冬、威灵仙、炒川椒目各15g，地肤子、炒小茴香各6g），更增强了张锡纯"宣阳、温通"之法治阳分虚损所致癃闭的疗效。因人参价昂少真，朱良春用生黄芪取代张锡纯"宣阳汤"中之人参，该方通补同用，具有温补肾阳、通利小便之功效。朱良春又选张锡纯"济阴汤"合"寒通汤"组成济阴寒通汤（熟地黄、知母、黄柏、地肤子、龟甲各15g，白芍、滑石、淫羊藿、刘寄奴各20g），方中亦用刘寄奴和淫羊藿，乃因朱良春认为阴分虚损，阴虚湿热，或下焦实热瘀结导致膀胱水道不通，湿热是标，肾虚为本，而瘀血是进入慢性过程的又一病理变化，热瘀相搏则病情缠绵，故用活血化瘀、迅入膀胱、专能逐水导癃的刘寄奴，以及善调和阴阳、补肾化气、利小便、益气力的淫羊藿，使攻中寓补、补中寓攻、标本同治。

（2）创内外合治之法　朱良春自创"芒硝半夏液"，用纱布蘸敷关元穴配合张锡纯效方内外合治，既可提高应急治闭之速，又能消除癃闭之症结，增强疗效的同时充分体现出中医治疗的特色和优势。朱良春认为，癃闭之病位膀胱乃任、督、冲三脉必经之处，"芒硝半夏液"以其窜透之性，刺激穴位，激发经气，药性从腧穴循经络入血脉直达病所，祛瘀通络、软坚散结。加上内服中药的相互作用，充分体现塞因塞用、通补兼施、标本同治之妙。

【医案举隅】

1. 癃闭验案 1

李中梓治郡守王镜如，痰火喘嗽正甚时，忽然小便不通。自服车前、木通、茯苓、泽泻等药，小腹胀闷，点滴不通。李中梓曰：右寸数大，是金燥不能生水之故。唯用紫菀五钱，麦冬三钱，北五味子十粒，人参二钱，一剂而小便涌出如泉。若淡渗之药愈多，反致燥急之苦，不可不察也。（俞震．古今医案按．北京：中国中医药出版社，1998：264–266）

按：此案的癃闭发生在痰火喘嗽正甚之时，肺主一身之气，通调水道，为水之上源，痰火闭肺，则气机不畅，气化不行而小便不通，此时清金降气实为开溺癃的正法。而此患者却一味使用淡渗通利之品，使痰火壅肺不得除，气机闭塞更甚，又导致痰火化燥伤阴，更添燥急。李中梓诊脉查见右寸数大，诊为痰热化燥伤阴，肺阴不足，不能生水而致癃闭发生，故治疗当用清金润肺之法，清痰热以解肺闭，更需润肺生津，使金燥得除复能生水。方用生脉散加紫菀：方中人参不仅大补元气亦有泻火之功，其益气生津，水足火自灭，而且色黄入脾补中土，补土生津；麦冬补肺润燥、养阴泻火；五味子入肺入肾，在上滋肺，在下则补肾。人参、麦冬、五味子三药合用气阴双补，既清肺中伏火，又润肺中之燥。特别要注意方中紫菀之用，人皆知其化痰止咳，然其苦能达下，辛可益金，虽入至高，善于达下，使气化及于州都，小便自利，人所不知。此案需清痰热，紫菀化痰止嗽；需滋肺燥，紫菀润而不寒；更需解癃闭之急，紫菀苦而达下，使热从小便解，故紫菀在此案中的使用可谓适当。全方配伍精当，所选各药恰合病机且均一药数功，麦冬、五味子补肺肾之阴并有行水之功；人参益气、紫菀下气而又同为润药，该方清肺热滋阴津的同时兼滋气化。李中梓及时觉察到痰火闭肺所致癃闭经误治后，使肺燥津伤不能生水，导致病情加重，故将清金化痰寓于清润肺燥、益气养阴生津之中，既使痰热闭肺得解，又使"水之上源"津充水足，方能气运水行，小便自出。

2. 癃闭验案 2

患者，男，68 岁。

因排尿不畅，夜尿每夜 3～4 次，尿线细 3 年，近日加重住入某医院，B 超检查两肾轻度积水，前列腺约 5.3cm×4.9cm×5cm，两侧叶增生明显，膀胱残余尿量约 780mL。尿常规：白细胞（+），红细胞（+）。前列腺指检肿大如鸽卵，中央沟消失，质中。入院诊断：①急性尿潴留；②前列腺增生症。经中西药多法治疗及导尿未见明显疗效，建议手术，患者拒绝手术，前来求治。刻诊：排尿滴沥，淋沥不畅，尿频量少，尿线细，伴大便干燥，3 日未解，下腹胀痛，神疲懒言，纳少，舌淡苔白，脉细。证属肾阳虚损，寒结水道并气虚血瘀，三焦气化失常。投宣阳温通汤：生黄芪 30g，刘寄奴、淫羊藿各 20g，麦冬、威灵仙、炒川椒目（捣碎）各 15g，地肤子、炒小茴香各 6g。水煎服，另嘱每日用芒硝 100g，滚开水冲泡 300mL 左右，掺入生半夏醋浸液

（事先备好），用8层纱布蘸敷关元穴，干后再蘸，内外合治用药后1小时即见排尿增加，5小时后大便通畅，3剂后排尿困难消失，再投原方5剂以巩固疗效。停内服药继投朱良春创制的益肾蠲痹丸配合芒硝半夏液外治之法，每日晚上外敷1～2次。3个月后，复查B超示前列腺增生消失。追访3年无复发。[邱志济，朱建平，马璇卿.朱良春用锡纯治癃闭方治疗前列腺增生症选析——著名老中医学家朱良春教授临床经验（33）.辽宁中医杂志，2002，29（9）521-522]

按：本案患者西医确诊前列腺增生症并出现尿潴留，以小便排出不畅为主症，因具有癃闭的临床特点，故可参考癃闭一病进行辨证论治。患者年迈，病程较长，结合其排尿滴沥不畅的主症及舌脉，辨证为肾阳虚损，寒结水道并气虚血瘀，三焦气化失常。阳虚寒凝，水道滞涩，三焦气化失常则排尿不畅、尿频量少、夜尿次数较多。下腹胀痛、大便干燥难解、神疲懒言为气虚血瘀之候。治以温补肾阳、益气活血、通利小便之宣阳温通汤内服，此方为朱良春将张锡纯宣阳、温通两方加减组成。方中以生黄芪配刘寄奴，益气化瘀利水；生黄芪配麦冬有补养气津、达肺启癃之妙；淫羊藿补肾化气、利小便；以椒目、小茴香之温热散凝寒、通窍络；威灵仙温窜之力可化三焦之凝滞；少加地肤子清利膀胱湿浊，并合炒小茴香共引诸药入肾和膀胱经。外治投以朱良春经验方"芒硝半夏液"蘸敷关元穴，使祛瘀通络、软坚散结药物通过穴位循经直达病所。内外合治之法的应用，既使疗效显著又能起效迅速，用药后1小时即见排尿增加，5小时后大便通畅，3剂后排尿困难消失。再投5剂宣阳温通汤后，改予朱良春所创益肾蠲痹丸继服，配合芒硝半夏液外治之法缓缓图之以根治疾病。

参考文献

1. 张介宾.景岳全书［M］.北京：人民卫生出版社，2007.
2. 李中梓.医宗必读［M］.北京：人民卫生出版社，2006.
3. 张锡纯.医学衷中参西录（上、下）［M］.石家庄：河北科学技术出版社，2017.
4. 邱志济，朱建平，马璇卿.朱良春用锡纯治癃闭方治疗前列腺增生症选析——著名老中医学家朱良春教授临床经验（33）［J］.辽宁中医杂志，2002，29（9）：521-522.

四、关格

关格是以脾肾虚衰，气化不利，浊邪壅塞三焦为基本病机，以小便不通与呕吐并见为主要表现的危重病证。小便不通谓之关，呕吐时作谓之格。多见于水肿、淋证、癃闭的晚期。西医学中各种原因引起的急慢性肾衰竭终末期均属于本病范围，可参照本病辨证论治。

关格最早见于《黄帝内经》，主要从脉象和病理的角度加以定义。《灵枢·脉度》记载："阴阳俱盛，不得相荣，故曰关格。关格者，不得尽期而死也。"汉代张机首次以"关格"为病名进行阐述。《伤寒论·平脉法》载"趺阳脉伏而涩，伏则吐逆，水谷不化，涩则食不得入，名曰关格"，提出小便不通和吐逆并见是关格病的主症。张机所论之关格，和《黄帝内经》意不同，《兰台轨范》提到"《内经》所云是不治之症，《伤寒论》所云则卒暴之疾"。唐代孙思邈和王焘，则把吐逆、食不得入和不得小便作为关格病主症。清代李用粹在《证治汇补·癃闭·附关格》中说："既关且格，必小便不通，旦夕之间，陡增呕恶；此因浊邪壅塞三焦，正气不得升降，所以关应下而小便闭，格应上而生呕吐，阴阳闭绝，一日即死，最为危候。"这对关格的症状、病机、预后论述贴近临床。目前医家对关格病证的界定多宗张机，近现代医家多将小便不通与呕吐并见称为关格。

【理论经纬】

关格的发生多由水肿、淋证、癃闭等病证久治不愈，或失治误治，迁延日久而引起。基本病理变化为脾肾衰惫，气化不利，湿浊毒邪内蕴三焦。病理性质为本虚标实，脾肾虚衰为本，湿浊毒邪为标。病位在脾（胃）、肾（膀胱），尤以肾为关键，涉及肺、肝、心多脏。初起病在脾肾，后期可损及多个脏器。若肾阳衰竭，寒水上犯，凌心射肺，则转为心悸、胸痹；若阳损及阴，肾阴亏耗，肝阳上亢，内风自生，则可致眩晕、中风；若浊邪内盛，内陷心包，则为昏迷、谵妄，甚至阴阳离决，危及生命。

1. 喻昌确立关格病因病机

明末清初著名医学家喻昌在整合历代各家论述后，确立关格的病因病机分为三点：其一为肾失权衡，有阖无开；其二为中枢不运，下关上格；其三为属火者多，属痰者少，此火为五志厥阳之火。此外还强调脉诊在关格辨证治疗中的重要性。

（1）肾失权衡，有阖无开　关格作为由水肿、癃闭、淋证等发展而来的疾病，病程迁延日久，必然耗损元气，尤以肾元耗伤最为严重，谓之"肾气独沉""肾气不衡"。肾气独沉则不能交心胃，不交于胃，则关门不利、小便不通；不交于心，则厥阳之火不下伏，致使邪毒壅塞三焦。

（2）中枢不运，下关上格　喻昌在《医门法律·关格门》中言"诊跌阳足脉，或伏或涩，辨胃气所存几何，伏则水谷入而不化，胃气之所存可知矣；涩则并其食亦不得入，胃气之所存更可知矣。荣卫之行迟，水谷之入少，中枢不运，下关上格"。认为关格病机跟胃气衰弱与中枢不运关系密切。胃气衰弱，则水谷不化，食不得入；中枢不运，则浊邪壅塞中焦，胃气不下则食不可纳，是为"上格"，加之上述病因病机所致的小便不通是为"下关"。

（3）五志厥阳之火，遏郁于心包　喻昌认为关格发病源于五志厥阳之火，遏郁于心包。在《医门法律·关格门》中言其病因病机为精气竭绝，形体毁沮，离绝菀结，忧愁恐怒，五脏空虚，气血离守，厥阳之火独行，上合心神，并认为其属火者多，属痰者少。五志厥阳之火郁于心包，不得宣通，上愈热而下愈寒，阴阳之气不相顺接荣养，则气血离守，胃气不降，吐逆而为上格，肾愈不开，癃闭而为下关。

2. 张琪注重标本虚实之辨

张琪认为慢性肾功能不全所表现之关格系脾肾虚损，尤以脾虚不运为本，而致水液潴留，郁而成毒，或湿浊化热入血分，湿浊血瘀交阻，上逆为病。治疗以温补肾气、健脾益气为本。治标则多以芳化湿浊、苦寒泄热、清热解毒或活血化瘀之法。辨证应首辨脾肾虚损程度，次辨浊邪之性质，再辨是否累及他脏。治疗宜攻补兼施，标本兼顾。若标急于本时，首应治标，待标证缓解后，再图其本。

3. 张大宁辨治紧抓"虚、瘀、毒"，突出望脉二诊

张大宁认为，对于肾衰所致关格的辨治要紧抓"肾虚、血瘀与湿毒"这三个主要病机。肾虚从肾气不足到肾阳虚损，至肾元衰败；血瘀从气滞血瘀到瘀血内积，至瘀毒互结；湿毒从湿毒内蕴到湿毒上逆，至湿毒四泛。以上是该病病机发展的关键。"虚、瘀、毒"逐渐加重的过程，可涉及诸多脏腑。如初病在脾肾，中期在肝肾，后期损及多个脏腑，形成肾元衰败、肝风内动、内陷心包等本虚标实的多种病机。

张大宁对该病的诊察，重视望诊和脉诊。他提出"望诊四要"，即"一望面色二看舌，三望舌下四甲错"。一望面，对慢性肾衰而言，张大宁将面色分为较正常、萎黄、㿠白与黧黑四种，反映病情由轻到重，以面部的色泽荣枯来反映体内脏腑盛衰，尤其是肾中精气的盛衰。二望舌，

要契合核心病机"虚、瘀、毒"三个方面，舌体胖大者为脾肾阳虚，舌质红绛者为肝肾阴虚、瘀血内阻，舌苔黄腻或白腻者为湿毒内蕴。三望舌下脉络，主要是指观察舌下脉络的长度、形态、色泽、粗细及舌下小血络等变化。张大宁认为，舌下脉络短细色淡者为肝肾不足、气血虚弱；粗涨青紫，甚至紫黑者为血瘀，色越深者瘀越重。舌下脉络有时会早于舌体出现变化。四望肌肤甲错，该病常由于肾虚血瘀、气血虚弱，致使肌肤不得濡养，加之湿毒邪泛，可出现肌肤甲错的情况。临床上多表现在四肢，且先从下肢开始，延至上肢。

对于慢性肾衰的脉诊，要重视尺脉，切尺脉时，重视其"有根与无根"。尺脉候肾，左尺脉以决肾阴，右尺脉以决肾阳，二者配合，可判断人体元阴元阳之根的情况。有根者，虽沉而有力，有力而势柔，势柔而数缓，数缓而律齐；无根者，沉而无力，微而欲散，或浮大而空，虚弱欲绝。若左关弦细者，多虚阳上扰；右关濡弱者，多脾虚湿停；寸关尺三部俱沉细欲绝者，多为死候。

【临证指要】

1. 喻昌辨治关格学术思想

喻昌宗伤寒之理法，提出了自己对于关格辨证论治的四条律，并拟进退黄连汤和资液救焚汤，为治关格之榜样。

（1）喻昌在《医门法律·关格门》中提出关格病辨证论治之四条律　"凡治关格病，不知批郤导窾，但冀止呕利溲，亟治其标，伎穷力竭，无益反损，医之罪也。凡治关格病，不参诊人迎、跌阳、太冲三脉；独持寸口，已属疏略。若并寸口阴阳之辨懵然，医之罪也。凡治关格病，不辨脉之阳虚阳实、阴虚阴实，而进退其治，盲人适路，不辨东西，医之罪也。凡治关格病，不崇王道，辄操霸术，逞己之能，促人之死，医之罪也"。《医门法律·关格门》中喻昌重点叙述脉象，取寸口兼参诊人迎、跌阳、太冲，或根据跌阳脉与少阴脉诊察胃气肾气之所存，判断病情之轻重。其认为诊疗关格病要辨脉之阳虚阳实、阴虚阴实，以求"进退"治法。他强调不得逞己之能，辄操霸术，或只知止呕利溲治标之法，导致疾病加重，而促人之死。喻昌创立了"批郤导窾"原则，开通疏利，因势利导，给邪以出路。

（2）交通上下，以进退黄连汤　喻昌自拟进退黄连汤，进法：黄连、干姜、人参、桂枝、半夏、大枣；退法：不用桂枝，黄连减半，或加肉桂五分，但须空朝服崔氏八味丸三钱，半饥服煎剂耳。《绛雪园古方选注》记载："黄连汤，仲景治胃有邪，胸有热，腹有寒。喻嘉言旁通其旨，加进退之法，以治关格，独超千古，藉其冲和王道之方，从中调治，使胃气自为敷布，以渐通于上下。如格则吐逆，则进桂枝和卫通阳，俾阴气由中渐透于上，药以生用而升。如关则不得小便，则退桂枝，减黄连，俾阳气由中渐透于下，药以熟用而降。如关而且格者，阴阳由中而渐透于上下，卫气先通则加意通卫，营气先通则加意通营，不以才通而变法，斯得治关格之。"

（3）清热滋阴，以资液救焚汤　喻昌据《伤寒论》中炙甘草汤演化创立了"资液救焚汤"。针对"五志厥阳之火"，予以清热泻火、滋补肾阴。具体组成为炙甘草汤去桂枝、大枣，加以柏子仁、五味子、紫石英、寒水石、滑石、生犀汁，并配服崔氏八味丸，加重滋阴清热泻火的力度，达到"资液救焚"的目的。

2. 张琪辨治关格学术思想

张琪强调慢性肾衰之关格病从标本虚实辨治。以本虚为主时，应以保元为主，包括健脾、补肾等；以标实为主时，应以降浊为主，包括化湿浊、泄热、解毒、活血诸法；如虚实夹杂、本虚标实，则以"保元降浊"为主，并且总结出"保元降浊八法"应用于临床辨证论治中。

（1）芳香醒脾、利湿化浊法　此法适用于治疗湿邪中阻、脾阳不振者，症见恶心呕吐、胃脘胀满、口气秽臭、头昏身重、倦怠乏力、烦闷、舌苔白腻、脉缓，方用平胃化湿汤，以奏燥湿醒脾、化痰降逆之功。

（2）苦寒泄热、化湿降浊法　此法适用于治疗湿浊化热阻于中焦者，症见呕恶、脘腹胀满、不欲饮食、口气秽臭有氨味、大便秘结或不爽，或兼肢体虚肿、舌苔厚腻稍黄少津、脉弦滑，方用化浊饮泄热降浊。若口臭、舌苔厚腻者重用茵陈、黄芩、黄连、大黄；湿邪偏重，则重用化湿浊之草果仁、半夏、苍术、藿香等。

（3）活血化瘀、清热解毒法　此法适用于治疗湿热毒邪入血致瘀者，症见面色青晦不泽、头痛少寐、五心烦热、搅闹不宁、恶心呕吐、舌紫少苔或舌有瘀斑、舌下静脉紫暗、脉弦或弦数等，方用加味活血解毒汤活血化瘀、清热解毒。药物组成有连翘、桃仁、红花、当归、枳壳、葛根、赤芍、生地黄、牡丹皮、丹参、柴胡、甘草、远志、大黄。

（4）清热利湿、分消除满法　此法适用于治疗脾胃不和、湿热中阻、清浊混淆、水气内停者，症见浮肿胀满、小便少、五心烦热、恶心呕吐、口干、口有氨味、舌质红苔腻、舌体胖大、脉弦滑，方用中满分消饮。本方融泻心、平胃、四苓、姜朴于一方，分消疏利脾胃之枢机，湿热除，升降和调，则胀满自可蠲除。临床中常用于治疗水肿、腹胀满、口干苦、恶心、小便不利、血肌酐及尿素氮明显升高者，疗效较好。

（5）养阴清热、利湿和胃法　此法适用于治疗脾胃阴亏、湿热不得运行者，症见口干舌光不欲饮、恶心厌食、饮不欲食、胃脘灼热隐痛、嘈杂、五心烦热、脉细数、口臭有氨味、鼻衄或齿衄，方用加味甘露饮养阴清热、利湿和胃。

（6）益气补血、调理脾胃法　此法适用于治疗脾胃虚弱、气血亏虚者，可见贫血乏力等一系列脾胃虚弱诸症，方用归芍六君子汤益气补血、调理脾胃，用于肾性贫血颇为有效。

（7）气血并治、脾肾双补法　张琪认为关格病本在于脾肾两虚，且脾与肾的关系甚为密切，是先天与后天相互滋生、相互促进的关系，脾肾必须保持协调。常用方剂为脾肾双补方，气血并治、脾肾双补。此方为固本之药，又加入丹参、当归、益母草、山楂活血之品，改善肾之血流量，补消配合，其效颇佳。

（8）健脾补肾、活血泄浊法　慢性肾衰的后期往往以脾肾两虚、阴阳俱伤、湿毒贮留、虚实夹杂出现者居多，临床症见面色白、头眩、倦怠乏力、气短懒言、唇淡舌淡、腰膝酸软、腹胀呕恶、口中秽味、舌淡紫苔厚、脉沉滑或沉缓等，方用补脾肾泄浊汤健脾补肾、活血泄浊。该方扶正祛邪、消补兼施，补得消则补而不滞，消得补则泄浊作用益彰。

3. 路志正辨治关格学术思想

路志正认为关格多属表里同病，但由于患者脾肾虚衰、气化无力、水液失调，非温难化，病虽涉及上下，而脾胃为三焦升降之枢纽，故治从中焦入手，提出"病在上下治其中"，脾阳得复，清升浊降，则肺得肃降、肾气得化、水道自调。正如《素问·经脉别论》云："脾气散精，上归于肺，通调水道，下输膀胱。"三焦通利，水肿方消，故其用桂枝、干姜、炒苍术、乌药温中散寒、通阳化水；藿香、佩兰、海风藤芳香化浊、散风胜湿、开肺气、利大肠，恢复肺金宣发肃降之职；茯苓、猪苓、泽泻淡渗利湿，使水湿从小便而出；炒枳实理气消胀、化痰除积。诸药合用，共奏化浊解表、温中利水之功。

4. 张大宁辨治关格学术思想

（1）补肾活血排毒法是治疗方法的基础　张大宁认为关格治疗在补肾法中以平补为基础，偏于补气，如冬虫夏草、生黄芪、白术、补骨脂等；在活血法中，以辛温为主，如丹参、川芎、五灵脂、蒲黄等；在排毒法中以降逆祛湿排毒为主，如大黄或大黄炭等。冬虫夏草性味甘平，阴阳并补，不热不燥，虚寒、虚热者均可用之。补气时可伍黄芪、白术之类；补血时可伍当归、黄精之类。另外，冬虫夏草伍当归、黄精之类，实有补肾补气生血之妙，精血并补。

（2）善用大黄，配伍灵活　根据"补肾、活血、排毒"的思路，张大宁擅长用大黄以排毒破瘀、祛浊降逆，一般采用后下，用量在 10 ～ 30g，使其排便保持每日 2 ～ 3 次，既能排毒又不伤正。配伍上，灵活多变，大黄配甘草，仿张机大黄甘草汤之用，治疗关格患者浊毒上逆、瘀热内结之呕吐，有"上病取下"之意，以大黄苦寒攻下、清热降浊，以甘草和胃保津，同时取其甘缓，制大黄苦寒之弊；大黄配冬虫夏草、黄芪，大黄配当归、黄精，均体现了"祛邪不伤正，扶正不滞邪"的中医学整体治疗原则。

此外，在灌肠药物方面，多利用大黄炭等药物的吸附作用，提高了灌肠的效果。

【医案举隅】

1. 关格验案 1

患者，男，65 岁。1997 年 4 月 10 日初诊。

慢性肾小球肾炎病史 5 年余，近半年来，出现食欲减退，时有恶心，口中氨味，胃脘胀满，大便秘结，检查血肌酐 475μmol/L，尿素氮 25.4mmol/L，二氧化碳结合力 20.5mmol/L，尿蛋白（＋～＋＋），血红蛋白 100g/L，诊断为慢性肾小球肾炎、慢性肾功能衰竭、氮质血症，来门诊求治。舌苔厚腻，干黄少津，脉弦滑，血压 150/97mmHg。辨证为湿浊化热、犯胃上逆。治以苦寒泄热、化湿降浊，处方以化浊饮加减：醋大黄 10g，黄芩 10g，黄连 10g，草果仁 15g，藿香 15g，苍术 10g，紫苏子 10g，陈皮 15g，半夏 15g，生姜 15g，茵陈 15g，甘草 10g。水煎服。服上方 10 剂，呕恶、脘胀等均除，大便日行 1 ～ 2 次，成形不溏，继以此方化裁，连续服药 3 个月，血肌酐及尿素氮明显下降，至 1997 年 9 月 3 日复检血肌酐 200μmol/L，尿素氮 10mmol/L，血红蛋白 110g/L，血压 130/84mmHg，食欲增，精神尤好，全身有力，舌苔转薄，脉弦，病情稳定，远期疗效巩固。（张佩青 . 中国百年百名中医临床家丛书：张琪 . 北京：中国中医药出版社，2000）

按： 本患者关格病机为湿邪蕴结日久化热，其脾胃素热，与湿邪相互蕴结，脾胃运化受阻，湿浊化热阻于中焦。张琪注重利湿、化浊、泄热、降逆，方用化浊饮，本方用醋大黄、黄连、黄芩苦寒泄热，藿香、草果仁、苍术等芳香辛开、祛除湿邪。两类药相互制约，既不致苦寒伤胃，又无辛燥之弊，恢复脾胃运化功能。口中氨味、舌苔厚腻应重用茵陈、黄芩、黄连、大黄，配伍紫苏子、陈皮、半夏、生姜行气化湿、降逆止呕，全方标本同治。运用化浊饮后肾功能指标得到明显改善，浊化而全身气机通畅，症状明显改善。

2. 关格验案 2

韩某，男，37 岁。2005 年 6 月 21 日初诊。

主诉：乏力、恶心 1 个月。现病史：患者既往体健，1 个月前发现高血压，血压 170 ～ 200/110 ～ 120mmHg，无特殊不适，自服依那普利等降压药，血压控制不佳。1 个月前出现恶心乏力，当地医院查血肌酐 350μmol/L，尿蛋白（＋＋＋），尿潜血（＋＋），尿酸 367μmol/L。目前患者乏力，恶心欲吐，纳食差，眼睑微肿，大便每日 1 次，面色无华，舌淡暗，苔黄腻，脉沉。血红蛋白 112g/L。尿蛋白（＋）；肝功能正常；尿素氮 16.5mmol/L，肌酐 293μmol/L。心电图检查示窦性心动过缓，心肌缺血，左室高电压。双肾 B 超检查示双肾实质损害，双肾略小。尿蛋白定量 1.81g/24h。

中医诊断：关格。

西医诊断：慢性肾功能衰竭。

治法：补肾活血，祛湿降浊排毒。

处方：生黄芪 60g，土茯苓 30g，荠菜花 30g，三棱 30g，丹参 30g，川芎 60g，车前子 30g（包煎），蒲公英 60g，车前草 30g，半枝莲 60g，五灵脂 30g（包煎），蒲黄炭 30g（包煎），大黄炭 30g，大黄 30g，海藻炭 30g，黄芪炭 30g，白花蛇舌草 60g，茵陈 60g，败酱草 60g，当归 60g。

二诊：7月10日。患者症状明显好转，周身乏力减轻，纳食增加，无恶心，眼睑不肿，大便日2次，血压 130～140/80～100mmHg，舌淡暗，苔白，脉沉弦。化验示血红蛋白 110g/L，白细胞计数 $6.7×10^9/L$，尿蛋白（+），尿素氮 15.29mmol/L，肌酐 258μmol/L，尿酸 372μmol/L。仍处以前方。

三诊：8月1日。患者神清，精神好，乏力明显好转，纳可，无呕恶，大便日 2～3 次，无浮肿，舌淡暗，苔白，脉沉。血压 120/80mmHg。化验：血红蛋白 115g/L，白细胞计数 $6.3×10^9/L$，尿蛋白（+），尿素氮 13.85mmol/L，肌酐 239μmol/L，尿酸 380μmol/L。［张勉之．张大宁诊治慢性肾功能衰竭的思路与方法．中医杂志，2007，48（9）：846-848］

按：本例患者以"乏力、恶心"为主症，结合其他症状体征当属中医学"关格"范畴。本证病机重在脾肾阳虚、湿浊内蕴。久病致瘀，证属本虚标实，治疗以补虚活血为本、祛湿降浊为标。

参考文献

1. 陈谦峰，谢斌．关格的源流及病机探微［J］．光明中医，2018，33（1）：20-22.

2. 冯蕙裳，陈怡瑾，姜晓媛．喻昌治疗关格思想探究［J］．四川中医，2015，33（8）：6-7.

3. 张佩青．中国百年百名中医临床家丛书：张琪［M］．北京：中国中医药出版社，2000.

4. 沈庆法．中医肾脏病学［M］．上海：上海中医药大学出版社，2007.

5. 徐大基，林启展，陈彩凤．张琪教授"保元降浊八法"治疗慢性肾衰的学术思想探讨［J］．福建中医药，2004，35（2）：3-4.

6. 张勉之．张大宁诊治慢性肾功能衰竭的思路与方法［J］．中医杂志，2007，48（9）：846-848.

五、阳痿

阳痿，是指由于斫伤积损、情志失调、醇甘不节等病因所导致的以肝脾肾功能失调、宗筋弛纵为基本病机，以青壮年男子临房时阴茎痿软不举，或举而不坚，持续时间短暂，不能完成正常性生活为典型临床表现的一种疾病。西医学中的性功能障碍，表现以阳痿不举为主要症状的病证，均可参照本篇进行辨证论治。

早在《黄帝内经》时期即有对阳痿病的记载。《灵枢·邪气脏腑病形》中论述了阳痿与肝肾之间的密切关系。《黄帝内经》中对阳痿较准确的认识和总结为后世研究本病奠定了基础。至隋代巢元方《诸病源候论》、唐代孙思邈《备急千金要方》等则直接提出了肾虚是导致阳痿的病因。金元时李杲把湿热蕴结肝胆作为阳痿的致病因素之一，立清泄肝经湿热大法。明清时期医家对阳痿的认识日趋丰富。张介宾《景岳全书·阳痿》中更从阴阳一体的角度出发，以阴中求阳、阳中求阴之法治疗本病。清代林珮琴《类证治裁·阳痿论治》中则采用临证分型，立足虚实病机论治阳痿。至此，中医对阳痿虚实病机的认识，采用辨证分型的辨治体系已臻完备，并沿用至今。

【理论经纬】

本病病因与恣情纵欲、情志不遂、饮食劳逸等有关，其基本病机为先天不足，后天失养，致气血不足，筋脉失养，宗筋弛纵。病理性质有虚证、实证或虚实夹杂证，以虚证居多，其病位在宗筋与肾，但与心、肝、脾、胆等脏密切相关，病势呈持续性、进行性加重，病机变化复杂。恣情纵欲，房劳伤肾：少壮时房事不节，损伤肾气，导致阴液亏耗，真阳火衰，下元虚损而成阳痿。惊恐所伤，肾气耗散：先天禀弱，突受大惊猝恐，尤其于交合之时，惊则气乱，恐则气下，致肾气耗散，失其作强，遂发为阳痿。忧思太过，损伤心脾：忧思伤心，劳倦伤脾，脾胃失其运纳，气血两亏，生化不足以资宗筋，久则及肾，发为阳痿。情志不遂，肝郁气结：精神抑郁，日久伤肝，肝主筋，其脉绕阴器，肝损及筋，故宗筋弛纵，遂发阳痿。湿热内炽，损伤下焦：过食肥甘厚腻，纵酒过度，酿湿生热，内蒸肝肾，蕴积下焦，流注宗筋而致阳痿。临床凡见阳痿之证，应先察病因，次辨虚实阴阳及所涉脏腑，不可以肾虚一概而论。

1. 李杲从肝论治阳痿，以清热胜湿为大法，同时重视阳气的生发

金元医家李杲不但认为阳痿与肾有密切关系，且认为与足厥阴肝经亦有一定关系。其《兰室秘藏·阴痿阴汗门》中载"足厥阴肝之脉络，循阴器，出其挺末"，认为"酒者，气味俱阳，能生里之湿热，是风、湿、热合于下焦为邪""酒是湿热之水"，把酒作为阳痿的致病因素，酒入胃肠，无处可泄，蕴而不发，酿生湿热，结于肝脏，则肝气不能条达，导致肝经受损，宗筋弛弱，发为阳痿。并认为治疗当于肝经中泻行间，是治其本，如恶针，当用药除之，用清泻肝经湿热之法以治阳痿。又宗"下焦如渎"之旨，其在下者，引而竭之，酒是湿热之水，亦宜决前阴而去之，用疏导通利之法，因势利导，引酒邪从小便而出以治之。李杲辨治疾病常常把阳气生发与否作为疾病病机的核心，强调元气在人体生命活动中的重要性，把元气的生发与脾胃功能联系在一起，这一重要思想也同时贯穿在阳痿的治疗和用药中，使脾阳升而阴降，则阴阳自和，疾病向愈。

2. 张介宾继承前说，发挥阳痿七情致病理论

明代张介宾在《景岳全书》中提出命门火衰是导致阳痿最常见的病机，因此在《景岳全书》中言"凡男子阳痿不起，多由命门火衰，精气虚冷""火衰者十居七八"。此外，张介宾还宗李杲、薛己之言，认为肝经受邪可导致阳痿。张介宾还提出忧虑太过、惊恐不释等七情不和亦是阳痿的发病原因，故其在《景岳全书》中说"凡思虑、焦劳、忧郁太过者，多致阳痿""凡惊恐不释者，亦致阳痿，《经》曰：恐伤肾，即此谓也"。因思虑忧郁和惊恐导致的心脾两虚、肾气亏损确可见于阳痿病临床实际，同时也突出了七情和合在张介宾论述阳痿病因病机中的地位。

3. 林珮琴临证分型，立足虚实病机论阳痿

清代林珮琴宗《黄帝内经》之旨，在其著作《类证治裁·阳痿论治》中认为："男子二八而精通，八八而精绝。阳密则固，精旺则强，伤于内则不起。故阳之痿，多由色欲竭精，或思虑劳神，或恐惧伤肾，或先天禀弱，或后天食少。亦有湿热下注，宗筋弛纵，而致阳痿者。"不仅论述阳痿之成因，同时联系前阴为肝脉、督脉之所经处，又继承张介宾"阳明衰则宗筋不振"之说，"故见症多肝肾主病"，在总结前人经验之上，林珮琴基于心、肝、脾、肾之间的相互影响，从虚实两端把握阳痿病机，对阳痿病证进行辨证分型，易于临床掌握。对于虚证阳痿，林珮琴认为可分为肝肾阴虚、肾阳虚衰、心脾郁结、郁伤少阳、胆虚精却、脾胃虚弱、心肾失交、劳伤筋骨等证，对先天精弱而致阳痿者亦另有论述。对于实证阳痿，林珮琴把肝肾湿热作为主要的病因病机。其掌虚实病机而窥阳痿之证，实有执简驭繁之妙。

4. 朱良春提出虚证阳痿以阴虚为多见，发展络病学说

朱良春治疗阳痿亦主张分虚实两端而治，将阳痿和阳虚混为一谈的观点视为偏见，强调了阳痿是由复杂病机所致的病证。朱良春根据临床大量实践，提出虚证阳痿具有因于阳虚者少而因于阴虚者多的特点，把虚证的病因病机分为劳倦伤神、思虑过度、精血暗耗、下元亏损、房劳太过、长期手淫或惊恐不解等，又把实证分为脾胃实热和肝经湿热两证，病证涉及多脏，且虚实杂见，但临床上以肝、脾、肾三脏病变为多，故朱良春常以此三脏的虚实寒热盛衰为着手点进行辨治。

朱良春承叶桂关于邪气"初则湿热在经，久则瘀血入络""其初在经在气，其久入络入血"之说，认为"久病多虚，久病多瘀，久痛入络，久必及肾"。阳痿病证起病缓慢，以虚证为多见，符合久病入络的致病特点，这可为辨治阳痿病证遇到困难时提供一种新的思路。

5. 王琦治阳痿重视心肝肾三脏

王琦根据《素问·痿论》"五脏使人痿"之言，认为阳痿的发生是五脏功能失常的表现，其与心、肝、肾关系更为密切。王琦在朱震亨"相火论"思想的影响下，认为心为君火，肾为相火，必先心有所欲，才能引动肝肾相火，方有阴茎勃起、交媾等行为。若心气不足，则君火不旺，从而引发阳痿。王琦认为肝主疏泄，可调节情志，只有在情志舒畅、肝气条达的情况下，肝才能通过藏血和疏泄的功能调节血量，以资养宗筋的振奋，即所谓"血不充则茎不举"。若肝的疏泄功能失调，则宗筋失养而成阳痿。此外，王琦还认为肾藏精，主生殖发育，肾精的充足和命火的充盛，是宗筋奋发与性欲产生的物质基础和原始动力，正如《三元参赞延寿书》载"精盛则思室"，如肾精亏虚，肾阳衰微，可导致阳痿。心肝肾三脏和调，则肝气疏达、心神调畅，心肾相交、水火既济，肝肾互生、精血互化。如此方能达成"三至"：即阴茎充血勃起（肝气至），阴茎粗大发热（心气至），阴茎坚硬持久（肾气至）。基于上述观点，王琦提出，心肝肾和调是阴茎勃起的基本条件，而心肝肾失调是导致阳痿的重要原因。

【临证指要】

1. 李杲辨治阳痿学术思想

李杲认为阳痿当从肝经论治，兼清湿热，升阳以散火。具体应从肝肾着手，在重视肾虚的同时，强调厥阴肝之脉络与阴器之间的关系，从肝的体用出发进行调治是治疗阳痿的关键。又把阳痿的病因责之为饮酒太过，把清热利湿作为治标之法，标本兼顾，此法即王肯堂《证治准绳·阴痿》中所提的"可治湿土制肾者"。代表方固真汤（升麻、羌活、柴胡、炙甘草、龙胆草、泽泻、黄柏、知母）治疗两丸冷，前阴痿弱，阴汗如水，小便后有余滴，尻臀并前阴冷，恶寒而喜热，膝下亦冷的肾阳虚衰、肝经湿热证。此外还以清魂汤（又称柴胡胜湿汤，柴胡、生甘草、酒黄柏、升麻、泽泻、当归梢、羌活、麻黄根、汉防己、龙胆草、茯苓、红花、五味子）治疗两外肾冷，两髀阴汗，前阴痿，阴囊湿痒臊气的肾阳虚衰、肝经湿热证。此方在固真汤的基础上加减而成，增加其敛阴止汗、活血止痒之功效，以治阳痿之兼证。

2. 张介宾辨治阳痿学术思想

（1）命门火衰、精气虚寒之治　对于命门火衰、精气虚寒甚者，张介宾以大补肾阳为导向，认为"善补阳者，必欲阴中求阳，则阳得阴助而生化无穷"，方用右归丸、赞育丸、西川石刻安肾丸之类温肾填精。对于"火不甚衰，而止因血气薄弱者"，以补肾为主，兼补益气血，张介宾认为"善补阴者，必欲阳中求阴，则阴得阳升而源泉不竭"，方用左归丸、斑龙丸、全鹿丸之类滋肾壮阳、益气养血。这体现了从阴引阳、从阳引阴的治疗原则。

（2）肝肾湿热、肝经燥热之治　对于肝肾湿热者，张介宾认为"治宜清火以坚肾"，且脉症"内外相符者，方是其证"，方用滋阴八味丸或丹溪大补阴丸之类滋补肝肾之阴、清泄肝肾湿热以治疗，并强调火之甚者，用滋肾丸、大补阴丸降火以滋阴。

对于仅有肝经湿热者，用龙胆泻肝汤清肝火、导湿热。对于肝经燥热者，用六味地黄丸滋肾水、养肝血。以上两者的证治，张介宾皆借薛己治阳痿之意而发挥。

（3）思虑惊恐、脾肾亏损之治　对思虑惊恐、脾肾亏损者，张介宾并不单从肝论治，且从肾脏论治，兼顾心脾，故其曰："凡因思虑惊恐，以致脾肾亏损，而阳道痿者，必须培养心脾，使胃气渐充，则冲任始振而元可复也。"方用七福饮、归脾丸治之。而对忧思恐惧太过损伤阳气者，在七福饮的基础上加桂枝、附子、枸杞子之类益火生元。

3. 林珮琴辨治阳痿学术思想

（1）阳痿虚实之辨治　林珮琴临证执虚实病机辨治阳痿。如阳痿虚证者，根据阳痿临床的见症辨证，伤色欲者须辨水衰火衰而进行论治，如水衰真阴亏乏者，用归肾丸、还少丹、六味地黄汤滋补肾阴；火衰精气虚寒者，用右归丸、八味丸，甚者加人参、鹿茸，或加肉苁蓉、枸杞子温肾壮阳；若火衰不甚，斫丧太过者，用补骨脂丸。伤思虑者，心脾郁结，阳事不举，用归脾汤益气补血、养心健脾。郁伤少阳者，用加味逍遥散疏肝解郁、行气健脾。伤恐惧者，胆虚精却，用大补元煎加酸枣仁、鹿角胶固本培元、补益气血。先天精弱者，房后神疲，以固阴煎、秘元煎固肾填精。胃虚食少者，水谷不充，精髓失旺，用脾肾双补丸、七福饮、玉母桃健脾益肾。肝肾虚热者，宜养肝滋肾，用六味地黄汤加龟甲、玄参、天冬、麦冬、五味子。又有心肾失交者，梦泄致痿，用远志丸加熟地黄、酸枣仁、白芍滋肾养阴、交通心肾。劳伤筋骨者，阳道痿弱，用无比山药丸、大造固真丹。肾虚无子者，精冷精滑，用七宝美髯丹温肾填精。

林珮琴认为，实证如湿热伤及肝肾，致宗筋弛纵，为阳痿者，如筋角近火则软，得寒则坚，宜滋阴八味丸或龙胆泻肝汤。在"肾欲坚，急食苦以坚之也"原则的指导下，如脉症系湿热为患，方用苦坚淡渗之品。

（2）执简与辨证相统一，血肉填精以补伤损　鉴于阳痿以虚证为多，林珮琴创立了通治阳事不起的方药，如赞化血余丹、三子丸、青娥丸等，临床上便于直接取用，可作为阳痿患者需要温补的参考用方。另外，林珮琴又强调了辨证的重要性，说"纯用刚热燥涩之剂，恐有偏胜之害，其审而裁之可耳"，并告诫不可一味蛮补，恐生他害。

林珮琴在阳痿的治疗上继承了孙思邈以血肉有情之品补益肾精的思想，如《类证治裁·阳痿论治》载"元阳既伤，真精必损，必兼血肉温润之品缓调之"，方用斑龙丸、聚精丸、二至百补丸之类调补，以血肉温补之品来理虚填精以补元阳真精之伤损。

4. 朱良春辨治阳痿学术思想

（1）提出阴阳互用、开阖升降协调的用药原则　朱良春认为阳痿虚证的病机复杂，临床用药不可补者纯补、泻者纯泻、寒者皆寒、热者皆热、升者均升、降者均降、有阴无阳、有阳无阴，因温热者多开多升，寒凉者多阖多降，味辛甘淡者多开多升，味酸苦咸者多阖多降，必须处处注意阴阳相互为用的内在条件，平衡开阖升降的相互协调制约。在处方上谨遵张机、张介宾阴阳相济的制方规律，阴中求阳，阳中求阴，开中有阖，阖中有开，升中有降，降中有升，不偏不倚，疗效颇著。

（2）自拟"蜘蜂丸"，发展虫类药治疗阳痿的经验理论　朱良春认为由劳倦伤神、思虑过度、精血暗耗及下元亏损而致阳痿不举的治疗较肝经湿热致宗筋之痿而不举更为困难。故其在络病理论的指导下，以虫类药物为主，自拟"蜘蜂丸"以治之，方由花蜘蛛30只（沸水烫死后微焙，或可用蛤蚧一只替代），炙蜂房60g，熟地黄90g，紫河车、淫羊藿、肉苁蓉各60g组成，制成蜜丸，每服6～9g，日两次，早晚饭前各一次，温开水送服。对于严重者，可加海狗肾（或黄狗肾）两具，以增强补肾壮阳之效果。此方应用于肝血不足，肾阳虚衰之阳痿，体虚甚者尤宜。朱良春对因高度疲劳或情绪抑郁而病情反复者，嘱服该丸，仍可收效。

5. 王琦辨治阳痿学术思想

（1）心肝肾同治　王琦提出阳痿应心肝肾同治，并以调心为重，以充盈肾精为基础，激发正常性欲。心神安宁，则肝气条达，血流畅通，阳事乃兴，肾精充则肝血足，气血充盈阴茎，则阴茎坚举。方用清代陈士铎《辨证录·阴痿门》宣志汤加减：茯苓15g，石菖蒲3g，白术10g，酸枣仁15g，远志3g，柴胡3g，当归10g，人参3g，山药15g，巴戟天10g，柏子仁10g，五味子9g。

（2）安神与醒神互济　王琦在临床中善用具有镇静、兴奋作用的两组药物，常兼而用之，有相反相成之效。常以磁石、生龙骨、生牡蛎、琥珀等重镇安神，茯苓、酸枣仁、五味子等养心安神，丁香、石菖蒲、远志等醒神。其中茯苓益肾利湿，常用于阳痿兼心神不安、阴囊潮湿者；远志有强志起痿的功效，配伍茯苓治心神不安之阳痿。

（3）调理肝脏气血　王琦认为，调理肝脏气血对改善阴茎供血具有重要作用。常以川芎、香附、刺蒺藜等行气活血，其中刺蒺藜疏中有通；以赤芍、丹参、蜈蚣、地龙等活血通络，适用于久病入络、血瘀气滞者。

（4）温润补肾　对于补肾，王琦认为菟丝子、肉苁蓉、淫羊藿、枸杞子等温而不燥，补而不滞，属于温润之品；而磁石、蛇床子、露蜂房等温壮肾阳之力宏，其中磁石纳肾气、振阳道，蛇床子、露蜂房有雄激素样作用，乃治痿专药。

【医案举隅】

梁某，男，39岁。2011年6月1日初诊。

患者阴茎勃起硬度不够3个月余伴失眠。5年前患前列腺炎，经治疗后，炎症得以控制。3年前出现早泄，每次房事不到1分钟，伴有失眠。近3个多月来出现阴茎勃起硬度不够，不能成功插入阴道。晨勃正常，诱发勃起（－）。已经西医检查，前列腺液常规及性激素水平均正常。服用枸橼酸西地那非及补肾中成药，疗效不佳。故来求治。症见：举而不坚，无法房事，夜眠困难，神情焦虑，小便黄，大便不成形，1～2次/天，纳可，舌偏暗，苔薄白，脉弦；前列腺液常规检查、血清性激素检查均正常。

诊为肝郁血瘀、宗筋失充之阳痿。

法当疏肝解郁、活血化瘀、通络兴阳，兼以安神。

拟血府逐瘀汤加味。

处方：柴胡12g，枳壳10g，桔梗10g，川牛膝10g，桃仁10g，红花10g，当归15g，川芎20g，赤芍、白芍各15g，生地黄10g，紫石英30g，珍珠母30g，炙甘草6g。21剂，水煎温服，1日2次。

二诊：6月22日。服上方10剂，患者阴茎勃起功能改善，可以成功插入，每周1次，每次1分钟，有晨勃。睡眠由原来的2～3小时延长至5～6小时，舌偏暗，苔薄白，脉弦。予上方加仙鹤草30g，刺猬皮10g，鸡内金10g。21剂，煎服法同前。

三诊：7月13日。患者有晨勃，可以成功插入。每周性生活1次，每次2～3分钟。入睡不困难，每晚可睡5～6小时。刻诊：性欲要求低下，舌偏暗。予上方去珍珠母、炙甘草、仙鹤草、刺猬皮、鸡内金，加淫羊藿 10g，仙茅 10g，锁阳 20g，肉苁蓉 20g，香白芷 15g。21 剂，煎服法同前。

四诊：8 月 3 日。患者可以成功性生活，每周 1 次，每次 10 分钟左右。性欲要求亦可。继予上方 21 剂，煎服法同前，巩固疗效。[谢作钢．王琦治疗男性性功能障碍验案 3 则．江苏中医药，2014，46（1）：49-51]

按：本案患者由于长期受前列腺炎疾病困扰，出现早泄、焦虑、失眠，肝之疏泄功能失常，已见端倪；肝气过用，物极必反，肝郁之由来也。故本案乃肝郁血瘀之阳痿，肝气郁结，气滞血瘀，宗筋失养，故"血不充则茎不举"；肝郁血瘀，心血失养，心不主神，故神情焦虑、夜眠不能；木郁克土，脾运受累，则大便难以成形；舌偏暗、脉弦乃肝郁血瘀之征。治以疏肝解郁、活血化瘀、通络兴阳，兼以安神，方选血府逐瘀汤加味。血府逐瘀汤出自王清任《医林改错》，方中桃仁、红花、当归、川芎、赤芍活血化瘀；牛膝祛瘀、通血脉，并引血下行；柴胡疏肝解郁、升达清阳；枳壳、桔梗开胸引气；生地黄凉血清热，配当归养血润燥，使瘀去而不伤阴；甘草缓急，通百脉以调和诸药。本案加紫石英、珍珠母镇静安神。诸药共奏疏肝解郁安神、活血通络兴阳之功。肝气得疏，肝血得调，故宗筋得血充而能举。二诊加入仙鹤草、刺猬皮、鸡内金，乃借诸药"摄精"之力，而达宗筋"藏血"之目的，以助延长宗筋勃起时间之用也。三诊由于患者出现性欲低下，故加淫羊藿、仙茅、锁阳、肉苁蓉之属，补肾兴阳。血府逐瘀汤是王琦"阳痿从肝论治"的常用方之一，对于肝郁伴有顽固性失眠的患者尤有良效。

参考文献

1. 秦国政．古代中医辨治阳痿的文献研究［J］．南京中医药大学学报，1999，15（5）：58-61．

2. 孙思邈．备急千金要方［M］．北京：中国医药科技出版社，2011．

3. 李东垣．兰室秘藏［M］．北京：中国医药科技出版社，2011．

4. 张介宾．景岳全书［M］．北京：人民卫生出版社，2007．

5. 林珮琴．类证治裁［M］．北京：人民卫生出版社，2005．

6. 朱良春．虫类药的应用［M］．太原：山西科学技术出版社，1994．

7. 邱志济，朱建平，马璇卿．朱良春治疗阳痿的丸散汤方特色选析——著名老中医学家朱良春教授临床经验（45）［J］．辽宁中医杂志，2003，30（9）：691-692．

8. 吴宏东．王琦教授"阳痿从心肝肾同治"的思路与经验［J］．北京中医药大学学报，2007，30（10）：717-718．

9. 谢作钢．王琦治疗男性性功能障碍验案 3 则［J］．江苏中医药，2014，46（1）：49-51．

第七节　气血津液病证

一、郁证

凡由气机郁滞，脏腑功能失调而致心情抑郁、情绪不宁、胸部满闷、胁肋胀痛，或易怒易哭，或咽中如有异物等为主要临床表现的一类病证，称为郁证。西医学的焦虑症、抑郁症、癔症、神经衰弱、更年期综合征及反应性精神病等，可参考本病进行辨证论治。

《黄帝内经》记载了"郁"的相关病因、病机、症状、治则，《素问·六元正纪大论》根据五运之气太过或不及致"五郁"，提出木郁达之、火郁发之、土郁夺之、金郁泄之、水郁折之。东汉张机将与"郁"相关的"脏躁、梅核气、百合病"等一系列疾病的辨证论治进行论述，奠定了郁证辨证论治基础，同时明确指出该类疾病多发生于女性。隋代巢元方《诸病源候论》中所论结气病、气病等亦属于郁证之范畴，其认为"结气病者，忧思所生也"。唐代孙思邈在《备急千金要方》中用薯蓣丸治"头目眩冒，心中烦郁，惊悸狂癫"。至金元时期，各医家已明确把"郁"作为一种独立病证来论述，朱震亨首创"六郁"之说，并创制越鞠丸来统治六郁，开创了治疗郁证专方的先河。滑寿从气机升降理论来探讨郁证，丰富了气机升降失调致郁的病机。自明代之后，各医家逐渐把情志之郁作为郁证的主要病因，虞抟《医学正传》首次采用郁证作为病证名称。张介宾扩充了郁证的范围，提出"因郁而病"与"因病而郁"，认为情志因素在郁证发病中起着重要的作用。而清代医家将郁证作了更为精详的论述，何梦瑶强调应从肝论郁，指出盖郁未有不病火者也，火未有不由郁者也。而郁而不疏，则皆肝木之病矣。叶桂提出"七情之郁居多"，并进一步认识到精神治疗的作用，认为"郁证全在病者能移情易性"，并通过医案专论郁证之证治。王清任则对郁证中血行郁滞的病机作了强调，主张运用活血化瘀法治疗血郁。

【理论经纬】

郁证的病因主要有情志所伤、体质不佳两个方面，七情之中，郁怒、悲哀、思虑三情最易导致郁证。其发病与肝的关系最为密切，其次是心、脾，亦能累及肺、肾。起病之初多为实证，因情志不畅，肝失疏泄，肝气郁结可见气郁证，后累及心脾，致脾失健运、心失所养，可见气郁化火之火郁证、气机失调津液凝结之痰郁证、气滞水停之湿郁证、气机不畅食滞不消之食郁证、气滞血瘀之血郁证，即所谓"六郁"之证，此六郁可互为因果又相互兼杂。经久不愈，则由气及血，伤及心脾，见气血两亏之证；或郁证日久化热，灼伤津液，伤及心肺肾，见阴虚火旺之证，故该病之病变可由实转虚，或见虚实夹杂，或见久郁劳积、脏腑阴阳气血失调等证候。如清代林珮琴《类证治裁》云："七情内起之郁，始而伤气，继必及血，终乃成劳。"

1. 张机融理法方药为一体，奠定郁证辨证论治的基础

张机把"郁"视为疾病发生的重要病因，虽未明确提出郁证之病名，但论述了与郁证相似的疾病，如"梅核气、脏躁、百合病"等，并予方药论治，奠定了郁证辨证论治的基础，同时还明确指出该类疾病多发于女性，对临证有重大的指导意义。如《金匮要略·妇人杂病脉证并治》载梅核气之证候表现，"妇人咽中如有炙脔，半夏厚朴汤主之"。该条文阐述妇人因情志不畅，气机失调，气郁生痰，痰气交阻，上逆于咽喉之间而成梅核气，咳之不出，吞之不下，此为郁证的常见表现。在本篇中亦记载了脏躁证的证治，"妇人脏躁，喜悲伤欲哭，象如神灵所作，数欠伸，甘麦大枣汤主之"，此条文阐述了妇人因情志不遂或思虑过度，肝郁化火，久则伤阴耗液，心脾两虚，脏阴不足，虚热内扰以致脏躁，病位在肝、心、脾，属郁证范畴。此外，在《金匮要略·百合狐惑阴阳毒病脉证治》详载百合病之证治，"百合病者，百脉一宗，悉致其病也。意欲食复不能食，常默默，欲卧不能卧，欲行不能行，饮食或有美时，或有不用闻食臭时，如寒无寒，如热无热，口苦，小便赤，诸药不能治，得药则剧吐利。如有神灵者，身形如和，其脉微数"。此条文首先阐述百合病之病位，即"百脉一宗"，分之则为百脉，合之则为一宗，均合于心肺，病当属心、肺二经之病。若心肺阴虚，或情志不舒，内郁化火，灼伤心阴，神不守舍发为本病。该病以心神病变为核心，心主神志，故而症状百出，常见一些无可凭定之症状，亦归属郁证范畴。

2. 朱震亨首创"六郁"之说，开六郁脉证辨证之先河

朱震亨在继承前人理论经验的基础上，提出了对郁证的独特见解，首创"六郁"之说，并对六郁之脉证予全面详实的阐述，对后世影响巨大。《丹溪心法·六郁》强调"郁"在疾病发生中的作用，如"气血冲和，万病不生，一有怫郁，诸病生焉。故人生诸病，多生于郁"。根据郁证的临床特点，首创气郁、湿郁、痰郁、热郁、血郁、食郁之六郁学说，并对其证候进行详细阐述，即"气郁者，胸胁痛，脉沉涩；湿郁者，周身走痛，或关节痛，遇寒则发，脉沉细；痰郁者，动则喘，寸口脉沉滑；热郁者，瞀闷，小便赤，脉沉数；血郁者，四肢无力，能食便红，脉沉；食郁者，嗳酸，腹饱不能食，人迎脉平和，气口脉紧盛者是也"。文中特别指出"六郁"脉证，认为"郁脉皆沉"，因兼气、湿、痰、热、血者，脉有涩、细、滑、数之不同；因兼食致郁者，脉象略有不同，食滞阻碍脾胃之气，对心、肝精血影响较小，"左为人迎，右为气口"，故左手脉平和，右手脉繁盛。六郁之主症：气郁，常因情志不畅或思念太过而致肝郁气滞，以胸胁痛、脉沉涩为主要表现；湿郁，常因雨露岚气侵袭，或坐卧湿地，或汗出湿衣以致湿邪浸淫肌肤经络关节，阳气不能外达，以周身走窜性疼痛、关节疼痛、脉沉细为主要表现；痰郁，常因脾虚失运，痰湿滞留，以动则喘、寸口脉沉滑为主要表现；热郁，或因风寒郁而化热，或因阴虚生内热，或因胃气虚食冷物，抑遏阳气发热，以憋闷、小便赤、脉沉数为主要表现；血郁，常因七情内伤、郁结日久波及血分，或因跌扑外伤损伤血络，以四肢无力、能食便红、脉沉为主要表现；食郁，常因饮食不节，或过食肥甘厚味而致，以嗳酸、腹饱不能食、气口脉盛为主要表现。六郁之中，互为因果，气郁为先，常因气郁引发其他诸郁，创立越鞠丸统治诸郁。

3. 叶桂精通七情郁证之辨证

叶桂在《临证指南医案》中设"郁"专篇，共载医案38例，详细阐述了郁证之证治。认为郁证多因情志因素而致病，喜、怒、忧、思、悲、恐、惊七情太过伤及五脏，表现出相应脏腑的症状，"今所辑者，七情之郁居多。如思伤脾，怒伤肝之类是也，其原总由于心，因情志不遂，则郁而成病矣"。进一步阐述了郁证之病理变化，郁则气滞，气滞久则必化火热。热郁则津液耗而不流，升降之机失度。初伤气分，久必血分，延及郁劳沉疴。基于此，叶桂认为郁证之病位重在肝、心，兼涉脾胃。"郁证全在病者能移情易性"，非常重视精神治疗对郁证的治疗意义。

4. 刘渡舟从伤寒少阳经论郁证

刘渡舟于《伤寒论》造诣颇深，对从少阳经治疗郁证辨证思想具有独特的见解。少阳主相火，亦主枢机，胆腑疏泄正常，则相火得以正常游行出入，温暖人体，维持生理功能正常。少阳病提纲为"少阳之为病，口苦，咽干，目眩也"。本条通过胆火内郁，郁火上炎之病机变化，从总体上揭示少阳病的特征。少阳位居半表半里则为枢机，刘渡舟在继承经典的基础上，深刻阐发了"升降出入"理论，认为少阳枢机运转正常，则气机条达，升降自如，脏腑功能如常。若少阳郁遏，枢机不利，气机升降失常，情志失常，郁而化火出现情绪异常、心烦失眠等症状；邪郁于经，经气运行不利，故胸胁苦满；胆火内郁，横逆脾胃，胃失和降，脾失健运，故喜呕不欲饮食。若邪入少阳，火郁及心，未犯胃腑，则反而不呕；火热伤津则口渴；少阳气郁，横逆犯脾，脾络失和则腹中痛；胁下痞硬较胸胁苦满程度为重，但病机相同。若少阳火郁，胆失疏泄，兼见三焦决渎失常、水停之患；水饮凌心，则为心下悸；蓄于下焦，膀胱气化失常，则为小便不利；饮上犯于肺则为咳。若病入少阳，里热未甚，且太阳表证未解，则不渴而表有微热。上述症状均以少阳郁证为基础。

5. 胡国俊强调脏腑辨证论郁证

胡国俊在郁证的辨证过程中，强调人体生理功能依赖五脏六腑之阴阳平衡来维持，而脏腑的气机升降出入也是维持生理功能正常的重要因素，气机升降失常，阴阳不相顺接，脏腑之气一旦失去中和，则一系列的病理因素由此而产生。因此，重视人体阴阳平衡、气机升降出入正常尤为重要。同时还强调五脏生克乘侮的关系。胡国俊认为由情志因素引起的气机疏泄失常，伤于肝则表现出情绪怫郁，过而乘脾，则表现为脘腹痞满、食纳差，甚则啼笑错乱、喜怒无常、咽中如有异物等，病机为气机郁滞，郁而化火，火热炼津液成痰，火热伤津血，上逆蒙于心窍，阻于咽喉。该证的病理因素为"气、火、痰、血"，五脏气血阴阳之变动而成郁。因此，郁证早期多为实证，多为气机郁滞，随着病情的演变过程，精血津液的耗竭和有形之物形成，多表现为虚实夹杂之证，如气滞痰结，后期多为虚证，如血虚、阴虚。

【临证指要】

1. 张机辨证"郁"的学术思想

《伤寒论》言："观其脉证，知犯何逆，随证治之。"虽然《金匮要略》中此类方剂并非为郁证而设，但只要病机与此类方证相符，即可用《金匮要略》方治疗。《金匮要略》中则从痰气郁结、心神失养、心肺阴虚三方面对"郁"进行辨证论治。

（1）妇人咽中如有炙脔，半夏厚朴汤主之　此为痰气郁结之证，明代孙一奎《赤水玄珠·咽喉门》将本证称为"梅核气"。肝喜条达而恶抑郁，脾胃主运化转输津液，肺司通调水道之职。情志不遂，肝气郁结，肺胃宣降失常，津液输布失常，聚而成痰，痰气搏结，上逆阻于咽喉而致妇人自觉咽中如有物梗塞，咳之不出，吞之不下，肺胃失于宣降，胸部气机不畅，则有胸闷叹息等症。故治以行气散结、降逆化痰之半夏厚朴汤。方中半夏辛温入肺胃，化痰散结、降逆和胃；厚朴苦辛性温，下气除满。二药相使，化痰结、降逆气，痰气并治。茯苓健脾渗湿，湿去则痰无由生；生姜辛温散结、和胃止呕，且制半夏之毒；苏叶芳香行气、理肺疏肝，助厚朴以行气宽胸、宣通郁结之气。诸药合用，共奏行气散结、降逆化痰之功。

（2）妇人脏躁，喜悲伤欲哭，象如神灵所作，数欠伸，甘麦大枣汤主之　此为心神失养证，本证由于思虑悲伤过度，肝郁化火，耗伤阴血，心肝失养，出现精神失常、无故悲伤欲哭、频作欠伸、神疲乏力，并伴有心烦失眠、情绪易于波动等症状。故治以养心安神、和中缓急之甘麦大枣汤。方中小麦补心养肝、益阴除烦、宁心安神，正如《灵枢·五味》云："心病者，宜食麦。"甘草甘平，补养心气、和中缓急；大枣甘温质润，益气和中、润燥缓急。三药相合，共奏养心安神、和中缓急之功。

（3）百合病　百合病通常发生于热病过后，百脉受损，病机为心肺阴虚，余热上扰，而见一系列症状，且变幻不定，令人难以捉摸。该病以心肺阴虚内热为主要病机，治当补阴，即所谓"见于阳者，以阴法救之"。本篇方用百合地黄汤。百合七枚（擘），生地黄汁一升，以上水洗百合，渍一宿，当白沫出，去其水，更以泉水二升，煎取一升，去滓，内地黄汁，煎取一升五合，分温再服。中病，勿更服。大便当如漆。方中百合味甘、淡，性微寒，归肺、心经，清气分之热；地黄汁甘润，泄血分之热，泉水下热气、利小便，用以煎百合增强其清热之效。

（4）治郁祖方——四逆散　四逆散出现在《伤寒论·辨少阴病脉证并治》中，由柴胡、枳实、白芍、甘草四味药组成，具有透邪解郁、疏肝理脾之功效，用于治疗阳郁厥逆证。经后世医家进一步发挥作为疏肝解郁之基础方。

由上所述，张机虽没有提出郁证的名称，但他提出的治法、方药及鉴别方法，时至今日在治疗该病时仍具有临床价值。

2. 朱震亨辨治郁证学术思想

朱震亨开创治疗郁证专方之先河，《丹溪心法》一书中，明确记载了用越鞠丸统治六郁证。气血充和，万病不生，一有怫郁，诸病生焉，人生万病皆生于郁，气郁则诸郁随之而起，气郁肝失条达，则胸膈满闷；气郁又使血行不畅而成血郁，故见胸胁胀痛；气郁化火则嗳腐吞酸；湿郁、痰郁、食郁皆病在脾胃，故恶心呕吐，饮食不消。血郁、火郁、痰郁、湿郁、食郁五郁不解，又可加重气郁。故治以行气解郁之越鞠丸。方中香附行气解郁以治气郁；川芎功善行气活血以解血郁；苍术燥湿运脾以解湿郁；栀子清热泻火以解火郁；神曲消食和胃以解食郁。诸药相合，行气解郁，气行血活，湿去热清，食化脾健，气、血、湿、火、食五郁自解。至于痰郁，或因气滞湿聚而生，或因饮食积滞而致，或因火邪炼液而成，今五郁得解，则痰郁自消。本方示人以治郁大法，临床使用时当视何郁为重，重用相应药物并适当加减。若气郁偏重者，可重用香附；血郁偏重者，可重用川芎；湿郁偏重者，可重用苍术；食郁偏重者，可重用神曲；火郁偏重者，可重用山栀子；痰郁偏重者，酌加瓜蒌、半夏等以助化痰行滞。朱震亨以越鞠丸统治诸郁，创立了理气活血、祛湿化痰、清热消食、杂合而治的方法，切近临床实际，对后世的郁证理论学说产生了远大影响。

3. 叶桂辨治郁证学术思想

《临证指南医案·郁》云："气滞久则必化热，热郁则津液耗而不流，升降之机失度，初伤气分，久延血分。"其中所载的病例，均属于情志致郁，治则涉及疏肝理气、苦辛通降、平肝息风、清心泻火、健脾和胃、活血通络、化痰涤饮、益气养阴等法，但总以调治肝、心为主，兼顾脾胃，其处方用药简洁效佳，以入肝经之药物为多，取其疏肝柔肝之性；加以安神定志之药，以调摄心神；药性多以寒、温并用为主，以调摄人体气血阴阳，用药清新灵活，并且充分注意到精神调治对郁证具有重要的意义。

（1）郁损心阳，使用妙香散　在"郁损心阳，阳坠入阴为淋浊"一案中，患者因情志内伤损伤心神，心神涣散，诸窍失司，引起淋浊，叶桂予妙香散以治疗。妙香散由人参、山药、茯苓、茯神、桔梗、黄芪、炙甘草、远志、朱砂、麝香、木香组成，方中人参大补心脾之元气；黄芪、山药、茯苓、炙甘草增强补气健脾的作用；木香、桔梗疏理气机，以补而不滞；麝香开心窍，远志、茯神、朱砂宁心安神。诸药合用，共奏益气宁心、安神镇静之功效。

（2）肝脾同调　在"气郁不舒，木不条达，嗳则少宽"医案中，患者因情志不畅，气机郁滞，肝木不能条达，以致肝体失于柔和，肝病传脾，脾胃虚弱而致肝郁血虚脾虚之证，叶桂在治疗时使用了逍遥散去白术、加香附。本方组成为甘草、当归、茯苓、白芍、柴胡、香附、烧生姜、薄荷。方中柴胡疏肝解郁，使肝郁得之条达；当归养血和血；白芍养血敛阴；茯苓、甘草健脾益气，使气血生化有源；薄荷疏肝郁遏之气、透达肝经郁热；烧生姜降逆和中、辛散达郁；香附加强疏肝解郁、理气宽中之效。本方配伍，使肝郁得疏，血虚得养，脾弱得复，气血兼顾，肝脾同调。且在"肝郁成热"医案中，叶桂使用了加味逍遥散去白术、加郁金，主治肝郁血虚内热证。加味逍遥散是在逍遥散的基础上加牡丹皮、栀子，因肝郁血虚日久，则生热化火，逍遥散难清其火热，故加牡丹皮清血中之伏火，栀子清肝热、泻火除烦，郁金行气解郁、清心除烦热。

（3）移情易性，重视心理疗法　叶桂认为，药物对郁证的治疗作用有一定局限性，情志之病非药物治疗长处，不可完全依赖药物治疗，必须结合心理疗法，其指出心理疗法可以清泄郁热。其提出的"郁病全在病者能移情易性"对后世医家治疗郁证的心理疗法产生了深远影响。

4. 张锡纯辨治郁证学术思想

（1）辨治肝郁，慎用破肝之药　张锡纯认为肝为元气萌芽之脏，在气郁的证型中，肝气郁为最常见的证型，肝喜条达而恶抑郁，一旦有郁滞，肝首先受其影响，在治疗肝郁之证时，应慎用破肝之药。所以在治疗肝郁而致的一类疾病中，张锡纯均较少使用青皮、枳壳之品。

（2）重视调理脾胃中焦　张锡纯对于肝郁的治疗，尤为重视调理脾胃功能，脾胃运化、升降功能正常则肝自和。人之脏腑，脾与胃居中焦，两者密切合作，纳运协调，维持饮食和水液的受纳、消化及精微的吸收和传输，同为气血生化之源。张锡纯创制的升降汤和培脾疏肝汤，充分体现了其在治疗肝郁之证时重视调理脾胃的思想。

升降汤专治因肝郁脾弱而致的胸胁胀满、不思饮食之症。本方组成为人参、生黄芪、白术、陈皮、川厚朴、生鸡内金、知母、白芍、桂枝、川芎、生姜，除用少量的桂枝、川芎疏理肝气之外，大多药味均具有补益脾胃功效，培养中焦之土，益于肝郁之气的疏泄升发，加少许理气之药以调动肝条达之性。

培脾疏肝汤专治因肝气不疏、木郁克土致脾胃之气不能升降，胸中满闷、常常短气之症。本方组成为白术、生黄芪、陈皮、川厚朴、桂枝、柴胡、生麦芽、白芍、生姜，白术、黄芪协同补益脾胃，同桂枝、柴胡共用，有助于脾气上升，同陈皮、厚朴共用，有助于胃气下行。脾升清胃降浊功能正常，则胸中满闷可消除；桂枝、柴胡、麦芽相合，具有疏肝理气之妙，且麦芽生用具有升发肝气之用；白芍柔肝缓急，防止肝气上升太过；生姜则调理中焦脾胃。本方药物配伍注重调理脾胃，使中焦脾胃之气恢复正常升降功能。

5. 刘渡舟辨治郁证学术思想

刘渡舟临证善用经方，特别是《伤寒论》少阳病的主方——小柴胡汤。少阳为枢，枢机不利，则气机郁滞，故以和解少阳的小柴胡汤主之。小柴胡汤组成为柴胡、黄芩、人参、半夏、甘草、生姜、大枣。方中柴胡用量最大，可透泄少阳之邪，并能疏泄气机之郁滞，使少阳之邪得以疏散，黄芩清泄少阳之热，柴胡、黄芩相伍，一散一清，恰入少阳，以解少阳之邪；半夏、生姜和胃降逆止呕；人参、大枣益气补脾；炙甘草助参、枣扶正，兼调和诸药。诸药合用，和解少阳，兼和胃气，邪气得解，诸症自除。

（1）柴胡的作用　刘渡舟认为柴胡在方中的作用有三：一是开郁畅气、疏利肝胆、通利六腑、推陈出新、调整气机的出入升降；二是木郁则能达之、火郁而能发之；三是柴胡独具清热退热的特殊功能。因此，柴胡既可治疗外感疾病，又可治疗内伤疾病。辨证论治时，刘渡舟喜用柴胡，善用柴胡，并有自己的临证体会。

（2）主症见一症，可用小柴胡汤　在使用小柴胡汤时，刘渡舟抓住少阳八大症"往来寒热，胸胁苦满，默默不欲饮食，心烦喜呕，口苦，咽干，目眩，脉弦"，认为病属伤寒、中风，在柴胡证前提下，只需少阳八大证的一种或几种症状，不必全部具备，应当按少阳病进行辨治，用小柴胡汤治疗。而在八大症之中，口苦这一症状，颇为重要，刘渡舟在《伤寒论十四讲》中指出："少阳病的提纲证，而以口苦在前，咽干、目眩在后，反映了口苦在辨证中的重要性。"刘渡舟善于对小柴胡汤加减，在其基础之上拟创了治疗外感热病的柴胡石膏汤，本方退热的效果极佳；在治疗气血瘀滞所致的胁下痞硬、肝脾肿大时，拟创了柴胡鳖甲汤；在治疗因气火交郁，心神被扰，不得潜藏而致的胸满而惊、谵语、心烦、小便不利时，创制了柴胡加龙骨牡蛎汤。

6. 胡国俊辨治郁证学术思想

（1）郁证调气，必先疏肝　肝五行属木，木曰曲直，则肝主升主动，肝的生理功能为主疏泄、调畅气机，肝性喜条达而恶抑郁。郁证早期以气机郁滞为主要证型，肝对全身之气的调节疏泄有着重要的作用。因此，郁证调气，必先调肝。肝主疏泄功能失常，则气机郁滞，郁久则化热，或为郁热。临床上常表现为性情急躁易怒、胸胁胀痛、口干口苦，或头痛、目赤、耳鸣或吞酸嘈杂等，治疗时遵循"木郁达之"的原则，给予柴胡疏肝散、逍遥散类以疏肝理气解郁。

（2）郁证治心　心者，五脏六腑之大主，精神之所舍也。人体之精神活动、思维方式都与心有着密切关系。心失所养，郁证自发，临床上常表现为精神恍惚、心神不宁、多疑易惊、悲忧欲哭、喜怒无常，或欲时时欠身，治疗时给予养心安神之甘麦大枣汤。同时重视思想疏导、精神慰藉，使患者的郁积得以排解，药物和心理疗法相合，则事半功倍。

（3）从肺治郁 肺为华盖、娇脏，性喜润恶燥；肺主气，司呼吸，肺的呼吸调匀通畅，则全身之气升降出入通畅协调。当肺失宣降时，则易引起气机逆乱而致气郁形成，临床上常表现为胸膈满闷、情绪低落、咳逆倚息等，治疗多运用开降肺气之法，适量加入解郁之品，用药常包括桔梗、贝母、郁金、沙参、麦冬、旋覆花等。

（4）从脾治郁 脾居中焦，为气血生化之源，脾志为思，思虑过度伤脾，导致气结，脾失健运，则气血生化乏源。临床上表现为情绪忧郁、悲伤忧愁、不欲饮食、神疲乏力、食少纳呆、少气懒言等，治疗时多以理气健脾之法，脾健则气运，气运则郁证自除。选方主以补中益气汤加减。

（5）从肾治郁 肾主纳气，摄纳肺吸入的自然界的清气，保持呼吸的深度，防止呼吸表浅。肾纳气功能依赖肾气的封藏作用。肾藏精，精气同源，肾志在恐，恐惧过度则伤肾，恐则气下，惊则气乱。肾脏致郁主要是由于肾气虚所致，临床上常表现为情绪不宁、善惊易恐、神疲形瘦，甚者二便失禁、遗精、滑精等。治疗多使用六味地黄丸加减。

【医案举隅】

1. 郁证验案 1

蔡某，男，45岁。2009年7月8日初诊。

自诉觉咽喉有异物感、梗阻感3个月，西医各项检查无异常，情绪颇为焦虑，夜寐不安，喉中时有白色黏痰，但吞咽食物并无障碍。诊见患者舌淡红，苔薄白腻，脉滑。熊继柏辨证为痰气郁结，治以行气开郁、化痰散结，主方为半夏厚朴汤合玄贝甘桔汤，加酸枣仁、炙远志。处方：半夏10g，紫苏梗10g，陈皮10g，桔梗10g，炙远志10g，茯苓15g，厚朴15g，玄参15g，浙贝母20g，炒酸枣仁30g，甘草6g。10剂，水煎服，分两次温服。

二诊：7月22日。患者述服上方后咽中异物感基本消失，睡眠亦好转，口中痰涎减少。诊见患者舌淡红，苔薄白腻，脉滑。继用上方7剂巩固治疗。[聂娅，刘朝圣，郭春秀，等.国医大师熊继柏从痰辨治神志病医案举隅.湖南中医药大学学报，2019，39（7）：809-811]

按：此证即所谓"梅核气"。《金匮要略·妇人杂病脉证并治》云："妇人咽中如有炙脔，半夏厚朴汤主之。"《医宗金鉴》解释为："此病得于七情郁气，凝涎而生。故用半夏、厚朴、生姜，辛以散结，苦以降逆；茯苓佐半夏，以利饮行涎；紫苏芳香，以宣通郁气，俾气舒涎去，病自愈矣。此证男子亦有，不独妇人也。"

2. 郁证验案 2

杨某，女，28岁。2008年10月28日初诊。

患者有产后抑郁症病史两年，西药服劳拉西泮、舍曲林。症见：心情压抑，多虑委屈，紧张心慌，精神不振，面色不华，腹胀纳差，失眠健忘，舌质淡，苔薄白，脉沉细。根据病史，产后气血不足，加之多思善虑，造成心脾两虚，心神失养。治以调理心脾、养心安神、疏肝解郁。处方：生黄芪30g，炒白术12g，党参15g，当归15g，阿胶10g（烊化），茯神30g，远志6g，炒酸枣仁30g，首乌藤30g，合欢皮30g，柴胡10g，香附10g，木香10g，生龙骨30g，凌霄花10g。服14剂后患者心情好转，睡眠好转，仍时有心烦，前方加炒栀子10g，继服14剂。症状均有好转，西药减半。治疗4个月，西药全部停用，病情平稳。[张会莲.周绍华治疗郁证经验.光明中医，2010，25（9）：1567-1568]

按：结合患者产后抑郁病史两年，目前心情压抑、慌张不安、面色不华、腹胀纳差、失眠健忘，可辨证为心脾气血两虚之郁证。患者产后气血不足，思虑过度，造成心脾两伤；心血不足，无以濡养心神，心不藏神，神无所归，则心情压抑、委屈心慌；思虑过度，不仅暗耗心血，加重心血亏虚，还可损伤脾气，脾气虚，失于运化，生化之源乏力，又可致血虚而心失所养，故患者出现精神不振、面色不华、腹胀纳差、失眠健忘、舌淡苔白脉细之症，治以调理心脾、养心安神，辅助疏肝解郁之归脾汤加减。方中生黄芪、炒白术、党参相合补脾益气；首乌藤、当归、阿胶、炒酸枣仁补心血、养心安神智；佐以茯神宁心安神，远志安神益智，更佐理气醒脾之木香，补而不滞；凌霄花、合欢皮、柴胡、香附疏肝理气、解郁安神；生龙骨镇惊安神。诸药相合，共奏调理心脾、养心安神、疏肝解郁之功。而后患者诸症好转，仍有心烦之症，故予清心泻火除烦之栀子。

3. 郁证验案 3

李某，女，20 岁。2000 年 12 月 6 日初诊。

患者于 1 个月前淋雨后与人争吵，当时正值月经来潮，回家后即见经断发热，寒热往来。现症：精神不振，食欲减退，少腹胀痛，胸闷嗳气，胁痛，失眠早醒，舌质淡，苔薄，脉弦细。一般体格检查及神经系统检查无阳性体征出现。实验室检查：血常规、生化检查未见异常，腹部 B 超、妇科检查未见异常。家族史：母亲因精神刺激患有躁狂症 10 余年。汉密尔顿抑郁量表评分为 18 分。

西医诊断：抑郁症。

中医诊断：郁证。

证属肝气郁结，热入血室。

治法：和解少阳，祛瘀止痛。

处方：柴胡 10g，半夏 6g，太子参 10g，当归 15g，黄芩 10g，延胡索 15g，甘草 3g，生姜 3 片，大枣 5 枚。患者服药 7 剂后来诊，症状减轻，汉密尔顿抑郁量表评分为 11 分。继服前方，治疗 30 天后，症状基本消失，精神正常，月经再次来潮，量色质均正常，汉密尔顿抑郁量表评分小于 7 分。随访两年未复发。[张金茹．小柴胡汤治疗抑郁症 40 例．北京中医，2003，22（5）：38-39]

按：刘渡舟临证时，主张"有柴胡证，但见一证便是，不必悉具"。结合患者以经断发热、寒热往来、少腹胀痛、胸闷嗳气、胁痛为主症及舌脉体征，判断为肝气郁结，热入血室之郁证。患者 1 个月前淋雨受寒，又与他人争吵，恰逢经期，邪气内传化热，与经血相搏结，血热瘀滞，气机疏泄失常，故经血不断而断；邪气与正气在半表半里之少阳交争，故寒热往来，此为少阳病之妇人中风，热入血室；而少阳经循行沿侧胸，过季胁，并沿胸胁出气街，而邪气在少阳，少阳经气不利，郁滞不通，不通则痛，则少腹胀痛、胸闷嗳气、胁痛；胆气郁滞化热，胆热犯胃，胃失和降则精神不振、食欲减退。故以和解少阳、祛瘀止痛之小柴胡汤为主方。柴胡入肝胆经，可透泄少阳之邪，疏泄气机郁滞，为君药。黄芩苦寒，清泄少阳之热邪，为臣药。柴胡、黄芩配伍，入少阳，解少阳之邪。肝气犯胃，胃失和降，则半夏、生姜可和胃降逆；生姜、大枣专调理脾胃中焦；太子参补中益气，扶正以祛邪，以御邪气内传，正气旺盛，邪气无内向之机。炙甘草调和诸药；延胡索能行血中气滞、气中血滞，可治全身之诸痛；当归为血中气药，可补血活血。诸药相合，共奏和解少阳、祛瘀止痛之功。

参考文献

1. 刘渡舟. 伤寒论十四讲 [M]. 天津：天津科学技术出版社，1982.

2. 叶天士. 临证指南医案 [M]. 北京：人民卫生出版社，2008.

3. 庄建军. 抑郁症的中医辨证治疗探究 [J]. 中医临床研究，2019，11（33）：15-16.

4. 史莎莎，周永学.《金匮要略》百合病病名及治疗方法分析 [J]. 中医临床研究，2019，11（2）：9-11.

5. 洪慧娇. 小柴胡汤方证研究及临床应用规律探讨 [D]. 北京：中国中医科学院，2007.

6. 王雷，彭波，李柏洋，等. 从百合病管窥仲景辨治内伤杂病思路 [J]. 中医药导报，2015，21（23）：1-3.

7. 李清，潘桂娟. 朱丹溪"六郁"学说浅析 [J]. 中国中医基础医学杂志，2010，16（2）：93-95.

二、血证

凡血液不循常道，或上溢于口鼻诸窍，或下泄于前后二阴，或渗出于肌肤所形成的一类出血性疾患，统称为血证。在古代医籍中，亦称为血病或失血。血证的范围相当广泛，凡以出血为主要临床表现的内科病证，均属本证的范围。本部分讨论内科常见的鼻衄、齿衄、咳血、吐血、便血、尿血、紫斑等血证。西医学中多种急慢性疾病所引起的出血，包括多系统疾病有出血症状者，以及造血系统病变所引起的出血性疾病，均可参照本病证辨证论治。

《黄帝内经》中对血的生理及病理早有较深入的认识，对各种出血均已论及。有关篇章对血溢、血泄、衄血、咳血、呕血、尿血、便血等病证作了记载，并对引起出血的原因及部分血证的预后有所论述。东汉张机《金匮要略·惊悸吐衄下血胸满瘀血病脉证治》首先对吐血、衄血、便血进行辨证论治，将数种血证列为一个篇章，并记载了泻心汤、柏叶汤、黄土汤等方剂，沿用至今。隋代巢元方《诸病源候论·血病诸候》中将血证称为血病，对各种血证的病因病机作了较详细的论述。唐代孙思邈《备急千金要方》中收载了一些较好的治疗血证的方剂，至今仍广泛应用的犀角地黄汤即首载于该书。宋代的《太平圣惠方》《圣济总录》等书，对各类血证在简要论述的基础上，分门别类汇集了众多的治疗方剂，大大地丰富了血证的治疗方法。宋代严用和《济生方·失血论治》中认为失血可由多种原因导致，"所致之由，因大虚损，或饮酒过度，或强食过饱，或饮啖辛热，或忧思恚怒"；而对血证的病机，则强调因于热者多，谓"夫血之妄行也，未有不因热之所发。盖血得热则淖溢，血气俱热，血随气上，乃吐衄也"。金代刘完素《素问玄机原病式·热类》中亦认为失血主要由热盛所致，谓"血溢者，上出也，心养于血，故热甚则血有余而妄行""血泄，热客下焦，而大小便血也"。元代朱震亨对于阴虚导致的出血有新的阐发，在《平治荟萃·血属阴难成易亏论》中说："阴气一亏伤，所变之证，妄行于上则吐衄，衰涸于外则虚劳，妄返于下则便红。"在《丹溪心法·吐血》中还说："诸见血，身热脉大者难治，是火邪胜也，身凉脉静者易治，是正气复也。"对整个血证的预后均有指导意义。明代虞抟《医学正传·血证》率先将各种出血病证归纳在一起，并以"血证"之名概之，认为热盛所致血证者为多，谓"诸见血为热证"。自此之后，血证之名即为许多医家所采用。明代李梴《医学入门》对于血证的善后，十分强调脾胃的重要性，谓："血病每以胃药收功，胃气一复，其血自止。"明代张介宾《景岳全书·血证》对血证的内容作了比较系统的归纳，将引起出血的病机提纲挈领地概括为"火盛"及"气虚"两个方面。明代赵献可重视气血的关系，明确提出"血脱必先益气"的主张，治血必先理气，血脱必先益气，"有形之血，不能速生，无形之气，所当急固"，对血证的治疗有一定的指导意义。清代唐宗海的《血证论》是论述血证的专书，对各种血证的病因病机、辨证论治均有精辟论述，提出的止血、消瘀、宁血、补虚的"治血四法"，是通治血证之大纲。

【理论经纬】

本病病因较多，但不外外感、内伤两大类。外感以风热燥邪为主，内伤多与饮酒食肥、抑郁忧思、体虚久病等有关。病机可分为虚、实两大类。虚证主要是气虚不能摄血和阴虚火旺灼伤血络，血溢脉外而出血；实证主要是气火亢盛，血热妄行而致出血。此外，出血后的"留瘀"也使血脉瘀阻、血行不畅、血不循经，成为出血不止或反复出血的原因之一。关于"血证"的病因病机，还须重视三个关系。一是气、火与血的关系，《景岳全书·血证》载"血动之由，唯火唯气耳，故察火者，但察其有火无火，察气者，但察其气虚气实""动者多由于火，火盛则逼血妄行，损者多由于气，气伤则血无以存"。二是血证的虚实及其转化关系，实热证是基本证候，阴虚证多由实热证演变而成，而气虚证多属变证，三者有时还可错杂并见。三是血证与脏腑之间的病理关系，出血的部位与形式可提示病变的脏腑，但一种血证既可以是本脏腑病变产生的结果（如燥热伤肺的咳血、胃热炽盛的吐血等），也可以是其他脏腑病变损伤本脏腑而产生的出血（如木火刑金的咳血、肝火犯胃的吐血等）。

1. 张机融理法方药为一体，开血证辨证论治之先河

医圣张机在《金匮要略》《伤寒论》中，对血证的分类、病机、证治、治禁和预后等均有详尽的论述，融理法方药为一体，对后世辨治血证奠定了坚实基础，具有重要的指导意义。张机认为引起血证的原因众多，总体可归纳为火盛（热）迫血妄行和气（阳）虚不能摄血。张机认为血得温则行，得寒则凝，若火盛太过则迫血妄行。如《金匮要略·惊悸吐血下血胸满瘀血病脉证治》载"夫酒客咳者，必致吐血，此因极饮过度所致也""心气不足，吐血，衄血，泻心汤主之"。《伤寒论·辨少阴病脉证并治》载："少阴病，八九日，一身手足尽热者，以热在膀胱，必便血也。"均论述了"热"致出血的证候。但出血并不都属于热，如少阴寒化证，"少阴病，二三日至四五日，腹痛，小便不利，下利不止，便脓血者，桃花汤主之"，此为阳虚不能固涩，下利滑脱不禁，而致便血。"少阴病，但厥无汗，而强发之，必动其血……或从口鼻，或从目出者"。皆为气（阳）虚衰所致。

2. 朱震亨认为血证当从"痰、火"论治，重视血证先辨病再辨证

朱震亨治病突出痰之一端，百病多有兼痰者，辨治血证亦不例外。《丹溪心法·吐血》载："先吐红，后见痰嗽，多是阴虚火动，痰不下降，四物汤为主，加痰药、火药；先痰嗽，后见红，多是痰积热，降痰火为急。"可见朱震亨在血证的辨治中十分重视痰这一病理产物和致病因素。另外论治血证亦多从阴虚火旺着眼，其认为吐血为阳胜阴虚，因火炎之势而上出，宜补阴抑火，使其复位。《丹溪心法·衄血》载"衄血，凉血行血为主"，选方用药多为滋阴养血之品，体现了其滋阴降火的学术特点。朱震亨在血证论治方面尤为重视辨病与辨证，在分析血证时指出："咳血者，嗽出，痰内有血者是；呕血者，呕全血者是；咯血者，每咳出血，皆是血疙瘩；衄血者，鼻中出血也；溺血，小便出血也；下血者，大便出血也。"可见其辨治血证尤重辨病的思想，首创"咳血"，让咳血的辨治有名可循，使后世有法可依。

3. 张介宾创立"气火主因说"，强调动血之源责之五脏

张介宾从精血营气的生理特征及相互关系出发，把血证的原因归咎于气与火两方面，指出"血本阴精，不宜动也，而动则为病，血主营气，不宜损也，而损则为病""动者多由于火，火盛则逼血妄行，损者多由于气，气伤则血无以存"，故"动血之由，唯火唯气耳"。血证"当求动血之源"，他认为出血的原因虽在气火，但疾病的根本在五脏，盖血液所以运行脉中而不外溢，全赖五脏功能的正常与协调，血生化于脾，总统于心，藏受于肝，宣布于肺，施泄于肾，灌溉一身无所不及，一旦五脏功能发生异常，就影响血行，而发生血证，故治血要探动血之源，即所谓"求动血之源，源在脏也"。

4.赵献可将命门学说运用到血证中，提出"血证当分阴阳，亦分三因"，重视气血相关

赵献可认为人身命门之真阴真阳为无形水火，流行于五脏六腑之间，真阴真阳充足，阴血生化有源。火为阳气之根，水为阴血之母，水火阴阳协调，则阴血循行于全身不息，故曰："独血之水，随火而行……故以真阴真阳为要也。"鉴于血证与阴阳失调的密切关系，他认为凡血证，先分阴阳，有阴虚，有阳虚，阴虚补阴，阳虚补阳，此直治之法，又有真阴真阳，真阳虚者，从阴引阳，真阴虚者，从阳引阴。复有假阴假阳，似是而非。血证"三因"源于陈言的三因论，他认为对于血证而言，风寒暑湿燥火为外因，喜怒忧思恐为内因，跌扑闪挫、伤重瘀蓄为不内外因。赵献可认为气血相关，明确提出"血脱必先益气"的主张，认为治血必先理气、血脱必先益气，"有形之血，不能速生，无形之气，所当急固"，对血证治疗具有重大意义，后世沿用至今。

5.张锡纯融会血证的中西医认识，认为吐血、衄血证为阳明厥逆

张锡纯著《医学衷中参西录》，其对血证的认识贯通中西观点，具有时代先进性，认为吐血、衄血之证的病因病机多与胃气冲逆有关，吐血之证多由胃气夹冲气上逆，而衄血之证多由胃气、冲气上逆，并迫使肺气上逆。阳明胃气以下行为顺，导致胃气不降反逆的原因主要有两点，一是因性急致肝胆气郁伤肝；二是因肾虚不摄，冲气上冲，胃气横以上逆，久则吐衄。吐血、衄血的病因大多为热，因寒者少。大便下血多因下血久而阴亏，兼下焦气化不固，可致下血；下焦虚寒太甚，其气化不能固摄而血下陷，故大便下血责之于气、热。小便下血热者居多，而兼有阴寒者，有非凉非热者，但因脾虚不能统血而溺血，故溺血因虚因热者多见，寒者少有。

6.丁甘仁认为血证多由"虚"所致

丁甘仁著有《丁甘仁医案》，其中血证25案，多为危急重病。丁甘仁认为血证以虚证为多，其可能与时代原因相关，25案中因气血阴阳亏损而引起者21案，占80%以上，病机包括气虚不能摄血，血渗大肠；血虚生热，热搏营分，上为鼻衄、下为便血；阴分本亏，阳气亦虚，不能导血归经，血固停蓄，蓄久则络损血溢，上为吐血，下为便血。其虚损总的病机为气血阴阳亏损，不能导血归经。实证因郁怒伤肝，气郁化火，火炽气焰，扰动阳络，则血上溢也；风燥之邪外袭，肺金受制，阴络损伤，咳呛吐血。丁甘仁强调火热与气虚在本证发病的重要性。正如《景岳全书·血证》云："血本阴精，不宜动也，而动则为病，血主营气，不宜损也，而损则为病。盖动者多由于火，火盛则逼血妄行；损者多由于气，气伤则血无以存。"

7.熊继柏认为血证主要责之气虚、火盛

国医大师熊继柏遵出血乃络脉损伤之旨，《素问·脉要精微论》云"脉者，血之府也"，生理情况下，人体血液随着脉管循环运行，若血不随脉管运行就会产生出血的病证。如《灵枢·百病始生》所说："阳络伤则血外溢，血外溢则衄血；阴络伤则血内溢，血内溢则后血。""阳络"指在表、在上的络脉，"阴络"指在里、在下的络脉。因此在上部、在表的络脉损伤就会出现衄血，在内部、在下部的络脉损伤就会出现大便、小便下血。熊继柏继承张介宾的"气火主因说"，总结出血的基本病机：一是由于火热太甚，迫血妄行；二是由于气虚亏损，不能摄血，形成了各种各样的出血病证。

【临证指要】

1.张机辨治血证学术思想

（1）防治为先，早遏其道　张机开血证辨治之先河，对血证的先兆原因有较为细致的分析。

纵观《伤寒论》《金匮要略》，张机在列举某些症状表现或误治方式后，下语常接"必衄""必清血""必便血"等判断句，"必"字表明了出血的倾向。通过张机对血证先兆分析的条文可以看出，其通过脉症表现和误治分析病机，并参考病情轻重，预见出血后果，体现了其以防为主的思想，启示血证应防治为先，早遏其道。

（2）治病求本，不尚涩止　张机治疗血证乃根据病情的寒、热、虚、实及病变脏腑用药，而非见血止血。如虚寒吐血"吐血不止者，柏叶汤主之"，治以温中止血；热盛吐血"心气不足，吐血，衄血，泻心汤主之"，治以苦寒清泄、直折其热。根据脏腑又有虚寒便血黄土汤主之、虚寒吐血柏叶汤主之等。

（3）通因通用，因势利导　张机对某些出血证查其病势，因势利导，常采取通因通用之法。如《伤寒论》经文第106条云："太阳病不解，热结膀胱，其人如狂，血自下，下者愈。"又如阳明蓄血证，"屎虽硬，大便反易，其色必黑"之便血，此类便血本于瘀热，故治疗宜通因通用，抵当汤主之，热瘀去，便血止。

（4）血证三禁

其一，禁汗。血属阴，失血者多为阴虚液亏，血汗同源，若再误施发汗，必致水血两伤，阴虚益甚。

其二，禁吐。如"诸亡血虚家，不可与瓜蒂散"，吐法损伤正气，若见慢性长期出血患者，正气虚弱，用吐法更使病情加重。另外吐法在涌动邪气外出时，易使人体气机上逆，血随气出，则病情加重。

其三，禁下。张机所言"禁下"并非所有血证禁用，而是因证治宜，对于本虚引起的出血当禁用，而对于实热引起的出血兼脏腑不通亦可用下法。

2. 朱震亨辨治血证学术思想

（1）治法灵活，见解独到　朱震亨善用化痰法和清火法治疗血证，但不拘泥于此，还常视病情采用温补法、外迎法、反佐法等多种治法。其著《丹溪心法·吐血》中载："呕吐，血出于胃也，实者，犀角地黄汤主之，虚者，小建中汤加黄连主之。"朱震亨治疗衄血除了辨证应用内服方药以外，尚采用鼻中纳药及更具特色的外迎法治疗。如《丹溪心法·衄血》载"凡鼻衄，并以茅花调止衄散，时进渐二泔，仍令以麻油滴于鼻，或以萝卜汁滴入亦可""外迎法：以井花水湿纸，顶上贴之"。朱震亨在《丹溪心法·肠风·脏毒》中提出了对肠风的重要见解及治则，肠风的病位独在胃与大肠，他认为肠胃不虚，邪气无从而入，在此基础上，进而提出在治疗中要注意反佐、便血日久要予以升提等重要治则。

（2）经方与时方并举，创立名方咳血方　朱震亨辨治血证选方灵活允当，不拘经方与时方之分，以恰中病情为据。在《丹溪心法·血证》各篇的附方中，应用方剂丰富。如《吐血》篇附方达10余首之多，《溺血》和《下血》篇附方亦近10首。其中兼采各家之时方，同时注意经方的应用，如《吐血》篇采用桃仁承气汤、理中汤和小建中汤，《下血》篇应用理中丸等。朱震亨不仅创立咳血证名，尚创制了治疗咳血的名方"咳血方"，药物包括青黛、瓜蒌仁、诃子、栀子等。并注明此方采用特殊的服用方法：嚼化。如方后注曰："上为末，以蜜同姜汁丸，嚼化。咳甚者，加杏仁去皮尖，后以八物汤加减调理。"

（3）善用四物汤加减治疗血证　朱震亨运用四物汤精湛娴熟，治疗血证尤多用之。《丹溪心法》中吐血、咳血、呕血、咯血、下血等均有四物汤的加减应用。如《吐血》篇中云"吐血夹痰积，吐一二碗者，亦只补阴降火，四物加火剂之类"。《下血》篇载"下血……有热，四物汤加炒栀子、升麻、秦艽……属虚者，当温散，四物加炮干姜、升麻"。《溺血》篇载"溺血属热……有血虚，四物加牛膝膏。实者，用当归承气汤下之，后以四物加山栀"。

朱震亨治疗阴虚类血证亦以四物汤为主。夹痰加枳壳、半夏、竹沥、姜汁；发热加黄柏、黄芩、龟甲；火旺加黄芩、栀子、童便，甚至大承气汤；热毒加黄连、黄芩。失血血虚者以四物汤为主，热甚加解毒之品，血热加黄连、黄柏，气虚加四君子汤。朱震亨善常根据出血部位而相应用药，如上窍出血用四物汤加童便、川牛膝清降、引血热下行，下窍出血用四物汤加升麻升举阳气，是后人"上血必降气，下血必升举"的早期实践。

（4）细审病势，明断预后　朱震亨对血证的预后，作了精辟的论述。其一，明确指出血证的顺逆之变：凡血上行的皆为逆，而下行的则为顺。如《吐血》篇载："凡血证上行，或唾或呕或吐，皆逆也。若变而下行，为恶痢者，顺也。"其二，指出了治疗难易之异，即"上行为逆其治难，下行为顺其治易"。与张机"下血者当愈也"意同。"若无病人忽然下痢，其病进也。今病血证上行，而复下行恶痢者，其邪欲去，是知吉也"。其三，指出血证的预后与兼见症状有关。出血而伴有发热、脉数者，一般病情较重；而出血伴见身凉、脉静者，一般为正气来复，病情较轻，如《吐血》篇云："诸见血，身热脉大者难治，是火邪胜也；身凉脉静者易治，是正气复也。"故《脉诀》云："鼻衄吐血沉细宜，忽然浮大即倾危。"

3. 张介宾辨治血证学术思想

（1）辨阴阳，血宜静，不宜动

张介宾在探究"医易"的理义中，悟出了"阴阳动静之妙"，并引申到气血中，提出"气主阳而动，血主阴而静"。动与静，乃阴阳变化之态、气血造化之机，维系着人体的一种微妙动态平衡，气与血须臾不能相离，气为血帅，血随气行，血为气母，气得血而宁。张介宾认为："血本阴精不宜动也，而动则为病。"据此，张介宾的治血原则不外"动极者镇之以静"。

（2）治气血，理脏腑，调经络　张介宾注重气血与脏腑经络之间的关系，在辨治时，首先明辨气火虚实，再进一步落实到脏腑经络。如论吐血证治云"怒气伤肝，动肝火则火载血上""凡肝火盛者，必有烦热脉证，宜芍药、生地、丹皮、栀子、泽泻"，此属"降其火而血自清"。这种以脏腑经络为核心的分型论治点，始终贯穿于血证的治疗之中。

（3）善"补泻"，调阴阳　①清火血自静：火盛迫血妄行，应以清火为先，宜寒宜泻。张介宾曰："此治火盛之大法也。"张介宾主张必有火症火脉可据，乃可以清火为先；火有甚微之分，上下之异，治有"轻清者，宜以清上""重浊者，宜于清下"；"热去即止，不可过用"，过则必伤元气；"阴不足则乘之，其变为热"，治须补阴抑阳，使阴复阳潜，方能"火清气降而血自静"。

②顺气血自宁：气实多逆者，则血随气乱，当以顺气为先，宜行之降之。张介宾用顺气法，取其散痰、降火、通闭之功，依证采撷行气、降气、清气、温气等法。如气实多逆者，必用降气，气火上逆者，当兼清气平肝等。

③养阴血自安：元阴受损，营气失守，血动不止而无热者，多以纯甘至静之品培之养之。张介宾运用养阴一法得心应手，以肾为本。生精养血有异，精血同源异体，治当有别。养阴为主，常用一贯煎、左归丸之类，培本固源。若水不制火，虚火亢害，又宜"滋阴水微佐寒凉"，寓攻于补，标本同治。养血则培肝益脾，宜熟地黄、当归、枸杞子、鹿角胶、炙甘草之属。同时注重阳非有余，应慎用寒凉；阴常不足，应慎用攻伐。

④补气温阳血自平：张介宾主张补气必兼温阳，气虚血无所统，或血随气陷时常补之以甘温。如用六味回阳饮加大白术用量而摄血，用升麻、柴胡、白芷之属举陷。并在"有形之血不可速生，无形之气所当急固"的理论指导下，对气随血脱证也是"补气为主"，遇元气大虚，无根之虚火浮泛于上而失血不止者，当"速引火归原"，并创用镇阴煎之类以取效。

4. 赵献可辨治血证学术思想

（1）阳虚补阳，阴虚补阴　赵献可认为血证病因虽多，但关键则在于"正气虚也"，治疗须分辨阴血不足与阳气衰弱的不同。如对于伤暑吐衄者，他认为暑热伤心，阳气亢盛，阴气不足，以致阴血妄行，可用李杲清暑益气汤，滋阴泻火。然暑热伤心，必然心气阴两伤，故于方中加生地黄、人参、黄芪、牡丹皮、犀角，既滋阴清暑，又益气摄血，其效佳良。如因内伤暴作，吐血不止，系阳衰不能摄血也，急用独参助气摄血。

（2）从阴引阳，从阳引阴　肾中真水干枯，则阴不制阳，相火上炎，血随火逆，便为出血。若肾中真火衰弱，阳不统阴，则血上溢，发为出血。故治疗要从本而论，以调补真水真火为主。然而阴阳互根，真水虚者应从阳引阴，则其精不竭，以六味地黄丸加减。真火虚者，应从阴引阳，则其明不息，以八味地黄丸加减。如此则水火相济，其血自安。

（3）以假治假　针对假热证出血，赵献可认为系真阴失守，命门火衰，火不归原，水盛而逼其浮游之火于上所致，多见"上焦咳嗽，气喘，恶热面红，呕吐痰涎，出血"等症，但口渴不欲饮水，舌苔白而滑，尺脉沉微，当从虚寒本质而治，用八味丸引火归原。若药入即吐，再加人尿、猪胆汁以通格拒之寒。若病情深重，当咳吐痰血，经治疗减少后，在前方中加参芪补气，巩固疗效。

（4）注重三经调理，尤其重脾　赵献可认为凡治血证，前后调理，须按三经用药。三经者，心、肝、脾也。以归脾汤为治三经之主方，随证加减。方中远志、酸枣仁补肝以生心火，茯神补心以生脾土，人参、黄芪、甘草补脾以固肺气，木香者，香先入脾，总欲使血归于脾，故曰归脾汤。可见归脾汤重在使血归于脾，兼治心肝，故以脾伤为主而出血者最宜，如忧思伤脾、郁怒伤肝乘脾者。若肝火过胜、血不内藏者，加牡丹皮、栀子；若心火不足，不能主血者，加肉桂；若命门火衰者，加用八味丸，以补先天水火。

（5）辨寒热虚实治之　血证病因虽多，但不离寒热、虚实。虚寒吐血者，法当温中，使血自归于经络，可用理中汤加木香，或甘草干姜汤。肝火吐血者，可用柴胡栀子清肝散疏肝平肝止血。肝火过盛而口酸、喜呕吐血者，治予逍遥散加牡丹皮、栀子、川黄连、吴茱萸。若饮酒吐后出血者，可用葛花解酲汤加牡丹皮倍黄连，上下分消。如因过食辛热而吐者，胸腹满痛，血出紫黑成块者，可用桃核承气汤，釜底抽薪。

5. 张锡纯辨治血证学术思想

（1）辨证用药，紧扣病机　张锡纯遣方用药十分注重病机分析，辨证用药，紧扣病机。如论治"肺病咳吐脓血"中的讨论："伏气化热，原可成温，即无新受之外感，而忽然成温病者是也。此证伏气所化之热，何以不成温病而成肺病？答曰：伏气之侵入，伏于三焦脂膜之中，有多有少，多者化热重，少者化热轻，化热重者当时即成温病，化热轻者恒循三焦脂膜而窜入各脏腑……有窜入肝胆病目者，窜入肠中病下痢者，有窜入肾中病虚劳者"。其对病因病机的分析很有独到之处。张锡纯喜用代赭石，常为治衄、呕血证的主药，他认为"阳明厥逆"是衄、呕血证的病因病机，"无论其证之或虚或实，或凉或热，治之者，皆当以降胃之品为主，而降胃之最有力者，莫赭石若也，故愚治吐衄之证，方中皆重用赭石"。

（2）重视配伍，善用药对　张锡纯治血证选药灵活。治肝郁胃逆致吐衄血的秘红丹由大黄、肉桂、代赭石三味药物组成。他认为"平肝之药，以桂为最要""降胃止血之药，以大黄为最要""二药并用，则寒热相济，性归和平，降胃平肝，兼顾无遗"。张锡纯善用药对，药简力专，很有特色。如生山药轧细作粥，调血余炭末治大便下血；滑石研细，治吐衄之因热者甚效；大黄与黄连并用，但能降胃，不能通肠；治吐血，凡重用生地黄，必用三七辅之，因生地黄最善凉血，以治血热妄行，犹恐妄行之血因凉凝血，瘀塞于经络中也。三七善化瘀血，与生地黄并用，血止后自无他虞；治咳血兼吐血证，用山药细面煮作茶汤，送服代赭石细末。另外，寻常服食之物，亦有善止血者，鲜藕汁是也。

（3）注重药物宜忌　张锡纯治疗血证时重视药物的宜忌。传统本草著作中一般认为血证忌用半夏，而张锡纯治疗因热胃气不降而致吐血、衄血的"寒降汤"中有半夏，并未顾虑其辛燥伤血，他说血证须有所甄别，若虚劳咳嗽、痰中带血，半夏诚为所忌。若大口吐血，或衄血不止，虽虚劳证，亦可暂用半夏以收功，血止以后，再徐图他治。盖吐血之证，多由于胃气夹冲气上逆，衄血之证，多由于胃气冲气上逆，并迫肺气亦上逆。治吐衄者，当以降阳明之厥逆为主，而降阳明胃气之逆，莫半夏若也。张锡纯认为吐衄证最忌升麻、柴胡、桔梗诸药，恐其能助气上升，血亦随之上升也。若确知病系宗气下陷，可以放胆用之，然必佐以龙骨、牡蛎，以固血之本源，始无血随气升之虞也。

6. 丁甘仁辨治血证学术思想

（1）发汗解表，清气止血　书云"夺血者不可汗"，但丁甘仁认为"蓄瘀留恋，复感新邪者……暂拟轻剂解表、清营祛瘀、引血归经"。此乃宗《伤寒论》而不墨守成规，清营祛瘀是其活用之典范。只有对中医经文有深刻理解，才能灵活发挥。

（2）柔肝泻火止血　水不涵木，肝火升腾，阳络损伤，则血上溢，血去阴伤，阴不抱阳，阳不摄阴，宜益气养阴、清肺凉肝。丁甘仁在治疗中以生白芍为主药，酸肝养阴，配合以牡丹皮、石决明清肝凉血，怀牛膝引火归经，童便止血而无患其凝。治血而不只治"血"，紧扣发病之本。

（3）清心凉营止血　此证丁甘仁以犀角地黄汤为主方，盖由"气分大伤，邪热入营，逼血妄行"，"拟大剂育阴清营，以制炎上之火"。并加用养阴益气之西洋参，或配合生脉汤救心，以防龙雷之火飞越升腾。若见营阴虚甚，阳气亦虚，患者"形瘦色萎，谷气不化精微，肌肉不生"且吐血，血色不鲜红，脉象芤数无力"，则用柏叶汤加用蛤粉炒阿胶，增强养阴之力。

（4）温阳止血　阳虚气滞，不能导血归经，血因停蓄，蓄久则络损血溢，上为吐血，下为便血。所谓阳络损伤则血上溢，阴络损伤则血下溢是也。"上下交损宜治中"，则用《伤寒论》理中汤加味，方中炮姜炭温而不燥，阳气复，血自可摄。

（5）下病上治调尿血　病在下焦膀胱，实则"本在肝脾，标在膀胱"。病邪移热于膀胱，则病溺血，膀胱者，州都之官，藏津液而司气化，气化不行，则病肿满，肺者膀胱之上源也。丁甘仁治拟"清宣肺气，去瘀生新，下病上治"，药用川贝母、枇杷叶、生甘草，清宣肺气，配合以凉血活血之品常有奇效。

7. 熊继柏辨治血证学术思想

（1）血证当首辨虚实，次辨病位　熊继柏认为血证无外乎虚实两端，实证为火盛迫血妄行，或风热燥邪侵犯脏腑，或饮食不节湿热内蕴，或情志不遂郁而生热等。虚证为气虚不摄血，久病体虚，正气耗损，气不固摄。血证虽病机复杂但可根据出血的部位，辨清脏腑的病变部位。鼻衄，主要部位在肺，还与肝火、胃火相关；齿衄无非与胃、肾相关，在胃为实火，在肾为虚火；咳血，病变部位主要在肺，肝火、风热、燥热也易犯肺；吐血，病位在胃，但肝气横逆最易犯胃，故又与肝相关；便血和肠、胃有关，在肠中的是湿热，在胃中的是中焦虚寒；尿血，则主要是肾、膀胱的病变；紫斑的主要病位在胃。

（2）急则指标，缓则治本　熊继柏在治疗血证时尤为强调此点，凡出血严重者，应直接治标，急速止血。而止血最要紧的一步就是降火。如《素问·至真要大论》所谓："诸逆冲上，皆属于火。"清代唐宗海《血证论》有"止血、消瘀、宁血、补血"四法，提出"阳明之气，下行为顺"的理论，因此，血证尤其是上逆的出血病证，熊继柏常用大黄治疗吐血、呕血、衄血，甚至咳血患者。其目的不在于通大便，而在于泻火，令火热下行。

（3）善用止血药　熊继柏提出凡是用于止血的药物一定要炮制。首需炒炭，可以加大止血作用，如荆芥炭、侧柏炭、茜草炭、蒲黄炭、棕榈炭、艾叶炭、地榆炭、仙鹤草炭等。临证之时上部出血（衄血、咳血、吐血）常用白茅根、茜草炭、藕节炭，或加一点大黄；下部出血常用地榆炭、侧柏叶炭、蒲黄炭等。

【医案举隅】

1. 血证验案 1

杜某，年四十五岁，得大便下血证。因劳心过度，每大便时下血，服药治愈。因有事还籍，值夏季暑热过甚，又复劳心过度，旧证复发，屡治不愈。遂来津入西医院治疗，西医为其血在便后，谓系内痔，服药后血仍不止，因转而求治于愚。

时血随便下，且所下甚多，然不觉疼坠，心中发热懒食，其脉左部弦长，右部洪滑。此因劳心生内热而牵动肝经所寄相火，致肝不藏血而兼与溽暑之热相并，所以血妄行也。宜治以清心凉肝兼消暑热之剂，而少以培补脾胃之药佐之。

给予生怀地黄（一两），白头翁（五钱），龙眼肉（五钱），生怀山药（五钱），知母（四钱），秦皮（三钱），黄柏（二钱），龙胆草（二钱），甘草（二钱）。共煎汤，温服。上方煎服一剂，血已不见，服至两剂，少腹觉微凉。再诊其脉，弦长与洪滑之象皆减退，遂为开半清半补之方以善其后。生怀山药（一两），熟怀地黄（八钱），山茱萸（五钱），龙眼肉（五钱），白头翁（五钱），秦皮（三钱），生白芍（三钱），地骨皮（三钱），甘草（二钱）。共煎汤，温服。将药煎服一剂后，食欲顿开，腹已不疼，俾即原方多服数剂，下血病当可除根。（注：一钱为3.125g）（张锡纯．医学衷中参西录．太原：山西科学技术出版社，2009）

2. 血证验案 2

包某，吐血七昼夜，狂溢不止，有数斗许，神志恍惚，气短，四肢逆冷过于肘膝，舌质红苔灰黄，脉象微细，似有若无。此乃阴不敛阳，阳不抱阴，气难摄血，血不归经，虚脱之变，即在目前。先哲治血，有血脱益气之例，有形之血，势将暴脱，无形之气，所当急固。益气纳气，大剂频进，冀挽回于万一。

给予人参（另煎兑服，三钱），蛤蚧粉（冲服，三钱），炒阿胶（烊化，三钱），炙紫苏子（二钱），牡蛎（五钱），龙骨（五钱），川贝母（三钱），当归身（二钱），怀牛膝（二钱），养心丹（分三次吞服，三十粒）。水、童便各半煎服。

二诊，连服益气纳气，气平血止肢温，脉渐起，汗亦收，阴平阳秘，大有生机。仍守原法，毋庸更张。原方去养心丹，加抱茯神（三钱）、怀山药（三钱）。

三诊，原方加墨旱莲二钱。

原按：此吐血中之最剧者，家祖连诊十余次，守方不更，至半月后停药，每日吞服人参粉（一钱五分），琼玉膏（三钱），开水冲服，服至一个月后，诸恙已愈，精神渐复，亦可谓幸矣。（注：一钱等于3.125g）（丁甘仁．丁甘仁医案．北京：人民卫生出版社，2007）

3. 血证验案 3

阳某，女，56岁。1997年8月7日初诊。

晚10点，邻人一老者叩门求救，其妻突然大呕血，危在顷刻，遂急往视之。患者仰靠于床头，不能动弹，被子和蚊帐上处处皆是鲜血。因当晚打牌时，连说心里不适，遂呼家人送来一杯糖水，饮后不久，突然呕出大口鲜血，喷于牌桌之上，顷刻连呕数口鲜血。众人在惊慌之中将其扶至床上，尚未卧定，又连呕数口鲜血，均呈喷射状。笔者视患者神志清醒，诉已在床上仰靠约10分钟，现呕血已趋平静。但觉心中不舒，动则欲呕。询其有无肝病史？曰："不知道。"询其素日饮酒否？曰："偶饮，但其量不多。"家人曰："患者前几日曾几次言心中不舒，口中苦，但并未在意。"查舌红苔薄黄，脉滑数。由于患者不能动弹，动则欲呕，此时抬送医院确有困难，只能速取中药，以解燃眉之急，并嘱明晨急送医院。辨证：火逆呕血。治则：清降实火，凉血止血。主方：泻心汤合犀角地黄汤。处方：生大黄10g，黄连5g，黄芩10g，生地黄20g，白芍20g，牡丹皮10g，水牛角40g，竹茹15g。1剂，水煎服。嘱频饮冷服。

二诊：8月8日。患者家属前来告知，昨晚连服4次药，呕血已经控制，今晨患者已经起床，并未见呕血，故不准备去医院。要求再予处方。诊见患者略显疲乏，仍口苦，舌苔薄黄，脉滑数。再拟原方加减。处方：生大黄6g，黄连3g，黄芩10g，生地黄20g，白芍15g，牡丹皮10g，水牛角30g，甘草6g。2剂，水煎服。（熊继柏. 从经典到临床：熊继柏《内经》与临证治验十三讲. 北京：人民卫生出版社，2012）

按：《素问·至真要大论》云："诸逆冲上，皆属于火。"猝暴呕血而见口苦、心烦、舌苔黄、脉滑数者，火逆之象也。"心气不足，吐血、衄血，泻心汤主之"。本案用之，其效果速。

参考文献

1. 李媛.《伤寒论》关于少阴寒化证的施治［J］.西部中医药，2011，24（10）：33-35.

2. 惠建萍，惠建安，刘玉良，等.浅析《丹溪心法》辨治血证的学术特点［J］.陕西中医，2008（10）：1409.

3. 张霆，李彦.从唐容川治血四法探讨肺癌咳血的治疗［J］.辽宁中医杂志，2007（12）：1705-1706.

4. 张仕玉，李曾华，曾旋.试论赵献可治疗血证经验［J］.中国中医急症，2007（2）：215.

5. 王海莲.浅探《医学衷中参西录》张锡纯的医药学思想［J］.四川中医，2006（7）：30-31.

6. 丁甘仁.丁甘仁医案［M］.北京：人民卫生出版社，2007.

7. 李点，周兴，聂娅，等.熊继柏教授辨治血证经验［J］.中华中医药杂志，2014，29（11）：3472-3475.

三、消渴

消渴是以多饮、多食、多尿、乏力、消瘦或尿有甜味为主要临床表现的病证。其基本病机是阴虚燥热，阴虚为本，燥热为标，多由禀赋不足、饮食不节、七情失调、劳逸失度等原因引起。西医学中的糖尿病、尿崩症等，具有消渴临床特征者，可参照本节辨证论治。

早在《黄帝内经》时期即有消渴病的记载，如"脾瘅""消瘅""消中""膈消""肺消"等，上述病名有言病因者，有言病候者，有言病位者，如"瘅"言其因，"消"言其病候，"脾""肺""中""膈"则言其病位。《黄帝内经》从"内热""五脏柔弱"等病因病机认识消渴，如《素问·奇病论》云："肥者令人内热，甘者令人中满，故其气上溢，转为消渴。"《灵枢·五变论》云："五脏皆柔弱者，善病消瘅。"东汉张机《金匮要略》立专篇讨论，认为胃热、肾虚是消渴的主要病机，并创白虎加人参汤、肾气丸、文蛤散等治疗方药。唐代孙思邈《备急千金要方》《千金翼方》均设消渴专篇，对其病因病机、方药、针灸等有独创性的论述，认为消渴病因有嗜酒无度、饮食不节、房劳过度、服石热之积等，强调痈疽、卒中等并发症。宋元时期刘完素、张从正等提出"三消"燥热学说，进而出现以"三消"对消渴病进行分类的记载，如《太平圣惠方》中将消渴病分为"消渴""消中""消肾",至《证治准绳》中提出"三消"分类以后,消渴病逐渐固定为"上消""中消""下消"的分类法并沿用至今。

【理论经纬】

消渴的基本病机为阴津亏损,燥热偏盛,阴虚为本,燥热为标。阴虚、燥热两者互为因果,阴愈虚则燥热愈盛,燥热愈盛则阴愈虚。病因多与禀赋不足、饮食不节、情志失调、劳逸失度有关。消渴的病理性质总属本虚标实。病位在肺、胃、肾,尤以肾为关键。三脏之间,既互相影响又有所偏重。肺为水之上源,敷布津液,燥热伤肺,肺不布津则口渴多饮或津液不能敷布而直趋下行则小便频数量多;燥热伤脾胃,胃火炽盛,脾阴不足,则口渴多饮、多食善饥。肾阴亏虚则虚火内生,肾失濡养,开阖固摄失权,则水谷精微直趋下泄,随小便而排出体外,故尿多味甜。通常以肺燥为主,多饮症状较突出者,称为上消;以胃热为主,多食症状较为突出者,称为中消;以肾虚为主,多尿症状较为突出者,称为下消。临床亦可见三消特征均不明显者。随着消渴病病情进展,阴虚燥热,阴损及阳,阴阳两虚,阳虚不能蒸化而产生痰饮水湿、瘀血等病理产物留滞体内,诸邪蕴结而成毒,变证百出:如肺失滋润,日久可并发肺痨;肾阴亏损,肝失涵养,肝肾精血不能上承于耳目,发为雀盲、耳聋;燥热内结,营阴被灼,络脉瘀阻,蕴毒成脓,发为疮疖、痈疽;阴虚燥热内炽,炼液成痰,痰阻经络,发为胸痹、中风。阴损及阳,脾肾衰败,水湿泛滥肌肤三焦,发为水肿、关格。

1. 张机融理法方药为一体,奠定消渴辨证论治的基础

张机在《金匮要略·消渴小便不利淋病脉证并治》中阐述了消渴病的病机包括胃热和肾虚,列出肺胃热盛、气阴两虚和阴阳两虚等证候,予瓜蒌瞿麦丸、白虎加人参汤和肾气丸等方药治疗。张机融理法方药为一体,对后世辨治消渴病奠定了坚实基础,具有重要的指导意义。张机认为,消渴病初起以肺胃热盛为主,"趺阳脉浮而数,浮即为气,数即消谷而大坚,气盛则溲数,溲数即坚,坚数相搏,即为消渴"。趺阳脉候中焦脾胃之气,浮为胃气有余,气有余便是火,数为胃气盛,热盛于内,气蒸于外,故趺阳脉见浮数。胃热盛则消谷善饥;热盛津伤,肠道失润,则肠燥便坚;中焦有热,津液转输不利,偏渗膀胱,则小便频数;日久肾气亏虚,不能蒸腾津液以上润,则口渴多饮;肾虚不能化气以摄水,水下趋无度,则小便反多,出现"男子消渴,小便反多,以饮一斗,小便一斗"的症状,这里所描述的症状即为后世所说的"下消",开创了补肾法辨治消渴病的先河。通过辨识主症特点,知其病位脏腑。以渴欲饮水、口干舌燥者为主症者,乃肺胃热盛、津气两伤,病位在肺;以消谷善饥、小便频数、大便干结为主症者,乃胃热气盛,病位在胃;以"饮一斗,小便一斗"为主症者,乃肾气不足,病位在肾。除此之外,张机还针对消渴的变证,创立治法方药。如以瓜蒌瞿麦丸治消渴之肾阳衰微证;以蒲灰散、滑石白鱼散、茯苓戎盐汤三方治消渴所并发之淋证;以黄芪桂枝五物汤治消渴并发之血痹证等,对后世学者认识、论治消渴病大有裨益。

2. 刘完素提出消渴"三消"分类纲领,创立"火热怫郁""玄府气液"学说

"金元四大家"之一刘完素在《三消论》中认为消渴有三:若饮水多而小便多者,名曰消渴;若饮食多而不甚饥,小便数而渐瘦者,名曰消中;若渴而饮水不绝,腿消瘦而小便有脂液者,名曰肾消,这一论述成为后世分消渴为上、中、下消之纲领。《三消论》云:"夫消渴者,多变聋盲、疮癣、痤痱之类,皆肠胃燥热怫郁,水液不能浸润于周身故也。"刘完素发展了《黄帝内经》"中满内热"的消渴病机认识,创立"火热怫郁"学说,经后世发扬为"消渴早期当从火断"的辨证理念,并引入"玄府气液"学说阐释水液壅塞的原因,认为机体火热怫郁,玄府郁闭,水液不得宣通，津液输布障碍，发为消渴。《素问·水热穴论》云："所谓玄府者，汗空也。"刘完素认为消渴病的发生与玄府壅塞有关，他指出玄府为气液出入之门户，是气血津液运行的通道，若通道受阻，则水液运行障碍，气血津液升降失常，引发消渴；同时，玄府的闭郁程度直接影响消渴及其变证的轻重缓急和预后转归。刘完素分别从宏观与微观两个维度阐释消渴病机，为后世临床治疗提供理论依据。

3. 张锡纯融会中西医理论，新识消渴病位

近代医家张锡纯汇通中西，提出"消渴，即西医所谓糖尿病"。张锡纯基于《难经》的记载进一步描述了"膵脏"（即西医胰脏）的解剖学位置，"膵尾衔接于脾门，其全体之动脉又自脾脉分支而来""盖膵为脾之副脏……名为散膏"。认为"膵"与脾在生理上联系密切，首次提出消渴主要病位在中焦"膵脏"，消渴起于中焦而极于上下，在病机上强调大气下陷在消渴发病中的作用，在治疗上创制了玉液汤和滋膵饮。张锡纯受《素问·经脉别论》"饮入于胃，游溢精气，上输于脾，脾气散精，上归于肺，通调水道，下输膀胱，水精四布，五经并行"的影响，认为消渴病发于中焦膵脏，膵脏病变累及脾胃，脾失运化，散津障碍，则津液不能上乘而出现口渴，肺失润养，通调失司则水液代谢失常，不能下输膀胱，则小便多。

4. 施今墨深化从脾论治消渴的内涵，丰富辨证方法

近代医家施今墨提倡中西医结合辨病辨证方法，认为近世之糖尿病即古人之所谓之消渴病，提出脾气亏虚、脾运失健是消渴的重要病机，血糖乃饮食所化之精微，脾运失健，精气不升，血中之糖不能输布脏腑、营养四肢，积蓄过多则随小便漏泄至体外。施今墨认为消渴虽以阴虚、气虚多见，但阴阳俱虚、阳虚阴寒亦可存在。消渴迁延日久，阴损及阳，阳气不足，最终可见阴阳两虚；病久及肾，肾气亏耗，饮一溲二，阳气随之外泄，寒自内生，尤以肾阳虚和脾阳虚较为多见。施今墨倡气血辨证，喜以虚实寒热为纲论治，认为消渴病以虚热之证最为常见，在临床需加以鉴别。虚有阴虚、气虚、阳虚之不同，热有实热、虚热之分，实证除热邪外还包括瘀血、痰浊、阳亢、肝风等，在辨证用药时注重兼顾虚、热、实的主次统筹用药。

5. 祝谌予、颜德馨强调"瘀血"贯穿消渴始终

祝谌予提出消渴患者多有瘀血内停的学术观点，并在国内率先开展消渴血瘀证相关研究，倡导对消渴进行分型辨证，坚持辨病与辨证相结合，主张及早采用活血化瘀法治疗消渴病，具有重要指导意义。颜德馨倡导"久病必有瘀，怪病必有瘀"说，认为瘀血贯穿于消渴发生发展的始终，因阴虚津亏，燥热内亢，虚火煎灼血液，使血液黏稠，血行滞涩而成瘀；病程日久，耗伤阳气阴血，阴血不足无以濡养，气虚无以推动血运，脉道涩而不通则成瘀血。消渴病日久阴虚燥热，耗伤津液，血行不畅，产生瘀血；反之，瘀血阻络也会导致消渴变证的发生，如瘀血阻滞于脑络、心脉、眼目等处则致中风病、冠状动脉粥样硬化性心脏病、视网膜病变等消渴变证。颜德馨认为病之初起病位在太阳阳明，而后渐至厥阴少阴；因肝肾阴亏为其本，肺胃燥热乃其标，强调"脾统四脏"之说，又因中焦脾胃是津液输布的枢纽，认为中焦脾运失健，津液输布失常无以通达周身是消渴起病的关键。同时，其认为本病多与肥胖痰湿之体有关，胖人多痰湿，脾为生化之源，若痰湿蕴脾，脾运化输布失司，津液无以输布通达周身，则易变生消渴。

6. 吕仁和提出消渴全程"三期辨证"，创立"微型癥瘕"学说论治变证

吕仁和认为传统的三消辨证已不足以概括现代糖尿病各阶段及其并发症的证候特点，遂以《黄帝内经》为基础，创立了脾瘅期、消渴期、消瘅期三期辨证法，以此来概括糖尿病从前期的隐匿期到发病期，终至并发症期三个阶段的证候特点，运用"以虚定型，以实定候"的特色辨证方法，以虚实相结合来辨证论治本病。吕仁和认为脾瘅期即糖尿病前期，其病因与多食肥甘有关，病位在脾，病机为"五气溢"，临床表现为肥胖及机体糖、脂、氨基酸、尿酸等代谢异常。消渴期为脾瘅期进一步发展而来，其病因与甘满、内热、气逆有关，病位在心脾，病机特点为甘气上溢，其临床表现为"陈气"结于中焦引发的多种症状。消瘅期即为消渴病并发症期，因消渴日久不愈，在"陈气"蓄积的基础上致"怒气上逆"，气为血之帅，气逆无以运血，久病阴血亏虚，阴损及阳，阳虚不能温煦阴血，血脉不通，日久瘀而化热。吕仁和创立"微型癥瘕说"论治消渴变证，认为消渴由于"五气溢"，导致机体形成气滞、痰凝、血瘀等病理产物，早期处于隐匿状态，之后由经及络，形成微小病变，进而由络及脏，导致脏腑功能失调、机体阴阳失衡，进而出现脏腑的病理学改变。这种由热、郁、痰、瘀等导致脏腑从功能异常到形态改变的过程与中医学"癥瘕"消散聚积的过程有类似之处，而"微型"既有病变隐匿、发生于机体微小部位之意，又提示病变尚处于疾病早期，瘕聚尚未形成癥积。"癥瘕"反映出消渴及其变证从无形可探到有形可观的疾病发展特点，提示疾病在一定程度上可控、可逆，早期干预有利于疾病防治。

【临证指要】

1. 张机辨治消渴学术思想

张机著《金匮要略》，开辨证论治之先河，主要从肺胃热盛、津气两伤证，肾热津伤证，肾气亏虚证来辨治消渴病。

（1）渴欲饮水，口干舌燥者，白虎加人参汤主之　此类证型属于后世所说之"上消"范畴，为肺胃热盛、气津两伤证。燥热与阴虚往往互为因果，燥热愈盛则阴愈虚，阴愈虚则燥热愈盛。热伤津耗气，气虚化津乏力，津亏无以上承而致口干舌燥而渴，燥热不除，则津亏而欲饮，故治以清热止渴、益气生津之白虎加人参汤。白虎汤清气分之大热，主要病位在肺胃，又加人参益气生津，用以治疗气分热盛、气津两伤之证，是治疗燥热伤阴所致消渴的代表方之一。方中加用人参益气而顾其本，体现了其治病重本的思想，同时开后世补脾益气法治消渴之先河。

（2）渴欲饮水不止者，文蛤散主之　此为肾热津伤证。燥热日久，侵及肾阴，肾阴受损不能制约上炎之火，从而心火亢盛，移热于肺，则肺燥津伤，渴欲饮水。水入不能消其热反被燥热所消，故渴不止。张机继承《黄帝内经》"热淫于内，治以咸寒"的思想，仅以文蛤一味药而成此方，文蛤味咸性寒，寒能除热，咸能润下，以折炎上之火而除热渴之疾也。

（3）男子消渴，小便反多，以饮一斗，小便一斗，肾气丸主之　此为肾气亏虚证，属后世所言"下消"之范畴。肾气丸方中附子、桂枝温补肾阳，桂枝兼可化气行水，二药相配，温补肾中之阳以助气化。补阳而不补阴，则阳无阴以化。配伍干地黄补肾填精，合山茱萸、山药补肝脾肾而滋阴。即所谓"善补阳者，必于阴中求阳，则阳得阴助而生化无穷"之意。正如《医宗金鉴》所谓："此肾气丸纳桂附于滋阴剂中十倍之一，意不在补火，而在微微生火，即生肾气也，故不曰温肾，而名肾气。"

2. 刘完素辨治消渴学术思想

据《黄帝素问宣明论方》《儒门事亲》《素问病机气宜保命集》载述统计，刘完素治消渴病用方约23首（包括同名异方），现将常用方按"三消"分述如下。

（1）"上消"之治　"上消"由于心移热于肺，津液燥少而症见胸满烦心、短气、引饮为消渴者，治之以甘寒苦寒、清滋并用之麦门冬饮子（麦冬、瓜蒌、知母、炙甘草、生地黄、人参、葛根、茯苓）。若消渴饮水无度、小便数者，以绛雪散（汉防己、瓜蒌实、黄芩、铅丹）辛寒苦寒、清肺润燥以止渴。

（2）"中消"之治　"中消"症见消谷善饥、形体消瘦者，以猪肚丸（猪肚、黄连、瓜蒌、麦冬、知母）泻火滋阴，使火清津生而消渴除。若中消胃热能食、大便干结、小便赤黄者，用顺气散（厚朴、大黄、枳实）微利之为效，正如"服此药，渐渐利之，不欲多食则愈"。

（3）"下消"之治　"下消"症见善饮而食后小便频数、饮一溲二者，方用《黄帝素问宣明论方》人参散（人参、白术、泽泻、瓜蒌、桔梗、栀子、连翘、葛根、黄芩、大黄、薄荷、白茯苓、甘草、石膏、滑石、寒水石、砂仁）。若肾消而白淫梦泄、遗精者，用珍珠粉丸（黄柏、蛤蚧粉）滋肾除热固涩。若肾消日久，阴阳俱虚者，可服八味丸倍加山药。

（4）消渴变证之治　此外，尚有治疗消渴变证的方药或三消通治方，如人参白术散（人参、白术、当归、芍药、大黄、山栀子、泽泻、连翘、天花粉、葛根、茯苓、肉桂、木香、藿香、寒水石、甘草、石膏、滑石、芒硝、生姜），用于治疗燥热郁甚、多饮且小便频数，并"兼疗一切阳实阴虚……风中偏枯……倦闷壅塞、疮疥痿痹"。《三消论》人参散（石膏、寒水石、滑石、甘草、人参），主治消渴病热盛阴虚，或燥热泻痢，或目疾口疮，或蒸热虚汗、肺痿劳嗽。

（5）饮食调摄　刘完素主张消渴治疗应重视饮食调理，发扬《素问·阴阳应象大论》"在地为化，化生五味"的理论，提出五味之本淡也，以配胃土，淡能渗泄利窍。夫燥能急结，而甘能缓之；淡为刚土，极能润燥，缓其急结，令气通行而致津液渗泄也，他认为消渴患者，不论是用药还是素日饮食，皆宜淡剂。

3. 张锡纯辨治消渴学术思想

（1）倡补大气、升气举津　张锡纯指出"消渴之证，多由于元气不升"，认为中焦气化失司，气不生津，大气下陷，气不升津是消渴病发生的主要病机，具体临床表现为"饮食甚勤，一时不食，即心中怔忡，且脉象微弱"。创制玉液汤和滋膵饮，他主张治疗应以"补""升"为重点，佐以收涩健脾之品。

玉液汤的组成：生黄芪五钱，生山药一两，知母六钱，生鸡内金二钱（捣细），葛根一钱半，五味子三钱，天花粉三钱。方中以升补大气之黄芪为君药，配伍葛根升提元气，佐以鸡内金助脾胃强健，化饮食中糖质为津液，辅以滋阴润燥之品，形成培土生金、金水相生之势，肺脾肾三脏同调，阳升阴降，云行雨施，津液得布，消渴得除，故有"使之阳升而阴应，自有云行雨施之妙也"之效。若脾胃虚寒加干姜、白术，若兼肾阳不足、火不暖土者加肉桂、附子。合方配伍精巧，体现了张锡纯治疗消渴以补气升举、滋阴润燥为主，且能收敛固涩的治疗大法。

滋膵饮组成为生黄芪五钱、大生地黄一两、生怀山药一两、山萸肉五钱、生猪胰三钱。方中以生黄芪为君药，大补元气，助脾气上升，散精达肺；生地黄济肾中之真阴，上潮以润肺，协同山萸肉封固肾关；山药补脾固肾，以止小便频数，且其色白入肺能润肺生水而止渴；猪胰子属血肉有情之品，以物补物，补人之膵脏之不足。

（2）三消分治，崇古而不泥古　张锡纯认为消渴应以"三消"理论为基础论治，即分为上、中、下三消。上消以"心移热于肺"或"肺金本体自热不能生水"为基本病机，当治以清心或清热润肺之品，可用白虎加人参汤。"白虎加人参汤，乃《伤寒论》治外感之热传入阳明胃腑，以致作渴之方。方书谓上消者宜用之，此借用也。愚曾试验多次，然必胃腑兼有实热者，用之方的"。治疗中消，若脾胃蕴有实热、右部之脉滑实者，可用调胃承气汤下之；若"饮食甚勤，一时不食，即心中怔忡，且脉象微弱者"，此乃胸中大气下陷，不可误用承气汤类方下之，宜用升补气分之药，而佐以收涩之品与健补脾胃之品，代表方为升陷汤；若脾胃湿寒、脉微弱迟濡者，可予四君子汤加干姜、桂枝尖；若湿热郁于中焦者，当予苍柏二妙散、越鞠丸。下消多为相火虚衰，肾关不固，宜用《金匮要略》之八味肾气丸，剂型上根据临床经验改丸为汤，药物选用上又当细辨"证之凉热、资禀之虚实"。

（3）善用酸收，封固肾关 张锡纯认为消渴一证与肾也密切相关，若肾虚不能固摄，则水道失调，水谷精微下注，而尿频量多。酸味入肝，肝肾同源，张锡纯在治疗消渴时常配伍五味子、山茱萸等酸收之品，"取其酸收之性，大能封固肾关，不使水饮急于下趋也"。

（4）重视调摄，饮食宜忌 张锡纯在《医学衷中参西录·治消渴方》开篇即阐述消渴忌食甜物，提出消渴病的饮食禁忌，在治疗消渴时重视饮食调摄，在选择药物时注重药食兼用，如玉液汤中鸡内金、滋膵饮中生猪胰子等。

4. 施今墨辨治消渴学术思想

（1）重视健脾补气 施今墨认为，治疗消渴病若用甘寒、苦寒滋阴泻火之品恐伤脾气，宜顺应脾喜燥恶湿之性，健脾补气以助运化实为关键。肾为先天之本，滋肾阴可降妄炎之火，水升火降，中焦渐旺，气复阴回。治疗上，创制了黄芪配伍山药、苍术配伍玄参两组药对，黄芪补脾、山药益肾，苍术健脾、玄参滋肾，在辨证基础上加用这两组药对可可降低血糖的作用。此外，消渴兼有胃肠病者，不宜妄用槟榔、神曲等消导诸药，因胃肠正气已弱，若再施以克伐，即犯虚虚之戒，宜用人参、黄芪、白术等健脾之品，使脾胃功能健全，正气充沛，邪退身安。

（2）寒热虚实论治 论治虚热证，施今墨习用白芍、五味子、生地黄、麦冬、玄参、乌梅等药，甘酸化阴，生津补液，且能除热。遇有渴饮无度等伤阴之象，习用增液汤合生脉饮加石斛等药。遇有饮一溲二等肾阴亏损之症，习用汁多腻补之品，如黄精、玉竹、山茱萸、枸杞子、肉苁蓉、菟丝子、续断、熟地黄等药。

论治实热证，如脉现洪数有力者，习用三黄石膏汤之类折其炎上之势，并重视正气，在大量用石膏、知母等药时，常仿人参白虎汤之意而佐西洋参、北沙参。论治二阳结热毒蕴结证，习用绿豆衣与薏苡仁为伍，绿豆衣质轻气寒，善清凉止渴、解毒益胃，薏苡仁甘淡渗利，善清肺热、除脾湿，二者合用，可共收益脾胃、促健运、清虚热、解毒热之功。

论治虚寒证，施今墨认为虚寒证在消渴病中少见，必须辨证准确，如常见尿意频繁，小溲清长，朝夕不断，征似尿崩，有时尿作淡青色，有时上浮一层如猪膏，口不欲饮食，舌淡不红，苔薄白，或润或不润，气短音低，大便时溏，四肢厥冷，六脉常见沉迟，尺部尤甚。此应疏进壮火、补虚、固脱、填髓之剂，习用肉桂、附子片、鹿茸、巴戟天、补骨脂、青娥丸等。

（3）对药运用 施今墨善于组方，精于配伍，特别善于双药合用，世称"施氏对药"。其治疗消渴的常用对药如下。

①苍术、玄参：苍术辛苦温，入脾肾二经，燥湿健脾，有敛脾精不禁、治小便漏浊不止之功；玄参苦咸微寒，入肺肾二经，有滋阴降火、清热解毒之能。苍术虽辛燥，配玄参可以抑其燥烈之弊而展其健脾敛精之功。二药相配既能健脾敛精，又能滋阴清热，使气复阴足，气血津液生化随之正常。

②黄芪、山药：黄芪甘温，补气升阳，偏补脾阳；山药甘平，补脾养肺、养阴生津、益肾固精、偏补脾阴。两药配伍，一阳一阴，阴阳相合，相互转化，共收健脾胃、促运化、敛脾精、止漏浊、消除尿糖之功。

③玄参、麦冬：玄参咸寒，滋阴降火、清热解毒；麦冬甘寒，清心润肺、养胃生津、解烦止渴。玄参色黑偏于入肾，麦冬色白侧重入肺，又兼走胃。两药配伍，一肾一肺，金水相生，上下既济，养阴生津，善治上消诸症，润燥止渴甚妙。

④知母、黄柏、肉桂：知母苦寒，清热泻火、滋肾润燥；黄柏苦寒，清热燥湿、泻火解毒；肉桂辛热，温中补阳、散寒止痛。知母润肺滋肾而降火，黄柏泻虚火而坚肾阴，相须为用，清化

膀胱湿热，为滋肾泻火之良剂。更有肉桂引寒达热、滋阴降火、清化下焦湿热。知母、黄柏、肉桂配伍可用于治疗下消之多尿、小便浑浊、如膏如脂等症者，亦可用于治疗消渴所致皮肤瘙痒。

⑤生地黄、淫羊藿：生地黄味厚气薄，滋阴清热、养血润燥、生津止渴；淫羊藿补肾助阳、强壮健身、舒筋通络。两药配伍，一阴一阳，阴阳俱补，实为治疗阴阳俱虚之证而设。

5. 颜德馨辨治消渴学术思想

（1）主张健脾运脾　颜德馨提出消渴病应从脾论治，补脾不如健脾，健脾不如运脾，故临床常以苍、白二术并用，共奏健脾燥湿升清之功，伍以黄连泄热运脾，使得邪热清、脾运健，则津液上承下输，而消渴自止。

（2）重视活血化瘀　颜德馨以健脾运脾和活血化瘀为治疗消渴的两大原则，创自拟方"消渴清"，由知母、苍术、地锦草、蒲黄、黄连等组成。方以苍术为君，取其健脾运脾、畅中化湿之功；知母养阴清热、生津润燥，可缓解苍术之燥性，刚柔并济，使药性平和，集固本清源之功为一体；蒲黄活血化瘀，地锦草清热解毒，黄连清热燥湿、泻火解毒。

（3）善用对药　颜德馨治疗消渴善用降糖之对药，如地锦草、鸟不宿、木瓜、知母等。地锦草流通血脉兼能治气，鸟不宿在《本草纲目拾遗》里有"追风定痛，有遗骨之妙"的记载，与地锦草合用可健脾理气活血，临床用量可达 30～60g，亦可将新鲜地锦草作为茶饮泡服。

6. 吕仁和辨治消渴学术思想

（1）主张三期辨证　吕仁和主张脾瘅期、消渴期、消瘅期三期论治。脾瘅期应重视调理脏腑、健脾益气，强调给予滋阴药物防止脾热伤津，防止进一步发展为消渴期。消渴期主要病机为脾胃受损，气机逆乱，故应重视调养脾胃、疏通气机，同时据不同临床表现进行辨证论治，善用减甘满、清内热、除陈气等治法。消瘅期治应调畅气机、理血祛瘀，临证善用丹参，在活血化瘀的同时兼有清心肝之热、活血通络止痛之功。

（2）创立"微型癥瘕"学说，重视"通"法　吕仁和创立"微型癥瘕说"论治消渴及其变证，辨治中尤重"通"法，用药常选丹参、赤芍、牡丹皮。丹参活血化瘀、通经止痛又清心除烦，赤芍、牡丹皮微寒而苦，能入心、肝、肾经清热凉血，又善清透阴分伏火。丹参以"通滞"为要，进一步增强牡丹皮"通"的功效。

【医案举隅】

1. 消渴验案 1

患者，男，56 岁。1981 年 2 月 26 日初诊。

口干、烦渴引饮两个月有余，日饮水量约 8000mL，每日进食 2kg 左右，尿频，尿量甚多，经某医院确诊为糖尿病。服中西药无效，遂来诊。诊见：神清，形体消瘦，舌质暗红，苔白兼黄燥，脉弦数，空腹血糖 240mg/dL，尿糖（++++），诊为消渴（糖尿病）。

治用：生石膏 50g，知母 15g，人参 10g，粳米 10g，甘草 15g，石斛 15g，丹参 25g。水煎服。连进 8 剂。

二诊：3 月 6 日。患者三多症已减（尿量仍多），舌质暗红已退，苔白微干，脉弦。查空腹血糖 160mg/dL，尿糖（+）。依前方减石斛，加覆盆子 15g，继进 8 剂。

三诊：3 月 19 日。患者自觉症均减，舌质红，苔白，脉缓。复查空腹血糖 110mg/dL，尿糖（-），继服上方 3 剂，以巩固疗效。嘱服六味地黄丸，每次 2 丸，日 2 次，以善其后，追访至今，未见复发。（张家礼 . 金匮要略选读 . 北京：中国中医药出版社，1999）

按：结合患者口干、烦渴引饮的主症及舌脉，判断此为肺胃热盛、津气两伤之消渴病。患者烦渴喜饮、口干舌燥，为肺胃热盛、津气两伤之候。热邪伤津耗气，气虚化津乏力，津亏无以上承而致口干舌燥而渴，水入虽能暂缓其渴，但不能除热，热邪不除，津气不复，故渴欲饮水，水入则消，但消后仍渴。故治以清热止渴、益气生津之白虎加人参汤。方中石膏甘寒，清气分之邪热，知母苦寒质润，可助石膏清阳明经热又可滋阴润燥，粳米、炙甘草甘润养胃，加人参益气健脾生津、顾护脾胃。患者形体消瘦，说明体内津气两虚已久，故加石斛养胃滋阴；舌质暗红，邪热已入血分，故用丹参凉血活血，全方共奏清热生津、益气活血的功效。二诊三多症已缓，唯尿量仍多，考虑患者为中年男性，肾气亏虚，失于固涩而多尿，故去石斛，加覆盆子益肾固精缩尿。三诊症状均明显改善，予六味地黄丸补益肾气、调和阴阳。

2. 消渴验案 2

患者，男，50 岁。1991 年 7 月 10 日初诊。

患者自述有高血压病史 15 年，糖尿病病史 10 年，冠心病病史 6 年，高脂血症、脂肪肝病史数年，现使用胰岛素及降压药，血糖、血压控制尚可。经常出席宴会，食肉较多。尿蛋白（＋）。尿蛋白定量 450mg/24h。肾小球滤过率（GFR）135mL/min。B 超检查示中度脂肪肝。心电图检查提示 ST-T 改变。超重，无烟酒嗜好，精神体力尚可。急躁易怒，时有口鼻目干，大便干燥，舌红苔黄，脉弦细数。

西医诊断：2 型糖尿病，糖尿病肾病早期，高脂血症，高血压，冠心病，脂肪肝。

中医诊断：消渴，消瘅期，肾病虚损期。

辨证：肝肾阴虚，血脉瘀阻。

治宜滋养肝肾、行气活血、通经活络、消癥化瘕。

药用：枸杞子 10g，菊花 10g，山茱萸 10g，生地黄 15g，牡丹皮 15g，赤芍、白芍各 15g，川芎 15g，枳壳、枳实各 10g，香附 10g，鬼箭羽 20g，莪术 10g，茵陈 30g，栀子 10g。7 剂，每日 1 剂，水煎服。

嘱少吃肉类、海鲜，加食苦瓜、南瓜、萝卜、豆芽、白菜、扁豆、生菜等，每日坚持运动，力戒焦躁。复诊见各项指标好转，症状减轻。（孙光荣，鲁兆麟.国家级名老中医糖尿病验案良方.郑州：中原农民出版社，2013）

按： 吕仁和把糖尿病肾病病损初期称为"虚损期"，虚损期血脉不通，转而化热，形成的癥瘕积聚为"微型癥瘕积聚"，损伤脉络甚轻，临床症状很少，甚至没有明显症状，若能有效除陈气、解怒气、清热活血通络，使机体不再形成新的癥瘕，消化已成之癥瘕，则病损有望康复。本案患者肝肾阴虚，治宜滋养肝肾，方选杞菊地黄丸加减，以枸杞子、菊花、生地黄、牡丹皮、山茱萸为滋养肝阴的基本药物，再加茵陈、丹参、赤芍、白芍以清肝、柔肝、养肝、保肝、益肾、利心。另外方中川芎、枳壳、枳实、香附行气活血，又有栀子清利三焦水道，再配以莪术、鬼箭羽消癥化结，不仅使血络中已经形成的微型癥瘕缓慢化解，更防止新的癥瘕形成，使已损之血络康复。

参考文献

1. 王仁和，石岩.金元四大家从"火"论消渴病机理论研究［J］.辽宁中医杂志，2018，45（8）：1616-1618.

2. 于荣霞，马会霞，徐静，等.消渴病代表医家典型医案的中医数理解析［J］.中医杂志，2017，58（2）：123-127.

3. 韩天雄，颜琼枝.国医大师颜德馨教授辨治糖尿病经验［J］.浙江中医药大学学报，2012，36（10）：1067-1069.

4.田凤胜，李文东.张锡纯治疗消渴病经验及理论探析［J］.中华中医药杂志，2011，26（11）：2726-2727.

5.李霞.《金匮要略》趺阳脉诊法探析［J］.中国中医基础医学杂志，2009，15（6）：409-410.

四、汗证

汗证是指由于阴阳失调，腠理不固，而致汗液外泄失常的病证。其中，醒时经常汗出，活动后尤甚者，称为自汗；睡时汗出，醒则汗止者，称为盗汗，亦称为寝汗。临床上以出汗为主要表现的病证还包括脱汗、战汗、黄汗。

汗是阳气蒸化津液经玄府达于体表而成的。人们对于汗的认识，早在《黄帝内经》中就有记载。如《素问·阴阳别论》的"阳加于阴，谓之汗"、《素问·评热病论》言"人所以汗出者，皆生于谷，谷生于精"。《灵枢·五癃津液别》云："天暑衣厚则腠理开，故汗出……天寒则腠理闭，气湿不行，水下留于膀胱，则为溺与气。"生理性的出汗与气温、衣着、活动、情绪、饮食均有密切关系，身体通过出汗来调节阴阳平衡，使机体与外部环境相适应。《素问·经脉别论》曰："惊而夺精，汗出于心；持重远行，汗出于肾；疾走恐惧，汗出于肝；摇体劳苦，汗出于脾。"描述了不同情形下的汗出与五脏的联系。自汗、盗汗，均为汗液过度外泄的病理现象，一般来说，以属虚者多。张机在《金匮要略·水气病脉证并治》中首次记载了盗汗的名称，并认为盗汗多由虚劳所致。自汗、盗汗也常伴见于其他疾病过程中，如《三因极一病证方论·自汗论治》中提到，自汗可由历节、肠痈、脚气、产褥等病引起，此当着重针对病源治疗。朱震亨认为自汗属气虚、血虚、湿、阳虚、痰；盗汗属血虚、阴虚，对两者的病理性质作了概括。张介宾对汗证作了系统的概述，他在《景岳全书》中提到自汗多属阳虚，盗汗多属阴虚，但"自汗盗汗都各有阴阳之证"。王清任在《医林改错》中补充了针对血瘀所致自汗、盗汗的治疗方药。

【理论经纬】

汗证病位在卫表肌腠，涉及肺、心、脾、肝、肾。汗出或因肺气不足、营卫不和，以致卫外失司而津液外泄，或因阴虚火旺、邪热郁蒸而逼津外泄。基本病机是阴阳失调，腠理不固，营卫失和，汗液外泄失常。一般自汗多属气虚不固；盗汗多属阴虚内热，但因肝火、湿热等邪热郁蒸所致者，则属实证。病程久者或病变重者会出现阴阳虚实错杂的情况，自汗久可以伤阴，盗汗久可以伤阳，出现气阴两虚或阴阳两虚之证。汗液本为精气所化生，若汗证持续时间较长，常发生精气耗伤的病变，以致出现精神倦怠、肢软乏力、不思饮食等症。

1. 张介宾提出"自汗盗汗都各有阴阳之证"

张介宾明确指出自汗、盗汗的特征并肯定前人对汗证的认识：自汗多属于阳虚，是由卫气失司、腠理不固所引起的，治宜"实表补阳"；盗汗者因阴虚阳亢，虚热内生，迫津外泄而成，治宜"清火补阴"。"自汗者属阳虚""盗汗者属阴虚"，此为大法，不可不知也。在此基础之上，张介宾还提出了新的观点，他认为"自汗盗汗亦各有阴阳之证"，即除阳虚外，阴虚也会导致自汗的发生；除阴虚内热外，阳虚也会产生盗汗。如遇烦劳大热之类多自汗，饮食、劳倦、酒色之火皆能令人自汗，此皆为阳盛阴衰之自汗；而寐时盗汗，卫气入于阴，则阳虚于表，故盗汗亦有阳虚之证。

张介宾区分了汗证的阴阳，指出"阳汗者，热汗也，阴汗者，冷汗也"，阴证之汗证（阴汗）包括：气虚或阳虚腠理不固之汗证，亡阳之汗，气血不足之汗证，此类汗证是因正气内虚，寒生于中，汗随气泄所致。阳证之汗证（阳汗）包括：火热逼津外泄之汗证，虚火内生、阴津被扰、不能自藏之汗证，湿热内盛、邪热郁蒸、津液外泄之汗证。在临床上，可以观察出汗有无伴随热象，来判断其属阴或属阳。汗证多虚，不论自汗、盗汗，张介宾认为有热象者，是火盛灼伤津液，可知是阴虚；无热征者，则是由于表卫不固，是属阳虚。"但察其有火无火，则或阴或阳，自可见矣。盖火盛而汗出者，以火烁阴，阴虚可知也；无火而汗出者，以表气不固，阳虚可知也"。此外，对于阳虚致阴汗，张介宾认为阳气内虚可致寒气内生，阴盛阳衰，阴无所主，阴液从玄府而出是为阴汗。此外，突然的情绪波动，如惊吓、恐惧等也可致阳气顿消，阴汗外泄。病后产后、大吐大泻失血之后多体虚，继而汗出者，也为阴汗。《素问·阴阳应象大论》所言"阴胜则身寒汗出，身常清，数栗而寒"，属于阴汗。

治疗方面，张介宾指出汗出不治六证：汗出而喘甚者、汗出而脉脱者、汗出而身痛甚者、汗出发润至巅者、汗出如油者、汗出如珠者，皆不治，因六者多属绝汗，多在疾病危重时出现，为病势危急的征象，对待此类汗证要慎重，"不可妄为用药"。治疗时，强调不能见汗止汗，汗出是祛邪外出的一种方法，"病后多汗，若伤寒，若疟疾，凡系外感寒邪，汗出热退而有汗，不即止者，此以表邪初解，必由腠理卫气开泄，其汗宜然"。临证时要详辨汗出原因，思考是否该敛汗止汗。如果的确需要使用止汗收汗剂时，再酌情选用收敛之品，如麻黄根、浮小麦、乌梅、北五味子、小黑豆、龙骨、牡蛎等。

2. 叶桂治法灵活，强调治汗求本

叶桂认为产生自汗主要原因有三点：一是卫阳之气衰弱，阳气失于固摄；二是劳损伤及营卫，阴液外泄；三是由于阴虚内热生，蒸腾津液而出。盗汗的原因有"阴虚热盛""阳浮不潜""营卫交虚"与"命门衰微"。五心汗出为劳伤心神，因"火与元气，势不两立，气泄为热为汗"。手足汗出则多为"水谷留湿，湿甚生热"。至于脱汗，系"阴阳失于交恋"，有亡阳、亡阴之分。亡阳为阳气走泄，阳飞欲脱；亡阴为阴精大伤，损在阴分。同时，叶桂还善于发掘脉象与汗证的内在联系：自汗者，若脉细微，则卫阳虚；盗汗者，若见脉数、弦或弦数兼见则为阴虚阳浮，若两尺脉空大则为命门火衰；脱汗的脉象多为"无神"之表现。

叶桂治疗汗证治法灵活多变，他强调辨证论治、治汗求本，在《临证指南医案》中的汗、中风、虚劳、咳嗽、呕吐、温热、疟、崩漏等篇章中都可以找到治疗汗证的方法，其常用经方灵活加减应用于各类汗证，鲜用麻黄根、糯稻根、浮小麦等收敛止汗药物。

3. 张锡纯不泥古论，丰富汗证论治方法

张锡纯形成了治疗"大气下陷之多汗"的完整理论，认为人胸中的大气，与卫气息息相关，大气充满于胸中，则卫气周密，护于全身。因卫气不能抵御外邪，汗液失于收涩，导致胸中大气虚损，甚至大气下陷，易出现大汗淋漓的症状。故而针对性地创制了升阳举陷法，自制了升陷汤，提出通过升下陷之气、大补胸中大气以治疗大气下陷所致的多汗。此外，张锡纯还论述了"肝经虚极之多汗"，此种多汗见于寒温外感诸证，大病瘥后不能自复者，可表现为寒热往来，虚汗淋漓；或但热不寒，汗出而热解，须臾又热又汗，目睛上窜；或喘逆，或怔忡，或气虚不足以息等欲脱症状。"肝主气化"，肝的气化为全身气化的总司，通过升发元气，可以形成大气而作用于全身，人虚极者，肝风先动，为元气欲脱之兆。肝胆脏腑相依，胆为少阳，主寒热往来，肝为厥阴，虚极亦为寒热往来。因此，对于肝经虚极之多汗的脱证治疗，强调从肝论治。肝主脱证，治当酸敛，肝气虚寒，治当温补，运用酸敛补肝之法，善用山茱萸，山茱萸味酸性温而敛肝，治疗肝经虚极之多汗最效，代表方为来复汤。此外，对于大病后阴阳不相维系或阴阳俱虚之汗脱重症，则强调治以补阴为主，助阳为佐，重用收敛以固脱，用既济汤，重用熟地黄、山药以峻补真阴，佐以附子，协同芍药，引浮越之元阳下归其宅，以山茱萸、龙骨、牡蛎以收敛，使阴阳固结。

4. 任继学提出自汗亦有阴虚血虚之变

任继学认为自汗与阳虚、阴虚、气虚、血虚有关。任继学认为汗之渊源，是以精、血、水、津、液五者为原，经命门元阳之火温化，相火激发，肾之施泄于三焦，经三焦蒸腾，血液中水津、水精中的浆液、气中之水液、分化津液之精营之液、浊阴之气液，经肝之疏泄，脾胃升降之力和输布之功，由气液之道，进入上焦如雾，布入中焦如沤，流注下焦如渎，各有所归化。轻清之气输布于脏腑、经络、皮毛、筋骨为生理之用；浊阴之气液施注于肝，转化为泪（肝开窍于目），入于肺分解为涕（肺开窍于鼻），入于脾分化为唾，由廉泉泌出（脾开窍于口），入于肾，注入膀胱转化为尿，入于心注入血液，故血是汗之源。其汗由血液循行入腠理，经腠理渗泄之门而排出，以上皆为生理之汗。关于自汗、盗汗、额汗、手足汗、身半汗出等，皆是病理之汗。病理之汗可由外感六淫或时疫之毒、情志失调、饮食不节、外感失治误治、阳明胃热等引起，其病机有阳虚，气不固津护液者，亦有阴虚，火扰津液，不得安内者，更有湿热蒸发，造成腠理失密，玄府功能弛缓，津液外溢而自汗者。

在止汗药的使用上，根据《黄帝内经》"五脏汗出"理论，其将临床常用止汗药进行如下归纳：麻黄根用治肺虚卫外不固之汗；紫石英、远志、龙骨、酸枣仁、人参、莲子心，用治汗出于心；青龙齿、当归、枸杞子、山茱萸、白芍，用治汗出于肝；龙眼肉、白术、荷叶梗、鸡内金、乌梅，用治汗出于脾；生山药、山茱萸、熟地黄、鹿角胶、龟甲胶、羊脊髓，用治汗出于肾。久治不瘥者，用生牡蛎、五味子、麻黄治疗，常收效。

5. 李玉奇灵活辨证，丰富汗证诊疗思路

李玉奇指出五脏为病可导致汗证，汗出必有气耗之证。李玉奇认为多汗之证一为血虚、营卫失调，二为气虚不能敛阴制汗，故治当调营益卫、敛汗固精。汗乃精气也，汗出即精失，对虚证而言，敛汗即为固精，故虚者可以伍用收涩固摄之品，有补益而无敛邪之弊；而对邪郁半表半里之汗出，误用收涩之法则有闭门留寇之嫌。对表邪侵袭肺卫之证可沿用桂枝汤原方，显效亦然。对邪热郁蒸之汗出，除邪方可使正气归位，津液不致外泄。热邪为患，给予清热；湿邪作祟，法以除湿；以其他症状表现为主兼见汗出者，针对主症辨证治疗，施药得当，疾病除则汗立止。

【临证指要】

1. 张介宾辨治汗证学术思想

针对汗证的治疗，张介宾以阴阳为纲，对汗证的论治作了系统整理，所选诸方多为临床常用之方，辨证对因治疗而达汗止病愈之功。

（1）阳证自汗、盗汗　自汗、盗汗属阳证者会出现热证脉象，临床表现会有夜热烦渴或便热喜冷，以当归六黄汤、保阴煎论治；心火亢盛，烦躁不宁汗出者，生脉散、天王补心丹、朱砂安神丸主之；阴虚虚火内生不甚者，用一阴煎、加减一阴煎治疗；邪火内盛，血热而汗出者，用正气汤、黄芩芍药汤、清化饮。

（2）阴证的自汗或盗汗　患者汗出却不见热象，要加以分析，慎用凉药，防止败伤阳气。若是因气虚所致，用三阴煎、参归汤、人参建中汤。见睡中盗汗而无火，用参苓散、独参汤。阳气俱虚者，用参附汤、大建中汤之类。若气虚火衰甚者，用大补元煎、六味回阳饮。卫气不固，腠理不密之自汗，用黄芪六一汤、玉屏风散、芪附汤等。误汗过汗，汗多伤阳，阳气虚微者，宜三阴煎、五阴煎、独参汤；虚甚者，宜大补元煎、六味回阳饮。

（3）战汗　张介宾指出，战汗多因阴虚，应补其阴乃得愈。战汗一出，尚表明正能胜邪，可能"伤敌一千，自损八百"，对于正虚难以战汗而愈者，予大补温热之剂及艾灼回阳等法助正祛

邪，助其汗出而愈。

（4）头汗　张介宾亦将头汗分为阴阳两证：邪热上壅的阳证、阳气内脱的阴证。阳证依邪实性质不同分别论治：表邪所致的头汗、脉紧数，治之宜散，方选小柴胡汤、柴胡桂枝干姜汤、新方诸柴胡饮等；火邪引起的头汗，脉象以洪滑为主，同时也会有烦热的表现，宜用清法，如人参白虎汤、益元散等；结胸引起的头汗，会有心下痞满的表现，宜用泻法，如大陷胸汤、小半夏茯苓汤等；便秘也会引起头汗，症状表现为腹部胀痛，宜用下法，可选用承气汤治疗。阴证则以虚证为主，且病情危重，诸虚泄泻、阳脱头汗者，宜急救之，方选独参汤、大补元煎、六味回阳饮等。

（5）湿汗与病后汗出　张介宾对湿汗与病后汗出之证也有论述。湿汗症见汗出、身重困倦、脉缓大、声音如从瓮中出。湿汗亦以阴阳分辨，湿热、寒湿致汗分属阳证、阴证而治之：湿热之阳证，则去其火而湿自除，依前阳证之法论治；寒湿之阴证则助其火而除湿，依前阴证之法论治。或以健脾除湿之法，取玉屏风散、四君子汤、五君子煎等方，使脾健水运而湿去汗收。

2. 叶桂辨治汗证学术思想

（1）酸甘化阴，镇阳理虚　叶桂常用甘酸化阴法"补阴以营内"来治疗体质虚弱、脾胃虚损的患者。阴虚盗汗者，其常用当归六黄汤治疗，他认为此方中黄芩、黄连、黄柏苦寒之性较强，妄用既伤津液，又损胃气，因此常用人参、五味子、炙甘草等甘酸之品补气养阴，从而达到止汗的目的。对于自汗有热者，医家多予凉药清之，叶桂认为"不必见热投凉"，用"镇其阳以理虚"即可，镇阳药与补益药一起用，既可达到清热药物的功效，亦可保存阳气。方用人参、半夏、茯苓、炙甘草、牡蛎、浮小麦、大枣，其中牡蛎镇其虚浮之阳，其余各药理其脾胃之虚。

（2）养心安神敛汗　叶桂认为心与汗关系密切，处方中常用养心安神之品。如治某"脉芤，汗出，失血背痛"即用人参、炒当归身、炒白芍、炙甘草、酸枣仁、茯神，方中酸枣仁、茯神宁心生血、酸收敛汗。若因惊而汗出者，叶桂亦从心论治，如某"因惊外触，见症神怯欲迷，已经肢厥冷汗怕动"，此汗由惊而来，故只需治惊汗自止，方用人参、茯神、酸枣仁、生龙骨、石菖蒲、炙甘草、大枣、小麦，方中茯神、酸枣仁、炙甘草、大枣、小麦均可安神养心，且药味占据方之大半。

（3）善用经方加减止汗　叶桂善用经方，常灵活加减应用于各类汗证。如治疗亡阳汗证，常用"救逆法"，即桂枝去芍药加蜀漆龙骨牡蛎救逆汤。叶桂以本方去芍药，因芍药虽有收敛作用，但亡阳应以救逆为先，去之更增其效。若汗出亡阳，阳损及阴者，则加人参，人参大补元气，不碍回阳救逆，又可充养阴液，比之芍药更为适宜。若遇虚劳汗证，汗出日久、劳伤形损、胃纳不佳者，常选用建中法，即以温补营卫、健运脾土来止汗，治以黄芪建中汤去姜。叶桂在多个汗证案例中均用黄芪建中汤，但不原方搬用，而喜去姜使用，其意为汗泄日久，阴液已伤，故去姜发散则不致耗气伤液，更利于收敛汗孔、恢复津液，这充分体现了其使用经方的灵活性。

3. 张锡纯辨治汗证学术思想　张锡纯尊重古人学说，但不泥古，有鉴别地继承发挥了"大气"学说和"肝主气化"理论，立足于"大气下陷"和"肝主脱证"的病理特点，提出"升阳举陷""酸敛补肝"的治疗大法，针对心肾亏虚之汗证，独创既济汤作为救脱专方，与时俱进，拓宽了经方治疗今病的思路。

（1）大气下陷，营卫不和之汗出　凡大气下陷，外卫之气亦虚也。盖人之胸中大气，息息与卫气相关，大气充满于胸中，则卫气收紧，密护于周身，捍御外邪，使不得着体，即或着体，亦止中于卫，而不中于营，此理固显然也。胸中大气虚损，不能吸摄卫气，卫气散漫，不能捍御外邪，则外邪之来，直可透卫而入营。故凡胸中大气虚损，或更下陷者，其人恒大汗淋漓，皆因大气虚损，其汗先有外越之机，而外邪之来，又乘卫气之虚，直透营分，扰其营中津液，外泄而为汗也。治此之汗必用黄芪升下陷之气，大补胸中大气。升陷汤中重用黄芪配伍升麻、柴胡以升阳举陷；并以知母之凉润，以制黄芪之温；桔梗载药上行，用为向导，主治胸中大气下陷之证。方中黄芪为君药，以补大气之不足，以知母制之防变生内热。气以升为顺，故以柴胡、升麻两药升提大气，桔梗轻清，以之引药上行中焦。综而观之，其组方简约，构思巧妙。原方主治胸中大气下陷诸症，或见气短不足以吸，或满闷怔忡，或气息将停等，其症难以悉数。

（2）肝胆虚极，虚汗外出　气虚欲脱，其脱在肝。张锡纯认为"凡人元气之脱，皆脱在肝，故人虚极者，其肝风必先动。肝风动，即元气欲脱之兆也"。"见汗出浑身如洗，目上窜不露黑睛，左脉微细模糊，按之即无，此肝胆虚极，而元气欲脱也"。"元气之上行，原由肝而敷布，而元气之上脱，亦即由肝而疏泄也……盖元气上脱由于肝，其下脱亦由于肝，诚以肝能为肾行气，即能泻元气自下出也"。因此，张锡纯对虚证，尤其是极虚欲脱之证都从肝论治，善用山茱萸进行救治，其所创之方来复汤，全方由山茱萸二两、生龙骨一两、生牡蛎一两、生杭白芍六钱、野台参四钱、炙甘草二钱组成，全方立意巧妙，构思精准，配合精当，用药独具一格，临床疗效甚著。在制方中，张锡纯用药独到，力推山茱萸补肝阴以救脱，用量达二两（60g），因其味酸，酸为肝之本味，故其能补肝，酸性能收，故能敛汗，是为主药；用药如用兵，固脱者，须重兵出击，故用量达二两。生龙骨、生牡蛎二药，亦有收敛之功，协助山茱萸以固脱；杭白芍味酸亦入肝家，相助以敛肝补肝之用；配伍野台参力补元气，以收气阴双补之功，炙甘草补中并调诸药。

（3）肾阴亏虚，阴阳偏胜汗出　张锡纯曾救治一少年，素体虚弱，又耽于烟色，病之后，头面汗出如洗，其脉微弱无及，数至七至。张锡纯言其元气虚极，其脉可至极数，可知此为虚人汗出。男子耽于烟色，日久耗伤肾阴，阴液不足，失去宁静功能，脏腑功能虚亢，精神亢奋，产热增多，津液分泌增多可见汗出。世人常用药中上品人参补气救脱，配伍代赭石纳气归根，治疗阴不敛阳，浮阳外脱，张锡纯认为人参虽作为益气上品，但元气将脱，唯补气药不足，以收敛药为主，而山茱萸性味酸温，酸可固阴，温可补阳，加熟（生）地黄、山药滋补肾阴，生山药又补中焦脾胃；阳气外浮佐使一钱附子敛阳。张锡纯独创既济汤作为阴阳两虚救脱专方。既济汤重用熟地黄、山药以峻补真阴，加附子阴中求阳，山茱萸、生龙骨、生牡蛎收敛固涩，杭芍敛阴潜阳，茯苓安神利湿，防止滋补滞腻。本方以补阴为主，助阳为佐，重用收敛以固脱，乃张机肾气丸加收敛之品演化而成。

（4）心气不足，津汗外泄之汗出　张锡纯言友人张寿田治疗患者心痛伴大汗出，愚医误投消通之法不解，汗出更甚，见其须人手按而心痛如故，心悸怔忡，全身汗出如洗，友人速投山萸肉二两，急服两剂，心痛及诸病皆除。山萸肉主心下邪气，通九窍、流通血脉、滋补心肾，于收涩之中又兼疏通之性。此人"心痛大汗出"以心气亏虚为本，心痛的原因在于心气不足，气不统血，气血瘀阻见心痛，不通则痛，不荣亦痛；汗本阴津，汗出阴伤，浮阳外泄，大汗淋漓导致阴阳外脱。山茱萸急补阴津，直入心阴，且"敛正气不敛邪气"，则"心痛除根"。大汗外出，用大剂量山茱萸急救因心中虚瘀的汗脱，实为因虚致汗的急救方法。张锡纯多用山茱萸治疗心悸，在选药上注明生用且干净去核者，用时务须将核去净。用量从五钱到一两、二两、四两不等，治疗汗脱证，药大力专，急救固脱。煎煮方法上有爆火煎一沸饮下、煎数沸急服。山茱萸去核取其味酸，酸能固脱，而尝后不甚酸者，不可用。

4. 任继学辨治汗证学术思想

任继学提出阳虚与阴虚都可导致自汗这一病证，从而出现腠理失密，津液外溢。在临床上，将其分为四类证型，即阳虚证、阴虚证、肝气郁结证与阳明虚热证。

（1）**阳虚证** 本证候多见全身乏力，畏寒肢冷，动则多汗，额上、脊背尤甚，大便多溏，小便清白，舌淡红，苔薄白，脉沉迟。治以温阳和中、调和营卫。方拟温阳固津汤，药用桂枝、白芍、炙甘草、白术、附子、黄芪、浮小麦、牡蛎、山茱萸、生姜、大枣。症见左半身汗出，或冷或热，脉见沉虚尺弱者，是阴中阳衰之候，药用熟地黄、茯苓、山药、枸杞子、菟丝子、黄芪、当归、龟甲胶、浮小麦、生牡蛎。

（2）**阴虚证** 本证候多见头中热感，口舌干，不时汗出，手足心热，心烦少寐，颜面额红，舌尖红赤，苔少，脉沉数。治以滋阴潜阳、益营敛汗。方拟育阴敛汗饮，药用生地黄、知母、黄精、浮小麦、龟甲胶、白薇、麦冬、生牡蛎、山茱萸、砂仁、胡黄连。症见右半身汗，或热或冷，脉沉虚而缓，药用炮附子、肉桂、鹿角胶、熟地黄、当归、桑叶、玉竹、枸杞子、浮小麦、生牡蛎、葱子。

（3）**肝气郁结证** 本证候多见两胁不舒，善太息，易怒，汗时出，脘腹胀，口苦，尿赤，颜面淡青黯红，舌红赤，苔白中部薄黄，脉沉弦。治以疏肝理气、和营敛汗。方用鳖血炒柴胡、白芍、青皮、浮小麦、生牡蛎、山茱萸、生地榆、郁金。加减：烦而怒、心悸汗出、脉见弦数者，选加沉香、女贞子、远志、莲子心、黄连。

（4）**阳明虚热证** 本证候多见饮食入胃，遂觉身热汗出，口干喜饮，善饥欲食，颜面两颧及口唇红，便干，溺黄，舌淡红，苔薄黄，脉沉数而虚。治以养阴清热、和胃固津。方拟沙参、麦冬、石斛、白薇、玉竹、知母、生牡蛎、浮小麦、乌梅、生石膏。加减：症见饮酒汗出、脉数疾者，加枳椇子、砂仁，减生石膏。

5. 李玉奇辨治汗证学术思想

李玉奇认为多汗原因有二，血虚而致营卫失调或气虚不能敛阴制汗，治法为补气血、调营卫。

（1）**肝郁血虚之多汗** 思虑烦劳过度或忿郁恼怒，肝失疏泄，肝郁气滞化火，火灼营血，心阴受损。汗为心之液，心神失守，故而汗液开泄失和。本病以更年期妇女多见。治以养血疏肝、健脾安神。方用甘麦大枣汤合逍遥散加减化裁，甘草、小麦、大枣、合欢花养血健脾安神，当归和血活血，白芍养血调经，桃仁活血通络，心血得养，营血得安则精气充；柴胡引经少阳、解肝郁，青皮、木香疏肝理气；佐以栀子清肝热解肝郁，肝郁得达，脾气舒畅，营血乃生，心神自安。全方以疏肝解郁、养血调经之法，不止汗而汗止，此恰为辨证之奥妙所在。

（2）**心阳不振之多汗** 五脏化液，在心为汗。此为心脾气虚，心阳虚鼓动无力而见面白心悸、自汗；脾虚无以运气，气虚失于固摄致动则益汗。治法：振奋心阳，补益心脾。方以桂枝龙骨牡蛎汤加减，意在振奋心阳、补脾益气、敛汗固摄。桂枝、甘草温补心阳；龙骨、牡蛎敛汗固精、安神定志；黄芪、白术、山药补脾健脾、益气生血、鼓动血行；当归和血活血，与酸涩之五味子相配一收一散，养血敛汗；佐用防风走表，防止固汗敛邪。全方温阳益气重在补心补脾，意在固汗，但仍不可疏忽敛汗过程中所致留邪之弊，故调以当归、防风收散，使得汗孔开泄有度才是治汗之本。

（3）**营卫不和之多汗** 此乃感受风邪，邪气不散，流于经脉，阴阳之气不相顺接所致。治法：疏通营卫。方用桂枝汤化裁。以桂枝汤解肌发表、调和营卫；黄芪健脾以益气补中；细辛、防风散寒祛风，配以僵蚕、当归、红花疏通经络、调卫和营。桂枝汤属解表剂，然此证为经络中风，与风邪袭表证不同，在治疗时多加活血通络的虫类药以疏经通络。

【医案举隅】

1. 汗证验案 1

友人毛仙阁之哲嗣印棠，年二十余。于孟冬得伤寒证，调治十余日，表里皆解。忽遍身发热，顿饭顷，汗出淋漓热顿解，须臾又热又汗，若是两昼夜，势近垂危。仓促迎愚诊治，及至见汗出，浑身如洗，目上窜不露黑睛，左脉微细模糊，按之即无，此肝胆虚极，而元气欲脱也。盖肝胆虚者，其病象为寒热往来，此证之忽热忽汗，亦即寒热往来之意。急用净山茱萸二两煎服，热与汗均愈其半，遂为疏方用净山茱萸二两，生龙骨、生牡蛎各一两，生杭白芍六钱，野台参四钱，炙甘草二钱（此方名来复汤），连服两剂病若失。（张锡纯.医学衷中参西录.太原：山西科学技术出版社，2009）

按： 此例为张锡纯用来复汤治疗忽热忽汗验案。来复汤全方由山茱萸二两，生龙骨、生牡蛎各一两，生杭白芍六钱，野台参四钱，炙甘草二钱组成，主要用以治疗寒温外感诸证，大病瘥后不能自复，寒热往来，虚汗淋漓；或但热不寒，汗出而热不解，须臾又热又汗，目睛上窜，势危欲脱；或喘逆，或怔忡，或气虚不足以息。全方立意巧妙，构思精准，配合精当，用药独具一格。张锡纯认为，当厥阴肝经虚极之时，其肝风必先动，肝风动，为元气欲脱之兆也。又肝与胆脏腑相依，胆为少阳，主寒热往来；肝为厥阴，虚极亦为寒热往来。

2. 汗证验案 2

李某，男，69 岁。7 年前曾患夜间多汗，晨起床褥印有人形之湿迹，平素最易感冒，当时转战各地，亦未多加治疗。中华人民共和国成立后在京任职，夜汗未现。四个月前，因感冒服阿司匹林，汗出甚多，此后每于晨间三四点时即出汗如洗，醒后遍身冰冷，不敢再睡。2 个月来不能安眠，精神疲倦，苦恼异常。饮食、二便如常。舌苔薄白，舌胖有齿痕，六脉芤大，沉取无力。辨证立法：阳气者卫外而为固。今阳虚不能卫外，汗液易泄，遂成多汗，拟补气固表为治。处方：炙黄芪 30g，野白术 10g，炒防风 3g，五味子 6g，云茯苓 10g，生牡蛎 12g（先煎），生龙骨 12g（先煎），五倍子 6g，云茯神 10g，熟酸枣仁 12g，浮小麦 30g，炙甘草 6g。

二诊：前方服 4 剂，服至第 2 剂汗即减少，4 剂则汗止，夜汗即除，睡亦通宵安然，精神焕发，希予常服方，以资巩固。处方：炙黄芪 30g，米炒党参 10g，野白术 10g，炒防风 3g，茯苓皮 10g，生牡蛎 12g（先煎），生龙骨 12g（先煎），浮小麦 30g，怀山药 30g，五倍子 6g，乌梅肉 5g，炙甘草 6g，五味子 6g，白薏苡仁 30g，炒远志 6g。另：龙骨、牡蛎各 60g，五倍子、五味子各 15g，研为细粉，擦身止汗。（吕景山.施今墨医案解读.北京：人民军医出版社，2009）

按： 此例为施今墨治盗汗验案，以玉屏风散合牡蛎散为主方，疗效良好。治表虚不固，用之多验。用乌梅、五味子者，取酸以敛之，益阴止汗也。

3. 汗证验案 3

袁某，男，64 岁。外感时邪，乍寒乍热，两胁苦满，伴咳嗽有痰，口苦，心烦，至夜间合目则盗汗出，湿透衣被，甚以为苦。脉弦有力，舌苔白滑。此冬令时邪，先犯肺卫，治不如法，乃传少阳。少阳气郁不疏，相火内蕴，逼迫津液外出，故见盗汗。

药用：柴胡 12g，黄芩 10g，半夏 10g，生姜 6g，党参 9g，生石膏 15g，炙甘草 9g，鱼腥草 10g，桔梗 6g。服药 2 剂，盗汗止而诸症愈。（刘渡舟.经方临证指南.北京：人民卫生出版社，2013）

按： 此例为刘渡舟治盗汗验案。《伤寒论》云："三阳合病，脉浮大，上关上，但欲眠睡，目合则汗。"今人治盗汗，多从阴虚论治，一般不从阳邪考虑。殊不知少阳本寓相火，邪入少阳，则气郁火蕴；至夜间目合之时，阳入于阴，阳热内迫，则里热更甚，里热甚则逼津外出，亦往往导致盗汗。此亦属于少阳枢机不能主阴阳表里气机出入之变，所以用小柴胡汤解郁利枢而能止其盗汗。

参考文献

1. 郑涵，鲁明源.《内经》论汗 [J].山东中医杂志，2017，36（1）：9-10，32.

2. 王小芳，韩新民.《景岳全书》以阴阳为本论治汗证 [J].安徽中医药大学学报，2019，38（4）：8-10.

3. 冯瑞雪，张紫微，张再康.论张锡纯胸中大气下陷学说的形成 [J].中医杂志，2016，57（17）：1455-1459.

4. 周鸿飞，钱俊华.叶天士《临证指南医案》治汗特色探析 [J].江西中医学院学报，2013，25（4）：1-2.

5. 王辉，王垂杰.国医大师李玉奇学术思想篇——多汗症临床证治 [J].新中医，2012，44（9）：148-149.

6. 崔秀丽，傅延龄.浅析《伤寒论》"但头汗出"诸证的病机 [J].山西中医，2008（9）：44-45.

五、内伤发热

内伤发热，是指以内伤为病因，以脏腑功能失调、气血阴阳失衡为基本病机，以发热为主要临床表现的一类病证。临床上多数表现为低热，但有时可以是高热或自觉发热而体温并不升高。一般起病较缓，病程较长。西医学中的功能性低热、肿瘤、血液病、结缔组织病、结核病、慢性感染性疾病、内分泌疾病等所引起的发热，以及某些原因不明的发热，均可参照本病进行辨证论治。

早在《黄帝内经》即有关于内伤发热的记载，其中对阴虚发热的论述较详细，《素问·调经论》云："阴虚则内热。"在治疗上，《素问·至真要大论》提出了"诸寒之而热者取之阴"的原则。汉代张机所著的《金匮要略》中就提到了甘温除热治法，即以小建中汤治疗虚劳之"手足烦热"。宋代钱乙在《小儿药证直诀》中论述了治疗内伤发热的方剂，提出心热用导赤散、肝热用泻青丸、脾热用泻黄散、肺热用泻白散，并将金匮肾气丸化裁为六味地黄丸用以治疗阴虚内热。金元时期，李杲在《脾胃论》中将甘温除热的治法具体化，提出"以辛甘温之剂，补其中而升其阳，甘寒以泻其火"，并创制补中益气汤作为甘温除热的代表方剂，其在《内外伤辨惑论》中对内伤发热与外感发热的鉴别作了详细的论述，并拟当归补血汤治疗血虚发热。朱震亨对阴虚发热有较多论述。明代张介宾在《景岳全书》中对内伤发热的病因作了比较详细的论述，其对阳虚发热的论述较多，并以右归饮、理中汤、大补元煎、六味回阳饮等作为治疗阳虚发热的主要方剂。明代秦昌遇《症因脉治》最先明确提出"内伤发热"这一病名。清代李用粹在《证治汇补》中对发热的类型作了比较全面的归纳，其补充了外感发热之外的发热类型，包括郁火、阳郁、骨蒸、内伤、阳虚、阴虚、血虚、痰证等，并列出相应的选方。除此之外，清代王清任《医林改错》及唐宗海《血证论》对瘀血发热的辨证及治疗作出了重要贡献。

【理论经纬】

发热是人体脏腑气血阴阳失衡的表现。《素问·调经论》云："有所劳倦，形气衰少，谷气不盛，上焦不行，下脘不通，胃气热，热气熏胸中，故内热。"内伤发热大体可归纳为虚、实两类。内伤发热虚证的基本病机是气血阴阳亏虚，脏腑功能失调，阴阳失衡。引起虚证的主要原因有中气不足、血虚失养、阴精亏虚及阳气虚衰。实证的基本病机为气郁、血瘀、湿郁，壅遏化热。引起实证的主要原因有气郁化火、瘀血阻滞及痰湿停聚。本病可出现虚实的相互转化。如阴虚发热，病久耗伤精气，则致气阴两虚；阴损及阳，转为阴阳两虚。气虚发热，久则耗伤阴精，则成气阴两虚；气虚日久，不能生血，而致气血两虚；气损及阳，阳衰气弱，则转为阳虚发热。久病则由实转虚，或见虚实兼夹。如瘀血病久，损及气、血、阴、阳，可分别兼见气虚、血虚、阴虚或阳虚。内伤发热病久可变生他证。发热日久不愈，耗伤人体气阴，可使脏腑功能渐衰，虚损过劳而成虚劳；郁而发热，耗伤阴津，虚风内动可见颤证；气滞则血瘀，久而瘀血致热，渐成积证。

1. 钱乙首创白术散，明确诊治小儿五脏客热的方法

儿科之圣钱乙重视脏腑辨证，针对小儿生理脏腑柔弱，五脏六腑成而未全、全而未壮，病理特征易虚易实、易寒易热的特点，系统地在《小儿药证直诀》中论述了五脏客热的症状、治则、治法及方药，内容包括肝热、心热、肺热、脾热、肾虚，钱乙还首创白术散，专门治疗脾虚津伤之证，并强调"不论阴阳虚实，并宜服"。其中的大多数方剂在后世广为应用，适应人群也从小儿扩大到成人。

2. 李杲倡甘温除热之论，创"阴火"学说

金元四大家之一的李杲在《内外伤辨惑论·辨寒热》中提出内伤发热是指在内伤基础上出现发热的症状，其发热机制为"非表伤寒邪，皮毛间发热"，而是"肾间受脾胃下流之湿气，闭塞其下，致阴火上冲"，表现为蒸蒸而躁热，上彻头顶，旁彻皮毛，浑身躁热，作须待祖衣露居，近寒凉处即已，或热极而汗出亦解。由此创立内伤发热之"阴火"学说，李杲创新性地提出甘温除热理论，即用甘温之品，补中升阳，用甘寒之品，泻其邪火，从而扶正达邪以协调阴阳之法，并创立了治气虚发热的代表方剂补中益气汤。正如李杲在《脾胃论·饮食劳倦所伤始为热中论》中所云："温能除大热，大忌苦寒之药，损其脾胃。脾胃之证，始得则热中，今立治始得之证。"全面系统地阐述了甘温除热理论并广泛应用于临床各科，指导疾病诊疗。"甘温除热"理论以《黄帝内经》"劳者温之，损者温之"为理论基础，首见于《内外伤辨惑论·饮食劳倦论》。李杲甘温除热理论的形成与钱乙的影响密切相关，后者特别重视脾胃升降功能，在其代表作《小儿药证直诀》中创立专治脾虚发热之白术散，其健脾升清、理气和中以退热的治法就蕴含了甘温除热之意，是李杲后来创立补中益气汤的灵感来源。

李杲提出"火与元气不两立"，首创"阴火"学说。《内外伤辨惑论·辨阴证阳证》在论述内伤形成的过程中提及"阴火"，"既脾胃有伤，则中气不足，中气不足，则六腑阳气皆绝于外，故《经》言五脏之气已绝于外者，是六腑之元气病也。气伤脏乃病，脏病则形乃应，是五脏六腑真气皆不足也。唯阴火独旺，上乘阳分，故荣卫失守，诸病生焉"。而在《内外伤辨惑论·饮食劳倦论》中，李杲首次详细论述了气火失调致内伤发热的机制：饮食失节，寒温不适，则脾胃乃伤。喜怒忧恐，劳逸过度，而损耗元气。既脾胃虚衰，元气不足，而心火独盛。心火者，阴火也。起于下焦，其系系于心，心不主令，相火代之。相火，下焦包络之火，元气之贼也。火与元气不能两立，一胜则一负。脾胃气虚，则下流于肾肝，阴火得以乘其土位。由此可知，阴火并非专指某一病证，而是存在于内伤发热诸证之中。李杲的"火与元气不两立"之说，其实是对"阴火"学说及内伤发热病机的高度概括。脾胃气虚、清阳下陷、浊阴不降为发热的三大环节。其主要病机：脾胃亏虚，气机升降失司，易致清阳不升，浊阴不降，清浊相混，阴阳反作则阴火乃生。

3. 周仲瑛强调从脏腑虚实论治慢性疾病的发热

周仲瑛认为慢性疾病持续低热或反复发热的病证多可从内伤发热辨治。内伤发热的病性不外虚、实两类，由气郁化火、湿热壅滞及瘀血阻滞所致者属实；中气不足、血虚失养、阴精亏虚及阳气虚衰所致者属虚。临床上病情复杂，相关证型容易混淆，应结合病史、四诊等相关信息，仔细辨别各类型发热的病因病机。特别注意内伤发热之虚证，除辨别阴、阳、气、血之虚外，还应结合脏腑辨证，例如气虚发热主要责之于脾，阴虚发热需鉴别肝肾与肺胃的不同。周仲瑛认为先天禀赋不足是风湿免疫疾病发热的主要病因，感受外邪时会加重发热。主要病机为"热附血而愈觉缠绵，血得热而愈形胶固"，即瘀热互结，同时又与其他邪气如风邪、燥邪、湿热等相兼，合而为病，最后导致病邪郁遏，阳气失宣，表现为症似外感而实属内伤之象。本类疾病主要病理变化可归纳为：一是阳盛阴亏，津血耗损，热郁血瘀，本虚标实同见；二是久病入络，络热血瘀，瘀热胶结，病多迁延不愈；三是病涉多脏，脏腑体用皆有损害，甚至不可逆转。

4. 邓铁涛倡导外感发热病统一寒温辨证

邓铁涛倡导外感发热病统一寒温辨证，并提出创建中医发热病学以研究发热病的证治规律，统一外感、内伤发热之辨证论治。外感发热病强调辨病与辨证相结合，认为鉴别外感与内伤是诊治发热病的关键。内伤发热病的辨证则以脏腑辨证为总纲，以五脏相关学说为指导，从整体观出发，注意脏腑之间的联系。先辨其病位的脏腑归属，如发热每因劳累而起，伴乏力自汗、食少便溏或食后腹胀，病在脾胃；若发热由情志不舒而起，伴有胸胁胀满，口苦口干，则病位在肝。其次辨发热之虚实：气郁、痰湿、血瘀、内生五邪等因素引起的发热属实证，如膀胱湿热证、风湿热痹证等；由于阴阳气血亏虚所致者属虚，包括肝肾阴虚发热证、脾肾阳虚发热证（真寒假热证）等。虚实证候之间可相互兼夹、转化。在论治内伤发热时强调"甘温除大热"，邓铁涛认为甘温除大热的应用不应仅局限于发热或高热，关键在于抓住此类证候的本质，即气虚或阳虚，他认为气虚、阳虚都可致发热，发热程度与阳气虚衰密切相关，虚阳愈亢则发热愈高，因此甘温除大热法应用的关键在于明确发热的本质。

5. 董建华重视气机郁闭、脾虚湿困在内伤发热中的关键作用

董建华对内伤热病颇有建树，认为临床中内伤发热虽证机复杂，但总不离虚实之辨。气郁发热、湿热发热、血瘀发热等都属于实证发热；气虚发热、阴虚发热、阳虚发热等都属于虚证发热。董建华针对此六种临床常见内伤发热类型，提出治内伤发热六法：疏肝解郁法、化湿清热法、化瘀清热法、益气除热法、滋阴清热法、补阳归原法。董建华认为内伤发热以气机郁闭最为常见，诚如《丹溪心法》中所云："气有余便是火。"在生理条件下，气机升降以脾胃为枢；在病理条件下，气机怫郁以肝气为首，如多数功能性低热，主要的临床表现为午后潮热，胸胁苦满，咽干口燥，情志不畅，舌红脉弦。董建华提出脾虚湿困是内伤发热发病的中心环节，湿性黏滞，阻滞气机，郁而发热，主要症见低热不退，午后为著，胸闷身重，渴不欲饮，舌苔白腻，脉濡数。而气血运行不畅，壅遏气机而生热为血瘀发热的基本病机，症见时发低热，或局部发热，口干咽燥而不欲饮，痛有定处或有肿物，舌紫暗或有瘀斑，脉弦涩。对于脾胃气衰，中气不足，阴火内生之气虚发热，常见于久病不已或劳倦过度，可表现为低热时作，气短懒言，易汗出，食少便溏，舌淡苔薄，脉细数。阴虚发热的基本病机为阴虚阳胜，水不制火，症见手足心热或骨蒸潮热，心烦失眠，盗汗，舌红少津，脉细数。阳虚发热是虚证发热中较少见的发热类型，症见发热，恶寒肢冷，喜暖喜按，舌胖，苔白润，脉沉迟。

【临证指要】

1. 钱乙辨治内伤发热学术思想

（1）论述五脏客热证治　钱乙作为儿科大家，遣方用药都以小儿的生理病理为基础，讲究柔润，轻清灵动，小儿五脏柔弱，故力戒妄攻、误下与峻补，尤其注重调护脾胃。在其著作《小儿药证直诀》里详细论述了五脏客热相关诊治方法，如泻青丸治肝热、泻白散化肺热、导赤散清心热、泻黄散散脾热等。其中的泻黄散，又名泻脾散，寓"火郁发之"之意，主要针对脾热弄舌之证。脾恶湿，脾病则易被湿困，治脾不顾其湿，非其正治也。泻黄散泄脾脏之热，并非用苦寒之药以折其热，而是用藿香、山栀子仁、石膏、甘草、防风，同蜜酒炒香，水煎服。此方中防风用量最大，石膏与栀子仁用量最少，可见其制方之意不在寒凉泄热，而是升散火热之邪而甘缓补中。方中防风、藿香均为风药，能疏散火邪使其不伏于脾土之中，另风能胜湿，又防脾病湿困之虞，可谓火郁发之的最佳诠解。石膏、栀子仁并非苦寒降火之药，能除脾胃中热，同时又能解肌热而泻火于外。甘草甘缓，脾欲缓，甘能缓脾，合防风而缓弄舌之风热动象。究其方名之"泻"字，并非泻下之意，实为泻出之法，泻的目的是使气机上下通行，里外通畅，使之不郁于内。李杲推崇此法，在其著作中创立治疗阴火的名方如升阳散火汤、补脾胃泻阴火升阳汤，都是据泻黄散衍生而来。

（2）创立儿科脾虚发热代表方——白术散　针对小儿脾虚津伤之证，钱乙创制健脾益胃、醒脾化湿之白术散，寓"升清阳，行津液"之意。《小儿药证直诀》中载有"白术散，治脾胃久虚，呕吐泄泻，频作不止，津液苦竭，烦渴躁，但欲饮水……不论阴阳虚实，并宜服"。论述白术散的组成为人参二钱五分，白茯苓五钱，白术五钱，藿香叶五钱，木香二钱，甘草一钱，葛根五钱，渴者加至一两，其中以甘温药物为主，具有温脾健胃、调畅气机之效。四君子汤益气健脾、温而不燥、补而不滞、固护脾胃。葛根生脾胃所伤津液、升提清阳，一可鼓舞胃阳、游溢精气、化中焦湿浊；二可助脾阳升清、恢复脾散精微的功能，以合胃共化中焦湿浊，使湿热相离，正气复、湿邪去，则热自降。木香一可芳香醒脾化湿；二可疏肝解郁，以防脾土湿困，肝木不升，郁而克土，肝木和畅升发，气机调畅，则肺、胃气机得复，使热循其道而归。广藿香一可芳香化湿以助葛根、木香化湿浊之功；二可解表，合"火郁发之"治法。诸药合用，则虚热之症不治自退，津液得疏则渴止。

2. 李杲辨治内伤发热学术思想

（1）"甘温除热"之义　李杲著有《内外伤辨惑论》《脾胃论》《兰室秘藏》等，创立"甘温除热"理论和"阴火"学说，认为气虚发热是因脾胃气虚、升降失常、清浊相干、气火失调之阴火致病。针对其病机特点，当以培补脾胃之气，升其下陷清阳，降其壅滞之阴火，"甘温除热"法应运而生。"温能除大热"始见于《内外伤辨惑论·饮食劳倦论》。"甘温除热"理论指导下的组方原则见于《脾胃论·脾胃胜衰论》，"今所立方中，有辛甘温药者，非独用也；复有甘苦大寒之剂，亦非独用也，以火、酒二制为之使，引苦甘寒药至顶，而复入于肾肝之下，此所谓升降浮沉之道，自耦而奇，奇而至耦者也（阳分奇，阴分偶）。泻阴火以诸风药，升发阳气以滋肝胆之用，是令阳气生，上出于阴分，末用辛甘温药接其升药，使大发散于阳分，而令走九窍也"。可见"甘温除热"法需合理结合运用"辛甘温药"与"风药"以升阳，并可根据情况配伍甘苦寒药。

（2）"甘温"药物之特点　《素问·宣明五气》中记载"甘入脾"，在《兰室秘藏》中曰其"甘能泻火"，《本草备要·药性总义》则总结为"甘者，能补能和能缓"。而温性属阳，主入脾胃，具补益扶正的作用。可见甘温之药，具缓急之性，主入脾胃，补益元气，有长养之力，有升发之用，有生血之功，且由于特定药味"甘能泻火"，故合理配伍可在补益升阳的同时兼而发挥下行清热之力。

（3）"甘温除热"之方——补中益气汤　补中益气汤首见于《脾胃论·内外伤辨惑论》，其被后世视为李杲"重脾胃，贵元气，主升发"学术思想的代表方。所谓补中，即调补脾胃；所谓益气，即增益，亦有升发阳气之义。李杲在《脾胃论·补中益气汤》中提到"黄芪（病甚，劳役热者一钱），甘草（以上各五分，炙），人参（去节，三分，有嗽去之），以上三味，除湿热烦热之圣药也。当归身（三分，酒焙干，或日干，以和血脉），橘皮（不去白，二分或三分，以导气，又能益元气，得诸甘药乃可，若独用泻脾胃），升麻（二分或三分，引胃气上腾而复其本位，便是行春升之令），柴胡（二分或三分，引清气，行少阳之气上升），白术（三分，降胃中热、利腰脐间血）"。此方配伍极为巧妙，方中重用黄芪，补中益气、升阳固表，为君药。配伍人参、白术、炙甘草助君药补气健脾之力，同为臣药。气虚日久，阴血亦亏，故配入当归养血和营；陈皮行气和胃，使诸药补而不滞，俱为佐药。再少入清轻升散的升麻、柴胡，协黄芪以升提下陷之中气。《本草纲目》谓"升麻引阳明清气上升，柴胡引少阳清气上行……脾胃引经最要药也"。如李杲所云"胃中清气在下，必加升麻、柴胡以引之，引黄芪、人参、甘草甘温之气味上升……二味苦平，味之薄者，阴中之阳，引清气上升也"。纵观全方，可使脾胃健运，元气内充，气虚得补，气陷得举，清阳得升，诸症可除。

（4）"甘温除热"之用药规律　李杲常用的甘温除热方剂有补中益气汤、补脾胃泻阴火升阳汤、升阳益胃汤、升阳除湿汤、升阳散火汤、当归六黄汤，通过用药规律分析可发现其特点。其一，善用辛温以升阳。李杲在《脾胃论·天地阴阳生杀之理在升降浮沉之间论》中指出："损伤脾胃，真气下溜，或下泄而久不能升，是有秋冬而无春夏，乃生长之用，陷于殒杀之气，而百病皆起；或久升而不降亦病焉。"强调生长升发的一面，制方配伍多用辛温升提之品，阳气升发，阴火乃降，升阳药物的使用频率高于黄芪、人参、白术等补气药物。升阳药物多采用质地空疏、气轻味薄、辛温上升的药物，如升麻、柴胡、羌活、防风、独活、蔓荆子、葛根之类，使阳气升而阴火自息，其中以柴胡、升麻应用最多。其次，独重甘温以补中。李杲认为治饮食劳倦所得之病，乃虚劳七损证也，当以温平、甘多辛少之药治之，是其本法也。唯当以辛甘温之剂补其中，实为"劳者温之，损者益之"之旨。其三，巧用苦寒以泻火。李杲善补其中、升其阳，偶用苦寒或甘寒以泻其火，多采用黄柏、黄连、黄芩，有时配生地黄、石膏、知母等。每用苦寒泻火，用量极轻，多加酒制或炒，意在泻火，以免伤及脾胃。

3. 周仲瑛辨治内伤发热学术思想

（1）主张分虚实论治　周仲瑛治疗内伤发热遵循"实则泻之，虚则补之"的原则，属实者，宜在疏肝解郁、清化和中、活血化瘀的基础上，适当配伍清热药，可选用丹栀逍遥散、蒿芩清胆汤及血府逐瘀汤；属虚者，则应益气、养血、滋阴、温阳治本而退热，可选用补中益气汤、归脾汤、清骨散及肾气丸。周仲瑛在选药方面，实证发热之肝郁化火证，喜用牡丹皮、栀子、柴胡、黄芩、龙胆草、夏枯草；瘀血发热，喜用川芎、赤芍、丹参、桃仁、红花、制香附，并配合广地龙、炙水蛭等虫类药物。对于虚证发热，脾气虚者治，以甘温除热，重用黄芪、白术、升麻；血虚者，则重用当归、黄芪、党参、白芍、仙鹤草、茜草，配合白薇、十大功劳叶；阴虚发热者，喜用银柴胡、十大功劳叶、白薇、地骨皮等，对于肝肾阴虚者，选用大生地黄、知母、炙鳖甲等滋养肝肾，对于肺胃阴伤者，配合润肺滋胃之南、北沙参及百合、麦冬等；阳虚发热者重用益火助源之肉桂、仙茅、淫羊藿、鹿角胶、肉苁蓉等，合熟地黄、山茱萸、知母阴中求阳。

（2）重视和解清化，透达伏邪　对于湿热中阻所致发热，治疗上以和解清化为基本原则，临证常以小柴胡汤、蒿芩清胆汤、达原饮合用，多用青蒿、香薷、藿香等清透之品，大豆黄卷、佩兰、胡黄连、六一散等清化之品，北柴胡、草果、槟榔等宣化之品。以外感方药用于内伤发热，起到透达伏邪的作用。若湿热化燥伤津，单纯清化则伤阴津，纯粹养阴有恋邪之弊，当兼顾阴津，可用小柴胡汤合藿朴夏苓汤，清化湿热、和解枢机，加鸭跖草、淡竹叶，增强轻清透解之力，再合石斛、芦根甘寒养阴，或蒿芩清胆汤、连苏饮合麦门冬汤化裁以清热化湿、和解枢机、益气养阴，如此便能达到养阴而不滋腻、燥湿而不伤阴的目的。

（3）发热后期，顾阴护中 无论外感还是内伤，有一分发热就有一分阴伤，因此外感热病后期顾阴是常法，内伤热病及早育阴也是基本思路。治疗后期既要清化余邪，又要益气养阴，有时还要对症用药。同时周仲瑛也重视胃气，内伤低热，脾胃多弱，药量宜轻，由少及多，勿用重剂，以防损伤中气。脾胃较弱，或胃气已伤者，当在药物中加健脾和胃调中之品，如炙鸡内金、焦山楂、焦神曲、炒谷芽、炒麦芽及陈皮、竹茹等。

4. 邓铁涛辨治内伤发热学术思想

邓铁涛紧扣气虚发热本质，丰富"甘温除热"学说。他认为四君子汤、归脾汤、十全大补汤、升阳散火汤等都可归属于"甘温除大热"理论之中。同时他认为用甘温之品如人参、当归、白术、黄芪之类可治疗39～40℃之高热。对于虚实夹杂之证，除了可采用李杲主张的补中益气汤为基本方外，还应根据中气虚弱之重轻，累及脏腑之多寡，兼夹证之有无等而辨证加减，灵活运用甘温除大热法，其用方并不拘泥于补中益气汤。可随证选用升阳散火汤、升阳益胃汤、黄芪人参汤、归脾汤、当归补血汤、四君子汤及桂附八味丸加减。

5. 董建华辨治内伤发热学术思想

（1）内伤发热之实证论治 临床上，董建华常用疏肝解郁法治疗气郁发热，善用郁金、牡丹皮、栀子、连翘、柴胡、当归、八月札等药物，常将柴胡、薄荷配伍使用，疗效甚佳。若脉数热重者，加龙胆草、黄芩清泄肝热；湿郁化热治宜化湿清热。董建华主张用芳香化湿、清轻宣透法治疗湿郁化热，常用藿香、佩兰、大豆黄卷芳香化湿，配半夏、茯苓、薏苡仁、滑石健脾渗湿，同时也强调慎用苦寒燥湿药，以免阻遏气机。治疗血瘀发热，善用桃红四物汤养血活血。

（2）内伤发热之虚证论治 对于气虚发热，董建华选用甘温除热之法，黄芪因其升阳举陷、固表止汗之效常作为首选药物，除此之外还常配伍十大功劳叶、仙鹤草等除热抗毒药物，十大功劳叶滋补中脏、除虚热，仙鹤草有强壮滋补的功效。治疗阴虚发热予以滋阴清热法，喜用鳖甲、白薇，鳖甲咸寒，补而兼清，长于软坚，清热之力较强；白薇性寒而不伤阴，是治疗阴虚内热的要药。阴虚之发热，若热势较盛，需在方中配伍足量清虚热药，以滋阴退热，热甚者加知母、石膏。阳虚发热，属于真寒假热，阴盛于内，格阳于外，只有温补肾阳，使阳气归原，才能达到退热的目的。董建华喜用生鹿角、熟地黄，鹿角益肾助阳，配肉桂、仙茅、淫羊藿益火之源；熟地黄滋肾水、益真阴，配知母、黄柏、泽泻，滋补清热，寓善补阳者阴中求阳之意。

【医案举隅】

1. 内伤发热验案 1

一中年妇女，患双脚足心热三年有余，夜间为甚，寒冬两脚不需盖被至天明，发热甚时，则酸胀难受，影响睡眠，精神苦恼。诊见两脚底无异常，面色憔悴，困倦乏力，精神不振，纳食无味，身体消瘦，口干不多饮。予知柏八味丸进服，连服六剂，获显效，愈后两个月复发，继用原方迭进，现已四年，其病未再发作。（李仲稻. 南方医话. 北京：北京科学技术出版社，2005）

按： 足心系涌泉穴，属足少阴肾经。肾为"先天之本""水火之脏"，分为肾阴与肾阳。肾阴是肾精作用的体现，全身各个脏腑都要依靠肾阴滋养，肾阳则是推动人体各个脏腑生理活动的动力，是一身阳气之根本。虚而有热为阴，虚而无热为阳。本案患者，由于久病耗伤肾精，肾阴虚损，阴虚生内热，故见足心热，夜间为甚，属五心烦热之一。法以滋阴补肾，泻其无名之火，选方知柏八味丸。

2. 内伤发热验案 2

陈某，男，47 岁。1982 年 12 月 29 日初诊。

起病4个月，发热呈周期性，每次发热持续约1周，间歇约3周。始则微有恶寒，继则身热、头晕、肢楚、得汗后身热能退，与任何治疗用药无明显关系，热退后精神饮食如常。舌苔薄白，边有齿痕，脉细。

辨证：气虚发热。

治法：甘温除热。

处方：柴胡5g，炙桂枝5g，党参12g，炙黄芪12g，炙甘草5g，焦白术10g，当归6g，炒白芍10g，升麻3g，生姜3片，大枣5枚。5剂。

药后发热未起，饮食睡眠均佳，身有微汗，两胁部微感胀痛不适，苔脉如前。治守原法，原方10剂。随访5个月，病情未曾反复。（周仲瑛．周仲瑛临床经验辑要．北京：中国医药科技出版社，1998）

按：本病经全面系统检查，原因未明，其特征是发热呈周期性，可归为"热有定时"一类。患者舌苔薄白、边有齿痕、脉细，显属气虚，故取甘温除热法，选用补中益气汤加减。因先有形寒而后有发热，且有身楚，得汗热退，表现为卫气不和之候。《伤寒论》云："病人脏无他病，时发热，自汗出而不愈者，此卫气不和也，先其时发汗则愈，宜桂枝汤。"故方中加入桂枝汤以调和营卫，果然药后微汗，热未再起。

参考文献

1. 叶丽红，周红光，吴勉华．周仲瑛教授治疗内伤发热经验［J］．中国中医急症，2003（6）：545-546.

2. 陈坚雄，邱仕君，刘成丽．邓铁涛中医发热病学学术构想分析［J］．广州中医药大学学报，2012，29（6）：716-718，724.

3. 王长洪，陈光新．董建华院士妙治内伤发热六法［J］．中医药学刊，2002（3）：269-272.

4. 张万年，文艺，郑昕，等．"甘温除大热"理论发微与临证体会［J］．中国中医基础医学杂志，2017，23（10）：1475-1476.

5. 陈玉萍，马淑然，王庆国，等．基于肝藏象理论探讨补中益气汤甘温除热的机理［J］．北京中医药大学学报，2013，36（7）：441-444.

6. 高金金，杨金萍．钱乙《小儿药证直诀》调理脾胃思想探析［J］．广州中医药大学学报，2010，27（6）：628-630.

7. 刘玉良．《证治汇补》病证辨治特色与成就探析［J］．湖南中医杂志，2010，26（2）：110-112.

8. 齐元虎．从《小儿药证直诀》探钱乙的学术思想［J］．四川中医，1989（7）：7-8.

六、虚劳

虚劳，又称为虚损，是以脏腑虚损、气血阴阳失调、久虚不复成劳为基本病机，以五脏虚证为主要临床表现的多种慢性虚弱证候的统称。西医学中的各系统、各器官发生的多种慢性消耗性和功能衰退性疾病，如慢性肾衰竭、恶性肿瘤后期等，当出现相类似于虚劳的临床表现时，皆可参考本病辨证论治。

早在《黄帝内经》及《难经》中便出现了关于"虚""劳""损"的论述，《素问·宣明五气》有"五劳所伤"，《素问·通评虚实论》有"精气夺则虚"等多种记载。《难经·十四难》以"五劳"立论，根据五脏所主及特性提出虚损的治法。东汉张机《金匮要略·血痹虚劳病脉证并治》首次将虚劳进行单篇论述，"虚劳"病名由此确立，并详细论述了症因脉治，创制建中汤类方温补脾肾。隋唐时期，巢元方在《诸病源候论》中将虚劳定义为五劳、六极、七伤的总称。宋代医家根据不同病因对虚劳病名进一步分类，出现"风劳""冷劳"等病名。金元时期，在对虚劳的治疗上，朱震亨注重补养精血，李杲提倡甘温补中，从脾胃论治虚劳病。明清时期，出现较多对虚劳病的独特认知，尤其是《红炉点雪》《医宗金鉴》等专著的出现，使得医家从病因病机、方药证治等诸多角度论述虚劳，中医虚劳理论逐渐完善。历代医家对虚劳的论述十分丰富，至今关于虚劳的研究仍在不断发展，已成为众多危重疾病诊治的主要参考。

【理论经纬】

本病病因与禀赋不足、后天失养、外感内伤、病后失养、失治误治有关，基本病机为脏腑阴阳气血（精）的亏损。五脏互关，且气血同源、阴阳互根，在病变过程中常互相影响。虚劳病理性质以本虚为主，根据虚损性质的不同而有阴、阳、气、血虚损之分。病位涉及五脏，尤以脾肾为要。其一，肾有肾阴、肾阳之分，禀赋元阳不足或后天阳气受损，阳败则体弱，而肾阴之虚多与肾精密切相关。以肾阳虚为主者，临床多见腰背酸痛，遗精，阳痿，多尿或不禁；以肾阴虚为主者，可见眩晕、耳鸣、颧红、舌红、少津、脉沉细。其二，脾胃作为"后天"之本，医家在论述虚劳时常合而论之，脾胃不足是虚劳病情发展、预后不良的重要因素，以脾胃阴虚为主者，多见口干唇燥、不思饮食、大便燥结，甚则干呕、呃逆、面色潮红、舌干、苔少或无苔、脉细数；而脾胃阳虚者多见面色萎黄、食少、形寒、神倦乏力、少气懒言、大便溏薄、肠鸣腹痛、舌淡苔白、脉弱。对于阴、阳、气、血虚损，阴虚损者主要表现为五心烦热、口干舌燥、盗汗、舌红苔少、脉细数；阳虚损者主要表现为面色苍白、形寒肢冷、舌质淡胖有齿痕、脉沉细；气虚损者主要表现为面色萎黄、神疲体倦、懒言声低、自汗、脉细；血虚损者主要表现为面色不华、唇甲淡白、头晕眼花、脉细。随着虚劳病病情进展，在病变过程中会出现一脏受累、累及他脏、相互转化的状况，而且气虚日久阳也渐虚，血虚日久阴也渐虚，阳损日久累及于阴，阴虚日久累及于阳，以致病势日渐发展，病情趋于复杂。

1. 张机首篇论述虚劳，方证相参

张机《金匮要略·血痹虚劳病脉证并治》中首次将"虚劳"列为病名单篇论述，开虚劳辨证论治之先河。原文对虚劳论述详尽明确，从脉、证、方综合论述虚劳。虚劳篇首提虚劳脉象总纲：夫男子平人，脉大为劳，极虚亦为劳，指出了虚劳及虚劳早期脉象变化，亦体现了精气内损和脾气亏虚为导致虚劳的两大病机。其论述疾病，重视脉证，在"虚劳篇"中对虚劳脉象的论述详细而全面。在虚劳治疗上，分三大法，即祛风、祛瘀、补虚，其中祛风以薯蓣丸为虚劳风气百疾方，祛瘀以大黄䗪虫丸为虚劳干血方。补虚一法中有虚劳失精之桂枝加龙骨牡蛎汤、天雄散，虚劳里急之小建中汤、黄芪建中汤，虚劳腰痛之八味肾气丸，虚劳不得眠之酸枣仁汤；妇人产后腹痛之当归生姜羊肉汤等。其中多数方剂现今应用仍十分广泛，成为治疗虚劳的代表方剂。

2. 孙思邈从脏腑论虚劳，完善其证治

孙思邈的《备急千金要方》与《千金翼方》集前代医学之大成，成为史上经典医学文献，对后世产生了极大影响。此两本著作从脏腑着手，分析虚劳证治调养，其中《千金翼方》单列虚损及妇人虚损，不单继承《诸病源候论》中对五劳六极七伤的认识，更从寒热情志及外邪等方面探讨虚损病因证治。《备急千金要方》中则分章节列脏腑及相关六极证治，卷中"肝劳"指肝脏虚劳，如"肝劳病者，补心气以益之……治肝劳虚寒，关格劳涩，闭塞不通，毛悴色夭……治肝虚寒劳损，口苦，关节骨疼痛"。描述实为虚劳与肝相关症。而此卷下文论述"筋极"云"凡筋极者，主肝也"，并从虚、实两方面分述筋极方证。在"肾脏"卷中从脏腑虚证论述七伤，即肝伤善梦、心伤善忘、脾伤善饮、肺伤善瘦、肾伤善唾、骨伤善饥、脉伤善嗽。《千金翼方》"补益"

卷中首述"虚损论"，重视心肾，指出虚损心肾二脏最先受邪；孙思邈在《备急千金要方》"妇人方"中单列"虚损"，首次较为详细地论述了妇人虚损的常见病证，认为"妇人产讫，五脏虚羸，唯得将补"。在孙思邈的著作中亦列出了虚劳调理之法，体现对生命的重视，规劝世人保养调适才是健康生活大法。

3. 张锡纯融会虚劳之中西医认识

张锡纯在《医学衷中参西录》中记载了治疗"虚劳""痨瘵"等慢性虚弱类疾病的理法方药。《医学衷中参西录》中记载之虚劳，临床表现为形体羸瘦，饮食不壮筋骨，肌肤甲错，或自汗，或咳逆，或喘促，或寒热不时，或多梦纷纭，精气不固，其概念较现代中医学之虚劳概念范围更小，大致包括呼吸系统疾病、男性生殖系统疾病和神经精神相关的慢性疾病后期。其中记载的痨瘵，相当于现代之肺结核后期，临床表现为羸弱已甚，饮食减少，喘促咳嗽，身热脉虚数。张锡纯对痨瘵的理论认识延续了明清时期医家对痨瘵的认识。此外，《医学衷中参西录》还详细记载了"痨瘵""虚劳"的治则、治法及用药经验。

4. 路志正详辨机体阴阳虚实，以肾为本论治虚劳

路志正认为，肾阳是人体诸阳之本，五脏之阳皆取于肾，虚劳的病机关键为肾阳虚。虽大多邪伤直损少阴阳气，但因肾藏精、寓元阳亦寓元阴，生理上阴阳互济、精气相生，病理上更是阴病及阳、阳病及阴，故遵《黄帝内经》"阳病治阴，阴病治阳""从阴引阳"之旨，亦崇王冰"壮水之主以制阳光、益火之源以消阴翳"之精妙，指出本病的实质存在阴阳两虚、精气俱损及虚实夹杂的复杂情况，绝不可片面认为纯虚无实或阳气伤而阴精无损，否则临证辨治必有不当，甚则贻害性命。

5. 邓铁涛创立五脏相关学说，丰富虚劳辨证论治

邓铁涛提出五脏相关学说，即把人体的功能归纳为以五脏为中心的五大系统，内外环境都与这五大系统联系起来，生理、病理、诊断、治疗、预防等方面都可概括在五者之中。他提出了五脏相互联系、相互影响的科学内涵，应用于虚劳疾病的辨证论治，取得良好疗效。心主血，肺主气，心虚肺虚则人之气血不足，神志亏衰，致使虚劳；脾胃为后天之本，气血生化之源，脾胃受损则其他脏腑皆受影响，表现为整体的疲倦劳损；肾主骨，肝主筋，肝肾同源，肝肾亏虚出现腰膝酸软等虚劳症状。五脏相关学说的提出，丰富了虚劳的辨证论治体系，对临床有重要的指导意义。

【临证指要】

1. 张机辨治虚劳的学术思想

张机在《金匮要略·血痹虚劳病脉证并治》中对虚劳病进行了全面而系统的辨证论治。其虚劳方药配伍的基本规律不离"甘温扶阳"治则，治则的主要精神为"补益脾肾"。以小建中汤、黄芪建中汤、八味肾气丸、桂枝加龙骨牡蛎汤、薯蓣丸等为主方，适用于腹痛、腰痛、失精、虚弱等变证。根据患病部位不同，涉及脏腑有所偏重，可将甘温扶阳法概括为以温为首、在上宜散、在中宜化、在下宜利，而总以温阳、温化、补益扶阳为主。

（1）立足中焦，脾肾同补　张机在辨治虚劳的七首方剂中有五首均从调补脾气入手，非常重视调补中焦脾胃。小建中汤中以饴糖、炙甘草、大枣等温中补虚、补益中气；黄芪建中汤则在小建中汤中加上黄芪、大枣益气助阳使健脾之力更强；八味肾气丸，用桂枝、附子等温补肾气的同时，又配伍山药、茯苓健脾益气以增强补益肾气之力，方中桂枝、附子用量较轻，尤具匠心，是以"少火生气"使阴阳相和、肾气平均，附子能升能降，可下达命门而助肾阳。

（2）寒温并用，阴阳同调 在治疗虚劳的方中，多方应用寒温同用的治法，小建中汤以桂枝配伍芍药；八味肾气丸中以附子、桂枝、山茱萸配伍泽泻、牡丹皮；炙甘草汤以知母配伍川芎、芍药等，其目的在于调和阴阳。再如桂枝加龙骨牡蛎汤，主治阴阳两虚遗精之病证，其中以桂枝汤调和阴阳，加上龙骨、牡蛎潜阳涩精，如此使阳能固摄，阴能内守，固精止遗，则遗精梦交可愈。如此寒温并用，阴阳同调，是治虚劳中独树一帜的治法。

（3）以甘为主，酸辛合用 "辛甘化阳，酸甘化阴"，辛散与酸收相反相成，能更好地调理阴阳。小建中汤中以甘味之饴糖与辛味之桂枝、生姜相合以养阳，与酸味之芍药相伍以化阴，体现了药物性味在平调阴阳中的作用。在酸枣仁汤中同样运用了这样的配伍关系来发挥药物的治疗作用。酸枣仁汤主治虚劳病之虚烦不得眠，虚烦不得眠是由于肝血不足、虚热内生所引起的，此方以味酸的酸枣仁滋养肝之阴血，又辅以辛散之川芎、芍药，条达气机、疏达肝气，酸收与辛散并用，既补肝体又遂肝用，亦具有安神之功。如此则气机畅达，阴阳不偏，寒热不生，疾病可愈。

（4）邪正兼顾，润燥结合 阴阳并补在虚劳病证治疗中常被使用，温阳药多辛温质燥，滋阴药多甘平滋润，在具体的治疗上，应根据涉及的主要脏腑和气血阴阳亏损程度的不同，采用相应的治疗方药。如八味肾气丸中以辛热的附子、桂枝配伍，补肾阳之虚，温肾助阳以助气化为主，又重用干地黄滋阴补肾，同时配伍山药、山茱萸补肝脾而益精血，不仅可阴中求阳而增补阳之力，而且阳药得阴药之柔润则温而不燥，阴药得阳药之温通则滋而不腻，阴阳并补，润燥结合，二者相得益彰。此外，在补益的基础上又分别配伍活血、利湿、清热、祛风等药物，如其中泽泻、茯苓可利水渗湿，伍附子以求温化，牡丹皮合桂枝可调理血分，寓泻于补，使邪去而补药得力，并可制约滋阴药，防助湿之弊。治疗虚劳的另一代表方，大黄蟅虫丸，主治虚劳瘀血证，将活血化瘀药与补益药同用，用大黄、蟅虫、虻虫、水蛭、干漆、桃仁等药活血化瘀，用地黄、芍药、甘草以养血补虚润燥，使祛瘀不伤正，扶正不留瘀。在剂型上，采用丸剂，峻剂丸服，药效徐缓，瘀血去而新血生，以逐瘀之剂，收补益之效。又有薯蓣丸，使用人参、柴胡、防风等药来达表疏邪，祛风而不着意于风，亦体现了邪正兼顾的用药配伍方法。

2. 孙思邈辨治虚劳的学术思想

（1）肝劳者补其母子 孙思邈在其著作《备急千金要方·肝脏》中提出"肝劳病者补心气以益之，心旺则感于肝矣。人逆春气则足少阳不生，而肝气内变"。肝劳病得之于春季，人不顺应自然界春气，机体少阳之气不生，故肝劳病的治疗可以补益心气。心为肝之子，心脏健旺，则肝感于心，肝劳得愈。其次，肝劳病是肝虚进一步加重而成的，"虚为劳之初，劳为虚之极"，根据五行相生"虚则补其母"的治疗原则，亦可用补肾法来治疗。子能令母实，母能令子虚。五脏的虚损不仅可以通过补益相对应的母脏，同时可以通过补益相应子脏得到治疗效果。

孙思邈治疗肝劳的代表方是猪膏汤，由猪膏、姜汁、酒组成。方中猪膏甘润滋津以补阴；姜汁、酒辛温，气味辛温为阳，辛则散，温则通，姜汁和酒既能温助心气，又能温通血脉，血脉畅通则血液复滋润濡养全身，津液复流布全身。本方通过补益心气、温通心脉使得肝劳得愈。本方所治之肝劳主要表现为人体阴阳虚损并见阴阳闭塞不通，故以辛散温通药配伍甘润滋阴药。

（2）肾劳之治疗原则 孙思邈对于肾劳的治疗特点：第一，选取的补益药物多为血肉有情之品，如鹿茸、动物的肾脏等，即采用传统所言"以脏补脏"的治疗特色；第二，在补益之品的选用上，动物类药物明显多于本草类药物，即秉承了"精之不足补之以味"的治疗思想；第三，治疗肾虚之证多选择平性、温补类药物，如人参、肉桂、熟地黄、肉苁蓉等；第四，注重顾护脾胃，是孙思邈治疗肾之虚劳最为突出的特色，多选用茯苓、白术等药物作为古方的基础组成用药。因先天之肾受损亏虚后，用药不能速见功效，故多从温补脾土着手，使得后天脾气输布运化充足则五脏皆可受益；第五，注重养阴，虚劳病本就亏耗机体阴阳之气，故侧重滋阴保精则可见成效。

3. 张锡纯辨治虚劳的学术思想

（1）重视中焦脾胃　张锡纯认为"脾胃健壮，多能消化饮食，则全身自然健壮"，强调脾胃作为后天之本的重要性。虚劳证患者食欲下降，能量摄入减少，消耗增加，导致肌肉瘦削、舌淡、脉虚等表现，中医辨证多属脾胃虚弱证。脾为气血生化之源，脾气亏虚不能鼓动胃气以受纳、腐熟水谷，鼓动小肠的分清泌浊功能，故纳差；中焦不能变化为赤，气血不能生养，故乏力。脾胃是张锡纯治劳的重要切入点。治脾之法有健脾、补脾、温脾、燥脾之别，而其主推补脾、健脾之法。用药方面喜用党参、黄芪、白术、山药等。白术"色黄属土，气香则醒脾"，山药"色白入肺，味甘入脾"，白术健脾之阳，山药养胃之阴。张锡纯认为"脾土健壮，自能助胃"。

（2）主张活血化瘀　张锡纯认为痨瘵者肌肤甲错，血不华色，为血瘀经络阻塞其气化，故气滞血瘀病机在"痨瘵"中占重要地位。三棱、莪术善破血，尤善调气，其常将三棱、莪术与人参、白术、黄芪同用以补气活血，既行补药之滞，亦可消瘀。他认为补气活血亦可开胃改善食欲，虚劳病者常因血瘀经络，阻塞脾胃气化出现食欲不振。在把握基本病机的基础上，可应用益气活血法来改善食欲，"大气一转，其气乃散"，则脾胃能司生化之职，此为张锡纯独特的治疗思路。

4. 路志正辨治虚劳的学术思想

脾胃作为后天之本，是人体气机升降出入的枢纽，气血生化之源，主运化水谷精微，亦是人体新陈代谢的重要枢纽。脾胃健运，气血生化有源，机体得以滋养而形神俱健。路志正在虚劳脏腑辨证中以脾胃为中心，形成了"持中央，运四旁，怡情志，调升降，顾润燥，纳化常"的调理脾胃学术思想。临床遵循中医整体观念和以脏腑经络为中心的辨证原则，采用调节、调和为主的治疗方法，将人体失衡的状态调节到平衡和谐状态。路志正认为虚劳多是因虚致病，因病成劳，或因病致虚，久虚不复成劳。虚劳病性主要为气、血、阴、阳的虚损，病损部位主要在五脏，尤以脾肾两脏最为重要。对于虚劳的治疗，以补益为基本原则，重点在调中央以运四旁。用药以太子参、炒白术、山药、茯苓为主，重在健脾益气；若伴"土壅木郁"，则用柴胡、郁金疏肝解郁和胃；又用当归以养血和血；佐入益肾之墨旱莲、女贞子补益肾阴，补先天之本，脾肾同治。诸药应用，使脾胃健运，百骸滋养，则虚劳可复。

5. 邓铁涛辨治虚劳的学术思想

（1）主张从心脾肾论治虚劳　邓铁涛认为虚劳病情复杂，临床表现多样，其症状可大体归为躯体症状和精神心理症状两类。心主神明，人之情志活动都与心有关，故可从心论治。脾胃为后天之本，虚劳患者疲劳、肌肉无力等虚象与脾有关。虚劳为慢性疾病，久病必及肾，肾为先天之本，藏元气，人体整体功能下降是元气亏虚的表现。虚劳患者也会表现出实象，如脾胃虚弱致饮食不化，土壅中焦而致肝木不疏，可见胸闷、易怒。脾胃亏虚运化不利，脾不能正常散精于肺，肺气虚弱则导致患者咳嗽。肾阴亏虚，水不涵木，肝火上炎，则见目赤、口苦等。总之，虚劳是本虚标实性疾病，以心脾肾三脏虚损为本，与五脏相关。治疗以益气养血、培元固本为法，宜上中下三焦同治。偏于阳虚者，宜用归脾汤合肾气丸；偏于阴虚者，宜用归脾汤合六味地黄丸；兼有肝郁者，加疏肝解郁之品以调畅气机、理气疏肝；兼有面浮、水肿者，可加强利水之力；兼有血瘀者可加用活血化瘀之药，其他诸证皆依证用药治之。针灸治疗以百会、内关、心俞、脾俞、肾俞、气海、足三里为主穴，阴虚者加太溪、三阴交，阳虚者艾灸关元，其他诸证皆随证选穴治之。

（2）提出五脏相关学说论治虚劳　邓铁涛以五脏相关理论为基础，将其应用于虚劳的治疗中，针对虚劳提出"理虚有三本，肺脾肾是也。肺为五脏之天，脾为百骸之母，肾为一身之根。

如斯之者，治虚之道毕矣"。虚劳主要由五脏精气亏损所致。五脏之中以肺、脾、肾之脏与虚劳关系最为密切。肺位于胸腔，居诸脏之上，有"华盖"之称，素被喻为"五脏之天"，全身气机、津液的输布运行由它主司。肺虚则营卫不运，精微无以敷布，日久成损；脾居中焦，主运化水谷精微，为脏腑、经络、四肢百骸输送气、血、津、精等营养物质，脾属土，土为万物之母，故喻脾为"百骸之母"，脾失健运则机体消化吸收能力下降，全身营养障碍，肌肉削减，四肢不用；肾藏精，主机体生长、发育、生殖，为先天之本，脏腑阴阳之根，肾虚则可导致脏腑功能失调。可见，肺、脾、肾受损，则虚证迭起，甚者发为虚劳之证，故治虚劳以肺、脾、肾为根本。

【医案举隅】

1. 虚劳验案 1

患者，女，80岁。1993年10月11日初诊。

患者因眩晕严重，面色苍白3个月余送医院治疗，血红蛋白47g/L，非蛋白氮明显增加，小便中有红、白细胞，大便潜血（+++），西医诊断为慢性肾功能衰竭合并消化道出血，严重贫血。中西医结合治疗无效，遂来求治于中医。诊查见：精神萎靡倦怠，面白少华，声低气短，动则气喘，畏寒肢冷，口淡，胃纳不振，小便数清，大便数日一行，量少而黑。唇舌色淡，胖嫩无苔，脉微细。选用：高丽参15g（另炖服），党参15g，怀山药80g，黄芪30g，山茱萸10g，粟米须30g，阿胶6g（烊化），鹿角胶6g（烊化），黄精18g，三七粉3g（炒至深黄色去火气，冲服）。

二诊：继服中药6天，胃纳增强，夜能寐。大便转咖色，潜血试验（+）。效不更方。续服1个月余，精神好转，胃纳增，眩晕减，大便潜血时为阳性。守上方去三七粉，加花生衣9g。连续服药3个月，患者精神明显好转，血红蛋白维持在108g/L以上，体力逐渐恢复，能尝试轻微体力劳作。1994年5月，患者体力复原，能参与各类户外体力活动，遂停药，持续一年体力精神均佳。（邱仕君. 邓铁涛医案与研究. 北京：人民卫生出版社，2009）

按：结合患者小便频数而清，兼见血红蛋白尿及其舌脉诊断为脾肾俱虚，气不摄血为主之慢性肾脏衰竭。患者精神萎靡，畏寒肢冷，小便频数而清，大便数日一行，量少而黑，为脾肾俱虚，气不摄血之证。由于脾肾阳气俱虚，故而精神萎靡、眩晕倦怠；脾气虚则气血运化乏源而面白少华、口淡乏味，脾虚失健运则胃纳不振，肾气虚则声低气短、动则气喘；脾肾阳虚则肢体失于温煦而畏寒肢冷，肾阳气亏虚则膀胱失气化而小便频数而清；脾气虚则大肠传导无力而致大便数日一行，气虚无力摄血则便血；唇舌色淡、胖嫩而无苔、脉微细，均提示脾肾俱虚，气不摄血，气血两虚。故治疗应当温补脾肾、补气止血为主，上述方选用独参汤益气固脱补五脏，人参守多于走，且选用高丽参以峻补之，共为主药。党参、黄芪、怀山药辅佐人参、高丽参以补益脾气，山茱萸、怀山药、粟米须以固肾，黄精、阿胶、鹿角胶以养血止血，三七粉止血为使药。三七炒黄冲服则止血多于活血，切片煎服亦能活血且偏于补血。方中重用怀山药再加粟米须，常有降糖之效。处方用药剂量得当，往往有速效。再加花生衣以代三七粉，虽活血之效不如三七，然生血止血之效常在三七之上，全方共奏补益脾肾止血之效。二诊复诊症状已明显缓解，且一年内追踪诊查精神体力俱佳。

2. 虚劳验案 2

王右，三十七岁，五月二十二日，北新桥。日晡潮热，一身烦倦无力，脊梁上端疼痛，腿足浮肿，胃不思纳，舌苔白腻而厚，质绛，两脉细弦而滑。病属内损为日已久，治之非易。姑以扶羸和胃，宜乎静摄休养。

银柴胡一钱（鳖血拌炒），炙鳖甲五钱，香青蒿钱五，地骨皮三钱（同炒），十大功劳叶三钱，金狗脊三钱（去毛），补骨脂三钱，丝瓜络三钱，嫩桑枝一两，厚杜仲三钱（盐水炒），川续断三钱（盐水炒），全当归三钱，生熟麦芽三钱。另鹿角霜三分，秋石二分，二味同研，小胶管装，匀两次药送下。

二诊：五月二十六日。脊梁痛势较缓，潮热亦减，脘腹疼痛，舌苔白，两脉细弦而滑。内损之证，再以扶羸和胃。

银柴胡一钱（鳖血拌炒），炙鳖甲五钱，香青蒿钱五，地骨皮三钱（同炒），全当归三钱，四制香附三钱（杵），十大功劳叶三钱，台乌药钱五，厚杜仲三钱（盐水炒），金狗脊三钱（去毛），香砂枳术丸五钱（布包），生熟谷麦芽各五钱，佛手花一钱。鹿角霜三分，秋石一分，二味同研，小胶管装，匀两次药送下。

三诊：六月二日。潮热渐渐退净，胃纳亦见进展，大便畅通，左脉虽平右弦滑而数。病虽见效，宜乎休养静摄，至属千万。

银柴胡一钱（鳖血拌炒），炙鳖甲五钱，地骨皮三钱，香青蒿钱五（同炒），枯子芩钱五，香砂六君子五钱（布包），范志曲四钱（布包），土炒白术三钱，扁豆衣三钱，肥玉竹三钱（盐水炒），鸡内金三钱（水炙），香稻芽一两，建莲肉三钱，金狗脊三钱（去毛），全当归三钱，香橼皮钱五，云茯苓四钱。（汪逢春.泊庐医案.北京：学苑出版社，2012）

按：上述病案，患者症见日晡潮热，一身烦倦无力，脊梁上端疼痛，腿足浮肿，胃不思纳见于虚劳病证，脉诊合参属肝肾阴阳两虚，脾胃不和之证。重在调补肝肾之阴阳，兼调护脾胃。一诊重在退虚热、补肝肾：方中首用银柴胡、炙鳖甲、香青蒿、地骨皮、十大功劳叶以清虚热、退骨蒸；用狗脊、补骨脂、杜仲、续断以补肝肾、强壮筋骨、祛风湿；用丝瓜络、桑枝以祛风通经络止痛；当归养血；用生熟麦芽以醒脾开胃消食；用鹿角霜、秋石以补肾健脾利水。

二诊：服药后患者症状较前好转，效不更方，加强脾胃功能之调治，用香砂枳术丸、生熟谷麦芽、佛手花益气健脾；四制香附、乌药以疏肝理气、活血止痛，加强止痛之力。三诊：病情渐愈，重在调理脾胃兼化湿，静心休养。用范志曲等曲类药物，因其具有振奋胃气、开胃进食、增强体质的作用；用玉竹以养胃生津；用香砂六君子汤以益气健脾；用扁豆衣以健脾化湿。汪逢春明确指出了胃肠消化功能疲弱，所以在大队药中使用了健胃消食健脾药以醒脾开胃助胃肠消化功能的恢复。

综上所述，汪逢春治疗虚劳临证用药圆活变通，重点在辨证论治，善用调理脾胃法，认为调补后天脾胃为治愈虚劳之根本。同时通过研读医案，亦可知汪逢春的临证处方用药之特点：精于药物炮制和配伍，如病案中青蒿与地骨皮同炒加强清虚热、退骨蒸之力。善将成药入汤剂煎煮，如香砂六君子丸、枳术丸，既可以起到协同或佐药的作用，又可以弥补单纯汤剂的某些不足。用汤剂以解决主要矛盾，丸药入煎可解决次要矛盾，有主有从，并行不悖。善用药物粉剂装配胶囊与汤剂同服，这样少量吞服的方法，既能节约药材，又能充分发挥药效，简捷、方便、价廉，利民利病，又开辟了新的给药途径，该医案充分体现汪逢春临证中创新的中医思维，以飨同仁。

参考文献

1. 姜泉，路志正. 路志正临床整体辨证思维探讨［J］.中医杂志，2011，52（19）：1633-1634，1642.

2. 刘杰，罗莉，苗翠影，等.浅析张锡纯治"虚劳"思路在肿瘤恶病质治疗中的应用［J］.中医肿瘤学杂志，2019，1（3）：18-20.

3. 林上助.《金匮要略》虚劳病辨治浅析［J］.山西中医，2012，28（3）：61-62.

4. 王晓丽，王丽平.张仲景酸甘化阴辛甘化阳治则浅析［J］.中医杂志，2009，50（2）：185-186.

七、癌病

癌病是以脏腑组织异常增生为基本特征的一类疾病，是多种恶性肿瘤的总称，临床以身体出现肿块并逐渐增大，肿块表面高低不平，质地坚硬，时有疼痛，发热为主要表现，常合并有纳差，乏力，日渐消瘦等全身症状，给人体健康带来了巨大威胁。

中医关于癌病的认识由来已久。早在殷商时就有了"瘤"的记载。秦汉之际的《黄帝内经》关于"瘤"形成了初步的认识，认为"瘤"乃"四时八风之邪客于经络之中"。汉时张机创制的鳖甲煎丸、桂枝茯苓丸等方剂则为癌病的治疗提供了药物支持。宋金元时期，癌病学说得到了长足的进步，如杨士瀛明确了癌病的特征；李杲认为癌病的发生同百姓脾胃虚弱相关，以补益中气立论，倡导"养正积自消"；朱震亨认为"人身上、中、下有块者，多是痰"，治疗癌病以"燥湿实脾"为法。明时张介宾总结出积聚治疗的关键为"曰攻，曰消，曰散，曰补，四者而已"，至今仍为治疗癌病的重要思想。

另外，历代文献中还有一些疾病虽不含"癌"字，但在一些特征上同癌病无二，亦可纳入癌病的范畴，从癌论治，如《黄帝内经》之"脏毒""癥瘕"，《难经》之"五积"，《景岳全书》之"积聚"，《外科大成》之"锁肛痔"等。

【理论经纬】

癌病的病因与患者外感六淫、内伤七情、饮食失调、宿有疾病、久病正虚有关，基本病机为正气亏虚，脏腑失调，气滞血瘀，痰毒凝结，聚而成积。病理因素主要为气滞、血瘀、痰凝、毒聚，病理性质总属于本虚标实。癌病的病位与肝、脾、肾三脏关系最为密切：肾为先天之本，主藏精，脾为后天之本，主运化，化生气血，二者不仅相互资生，还共同参与人体的津液代谢；肝主藏血，调畅人体气机。任何一脏病变日久都可能导致癌病的发生。癌病病变脏腑以肺、肝、胃、肠为多见。毒聚于肺，发为肺积，病机之本虚以气虚、阴虚为多见，邪实以气滞、瘀血、痰湿为多见，以咳嗽、咯血、胸痛、气急、气促、发热为主要症状；邪凝于肝，则成肝积，病机以脾虚、阴虚为本，以肝热、血瘀为标，以腹部肿块、持续疼痛、腹胀、纳差、黄疸、腹水、消瘦为主要症状；病起于胃，名曰反胃，病机本虚在脾肾，邪实在痰湿、气滞、瘀血，以进行性胃脘部疼痛、食少、消瘦、便血为主要症状；毒源于肠，则成肠蕈，病机之本虚以脾虚、肾虚为多见，邪实以湿热、瘀血、气滞为多见，以腹痛、大便习惯及性状改变、便血为主要症状。癌病的发生发展具有明显的阶段性，《医宗必读》将其归纳为初中末三阶段，每阶段的病机不同：初期，病邪初起，正气尚强；中期，受病渐久，邪气较深，正气较弱；末期，病魔经久，邪气侵凌，正气消残。癌病发展至晚期，预后多不良。

1. 朱震亨从痰论治癌病病因，拓展了对癌病的认识

朱震亨认为积聚与痰的关系尤为密切。朱震亨曰"盖积者，系于脏始终不移，聚者，系于腑发痛转移"，并在《丹溪手镜·积聚》中详细描述了五脏积聚的临床特征：肺积脉浮而毛，按之辟易，胁下气逆，背相引痛；心积脉沉而芤，上下无常处，胸满悸，腹中热；肝积脉弦而细，两胁下痛，邪走心下，足肿寒重；肾积脉沉而急，若脊与背相引痛，饥见饱减；脾积脉浮大而长，饥减饱见，腹满泄呕，胫肿。在论述积聚成因时，朱震亨提出"因外有寒，血脉凝涩，汁沫与血相搏则气聚而成积矣""脏气不平，凝血不散，汁沫相搏，蕴结成积""食积、酒肉积、水积、涎积、血积、气积，皆因偏爱停留不散，日久成积块，在中为痰饮，在右为食积，在左为血积"。他认为气血痰瘀均为积聚发病的重要因素，但其尤为强调痰的作用，开后世从痰论治癌病的先声。

2. 张介宾治癌病，强调辨"有形无形，在气在血"，用药"缓急有当"

明代医家张介宾认为凡饮食、血气、风寒之属，皆能导致积聚发病，并在《难经》"积者，阴气也，聚者，阳气也，故阴沉而伏，阳浮而动，气之所积名曰积，气之所聚名曰聚，故积者，五脏所生，聚者，六腑所成也"的基础上，提出积聚病辨证的关键，即"但当辨其有形无形，在气在血"。坚硬不移者，为有形也，有形者曰积；或聚或散者，为无形，无形者曰聚。在预后上，张介宾认为"凡无形之聚其散易，有形之积其破难"。在积聚病的治疗上，需甄别人体正气的强弱，有积聚未久而元气未损者，有积聚渐久而元气渐虚者，具体用药当辨缓急，以知攻补之宜：若积聚未久而元气未损，治不宜缓，当以速攻；若积聚渐久而元气渐虚，治之宜缓，速攻则伤胃气。此外，张介宾以《黄帝内经》"坚者削之，留者攻之，结者散之"为指导，提炼出"攻消散补"四法，并明确指出了此四法的适用人群：凡积坚气实者，非攻不能去；凡不堪攻击，止宜消导渐磨；无形气聚，宜散而愈；凡积痞势缓而攻补俱有未便者，当专以调理脾胃为主，进一步细化了癌病的治疗原则，为后世提供了理论指导。

3. 刘尚义治癌"引疡入瘤，从膜论治"，创新了癌病的治疗理论

国医大师刘尚义认为"在内之膜，如在外之肤，肤膜同位"，癌病可"引疡入瘤，从膜论治"。膜原，最早见于《黄帝内经》，《灵枢·百病始生》就详细地指出了膜原病久而疾不去，最终可导致积聚发生的情形："是故虚邪之中人也……留而不去，传舍于肠胃之外，募原之间，留著于脉，稽留而不去，息而成积。"刘尚义发《黄帝内经》古意，从膜论治肿瘤疾病，提出人体内部的体腔，如咽、食道、胃、肠、膀胱、子宫等，可以想象将其内"皮"翻转，充分暴露于视线之下，这样"在内之膜，如在外之肤"，发生于内部脏器的肿瘤、溃疡等病证就能以疡科理论进行治疗。故而，根据《外科正宗》的理论，使用疡法治癌，根据年纪老壮，气血盛衰，发阴发阳，毒深毒浅，灵活运用"消、托、补"的原则。在诊治癌病的过程中，对于癌病早期以消法为主，积极使用活血化瘀及清热解毒类药物；中后期以托法、补法为主，用药以益气养阴、培补元气为主，适当使用抗癌攻伐类药物。

4. 周岱翰引温病入癌病，丰富了癌病的治疗理念

国医大师周岱翰认为热毒乃癌病致病原因之一，最容易耗伤人体津液，又能扰乱心神，或生风动血，具有起病急骤、变化多端的特点，常使患者发生阴虚内热的病理变化，这在一些放化疗患者中表现得尤其明显。对于此类患者，周岱翰以温病学阴伤理论为指导，采用清热养胃、滋阴补肾等滋阴之法，强调"务存津液之心法"，从而改善患者生存质量。在具体运用上，周岱翰常根据病情的不同，分别采用甘寒生津法、咸寒甘润法、酸甘化阴法、苦甘合化法等滋阴养液的治疗方法；又以肿瘤发生部位的不同，分别采用滋养肺胃法、增液润肠法、滋补肾阴法等。除滋阴以外，周岱翰在临证时还强调当根据患者夹痰、夹瘀、气虚、阳虚的具体情况以用药，综合辨治，最终达到"阴平阳秘"的境界。

【临证指要】

1. 朱震亨辨治癌病学术思想——从痰论治

（1）治痰以顺气为先　朱震亨认为痰之为患，变化多端，常使人不识，"凡人身中有结核，不痛不红，不作脓者，皆痰注也"，癌病即囊括其中。治疗方面，在治痰饮常用的汗、吐、温、下法的基础上，朱震亨提出"善治痰者，不治痰而治气"，在治疗中应当注意畅达气机，气顺则一身之津液亦随气而顺。此外，根据痰饮所在的部位，选用化痰药物，如痰在胁下，用白芥子利气散结温肺以祛之；痰在皮里膜外，当用竹沥清热利窍以豁之；脾虚者有痰，予二陈汤加白术之类，兼用升麻提气、清中气以运痰降下；经络中有痰，非吐不可，吐法兼有发散之义，宜用防风、栀子、川芎、桔梗等药升提其气。

（2）治痰以实脾燥湿为本　朱震亨认为"治痰用利药过多，致脾气虚，则痰易生而多"，强调"治痰法，实脾土，燥脾湿，是治其本也"。朱震亨以此为法，创制出五积丸以健脾燥湿、消积化痰。五积丸组成为黄连、厚朴、川乌、干姜、茯苓、人参、巴豆霜，各味药剂量根据癌病病位不同而调整，蜜炼为丸如桐子大，从二丸起，加至微溏为度。方中黄连清热燥湿、泻火解毒；厚朴燥湿化痰、下气除满；川乌、干姜温经止痛、温中散寒；茯苓利水渗湿、健脾宁心；人参大补元气、补脾益肺；巴豆霜峻下冷积、逐水退肿。诸药合用，共奏健脾燥湿、消积化痰之功。对于积聚发生部位的不同，除了对单味药剂量的调整，对药味亦有加减，如肝积者，加昆布、莪术、皂角、柴胡、川椒等；肺积者，加青皮、桔梗、川椒、紫菀、三棱、青皮、陈皮、天冬等；肾积者，加延胡索、苦楝子、肉桂、丁香、附子、泽泻、全蝎、菖蒲等；脾积者，加茵陈、黄芩、泽泻、吴茱萸、砂仁等；若患者气积，重在行气，加木香、槟榔；患者血积，重在活血逐瘀，加大黄、桃仁、水蛭、虻虫；若有水积，重在逐水，则加牵牛子、甘遂、芫花；癖积，则重在消癖，加三棱、莪术，等等。

2. 张介宾辨治癌病学术思想

（1）培补脾肾　张介宾认为脾肾在人体具有重要的意义，二脏常相互滋养，水谷之海，本赖先天为主，而精血之海，又必赖后天之资，人之始生，本乎精血之源，人之既生，由乎水谷之养，非精血无以为形体之基，非水谷无以成形体之壮。脾肾二脏衰惫及虚弱失调是导致积聚发病的重要因素之一，盖脾虚则中焦不运，肾虚则下焦不化，正气不行，则邪滞得以居之。因此张介宾治疗积聚常以补益脾肾为法，针对脾胃虚者，张介宾指出宜用五味异功散、养中煎、归脾汤之类；肝肾虚者，宜用理阴煎、肾气丸、暖肝煎之类。治积当先养正，令其真气实、胃气强，则积自消。

（2）攻消散补，随证用之　张介宾以《素问·至真要大论》提出的治病原则为指导，概括出积聚之治唯"攻、消、散、补"四法而已。针对"养正除积"，只适用于"积之微者也"；积聚日久、坚固不移的患者，用药当猛，方能逐邪；即便虚弱之人，用药也应攻补兼施，不能一味补益。张介宾提出治积聚，当要认得是何积聚，兼见何证，然后增减斟量用药，切勿拘泥于"养正积自除"。他认为"积坚气实者，非攻不能去"，当用三花神佑丸、遇仙丹、感应丸、百顺丸、化铁丹、三棱丸之类峻攻之；"不堪攻击，止宜消导渐磨者"，当用保和丸、和中丸之类渐消之；"无形气聚"者，当用十香丸、排气饮、四磨饮、神香散之类散而愈之；"凡积痞势缓而攻补俱有未便者"，当用枳术丸之类调理脾胃而补之。其创制了芍药枳术丸，调补脾胃。方用白术、赤芍、枳实、陈皮，以达消膨胀、除积聚、止腹痛、进饮食之功；若遇脏寒，加干姜；遇脾胃气虚，加人参。

3. 刘尚义辨治癌病学术思想

（1）引疡入瘤，从膜论治　刘尚义提出"引疡入瘤，从膜论治"的学术观点，认为人体内在空腔脏器发生肿瘤时，可将其看作类似外部皮肤发病，从疡科进行诊治，并总结出膜痒、膜疮、膜热、膜烂出血等病证的临床表现及治疗原则。针对各膜病病机的不同进行辨证施治，膜病虚则补之，可用仙鹤草，实则泻之，常用葶苈子；因风疾而发膜痒者，用药以风药为主，如羌活、僵蚕、蝉蜕等；因热毒而发膜疮者，用药以清热解毒之品为先，如紫花地丁、白花蛇舌草等；若膜烂出血者，用药以止血为急，如地榆炭、蒲黄炭。

（2）平衡阴阳，内外兼修　刘尚义认同《疡科心得集》提出的外疡与内证异流而同源，倡导内外同治，平衡人体阴阳。刘尚义认为内治法与外治法在癌病的治疗中同样重要，内治法以调理脏腑功能为主，外治法则在缓解癌病常见的并发症方面有奇效，二者相辅相成。其在临床上常予患者蟾灵膏（蟾皮、威灵仙等药物）内服，温阳化癥膏（川乌、草乌等药物）外敷，内外合用，以缓解癌病的进展、缓解癌性疼痛。

（3）"消、托、补"贯穿癌病治疗全程　刘尚义认为癌病的治疗，同样应当遵循疡科"消、托、补"三原则，即初期宜消、脓成宜托、溃后宜补。癌病早期，毒邪未盛，正气未亏，用药以消癌为主，如用抗癌消癥及清热解毒类药物；在病中期，毒已盛而正气尚未衰败，当托毒外出，如用黄芪、皂角刺等药物；病至中后期，癌毒大盛而正气已衰，用药常以补益为主，如益气养阴类药物，以改善患者的生命质量。

（4）善用药对　刘尚义善用药对，临床处方常两三药并用，以增疗效。其治癌肿常用的药对主要有鳖甲与莪术、冬凌草与葎草。鳖甲甘、咸、寒，甘能补虚，咸能软坚散结，寒能清热，临床常用于滋阴潜阳、软坚散结、退热除蒸；莪术辛、苦、温，辛能行气血，苦能泻火坚阴，温能散寒止痛，临床常用于破血行气、消积止痛。二药合用，能够增强破血化癥、软坚散结之功效。冬凌草苦、甘、微寒，常用于清热解毒、活血止痛；葎草苦寒泄降，常用于湿热壅塞之实证，外疡阳毒亦多用之外敷，刘尚义常用二药以清邪热、解癌毒。此四药，刘尚义亦常一并用之，取其"消、清、补"之义也。

4.周岱翰辨治癌病学术思想

（1）强调滋阴在抗癌中的作用　周岱翰治疗癌病，注重滋阴养液。周岱翰认为癌病的发生常与热毒炽盛有关，而热最易耗伤津液；此外，癌病患者采用放化疗进行治疗，亦容易造成火热内生，伤津耗液。周岱翰认为此类症状同温病中温热、温毒等证的病机相似，均为火热内盛，津液亏虚，可以养阴为法，滋养肺、胃及肝肾，育阴增液。若患者阴虚与气虚并存，当益气养阴；若患者阴虚与热毒合见，可养阴清热。周岱翰常用的养阴类药物有生地黄、石斛、天冬。

（2）主张药食同源，食疗亦能抗癌　周岱翰十分强调食疗在癌病中的重要作用，认为癌病是一种消耗性的疾病，早期没有明显症状，到中晚期患者突然消瘦，加之多种抗癌疗法均以攻毒祛邪为主要目的，损伤人体正气，导致患者脾胃功能下降、不欲饮食或食后营养物质在人体吸收率下降，最终患者呈现营养不良或恶病质的特征。周岱翰受岭南药膳文化的影响，认为在食物中加入部分中药一同食用，既可以改善患者的营养状态，又能够有针对性地进行抗癌治疗。其对民间抗癌的食疗验方进行了收集，发现肝癌腹水患者，可用土茯苓煲乌龟；鼻咽癌患者，可用蒲葵子熬猪骨；癌病患者补虚，可用五指毛桃煲鸡；肠癌患者下血，可用马齿苋熬粥等。其推动了中医肿瘤食疗学的发展。

（3）强调中医"带瘤生存"的理念，关注患者整体健康　周岱翰认为中医抗癌，应当以人为中心，重视人的整体性，在癌病的整个治疗全过程，注意观察患者生命质量的改善及主观感受的变化，而不只是追求癌病瘤块范围的缩小。此外，在国内率先提出"带瘤生存"的观念，此阶段人体处于"邪正相峙，邪难压正"的病理阶段，在治疗上的首要目的是改善患者临床症状，延长患者生命。周岱翰强调，为了实现"瘤在人存，人瘤共处"的目的，中医抗癌需要有早期治疗、全程参与的观念，以求更好地维护患者健康。

【医案举隅】

1.癌病验案 1

患者，女，49 岁。2011 年 3 月 24 日初诊。

主诉：乳腺癌综合治疗术后 7 年余，复发转移 5 个月。2003 年 11 月行乳腺癌根治术，随后行放疗、化疗，定期复查病情稳定，2010 年 10 月左乳局部出现 7cm×3cm×2cm 包块，随后逐渐长大至 10cm×6cm×3cm，伴红肿热痛、破溃，局部放疗后未见明显好转。刻诊：左胸部包块，破溃，有脓性及血性分泌物，味臭，伴发热、疼痛。舌红，苔黄腻，脉细数。

辨证：正虚邪盛，脓毒未净。

治法：补益气血，托毒透脓。

处方：醋鳖甲 20g（先煎），莪术 10g，冬凌草 20g，猫爪草 20g，黄芪 20g，川芎 10g，当归 10g，皂角刺 10g。7 剂，水煎服，每日 1 剂。

二诊：3 月 31 日。患者疼痛减轻，肿块逐渐缩小，分泌物明显减少。辨证：正虚邪恋，脾肾气虚。治法：扶正祛邪，消肿排脓。处方：醋鳖甲 20g（先煎），莪术 10g，猫爪草 20g，黄芪 20g，川芎 10g，当归 10g，刘寄奴 20g，皂角刺 10g，蜈蚣 4 条。15 剂，水煎服，每日 1 剂。

三诊：4 月 14 日。患者疼痛好转，肿块明显缩小，尚有少许分泌物。辨证：正虚邪恋，气血亏虚。治法：扶正祛邪，固表益气。处方：用固垒膏（由黄芪、白术、防风、茯苓、女贞子、山楂、黄柏、远志等熬制而成）口服，每日两次，每次 20g。

四诊：4 月 28 日。肿块已缩小至 3cm×2cm×2cm，无红肿热痛，无分泌物，继续服用固垒膏。嘱其注意调畅情志，清淡饮食，起居有常，适度锻炼，定期复查胸部 CT、肿瘤标记物等。[唐东昕，杨柱，刘尚义.刘尚义"引疡入瘤、从膜论治"学术观点在肿瘤诊治中的应用.中医杂志，2016，57（20）：1732-1734]

按：患者为乳岩复发转移破溃，初诊辨证为正虚邪盛，脓毒未净，当用疡科托补二法以托里排毒、扶正抗癌。方中鳖甲、莪术破血化癥、软坚散结；冬凌草、猫爪草清热解毒抗癌；透脓散托毒溃脓、助邪外出。患者二诊时症状改善明显，邪随脓排而减轻，去冬凌草，复发转移未久，正气尚足，当以消癌为要，加刘寄奴以活血行气、蜈蚣攻毒散结。三诊患者分泌物大减，其余诸症亦改善明显，此时宜用缓剂培补人体正气，予固垒膏填精补髓、扶正祛邪。此案首诊以外科疡法为指导，强调托毒，二诊辨证后以消毒为要，侧重抗癌，三诊以膏方补益，重视人体元气，充分体现了刘尚义治癌以"疡法诊瘤"和"消、托、补"贯穿癌病治疗全程的学术思想。

2. 癌病验案 2

单某，男，33 岁。

于 2003 年 9 月因涕血、双颈淋巴结肿大 1 个月就诊于当地医院，鼻咽活检提示：未分化型非角化型癌。2003 年 10～11 月行根治性放疗，对原发灶和区域淋巴结放射 34 次共 68gy（Gray，戈瑞，物理量"电离辐射能量吸收剂量"的标准单位），50 天内完成。放疗后原发灶及区域淋巴结完全消失，患者出现口腔黏膜充血、水肿，咽喉肿痛，颈部肌肉强硬，鼻塞，耳鸣，偶有涕血，口干，舌质红，舌体瘦，苔少，脉细弱。诊为放射性口腔炎，治以清热凉血、清心育阴，方用清营汤加减：水牛角 60g，生地黄 20g，玄参 15g，竹叶心 15g，麦冬 15g，丹参 15g，金银花 15g，连翘 15g，胖大海 10g，桔梗 10g，甘草 6g。1 周后，涕血停止，口腔黏膜充血水肿及咽喉肿痛等症状消失，鼻塞、耳鸣减轻。[林丽珠.周岱翰教授以中医温病学说辨治肿瘤放射病的经验.广州中医药大学学报，2006（2）：176-178]

按：患者为鼻咽癌放疗后引起的放射性口腔炎，察舌、脉、症俱为火热之象，周岱翰认为针对肿瘤放射病的治疗，首重滋阴法，"存得一分津液，便有一分生机"。本病选方清营汤加减，方中水牛角、金银花清热凉血解毒，生地黄、麦冬养阴生津，连翘、胖大海消咽喉肿痛，玄参滋阴降火，丹参活血凉血，桔梗载药上行于口咽，竹叶心清热利尿透邪，甘草调和诸药。全方诸药共施，以清热凉血、清心育阴为法，清中有养，消中有补，既上达药性，又给邪以出路，妥善地解决了患者放疗后的口咽肿痛等症状。

参考文献

1. 唐东昕，杨柱，刘尚义.刘尚义"引疡入瘤、从膜论治"学术观点在肿瘤诊治中的应用［J］.中医杂志，2016，57（20）：1732-1734.

2. 邓茜，杨柱，龙奉玺，等.基于疡科理论与肿瘤关系探析刘尚义教授"引疡入瘤"学术思想［J］.南京中医药大学学报，2018（3）：236-238.

3. 倪育淳，赵红艳，杨瑞琴.周岱翰教授学术思想解析及启发［J］.中华中医药学刊，2010（4）：703-704.

4. 杨柱，唐东昕，郭斌，等.刘尚义治疗肿瘤用药经验数据挖掘分析［J］.中医杂志，2016（19）：1641-1645.

5. 唐东昕.刘尚义常用药对辨析与临证应用［M］.北京：科学出版社，2016.

6. 张恩欣.国医大师周岱翰拓展岭南中医肿瘤学术流派内涵［J］.中医肿瘤学杂志，2020（2）：84-88.

7. 林丽珠.周岱翰教授以中医温病学说辨治肿瘤放射病的经验［J］.广州中医药大学学报，2006（2）：176-178.

第八节　肢体经络病证

一、痹证

痹证是指由于经脉阻滞，营卫凝涩，气血运行不畅导致的以肢体关节、肌肉、筋骨发生疼痛、酸楚、麻木、重着及活动障碍为主要表现的一类病证。轻者病在四肢，重者内舍五脏。西医学中与关节疼痛相关的风湿免疫疾病和骨科疾病如类风湿关节炎（尪痹）、反应性关节炎、风湿性关节炎、强直性脊柱炎（大偻）、骨关节炎、痛风、坐骨神经痛等均可参照本病论治。

"痹"的病名最早见于《黄帝内经》，《素问》中设有"痹论"专篇，阐明了病因病机及分类。汉代张机在《金匮要略》中论述湿痹、历节之名。唐代王焘《外台秘要》中另立"白虎病"之名。孙思邈在《备急千金要方》中将痹证分为风痹、湿痹、周痹、筋痹、脉痹、肌痹、皮痹、骨痹、胞痹。宋代《太平圣惠方》《圣济总录》等书，在风寒湿痹之外，又立热痹一门，在用药上，多善用虫类药物以治疗经络内的风痰血瘀。金元时期朱震亨，另立"痛风"一名，《丹溪心法·痛风》概括其症状特点为"四肢百节走痛是也，他方谓之白虎历节风证"。明代李中梓《医宗必读·痹》中提倡治行痹参以补血、治痛痹参以补火、治着痹参以补脾补气之法。明代秦景明《症因脉治·痹症论》对热痹之病因、症状、治疗均予以论述，完善了痹证的诊治内容。清代叶桂针对痹久不愈，有"久病入络"之说，用活血化瘀法及重用虫类药，搜剔宣通络脉。

【理论经纬】

本病病因主要有外感风寒湿热之邪、饮食不节、劳逸不当、久病体虚等。基本病机为经脉阻滞，营卫凝涩，气血运行不畅。病位在筋脉、肌肉、骨节，久病内舍五脏，病理因素主要有风、寒、湿、热、痰、瘀。病理性质初者以邪实为主，外感风、寒、湿、热之邪痹阻经脉、肌肉关节，影响气血津液运行；继者血滞为瘀，津凝成痰，痰瘀痹阻经脉、肌肉、关节，出现皮下瘀斑、关节结节及肿大变形；久则虚实夹杂，气血耗伤，肝肾受损，形成虚痹。此外，痹证久治不愈，内舍脏腑，可出现脏腑痹之变证，其中以心痹较为常见。

1.《黄帝内经》提出了痹证的病因病机及分类

《素问·痹论》指出："所谓痹者，各以其时，重感于风寒湿之气也。"根据邪气的偏盛进行分类："风寒湿三气杂至，合而为痹也。其风气胜者为行痹，寒气胜者为痛痹，湿气胜者为着痹也。"这说明了痹证的发病原因与风寒湿有密切关系，并根据症状分为三类。《素问·痹论》云："以冬遇此者为骨痹，以春遇此者为筋痹，以夏遇此者为脉痹，以至阴遇此者为肌痹，以秋遇此者为皮痹。"依据感邪的季节和病位的不同，将痹分为皮痹、肌痹、脉痹、筋痹、骨痹等五体痹。日久不愈，病邪深入，内传于五脏六腑，又可引起心痹、肺痹、脾痹、肝痹和肾痹五脏痹。"五脏皆有合，病久而不去者，内舍于其合也。故骨痹不已，复感于邪，内舍于肾；筋痹不已，复感于邪，内舍于肝；脉痹不已，复感于邪，内舍于心；肌痹不已，复感于邪，内舍于脾；皮痹不已，复感于邪，内舍于肺"。详尽阐述了痹与脏腑的关系。

2. 张机完善了痹证的病因病机及辨证论治体系

张机在《金匮要略》各篇章中均有论述痹证，其首次提出的历节病，根据症状特点可归属为痹证的范畴，《金匮要略·中风历节病脉证并治》言其主要机制为"寸口脉沉而弱，沉即主骨，弱即主筋，沉即为肾，弱即为肝，汗出入水中，如水伤心，历节黄汗出，故曰历节"。张机认为痹证的病因以外感风寒湿邪为主，尤以湿邪最为重要，病机为气机瘀阻不畅，病变多在肌表，久则入筋骨，发病多由外感而起，素体湿盛者更易发病。张机所认识的痹证见于各个系统，不仅累及关节、肌肉、肌腱、筋膜，还可累及心、肺、肾、皮肤、血管等，这体现了张机对疾病全面而深刻的认识。

3. 李用粹总结痹证病因病机及分类，并提出痹证致痿的观点

清代医家李用粹认为痹证病因有内外因之分。外因为风寒湿三气杂至，合而为痹。根据邪气偏盛可分为风邪偏盛之行痹，症见痛无定处；寒邪偏盛之痛痹，症见疼痛不已，痛有定处；湿邪偏盛之着痹，症见肢体麻木不仁。内因为"元精内虚，而三气所袭，不能随时祛散，流注经络，久而成痹"，分为脉痹、筋痹、骨痹、肌痹、皮痹，同《黄帝内经》五体痹。李用粹并对五体痹症状进行论述："在骨则重而不举，在脉则血凝不流，在筋则屈而不伸，在肉则四肢不仁，在皮则顽不自觉。"此外，在《证治汇补·痹症》中，其对痹证和痿证进行鉴别，认为"闭塞不通谓之痹，或痛痒麻痹，或手足缓弱，与痿相类，但痿症不痛，痹症多痛，四肢肌肉不为我用，为异耳"。李用粹还提出痹证久病致痿的观点，总结痹证转为痿证的病机为虚之所在，邪必凑之，邪入皮肤血脉。轻者易治，留连筋骨，久而不痛不仁者难治。其不痛不仁者，病久入深，荣卫之行涩，经络时疏，故不痛。皮肤不荣，故不仁。

4. 朱良春提出"浊瘀痹"理论

朱良春认为痹证患者多有正气先虚的因素，若肾阳亏虚，督脉受损，则卫阳空疏，屏障失固，病邪遂乘虚袭踞经隧，气血为邪所阻，壅滞经脉，留滞于内，深入骨骱，附着不去；或肝肾精亏，损伤肾阳、督脉，使筋挛骨弱而留邪不去，痰浊瘀血渐生，痰瘀交阻，凝涩不通，邪正混淆，如油入面，肿痛以作，关节变形，活动受限，顽痹成矣。以上概括了顽痹病因病机及久痛多瘀、久病入络、久痛多虚及久必及肾的特点。

此外，朱良春认为中医学之痛风是广义的痹证，其病与西医之痛风有相似之处，但不能一概而论，并提出了"浊瘀痹"理论以归纳痛风性关节炎病因病机。他认为痛风性关节炎多见于中老年人及形体丰腴或有饮酒史、喜进膏粱肥甘之人，关节疼痛以突发、红肿、夜半为甚为特征，且有结节，或溃破溢流脂液。主要病机为湿浊瘀滞内阻。因为患者多为形体丰腴之痰湿之体，难以泻化而湿浊内聚，湿浊与血相结而为浊瘀，闭留于经脉，则见骨节肿痛，结节畸形，甚则破溃，渗溢脂膏；或浊瘀郁闭化热、聚而成毒，损及脾肾，初则腰痛、尿血，久则壅塞三焦，见恶心呕吐、头昏、心悸、尿少、肤痒等，甚至发展为"关格"危候，即"痛风性肾病"而致肾功能衰竭。凡此种种，皆因浊瘀内阻使然，并非外风所为，故称"浊瘀痹"。

5. 路志正痹证辨治思想

（1）调中思想　路志正主张"持中央、运四旁"的杂病治疗思想，调中即调脾胃，通过调脾胃来"健纳化""调升降""顾润燥""怡情志""动形体"。他认为脾胃居中央，受纳水谷、转化精微以溉诸脏，为气机升降之枢以辅佐五脏气机升降，脾胃调则周身气机皆调，脾胃健则五脏六腑俱健。

（2）百病湿作祟，注重痰、瘀、燥、毒　路志正认为人体津液停聚则为湿，此湿非真水，故无濡养作用，且湿愈盛则津液愈枯而燥生，湿壅日久则生热，湿热复伤阴津而生燥，故湿多兼燥、燥多兼湿。痰与湿同出一源，但表现不同，湿未成痰时，关节多见漫肿，按之柔软。湿凝成痰者，按之较硬，关节局部可有痰核出现。瘀血内阻者，关节亦可肿硬，但局部皮肤黧黑，并可出现瘀斑、舌质紫暗。燥邪偏胜时，除见关节隐痛、屈伸不利等症状外，并有口干咽燥、涎液减少、两目干涩等一派"燥胜则干"的症状。痹证之兼毒热者，关节多红、灼热、漫肿憋胀、疼痛剧烈，并有发热口渴、喜冷心烦等症状。临床上，当运用一般疗法，效果不佳，或反复发作时应考虑到痰、瘀、燥、毒的存在，必须佐入祛痰、活血、润燥、解毒之品，方能提高疗效、缩短病程。

【临证指要】

1. 张机辨治痹证学术思想

张机将理法方药融会，使中医学痹证理论趋于完善和成熟。在辨证方面，张机按湿邪浸淫部位、湿邪兼夹、表里虚实三方面进行辨证，鉴别血痹与痹证，论述误治与变证。在痹证治疗上，提出微发汗、利小便、温阳、清热等治疗法则，并创立了桂枝芍药知母汤、越婢加术汤、黄芪桂枝五物汤、当归四逆汤等方药，沿用至今。

（1）外感湿邪之痹证的辨证论治　张机在《金匮要略·痉湿暍病脉证并治》中针对外感湿邪之痹证作了详细论述，其主要症状表现为身重、发热、骨节疼痛，治疗上对外湿的主要治则为微发汗。

①寒湿在上证：此证主要病因病机为寒湿袭表，蒙蔽清窍；症见身疼发热，面黄而喘，头痛鼻塞而烦，其脉大，自能饮食，腹中和无病；因病位在表在上，治疗上予鼻内纳药，以轻宣上焦之寒湿、通利肺气。

②麻黄加术汤证：此证为外感寒湿，痹阻肌表，阳郁不通之寒湿表实证；症见身体烦疼，伴恶寒发热、无汗等表寒之症；治疗上宜发汗散寒除湿、温经通脉止痛；方选麻黄加术汤。此外，强调"慎不可以火攻之"，否则既可致汗之太过而风去湿存，又使火热内攻与湿相合，变生黄疸、衄血等证。

③麻黄杏仁薏苡甘草汤证：此证主要病因病机为外感风湿，侵犯肌腠，渐次化热，属风湿表实证；症见病者一身尽疼，发热，日晡所剧；治疗上宜轻清宣化、解表祛湿；方选麻黄杏仁薏苡甘草汤。

④防己黄芪汤证：此证主要病因病机为卫表不固，外感风湿，属风湿表虚证；症见脉浮，身重，汗出恶风；治疗上宜扶正固表、祛风除湿；方选防己黄芪汤。

⑤桂枝附子汤证及白术附子汤证：二者病因病机均为外感风湿，阳气不振，风寒湿痹阻肌

表；症见身体疼烦，不能自转侧，不呕不渴，脉浮虚而涩；治宜温中散寒、除湿止痛。区别在于前者为风邪较盛，故予桂枝附子汤祛除风邪；后者为湿邪较盛，故予白术祛除表湿。

⑥甘草附子汤证：此证病因病机为风寒湿痹阻肌肉关节，表里阳气俱虚；症见掣痛不得屈伸，近之则痛剧，汗出，短气，恶风不欲去衣，小便不利，身微肿；治宜祛风散寒除湿、温助表里阳气；方选甘草附子汤。

（2）历节病辨证论治　张机在《金匮要略·中风历节病脉证并治》中对历节病的辨证论治进行了详细的论述。认为历节病以肝肾不足为本，风寒湿邪侵袭为标。主要症状为全身多处关节疼痛剧烈，肿大，甚则溢黄汗，日久可致骨节变形。

①桂枝芍药知母汤证：此证病因病机为风寒湿痹阻经脉关节，渐次化热伤阴，属寒热错杂之证；症见诸肢节疼痛，身体尪羸，脚肿如脱，头眩短气，温温欲吐；治予桂枝芍药知母汤祛风除湿、温经散寒，兼以滋阴清热。

②乌头汤证：此证病因病机为寒湿痹阻经脉关节，以寒邪偏盛；症见疼痛剧烈，痛有定处，不可屈伸，不红不热，得热痛减；治疗上予乌头汤温经散寒、除湿止痛。

（3）血痹病辨证论治　张机在《金匮要略·血痹虚劳病脉证并治》中，论述了因气血不足、复感外邪所致的血痹病，此与现代中医所认识的痹证日久，气血亏虚所致的气血虚痹一致。其症状以肢体麻木为主，其治重在通阳行痹：轻者见脉自微涩，在寸口关上小紧，治宜针引阳气、通阳行痹；重者脉阴阳俱微，寸口关上微，尺中小紧，外症身体不仁，如风痹状，治以黄芪桂枝五物汤甘温益气、通阳行痹。

2. 李用粹辨治痹证的学术思想

（1）痹证治疗当辨标本虚实与邪气偏胜　清代李用粹云："治当辨其所感，注于何部，分其表里，须从偏胜者为主。风宜疏散，寒宜温经，湿宜清燥。审虚实标本治之，有余则发散攻邪，不足则补养气血。若不痛，但麻痹不仁，与痿同治。"治疗上，主以四物汤，加羌活、防风、秦艽、红花、姜黄等。风胜加白芷，湿胜加苍术、天南星，热胜加黄柏，寒胜加独活、肉桂，在上加桂枝、威灵仙，在下加牛膝、防己、萆薢、木通。初起发表，用升阳散湿汤。调理，用当归拈痛汤。久而元气虚弱，用补中益气汤。筋脉弛纵者，防风汤主之。皮肤不仁，精神昏塞，俗名麻木，宜茯苓川芎汤。皮痹者，邪在皮毛，瘾疹风疮，搔之不痛，宜疏风养血。骨痹，即寒痹痛痹也，痛苦切心，四肢挛急，关节浮肿，宜加减五积散。周痹者，周身俱痛，宜蠲痹汤。膝冷成痹，宜茯苓汤。

（2）痹证选方

①防风汤：（河间）治风胜为行痹，上下行走掣痛。防风、当归、赤苓、杏仁各一钱，黄芩、秦艽、葛根各二钱，羌活八分，桂枝、甘草各五分。加姜，水煎，入酒半杯服。

②茯苓汤：治寒胜为痛痹，肿痛拘挛、无汗。赤茯苓一钱半，桑白皮、防风各一钱，肉桂五分，川芎一钱二分，芍药、麻黄各一钱，生姜，大枣。

③茯苓川芎汤：治着痹，四肢重着，流注于经，拘挛浮肿。即茯苓汤，加苍术、炙甘草、大枣，温服，欲出汗，以温粥投之。

④升麻汤：治湿痹，肌肉热极、体上如鼠走、唇口反纵、皮肤色变，兼治诸风热。升麻、茯苓、人参、防风、羚羊角（镑）、羌活各一钱，肉桂三分，生姜，竹沥。

⑤五痹汤：治三气客于肌体，手足缓弱、麻痹不仁。片姜黄、羌活、白术、防己各一钱，甘草五分，生姜。症在上下，分食前食后，热服。

⑥蠲痹汤：治周痹及手足冷痹，脚腿沉重、背项拘急。赤芍、当归、姜黄、羌活各一钱半，

甘草五分，姜枣煎。

⑦当归汤：当归二钱，赤芍一钱半，独活、防风、赤茯苓、黄芩、秦艽各一钱，甘草六分，桂心三分，生姜。

⑧羌活汤：治白虎历节风毒，攻注骨节疼痛，发作不定。羌活，附子，秦艽，桂心，木香，川芎，当归，牛膝，桃仁，骨碎补，生姜。

⑨续断丸：治风湿流注，四肢浮肿，肌肉麻痹。当归、续断、萆薢各一两，川芎七钱半，乳香五钱，天麻、防风、附子各一两，没药五钱，蜜丸。温酒下。

3. 朱良春辨治痹证的学术思想

（1）顽痹从肾论治　朱良春认为，痹证与西医学大多数风湿疾病相类似，是与自身免疫有关的结缔组织病，如类风湿关节炎、系统性红斑狼疮、皮肌炎、硬皮病、干燥综合征、结节性动脉炎、强直性脊柱炎、骨性关节炎、痛风等。顽痹是指慢性风湿关节炎、类风湿关节炎、强直性脊柱炎及骨性关节炎等病程较长、症情顽缠、久治不愈的疾病，治疗颇为棘手，非一般祛风、燥湿、散寒、通络之品所能奏效。朱良春通过长期临床实践认识到，此证久治不愈者，既有正虚的一面，又有邪实的一面，且其病变在骨，骨为肾所主，故其确定并倡导顽痹的治疗法则为"益肾壮督以治其本，蠲痹通络以治其标"。益肾壮督是治本之道，可以增强机体免疫功能，调整骨质代谢，使正胜邪却，对根治本病起着决定性的作用。益肾壮督，包括滋养肝肾精血和温壮肾督阳气两个方面。朱良春临床常常选用熟地黄、当归、淫羊藿、肉苁蓉、巴戟天，也用鹿角胶、补骨脂、紫河车、鹿衔草、骨碎补等药温柔通补。益肾壮督法，不仅适用顽痹稳定期、恢复期的治疗，即使在起病期、发展期也可适量参用。根据益肾壮督法研制的"益肾蠲痹丸"在临床广泛应用，疗效良好。

（2）提出"浊瘀痹"理论　朱良春对痛风之"浊瘀痹"病名及理论的提出，是对痛风学说的继承、发展与创新，并指导着痛风性关节炎的临床治疗。他依此理论，确立了痛风性关节炎的治则——泄化浊瘀、审证加减，并创制痛风方。方中土茯苓、萆薢、薏苡仁、威灵仙、泽兰、泽泻、秦艽是泄浊解毒之良药，伍以赤芍、地鳖虫、桃仁、地龙等活血化瘀之品，则可促湿浊消减、瘀结溶解、推陈致新，能够显著改善临床症状，有效降低血尿酸浓度。"浊瘀痹"已通过中华中医药学会确定为痛风病之法定中医学病名，避免与古代所称之痛风混淆。

（3）善用虫类药　朱良春潜心深入研究虫类药多年，根据顽痹"久痛多瘀、久痛入络"的病证特点，结合自己的应用体会，主张把虫类药应用在顽痹的治疗上。他认为草木之品很难祛除顽痹胶着经络之邪，必借"虫蚁搜剔"之性，庶克奏功。并创"蠲痹通络丸"养血舒筋、窜透搜风、逐湿散寒、化瘀通络，专治顽痹。此外，在虫类药的应用上，朱良春认为宜用丸剂，且需遵循用量从小剂量递增、中病即止、勿使过之的原则。

4. 路志正辨治痹证的学术思想　路志正对治疗痹证亦有独到见解，提出痹证治疗时的注意事项。

（1）治痹证不可单用风药　在治痹方中，祛风药被广泛使用，不仅行痹用之，寒、湿、热痹中亦常常佐入。它不仅能祛风疏表，还有胜湿、散寒、通络止痛之功，当热邪内郁时，亦当用风药以宣散、发越之。但祛风药性温热、刚燥，能灼津耗液，用之过度，不仅耗泄正气，还可使风变为火，寒化为热，由实而虚，加重病情。所以，路志正提出风药不能单独、过多地使用，并且需要根据病情适当配伍些血分药、阴分药，一方面可节制其刚燥之性，另一方面亦有"治风先治血，血行风自灭"之意。

（2）注重调理脾胃　根据其调中思想，路志正临证常稍佐黄芪、党参、白术、怀山药、山楂、鸡内金、生姜、谷芽、麦芽等助脾胃受纳运化，以资气血生化。佐枳实、厚朴、升麻、沉香、青皮、紫苏梗、藿香梗、陈皮、香附、木香、砂仁、婆罗子、生姜等调脾胃升降。另外，路志正认为脾主健运、升清，以阳动为主，喜燥恶湿；胃主受纳、降浊，以阴润为用，喜润而恶燥。食物药物都有阴阳寒热燥润之偏，故不可偏颇，当顺脾胃之性，兼顾润与燥。其临证使用燥剂时常佐怀山药、沙参、麦冬等以滋阴润燥，使用滋补剂时则佐砂仁、陈皮等芳香辛燥之品。

（3）用药如用兵，贵在轻灵　路志正认为医道犹治国之道，用药如用兵，贵在轻灵。轻指药用其专长，独选其能，组合得当，不可猛峻，药不贵繁，量不在大，唯取其功，所谓四两拨千斤，轻可去实。药量过大、五味杂陈、味厚气雄，则矫枉过正、损伤脾胃，脾胃受损则不能运药。故路志正临证处方用药一般不超过12味，每味用量一般不超过12g。再如路志正根据"百病湿作祟"的理论，临证时常辛润、温润同用，以发散湿气、行津润燥，复津液分布平衡。灵指灵活、灵动。路志正认为中医临证必须灵活变通、圆机活法，知天时、识地理、合人道，重视入国问俗、入家问讳、上堂问礼，临患者所便，综合考虑生活习惯、体质、居处环境、气候变化等因素对疾病的影响，灵活应用中药。

（4）维护气机　路志正主张用药宜轻灵活泼，注重时刻维护气机运动。临证常佐辛味之品，因辛味发散，行气血而散郁滞，行津液以润燥，还可顺脾胃之性以助脾胃运化、气机升降。脾胃为气机之枢纽，脾胃强健则五脏六腑俱旺，气血充盈则筋脉关节得濡润，四肢肌肉有所禀受也。脾胃气机运畅，身体气机通畅，治疗时事半功倍。

（5）重视针灸治疗　路志正博采诸家经验，重视针灸处方（包括穴位配伍、针刺与补泻方法、针刺时间等）。其临证喜用"烧山火""透天凉"分别治疗虚寒证和热性疾病。

（6）处方常用加减　手臂疼痛者，加片姜黄、桑枝、秦艽、威灵仙、桂枝；下肢疼痛者，加松节、木瓜、牛膝（风寒者用川牛膝，肾虚者用怀牛膝），属风湿证者加防己、木通、黄柏、蚕沙；颈背部疼痛者，加羌活、独活、葛根、蔓荆子、防己；腰部疼痛，加独活、麻黄、枸杞子、杜仲、桑寄生；小关节疼痛，郁久化热者，加丝瓜络、忍冬藤、鸡血藤、天仙藤；有痰阻者，加白芥子、僵蚕、胆南星、黄芩；有瘀血者，加桃仁、红花、乳香、没药、片姜黄、赤芍、泽兰；骨质破坏、关节变形者，加骨碎补、自然铜、生牡蛎、补骨脂等。

（7）注意综合疗法　路志正认为治病方法众多，不同方法的作用形式、起效时间、药效持续时间等有所不同。临证应据患者体质状态、病情轻重、病程长短、证候表现、生活环境等，灵活综合应用各种治疗方法，方能取得显著疗效。

①热敷法：陈醋1500g，煎三四沸，再入葱白250g，煎沸、滤去。纱布数层，蘸药汁热熨之。或芫花30g，椒目30g，桂心30g，桑白皮30g，防风、防己各30g，米糠或麦麸60g（后下）。先炒前6味，热后加米糠或麦麸，炒热后加醋500g，拌匀，分作两份，以布裹熨之。

②外贴法：牛皮胶30g，水溶成膏，芸薹子、安息香、蜀椒、附子各15g为细末，伴入膏液中摊于布上，贴于患处。

③熏洗法：透骨草、马鞭草、钻地风、络石藤各30g，红花15g，加水2000mL煎沸5～8分钟，先熏后洗。

④擦痹法：麝香3g，研烂贮好勿泄气，蓖麻子90g去油，活地龙7条去土，甘草、甘遂各30g，俱为末，生葱、鲜姜各30g捣烂，包患处，次用姜汁化此药，蘸药如鸡子黄大，擦半时许。

⑤针灸法：除常规针灸辨治方法外，路志正还总结出治疗关节变形的针刺法：在肿大变形的关节两侧进针，针尖斜向关节，中等刺激，留针15～20分钟，并在肢体远端的趾、指甲两侧，点刺放血，隔日一次。如在熏洗或局部热敷后施针，则疗效更佳。

【医案举隅】

1. 痹证验案 1

李杲治一人，冬时忽有风气暴至，六脉弦甚，按之洪大有力，其症手挛急，大便秘涩，面赤热。此风寒始至于身也。四肢者，脾也。以风寒之邪伤之，则搐如挛痹，乃风淫末疾而寒在外也。《黄帝内经》曰寒则筋挛，正谓此也。素饮酒，内有实热乘于肠胃之间，故大便秘涩而面赤热。内则手足阳明受邪，外则足太阴脾经受风寒之邪。用桂枝二钱，甘草一钱，以却其寒邪而缓其急缩；黄柏二钱苦寒，滑以泻实润燥，急救肾水；升麻、葛根各一钱，以升阳气行手阳明之经，不令遏绝；桂枝辛热，入手阳明之经为引用，润燥；复以甘草专补脾气，使不受风寒之邪，而退贼邪，专益肺经也；佐以人参补气，当归和血润燥。作一帖，水煎服，令暖房中摩搓其手，遂安。（刘永辉，周鸿飞.古今医案按.郑州：河南科学技术出版社，2017）

震按：此案寒热补散并用，恰与标本俱合。但李杲立方，分量甚轻，此却重用者，盖以风寒大病，逐邪宜急，不比他证，调理脾胃，只取轻清以升发元气也。

2. 痹证验案 2

苏某，女，31 岁。1956 年 3 月间顺产一孩，6 月 14 日初诊。

四日前上街遇大雨，当夜无感觉，次日即不能起床，腰部以下如瘫痪状，两腿疼痛不能移动，只能仰卧，不能翻身。经检查，腰骶关节处外部不红不肿，亦无压痛，脉象两关弦虚，两寸尺均无力。依据以上症状，显然由于产后气血虚受风寒，与内湿搏结，合而为痹。治拟温经散寒、调和营卫，以黄芪桂枝汤合术附汤加减。处方：黄芪 15g，桑寄生 15g，桂枝 9g，白术 9g，生姜 9g，川附子 6g，炙甘草 6g，炒薏苡仁 30g，大枣 4 枚。服后腹内觉热，次日即痛减，两日后月经来潮，小腹有轻微痛，此为产后第一次行经，三剂后能独自来门诊。二诊切脉弦兼数，方予当归、川芎、秦艽、白术、川牛膝各 6g，白芍、桂枝、生地黄、桑寄生各 9g，黄芪 15g，杜仲 15g，防风 4.5g，细辛、炙甘草各 3g。以调和气血祛风湿。连进三服，痛再减，脉象渐趋缓和，基本上已告痊愈。后因素有头晕、耳鸣等肝肾不足症状，继续与天麻丸、虎骨木瓜丸及大活络丹等调理。（蒲辅周.蒲辅周医案.北京：人民卫生出版社，1972）

按：本例产后气血未复，外出冒雨，同时感受风寒湿三气，使患者气血凝涩，闭阻不通，四肢疼痛不遂，因此诊断风寒湿痹，主以温经散寒、调和营卫，3 剂即见明显疗效。但患者体虚，而湿性缠绵难愈，故几经疏风散寒除湿、调和气血、补益肝肾，方告痊愈。

参考文献

1.高红勤，朱良春，朱婉华，等.朱良春治疗痛风经验应用体会［J］.中国中医药信息杂志，2014，21（8）：114-115.

2.刘绪银，苏凤哲.路志正"调中轻灵"思想探析［N］.中国中医药报，2016-09-09（004）.

3.朱良春.医学微言［M］.北京：人民卫生出版社，1996.

4.陈党红，朱良春.朱良春教授温肾壮督治痹证对《伤寒论》治法的发展［J］.新中医，2013，45（9）：159-160.

5.孟庆良，张子扬，孟婉婷.朱良春教授益肾蠲痹法治疗风湿病经验［J］.中医学报，2017，32（11）：2103-2106.

6.南通市中医院国医大师朱良春学术经验传承研究室.痛风之"浊瘀痹"论［N］.中国中医药报，2013-06-28（004）.

7. 朱良春. 虫类药在顽痹治疗上的卓越作用［J］. 江苏中医，1965，4（12）：9–12.

8. 单书健. 重订古今名医临证金鉴·痹证卷（下卷）［M］. 北京：中国医药科技出版社，2017.

9. 黄淑霞，殷海波. 李用粹《证治汇补》痹症论治探析［J］. 江苏中医药，2021，53（1）：4–5.

二、痿证

痿证是指因脏腑内伤，精血津液受损，肌肉筋脉失养，以致肢体筋脉弛缓，软弱无力，不能随意运动，甚则肌肉萎缩或瘫痪的一种病证。临床中以下肢痿弱较为多见，亦称"痿躄"。"痿"是指肢体痿弱不用，肌肉萎缩，"躄"是指下肢软弱无力，不能步履之意。西医学中的神经系统疾病，如多发性神经炎、急性脊髓炎、重症肌无力、周期性瘫痪、肌营养不良症及中枢神经系统感染并发的软瘫后遗症，或脊髓颅脑损伤等，凡符合本病证候特征者，均可参考本病证辨证论治。

"痿"之名称首见于《黄帝内经》，以"痿躄"为五痿之总称，五痿除肺热之"痿躄"外，又有脉、筋、肉、骨痿之分。《素问·痿论》中对本病论述颇详，阐述了痿病的病因病机、病证分类及治疗大法，提出"治痿独取阳明"的重要治疗原则。宋代陈无择在《三因极一病证方论·五叙痿论》中明确指出痿证属"五内气不足之所为也"，认为脏气不足是发病的关键。金元时期，张从正在《儒门事亲》中对"风、痹、痿、厥"予以鉴别，强调火热在发病中的重要性，提出了"痿病无寒"的论点。朱震亨在《丹溪心法·痿》中补充了瘀血致痿的论点，治疗上在《丹溪心法·痿》中提出"泻南方，补北方"的论点，即补肾清热的治疗大法，并创名方"虎潜丸"。明代张介宾认为痿证非皆属火证，在《景岳全书·痿证》中论述到"元气败伤则精虚不能灌溉，血虚不能营养者，亦不少矣"。清代邹滋九在《临证指南医案·痿》的评论中将痿证病机概括为"肝肾肺胃四经之病"，说明四脏气血津精不足是导致痿病的直接因素。

【理论经纬】

本病病因多为外感温热邪毒、内伤情志饮食、久病房劳、先天禀赋不足、跌扑损伤、毒物所伤等，均可导致五脏受损，气血亏耗，精津不足，肌肉筋脉失养而发为痿证。病变部位在筋脉肌肉，但根于五脏虚损。基本病机为脏腑内伤，精血津液受损，肌肉筋脉失养。病理性质有虚实之分，但以热证、虚证居多。如外感温邪、湿邪者，初期津液耗伤不甚，邪热偏重，故属实证；日久邪热伤及肺胃津液、肝肾阴血，则由实转虚或虚实夹杂。又如内伤致病者，脾胃虚弱，肝肾亏虚，久病气血阴精亏耗，则以虚证为主，但可夹湿、夹热、夹痰、夹瘀，表现为本虚标实之候。

1.《黄帝内经》阐述了痿证的病因病机，奠定了痿证理论基础

《素问·痿论》将痿证病因概括为热伤五脏、思想无穷、焦虑太过、有渐于湿、远行劳倦、入房太甚等，并据五脏所主，将痿证分为皮、脉、筋、骨、肉五痿。其在病因方面关于精神情志及社会因素致痿的认识，独树一帜，亦为后人所重视。如《素问·痿论》云"有所亡失，所求不得……发为痿躄"。"思想无穷，所愿不得，意淫于外……发为筋痿"。《素问·疏五过论》云："始富后贫，虽不伤邪，皮焦筋屈，痿躄为挛。"以上皆为有关于情志致痿的描述。《素问·生气通天论》中还认为湿热是痿证成因之一，"因于湿，首如裹，湿热不攘，大筋软短，小筋弛长，软短为拘，弛长为痿"。此外，《黄帝内经》中提出"痿"的主要病机为"肺热叶焦"，肺燥不能输精于五脏，五体失养发为痿证。《素问·痿论》中作了详细说明："黄帝问曰：五脏使人痿，何也？岐伯对曰：肺主身之皮毛，心主身之血脉，肝主身之筋膜，脾主身之肌肉，肾主身之骨髓。故肺热叶焦，则皮毛虚弱急薄，著则生痿躄也。心气热，则下脉厥而上，上则下脉虚，虚则生脉痿，枢折挈，胫纵而不任地也。肝气热，则胆泄口苦筋膜干，筋膜干则筋急而挛，发为筋痿。脾气热，则胃干而渴，肌肉不仁，发为肉痿。肾气热，则腰脊不举，骨枯而髓减，发为骨痿。"

2. 张从正鉴别了"风、痹、痿、厥"四证，提出"痿病无寒"理论

张从正在《儒门事亲》论述了"风、痹、痿、厥"四证的鉴别，是对痿证理论的重要发展。其认为四末之疾，动而或痉者，为风；不仁或痛者，为痹；弱而不用者，为痿；逆而寒热者，为厥，张从正认为痿病表现为两足痿弱不能行用。其沿袭《黄帝内经》观点，认为痿证病因为"好以贪色，强力过极"，基本病机为肾水亏虚，心火烁肺，肺热叶焦。由肾水不能胜心火，心火上烁肺金。肺金受火制，六叶皆焦，皮毛虚弱，急而薄着，则生痿；肾水者，乃肺金之子也，令肾水衰少，随火上炎，肾主两足，故骨髓衰竭，由使内太过而致。亦明确提出"痿病无寒"理论，十分强调火热在痿证发病中的重要性。在痿证传变方面，张从正提出肌痹传为脉痿；湿痹不仁，传为肉痿；髓竭足躄，传为骨痿；房事太过为筋痿，传为白淫。

3. 朱震亨从阴虚论痿，强调肾水亏虚是痿证的病机

朱震亨遵从《黄帝内经》，认为诸痿生于肺热。其在《局方发挥》中言"考诸痿论，肺热叶焦，五脏因而受之，发为痿躄""诸痿皆起于肺热，传入五脏，散为诸证"。同时具体阐述了五痿的病机和临床表现：心气热，生脉痿，故胫纵不任地；肝气热，生筋痿，故宗筋弛纵；脾气热，生肉痿，故痹而不仁；肾气热、生骨痿，故足不任身。又曰：诸痿皆属于上，谓之上者，皆病之本在肺也，并再次强调痿证之病本在肺。在此基础上，朱震亨提出肾水不足是肺热叶焦的重要原因。一则五行之中，唯火有二，肾虽有两，水居其一，阳常有余，阴常不足；二则嗜欲无节，多致水失所养。二者共同致肾水亏虚，水亏不能制火，则火寡于畏而侮所胜，肺金得火邪而热矣。"肺热叶焦"不能布送津液以润五脏，则四肢筋骨失养、痿弱不用。

朱震亨在《丹溪心法·痿》中，根据病理因素不同将痿证的病机细分为湿热、湿痰、气虚、血虚、瘀血五类，为后世医家提供了辨证思路。

4. 邓铁涛依据"脾主肌肉"理论提出脾病致痿

邓铁涛从脾胃学说"脾主肌肉"的理论认识和临床实践，论治重症肌无力。如《素问·痿论》根据痿证的病因、部位、临床表现及五脏所主，将痿证分为皮痿、脉痿、筋痿、肉痿、骨痿等五痿，其中的肉痿与重症肌无力的症状有类似之处。《素问·太阴阳明论》指出："脾病而四肢不用，何也？岐伯曰：四肢皆禀气于胃，而不得至经，必因于脾，乃得禀也。今脾病不能为胃行其津液，四肢不得禀水谷气，气日以衰，脉道不利，筋骨肌肉皆无气以生，故不用焉。"这一论述强调四肢不用、痿软乏力乃脾病所致，脾不为胃行其津液，气血不充而引起肌肉病变，与重症肌无力的临床表现及病理机制颇为吻合，现代的临床观察也证实了这一点。

5. 李济仁强调因虚致痿，系统阐述痿证病因病机及辨证思想

李济仁综合历代医家对痿证的论述，认为"痿"有广义和狭义之分，广义之"痿"指凡外在形体的某一部分"痿弱不用""枯萎瘦削"的疾病，皆属于痿证之列，如阳痿（筋痿）、痹病日久之痹痿、中风后遗症之偏枯等均属广义之痿证范围；狭义之"痿"即肢体痿弱不用，统称为"痿躄"，并著《痿病通论》进行详细论述。在病因病机方面，李济仁提出因虚致痿理论，认为痿证虽有外感内伤、有虚实之分，但终归以虚为本，因脾胃虚弱，五脏内损，气血无化，精气亏损等致四肢百窍失养而变生痿证。主要症状：进行性肢体弛缓无力，渐致患肢皮毛枯槁，肢体大肉尽脱，痿废不用。并以虚实为纲，对痿躄按病因病机分为肺热叶焦、脾胃虚弱、肝肾亏虚、湿热浸淫、气血两亏、脾肾阳虚、湿痰留滞、瘀血阻络、恐伤心肾、肝郁不调、督脉亏虚、带脉失养、蹻维不和、冲任虚损等证型。在预后方面，李济仁认为痿病者多脏腑功能失调、气血化源不足，故病情每多较重，病程迁延难愈，若实痿贻误失治，或虚痿体质太虚，迁延太久，则每多正气日下，气血渐衰，病势日进，终致衰竭而亡，故应及早进行治疗。

在辨证方面，因痿证症状繁多，病因病机繁杂，且与多种疾病交织，故李济仁从痿证不同症状入手，分肢体瘫痪、四肢拘急、肢体麻木不仁、四肢瘦削、皮毛枯槁五个症状类型分别进行辨证。值得一提的是李济仁认为痹证日久可转为痿证，此时既有痹证之疼痛、关节屈伸不利，又有痿证之肢体痿弱不用，常常难以区分，故作痹痿之证统一论治。

【临证指要】

1. 张从正辨治痿证学术思想

张从正认为痿证以肺热为本，叶焦而成痿，以此传于五脏，故治疗上以攻邪为主，提倡用汗、吐、下法治疗痿证。《儒门事亲》记载陈下一武弁宋子玉，因驻军息城，五六月间，暴得痿证，腰胯两足，皆不任用，而不行，求治于张子和。察其两手，脉俱滑之而有力。张子和凭《黄帝内经》火淫于内，治以咸寒，以盐水越其膈间寒热宿痰。新者为热，旧者为寒。或宿食宿饮在上脘者，皆可涌之。宿痰既尽，因而下之。节次数十行，觉神志日清，饮食日美，两足渐举，脚膝渐伸。心降肾升，便继以黄连解毒汤，加当归等药及泻心汤、凉膈散、柴胡饮子。张从正以病案形式举例说明了吐、下、寒凉之法治疗暴痿之证的具体方法。针对肾水不足、金受火刑之痿证，用药上予咸寒之品，佐以甘平之剂；组方上遵从"心肺之病最近，用药剂不厌频而少，治肾肝之病最远，用药剂不厌顿而多"的用药原则，滋阴泻火、润筋起痿。

张从正在《黄帝内经》"治痿独取阳明"的观点影响下，认为治痿应以胃气为本，本固则精化髓充，则足能履。但在治疗上应以泻实为主，补以五味调和，而非用金石草木补之，认为其必久而增气，物化之常，气增而久，夭之由也。

2. 朱震亨辨治痿证学术思想

（1）确立了痿证"泻南方，补北方"的治疗原则　朱震亨在《局方发挥》中云："《经》曰：东方实，西方虚，泻南方，补北方，此固是就生克言补泻。而大经大法不外于此……肺受热则金失所养，木寡于畏而侮所胜，脾得木邪而伤矣。肺热则不能管摄一身，脾伤则四肢不能为用，而诸痿之病作。泻南方则肺金清而东方不实，何肺伤之有？补北方则心火降而西方不虚，何肺热之有？故阳明实则宗筋润，能束骨而利机关矣。治痿之法，无出于此。"故采用滋阴清热治法治疗肾水亏虚、肺金受热之痿证，泻南方之火热，补北方之阴水，以达到清肺热、滋肝肾、实脾胃的目的。值得注意的是，泻南方之火非独心君之火，补北方之水虽主在肾水亦兼顾他脏。另外，朱震亨创立了虎潜丸等治痿方药。

（2）强调"痿证断不可作风治而用风药"　朱震亨扩充张从正之说，纠正"风痿混同"之弊，强调"痿证断不可作风治而用风药"。正如皇甫中所评："古方多以治风之药通治痿，何其谬也。至丹溪始辨之，以风痿二证另立篇目，治法迥别，此开千古之弊也。"

（3）其他病因痿证治疗方法　除肾水亏虚外，痿证还包含湿热、湿痰、气虚、血虚、瘀血等证型。朱震亨在《丹溪治法心要·痿》中亦论述了治疗方法："东垣取黄柏为君，黄芪等补药为辅佐，而无一定之方。有兼痰积者，有湿多者，有热多者，有湿热相半者，有夹寒者，临病制方。其善于治痿乎，虽然药中肯綮矣，若将理失宜，圣医不治也。"其中，湿热痿证，予李杲健步方加燥湿降阴火之黄芩、黄柏、苍术之类；湿痰痿证，予二陈汤中加苍术、黄芩、黄柏、白术之类，入竹沥；气虚痿证，予四君子汤加苍术、黄芩、黄柏之类；血虚痿证，予四物汤加苍术、黄柏，送服补阴丸；瘀血痿证，予参术四物汤、黄柏等治疗。如此丰富了痿证的诊疗体系。

3. 邓铁涛辨治痿证学术思想

邓铁涛对重症肌无力进行了深入研究，根据其临床特点及中医的理论认识，将其病机归属为"脾胃虚损"，结合具体发病部位、病性、病机，分别用"睑废""痿证"和"大气下陷"进行诊断。邓铁涛认为重症肌无力的病因可归纳为先天禀赋不足，后天失调，或情志刺激，或外邪所伤，或疾病失治、误治，或病后失养，此等均可导致脾胃气虚，渐而积虚成损。脾胃为气机升降之枢纽，气出于肺而根于肾，需脾于中间斡旋转运，使宗气充足以司呼吸；脾胃虚损则枢机不运，聚湿生痰，壅阻于肺，故见胸闷、疼痛、气促等；脾病及肾，肾不纳气，气难归根，甚或大气下陷，而出现肌无力危象；脾胃虚损，心血不足则出现心悸、失眠等症；此外重症肌无力中出现声音嘶哑、构音不清、吞咽困难等症状，亦与脾胃肺肾的病理变化关系密切。总之，重症肌无力病机转归始终以脾胃虚损为中心环节，并贯穿于此病的全过程。根据以上理论，邓铁涛治疗重症肌无力常用方药如下。

（1）**脾胃虚损** 本证候治以强肌健力饮（自拟方）补脾益损。主要药物有黄芪、党参、白术、当归、陈皮、五爪龙、甘草等。

（2）**兼证的处理** 肝血不足加枸杞子、何首乌、黄精、鸡血藤。肾虚加菟丝子、桑椹；阳虚明显加巴戟天、肉苁蓉、淫羊藿；阴虚明显加山茱萸，或加服六味地黄丸。心血不足加熟酸枣仁、首乌藤。胃阴虚党参易太子参，加石斛（金钗石斛佳）。痰湿壅肺加橘络、百部、紫菀；兼湿加薏苡仁、茯苓；兼痰加浙贝母；兼瘀加丹参。兼外邪一般用轻剂之补中益气汤，酌加豨莶草、桑叶、木蝴蝶、浙贝母等。

（3）**大气下陷之肌无力危象** 本证候则应及时采取抢救措施，加强吸氧、吸痰，插胃管，鼻饲中药，辨证使用苏合香丸或安宫牛黄丸点舌及其他中成药除痰，以及中药保留灌肠等。感染严重者用抗生素。

（4）**心理治疗及饮食调理** 本病疗程较长，应注意从心理上使患者树立信心，保持精神愉快，以防情志所伤。平时应慎起居，避风寒，预防感冒，避免过劳。不宜滥用抗生素，忌食芥菜、萝卜、绿豆、海带、西瓜、豆腐等性味寒凉的食物，补之以血肉有情之品。凡临床治愈后，需继续服药1～2年，以巩固疗效，防止复发。此外，对于原已使用激素及胆碱酯酶抑制剂者，中药显效即开始逐渐减量乃至停用，使患者摆脱对西药的依赖，促使疾病趋向痊愈。

4. 李济仁辨治痿证学术思想

李济仁根据痿证病机不同，总结归纳了治痿11法。

（1）**清金保肺法** 本法适用于肺热叶焦，肺阴耗伤之痿证。症见：除痿之主症外，伴见呛咳痰少，心烦口渴，手足心热，肤干颧红，唇燥咽干，尿短赤热痛，舌红少津，苔黄，脉细数等。方选：沙参麦冬汤，重者投喻昌的清燥救肺汤加减。

（2）**补益肝肾、壮健筋骨法** 本法适用于肝肾亏虚之痿证。症见：除发病较缓并有痿之主症外，多伴见虚劳病中的肝肾亏损型症状。方选：大补阴丸合虎潜丸。

（3）**清热利湿法** 本法适用于湿热浸淫之痿证。症见：四肢或双下肢痿弱无力乃至瘫痪，肢体灼热，得凉稍舒，身热不扬，脘闷纳呆，面黄身困，首如裹，颜面虚浮，口干苦而黏，小便赤涩热痛，舌红，苔黄腻，脉濡数或滑数。方选：四妙丸加萆薢、防己、车前子、蚕沙、木瓜、泽泻等。

（4）**补益脾胃法** 本法适用于脾胃虚弱，气血两亏之痿证。症见：渐见下肢痿软无力，甚至瘫痪，少气懒言，神倦语低，面㿠无华，头晕肢困，纳呆便溏，舌淡苔薄，脉细软。方选：参苓白术散或地芍归脾丸（熟地黄应酒炒，否则过腻碍胃），若脾虚为湿所困者，可用香砂六君子丸。

（5）温化寒湿法　本法适用于寒湿浸渍之痿证。症见：面肿或虚浮晦滞，四肢困重，行动笨拙，乃至瘫痪，腰背酸楚，脘闷纳呆，泛恶欲吐，女子带下，或有肌肤瘙痒，足跗微肿，舌体胖大有齿痕，苔白腻，脉滑缓。方选：附子理中汤加肉桂、苍术、木瓜、豆蔻、茯苓、泽泻、黄芪等。

（6）填精补髓法　本法适用于小儿先天禀赋不足，后天喂养不当所致的发育迟缓之五软证。症见：小儿出生后，渐见头项软弱倾斜，东倒西歪，遍身羸弱，足软弛缓，不能站立，兼见口软唇薄，不能咀嚼，口常流涎，手软下垂，不能握举，肌肉松弛，活动无力，舌淡苔少，脉沉细尺弱，指纹淡。方选：补肾地黄丸，或河车大造丸及人参养荣丸加减。

（7）温肾助阳法　本法适用于真阳亏损，肌筋失于温煦之痿证。症见：四肢痿厥，面色苍白，眩晕耳鸣，倦怠肢冷，腰酸腿软，足跗微肿，阳痿遗精，汗毛脱落，时汗出，溲清长，舌淡白胖嫩，苔白或灰滑，尺脉弱。方选：右归丸加鹿茸、淫羊藿、巴戟天、紫河车、肉苁蓉等。

（8）活血化瘀法　本法适用于瘀血阻络之痿证。症见：外伤后或产后不久即肢体瘫痪，以下半身为多见，二便失禁或干结癃闭，不知痛痒，足跗水肿、苍白、皮肤枯而薄。继而肌肉瘦削，肌肤甲错，四肢不温，胸腰或肌肤刺痛，舌红，或有瘀血斑点，脉沉细涩。方选：桃红四物汤加制乳香、没药、鸡血藤、牛膝、狗脊、地龙、活血藤、川芎等。

（9）疏肝解郁法　本法适用于肝郁不调之痿证。症见：患者常多愁善感，悲伤欲哭，一遇郁怒则突发四肢瘫痪，然四肢肌肉虽久病亦多不瘦削，肌肤润泽。伴胸闷不适，两胁胀痛，喜叹息、嗳气纳呆、口苦，舌淡红，脉弦细。方选：逍遥散合柴胡疏肝散加佛手、郁金、川楝子、合欢花等。

（10）镇心安神法　本法适用于因恐伤心肾之痿证。症见：突受惊恐后下肢痿软，轻则步履无力，重则不能行走，或心悸不安，甚则男子精液时出，冷汗频出，二便失禁等，舌质淡或红，苔薄白，脉细弱数。方选：妙香散合补中益气汤加五味子、龙骨、补骨脂、益智仁等。

（11）燥湿化痰法　本法适用于湿痰留滞之痿证。症见：腰膝麻痹，四肢痿弱，胸闷纳呆，舌质淡，苔白腻，脉滑。方选二陈汤加通络、强腰膝之品如天南星、薏苡仁、续断、杜仲、怀牛膝、桑寄生、白芥子、白僵蚕、路路通等。

除上述 11 法外，若由于督脉亏损、冲任空虚、带脉失调、跷维不和等奇经八脉病变引起的痿病，治疗大法不外调补冲任、升补八脉、交通阴阳等。治疗手段应以针灸、推拿、按摩为主，配合内服药及活血通络药熏洗、穴位注射等。

【医案举隅】

刘某，男，26 岁。1998 年 3 月 11 日初诊。

患者于半年前感冒后，渐觉全身乏力，行走易跌倒，上下公共汽车亦困难，伴复视，病情逐渐加重，朝轻暮重。近 1 个月来出现咀嚼无力，无吞咽及呼吸困难。舌淡边有齿印，苔薄白，脉细弱。肌疲劳试验、新斯的明试验均阳性。

西医诊断：重症肌无力（全身型）。

中医诊断：痿证（脾胃虚损型）。

治宜健脾补气。

拟方：黄芪、五爪龙各 30g，党参 15g，升麻 10g，白术、当归各 12g，橘红、柴胡、炙甘草各 6g。7 剂，每日 1 剂，水煎 2 次，2 次药液混合，分 2 次服。配合针灸治疗，取穴以阳明经为主，选伏兔、足三里、阳陵泉、丰隆，采用温针灸，配针睛明、太阳，平补平泻。每天 1 次，10

次为 1 个疗程。

二诊：患者自觉症状改善，咽干。以上方为基础，黄芪用至 60g，加麦冬 15g 以养胃阴。后在上方基础上黄芪增至 120g，连续服药半年余，患者全身无力及复视消失，咀嚼正常，肌疲劳试验阴性。出院后继续服中药巩固疗效，并恢复正常上班。[李艳慧.邓铁涛教授治痿验案 3 则.新中医，2001（11）：20-21]

按：脾主肌肉，主四肢。邓铁涛认为痿证的病位在脾，重症肌无力主要病机为脾胃虚损，中气下陷。根据虚则补之、损则益之的原则，健脾补气举陷为主要治法，而补中益气汤之黄芪用量轻，补气力弱，故其重用黄芪，将黄芪从 30g 渐增至 120g，并加用五爪龙（俗称南芪），功能类似黄芪，其性缓，补而不燥，与黄芪合用有相须作用，既能加强补气作用，又能制黄芪之燥热。另外，邓铁涛在补气之时少佐行气药，如橘红、陈皮均轻用，取其行气化滞醒脾之功，此乃邓铁涛遣方用药之妙。

参考文献

1. 邓铁涛.中国百年百名中医临床家丛书·邓铁涛［M］.北京：中国中医药出版社，2011.

2. 李济仁.痿病通论［M］.北京：人民卫生出版社，1995.

3. 金子开，郭子为，孙萌，等.朱丹溪痿证诊疗思路探微［J］.中国中医基础医学杂志，2021，27（3）：386-388.